こころの健康がみえる

Mental Health : An Illustrated Reference Guide

第1版

| 精神医学総論 |
| 精神症 |
| 気分症 |
| 神経症 |
| 不安症 |
| 強迫症および関連症 |
| 心的外傷およびストレス因関連症 |
| 解離症 |
| 身体症状症および関連症 |
| 神経発達症（発達障害） |
| 食行動症および摂食症 |
| パーソナリティ症 |
| 秩序破壊的・衝動制御・素行症群 |
| 性別違和（性別不合） |
| パラフィリア症 |
| 睡眠・覚醒障害 |
| 物質関連症および嗜癖症 |
| 身体疾患と精神症状 |
| 検査 |
| 治療 |
| 精神科医療と社会 |

索引

MEDIC MEDIA

《特典コンテンツについての注意事項》

- 本書付属のシリアルナンバー登録によって利用できる特典コンテンツ（以下，特典コンテンツ）は本書の一部ではなく，試験的なサービスとして本書購入者に特別に無料で公開しています．
- 特典コンテンツは，試験的なサービスであるため，予告なく内容や公開時期を変更する場合があります．
- 特典コンテンツを利用したこと，または利用できなかったことによって利用者に生じた一切の損害，不利益等に対して，当社はいかなる責任も負わないものとします．また，特典コンテンツ内の情報の正確さについては万全を期しておりますが，利用者が当の情報を用いて行う一切の行為について，何ら責任を負うものではありません．
- 特典コンテンツは，本書の販売期間中に公開を終了する場合があります．あらかじめWEBサイト等で最新の公開状況をご確認ください．
- 特典コンテンツは，著作権法その他の法令によって保護されており，すべての文章，画像，映像，音声等についての著作権等の権利は当社に帰属するものであり，利用者は当社の事前の承諾なく，複製，転載等の使用をすることはできません．
- 当社は，以下の各号に該当する場合には，利用者への事前の通知をすることなく，特典コンテンツの停止および中断を行うことがあります．
  (1) 特典コンテンツの保守または変更を行う場合
  (2) 当社の責によらない不可抗力に基づく事由またはそれが発生するおそれがあり，特典コンテンツの一部または全部の公開ができなくなった場合
  (3) その他，当社がやむを得ない事由により特典コンテンツの公開停止が必要であると判断した場合
- 当社は，当社の判断により，合理的な範囲で特典コンテンツの利用上の注意事項をいつでも変更することができるものとします．
- 特典コンテンツを利用するには，当社が提供する学習プラットフォーム『mediLink』(https://medilink-study.com/) での会員登録および『mediLink』の利用に必要なIDおよびパスワード（以下「ユーザーアカウント」といいます．）の取得が必要となります．
- 当該「ユーザーアカウント」の取得に伴う個人情報の取扱いに関しては，当社が定める『個人情報保護方針』ならびに『個人情報の取扱いについて』などの当社管理規定が適用されます．
- 当該「ユーザーアカウント」を取得した場合は『mediLink』の利用規約およびその他の『mediLink』で提供される様々なサービスで定める規約（以下総称して「個別規約等」といいます．）が適用されます．この場合，特典コンテンツも『mediLink』の一部を構成するものとし，特典コンテンツの利用者にも個別規約等が適用されることになります．
- QRコードは(株)デンソーウェーブの登録商標です．

《 著作権に関する注意事項 》

- 本書および付録の一部あるいは全部を無断で転載，インターネットなどへ掲載することは，著作者および出版社の権利の侵害となります．予め小社に許諾をお求めください．
- 本書を無断で複写・複製する行為（コピー，スキャン，デジタルデータ化などを含む）は，「私的使用のための複製」など著作権法上の限られた例外を除き，禁じられています．代行業者などの第三者に依頼して上記の複製行為を行うことや，自らが複製を行った場合でも，その複写物やデータを他者へ譲渡・販売することは違法となります．また大学，病院，企業などにおいて業務上使用する目的（教育活動，研究活動，診療などを含む）で上記の複製行為やイントラネット上での掲載を行うことも違法となります．
- これらの違法行為を行った場合は，著作権法に則り，損害賠償請求などの対応をとらせていただく場合がございますことを予めご了承ください．
- 前各項に関わらず，個人が営利目的ではなく「本書を活用した学習法の推奨」を目的として本書の一部を撮影し，動画投稿サイトや，SNSなどに収録・掲載する場合に限り，事前の申請なく，これを許可いたします．詳細については随時更新しますので，掲載前には必ず小社ホームページでご確認ください．

項　目			診断名	関連頁*
睡眠・覚醒障害群			不眠障害	p.273
			過眠障害	p.279
			ナルコレプシー	p.280
	呼吸関連睡眠障害群		閉塞性睡眠時無呼吸低呼吸	p.284
			中枢性睡眠時無呼吸	p.284
			睡眠関連低換気	p.284
			概日リズム睡眠・覚醒障害群	p.282
	睡眠時随伴症群		ノンレム睡眠からの覚醒障害	p.286，287
			悪夢障害	p.286
			レム睡眠行動障害	p.288
			レストレスレッグス症候群（むずむず脚症候群）	p.289
			物質・医薬品誘発性睡眠障害	p.333
性別違和			性別違和	p.258
秩序破壊的・衝動制御・素行症群			反抗挑発症	p.257
			間欠爆発症	p.256
			素行症	p.257
			反社会性パーソナリティ症	p.252
			放火症	p.256
			窃盗症	p.256
物質関連症および嗜癖症群	物質関連症群	アルコール関連症群	アルコール使用症	p.298
			アルコール中毒	p.304
			アルコール離脱	p.300
			アルコール誘発性精神疾患群	p.306
		カフェイン関連症群	カフェイン中毒	p.316
			カフェイン離脱	p.316
			カフェイン誘発性精神疾患群	p.316
		大麻関連症群	大麻使用症	p.314
			大麻中毒	p.314
			大麻離脱	p.314
			大麻誘発性精神疾患群	p.314
		幻覚薬関連症群	フェンシクリジン使用症	p.316
			他の幻覚薬使用症	p.316
			フェンシクリジン中毒	p.316
			他の幻覚薬中毒	p.316
			幻覚薬持続性知覚障害	－
			フェンシクリジン誘発性精神疾患群	p.316
			幻覚薬誘発性精神疾患群	p.316
		吸入剤関連症群	吸入剤使用症	p.314
			吸入剤中毒	p.314
			吸入剤誘発性精神疾患群	p.314
		オピオイド関連症群	オピオイド使用症	p.314
			オピオイド中毒	p.314
			オピオイド離脱	p.314
			オピオイド誘発性精神疾患群	p.314
		鎮静薬，睡眠薬または抗不安薬関連症群	鎮静薬，睡眠薬または抗不安薬使用症	p.314
			鎮静薬，睡眠薬または抗不安薬中毒	p.314
			鎮静薬，睡眠薬または抗不安薬離脱	p.314
			鎮静薬，睡眠薬または抗不安薬誘発性精神疾患群	p.314
		精神刺激薬関連症群	精神刺激薬使用症	p.316
			精神刺激薬中毒	p.316
			精神刺激薬離脱	p.316
			精神刺激薬誘発性精神疾患群	p.316
		タバコ関連症群	タバコ使用症	p.316
			タバコ離脱	p.316
			タバコ誘発性精神疾患群	p.316
	非物質関連症群		ギャンブル行動症	p.322
パーソナリティ症群 ※代替DSM-5モデル			反社会性パーソナリティ症	p.252
			回避性パーソナリティ症	p.252
			ボーダーラインパーソナリティ症	p.247
			自己愛性パーソナリティ症	p.252
			強迫性パーソナリティ症	p.252
			統合失調型パーソナリティ症	p.102
パラフィリア症群			窃視症	p.267
			露出症	p.267
			窃触症	p.267
			性的マゾヒズム症	p.266
			性的サディズム症	p.266
			小児性愛症	p.267
			フェティシズム症	p.267
			異性装症	p.267

*診断基準ごとに疾患概念・定義は異なる場合もあるため，本書で解説した疾患と各診断基準が定める疾患が完全に一致するわけではない．

精神疾患に使用される主な薬剤（1）

薬剤の種類			一般名	代表的商品名	本書での参照ページ ＊必ずしも適応を示すものではない
抗精神病薬 (p.380)	定型（第一世代）抗精神病薬	フェノチアジン系	クロルプロマジン	ウインタミン，コントミン	
			レボメプロマジン	ヒルナミン，レボトミン	
			ペルフェナジン	ピーゼットシー，トリラホン	
			フルフェナジン	フルメジン，フルデカシン	
			プロクロルペラジン	ノバミン	
			プロペリシアジン	ニューレプチル	
		ブチロフェノン系	ハロペリドール	セレネース	
			ハロペリドールデカン酸エステル	ハロマンス	
			ブロムペリドール	ブロムペリドール	
			ピパンペロン	プロピタン	
			スピペロン	スピロピタン	
			チミペロン	トロペロン	
		ベンズアミド系	スルピリド	ドグマチール	
			スルトプリド	バルネチール	
			チアプリド	グラマリール	
			ネモナプリド	エミレース	
	非定型（第二世代）抗精神病薬	セロトニン・ドパミン拮抗薬（SDA）	リスペリドン	リスパダール	● 統合失調症 (p.78) ● 双極症 (p.140) ● せん妄 (p.334)
			パリペリドン	インヴェガ	
			パリペリドンパルミチン酸エステル	ゼプリオン	
			ペロスピロン	ルーラン	
			ルラシドン	ラツーダ	
		ドパミン・セロトニン拮抗薬（DSA）	ブロナンセリン	ロナセン	
		多元受容体作用抗精神病薬（MARTA）	オランザピン	ジプレキサ	
			クエチアピン	セロクエル，ビプレッソ	
			アセナピン	シクレスト	
			クロザピン	クロザリル	
		ドパミン受容体部分作動薬（DPA）	アリピプラゾール	エビリファイ	
		セロトニン・ドパミンアクティビティモジュレーター（SDAM）	ブレクスピプラゾール	レキサルティ	
	その他の抗精神病薬		ゾテピン	ロドピン	
			クロカプラミン	クロフェクトン	
			モサプラミン	クレミン	
			オキシペルチン	ホーリット	
抗うつ薬 (p.386)	従来型の抗うつ薬	三環系抗うつ薬	クロミプラミン	アナフラニール	● うつ病 (p.114)
			アミトリプチリン	トリプタノール	
			イミプラミン	トフラニール	
			トリミプラミン	スルモンチール	
			ロフェプラミン	アンプリット	
			ドスレピン	プロチアデン	
		四環系抗うつ薬	ミアンセリン	テトラミド	
			マプロチリン	ルジオミール	
			セチプチリン	テシプール	
	新規抗うつ薬	選択的セロトニン再取り込み阻害薬（SSRI）	エスシタロプラム	レクサプロ	● うつ病 (p.114) ● 不安症 (p.154) ● 強迫症 (p.166) ● PTSD (p.174)
			セルトラリン	ジェイゾロフト	
			パロキセチン	パキシル	
			フルボキサミン	デプロメール，ルボックス	
		セロトニン・ノルアドレナリン再取り込み阻害薬（SNRI）	デュロキセチン	サインバルタ	● うつ病 (p.114)
			ベンラファキシン	イフェクサーSR	
			ミルナシプラン	トレドミン	
		ノルアドレナリン作動性・特異的セロトニン作動性抗うつ薬（NaSSA）	ミルタザピン	リフレックス，レメロン	
		セロトニン再取り込み阻害・セロトニン受容体調節薬（S-RIM）	ボルチオキセチン	トリンテリックス	
	その他の抗うつ薬		トラゾドン	レスリン，デジレル	
気分安定薬 (p.390)	抗てんかん薬		炭酸リチウム	リーマス	● 双極症 (p.140)
			バルプロ酸	デパケン，デパケンR，セレニカR	
			カルバマゼピン	テグレトール	
			ラモトリギン	ラミクタール	

"病気"の理解だけでは足りない "こころ"の領域

　本書『こころの健康がみえる』は，"チーム医療を担う医療人共通のテキスト"としてこれまで発行してきた『病気がみえる』シリーズの姉妹書籍です．『病気がみえる』は，診療科・臓器別に15巻を発行し，多くの医療職，医療系資格を目指す学生の方々から望外のご好評をいただいてきました．

　本書が扱ったのは，精神科・精神医学，精神科医療，あるいはメンタルヘルスケアとよばれる領域です．この領域の課題は，病気を理解して治療法がわかれば解決するものばかりでは決してなく，社会全体で取り組まなければならないものがあります．

　様々な立場・視点の方々に知っていただきたいことを伝えるため，本書を次の2つのパートで構成しました．

《精神科医療，疾患を理解する》

　精神疾患の各論的知識や，症候学，検査，治療といった総論的事項を解説しており，『病気がみえる 精神科』としての役割を果たすパートです．これまで発行してきた『みえる』シリーズと同様に，豊富なイラスト，図表を用いて"みて，わかる"工夫を凝らしています．また，メンタルヘルスケアは，医療の場にとどまらず，社会全体で取り組むものであることから，"精神科医療と社会"というセクションを設け，家庭・学校・職場といった様々なライフシーンでの課題を解説しました．

《より良い関係の築き方を知る》

　患者を支える方々が患者とより良い関わりをもつための方法を掲載しました．日常での困りごとへの対応を具体的に例示していますので，支援者の方々はすぐにでも実践できますし，医療従事者の方々は支援者へアドバイスする際の参考にご利用いただけます．ただし，例示した場面には限りがありますし，気持ちは人それぞれで状況によっても変わるため"常にこれが正解"というものではないことはご承知おきください．対応を知ることがより良い関係構築につながることを知っていただき，より詳しく学ぶきっかけになれば幸いです．

　なお本書では，"何らかの精神症状を示す人"，"精神疾患をもつ人"，"精神障害がある人"を，基本的に"患者"と表記しました．精神科医療の領域では"当事者"とよばれることも多く，"クライエント"とよぶべきシーンもあり，不適切に感じる文脈もあるかもしれませんが，状況による書き分けをしなかった点，ご理解いただけますと幸いです．また，本書のイラストでは，人物を特定の性別や年齢と認識されうる外観で描いている箇所が多々ありますが，ある症状や状況が必ずしも特定の性別・年齢だけで現れることを示したわけではないことにご留意ください．

　最後に，診療や講義，研究などでご多忙な中，熱心にご指導くださった監修の先生をはじめ，時間を割き知恵を絞っていただいた多くの協力者の皆様に，心より感謝申し上げます．

2024年10月吉日

編者・イラストレーター一同

監修者一覧

監　修
（掲載順）

水野　雅文（みずの まさふみ）	東京都立松沢病院　院長	
古茶　大樹（こちゃ ひろき）	聖マリアンナ医科大学　神経精神科　主任教授	
遠藤　利彦（えんどう としひこ）	東京大学　大学院教育学研究科　教授	
村上　伸治（むらかみ しんじ）	川崎医科大学　精神科学教室	
市来　真彦（いちき まさひこ）	東京医科大学　学生・職員健康サポートセンター　センター長 東京医科大学　精神医学分野　教授	
松﨑　朝樹（まつざき あさき）	筑波大学　医学医療系　精神医学　講師	
住谷さつき（すみたに さつき）	徳島大学　キャンパスライフ健康支援センター　教授	
大江　美佐里（おおえ みさり）	久留米大学　保健管理センター　准教授 久留米大学　医学部　神経精神医学講座	
宮脇　大（みやわき だい）	大阪市立総合医療センター　児童青年精神科　部長	
中里　道子（なかざと みちこ）	国際医療福祉大学　医学部　精神医学　教授（代表）	
小野　和哉（おの かずや）	聖マリアンナ医科大学　神経精神科学教室　教授	
髙橋　秀俊（たかはし ひでとし）	高知大学　医学部　寄附講座　児童青年期精神医学　特任教授	
松本　洋輔（まつもと ようすけ）	岡山大学病院　ジェンダーセンター　講師	
大石　雅之（おおいし まさゆき）	大石クリニック　院長	
鈴木　正泰（すずき まさひろ）	日本大学　医学部　精神医学系　教授	
宮田　久嗣（みやた ひさつぐ）	東京慈恵会医科大学　客員教授（精神医学） 医療法人社団光生会　平川病院　副院長	
垣渕　洋一（かきぶち よういち）	成増厚生病院　副院長	
松本　俊彦（まつもと としひこ）	国立精神・神経医療研究センター　精神保健研究所　薬物依存研究部　部長	
安田　和幸（やすだ かずゆき）	山梨大学　医学部　精神神経医学講座　講師	
酒井　佳永（さかい よしえ）	跡見学園女子大学　心理学部　教授	
中川　敦夫（なかがわ あつお）	聖マリアンナ医科大学　神経精神科　教授	

満田　大　　三井記念病院　精神科

坪井　貴嗣　　杏林大学　医学部　精神神経科学教室　准教授

古川　奨　　北翔大学　教育文化学部　心理カウンセリング学科　准教授

監修協力

（掲載順）

鈴木　眞理　　跡見学園女子大学　心理学部　臨床心理学科　特任教授

大津　光寛　　日本歯科大学附属病院　摂食障害（拒食症・過食症）歯科外来　准教授

鈴木　勉　　湘南医療大学　薬学部　学部長・教授
　　　　　　星薬科大学　名誉教授

髙瀬　一輝　　三井記念病院　リハビリテーション部

本書の使い方

疾患と対応を結びつけて理解する

精神科診療では，疾患とより良い対応の両方の理解が必要です．本書では，疾患と対応を結びつけた学習が可能となっています．

疾患の総論と各論を結びつけて理解する

精神疾患の基礎知識や全体像などといった総論の理解と，疾患ごとの症状や治療などといった各論の理解は互いに関係しています．そこで本書では，これらを結びつけて理解できるような構成としています．

疾患総論→疾患各論と順を追って読み進めることで理解が深まります．

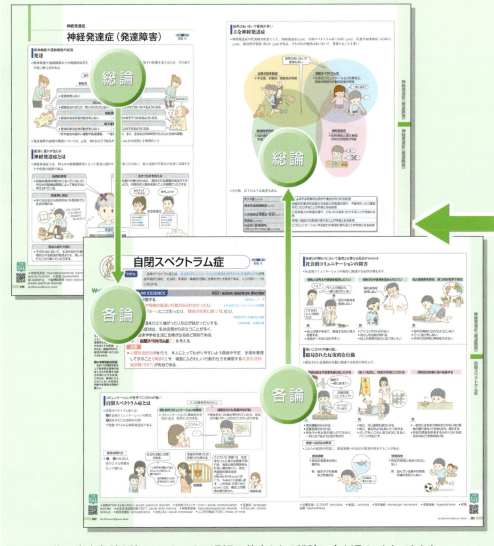

先に疾患各論を読んでから，その理解の基本となる総論に立ち返ることもできます．

医療従事者は，疾患を理解したうえでより良い対応方法を学ぶと，実際に患者に接するときの役に立ちます．

患者に関わる人は，まずは対応方法を学びながら，必要に応じて疾患について詳しく調べることもできます．

より良い対応を理解する

　メンタルヘルスケアでは，家族や友人，職場・学校関係者などといった患者に関わる人の患者への接し方が経過に大きく影響します．このため本書では，医療従事者だけでなく，患者に関わる全ての人が知っておきたいより良い対応方法を示しています．

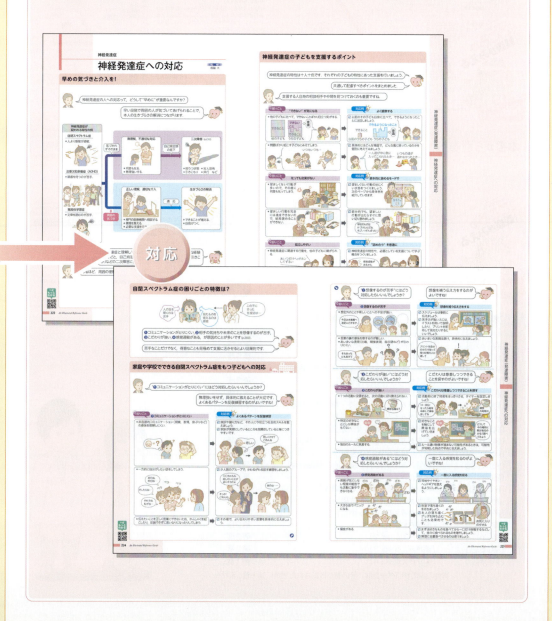

つなげる工夫で広がる・わかる

本書では，他の章や別の巻で参照したほうがよいページを明示してあります．これによって理解を深めたり知識を広げたりすることができます．

本書から本書へ

本書378ページ「主な精神疾患の治療薬」
……睡眠薬

本書277ページ「オレキシン受容体拮抗薬」
……オレキシン受容体拮抗薬の詳細

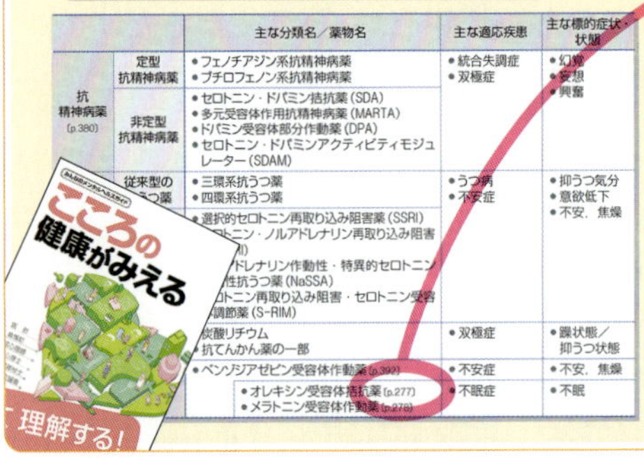

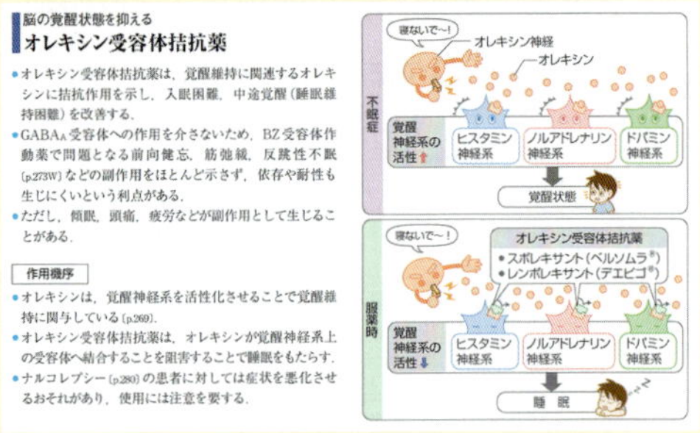

本書から別巻へ

本書50ページ「知覚の異常」
……幻視を生じうる主な疾患

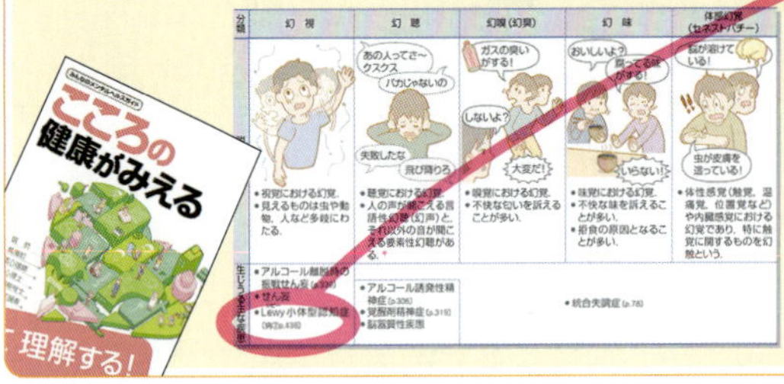

vol.7 438ページ「Lewy小体型認知症」

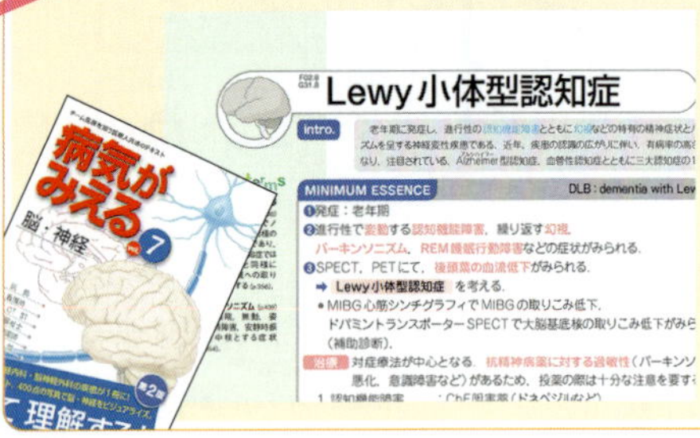

表　記	参照する巻	
〔p.○〕	『こころの健康がみえる』	第1版（本書）
〔病①p.○〕	『病気がみえる vol.1 消化器』	第6版
〔病②p.○〕	『病気がみえる vol.2 循環器』	第5版
〔病③p.○〕	『病気がみえる vol.3 糖尿病・代謝・内分泌』	第5版
〔病④p.○〕	『病気がみえる vol.4 呼吸器』	第3版
〔病⑤p.○〕	『病気がみえる vol.5 血液』	第3版
〔病⑥p.○〕	『病気がみえる vol.6 免疫・膠原病・感染症』	第2版
〔病⑦p.○〕	『病気がみえる vol.7 脳・神経』	第2版
〔病⑧p.○〕	『病気がみえる vol.8 腎・泌尿器』	第3版
〔病⑨p.○〕	『病気がみえる vol.9 婦人科・乳腺外科』	第4版
〔病⑩p.○〕	『病気がみえる vol.10 産科』	第4版
〔病⑪p.○〕	『病気がみえる vol.11 運動器・整形外科』	第2版
〔病⑫p.○〕	『病気がみえる vol.12 眼科』	第1版
〔病⑬p.○〕	『病気がみえる vol.13 耳鼻咽喉科』	第1版
〔病⑭p.○〕	『病気がみえる vol.14 皮膚科』	第1版
〔病⑮p.○〕	『病気がみえる vol.15 小児科』	第1版
〔薬①p.○〕	『薬がみえる vol.1』	第2版
〔薬②p.○〕	『薬がみえる vol.2』	第2版
〔薬③p.○〕	『薬がみえる vol.3』	第2版
〔薬④p.○〕	『薬がみえる vol.4』	第1版

※他の巻の参照ページは，その巻が改訂された場合には一致しません．

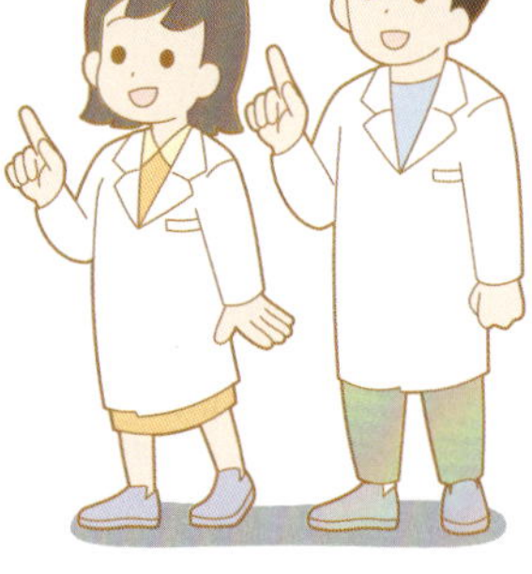

紙面の見方

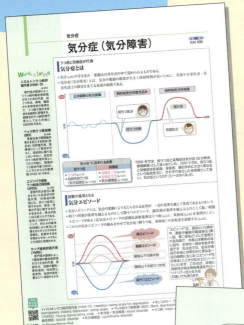

1 基礎をおさえる
総論で関連する様々な病気の全体像をとらえる

2 臨床的におおきくとらえる
各論トップの "MINIMUM ESSENCE" で病気の大まかな流れを把握する

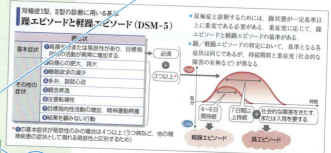

intro.
大まかな疾患概念の解説です。

words & terms
初学者には難しいと思われる語彙を、概略のみでも理解できるように解説しました。

監修者名
その章や項目の監修者を明示しています。

MINIMUM ESSENCE
必須の知識を最小化・単純化した、医療従事者共通の核（コア）となるものです。
- 大まかな流れとして、"疫学→症状→検査→診断→治療" という時系列に沿っています。
- 特に重要なキーワードを太めの赤字で記載しました。
- 右端の〈 〉は、キーワード同士を、病態や臓器所見などの用語でグループ化しています。

補足事項
"MINIMUM ESSENCE" に掲載しきれなかった重要な部分をフォローします。

英語・略語
本文の見開き中に使用されている重要語句の英語表記と略語のフルスペルを記載しています。

An Illustrated Reference Guide　ix

幹から枝葉へ 症状から治療, 対応まで.
みて, 理解して, 記憶を定着させるためのスムーズな構成

3 臨床的な理解を深める
個別ビジュアル資料で具体的に理解する

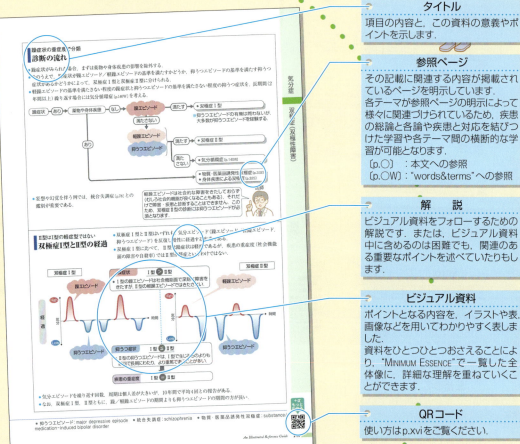

タイトル
項目の内容と, この資料の意義やポイントを示します.

参照ページ
その記載に関連する内容が掲載されているページを明示しています.
各テーマが参照ページの明示によって様々に関連づけられているため, 疾患の総論と各論や疾患と対応を結びつけた学習や各テーマ間の横断的な学習が可能となります.
〔p.○〕 : 本文への参照
〔p.○W〕: "words&terms"への参照

解説
ビジュアル資料をフォローするための解説です. または, ビジュアル資料中に含めるのは困難でも, 関連のある重要なポイントを述べていたりもします.

ビジュアル資料
ポイントとなる内容を, イラストや表, 画像などを用いてわかりやすく表しました.
資料をひとつひとつおさえることにより, "MINIMUM ESSENCE"で一覧した全体像に, 詳細な理解を重ねていくことができます.

QRコード
使い方はp.xviをご覧ください.

4 本文の知識を補完する
関連する補足的資料でさらに理解を深める

Supplement
主にその章の内容と直接的に関わらない情報で, 補足的におさえておいてほしいものを示しました.

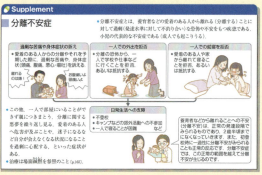

Advanced Study
その章の内容と直接的に関わる情報で, 初学者向けではない発展的な情報を示しました.

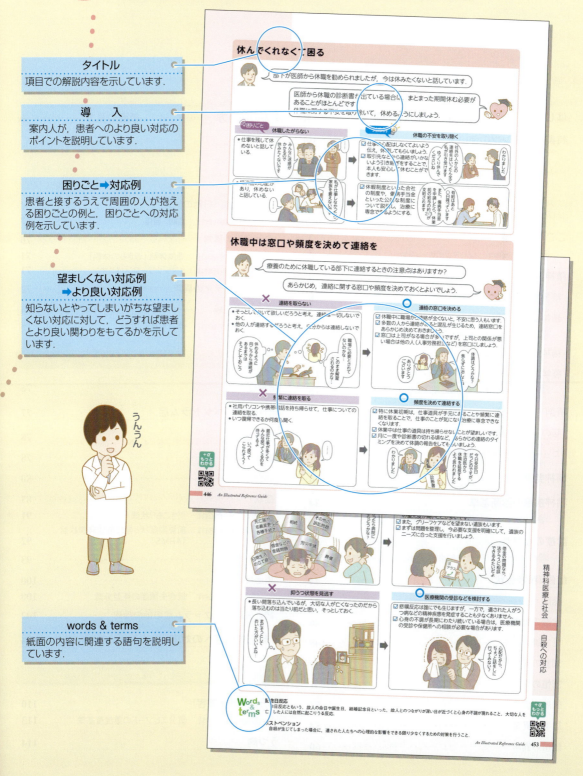

目 次

こころの健康がみえる

Contents

はじめに ……………… iii   監修者一覧 ………… iv   本書の使い方 ……… vi   紙面の見方 ………… ix
特典コンテンツの使い方 ……………………………… xvi

精神科医療

精神医学総論

こころの健康 …………………………………… 2
　Ⓢ Supplement　ノーマライゼーション … 4

精神医学と精神疾患 ………………………… 8
　精神疾患とは ……………………………… 8
　精神疾患の原因と分類 ………………… 10
　　Ⓢ Supplement　精神科医療に関係する標榜科 13
　精神疾患とストレス ……………………… 14
　疫学 ………………………………………… 17
　　Ⓢ Supplement　発生率と期間有病率 … 18

解剖・生理 …………………………………… 20
　脳の構造と機能 ………………………… 20
　ニューロンと神経伝達物質 ………… 23

精神発達 ……………………………………… 26

精神疾患の診断基準 …………………… 34
　　Ⓢ Supplement　欧米における精神医学の歴史 37

診療のながれ ……………………………… 38
　　Ⓒ Column　精神疾患と身体疾患は同一視できない 43

症候（精神症状） ………………………… 44
　総論 ………………………………………… 44
　意識の異常 ……………………………… 46
　見当識の異常 …………………………… 48
　知覚の異常 ……………………………… 49
　記憶の異常 ……………………………… 51
　知能の異常 ……………………………… 54
　思考の異常 ……………………………… 54
　感情の異常 ……………………………… 60

　欲動，意志，行動の異常 …………… 64
　　Ⓢ Supplement　自殺，自傷 … 67
　自我意識の異常 ………………………… 70
　　Ⓢ Supplement　憑依体験（憑きもの体験） 71
　　Ⓢ Supplement　イマジナリーコンパニオン 71
　パーソナリティの異常 ………………… 72
　その他の症候 …………………………… 74
　　Ⓢ Supplement　高次脳機能障害 … 75

精神症

精神症 ………………………………………… 76

統合失調スペクトラム症 ……………… 77

統合失調症 ………………………………… 78
　概要 ………………………………………… 78
　病態 ………………………………………… 80
　症状 ………………………………………… 85
　　Ⓢ Supplement　引きこもり状態 … 91
　　Ⓢ Supplement　前駆期症状と発症危険精神状態
　　　　　　　　　　（ARMS） … 92
　治療 ………………………………………… 93
　重症度評価 ……………………………… 100
　　Ⓢ Supplement　統合失調症の亜型分類 100
　統合失調スペクトラム症の他の疾患 ………… 102

● 統合失調症への対応 ………………… 104

気分症

気分症（気分障害） ……………………… 110
　　Ⓢ Supplement　気分エピソードの重症度基準 113

うつ病 ………………………………………… 114

概要 ······················· 114	Supplement 反応性アタッチメント症と 脱抑制型対人交流症 190
病態 ······················· 116	
診断・症状 ················· 118	## 解離症
特徴的な病型 ··············· 124	解離症 191
治療 ······················· 127	Supplement 解離性遁走 193
Supplement 悲嘆反応（死別反応） 133	
● うつ病への対応 134	## 身体症状症および関連症
双極症（双極性障害） 140	身体症状症および関連症 194
診断・症状 ················· 140	## 神経発達症（発達障害）
特徴的な病型 ··············· 144	神経発達症（発達障害） 198
治療 ······················· 145	Supplement 大人の神経発達症（発達障害） 201
● 双極症への対応 148	自閉スペクトラム症 202
	Supplement 成人期の自閉スペクトラム症 207
## 神経症	Supplement 発達性協調運動症（DCD） 207
神経症 152	注意欠如多動症（ADHD） 208
	Supplement 成人期のADHD 213
## 不安症	チック症 214
不安症 154	Supplement 小児期発症流暢症（吃音） 217
パニック症 156	Supplement 発達障害者支援法 217
広場恐怖症 161	知的発達症 218
限局性恐怖症 162	限局性学習症 220
社交不安症 163	● 神経発達症への対応 222
全般不安症 164	## 食行動症および摂食症
Supplement 分離不安症 164	食行動症および摂食症 234
Supplement 場面緘黙 165	神経性やせ症 236
## 強迫症および関連症	神経性過食症 241
強迫症および関連症 166	## パーソナリティ症
強迫症 167	パーソナリティ症 244
Supplement 強迫症および関連症に含まれる その他の疾患 172	Supplement DSM-5に基づくクラスター分類 246
## 心的外傷およびストレス因関連症	ボーダーラインパーソナリティ症 247
心的外傷およびストレス因関連症 173	Supplement 他の精神疾患とパーソナリティ症の違い250
心的外傷後ストレス症 (PTSD) 174	Supplement パーソナリティ症と発達障害 251
Supplement 自然災害によるストレス 180	● BPDへの対応 253
急性ストレス症 (ASD) 181	## 秩序破壊的・衝動制御・素行症群
● PTSD, 急性ストレス症への対応 182	秩序破壊的・衝動制御・素行症群 256
適応反応症 187	

An Illustrated Reference Guide

性別違和（性別不合）

性別違和（性別不合） 258
　Supplement　多様な性の表し方 259
● 性別違和（性別不合）への対応 263

パラフィリア症

パラフィリア症 266

睡眠・覚醒障害

睡眠の生理 268
睡眠・覚醒障害総論 271
不眠症 273
過眠症 279
　ナルコレプシー 280
概日リズム睡眠・覚醒障害 282
睡眠時無呼吸症候群 284
　閉塞性睡眠時無呼吸症候群（OSAS） 284
睡眠時遊行症 286
睡眠時驚愕症 287
レム睡眠行動障害 288
　Supplement　睡眠関連歯ぎしり 288
レストレスレッグス症候群 289

物質関連症および嗜癖症

物質関連症および嗜癖症 290
アルコール関連症 297
　アルコール使用症 298
　　Supplement　イネイブリング・共依存 .. 302
　アルコール中毒 304
　　Supplement　酩酊 305
　アルコール誘発性精神疾患群 306
● アルコール依存症への対応 307
その他の物質関連症 313
　Supplement　危険ドラッグ 319
非物質関連症 322
　ギャンブル行動症 322
　インターネットゲーム行動症 323

身体疾患と精神症状

身体疾患と精神症状 324
　総論 324
　身体疾患による精神症状 325
　医薬品による精神症状 332
　　Supplement　悪性症候群 333
　せん妄 334
　　Supplement　振戦せん妄（アルコール離脱せん妄） .. 339

検査

精神科医療における検査 340
　総論 340
　精神科領域の身体的検査 341
　神経心理学的検査 345
　　Supplement　遂行機能障害と注意障害 .. 347
　心理検査 349
　症状評価尺度 361

治療

治療総論 370
　治療の種類と目標 370
　　Supplement　ピアサポート 373
　コンサルテーション・リエゾン精神医学 .. 374
　　Supplement　緩和ケアと精神医学 375
　精神科救急 376
薬物療法 378
　総論 378
　抗精神病薬 380
　抗うつ薬 386
　気分安定薬 390
　ベンゾジアゼピン（BZ）受容体作動薬 ... 392
　　Supplement　BZ系睡眠薬と非BZ系睡眠薬の違い 397
　　Supplement　SSRIの抗不安作用 397
ニューロモデュレーション療法 398
　電気けいれん療法（ECT） 398
　反復経頭蓋磁気刺激（rTMS）療法 401
精神療法（心理療法） 402
　総論 402
　支持的精神療法 403
　認知行動療法（CBT） 404

Ⓢupplement　心理教育（疾患教育）	407
Ⓢupplement　アサーション	410
対人関係療法（IPT）	413
リラクセーション法	414
精神分析的精神療法	415
森田療法	416
精神科リハビリテーション	418

精神科医療と社会

精神保健	422
家庭の精神保健	423
●児童虐待への対応	428
学校精神保健	432
Ⓢupplement　特別支援教育	435
●いじめや不登校への対応	436
産業精神保健	440
●職場でのメンタルヘルス不調への対応	444
自殺とその予防	448
●自殺への対応	450
こころの健康づくり	454
Ⓢupplement　身近な人が気づく大切さ	457
精神科医療に関わる法律	458
総論	458
障害者基本法	459
精神保健福祉法	460
Ⓢupplement　精神科医療に関する法律の歴史	461
障害者総合支援法	465
相談窓口	469
司法精神医学	472
索　引	474

特典コンテンツ

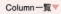

Ⓒolumn　監修陣執筆のコラム

主なテーマ
- 各疾患の特徴的な症例，経過
- エキスパートのテクニック
- 専門家の視点

Column一覧▼

講義動画　人気講師が動画で解説

主なテーマ
- 精神症状の理解
- 精神疾患の特徴
- メンタルヘルスケアのポイント

講義動画一覧▼

※利用方法は次頁『特典コンテンツの使い方』を参照のこと.

特典コンテンツの使い方

本書では，袋とじ内のシリアルナンバー登録後に，アプリ「mediLink」にて書籍内のQRコードを読み取ることで，特典コンテンツをご利用いただけます．

利用前の準備

- mediLink 公式Webサイトから会員登録を行ってください（会員登録済の場合はログイン）．
- App StoreまたはGoogle Playより，アプリ「mediLink」をダウンロードし，インストールしてください．

ご利用方法

1. シリアル登録

- アプリ「mediLink」のQRコードリーダーで，袋とじ内のQRコードを読み取り，シリアルナンバーをご登録ください*．

2. QRの読み取り

- 書籍内（紙面下部・本文中）のQRコードを読み取ってください．

3. コンテンツ選択

- 表示される特典コンテンツ一覧から，閲覧したいものをご選択ください．

*シリアルQRコードが適切に読み取れない場合，シリアルナンバーを手入力する方法でもご登録いただけます．
アプリ「mediLink」のQRコードリーダー機能を起動し，右上の「?」マークをタップ，「シリアルナンバー」から手入力でご登録いただけます．
その他，ブラウザ版「mediLink」マイページ内の「シリアルナンバー管理」より手入力でご登録いただけます．

注意事項

※対象書籍付属のシリアルナンバー登録によって利用できる特典コンテンツ（以下，特典コンテンツ）は対象書籍の一部ではなく，試験的なサービスとして対象書籍購入者に特別に無料で公開しています．
※特典コンテンツは，試験的なサービスであるため，予告なく内容や公開時期を変更する場合があります．
※特典コンテンツを利用したこと，または利用できなかったことによって利用者に生じた一切の損害，不利益等に対して，当社はいかなる責任も負わないものとします．
※特典コンテンツは，対象書籍の販売期間中に公開を終了する場合があります．あらかじめWebサイト等で最新の公開状況をご確認ください．
※QR読み込み後のコンテンツは順次公開となります．書籍発行時にすべてのコンテンツが公開されているわけではございません．
※QRコードは（株）デンソーウェーブの登録商標です．

袋とじ内のシリアルナンバー，および各頁のQRコードに関するお問い合わせはこちら

| メディックメディア　問い合わせ | 検索 |

https://medicmedia.com/inquiry/

「質問の種類」で「書籍内の袋とじ・QRコードについて」を選択し，「お問い合わせ内容」に書籍名をご記入ください．

精神科医療

精神医学総論

こころの健康

監修
水野 雅文

全ての人に関係する
こころの健康について考えよう

みなさんが考えるこころの健康とはなんでしょうか．
本書を通して，こころの健康とはなにか，現状起きている問題点や解決していくべき課題はなにか，一緒に考えていきましょう．

Words & terms

障害者権利条約（障害者の権利に関する条約）（CRPD）
障害者の人権や基本的自由を保障し，尊厳を尊重することを目的とする条約．条約の制定においては，"Nothing about us without us（私たち抜きに私たちのことを決めないで）"というスローガンのもと，障害がある当事者たちの意見が重視された．2006年に国連で採択され，日本は2007年に署名するとともに国内の法律や制度の整備（『障害者基本法[p.459]』の改正など）を進め，2014年に批准した．

● 障害者権利条約／障害者の権利に関する条約（CRPD）：convention on the rights of persons with disabilities

健康とは
身体的・精神的・社会的に完全に良好な状態

- 健康の定義は，1946年のWHO憲章前文で掲げられたものが広く知られている．
- この定義では，健康を単に"病気がない状態"ととらえるのではなく，"完全に良好な状態"と積極的にとらえていること，また，身体的側面だけでなく，精神的・社会的側面にも注目していることが重要であり，これが現代の健康観の基盤となっている．

> **WHOによる健康の定義（1946年）**
> 健康とは，単に病気でない，虚弱でないというのみならず，身体的，精神的そして社会的に完全に良好な状態を指す．
> *Health is a state of complete physical, mental, and social well-being and not merely the absence of disease or infirmity.*

- 完全に健康な人はまれであり，多くの人は健康と病気の間を行き来している．

こころの健康とは
健康を構成する重要な要素の1つ

- こころの健康（精神的健康，メンタルヘルス）は，健康を構成する重要な要素の1つである．
- WHOはこころの健康について，"自分の可能性を知り，生活に伴う通常のストレスに対処し，生産的な活動をしたり社会に貢献したりすることができる状態"と定義している．
- 厚生労働省はこころの健康の具体的な構成要素として，❶情緒的健康，❷知的健康，❸社会的健康，❹人間的健康を挙げている．

こころの健康の構成要素

	❶情緒的健康	❷知的健康	❸社会的健康	❹人間的健康
概要	・自分の感情を自覚し，適切な形で表現できること．	・臨機応変に考え，情報収集し，現実的な問題解決ができること．	・周囲の人や社会と建設的で良好な関係を築けること．	・人生の目的や意義を見つけ，自分の人生を主体的に生きること．
良好な状態の例	・ストレスに感じていることを上司や同僚に相談する． ・家族や友人と喜びを分かち合う．	・複雑な問題を整理する． ・文献を調べたり，様々な意見を参考にしたりする．	・同僚や上司，多職種スタッフと協力して働く． ・家族や友人，地域社会の隣人と親しく接する．	・生きがいとなるような職業に就く．
不良な状態の例	・ストレスを自覚できなかったり，1人で抱え込んだりする． ・家族や友人と喜びを分かち合えない．	・問題の解決をあきらめたり，効果的でない方法にこだわったりする．	・協力して働いたり，親しく交流したりすることが難しい．	・生きがいとなることを追求できない．

- こころの健康と関連する，障害からの回復を表すリカバリーの概念についてはp.371を参照のこと．

- 健康：health
- 世界保健機関（WHO）：World Health Organization

障害とは
生活機能が制限された状態

- 障害とは，人が日常生活や社会生活を営むうえで必要な機能（生活機能）が，何らかの理由で制限されている状態である．
- 障害の考え方には，以前用いられていた国際障害分類（ICIDH）〔次項〕と，現在広く用いられている国際生活機能分類（ICF）〔p.5〕がある．

障害がない	障害がある
・生活機能が制限されていない．	・何らかの理由で，生活機能が制限されている．

国際障害分類（ICIDH）
一方向的な考え方

- 国際障害分類（ICIDH）は，障害が❶機能・形態障害，❷能力障害，❸社会的不利の3階層の構造をとることを示したものである．

❶機能・形態障害
- 疾患や怪我などによる生理的機能や精神機能，解剖的な構造の喪失や異常．

例
- 脳梗塞により片麻痺が生じている．

→ ❶が生じると →

❷能力障害
- 健常な方法や範囲で活動するための能力の制限や欠如．

例
- 片麻痺により歩行困難となっている．

→ ❶または❷が生じると →

❸社会的不利
- 健常な役割を果たすことが制限されるなどの個人の不利益．

例
- 歩行困難により復職が困難になっている．

- 障害を3階層に分けることで構造的な理解が進んだ一方で，ICIDHは全ての障害が疾患や怪我により生じるもの（医学モデル）という一方向的な考えであることや，障害というマイナス面だけをみていたこと，環境因子が考慮されていないことなどが問題視された．これらの問題点をふまえてつくられたのが，国際生活機能分類（ICF）〔p.5〕である．

⊕ Supplement

ノーマライゼーション

- ノーマライゼーションとは，1950年代にデンマークで提唱された用語であり，障害者が一般市民と同じ環境，同じ条件で，その人らしく生活することを目指す理念である．
- 日本では，厚生労働省がノーマライゼーションを「障害のある人が障害のない人と同等に生活し，ともに生き生きと活動できる社会を目指す」と定義し，障害者の自立と社会参加の促進を図っている．

ノーマライゼーションの理念
- 障害者の社会における一般市民と同等の生活の確保
- 障害者の社会的自立
- 障害者のQOLの向上
- 社会における理解の促進

ノーマライゼーションが広まる前の社会
- 障害者と健常者を区別し，隔離・保護するという考え方が主流だった．
- 障害者には，障害がない状態を目指させようとしていた．

例
- 統合失調症の患者を長期入院させる．
- 読字障害のある子どもにとって読みにくいフォントを使った教科書を使用する．

ノーマライゼーション
- 障害に対する合理的配慮〔p.220W〕はするが，障害者と健常者を区別しない．
- 障害の有無にかかわらず，全ての人がその人らしく生活し，社会参加ができるよう，社会基盤や福祉制度を整備する．

バリアフリー
- 障害者や高齢者にとって，社会生活上で障壁（バリア）となるものを除去し，環境を整備すること．

例
- ヘルプマークを身に着けることで，配慮が必要であることを示す．

ユニバーサルデザイン
- 文化や言語，年齢・性別，障害者か健常者かを問わず，全ての人が利用しやすいようにつくられた製品や建築，環境のこと．

例
- 読字障害があっても読みやすいフォントを使った教科書を活用する．

- 障害：disability ・生活機能：functioning ・国際生活機能分類（ICF）：international classification of functioning, disability and health ・国際障害分類（ICIDH）：international classification of impairments, disabilities and handicaps ・ノーマライゼーション：normalization ・生活の質（QOL）：quality of life ・統合失調症：schizophrenia ・読字障害：dyslexia ・合理的配慮：reasonable accommodation ・バリアフリー：barrier-free ・ユニバーサルデザイン：universal design

相互に影響するという考え方
国際生活機能分類（ICF）

- 国際生活機能分類（ICF）は障害者だけではなく，全ての人を対象として，障害（マイナス面）と生活機能（プラス面）の両面からその人の健康状態の構成要素を評価する分類である．
- ICFにおける障害とは，❶心身機能・身体構造，❷活動，❸参加という3つの生活機能に支障をきたすことをいい，それぞれ❶機能障害（構造障害を含む），❷活動制限，❸参加制約とよばれる．
- 健康状態の構成要素に影響を与える背景因子には個人因子と環境因子があり，障害を心身の問題だけでなく，物的・社会的環境との関わりからとらえるという特徴がある．

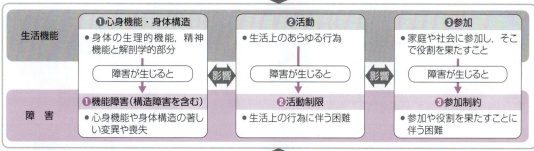

具体例　うつ病患者が就労できない状況を例に，「就労したい」という本人の希望を実現するうえで背景因子が促進的にも阻害的にも働きうることを示す．

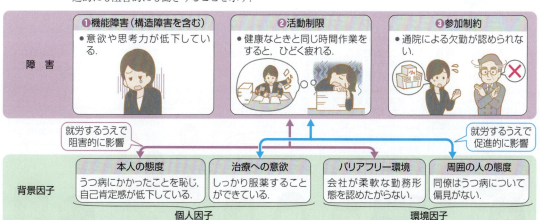

場　面	内　容
関係者間のコミュニケーション	障害者や家族，医療従事者の間で障害の状態について話し合うときの共通言語となり，問題の整理を助ける．
サービスの提供	障害者に向けたサービスを提供する際，客観的な評価や記録の指標となる．
調査や統計	障害者についての調査や統計をとるときの枠組みとなる．

ICFの効果
- ICFを活用することにより，期待されている効果を次に挙げる．

こころの健康を向上させる心構えや技能
メンタルヘルスリテラシー

- こころの健康を向上させたり，精神疾患を早期発見・早期治療したり，治療を継続して回復したりするのに必要な心構えや知識，技能をメンタルヘルスリテラシーという．
- メンタルヘルスリテラシーには❶～❺などが含まれる．
- メンタルヘルスリテラシーを身につけるための教育をメンタルヘルスリテラシー教育という．

メンタルヘルスリテラシーがない状態

| 自分自身のこころの状態に気づかなかったり，うまくセルフケアができなかったりする． | 精神疾患について正しい情報源から情報を得ることができない． | 精神疾患をもつ人を不当に扱ったり，排除したりする． | こころの不調について，相談の仕方がわからない． | 他人のこころの不調を示す言動や態度[p.457]に注意を払わない． |

メンタルヘルスリテラシー教育

- 小児期から青年期は，多くの精神疾患が好発する時期であるため[p.8]，この時期にメンタルヘルスリテラシーを身につけることで，こころの不調を感じたときに早期に助けを求めることができるようにする．
- 成人期以降も就労や妊娠・出産，加齢など，こころの不調の原因は常に存在する．したがって，生涯を通してメンタルヘルスリテラシー教育を受けることは有用である．

メンタルヘルスリテラシーがある状態

❶こころの健康を維持するために必要な知識やセルフケア[p.455]のスキルがある
- 自分自身のこころの状態に気づき，セルフケアができる．
- こころの健康を維持するうえで適切な生活習慣を知り，実践できる．

❷一般的な精神疾患についての知識を得られる
- 精神疾患について知りたいときに，正しい情報源から情報を得ることができる．
- うつ病や統合失調症，神経発達症などの精神疾患について基本的な知識をもっている．

❸精神疾患に対する偏見（スティグマ[p.7]）がない
- 精神疾患をもつ人を不当に扱ったり，排除したりしない．
- 自分自身が精神疾患を抱えたときに，恥じたりためらったりせず，積極的に受診したり周囲にサポートを求めたりできる．

❹こころの不調について相談すべきタイミングや相談先を理解し，援助を求められる
- こころの不調についてどのような場合に相談すべきかや，どこに相談すべきか，相談することで何を得られるかを理解し，必要なときには援助を求められる．

❺他人のこころの不調に気づくことができる
- 他人の言動や態度に注意を払うことができる．
- サポートが必要な人に適切に接することができる．

 リテラシーとは元々読み書きの能力を指す言葉です．現在では，"ある領域の知識を得たり，理解したり，活用したりする能力"という意味で使われることが多くなり，情報リテラシーやコンピューターリテラシーといった用法も生まれています．メンタルヘルスリテラシーも，このような用法の一つです．　医師

- メンタルヘルスリテラシー：mental health literacy　● 精神疾患：mental disorder　● 自閉スペクトラム症（ASD）：autism spectrum disorder　● 小児期：childhood　● 青年期：adolescence　● 成人期：adulthood　● セルフケア：self-care　● スティグマ：stigma

■ 特徴や疾病に対する否定的な意味づけ
スティグマ

- 個人のもつ特徴や疾病などに対する否定的な意味づけを，スティグマという．
- 精神疾患に対するスティグマには，社会構造レベルのものと個人レベルのものがある．個人レベルのスティグマは，周囲の人がもつものだけでなく，患者自身がもつものも問題となる．
- スティグマが存在すると，該当する特徴がある人が不当な扱いを受けやすくなるだけでなく，その人自身がスティグマを抱いてしまったり，行動を制限してしまったりといった問題が生じる．

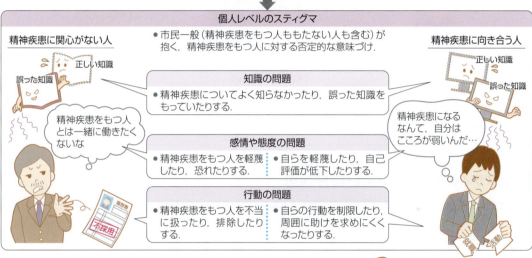

スティグマ (stigma) の原語訳は烙印(らくいん)で，転じて偏見や差別という意味合いをもちます．
心理師

▎アンチスティグマ活動
- スティグマを軽減するための活動を，アンチスティグマ活動という．

精神医学総論

精神医学と精神疾患

監修 古茶 大樹

精神疾患とは

精神機能の異常により日常生活に支障をきたす
精神疾患とは

- 精神疾患とは，精神機能〔p.44〕の異常により，苦痛を感じたり，日常生活に支障をきたしたりする疾患の総称である〔p.43〕．

精神機能の異常
- 心理社会的要因〔p.11〕や生物学的要因〔p.11〕により，精神機能の異常が生じている．

苦痛や日常生活への支障
- 患者本人や周囲の人が臨床的に意味のある苦痛を感じている．
- 社会的，職業的，その他の重要な領域において支障をきたしている．

＝ 精神疾患

- 精神疾患はその患者数が増加しているとともに〔p.19〕，社会的な問題（自殺や労働災害，不登校や引きこもりなど）に強く関係している〔p.422〕．このため，2013年には厚生労働省が指定する四大疾病（がん，脳卒中，急性心筋梗塞，糖尿病）に精神疾患が加わり，五大疾病となった．

発症あるいは発見されやすい時期がある
ライフサイクルと生じやすい精神疾患

- 誕生から死に至るまでの人の一生は，一般的に次のようなライフサイクルに分けられる．
- 各ライフサイクルにおいて，ライフイベント〔p.14〕や精神発達〔p.26〕の特徴などにより生じやすい精神疾患が異なる．

各ライフサイクルで生じやすい精神疾患・状態

ライフサイクル	乳児期	幼児期	学童期	青年期 前期	青年期 中期	青年期 後期	後青年期	成人期 前期	成人期 中期	成人期 後期	老年期
おおよその年齢	0～1.5歳*	1.5*～6歳	6～12歳	12～15歳	15～18歳	18～24歳	24～30歳	30～45歳	40～55歳	50～65歳	65歳～
生じやすい疾患**		注意欠如多動症〔p.208〕	注意欠如多動症〔p.208〕	統合失調症〔p.78〕	統合失調症〔p.78〕	統合失調症〔p.78〕	統合失調症〔p.78〕	統合失調症〔p.78〕			
				気分症〔p.110〕	気分症〔p.110〕	気分症〔p.110〕	気分症〔p.110〕	気分症〔p.110〕	気分症〔p.110〕	気分症〔p.110〕	認知症〔病⑦p.424〕
		チック症〔p.214〕		社交不安症〔p.163〕	社交不安症〔p.163〕	社交不安症〔p.163〕					せん妄〔p.334〕
				強迫症〔p.167〕	強迫症〔p.167〕	強迫症〔p.167〕					
		自閉スペクトラム症〔p.202〕		食行動症および摂食症〔p.234〕	食行動症および摂食症〔p.234〕	食行動症および摂食症〔p.234〕					

*小児科における発育区分とは年齢の区切りが異なる〔病⑮p.4〕．
**疾患によっては，発症ではなくその特徴が周囲に気づかれるようになる（発見される）時期を示している（注意欠如多動症など）．

- DSM-5-TR〔p.35〕やICD-11〔p.35〕では，好発年齢は重要視されていない点に注意が必要である（例：70歳以上で初発する統合失調症や，成人後，注意欠如多動症と診断される場合がある）．

- 精神疾患：mental disorder　● 精神機能：mental function　● 自殺：suicide　● 労働災害：labor accident　● ライフサイクル：life cycle　● ライフイベント：life event　● 精神発達：mental development　● 乳児期：infancy　● 幼児期：toddlerhood／early childhood　● 学童期：middle and late childhood／school age　● 青年期：adolescence　● 成人期：adulthood　● 老年期：late adulthood／senium　● 統合失調症：schizophrenia　● うつ病：depression／major depressive disorder

代表疾患を挙げる
様々な精神疾患

● 代表的な精神疾患を示す.

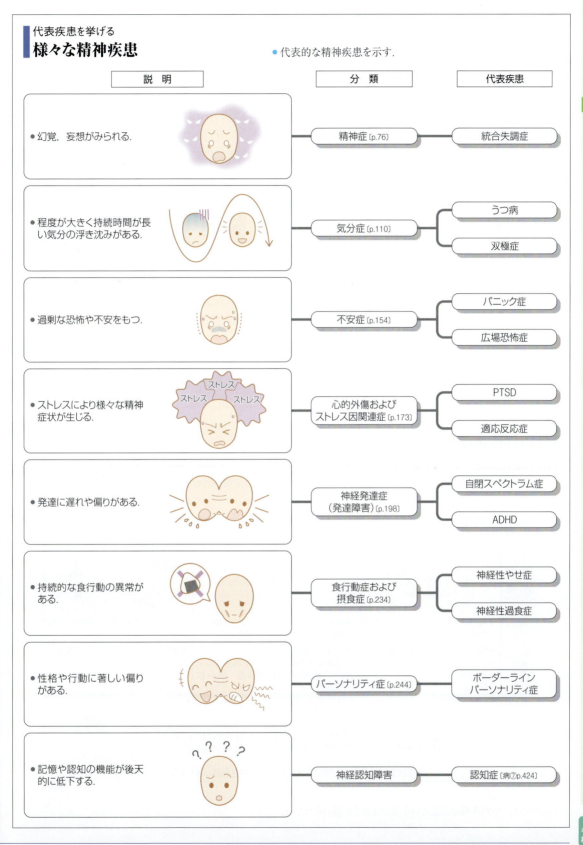

● 双極症／双極性障害：bipolar disorder　● パニック症（PD）：panic disorder　● 広場恐怖症（AG）：agoraphobia　● 心的外傷後ストレス症（PTSD）：posttraumatic stress disorder　● 適応反応症／適応障害：adjustment disorder　● 自閉スペクトラム症（ASD）：autism spectrum disorder　● 注意欠如多動症（ADHD）：attention-deficit／hyperactivity disorder　● 神経性やせ症：anorexia nervosa　● 神経性過食症：bulimia nervosa　● ボーダーラインパーソナリティ症（BPD）：borderline personality disorder　● 認知症：dementia

精神疾患の原因と分類

従来の分類
原因による分類

- 精神疾患の原因には，外因性，内因性，生来性・心因性の3つがあると考えられてきた．
- 従来この原因に基づいて精神疾患が分類されていた．

	外因性精神疾患	内因性精神疾患	生来性・心因性精神疾患
説明	・脳に侵襲を及ぼす身体的な原因が検査により認められるもの． ・原因によってさらに3つに分類される〔次項〕．	・遺伝因子や胎児期・周産期に生じた障害など，個人のもつ素因（精神疾患へのなりやすさ）が基盤にあると想定されているもの． ・素因に心理社会的要因〔p.11〕が加わることで発症すると考えられている．	・生まれつきのもの（生来性），あるいはライフイベントや環境の変化などの心理社会的要因により生じるもの（心因性）．
疾患例	・頭部外傷による意識障害 ・梅毒による進行麻痺	・統合失調症 ・うつ病　・双極症	・注意欠如多動症　・PTSD ・不安症　・適応反応症

- この分類の利点は，原因から治療方針を考えやすいことである．しかし，エビデンスを重視する現在では，原因による分類は妥当性に欠けるという意見が優勢であり，病因論としてはBPSモデル〔p.11〕が使われることが多い．

脳器質性，症状性，中毒性
外因性精神疾患の分類

- 外因性精神疾患は，原因となる疾患や物質によって脳器質性（器質性），症状性，中毒性に分類される．
- 特に脳器質性や症状性の精神疾患は身体的な治療により精神症状の回復が望めるものもあり，必ず鑑別疾患として挙げて見逃さないようにする必要がある．

	脳器質性（器質性）	症状性	中毒性
説明	・脳（中枢神経系）に生じた病変が原因であるもの．	・脳以外の身体疾患が脳に影響して精神症状をきたしているもの．	・脳に作用する物質が原因であるもの．
主な原因	・脳血管障害（脳梗塞，脳出血） ・頭部外傷 ・脳腫瘍 ・認知症	・感染症（梅毒など） ・代謝疾患（尿毒症，肝障害など） ・内分泌疾患（甲状腺疾患，副甲状腺疾患など）	・物質関連症（アルコール，薬物）

脳器質性，症状性，中毒性の精神疾患では様々な精神症状がみられますが，共通する精神症状は急性の意識障害と慢性の認知機能の障害，ならびにパーソナリティの変化です．
これらの症状をみた場合は，特に身体的な原因の存在を疑いましょう〔p.324〕．
医師

- 現在では，外因性精神疾患という用語はあまり用いられない．

+α もっとわかる

- 外因性精神疾患：exogenous psychosis　●内因性精神疾患：endogenous psychosis　●心因性精神疾患：psychogenic psychosis　●遺伝因子：genetic factor　●心理社会的要因：psychosocial factor　●頭部外傷：head trauma　●意識障害：consciousness disturbance／impaired consciousness　●梅毒：syphilis　●進行麻痺：general paresis　●心的外傷後ストレス症（PTSD）：posttraumatic stress disorder　●脳血管障害：cerebrovascular disease　●脳腫瘍：brain tumor　●認知症：dementia

様々な要因が絡み合う
生物・心理・社会モデル（BPSモデル）

- 生物・心理・社会モデル（BPSモデル）とは，精神科医であるGeorge Engel（ジョージ エンゲル）が1977年に提唱した，精神疾患を理解するための枠組みである．
- 現在，精神疾患はこれらの要因が複雑に絡むことによって発症，慢性化，悪化すると考えられている．

生物学的要因
- 遺伝因子
- 脳，神経系
- 身体の状態
  （既往歴や現在の身体疾患，身体の異常）
- 体質

心理的要因*
- 認知
- 感情
- 行動
- パーソナリティ
- 知能
- ストレス

社会的要因*
- 家庭・学校・職場環境
- 家族関係，対人関係
- 経済状況
- 職業，社会的地位
- 社会的支援，行政
- 風土，慣習

→ 精神疾患の発症

疾患によって生物学的要因が強い場合，心理的要因が強い場合など様々です．
心理師

*心理的要因と社会的要因を完全に分けるのは困難である（例えば，対人関係によるストレスが精神疾患の発症に関係しているなど）．このため，これらの要因をまとめて心理社会的要因とよぶことがある．

- なお，これらは発症や悪化の要因となるだけでなく，健康を保つ要因や，回復を促す要因にもなる．
- このため，精神疾患の治療や対応においても，これら3方向からアプローチしていく［p.370］．

BPSモデルは全ての疾患に当てはめることができる反面，同じ疾患でも，それぞれの要因の作用は患者ごとに異なります．
このため，目の前の患者を理解するには要因を列挙するだけでは不十分で，患者ごとに実際にどの要因が作用しているかを評価していく必要があるのです．

自然科学と社会科学
精神疾患を理解する方法（方法論）

- 精神疾患を理解する方法（方法論）には，生物学的精神医学と精神病理学がある．
- 生物学的精神医学は身体医学と同様に，自然科学の方法で精神疾患を理解する方法である（因果的関連による理解）．一方，精神病理学は精神医学固有の理解の仕方であり，社会科学の方法で精神疾患を理解する方法である（了解的関連による理解）．

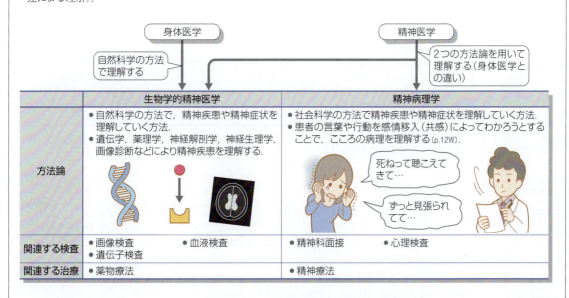

- 片方の方法論だけを用いるのではなく，精神疾患の種類や，その目的（疾患の身体基盤を探したいのか，あるいはその人の人間関係について理解したいのか，など）によって理解する方法を選択する必要がある．

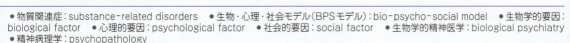

- 物質関連症：substance-related disorders ● 生物・心理・社会モデル（BPSモデル）：bio-psycho-social model ● 生物学的要因：biological factor ● 心理的要因：psychological factor ● 社会的要因：social factor ● 生物学的精神医学：biological psychiatry
- 精神病理学：psychopathology

Words & terms

説明と了解
Jaspers Kが提唱した精神医学における二通りの理解の仕方〔p.12〕. 説明とは, 疾患の病態理解を自然科学的・因果的関連で行う方法をいう. 一方で了解とは, 患者の気持ちになって（感情移入）精神症状（言動など）を理解しようとすることであり, 了解的関連による理解の方法をいう.

患者の物事のとらえ方・考え方・反応の仕方をよく理解したうえで, その関連（つながり）を心理的に理解していくことが, 正しい了解の仕方です. このような理解が可能な場合を了解可能（例：みんなの前で怒られてから, 人前に出ると話せなくなった）といい, 理解ができないものを了解不能（例：ネコが尻尾を立てたのを見て, 親が死んだのを知らせたのだと思った）といいます〔p.57〕. その人をよく知ったうえでの理解というところが最も大切で, 医療者自身の価値観で判断するのは正しい了解の仕方ではない, という点に注意が必要です.

医師

反精神医学
精神的に健康な人と病的な人を分けるのは価値観であり, 価値基準が変われば問題とみなされる状態が根本的に変わるため, そもそも精神疾患自体が存在しないとする考え. 現在もこの思想は残り続けているが, 特に1960年代〜1970年代にかけて大きなムーブメントとなり, 薬物療法をはじめとする身体的治療や強制的な入院が批判された.

脳とこころの関係
密接に関係し, 影響し合う

- 脳という物質を扱う自然科学では, こころの現象（意識, 感情, 知能, 記憶, 意志, パーソナリティなどの精神機能〔p.44〕に関する主観的な体験）は, 脳の機能（神経伝達〔p.24〕など）により生じると考えられている（例：酒に酔っていい気分になる）.
- 一方で, こころがとらえた出来事が先行して, 脳の状態に影響を与えることもある（例：恋人が異性と仲良くしていて嫉妬する）.

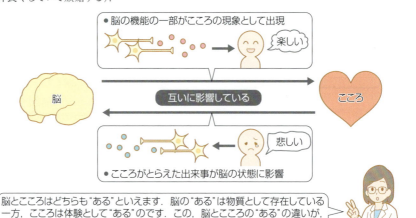

- 脳とこころの関係はさらに, 個人を取り巻く社会環境（家族, 学校, 職場, 地域など）からも影響を受ける〔p.422〕.

精神医学における正常と異常
平均基準と価値基準

- 精神医学における正常（健康）と異常（病的な状態, 精神疾患）は, 平均基準と価値基準によって分けられる.

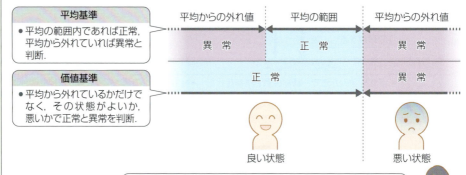

- この判断基準は精神科特有のものではなく, 他科（身体科）でも用いられる. ただし, 精神科領域においては特に社会的価値基準の関与が大きいことが特徴的である. これは, 精神科が生物学的な問題だけでなく, 心理・社会的な問題も取り扱うためである〔p.11〕.
- 精神疾患の診断基準〔p.34〕は, 現代の社会的な価値観に合わせて実用的になるように正常と異常を線引きしている（価値基準を決めている）ものだということを理解して, 診療を行うことが大事である.

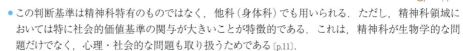
●意識：consciousness ●感情：emotion ●知能：intelligence ●記憶：memory ●意志：will ●パーソナリティ：personality

Advanced Study
一卵性双生児と二卵性双生児の診断一致率

- ある疾患における遺伝因子と環境因子が関係する度合いを調べる方法に，一卵性双生児（遺伝子が100％一致）と二卵性双生児（遺伝子が平均50％一致）の診断一致率を比較する双生児研究がある．
- 双生児の診断一致率から，遺伝率（集団内である疾患がどの程度遺伝により引き起こされているかの割合）を推定できる．

一卵性双生児の診断一致率100％
- 発症に遺伝因子のみが関与．

診断一致率が一卵性双生児＞二卵性双生児
- 差が大きいほど遺伝の影響が大きい．

一卵性双生児の診断一致率＝二卵性双生児の診断一致率
- 発症に環境因子のみが関与．

主な疾患の遺伝率*
- 双極症：90％前後**
- 統合失調症：約81％
- 自閉スペクトラム症：約80％
- 注意欠如多動症：約74％
- うつ病：約40％
- 強迫症：約40％

*資料：DSM-5-TR．統合失調症のみ，Bienvenu OJ, et al.：Psychological Medicine 2011；41：33-40
**ただし，一卵性双生児の診断一致率は40〜70％である．

遺伝率○％とは，親がある病気の場合，子は○％の確率でその病気を発症するということを表しているわけではありません．遺伝率は個人ではなく集団に対して，遺伝の影響が強そうか否かを推定するための値です．また，遺伝率はそのときの環境における値であり，疾患に関係する環境の変化が生じた場合は遺伝率も変化します．なお，精神医学においては半世紀以上にわたって主要な精神疾患，特に統合失調症の原因となっている遺伝子の解明に力を注いできましたが，全遺伝子検索が可能となった現在においても，該当する原因遺伝子を特定できておらず，精神疾患の遺伝子研究は大きな壁にぶつかっています．

- 双生児研究の他，養子研究でも遺伝と環境の関係について調べることができる．

Supplement
精神科医療に関係する標榜科

- 精神科医療に関係する標榜科には，精神科，心療内科，神経内科などがある．

精神科
- 精神症状や精神疾患を取り扱う．
- 神経科，精神神経科ともいう．

診療内容
- 主にうつ病や双極症，統合失調症，不安症，神経性やせ症，物質関連症などの精神疾患を診る．

心療内科*
- ストレスなどの心理的要因により生じた身体症状・疾患を取り扱う．

診療内容
- 主に過敏性腸症候群，消化性潰瘍，気管支喘息，片頭痛，アトピー性皮膚炎などの心身症(p.197)を診る．

神経内科
- 神経系の器質的な異常，疾患を取り扱う．

診療内容
- 主に脳血管障害やParkinson病などの神経疾患を診る．
- 精神科でも取り扱う認知症やてんかんも診る．

*精神科受診のハードルを下げるために心療内科を標榜している場合があり，その場合は精神科と同じ疾患も診る．

- また，小児に関係する精神疾患（神経発達症など）を扱う小児科（児童精神科）などもある．

同じ精神科でも，医療施設によって次のように役割が異なります．
- 総合病院の精神科：入院・外来治療や，身体合併症をもつ精神疾患患者の治療，コンサルテーション・リエゾン(p.374)を行う．
- 精神科病院：単科病院で，入院・外来治療を行う．
- 精神科クリニック（精神科診療所，メンタルクリニック）：外来治療を専門に行う．

- 一卵性双生児：identical twins ● 二卵性双生児：fraternal twins ● 精神科／精神医学：psychiatry ● 心療内科／心身医学：psychosomatic medicine ● 神経内科：neurology ● 心身症：psychosomatic disorder ● コンサルテーション：consultation ● リエゾン：liaison

精神疾患とストレス

刺激に対する心身の反応
ストレスとは

- ここでは、多くの精神疾患に関わるストレスについて説明する．
- ストレスとは、何らかの刺激（ストレッサー〔次項〕）によって生じる心身の反応や状態（ストレス反応〔p.15〕）をいう．
- しかし、一般的にはストレッサーのことをストレスとよぶことが多く、また、ストレッサーとストレス反応を合わせてストレスとよぶこともある．ここではストレッサーをストレス、ストレッサーにより生じる反応や状態をストレス反応として説明する．
- ストレス（特に身体的ストレスや心理社会的ストレス〔次項〕）が長期間続く場合などは精神疾患のリスクが高まるといわれている．

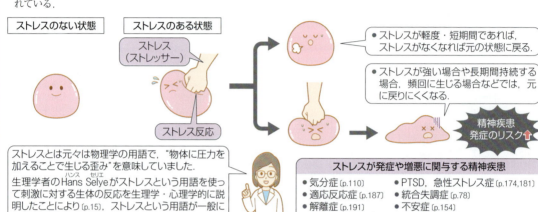

ストレスとは元々は物理学の用語で、"物体に圧力を加えることで生じる歪み"を意味していました．生理学者のHans Selye（ハンス セリエ）がストレスという用語を使って刺激に対する生体の反応を生理学・心理学的に説明したことにより〔p.15〕、ストレスという用語が一般にも広まりました．

ストレスが発症や増悪に関与する精神疾患
- 気分症〔p.110〕
- PTSD, 急性ストレス症〔p.174,181〕
- 適応反応症〔p.187〕
- 統合失調症〔p.78〕
- 解離症〔p.191〕
- 不安症〔p.154〕
- 他の医学的状態に影響を及ぼす心理的要因〔p.197〕など

ストレス反応を起こす原因
ストレス（ストレッサー）

- ストレス（ストレッサー）には物理的ストレス（温度や音、光など）、化学的ストレス（公害物質や薬物など）、生物的ストレス（細菌やウイルス感染など）、身体的ストレス（疲労、睡眠状態、健康状態）、心理社会的ストレスなどがある．
- このうち、精神疾患に主に関係するのは身体的ストレスや、心理社会的ストレスである（後者は心理社会的要因にあたる〔p.8, 11〕）．
- 心理社会的ストレスの客観的評価を試みたものに社会的再適応評価尺度がある．

社会的再適応評価尺度（一部抜粋）*

ライフイベント	点数				
配偶者の死	100	失業	47	子どもが家を去る	29
離婚	73	退職や引退	45	身内のトラブル	29
別居	65	家族の怪我または病気	44	上司とのトラブル	23
肉親の死	63	妊娠	40	転居	20
自分の怪我または病気	53	親友の死	37	休暇	13
結婚	50	職種変更、転職	36	クリスマス・お正月	12
		100万円以上の借金	31		

*ストレス度（点数）と精神疾患の発症を関連づける研究もされたが、その因果関係は弱く、批判や議論を呼んだ．

- 心理社会的ストレスは上記のようなライフイベント（生活環境の大きな変化）の他、デイリーハッスルズ（日常的なささいな苛立ち）、トラウマティックな出来事（生命に影響を及ぼすような体験）がある．これらは完全に分類できるわけではなく、重なる部分もある（例：自然災害の遭遇はライフイベントでもあり、トラウマティックな出来事でもある）．
- ライフイベントにはネガティブなもの（離婚、解雇、怪我や病気など）だけでなく、一般的には良いと思われていること（結婚、昇進、休暇など）も含まれる．

●ストレス：stress ●ストレッサー：stressor ●ストレス反応：stress reaction ●気分症／気分障害：mood disorder ●適応反応症／適応障害：adjustment disorder ●解離症：dissociative disorder ●心的外傷後ストレス症（PTSD）：posttraumatic stress disorder ●急性ストレス症（ASD）：acute stress disorder ●統合失調症：schizophrenia ●不安症：anxiety disorder ●社会的再適応評価尺度：social readjustment rating scale

心理的，行動的，身体的に表れる
ストレス反応

- ストレスを受けた際に生じるストレス反応は，心理的反応，行動的反応，身体的反応に大きく分けられる．心理的あるいは行動的反応はストレスの内容が，身体的反応はストレスの強さがそれぞれ主に関わる反応である．
- また，これらは個人差が大きく，ストレスに対する個人の認知的評価や対処，外部からのサポートの有無などによって反応の強さが左右される〔p.16〕.

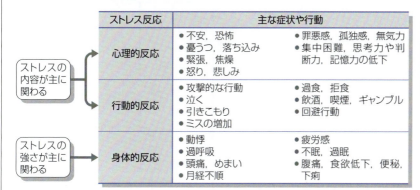

ストレス反応	主な症状や行動
心理的反応	・不安，恐怖　・罪悪感，孤独感，無気力　・憂うつ，落ち込み　・集中困難，思考力や判断力，記憶力の低下　・緊張，焦燥　・怒り，悲しみ
行動的反応	・攻撃的な行動　・過食，拒食　・泣く　・飲酒，喫煙，ギャンブル　・引きこもり　・回避行動　・ミスの増加
身体的反応	・動悸　・疲労感　・過呼吸　・不眠，過眠　・頭痛，めまい　・腹痛，食欲低下，便秘，下痢　・月経不順

ストレスの内容が主に関わる → 心理的反応・行動的反応
ストレスの強さが主に関わる → 身体的反応

心筋梗塞や喘息，高血圧，糖尿病など，多くの身体疾患とストレスの関係性が指摘されています．これはストレス反応ではなく，疾患の誘発となります．

医師

一定の反応パターンが生じる
汎適応症候群

- Selye（セリエ）は，ストレスを受けるとその種類にかかわらず，一定のストレス反応を生じることを示し汎適応症候群と名づけた．
- 汎適応症候群は，ストレスを受けてからの時間経過とストレスへの抵抗力によって，警告反応期，抵抗期，疲憊期の3つに分けられる．

ストレス反応の経過（汎適応症候群）

縦軸：ストレスに対する抵抗力（高～低）　横軸：時間

	警告反応期	抵抗期	疲憊期
	ショック相／抗ショック相		
概要	・ストレスを受けた直後の時期． ・一時的に抵抗力が下がるショック相を経て，平常時より抵抗力が高まる抗ショック相に至る．	・ストレスと抵抗力が拮抗している時期．	・ストレスが長期間続くと，抵抗力が下がってくる時期（エネルギー切れのような状態）． ・疲憊期が続くと，問題行動や心身の症状が出てくる．

- 汎適応症候群：general adaptation syndrome　● 警告反応期：stage of alarm reaction　● 抵抗期：stage of resistance　● 疲憊期：stage of exhaustion

■ストレスを受けた際の生体反応
自律神経系と内分泌系の働き

- ストレス反応が生じた際，生体内では視床下部-下垂体-副腎皮質を介する神経内分泌系の経路（HPA系）と，視床下部-交感神経-副腎髄質を介する自律神経系の経路（SAM系）の2つの経路が働く．
- 大脳皮質でストレスが感知されると視床下部（室傍核）に刺激が伝わり，それぞれ次のような経路で副腎皮質からはコルチゾールが，副腎髄質からはアドレナリンが，交感神経節からはノルアドレナリンが主に分泌されて効果器に作用する．

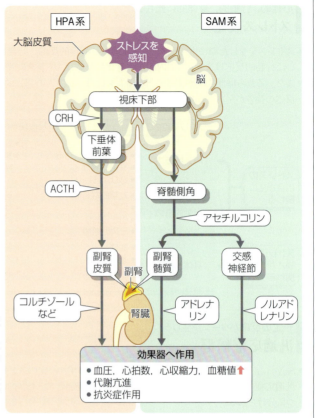

- このような反応は，ストレスに対して抵抗するための生体防御反応として必要である．
- 特にSAM系の興奮は，緊急事態（ストレス）に対して立ち向かう，あるいは逃げるための反応と考えられている（闘争か逃走か[病⑦p.230]）．
- ただし，この状態（ストレスがある状態）が長く続くと生体機能の低下を招く（ストレス関連疾患の発症リスクが上昇する）．

■評価と対処が影響する
ストレス反応に影響する要因

- 同じストレスに直面した場合でも，ストレス反応の現れ方は人によって異なる．これは認知的評価とコーピング（対処）[p.17]というストレスに対する処理の過程に個人差があることによる．

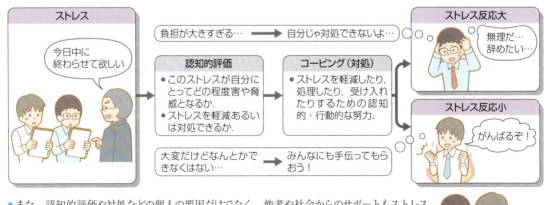

- また，認知的評価や対処などの個人の要因だけでなく，他者や社会からのサポートもストレス反応に影響する．

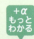

- 視床下部-下垂体-副腎皮質系（HPA系）：hypothalamic-pituitary-adrenal axis　● 視床下部-交感神経-副腎髄質系（SAM系）：sympathetic-adrenal-medullary axis　● 副腎皮質刺激ホルモン放出ホルモン（CRH）：corticotropin-releasing hormone　● 副腎皮質刺激ホルモン（ACTH）：adrenocorticotropic hormone　● 大脳皮質：cerebral cortex　● コルチゾール：cortisol　● アドレナリン：adrenaline　● ノルアドレナリン（NA）：noradrenaline

コーピング（対処）

■ ストレスを軽減させるための努力

- ストレスへのコーピング（対処）とは，認知的評価に基づき，ストレスを軽減，処理，受容するために意識的に行う認知的・行動的な努力である．代表的な分類として問題焦点型コーピングと情動焦点型コーピングがある．
- 解決できそうなストレスに対しては問題焦点型コーピング，解決困難なストレスに対しては情動焦点型コーピングを用いるとストレスの軽減の効果が高いと考えられている．

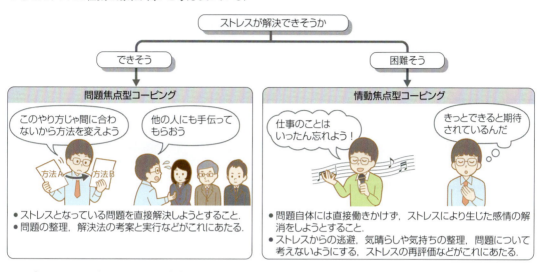

- コーピングスキルを高める治療に，自律訓練法〔p.414〕や認知再構成法〔p.406〕，対人関係療法〔p.413〕などがある．

疫学

■ 入院患者が他科に比べて多い

患者数と受療率

- 精神科医療は入院患者が他科に比べて多いという特徴をもち，入院受療率は第1位となっている．近年の社会復帰施策により，入院から外来への移行が進められており，入院患者数は増加傾向から減少に転じ，外来患者数は増加している．

疾病分類別受療率（人口10万対）	（2020年）
入　院	**外　来**
❶精神および行動の障害……188	❶消化器系の疾患‥1,007
❷循環器系の疾患……157	❷健康状態に影響を及ぼす要因および保健サービスの利用……794
❸損傷，中毒およびその他の外因の影響……108	⓫精神および行動の障害……211

*厚生労働省「患者調査」における精神および行動の障害を指す．
**調査日当日に医療機関を受診あるいは入院していた患者の推計数．

- 精神病床の入院患者は65歳以上の高齢者が6割近くを占めており，高齢化が進んでいる．また，疾患別にみると入院患者の約半数は統合失調症である．

- コーピング：coping　● 入院：admission　● 外来：ambulant　● 統合失調症：schizophrenia

■病床数が欧米に比べて多い
精神科医療の現状

- 日本の精神科医療は入院治療の割合が高く，かつ長期入院であり，精神病床数が欧米と比べて多いのが特徴である．医療計画による規制と退院促進により，精神病床数は減少傾向にある．

病院数	病床数	平均在院日数	病床利用率
●精神科病院数　1,056件* ●病院総数　　　8,156件 ※精神科病院のうち，96%が民間立	精神病床数　32.2万床 ─────────── ＝ 21.6% 全病院病床数　149.3万床	●精神病床　276.7日 ●一般病床　 16.2日 ※近年短縮傾向にあるが，一般病床の17倍以上	●精神病床　82.3% ●一般病床　69.0%

*精神科病院数は横ばい～微減傾向にあるが，精神科診療所数は増加傾向にある．

資料：厚生労働省「医療施設調査・病院報告」(2022年)

Supplement

発生率と期間有病率

- 精神疾患の頻度を表す指標としてよく使用されるものに，発生率と期間有病率がある．

発生率
- ある特定の期間に疾患を新たに生じた人の割合を発生率という．

$$発生率 = \frac{特定の期間内における疾患の新規発生数}{特定の期間内における観察集団の人数^*}$$

期間有病率
- ある特定の期間に疾患を有していた人の割合を期間有病率という．

$$期間有病率 = \frac{観察期間における有病者数}{観察期間における観察集団の人数}$$

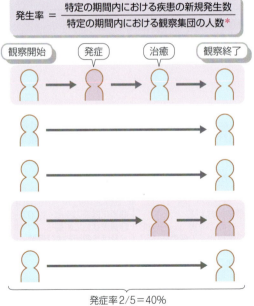
発症率 2/5＝40%
*観察開始時点ですでに発症している人は母数に含まない．

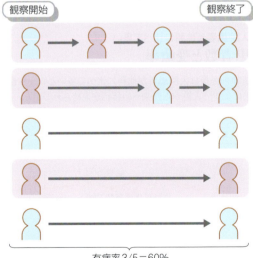
有病率 3/5＝60%

- なお，有病率には観察期間によって次のような種類がある．
- 通常，有病率は時点有病率を指す．

	調査期間
時点有病率（有病率）	●調査の時点
期間有病率	●特定の期間（6ヵ月または12ヵ月が一般的）
生涯有病率	●生まれてから調査時点までの間

- 発生率：incidence rate　●有病率：prevalence

精神疾患の内訳

気分障害や神経症性障害が急増

● 主な精神疾患の総患者数の推移を示す.

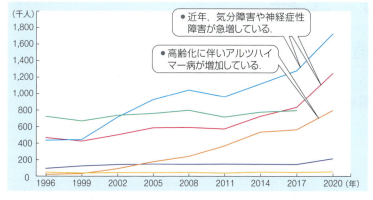

● 近年, 気分障害や神経症性障害が急増している.
● 高齢化に伴いアルツハイマー病が増加している.

凡例:
- 気分障害 (躁うつ病を含む)
- 神経症性障害, ストレス関連障害及び身体表現性障害
- 統合失調症, 分裂病型障害及び妄想性障害
- アルツハイマー病
- 血管性及び詳細不明の認知症
- アルコール依存症

※2011年は宮城県の一部と福島県を除いた数値となっている.

資料:厚生労働省「患者調査」(2020年)

Advanced Study
精神疾患の患者数増加に関わる変化

● 精神疾患の患者数は年々増えている〔前項〕. 患者数の増加には次のようなことが関係していると考えられている.

診断基準の変化
● DSMやICD [p.34]の改訂により診断基準が変更されたこと, また, 医師の理解が深まったことにより, これまで診断されなかった軽症例も診断されるようになった.

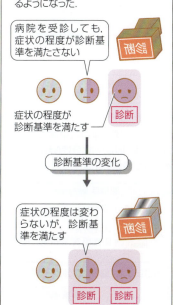

心理社会的要因の変化
● 社会の不寛容さが増すことで, 生きづらさを訴え受診する人が増えた.
● 労働環境の悪化や生活不安などのストレスといった心理社会的要因 [p.11] が増したことで, 実際に発症する人も増えた.

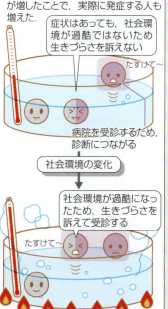

認知度の変化
● 精神疾患に対する社会の関心の高まりや, 啓蒙活動や報道を通した認知度の上昇により, 受診する人が増えた.
● また, 精神科クリニックの増加により精神科医療へアクセスしやすくなったことも一つの要因と考えられる.

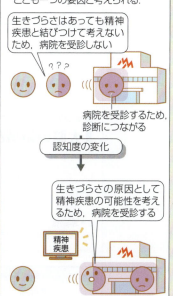

● 診断基準の閾値が下がったことで, 正常反応とされる状態も疾患とされてしまうことが現在の診断基準の懸念点の一つとなっている.
● 一方で, 診断基準や認知度の変化によって, これまで生きづらさを感じていた人が治療や福祉につながりやすくなったという良い一面もある.

● 診断基準:diagnostic criteria ● 精神疾患の診断・統計マニュアル(DSM):diagnostic and statistical manual of mental disorders ● 国際疾病分類(ICD):international classification of diseases

解剖・生理

監修
古茶 大樹

脳の構造と機能

大脳，小脳，脳幹からなる 脳の基本的構成

- 精神疾患の生物学的要因として，脳の障害がある〔p.11〕．このため，精神医学を学ぶには脳や脳を構成するニューロン（神経細胞）〔p.23〕について理解することが重要である．
- ヒトの脳は大脳，小脳，脳幹からなり，これらの主な役割は次のようになっている．

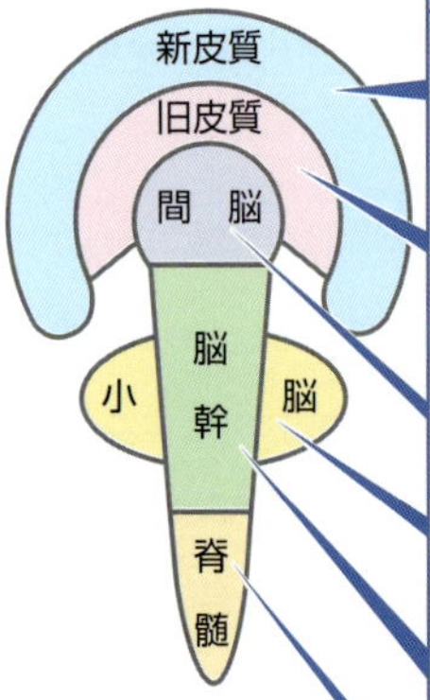

部位		主な役割
大脳〔次項〕	新皮質〔病⑦p.24〕	●知的活動
	旧皮質（辺縁系〔p.21〕，嗅脳など）	●本能，情動，記憶
	間脳〔p.23〕	●感覚情報の中枢 ●自律神経機能
小脳〔病⑦p.48〕		●運動の調節
脳幹〔病⑦p.46〕	中脳	●呼吸・循環など，生命維持活動の中枢
	橋	
	延髄	
脊髄〔病⑦p.284〕		●反射

- 脳と脊髄をあわせて中枢神経系という．また，末梢の各器官（効果器や受容器）と中枢神経系を結ぶ神経を末梢神経という〔病⑦p.294〕．

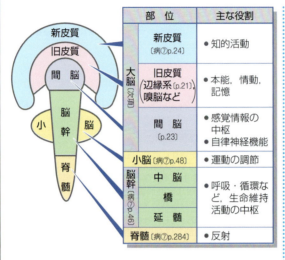

[大脳半球]

- 大脳は左右の2つの半球に分かれている．
- それぞれの半球は主に体の対側の運動，感覚を司る．
- 言語機能などに関しては，左右の大脳半球で司る機能が異なる（優位半球）〔病⑦p.25〕．

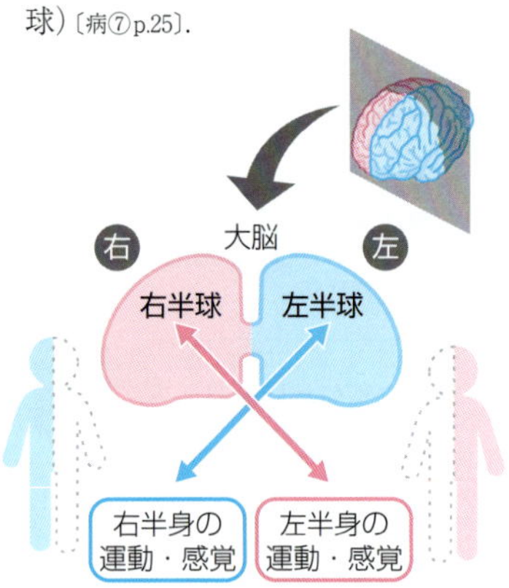

4つの領域に分けられる 大脳の領域と役割

- 大脳半球の外側表面は，中心溝や頭頂後頭溝などの溝により，下図のように4つの葉（lobe）*に分けられる．
- それぞれ大まかに次のような機能をもつ．

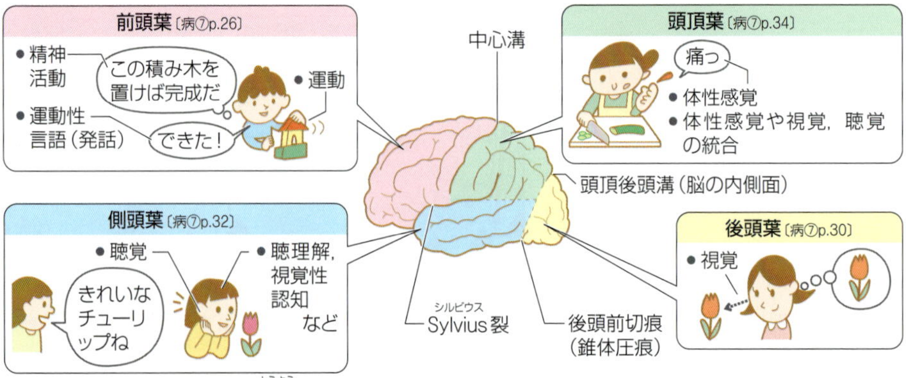

*さらにSylvius裂の深部にある島葉（とうよう），半球の内側面にある辺縁葉も含めて，大脳半球全体は6つの葉に区分される．

Words & terms

帯状回〔p.21〕
情動〔p.60〕に関係しており，特に前部帯状回は扁桃体を抑制する機能をもち，様々な精神疾患との関連が考えられている．

海馬〔p.21〕
海馬とその周辺部位は，脳内のあらゆる部位と情報の連絡があり，記憶〔p.51〕の形成に重要な役割を果たしている．記憶は海馬で一時的に保存された後，大脳新皮質（側頭葉など）へと送られて長期的に保存されると考えられている（長期記憶〔p.51〕）．不要な記憶は海馬から消去され，新しい記憶を獲得するスペースがつくられる．また，海馬は貯蔵されている記憶の想起にも関与すると考えられている．

+α もっとわかる

●大脳：cerebrum　●小脳：cerebellum　●脳幹：brainstem　●新皮質：neocortex　●旧皮質：paleocortex　●間脳：diencephalon　●中脳：midbrain　●橋：pons　●延髄：medulla oblongata　●大脳半球：cerebral hemisphere　●前頭葉：frontal lobe　●後頭葉：occipital lobe　●側頭葉：temporal lobe　●頭頂葉：parietal lobe　●帯状回：cingulate gyrus　●海馬：hippocampus

細かいポイントもみてみよう

各葉の代表部位とその機能

- 1つの葉の中でも，領域によって司る機能は異なる．
- そのため，脳血管障害や外傷などで脳に障害が起こった場合，現れる症状は障害が生じた部位によって異なってくる（高次脳機能障害など）．

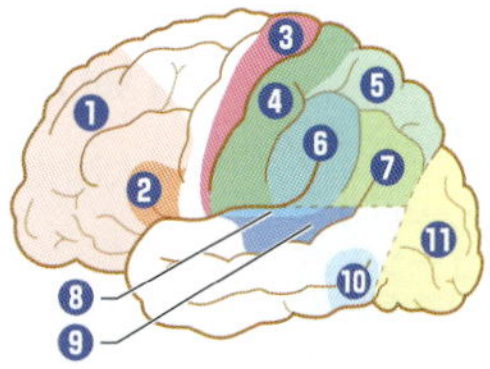
❶
❷
❸
❹
❺
❻
❼
❽
❾
❿
⓫

葉（lobe）	代表的な部位		主な働き	障害による主な症状	病巣*2
前頭葉	❶前頭連合野		●判断，思考，計画，企画，創造，注意，抑制，コミュニケーションなどの高次脳機能．	社会的行動障害，注意障害，遂行機能障害など〔p.75〕	左or右
前頭葉	❷Broca（ブローカ）野		●発語，書字など運動性言語に関わる．	Broca失語〔病⑦p.162〕	左
前頭葉	❸一次運動野		●随意運動を実行する．	錐体路症状〔病⑦p.199〕 肢節運動失行〔病⑦p.38〕	左or右
頭頂葉	❹一次体性感覚野		●対側の身体各部の体性感覚に関わる．	感覚障害〔病⑦p.222〕	左or右
頭頂葉（頭頂連合野）	上頭頂小葉	❺体性感覚連合野	●一次体性感覚野から感覚情報を受け取り，空間内での体の位置，運動に関する情報を統合・認識する． ●後頭葉からの視覚情報を受け取り，運動の認識，立体視，空間感覚に関わる．	右記は主に下頭頂小葉を含む障害で出現：身体部位失認など〔病⑦p.37〕	左*3
				構成障害〔病⑦p.38〕	左or右
				半側空間無視〔病⑦p.36〕，着衣失行〔病⑦p.39〕など	右
頭頂葉（頭頂連合野）	下頭頂小葉	❻縁上回	●体性感覚連合野から感覚情報・視覚情報を受け取り，物体を認識する．	観念運動失行〔病⑦p.38〕，伝導性失語〔病⑦p.161〕	左
		❼角回	●後頭葉から言語に関する視覚情報を受け取り，読み・書き・計算などの行為に関わる．	Gerstmann（ゲルストマン）症候群〔病⑦p.37〕，失読失書〔病⑦p.37〕，観念失行〔病⑦p.38〕	左
側頭葉	❽聴覚野		●聴覚情報の受け取りや解釈をする．	皮質聾（ろう）〔病⑦p.32〕	両側
側頭葉	❾Wernicke（ウェルニッケ）野*1		●言語を理解する．	Wernicke失語〔病⑦p.162〕	左
側頭葉	❿側頭連合野		●視覚情報に基づく物体認識や，高次の聴覚情報処理，および記憶に関わる．	物体失認〔病⑦p.33〕	左
				相貌失認〔病⑦p.33〕	右
後頭葉	⓫視覚野		●視覚情報の抽出や処理・認識などを行う．	同名性半盲〔病⑦p.249〕，物体失認〔病⑦p.33〕	左or右

*1 Wernicke野は上側頭回後ろ1/2〜1/3にあり，聴覚野を含む． *2 左を優位半球〔病⑦p.25〕とした場合を示す．
*3 両側の場合もある．

位置関係をおさえる

大脳辺縁系と大脳基底核の全体像

- 大脳の内側部にある大脳辺縁系と大脳基底核の全体像と位置関係を示す．
- 大脳基底核の詳細な構造に関しては p.22 を参照のこと．

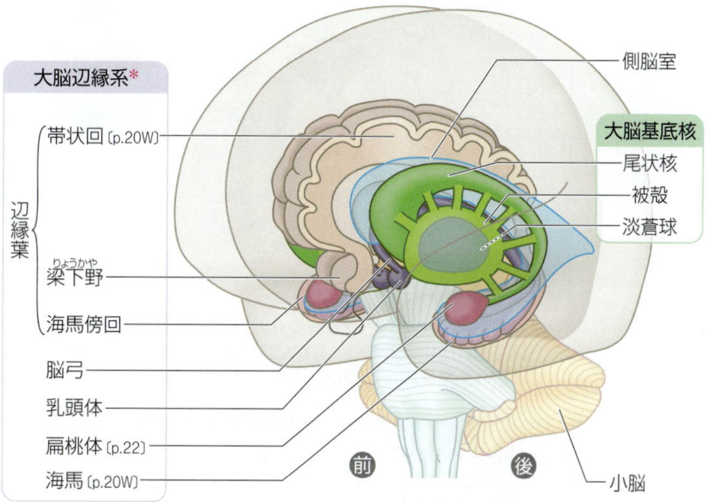
大脳辺縁系*
辺縁葉
帯状回〔p.20W〕
梁下野（りょうかや）
海馬傍回
脳弓
乳頭体
扁桃体〔p.22〕
海馬〔p.20W〕
側脳室
大脳基底核
尾状核
被殻
淡蒼球
前
後
小脳

*これらの構成要素をつなぐ脳弓や分界条なども辺縁系に含めることもある．

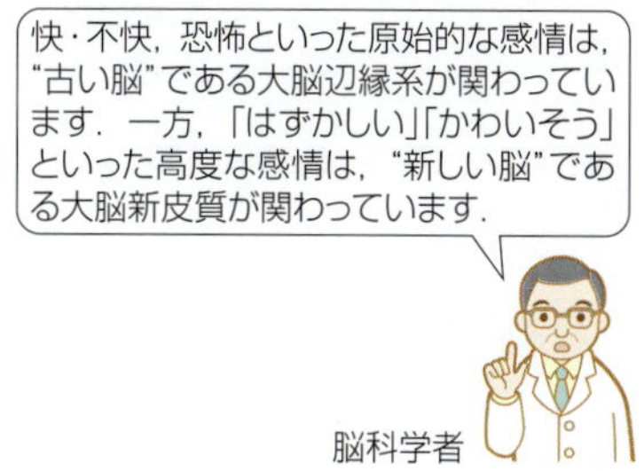
快・不快，恐怖といった原始的な感情は，"古い脳"である大脳辺縁系が関わっています．一方，「はずかしい」「かわいそう」といった高度な感情は，"新しい脳"である大脳新皮質が関わっています．
脳科学者

+α もっとわかる

● 前頭連合野：frontal association area ● ブローカ野：Broca area ● 一次運動野：primary motor cortex ● 一次体性感覚野：primary somatosensory cortex ● 体性感覚連合野：somatic sensory association area ● 縁上回：supramarginal gyrus ● 角回：angular gyrus ● 聴覚野：auditory cortex ● ウェルニッケ野：Wernicke area ● 側頭連合野：temporal association area ● 視覚野：visual cortex ● 大脳辺縁系：limbic system ● 大脳基底核：basal ganglia

Words & terms

オリゴデンドログリア(オリゴデンドロサイト，乏突起膠細胞) 〔p.23〕
軸索に巻きつき，絶縁体として働く髄鞘〔病⑦p.16〕を形成する．

ミクログリア(小膠細胞) 〔p.23〕
貪食作用をもち，変性したニューロンやその死骸を取り込む．免疫系の細胞としてサイトカインの分泌や抗原提示も行う．

アストロサイト(星状膠細胞) 〔p.23〕
細胞外間隙の化学物質の量の調整，神経伝達物質の回収，物理的な神経細胞の支持と立体的なネットワークの維持，血液脳関門(BBB〔病⑦p.65〕)の形成を補助する．

神経経路 〔p.25〕
ある神経伝達物質を伝達物質とする神経経路が始まる部位を起始核(神経核)といい，そこから投射部位に神経伝達物質が投射される．主な神経経路には，ドパミン経路，ノルアドレナリン経路，セロトニン経路がある．

情動と本能行動の中枢
扁桃体の機能

- 大脳辺縁系を構成する扁桃体は，外界からの感覚情報に対して有益・有害，快・不快などの判断を行い，自律神経・内分泌・骨格筋系による身体的な反応や行動，喜怒哀楽などの感情的な反応を引き起こす．
- このような身体的・感情的な反応を情動〔p.60〕といい，情動は快情動と不快情動の2つに大別される．
- 不快情動には扁桃体を中心とするシステムが働く．

[不快情動]

❶感覚の入力 → ❷扁桃体による判断 → ❸情動反応

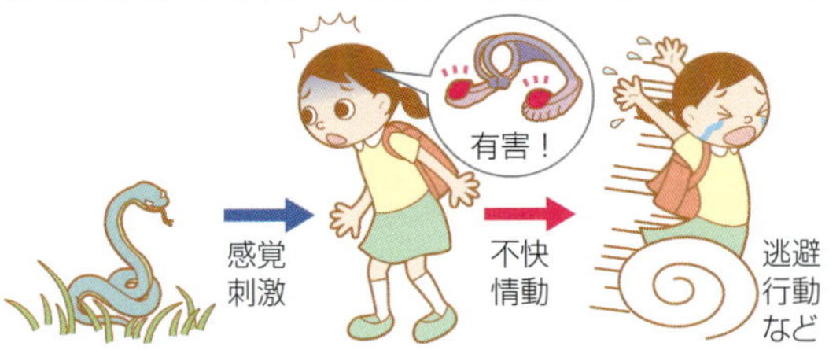

[情動に伴う現象]

身体的な反応や行動(情動反応)
- 逃避行動，攻撃行動，すくみ行動，接近行動
- 表情の変化
- 心拍数，血圧の変化
- ホルモンの分泌　　　　など

感情的な反応(主観的体験)
- 恐怖，怒り，嫌悪，喜び　など

- なお，快情動には扁桃体の他に側坐核を中心とした別のシステム(報酬系〔p.318〕)も関与している．
- また，扁桃体は視床下部〔p.23〕とともに，摂食・飲水・性行動などの本能行動の制御にも関わっている．

スムーズな運動を可能にする
大脳基底核の機能

- 大脳基底核は左右の大脳半球の深部に存在し，随意運動の調節などに関わる神経核群(灰白質)である．
- 大脳基底核は，淡蒼球(たんそうきゅう)，被殻(ひかく)，尾状核(びじょうかく)から構成される(解剖学的な狭義の大脳基底核)．また，機能的に結びつきが強い中脳の黒質や間脳の視床下核を含めて，広義の大脳基底核とすることもある．

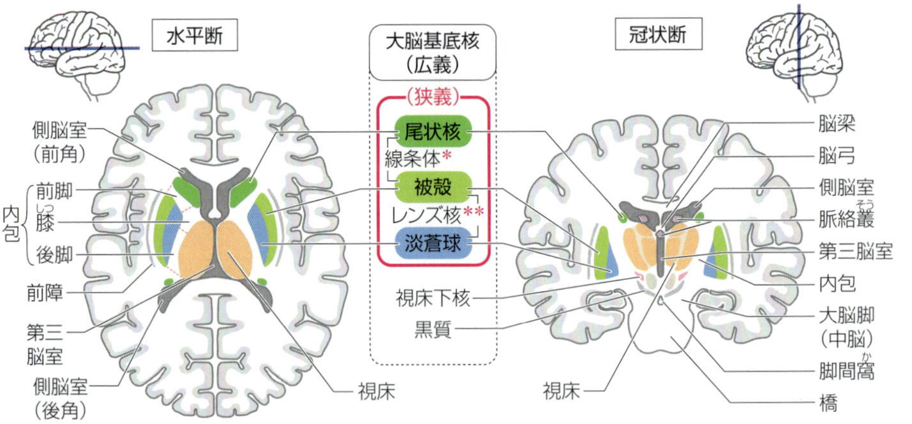

*被殻と尾状核を合わせて線条体という．両者は発生学的に同一の細胞群が内包〔病⑦p.197〕の線維束によって隔てられたものであり，互いに灰白質の線条(すじ)で結ばれている．
**被殻と淡蒼球は，形がレンズのように見えることからレンズ核としてまとめられる．

大脳基底核の主な機能
- 随意運動の調節．
- 認知機能や学習，情動などにも関わっていることが解明されつつある．
- また，腹側線条体の一部(側坐核)は脳内報酬系の一部となっている〔p.318〕．

+α もっとわかる

- 扁桃体：amygdala
- 大脳基底核：basal ganglia
- 淡蒼球：globus pallidus
- 被殻：putamen
- 尾状核：caudate nucleus
- 黒質：substantia nigra
- 視床下核：subthalamic nucleus
- オリゴデンドログリア(オリゴデンドロサイト，乏突起膠細胞)：oligodendroglia (oligodendrocyte)
- ミクログリア：microglia
- アストロサイト：astrocyte

大脳と脳幹の間にある
間脳

- 間脳は大脳半球の中心部に位置する灰白質の塊である.
- 間脳は，視床上部，視床，視床下部から構成される.
- 間脳は第三脳室〔病⑦p.171〕を図のように取り囲んで存在している.

間脳の構造

第三脳室を取り囲む間脳（模式図）

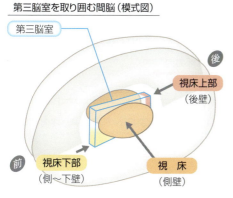

正中矢状断

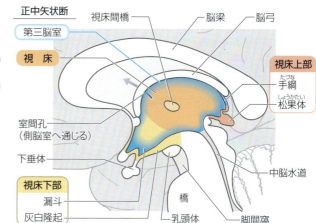

間脳の部位と機能

部　位		主な機能
視床上部	・手綱	・嗅覚系と脳幹との連絡など
	・松果体	・メラトニンの合成・分泌による概日リズムの調節〔p.270〕
視　床* 〔病⑦p.44〕	・視床核	・感覚情報（嗅覚を除く）の中継 ・運動機能調節の補助 ・情動〔p.60〕や記憶〔p.51〕への関与 ・上行性網様体賦活系〔病⑦p.549〕の一部
視床下部 〔病⑦p.45〕	・種々の神経核 ・漏斗 ・灰白隆起　など	・自律神経系の中枢 ・内分泌系の中枢 ・本能行動（摂食行動などの種の生存に関係する行動）の中枢

*広義の視床には，視床下核〔p.22〕や視床上部なども含まれる.

ニューロンと神経伝達物質

ニューロンとグリア細胞
神経系を構成する細胞

- 脳をはじめとする神経系〔病⑦p.2〕は，ニューロン（神経細胞）とそれを支持・保護しているグリア細胞（神経膠細胞）によって構成される.
- ニューロンは情報の伝達や処理を行う，情報処理において主役の細胞である.
- グリア細胞はニューロンを保護したり，ニューロンに栄養物質が行き渡るよう調節したり，免疫に関与したりすることで，神経系が正常に機能するのを助けている.

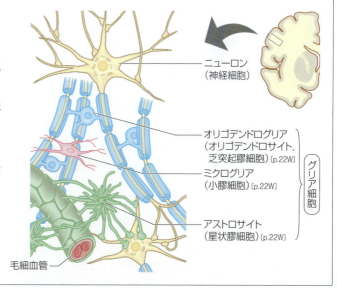

- 間脳：diencephalon　・視床上部：epithalamus　・視床：thalamus　・視床下部：hypothalamus　・第三脳室：third ventricle
- ニューロン／神経細胞：neuron　・神経伝達物質：neurotransmitter　・グリア細胞：glial cell

ニューロンは1本のみで情報を伝えるのではない
シナプス

- ニューロンは大脳(中枢)からの指令を末梢へ伝達したり，末梢からの感覚入力を大脳(中枢)へ伝えたりする〔病⑦p.2〕．これらの情報(刺激)はニューロン上を電流のように流れて伝わる〔病⑦p.12～17〕．
- 大脳皮質と末梢は1本のニューロンでつながっていることはほとんどなく，基本的に複数のニューロンを介してつながっている．
- ニューロン同士の接合部はシナプスとよばれ，神経伝達物質を介した化学的な情報伝達が行われている〔次項〕．

[シナプスの例]

- 神経終末と樹状突起が接続している場合.
- 神経終末と細胞体が接続している場合.
- 実際はニューロン同士が1対1で接続していることはまれで，多くの場合，複数(数十～数百)のシナプス前ニューロンから入力を受け，複数のニューロンに出力を行うことで複雑な神経ネットワークを築いている.

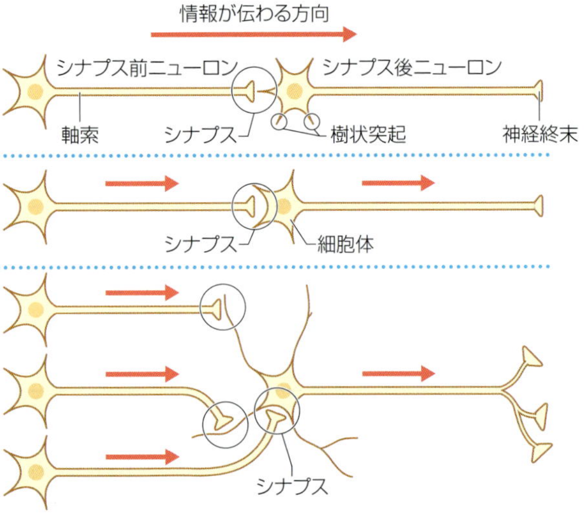
情報が伝わる方向
シナプス前ニューロン
シナプス後ニューロン
軸索
シナプス
樹状突起
神経終末
シナプス
細胞体
シナプス

神経伝達物質を介してニューロン間を伝わる
シナプスにおける情報(刺激)の伝達

- ニューロンの軸索を伝わってきた電気的な情報(刺激)は，シナプスにおいて神経伝達物質〔p.25〕による化学的な信号へと変換され，次のニューロンへと伝達される．

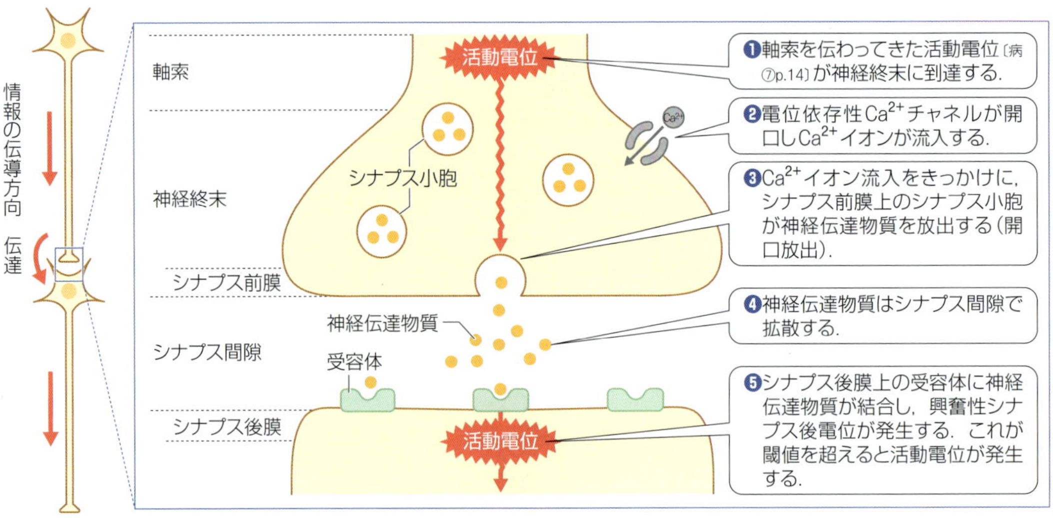
情報の伝導方向
伝達
軸索
神経終末
シナプス前膜
シナプス間隙
シナプス後膜
活動電位
シナプス小胞
Ca2+
神経伝達物質
受容体
活動電位
❶軸索を伝わってきた活動電位〔病⑦p.14〕が神経終末に到達する.
❷電位依存性Ca2+チャネルが開口しCa2+イオンが流入する.
❸Ca2+イオン流入をきっかけに，シナプス前膜上のシナプス小胞が神経伝達物質を放出する(開口放出).
❹神経伝達物質はシナプス間隙で拡散する.
❺シナプス後膜上の受容体に神経伝達物質が結合し，興奮性シナプス後電位が発生する．これが閾値を超えると活動電位が発生する.

- ニューロン同士だけでなく，ニューロンから効果器(筋細胞など)への情報伝達も，神経伝達物質による化学的な情報伝達である．
- 上図では，情報を受けとる側(シナプス後膜側)の細胞を脱分極させ，活動電位を発生させる例を示した．神経伝達物質の種類によっては，シナプス後膜側の細胞を過分極させ，活動電位を発生しにくくする情報伝達も存在する〔病⑦p.19〕．

+α もっとわかる

- グルタミン酸(Glu)：glutamic acid
- γ-アミノ酪酸(GABA)：γ-aminobutyric acid
- アセチルコリン：acetylcholine
- ヒスタミン：histamine
- カテコールアミン：catecholamine
- ドパミン(DA)：dopamine
- ノルアドレナリン(NA)：noradrenaline
- インドールアミン：indoleamine
- セロトニン：serotonin
- エンケファリン：enkephalin
- ダイノルフィン：dynorphin
- β-エンドルフィン：β-endorphin
- オレキシン：orexin
- オキシトシン(OT)：oxytocin
- 注意欠如多動症(ADHD)：attention-deficit／hyperactivity disorder

神経伝達物質
様々な物質がある

- 神経伝達物質は数十種類以上存在し，ニューロン同士あるいはニューロンと効果器との情報伝達を仲介している．
- ここでは，主に精神疾患や精神疾患治療薬に関連する神経伝達物質について記す．

主な神経伝達物質			作用	関係する主な精神疾患[*3]	関係する主な精神疾患治療薬[*3]
アミノ酸系	興奮性	グルタミン酸	・中枢神経系（脳）にてニューロンを興奮させる〔p.299〕.	・うつ病 ・統合失調症 ・アルコール使用症	・アカンプロサート
アミノ酸系	抑制性	GABA	・中枢神経系（脳）にてニューロンの興奮を抑制する〔p.299〕.	・うつ病 ・不安症 ・アルコール使用症	・睡眠薬，抗不安薬（BZ受容体作動薬）
低分子伝達物質		アセチルコリン	・骨格筋の脱分極，自律神経系の伝達，認知機能や記憶に関与する.	—	—
低分子伝達物質 モノアミン系		ヒスタミン[*1]	・覚醒状態の維持に補助的な役割を果たす.	・統合失調症 ・不安症	・フェノチアジン系抗精神病薬 ・多元受容体作用抗精神病薬 ・NaSSA（抗うつ薬）
低分子伝達物質 モノアミン系	カテコールアミン	ドパミン	・身体の運動，意欲，学習などを引き起こす.	・統合失調症 ・双極症 ・強迫症 ・物質使用症 ・ADHD	・抗精神病薬 ・メチルフェニデート
低分子伝達物質 モノアミン系	カテコールアミン	ノルアドレナリン	・中枢神経系（脳）の興奮や，交感神経系の刺激などに関与する.	・うつ病 ・ADHD	・抗うつ薬（SARI, SSRI, S-RIMを除く） ・炭酸リチウム ・メチルフェニデート
低分子伝達物質 モノアミン系	インドールアミン	セロトニン	・気分，不安，食欲，睡眠を制御する.	・うつ病 ・不安症 ・強迫症 ・統合失調症	・非定型抗精神病薬 ・抗うつ薬（四環系抗うつ薬を除く） ・炭酸リチウム
神経ペプチド	内因性オピオイド	エンケファリン ダイノルフィン β-エンドルフィン	・痛覚の情報伝達を抑制する〔薬①p.125〕.	・物質使用症	—
神経ペプチド		オレキシン	・中枢神経系の様々な部位に作用し，睡眠・覚醒の制御に関わる.	・ナルコレプシー	・オレキシン受容体拮抗薬
神経ペプチド		オキシトシン[*2]	・視床下部・辺縁系で作用し，信頼・愛着などの感情に関わる.	—	—

[*1] ヒスタミンは，肥満細胞（マスト細胞）でも産生・分泌され，アレルギーや炎症反応に関わっている〔病⑥p.42〕.
[*2] オキシトシンは下垂体後葉から血中にホルモンとしても分泌されるが，中枢神経系の神経伝達物質でもある.
[*3] 本書で解説している疾患や治療薬を取り上げた.

> 「○○作動性ニューロン」という言い方をする場合があります．例えば，ドパミン作動性ニューロンは，神経伝達物質としてドパミンを分泌するニューロンのことを指します．ドパミンが作用する神経という意味ではないので気をつけましょうね．

生理学者

- 神経伝達物質が結合する受容体は，薬物への親和性の違いや生じる細胞反応の違いによりサブタイプに分類される．同じ神経伝達物質であっても，結合する受容体のサブタイプによって異なる細胞反応を起こす〔病⑦p.20, 21〕.
- 上記は，それぞれの神経伝達物質の作用の一例であり，実際には神経経路〔p.22W〕や受容体サブタイプにより様々な作用を発揮する．
- この他，ガスである一酸化窒素（NO）や一酸化炭素（CO）も，神経伝達物質としての作用をもつ．

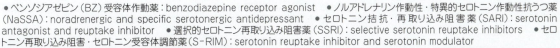
- ベンゾジアゼピン（BZ）受容体作動薬：benzodiazepine receptor agonist ・ノルアドレナリン作動性・特異的セロトニン作動性抗うつ薬（NaSSA）：noradrenergic and specific serotonergic antidepressant ・セロトニン拮抗・再取り込み阻害薬（SARI）：serotonin antagonist and reuptake inhibitor ・選択的セロトニン再取り込み阻害薬（SSRI）：selective serotonin reuptake inhibitors ・セロトニン再取り込み阻害・セロトニン受容体調節薬（S-RIM）：serotonin reuptake inhibitor and serotonin modulator

精神医学総論

精神発達

監修
遠藤 利彦

精神機能の発達
精神発達とは

- 一般的に身長や体重などの身体の量的な増加を成長といい，これに対して発達とは，精神（言語能力など）や運動などの機能的な成熟や変化を指す〔病⑮p.3〕．ここでは特に精神機能の面での発達（精神発達）について解説する．
- 精神機能は，遺伝因子（先天的な要因）と環境因子（後天的な要因，特に養育環境や家庭環境）が相互作用することで発達すると考えられている．

 → 発達 → → 発達 →

発達の特徴
- ある程度のまとまりをもって段階的に変化する．
- 各段階に到達する時期は個人差が大きい．
- 各段階の間には移行期があり，移行期には前後の精神発達の段階の特徴がみられる．

代表的な発達理論

提唱者	愛着理論〔次項〕	認知発達論〔p.27〕	リビドー発達理論〔p.28〕	ライフサイクル論〔p.29〕
	ジョン ボウルビィ John Bowlby	ジャン ピアジェ Jean Piaget	ジクムント フロイト Sigmund Freud	エリク エリクソン Erik Erikson

- これらの発達理論は，その後の研究を通して発展し，精神病理の理解や精神科での治療などで応用されている．

Bowlby Jが提唱した愛着理論
愛着の発達

- 愛着（アタッチメント）とは，子ども（乳幼児）と養育者（特に母親）が互いを求め形成される，情緒的な結びつきをいう．
- 子どもは養育者に対して顔を見る，声の方を向く，泣く，微笑む，握る，しがみつく，後を追うなどの行動（愛着行動）をとり，これに養育者が応え，さらに子どもがこれに応えて相互に関係していくことで，愛着が形成される．
- 愛着理論は児童精神科医のBowlby（ボウルビィ）によって提唱された発達理論であり，子どもと養育者の間での愛着の発達過程を4段階に分けて説明している．

段 階	年 齢	説 明
第1段階： 人に対する無差別的な反応	0〜3ヵ月頃	・この頃の子どもはまだ十分に顔を識別する能力がないため，周囲の人間に対して無差別的に愛着行動をとる．
第2段階： 特定の人への 愛着反応の集中化	3〜6ヵ月頃	・母親など特定の人を区別するようになり，特定の人に対して積極的に愛着行動をとる． ・人見知りが徐々に始まる．
第3段階： 能動的な接近行動	6ヵ月〜2，3歳頃	・母親など特定の人が愛着対象となり，愛着対象が離れると泣いたり，後を追ったりする（分離不安）． ・愛着対象を探索活動の拠点（安全基地）として，離れたり戻ってきたりする．
第4段階： 状況や他者のこころの 状態に応じた柔軟な愛着	2，3歳頃〜	・愛着対象の感情や意図をある程度理解し，行動を推測したり，自分の行動を調節したりできるようになる． ・離れても必ず戻ってくるという信頼感が形成される． ・愛着が十分に形成されると，具体的な愛着行動は徐々に減少する．

- 愛着行動は乳幼児が生存するためのメカニズム（生まれつき備わっているもの）である．
- 愛着の形成はその後の対人関係にも大きく影響すると考えられている．また，愛着の形成がうまくいかないと，反応性アタッチメント症〔p.190〕や脱抑制型対人交流症〔p.190〕などを発症することがある．

+α もっとわかる

- 精神発達：mental development　● 遺伝因子：genetic factor　● 環境因子：environmental factor　● 愛着：attachment　● 反応性アタッチメント症：reactive attachment disorder　● 脱抑制型対人交流症：disinhibited social engagement disorder

認知発達の仕組み
Piaget Jが提唱した認知発達論

- スイスの心理学者であるPiagetは，認知機能の発達に焦点を当てた認知発達論を提唱した．
- Piagetは，子どもは外界を理解するための認知的な枠組み（シェマ）をもっており，同化や調節を繰り返し行うことで徐々に高度で複雑な認知ができるようになると考えた．

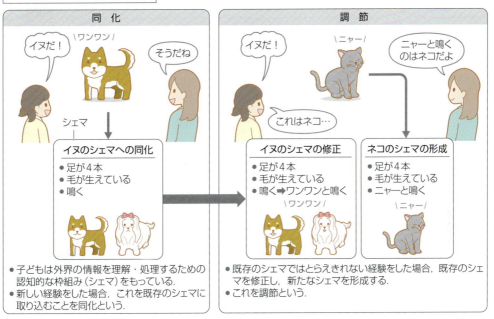

シェマの同化と調節（イメージ）

認知発達の過程
4段階に分けられる

- Piagetは，子どもの認知機能の発達過程は次の4段階に分けられるとした．
- それぞれの段階でシェマの同化と調節を繰り返し，発達していく．

段階	年齢	説明
感覚運動期	0～2歳頃	・感覚をはたらかせて見たり聞いたり触ったりすることで，外界の情報をとらえて学習し，それに基づいて行動したりものを動かしたりすることで運動機能の制御を獲得する時期． ・8ヵ月頃から，視界から消えた対象が見えていなくても存在していることを理解できるようになる（対象の永続性の確立）．
前操作期	2～7歳頃	・言語を獲得し，目の前にないものもイメージすることができる（ごっこ遊びや，少し前に経験したことを真似することができるようになる〔延滞模倣〕）． ・物事を論理的に考えることはまだ十分にできない． ・自分の立場や視点から物事を考える傾向があり，他者の視点に立つことがまだあまりできない（自己中心性）． ・物体にも生物のように命や感情があると考える傾向がある（アニミズム）．
具体的操作期	7～11歳頃	・具体的な対象（知覚できるもの）については論理的に考えることができるようになる． ・物体の形状が変化しても，他の特徴（重さなど）は変化しないと理解できる（保存の理解）． ・ある行動をした後に，逆の手順で行動すれば元の状況に戻ることが理解できる（可逆性の理解）． ・他者の視点に立って考えることができるようになる（脱中心化）．
形式的操作期	11歳頃～	・数式や記号なども含め，抽象的な事柄について頭の中でイメージするだけで論理的に考えることができるようになる． ・仮説を立てて現実と照らし合わせながら推論できるようになる（仮説演繹的思考）．

- シェマ：schema
- 感覚運動期：sensorimotor stage
- 前操作期：preoperational stage
- 具体的操作期：concrete operational stage
- 形式的操作期：formal operational stage

Freud Sが提唱したリビドー発達理論
精神・性的発達

- Freudは性的エネルギー（リビドー）の発達を中心に，精神・性的発達の段階について提唱した（リビドー発達理論）．
- リビドーは身体的な快感を得るもの全てを含み，子どもが成長するに連れて快感部位が変わるとFreudは考えた．この快感部位の変化から発達段階を5つに分類した．

段階	年齢	説明
口唇期	～1歳半頃	・この時期は口が快感の中心部位であり，乳を吸う，あるいは歯で噛むことや，摂食による満足によって快感を得る．
肛門期	1歳半～3歳頃	・この時期は肛門が快感の中心部位であり，我慢した後の排泄によって快感を得る． ・この肛門からの快感によって排泄コントロールを身につける時期である．
第一次性器期 （男根期／エディプス期）	3～6歳頃	・この時期は生殖器（男性器あるいは女性器）が快感の中心部位であり，性器いじりによって快感を得る． ・男性器の有無で性別の違いを認識し，ときに異性の親に接近し，同性の親にネガティブな感情を抱くようになる．これを男児ではエディプス・コンプレックス，女児ではエレクトラ・コンプレックスという． ・徐々に同性の親との性同一視が生じ，性役割が獲得される．
潜伏期	6～11，12歳頃	・エディプス・コンプレックスあるいはエレクトラ・コンプレックスが解消され，リビドーも抑圧された時期である． ・精神エネルギーは学習や交友関係など別のことに向けられる．
第二次性器期	11，12～18歳頃	・精通や初経などの第二次性徴が現れ，身体的な成熟とともにリビドーの活動性が再び高まり，異性へ関心が向かう時期である． ・性的・社会的な同一性が徐々に確立される[p.31]．

- 各段階で快感が適度に満たされなかった場合，性格特性の形成に影響が生じると仮定されている．

Advanced Study
防衛機制

- 防衛機制とは，受け入れにくい感情や欲求により生じる不安や罪悪感などから自分のこころを守るために無意識に作動する心理メカニズムである．Freudが概念化した．

・不安や罪悪感を抱えている．　　・次のような様々な防衛機制が働く．　　・精神的な安定が得られる．

主な防衛機制	説明	例
投影（投射）	・不快に感じる自分の感情や考え，欲求などを，自分のものではなく他者のものとして，罪悪感や劣等感から自分を守ろうとすること．	・「私が相手を嫌いなのではなく，相手が私を嫌っているのだから，相手を攻撃してもいい」と考える． ・精神症の迫害妄想．
退行	・適応困難な状況に際して，そのときの発達段階以前の行動をとり当面の困難を避けること．	・弟妹が生まれた子どもが赤ちゃん返りをする． ・Ganser症候群[p.54W]．
取り入れ（同一化）	・自分が理想とする人の特性（考えや価値観，行動など）を真似ることで，欲求を満たそうとすること．	・子が親の行動を真似る． ・憧れている有名人と似た服装や化粧をする．
反動形成	・受け入れられない考えや感情，衝動を，正反対のものに置き換えて表すこと．	・内心は恐怖を感じていても，強がってみせる． ・負け犬の遠吠え．
合理化	・欲求が満たされなかった際に仕方なくとる行動や，考えを正当化するような理由づけをすること．	・大学受験で失敗したとき，「あの大学は行く価値がないから落ちてよかった」と考える． ・やせ我慢，自己満足．
抑圧	・承認しにくい欲求や感情，現実を，無意識のうちに抑えつけてこころの底に閉じ込めたり，追い払ったりすること．	・昔，自分をいじめていた相手のことを思い出せない．
置き換え	・承認されにくい衝動や感情を，別の対象にぶつけることで解消すること．	・上司に怒られてイライラしている感情を家族にぶつける（いわゆる八つ当たり）．
昇華	・社会的に好ましくない欲求を，社会的に容認される行為によって解消すること．	・性的欲求や攻撃欲求などをスポーツや芸術などへの傾倒によって解消する．

- 精神発達の各段階で，これらの防衛機制が働く（例：取り入れは自我同一性の獲得に大きな役割を果たす）．

- リビドー：libido　・口唇期：oral phase　・肛門期：anal phase　・男根期：phallic phase　・潜伏期：latency period　・性器期：genital phase　・エディプス・コンプレックス：oedipus complex　・エレクトラ・コンプレックス：electra complex　・防衛機制：defense mechanism　・投影：projection　・退行：regression　・同一化：identification　・反動形成：reaction formation　・合理化：rationalization　・抑圧：repression　・置き換え：displacement　・昇華：sublimation

■ Erikson E の提唱したライフサイクル論
生涯発達

- Eriksonは，Freudの提唱したリビドー発達理論〔p.28〕に社会・文化的な影響や周りの人との相互作用の重要性を加味したライフサイクル論を提唱した．
- 第二次性器期までに発達が完成するとした精神・性的発達論に対し，ライフサイクル論では人は生涯にわたり発達し続けるものとして，青年期の後を3段階に分け，一生を8つの発達段階に分けた．
- 各発達段階において達成すべき発達課題があり，その課題を乗り越えることで徳という基本的活力（よりよく生きていくための力）が備わると考えた．

発達段階	年齢	発達課題 獲得したいもの	対	発達課題 克服したいもの	基本的活力（徳）
乳児期 [次項]	0～1歳半頃	基本的信頼	対	不信	希望
幼児前期 [p.30]	1歳半～3歳頃	自律性		恥・疑惑	意志
幼児後期 [p.30]	3～6歳頃	自発性（積極性）		罪悪感	目的意識
学童期 [p.31]	6～11, 12歳頃	勤勉性		劣等感	有能感
青年期 [p.31]	11, 12～22, 23歳頃	自我同一性達成		同一性拡散（役割混乱）	忠誠心
若年成人期 [p.32]	22, 23～40歳頃	親密性		孤独	愛
壮年期 [p.33]	40～65歳頃	世代継承性（生殖性）		停滞	世話
老年期 [p.33]	65歳頃～	統合		絶望	英知

獲得したいものだけを得ればいいわけではなく，克服したいもの（危機）を乗り越えて，獲得したいものが克服したいものを上回ることが大事だとEriksonは考えました．

Erikson E

- 近年は青年期と若年成人期の境界があいまいになってきていることから，明確な年齢区分をせず，間の移行期を成人形成期とよぶ場合がある．

■ 基本的信頼 対 不信
乳児期

- 乳児期（〜1歳半頃）は，基本的信頼を養うことが重要な発達課題である．
- 不信を上回る信頼を確立するためには，母親などの主な養育者が乳児の基本的な欲求（愛着欲求を含む）を安定して継続的に満たすことが必要となる．

- 乳児は泣くことで欲求を伝え，母親などの主な養育者は授乳やオムツ交換，抱っこなどで適切に応えることで，乳児が満足感や安心感を得る．
- これを繰り返すことで，主な養育者への信頼が形成される．
- 欲求が満たされない（適切な世話を受けられない）と，乳児の中に不信の感覚が芽生える．

課題を乗り越える

希望

私は受け入れられている存在だ　私は生きていていいんだ

- 基本的信頼を獲得し，不信を克服すると，希望という基本的活力が得られる．
- これは，将来，安定した人間関係を築くための土台となる．

- 基本的信頼：basic trust ● 自律性：autonomy ● 自発性：initiative ● 勤勉性：industry ● 自我同一性達成：identity achievement ● 親密性：intimacy ● 世代継承性：generativity ● 統合：integrity ● 成人形成期：emerging adulthood ● 乳児期：infancy

幼児前期
自律性 対 恥・疑惑

- 幼児前期（1歳半～3歳頃）は，トイレットトレーニングなどのしつけを通して自律性を養うことが重要な発達課題である．
- 自律性を獲得し，恥や疑惑を克服するためには，親などの主な養育者が適度なしつけを心がける必要がある．

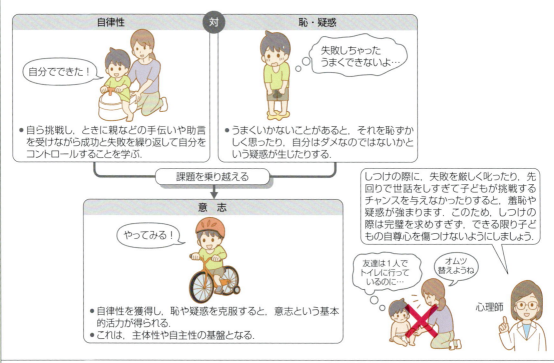

幼児後期（遊戯期）
自発性（積極性）対 罪悪感

- 幼児後期（3～6歳頃）は，自発性（積極性）を養うことが重要な発達課題である．
- 自発的に行動する中で思い通りにいかなかったり，問題があれば叱責されたりすることで罪悪感を覚えるが，これも社会性や規範を学ぶために必要になる．

- 幼児前期：toddlerhood　● 自律性：autonomy　● 恥：shame　● 意志：will　● 幼児後期（遊戯期）：early childhood／play age
- 自発性：initiative　● 罪悪感：sense of guilt　● 目的意識：sense of purpose

学童期
勤勉性 対 劣等感

- 学童期（6～11, 12歳頃）は，基本的信頼，自律性，自発性が確立し，積極的に家族以外の他者（同年代の友人など）と関わったり，勉強したりすることを通して勤勉性を養うことが重要な発達課題である．

- 努力をすると良い成績がとれる，達成すると周囲から褒められる，勝負に勝つといった成功体験を積むことで，勤勉性が高まる．
- 失敗や叱責，不達成，他者との競争に負けるなどの体験で劣等感を抱く．

課題を乗り越える → 有能感

- 勤勉性を獲得し，劣等感を克服すると，自信や有能感という基本的活力が得られる．
- また，自分の能力の程度や得意・不得意を自覚していく．

> 失敗に対して過度な叱責を受けることや，適切な支援を受けられないことなどは，子どもの劣等感を強くします．結果としては失敗だったとしてもその過程を認めたり，ねぎらいの言葉をかけたり，「これならできる！」という成功体験を子どもがもてるように課題を考慮したりすることも，勤勉性の獲得を促すうえで必要になります．

青年期
自我同一性達成 対 同一性拡散

- 青年期（11, 12～22, 23歳頃）は，子どもから大人への移行期間であり，自我同一性〔p.32〕を確立することが重要な発達課題である．

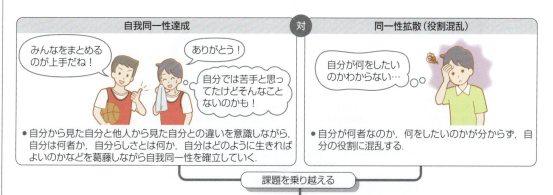

- 自分から見た自分と他人から見た自分との違いを意識しながら，自分は何者か，自分らしさとは何か，自分はどのように生きればよいのかなどを葛藤しながら自我同一性を確立していく．
- 自分が何者なのか，何をしたいのかが分からず，自分の役割に混乱する．

課題を乗り越える → 忠誠心

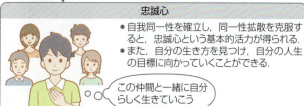

- Erikson（エリクソン）は，この青年期から成人期に至るまでの期間（自我同一性が徐々に確立されていく期間）をモラトリアムとよび，成人社会に参加するために様々な役割実験を行う期間とした．
- また，青年期は第二次性徴の出現など身体的変化を伴う時期であり，男性・女性としての同一性（性同一性〔ジェンダー・アイデンティティ〕）の確立も迫られる．
- 自我同一性を確立し，同一性拡散を克服すると，忠誠心という基本的活力が得られる．
- また，自分の生き方を見つけ，自分の人生の目標に向かっていくことができる．

- 学童期：middle and late childhood／school age
- 青年期：adolescence
- 基本的信頼：basic trust
- 勤勉性：industry
- 劣等感：inferiority
- 有能感：sense of competence
- 自我同一性達成：identity achievement
- 同一性拡散：identity diffusion
- 忠誠心：fidelity
- モラトリアム：moratorium

自分は自分であるという感覚
自我同一性

- 自我同一性（アイデンティティ）とは，斉一性と連続性を自分自身が感じ，また，他者も自分のことを社会の一員として正当に受け止めてくれているという主観的な感覚である．

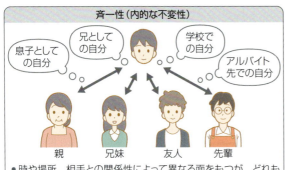

- 青年期では，様々な役割の経験や理想の人物の模倣などを通して自我同一性を獲得していく〔p.31〕．

親密性 対 孤独
若年成人期

- 若年成人期（22，23～40歳頃）は，社会に出ていく時期にあたり，仕事や友人関係，恋愛・結婚，新しい家庭の形成，育児などを通して，他者との関係を深めること（親密性）が重要な発達課題となる．
- 親密性を獲得するためには，青年期で自我同一性〔前項〕を獲得していることが前提となる．

- 自我同一性：ego identity　●若年成人期：early adulthood／young adulthood　●親密性：intimacy　●孤独：isolation　●愛：love

壮年期 — 世代継承性（生殖性）対 停滞

- 壮年期（40〜65歳頃）は，社会において次の世代を育成することへの関心（世代継承性〔生殖性〕）が重要な発達課題となる．

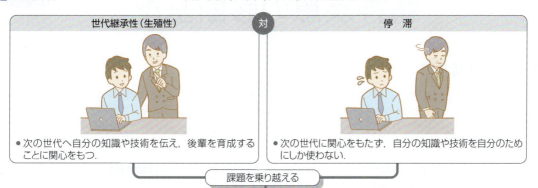

- この時期は自身の子どもが学童期〜成人期に向かう時期である．子どもの親離れ（親としての役割の終了）が喪失体験となり，抑うつ状態を呈することがある（空の巣症候群）．

老年期 — 統合 対 絶望

- 老年期（65歳頃〜）は，自分の人生を振り返り，肯定的に受け入れること（統合）が重要な発達課題である．

- 老年期は心身の衰えや身近な人との死別，退職による仕事や収入の喪失，社会とのつながりの喪失など，様々な喪失を体験する時期であり，この喪失はときに絶望を強めることがある．
- 近年，長寿化の進展とともに，老年期後半（85歳頃〜）に老年的超越性（物質主義的，合理的，世俗的な価値観から抽象的，非合理的，宗教的な価値観への変化）を次なる発達課題として仮定する見方がある．

- 壮年期：middle adulthood ● 世代継承性：generativity ● 停滞：stagnation ● 世話：care ● 空の巣症候群：empty nest syndrome ● 老年期：late adulthood／senium ● 統合：integrity ● 絶望：despair ● 英知：wisdom ● 老年的超越：gerotranscendence

精神医学総論

精神疾患の診断基準

監修　古茶 大樹

診断の不一致をなくす
操作的診断基準

- 従来，精神疾患には診断基準とよべるものがなく，各疾患概念を構成する症状や経過の特徴をまとめた説明文があり，観察者がそれに照らし合わせながらどの精神疾患が最も近いのかを判断し，これを診断としていた．しかし，この方法では同じ患者であっても観察者によって診断が異なる可能性があった．
- このような観察者による診断の相違を少しでも小さくする（信頼性を高める）ために，操作的診断基準が採用された．

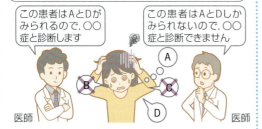

従来の診断の問題点
- 疾患概念の受け取り方が医師によって異なり，診断が一致しにくい（診断の信頼性が低い）．
- このため，有病率や薬物治療の効果の比較などができない状態であった．
- DSM-Ⅲ（1980年）から操作的診断基準が全面的に採用され，ここから精神医学における診断の考え方が大きく変わった（精神疾患の医学モデル化）．

操作的診断基準の利点
- 該当する症状を数えるなどの操作的な方法で診断が決まるため，医師の主観が入りにくく，結果が一致しやすい．

操作的診断基準の注意点
- 診断基準に挙げられた症状のみが，その疾患にみられるものではない．
- 診断名は，同じ症状が出る状態の集まりにすぎず，また，各患者の個別の問題（重症度や現在困っていることなど）はカバーできないため，診断名だけでは治療を行うことはできない．

ICDとDSM
診断基準の種類

- 現在，国際的に用いられている精神疾患の診断基準として，国際疾病分類（ICD）と精神疾患の診断・統計マニュアル（DSM）がある．

		ICD（国際疾病分類）	DSM（精神疾患の診断・統計マニュアル）
対象者		・死因統計の国際的な比較のためにつくられた分類であり，社会的・文化的に異なる多くの国々で使用されることを前提につくられている． 様々な社会・文化的背景をもつ	・臨床的にはアメリカでの使用を前提につくられている． ある程度共通した社会的・文化的背景をもつ ※研究志向性が高く，学会発表や学術論文においては世界的に用いられている（ICDを圧倒している）．
診断項目	社会的機能障害	－*	＋
	精神症状	＋	

*社会的機能（仕事，学業，対人関係など）やその障害は，国や地域によって異なる．そのため，対象が広いICDにおいては，社会的機能の障害を診断項目には含んでいない．

- 精神疾患：mental disorder　● 診断基準：diagnostic criteria　● 操作的診断基準：operational diagnostic criteria　● 信頼性：reliability　● 国際疾病分類（ICD）：international classification of diseases　● 精神疾患の診断・統計マニュアル（DSM）：diagnostic and statistical manual of mental disorders　● 精神症状：mental symptom

WHOによる疾病分類
ICD（国際疾病分類）

- ICD（国際疾病分類）の正式名称は、"疾病及び関連保健問題の国際統計分類"という．元々国際的に死因統計を比較するために，世界保健機関（WHO）により作成されたものであり，精神疾患に限らず，全ての疾患を対象とした分類である．
- おおよそ10年ごとに改訂され，現在ICD-11が国際的に承認されており，日本でも使用するために準備が進んでいる．

ICD（改訂に関わる国際会議の開催年）の変遷の概要

ICD-1（1900年）	ICD-6（1948年）	ICD-10（1989年）	ICD-11（2018年）
・死因統計を国際的に比較するために，国際統計協会により作成された．	・世界保健機関（WHO）に作成業務が引き継がれた． ・精神疾患の章が独立した． ・死因だけでなく，疾病統計にも使用できるよう改正された．	・全ての精神疾患に操作的診断基準がつけられた． ・2024年8月現在，日本の統計調査では2013年版のICD-10が使用されている．	・DSM-5との調整が行われた． ・国内での適用に向けた準備が進んでいる．

アメリカの精神疾患分類
DSM（精神疾患の診断・統計マニュアル）

- DSM（精神疾患の診断・統計マニュアル）とは，アメリカ精神医学会（APA）が作成している精神疾患の分類である．
- 第3版（DSM-Ⅲ）から操作的診断基準が採用され，信頼性が上がったことを受けて，臨床，教育，研究など様々な分野で世界的に活用されるようになった．

DSM（発行年）の変遷の概要

DSM-Ⅰ（1952年）	DSM-Ⅱ（1968年）	DSM-Ⅲ（1980年）	DSM-5（2013年）
・アメリカ精神医学会が国内で用いるための精神疾患分類として作成した． ・精神疾患を環境因に対する反応としてとらえ，全ての疾患に対して"反応"という用語を使用した．	・ICDと共通性を高めるため，"反応"という用語は分類名から削除された． ・内容面ではDSM-Ⅰとほぼ変わらない．	・全ての掲載疾患に操作的診断基準がつけられた． ・多軸診断[p.36W]を採用した．	・以降の小規模改訂を想定し，版数の表記がローマ数字からアラビア数字に変更された． ・出現しやすい年齢の順に疾患を配列するなど，章構成が刷新された． ・多軸診断は廃止となった． ・従来のカテゴリー分類にかわり，ディメンショナルモデルの導入を目指していたが，これについては見送られ，移行の橋渡しとして横断的症状尺度が導入された．

- 2022年3月に，DSM-5-TR（有病率などのデータを最新のものにした，第5版の本文改訂版）が発行され，現在はこれが使用されている．DSM-5-TRでは，ほとんどの疾患名の日本語訳がICD-11とそろえられた[p.36]．
- DSM-5（およびTR）には，公式の診断には採用されなかったものの，今後の研究が提案される疾患（パーソナリティ症群の代替DSM-5モデル[p.246]，今後の研究のための病態[p.36W]）も掲載されている．

現在は○○症が用いられる
精神科における疾患と障害

- 一般的に疾患（disease）とは，一定の原因，症状，病理所見，経過，予後などがそろった病的な状態をいう（例：Crohn's disease，Parkinson disease）．
- しかし，ほとんどの精神疾患はその原因や病理所見が解明されていないことから，DSMやICDにおいては疾患名を○○ disorder と記載している．
- 日本においては，DSM-5やICD-10までdisorderを障害と訳していたが（例：anxiety disorderは不安障害），障害という用語は社会的なスティグマ[p.7]を助長する可能性があるため，DSM-5-TRやICD-11からは原則，disorderは症と訳されることとなった．

DSM-5，ICD-10での日本語訳
- 疾患名（英語）：○○ disorder ➡ ○○障害

DSM-5-TR，ICD-11での日本語訳
- 疾患名（英語）：○○ disorder ➡ ○○症

日本においてはdisabilityを障害[p.4]と訳すことが一般的であり，用語の混乱を避けるためにも○○症という訳語が採用されました．

医師

- 世界保健機関（WHO）：World Health Organization　　・アメリカ精神医学会（APA）：American Psychiatric Association　　・TR：text revision

診断名はDSM-5-TRとICD-11でほぼ一致した

DSMとICDの項目比較

- DSM-5-TRとICD-11は一部に相違点はあるが，疾患分類や疾患名，診断基準などをそろえる方向で作成されている（以前はDSMとICDでそれぞれ異なっていた）．このため，ICD-10からICD-11に移行する際，疾患の構成の大幅な変更が生じた．移行の詳細については各論を参照のこと．

DSM-5-TR	ICD-11* ※一部を除き，精神，行動，神経発達の疾患の章に含まれる.	ICD-10 ※精神および行動の障害の章に含まれる.
神経発達症群〔p.198〕	●神経発達症群	●精神遅滞［知的障害］ ●心理的発達の障害 ●小児期および青年期に通常発症する行動および情緒の障害の一部
統合失調スペクトラム症および他の精神症群〔p.77〕	●統合失調症または他の一次性精神症群	●統合失調症，統合失調型障害および妄想性障害
双極症および関連症群〔p.110〕	●気分症群	●気分（感情）障害
抑うつ症群〔p.110〕		
不安症群〔p.154〕	●不安または恐怖関連症群	●神経症性障害，ストレス関連障害および身体表現性障害 ●小児期および青年期に通常発症する行動および情緒の障害の一部
強迫症および関連症群〔p.166〕	●強迫症または関連症群	
心的外傷およびストレス因関連症群〔p.173〕	●ストレス関連症群	
解離症群〔p.191〕	●解離症群	
身体症状症および関連症群〔p.194〕	●身体的苦痛症または身体的体験症群 ●作為症	
食行動症および摂食症群〔p.234〕	●食行動症または摂食症群	●生理的障害および身体的要因に関連した行動症群の一部
排泄症群	●排泄症群	●小児期および青年期に通常発症する行動および情緒の障害の一部
睡眠・覚醒障害群〔p.271〕	●睡眠・覚醒障害 ※睡眠・覚醒障害として独立した章がある.	●生理的障害および身体的要因に関連した行動症群の一部
性機能不全群	●性機能不全 ※性の健康に関連する状態群の章に含まれる.	
性別違和〔p.258〕	●性別不合 ※性の健康に関連する状態群の章に含まれる.	●成人のパーソナリティおよび行動の障害の一部
秩序破壊的・衝動制御・素行症群〔p.256〕	●衝動制御症群 ●秩序破壊的または非社会的行動症群	●成人のパーソナリティおよび行動の障害の一部 ●小児期および青年期に通常発症する行動および情緒の障害の一部
物質関連症および嗜癖（しへき）症群〔p.290〕	●物質使用症または嗜癖行動症群	●精神作用物質使用による精神および行動の障害 ●成人のパーソナリティおよび行動の障害の一部
神経認知障害群〔病⑦p.424〕	●神経認知障害群	●症状性を含む器質性精神障害
パーソナリティ症群〔p.244〕	●パーソナリティ症および関連特性群	●成人のパーソナリティおよび行動の障害の一部
パラフィリア症群〔p.266〕	●パラフィリア症群	

*各項目名（日本語訳）は2024年8月時点の仮名称.

- DSM-5-TRにはこの他，医薬品誘発性運動症群および他の医薬品有害作用，臨床的関与の対象となることのある他の状態などの項目がある．
- DSM-5およびDSM-5-TRでは，症状を中心とした特徴によって精神疾患を22のカテゴリーに分け，○○“群”と称している（分類名にあたる）．また，各カテゴリーの中に複数の疾患が含まれる（診断名にあたる）．なお，本書では分類名であることを示す“群”は特に必要な場合を除いて省略した（不安症群→不安症，など）．

Words & terms

多軸診断 〔p.35〕
DSM-Ⅲ～DSM-Ⅳ-TR（DSM-Ⅳの本文改訂版）では，患者を多面的に診断するために，Ⅰ軸（Ⅱ軸以外の精神疾患），Ⅱ軸（パーソナリティ障害と知的障害），Ⅲ軸（身体疾患），Ⅳ軸（心理社会的問題や環境的問題），Ⅴ軸（機能の全体的評価）の5つの軸をそれぞれ評価していた．DSM-5においては多軸診断が廃止され，Ⅰ～Ⅲ軸については併存症として併記，Ⅳ，Ⅴ軸に相当する部分の評価は継続されている．

今後の研究のための病態（DSM-5-TR） 〔p.35〕
現状（DSM-5-TRにおいて）は公式の診断として採用するには証拠が不十分と判断されたものの，今後の研究が推奨される病態．減弱精神症症候群，短期間の軽躁を伴う抑うつエピソード，カフェイン使用症〔p.316〕，インターネットゲーム行動症〔p.323〕，出生前のアルコール曝露に関連する神経行動症，非自殺性自傷症があり，研究のためにそれぞれ診断基準がつくられている（臨床では使わない）．

精神病院法 〔p.37〕
公立の精神科病院の設置を定めた法律（1919年）．当時は精神科病院の数が少なく多くの患者が私宅監禁されている状態であったため，患者の救済・保護を目的に公共の責任として精神科病院を設立することを定めた．実際には予算の都合上整備が進まず，また『精神病者監護法』も廃止されなかったため，施行後も患者の多くは私宅監禁の状態に置かれていた．

+α もっとわかる

●多軸診断：multiaxial evaluation ●国際疾病分類（ICD）：international classification of diseases ●精神疾患の診断・統計マニュアル（DSM）：diagnostic and statistical manual of mental disorders ●TR：text revision

🔷 Supplement

■ 欧米における精神医学の歴史

- 欧米における精神医学や患者に対する処遇の歴史を簡単にまとめる．

【古代】
- 従来，精神疾患に限らずあらゆる病気は悪霊によるものと考えられていた．
- ごく一部の患者は超自然的な力をもつ人として神聖視されていた（シャーマンなど）．
- ギリシャ時代，ヒポクラテスは身体疾患と同じく精神疾患も自然現象であり，4体液のバランスがくずれることにより生じるという体液説を唱えた．

【中世】
- キリスト教の影響力が強くなり，精神疾患や流行感染症，自然災害などは悪魔によるものと考えられ，いわゆる魔女狩りが始まった．
- 魔女狩りの犠牲者の中には多数の精神疾患患者がいたと考えられている．

【近世】
- ルネッサンスの運動が始まると，次第に医学を含めた自然科学が発展し始めた（一方で魔女狩りは18世紀後半まで続いた）．
- 18世紀頃には，精神疾患は脳の病気（医学疾患）であるという考えが強くなった．
- それと同時に，古くから精神科病院や僧院などで収容・監禁・不適切な治療など不当な扱いを受けていた患者の処遇が各地で改善され始めた．

Philippe Pinel（フィリップ　ピネル）
 解放

【現代】
- ドイツやフランスを中心に，精神病理学[p.11]を軸にして精神医学が発展し始めた．
- およそ100年前，ドイツのKraepelin E（クレペリン）により，カテゴリーによる診断・分類体系の基礎ができあがった．
- 同じ頃，ウィーンのFreud S（フロイト）は精神分析を確立し，アメリカにおいてはこれが主流の考えとなった．
- 精神疾患の身体的基盤は依然不明であるものの，有効な薬物療法の発見により，治療法が大きく変化した．
- 画像診断や遺伝学，神経生理学，統計学などの科学的進歩により，精神疾患の医学モデル化（生物学的精神医学[p.11]）が推し進められるようになった．また，精神分析に偏りすぎていたアメリカの精神医学には，信用を著しく失墜する出来事が重なっていた．これらの背景により，1980年にDSM-Ⅲが誕生した．
- DSM-Ⅲ以降，診断の信頼性が高まったことにより世界的な調査や研究が可能となり，研究面で様々な成果がみられた一方で，現在も精神疾患の身体的基盤の解明には至っていない．DSM-5-TRなどのカテゴリーによる診断分類への批判もある．

呉秀三

> 日本の精神医学において大きな動きがあったのは，ドイツの精神医学が導入された明治以降のことです．1900年に施行された『精神病者監護法』では，地方長官の許可を取れば患者の私宅監禁が認められていましたが，日本の精神医学の祖といわれる呉秀三が患者の待遇改善を求め，私宅監禁について調査し，『精神病院法』[p.36W]の制定に至りました（1919年）．その後，第二次世界大戦により精神科医療に対する対策は停滞しましたが，1950年に制定された『精神衛生法』により私宅監禁は禁止され，日本でも患者の処遇改善が進みました[p.461]．

- 精神病理学：psychopathology　● 精神分析：psychoanalysis　● 生物学的精神医学：biological psychiatry

精神医学総論

診療のながれ

監修 古茶 大樹

面接が重視される
精神疾患の診断

- 身体疾患の多くは症状の原因を検査で確認し，診断につなげることができる．
- これに対し，精神疾患は原因を探るための検査がなく，症状から診断されるため〔p.34〕，診断においては症状を詳細に聞き取るための面接が重視される．

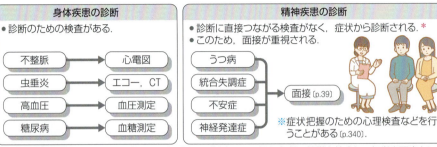

*診断は，❶観察（面接などによる情報収集），❷解釈（観察により得た患者の特徴を抽出し，幻覚や不安といった精神症状の用語に置き換える〔p.44〕），❸カテゴリー診断（解釈により得た症状を列挙したもの〔状態像 p.45〕と経過を加味して，どのカテゴリーが近いのか診断する），の3ステップで行われる．

> 診察時に患者さんから話を聞くことを一般的に"問診"といいますが，精神科では"面接"といいます．
> これは，診断のために医療者が質問し，患者がそれに答える（問診）のではなく，診断と治療のために患者の訴えを聞き，詳細が必要であれば質問をする（面接）という役割を示しているからです．
> —医師

治療のためには症状以外の聞き取りも必須
精神科の診療

- 精神疾患の診療（診断〜治療）にあたっては，診断のための症状（主訴や現病歴）聴取に加えて，治療につなげるために生活歴，家族歴，既往歴などの把握も必要である．
- また，身体疾患の除外や身体状態の把握のために，身体診察や検査も必要に応じて行う．

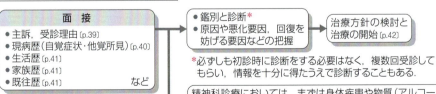

*必ずしも初診時に診断をする必要はなく，複数回受診してもらい，情報を十分に得たうえで診断することもある．

> 精神科診療においては，まずは身体疾患や物質（アルコールやタバコなどの嗜好品，睡眠薬などの医薬品，その他の依存性薬物など）により精神症状をきたしていないか鑑別する必要があります．特に身体疾患を鑑別するのは治療上重要です〔p.42〕．
> —心理師

- 精神科においては面接（初診においても）が治療の役割をもつ．このため，治療の妨げになりそうであれば，1回の面接で全ての情報を得ようとせず，複数回に分けて（あるいは治療を開始してから）情報を徐々に得ていく．

Words & terms

インフォームド・コンセント（説明と同意） 〔p.43〕
医療従事者が病態や治療などを患者に十分説明し，患者が十分に理解・納得したうえで治療に同意することをいう〔公衆衛生がみえる2024-2025 p.68〕．医者からの情報をもとに患者が治療法を選択・決定する自己決定権の行使を目的としている〔p.372〕．

インフォームド・アセント
インフォームド・コンセントを与えることができない小児に対して治療を行う場合，患者が理解力に応じた説明を受け，理解，賛意を表すること．

セカンドオピニオン
主治医から十分な説明を受けても納得できない場合，患者は主治医以外の医師に診断や治療について意見を求めることができる．これをセカンドオピニオンという．

> 診察する際に大事なのは，この章で挙げた項目全てを網羅することではありません．患者さんの訴え（主訴〔p.39〕や現病歴〔p.40〕など）から，どの項目を詳しく聞き出すかを考えつつ情報を集めていく必要があります．その技術を磨くための最善の方法は，尊敬する上級医の陪診です．座学だけでは得られない多くの学びがあるはずです．

- 面接：interview ● 精神疾患：mental disorder ● 症状：symptom ● 鑑別疾患：differential diagnosis ● 主訴：chief complaint ● 現病歴：current medical history／history of present illness ● 生活歴：life history ● 家族歴：family history ● 既往歴：past medical history ● インフォームド・コンセント（IC）：informed consent ● インフォームド・アセント：informed assent ● セカンドオピニオン：second opinion

話しやすい環境をつくる
面接で心がけること

- 精神医学における面接は，診断，治療，医療者と患者間の信頼関係（ラポール）の形成という3つの役割をもつ〔p.38〕.
- 特に信頼関係の形成は診断にも治療にも関係するため〔p.372〕，面接時は次のようなことを心がけて患者が話をしやすい状況をつくり，信頼関係を築いていく必要がある.

面接時の心がけ

身なりや態度
- 外見を清潔に整える.
- 落ち着いたふるまいをする.
- 誠実な態度をとる.
- 自己紹介をする.

会話
- 患者の話をよく聞き，受容し，共感する.
- ゆっくりと話す.
- オープンクエスチョンを多くする.
- 話を続けたくなるような相槌を打つ.
- 早急な助言や結論づけをしない.

環境
- プライバシーが保たれるようにする（患者±家族と医療者の1対1での面接，個室の使用など）.
- 座りやすい椅子を使用する.
- 適切な距離で座る.
- 診察時間の見通しを伝える.

患者が話しやすくなる → 信頼関係を築く → 適切な診断や治療につながる

何を目的に受診したのか
主訴，受診理由

- 診察の最初に，主訴，受診した経緯や理由を確認する.

項目	聴取内容や聞く際のポイント
主訴	・主訴は1つとは限らないため，全ての主訴を聞くようにする. ・すぐにわかった気にならず，より詳しく尋ねる.
受診した経緯や理由	・主訴が今回の受診にどう結びついたのかを確認する. ・受診経緯は，本人の意志で，勧められて（消極的），無理やり連れてこられて（拒否的）など様々であるため，本人の受診意志を確認する. ・診断以外の受診理由がありうるため，聞き漏らさないようにする（例：休職のための診断書が欲しい，睡眠薬が欲しい，など）.
患者の解釈	・以下のことも，疾患の説明や治療への導入の際に必要である. 　・患者自身が自分の状態をどう感じているか（解釈モデル）. 　・説明を受ければ患者は自分が病気であると受け入れられるか（病識〔p.74〕の有無）. 　・治療を希望しているか，患者が今後どうなりたいのか.

- 同伴者がいる場合，まずは患者本人から話を聞き，次に同伴者から聞くことが望ましい（最初から同伴者と一緒に入室してもらうか，まず本人のみ入室してもらうかは状況によって選択する）.このとき，記録には必ず誰の訴えかも記載するようにする.

- 病識：insight into disease

現病歴①
自覚症状（主観的体験）

- 現病歴の聴取では，主訴を中心とした症状の経過を確認する．
- 症状には自覚症状（患者自身の訴え，主観的体験）と他覚所見（医療者や患者周囲の人から見た患者の状態，客観的表出）〔次項〕がある．

項目	聴取内容や聴く際のポイント
症　状	・症状は医療者側が憶測したり決めつけたりせず，丁寧に聞き取る． ・症状が，日常における行動や生活にどう影響しているかや，苦痛をもたらしているかも確認する（重症度の把握につながる）．
発症時期	・現時点での症状（現症）～過去の症状へと遡るようにすると，患者が話しやすいことが多い．
発症時の状況	・症状出現の前後にあった出来事を確認する． ・ただし，患者が原因と考えている出来事が実際には病気と関係なかったり，病気の結果生じた出来事だったりすることもある．
発症後の経過	・発症から持続しているのか，寛解時期はあったのか，進行性かなどを確認する． ・過去に受診・検査・治療歴があるかも確認する〔p.41〕．
その他	・自殺念慮の有無． ・食事，睡眠，体重変化，排便などの状況．

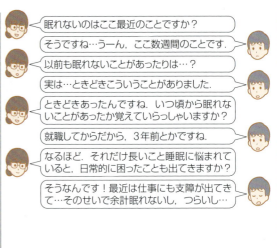

- 患者のこころのうちは主観的体験として語られる．DSMなどの診断カテゴリーでは，主観的体験が重視されている．このため，患者にこころのうちを語ってもらうことが重要になる．

現病歴②
他覚所見（客観的表出，客観症状）

- 精神疾患では，患者の状態（気分や感情，思考などの各精神機能）が表情や態度，動作，話し方，身だしなみ，疎通性〔p.74〕などに他覚所見として現れることが多く，これらが診断の大きな手がかりになる．
- 他覚所見をとらえるためには，患者の様子を入室してきたときからよく観察することが必要である．

- これらの様子が元々（精神疾患と関係ない）なのか，疾患により生じたものなのかを本人や同伴者に確認する．
- 聞き取った自覚症状や観察した他覚所見から各精神症状（症候）〔p.44〕に当てはめて，状態像をまとめる〔p.45〕．

- 自殺念慮：suicidal ideation　●疎通性：rapport

背景を調べる①
生活歴

● 精神発達〔p.26〕や，精神疾患が生じた背景・経過などに関連する生活歴について聴取する．

主な聴取内容

養育歴	学歴	職歴	その他
● 主な養育者（実父母，祖父母，継父母，親戚，施設の人など） ● 養育者の態度（過保護，支配的，放任，虐待の有無など） ● 患者自身や家族の性格傾向，家庭内の人間関係 ● 出生場所，養育場所 ● 養育者の職業，経済状況	● 学校名，学部，最終学歴 ● 学業成績とその急な変動 ● 進路希望と実際の進路 ● 引っ越しや転校 ● 出席状況（遅刻，欠席，不登校など） ● 友人や先生との人間関係	● 会社名，職種，役職，在職期間 ● 転職の頻度や理由 ● 仕事の評価 ● 出勤状況（遅刻，欠勤の頻度） ● 職場での人間関係 ● 生計上の問題	● その他の生活上の重大な出来事（結婚・離婚・再婚，妊娠・出産，近親者との別居や死別〔喪失体験〕など） ● 生活の中で重要と考えていること（価値意識） ● 症状が出る前の性格（患者本人の考えと周囲の評価）

● 生活歴や既往歴，家族歴はいずれも主訴や現病歴と関連があることがわかるように患者に尋ねるとスムーズである．

医師

生活歴や既往歴，家族歴をどこまで詳しく聞くかは，患者さんごとに異なります〔p.38〕．例えば生活歴において，記憶障害から認知症を疑う患者さんに対しては，病前にどの程度の知的水準に到達していたかを知るために，養育歴よりも学歴や職歴を詳しく聞く必要があります．また，乳幼児期～思春期の患者さんは，発達状況についての詳細が必須の情報となります．
なお，パーソナリティや発達の問題については，大体が発症ではなく症状が顕在化したタイミングでの受診になるため，現病歴と生活歴，既往歴などを区別できないことがあります．話を聞く順番や項目にこだわりすぎず，必要な情報を良いタイミングで得られるといいですね．

背景を調べる②
既往歴

● 精神疾患や症状と関連する出来事について聴取する．

主な聴取内容

胎生期・周産期	乳幼児・小児期	思春期	全期間を通して
● 母親の受胎年齢 ● 妊娠中～出産時の母体の状態 ● 周産期の障害 ● 出生体重	● 発達状況 ● けいれんの既往 ● 乳児期の栄養法	● 心身の発育状態（第二次性徴など） ● 女性では初経の年齢，月経の状況，月経周期による精神状態の変化	● 過去の精神疾患の罹患・受診歴，症状の出現歴 ● 重篤な身体疾患（内分泌疾患や感染症など）や頭部外傷などの脳に影響をきたす状態の既往 ● 飲酒歴，喫煙歴，常用薬，依存性薬物の使用歴

背景を調べる③
家族歴

● 精神疾患や症状と関連する患者家族の医学的な既往や，現在の家庭環境について聴取する．
● 現在の家庭環境は病態に関連するだけでなく，精神疾患の回復にも影響するため，治療するうえで重要な情報である．

主な聴取内容

医学的な既往（遺伝要因）	現在の家庭環境
● 血縁者（両親，祖父母，同胞，子など）の精神・身体疾患の現病歴・既往歴・治療歴 ※死亡している場合は死亡年齢，死因	● 家族または同居者の構成（年齢，性別，職業など） ● 家族や同居者の性格 ● 家庭内の状況（良好・不和，家族機能が保たれているか） ● 家族が本人の状態をどうとらえているか ● 治療において中心の役割を担う人（キーパーソン）がいるか ● キーパーソンは負担を感じていないか

精神科での面接では患者のプライバシーに配慮する必要がありますが，家族歴や家庭環境は特に踏み込んだ話になります．初診時に全てを聴取するのではなく，信頼関係を築きながら診療上必要な情報を適宜補うようにしましょう．

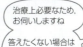

治療上必要なため，お伺いしますね

答えたくない場合はそうおっしゃっていただいて大丈夫ですよ

● 過去の家庭環境に関する聴取内容については生活歴を参照のこと．

● 生活歴：life history　● 既往歴：past medical history　● 胎生期：prenatal period　● 周産期：perinatal period　● 乳児期：infancy　● 幼児期：toddlerhood／early childhood　● 小児期：childhood　● 思春期：puberty　● 飲酒歴：alcohol history　● 喫煙歴：smoking history　● 家族歴：family history　● キーパーソン：key person

■ 身体疾患の除外や副作用の把握に必要
身体診察, 検査

- 身体疾患の中には精神症状をきたすものがあり〔p.325〕，精神疾患の診断時には必ず身体疾患を除外する必要がある．
- また，精神疾患の治療で使用する薬剤には，副作用として様々な身体症状をきたすものがある．
- このため，精神科医療においても身体診察（特に一般的な身体診察と神経学的診察）や一般検査を必要に応じて行い，身体の状態を把握する必要がある．

一般的な身体診察	神経学的診察	一般検査
・脈拍 ・呼吸 ・血圧 ・体温 ・身長，体重 ・この他，各身体部位の診察（視診，聴診，打診，触診）	・意識 ・高次脳機能（失語，失行，失認） ・脳神経 ・運動（麻痺や筋萎縮，筋力，筋トーヌス，不随意運動，協調運動，歩行） ・反射 ・感覚 ・自律神経症状 ・髄膜刺激症状	・血液検査〔p.341〕 ・尿検査〔p.342〕 ・心電図 ・脳波検査〔p.342〕 ・脳画像検査 　（CT，MRI，SPECT，PETなど）〔p.343〕 ・髄液検査〔p.341〕

- 身体疾患の除外
- 薬剤の副作用の把握

- 検査には，精神・心理状態を評価するための検査（精神科領域における検査）もある〔p.349〕．

■ 聞き取った内容などから治療目標を決める
治療の導入

- 面接や身体診察，検査を通して得られた情報をもとに，患者や患者家族と今後の治療方針を相談しながら決定し（共同意思決定〔SDM〕）〔p.372〕，治療を開始する．

医師：p.34にも書かれている通り，症状（診断）だけでは患者を治療することはできず，面接などによって聞き取った様々な情報をもとに，患者から取り除くべき問題点を考えて，これに対処していく（治療していく）必要があります．

診察結果を伝える
考えられる疾患としては，AやBがあります．病状はそこまで深刻ではないですが，今後のことを考えると治療をした方がよいと思います．

- 現在の病状や診断結果，あるいは考えられる病名を伝える．
- ※初診時には診断がつかず，複数回受診後に診断が決まることもある．

治療目標の検討
今一番困られているのは眠れないことだと思うのですが，私としては気分が落ち込むのも改善していきたいと思っています．〇〇さんはこの点どう思われますか？

- 現状の治療対象となる症状や問題点（症状を悪化させたり持続させたりしていると考えられる要因など）を整理する．
- これらの解決順を決める．

治療方針の検討と治療の開始
治療としてはXやYがあります．それぞれ治療内容や治療期間をお伝えしますので，わからないことがあれば聞いてくださいね．

- 問題を解決するための治療選択肢を説明する．
- 十分に説明したうえで，患者や患者家族とともに治療方針を決定し，治療を開始する．

- 上記のながれは理想のものではあるが，実際には精神疾患の存在や重症度などを患者や家族と共有することが難しい場合もある．ときに患者による診断の否定や診療の拒否も生じる〔p.43〕．
- 治療の詳細については，治療総論〔p.370〕や各疾患の治療の項目を参照のこと．

- 検査：examination ・ 副作用：side effect ・ コンピュータ断層撮影〔法〕（CT）：computed tomography ・ 磁気共鳴画像〔法〕（MRI）：magnetic resonance imaging ・ 単一光子放射コンピュータ断層撮影（SPECT）：single photon emission computed tomography ・ ポジトロン断層撮影法（PET）：positron emission tomography ・ 共同意思決定（SDM）：shared decision making

診療拒否などがある
診療が困難な患者への対応

● 精神科においては，次のような理由で診療が困難となる場合がある．

	拒否的	興奮や暴力	乳幼児，小児
困難となる理由	●妄想などの症状や，病識[p.74]の欠如，判断能力が損なわれていることなどにより受診を拒む． ●患者が医療者や家族に対して敵意をもち，治療関係が築きにくい．	●妄想や幻覚，意識障害などの精神症状により興奮，あるいは暴力的になる．	●喋れない，あるいはうまく伝えられない（言語的な表現が限られている）． ●親ばかりが話したり，親から聞き取る内容に親の解釈が混ざったりする．
対応例	●患者と1対1で話を聞き，医療者は患者の味方であることを示す． ●同時に家族との信頼関係も築く． ●医療不信を強めないよう，受診を無理強いせず，粘り強く対応する．	●第一に，患者自身や医療者の身の安全を守る． ●患者を刺激しないよう，穏やかな態度で接する．	●表情や行動などの非言語的な表現をよく観察する． ●親がそばにいると話さない場合もあるため，親に一度退室してもらい，患者本人から話を聞いてみる． ●待合室や普段（家庭や学校など）の様子など，複数の場面での情報を得る．

● 治療において，患者の理解や同意が得られず，患者の意思に反した入院[p.462]，行動制限[p.461]や治療を実施しなければならない場合がある．そのようなときも，できる限り丁寧に説明してインフォームド・コンセント[p.38W]を得られるよう努力する．またそのときの状況や説明内容を診療録に詳しく記載しておく．

---

column
精神疾患と身体疾患は同一視できない

　本書でいう"精神疾患"とは，"mental disorder"を翻訳したものである．"mental disorder"は従来，"精神障害"とよばれていたが，日本語訳の変更により"精神疾患"とよばれるようになった[p.35]．この訳語の変更に伴い注意しなければならないことがある．それは精神疾患と身体疾患との違いである．ともに"疾患"という言葉が使われてはいるものの，これらを同一視することはできない．両者の違いの一つに，疾患の実在の証明がある．身体疾患は多くの場合，臨床検査などで実際に身体的な変化が存在することが確認される．身体医学における"疾患"は，正常との明らかな違いが身体上確認できるものといえる．

　一方，精神疾患において検査でその存在が認められるものは，認知症や精神症状をきたす身体疾患，あるいは薬物中毒など，ごく一部に限られている．これら（いわゆる外因性精神疾患[p.10]）は身体医学における"疾患"に相当するものといえるだろう．

　それ以外の多くの精神疾患は，臨床検査によってその身体的変化の実在を確認することができない．内因性精神疾患といわれる，診断に直接結びつく身体的所見を欠くが，それでも"疾患的"な精神疾患と認識されているものや，生来性および心因性精神疾患といわれる，正常との境界が明瞭ではなく"疾患的"ではないとされるものは，身体医学における"疾患"と同列に扱われるべきではないだろう．

　なお，臨床検査において存在を確認できない以上，現在使われている精神疾患の多くのカテゴリーは，実在を保証されていない文字通りの概念（社会科学の理念型）にとどまっている．身体疾患の診断は臨床検査が決定打となり，誰が検査をオーダーしてもその結果は揺るぎない．一方，精神科臨床においては血液検査などの臨床検査は除外診断の目的で行われることはあるものの，精神疾患の診断そのものは病歴聴取と問診から下される．したがって診察者によって診断（結果）が異なることもあるだろう．診断の方法・結果の違いもまた精神疾患と身体疾患との大きな違い反映している．

●● 古茶 大樹

● インフォームド・コンセント（IC）：informed consent　● 診療録：medical record

精神医学総論

症候（精神症状）

監修　村上 伸治

総論

症候とは
精神機能の異常が表現されたもの

- 症候（精神症状）とは，各精神機能（精神活動）〔次項〕における異常が何らかの形で表現されたものである．
- 精神疾患を適切に診断するためには，患者の訴えや，患者周囲の訴えまたは医療者が観察したこと（他覚所見）を適切な医学用語に当てはめる必要がある．

- ここでは模式的に患者の言動や医療者が観察したことを各症候に当てはめているが，実際の診療ではさらに詳細な問診や観察を行いながら症状を把握する必要がある〔p.39, 40〕．

分類
精神機能ごとに分類

- 主な精神機能（精神活動）とその異常について，次のように分類する．

本章では，表のような分け方で各症候を解説しますが，症候の中には複数の精神機能が異常をきたして現れるものもあります．例えば，"作為思考"は思考の異常でもあり，自我意識の異常でもあります〔p.59〕．

医師

精神機能	精神機能の異常
意識 [p.46]	●意識混濁　●意識変容
見当識 [p.48]	●見当識障害
知覚 [p.49]	●錯覚　●幻覚　●知覚変容
記憶 [p.51]	●記銘障害　●追想障害
睡眠 [p.268]	●睡眠・覚醒障害（睡眠障害）
知能 [p.54]	●先天的／後天的な知能の低下
思考 [p.54]	●思路障害　●思考内容の異常　●思考体験の異常
感情 [p.60]	●気分の異常　●感情の興奮性の異常　●その他の異常
欲動，意志，行動 [p.64]	●欲動の障害　●意志の障害
自我意識 [p.70]	●境界性／能動性／単一性／同一性の意識の障害
パーソナリティ [p.72]	●パーソナリティの異常
その他 [p.74]	●病識の異常　●疎通性の異常

- 各精神疾患でどれか一つの精神症状のみみられるわけではなく，一人の患者が複数の症状をあわせもつ．

- 精神症状：mental symptom　●精神機能：mental function　●抑うつ気分：depressive mood　●貧困妄想：delusion of poverty　●思考制止／思考抑制：inhibition of thought　●不眠（症）：insomnia　●精神運動制止：psychomotor inhibition　●意識：consciousness　●見当識：orientation　●知覚：perception　●睡眠：sleep　●知能：intelligence　●思考：thought　●感情：emotion　●欲動：drive　●意志：will　●行動：behavior

精神症状の考え方
状態像診断を行う

- 本来，精神機能は個別に働くものではなく，総合的に働く（表現される）ものである．
- しかし精神科診療においては，症状を全体像としてみるのではなく，まずは個々の精神機能ごとに症状を観察し，それを一つの状態像としてまとめていく過程をふむことが，正しい診断にたどりつくうえで重要となる．

「気分の落ち込みと貧困妄想があるからうつ病だ！」と直感的に判断するのではなく，まずは各症状から状態像を診断し，そこから考えられる鑑別疾患を挙げていきます．ここからさらに，各種検査や面接で得られた詳細な情報（生活歴や家族歴など）(p.41)との関連性を考えて，最終的に診断が行われるのです(p.38)．

精神機能ごとに症状を観察する	状態像診断を行う	鑑別疾患を挙げる

	●各症状の組み合わせや関連性を考慮しながら，状態像としてまとめる．	●状態像から考えられる鑑別疾患を挙げる．

- 状態像診断は，治療の効果判定や，以降の治療方針を検討するうえでも必要なため，診察時には毎回行う必要がある．

主な状態像
抑うつ状態，躁状態など

- 主な状態像には次のようなものがある．

症状を単に組み合わせるのではなく，各症状の関連性などを考慮しながら総合判断して一つの状態像としてまとめる．

みられる主な精神症状と身体症状		状態像	状態像がみられる主な疾患（鑑別疾患）
●抑うつ気分 ●微小的内容の妄想 ●食欲の低下	●思考制止，精神運動制止 ●睡眠障害 ●頭重感	抑うつ状態 (p.111)	●気分症（うつ病，双極症） ●統合失調症　●神経症性障害 ●器質性精神疾患　●症状性精神疾患 ●物質関連症
●高揚気分 ●誇大的内容の妄想 ●多弁・多動 ●食欲の亢進	●観念奔逸 ●易刺激性 ●睡眠障害	躁状態 (p.111)	●双極症 ●器質性精神疾患 ●症状性精神疾患 ●物質関連症
●興奮 ●カタレプシー ●無言 ●反響現象	●昏迷 ●拒絶症 ●常同症	緊張病症候群 （カタトニア）(p.69)	●統合失調症　●うつ病 ●双極症 ●自閉スペクトラム症 ●器質性精神疾患　●症状性精神疾患
●幻覚 ●妄想		幻覚妄想状態	●統合失調症　●物質関連症 ●意識障害 ●器質性精神疾患　●症状性精神疾患
●意識障害 ●幻覚	●精神運動興奮	せん妄，もうろう状態	●器質性精神疾患　●症状性精神疾患 ●てんかん
●易疲労感 ●記銘障害 ●頭痛，めまい	●注意・集中困難 ●焦燥感	神経衰弱状態	●神経症性障害　●うつ病 ●器質性精神疾患　●症状性精神疾患 ●物質関連症

●自我意識：self-consciousness　●パーソナリティ：personality　●抑うつ状態：depressive state　●躁状態：manic state　●緊張病症候群：catatonic syndrome　●幻覚妄想状態：hallucinatory-paranoid state　●せん妄：delirium　●もうろう状態：twilight state　●神経衰弱：psychasthenia

意識の異常

Words & terms

JCS, GCS 〔p.46〕
意識障害（特に意識混濁）の程度や経時的変化を客観的に評価・把握するための指標〔病⑦p.550〕.

通過症候群
頭部外傷などによる意識混濁からの回復期〜外傷による症状が固定されるまでの間の短期間に，様々な精神症状がみられる状態．みられる精神症状には幻覚〔p.50〕，妄想〔p.57〕，自発性欠如，抑うつ状態〔p.111〕，健忘〔p.53〕などがあり，症状は可逆性である．

作動記憶（ワーキングメモリ） 〔p.51〕
短時間の記憶の保持に加えて，認知処理が関わる機能（例：計算をするために一時的に複数の数字を覚え〔短期記憶〕，計算をし，計算が終わったら覚えた数字を忘れる）．作業記憶ともいう．

展望記憶 〔p.51〕
予定された行動など，将来に関する記憶（例：明日友人と遊ぶ）．

意識混濁と意識変容

意識の異常（意識障害）とは

- 意識という言葉の意味は多様であるが，精神医学においては“現在の瞬間における精神生活全体”と定義される（Jaspers（ヤスパース） K）．意識は精神機能全般（知覚，記憶，思考，感情，意思など）を成り立たせるための基本的な脳機能である．
- 臨床上は，意識を覚醒度（清明度），意識の内容，意識野（意識の範囲）の3つの観点から判断する．これら3つが正常の場合は意識清明，どれか1つでも障害がある場合は意識障害となる．
- 意識の覚醒度の低下を意識混濁（単純な意識障害），軽度〜中等度の意識混濁に加えて意識の内容の障害や意識狭窄（意識野の狭まり）があるものを意識変容（複雑な意識障害）という．

意識障害を舞台に例えたイメージ

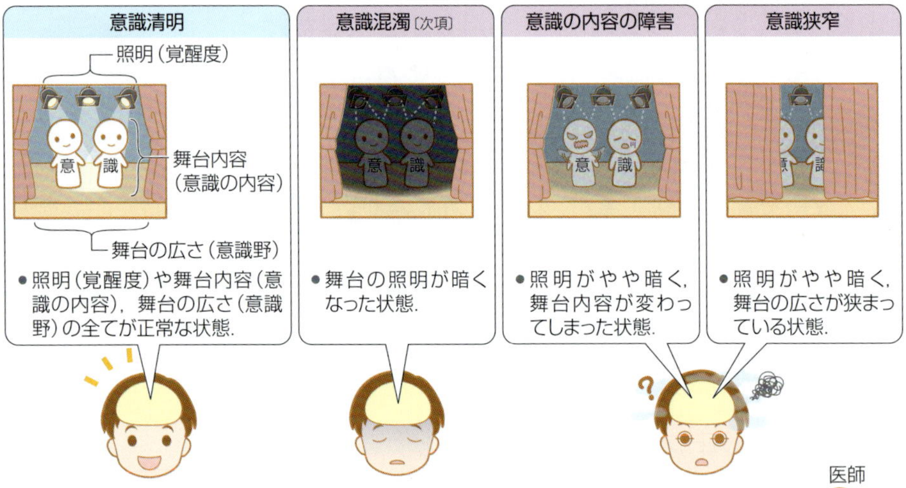

意識変容〔p.47〕
意識清明
照明（覚醒度）
舞台内容
（意識の内容）
舞台の広さ（意識野）
意
識
●照明（覚醒度）や舞台内容（意識の内容），舞台の広さ（意識野）の全てが正常な状態．
意識混濁〔次項〕
●舞台の照明が暗くなった状態．
意識の内容の障害
●照明がやや暗く，舞台内容が変わってしまった状態．
意識狭窄
●照明がやや暗く，舞台の広さが狭まっている状態．

- この他，特殊な意識障害として，無動性無言〔病⑦p.551〕や失外套（しつがいとう）症候群〔病⑦p.551〕，植物状態〔病⑦p.552〕がある．

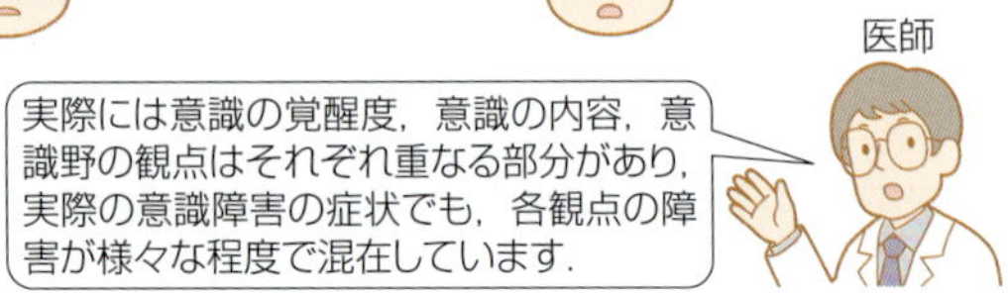

医師
実際には意識の覚醒度，意識の内容，意識野の観点はそれぞれ重なる部分があり，実際の意識障害の症状でも，各観点の障害が様々な程度で混在しています．

意識の覚醒度が低下した状態

意識混濁

- 意識の覚醒度（清明度）が低下した状態の総称を意識混濁といい，日本の精神医学分野においては重症度を以下のように5つに分類することが多い．

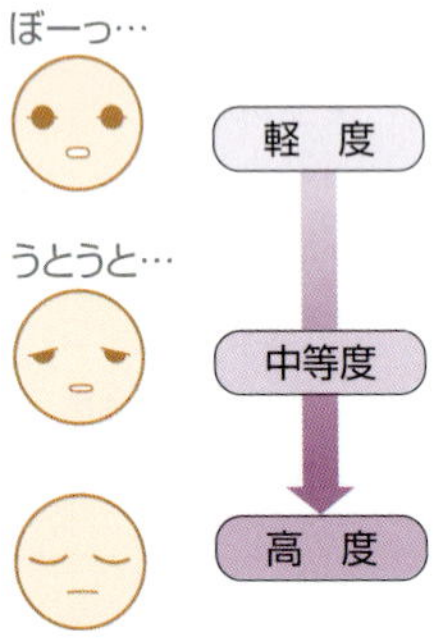

ぼーっ…
うとうと…
軽度
中等度
高度

	所見	対応JCSスコア〔p.46W〕
明識困難状態（めいしきこんなんじょうたい）	●昏蒙よりも軽度で，ややぼんやりしている状態．	1〜3　（1桁）
昏蒙（こんもう）	●浅眠状態に近く，呼びかけに対する反応がやや遅い状態．	
傾眠（けいみん）	●呼びかけや軽い刺激により目覚めるが，放置すると眠ってしまう状態．	10　（2桁）
嗜眠（しみん）	●強い刺激（痛み刺激や体のゆさぶりなど）により目覚めるが，放置すると眠ってしまう状態．	20，30
昏睡（こんすい）	●強い刺激を与えても覚醒しない状態． ●刺激にごくわずかに反応する半昏睡と，全く反応しない昏睡に分類されることもある．	100〜300　（3桁）

- 意識混濁に対して，覚醒度が持続的に亢進した状態を過覚醒という．不眠症〔p.273〕やPTSD〔p.174〕でみられる．

+α もっとわかる

●意識障害：consciousness disturbance／impaired consciousness　●意識混濁：clouding of consciousness　●意識狭窄：limited consciousness　●意識変容：alterations of consciousness　●無動性無言：akinetic mutism　●失外套症候群：apallic syndrome　●植物状態：vegetative state　●日本式昏睡尺度（JCS）：Japan Coma Scale　●グラスゴー昏睡尺度（GCS）：Glasgow Coma Scale　●通過症候群：transit syndrome　●作動記憶／ワーキングメモリ：working memory　●展望記憶：prospective memory

意識の内容の障害や意識狭窄
意識変容

- 軽度～中等度の意識混濁に加えて、意識の内容の障害や意識野の狭まりがある状態を意識変容（複雑な意識障害）といい、精神科における意識障害のメインとなる。

- 意識の内容の障害を意識変容ということもある（意識狭窄を意識変容の中に含めないこともある）。
- 意識混濁と比べ、意識変容は見逃されたり、認知症などと誤診されたりすることがあるため、注意が必要である。刺激に対して反応するか（意識混濁の有無）だけでなく、意識障害が生じていたと考えられる期間に体験したことを覚えているかも確認する（記憶が乏しい場合は意識障害が生じていた可能性が高くなる）。

せん妄やアメンチアなど
意識の内容の障害が主体となる病態

- 意識の内容の障害が主体となる病態には以下のようなものがある。

	説明		みられる疾患・状態
せん妄 [p.334]	・軽度～中等度で変動する意識混濁と、精神運動興奮などの精神症状を伴う状態（狭義のせん妄）。 ・特殊なせん妄として、振戦せん妄 [p.339]、夜間せん妄、作業せん妄などがある。		・脳疾患（認知症など） ・代謝疾患 ・感染症 ・内分泌疾患（甲状腺機能亢進症、Cushing症候群など） ・炎症性疾患（SLEなど） ・悪性腫瘍 ・入院・手術 ・中毒・離脱 ・医薬品の使用 ・加齢
アメンチア	・軽度の意識混濁と思考散乱（思考のまとまりのなさ）[p.56]があり、患者自身が思考のまとまりがないことに気づいて困惑している状態。		
夢幻状態	・夢の中にいるように世界が変容し、周囲は錯覚的に認知され、幻覚（特に幻視）が活発に現れる状態。 ・その間は周囲との疎通性は不十分になるが、記憶の欠損（健忘）は軽度である。		・てんかん ・器質性精神疾患 ・統合失調感情症 [p.103]

- 昏蒙：benumbness　● 傾眠：somnolence　● 嗜眠：lethargy　● 昏睡：coma　● 過覚醒：hyperarousal　● 心的外傷後ストレス症（PTSD）：posttraumatic stress disorder　● せん妄：delirium　● アメンチア：amentia　● 夢幻状態：dreamy state　● もうろう状態：twilight state　● 振戦せん妄：delirium tremens　● 夜間せん妄：night delirium　● 作業せん妄／職業せん妄：occupational delirium

意識狭窄の代表的な病態
もうろう状態

- 意識狭窄の代表的な病態に，もうろう状態がある．意識混濁の程度は軽度であり，幻覚や錯覚，不安，徘徊，精神運動興奮などを伴う．
- もうろう状態の持続期間は様々（数分〜数ヵ月）だが，通常は突然始まり急激に回復する（期間が明確にわかる）．また，もうろう状態の間の記憶はない．
- 臨床上，重要なもうろう状態には次の3つがある．特にてんかん発作後に生じるものが多い．

重要なもうろう状態
- てんかん発作後もうろう状態
- 解離性もうろう状態
- 器質性もうろう状態（頭部外傷など）

てんかん発作後のもうろう状態
- てんかんの発作が治まった後，急に起き上がって暴れる，歩き回って壁にぶつかる，視線が合わない，ぼんやりとするなどの状態が生じることがある．
- 特に急に暴れる場合などは，事故が生じないよう，注意する必要がある．

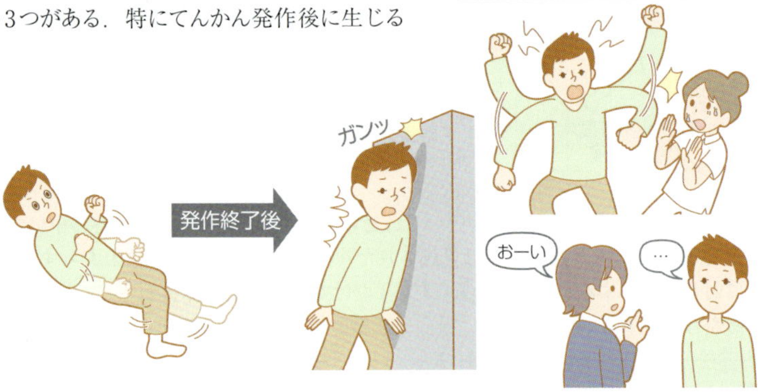

見当識の異常

現在の自分の状況を把握できなくなる
見当識障害とは

- 見当識とは，現在の自分のおかれている状況（日時や場所，周囲の人物やその他周囲の状況）を正しく把握・認識する精神機能である．この見当識が低下した状態を見当識障害という．
- 見当識が保たれるためには，意識，記憶，知能，認知機能などが正常である必要がある．
- 見当識障害は問診によって確認可能である．

見当識を確認する質問	正常	意識，記憶，知能，認知機能などの障害	見当識障害
	●現在の自分の状況を正しく把握している．		●現在の自分の状況を正しく把握できていない．
□日時：今日は何月何日，今何時頃ですか？	8月30日の10時頃です．		えーっと，今日は3月だっけ？
□場所：ここはどこだかわかりますか？	ここは〇〇病院です．		ここはどなたのおうちかしら？
□周囲の人物：今日はどなたと来ましたか？	娘とです．		一緒にいるのは近所の方です．
□周囲の状況：なんのために来たかわかりますか？	今日は持病の経過観察のために来ました．		今日は何しに来たんだっけねぇ？

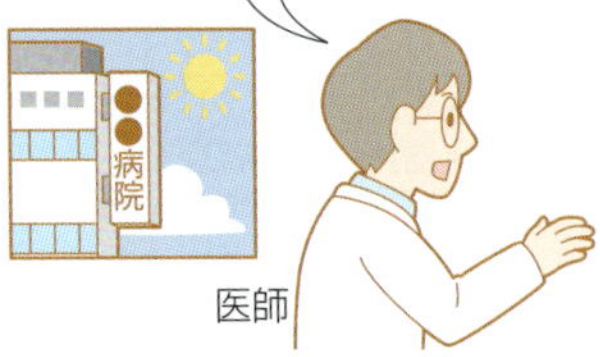

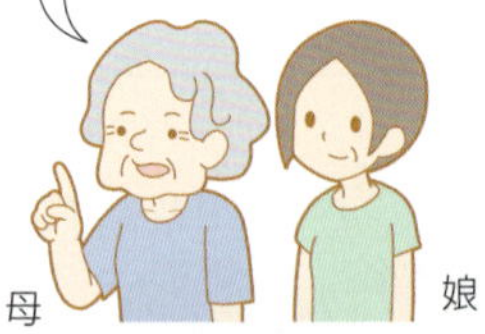

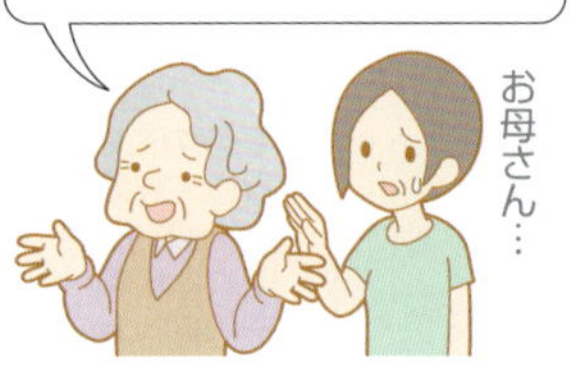

見当識障害が生じる疾患・状態
- せん妄〔p.334〕
- Alzheimer（アルツハイマー）型認知症〔病⑦p.434〕
- Korsakoff（コルサコフ）症候群〔p.306〕
- 意識障害〔p.46〕
- 解離症〔p.191〕

+α もっとわかる

- もうろう状態：twilight state
- てんかん：epilepsy
- 見当識障害：disorientation
- 統合失調症：schizophrenia

知覚の異常

刺激を受け取る際の異常
感覚と知覚の異常とは

- 感覚とは，受容器などの感覚器を介して刺激を受け取ることをいう．
- 知覚とは，受け取った刺激（感覚情報）に知覚者の知識や記憶，判断，感情などが加味され，その刺激がなにを意味するのかを理解することをいう．
- 実際には感覚と知覚の処理過程ははっきりと分かれているものではなく，連続しているものである．
- 知覚の異常とは，感覚器には異常がないにもかかわらず，受け取った刺激を現実とは異なるものとして理解することをいう．

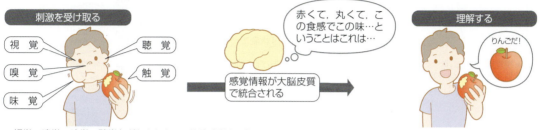

- 視覚，嗅覚，味覚，聴覚などをまとめて，特殊感覚という．
- また，触覚は体性感覚の一つである．

感覚の異常（感覚障害）
- 視覚障害〔病⑫p.30〕
- 聴覚障害〔病⑬p.23〕
- 嗅覚障害〔病⑬p.136〕
- 味覚障害〔病⑬p.220〕
- 体性感覚の障害〔病⑦p.222〕

感覚障害は，感覚器に何らかの異常があることで生じます．ただし，感覚と知覚がはっきりと分かれていないように，感覚障害と知覚の異常もはっきりと分けない場合があります（視覚障害として錯視や幻視を扱うなど）．

知覚の異常
- 錯覚〔次項〕
- 幻覚〔p.50〕
- 知覚変容〔p.50〕

- 感覚には上記の他に，特殊感覚に含まれる平衡感覚，体性感覚（温痛覚，位置覚，振動覚など）〔病⑦p.218〕，内臓感覚（空腹感，悪心，便意，尿意など）がある．

実存する対象を誤って知覚
錯覚

- 錯覚とは，感覚器に異常がないにもかかわらず，実際に存在する対象を誤って知覚することである．
- 感覚の種類に応じて，視覚情報を誤って知覚する錯視，聴覚情報を誤って知覚する錯聴などがある（嗅覚，味覚，触覚の錯覚はまれ）．

- 強い不安や恐怖，期待感や注意力の低下・眠気・疲労などにより生じる．
  例：暗い夜道で木がお化けに見える．

錯覚が生じる主な疾患・状態
- 健常者
- 意識障害（軽度の意識混濁やせん妄など）

パレイドリア（変像症）

- 錯覚のうち，不完全な感覚情報に空想が混ざり生じるものをパレイドリアという．
- 目を凝らしても消えるとは限らないことが，通常の錯覚とは異なる．
  例：壁のシミが虫や人の顔に見える．

- 感覚：sensation ● 錯覚：illusion ● 幻覚：hallucination ● パレイドリア／変像症：pareidolia

実在しない対象を知覚
幻覚

- 幻覚とは，感覚器に異常がないにもかかわらず，実際には存在しない（感覚器への刺激がない）対象を実在するものとして知覚することである．対象なき知覚ともよばれる．
- 幻覚は感覚器によって次のように分類される．

分類	幻　視	幻　聴	幻嗅（幻臭）	幻　味	体感幻覚（セネストパチー）
説明	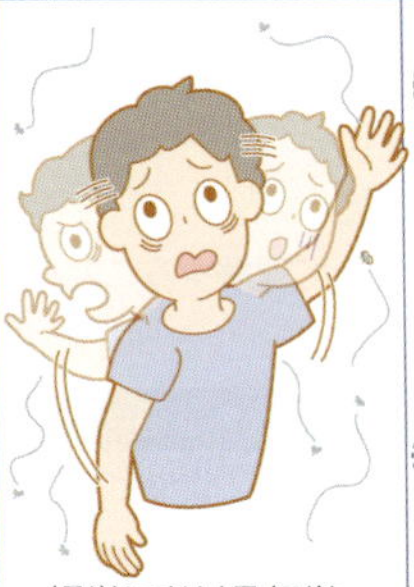 • 視覚における幻覚. • 見えるものは虫や動物，人など多岐にわたる.	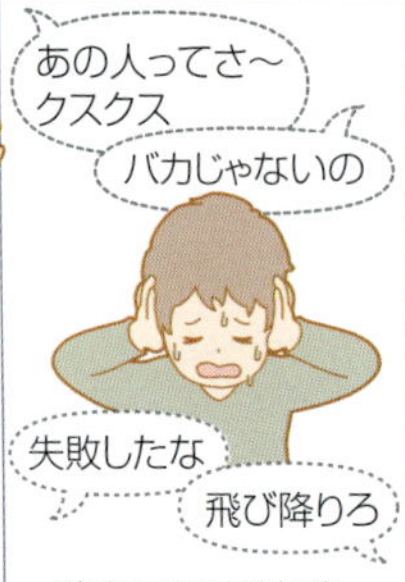 • 聴覚における幻覚. • 人の声が聞こえる言語性幻聴（幻声）と，それ以外の音が聞こえる要素性幻聴がある.*	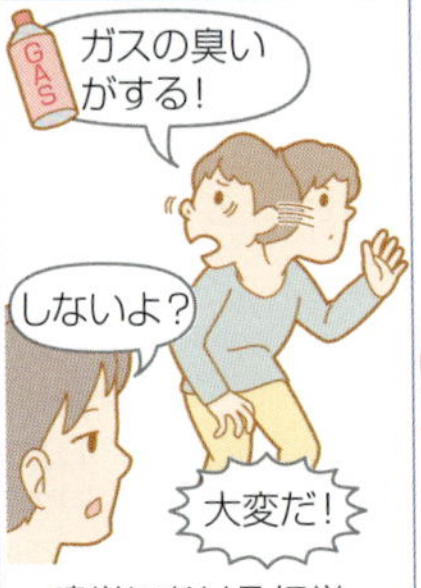 • 嗅覚における幻覚. • 不快な匂いを訴えることが多い.	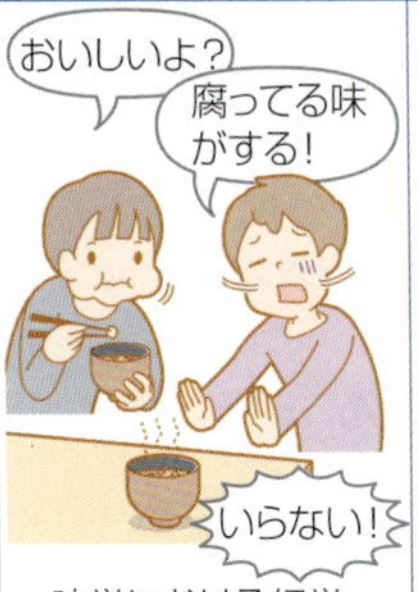 • 味覚における幻覚. • 不快な味を訴えることが多い. • 拒食の原因となることが多い.	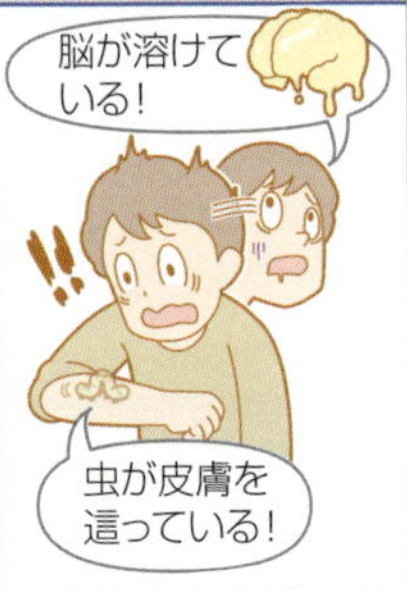 • 体性感覚（触覚，温痛覚，位置覚など）や内臓感覚における幻覚であり，特に触覚に関するものを幻触という.
生じうる主な疾患	• アルコール離脱時の振戦せん妄〔p.339〕 • せん妄 • Lewy（レビー）小体型認知症〔病⑦p.438〕	• アルコール誘発性精神症〔p.306〕 • 覚醒剤精神症〔p.319〕 • 脳器質性疾患		• 統合失調症〔p.78〕	

*統合失調症やアルコール誘発性精神症，覚醒剤精神症では言語性幻聴が，脳器質性疾患では要素性幻聴が多い．

- 言語性幻聴は被害妄想を，幻嗅や幻味は被毒妄想を伴うことがある〔p.85〕．また，体感幻覚は作為体験と結びつくことがある〔p.71〕．
- 幻視と同じく，小さな虫が飛んでいるように見える症状に飛蚊症がある〔病⑫p.272〕．飛蚊症は硝子体に生じた混濁が影として網膜へ投影されることによって起こる（感覚器の異常であり，感覚障害である）．

質的に誤って知覚
知覚変容

- 知覚変容とは，感覚器に異常がないにもかかわらず，実在する対象を質的に誤って知覚することをいう．

知覚変容が生じる主な疾患・状態
- 統合失調症
- 離人感・現実感消失症
- 疲労時

知覚変容の例

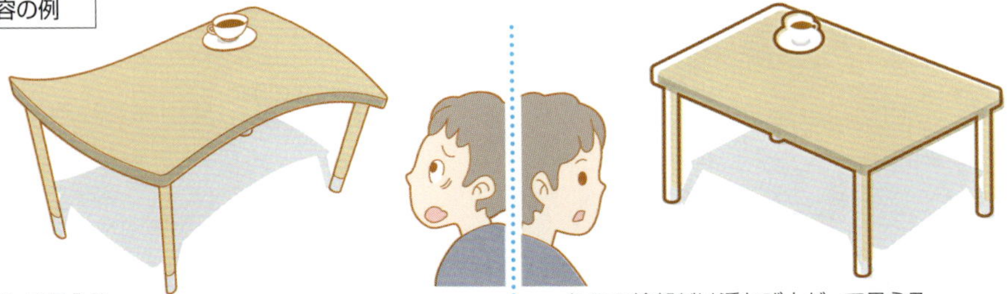

• ものが歪んで見える.　• ものの輪郭だけ浮かび上がって見える.

- 感覚器に異常がないにもかかわらず，実在する対象を量的に誤って知覚する場合がある．刺激が本来より強まって感じられるものを知覚過敏（例：極端に色鮮やかに感じる），弱まって感じられるものを知覚鈍麻（例：極端に音が小さく感じる）という．

+α もっとわかる

• 幻覚：hallucination　• 幻視：visual hallucination　• 幻聴：auditory hallucination　• 幻嗅／幻臭：olfactory hallucination　• 幻味：gustatory hallucination　• 体感幻覚：cenesthesic hallucination　• 言語性幻聴／幻声：verbal auditory hallucination　• 要素性幻聴：elemental auditory hallucination　• アルコール誘発性精神症：alcohol-induced psychotic disorder　• 被害妄想：delusion of persecution　• 被毒妄想：delusion of poisoning　• 知覚変容：sensory distortion　• 知覚過敏：hyperesthesia　• 知覚鈍麻：hypoaesthesia

記憶の異常

記憶の過程のいずれかが障害される

記憶の異常とは

- 記憶とは，体験したことや得た情報を脳内に保ち，必要に応じてそれを利用する精神機能である．
- 記憶の過程は次の3つに分けられ，いずれかの過程で障害が起こると記憶の異常が生じる．

記　銘

- 記憶する情報を脳に刻み込む（脳に取り込むことができる形に符号化する）段階．

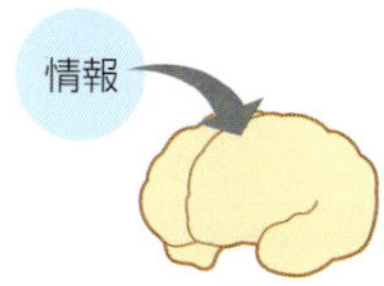

保　持

- 記銘した情報を脳内に維持する段階．
- 必要な情報は保存されるが，不要な情報は消去される．

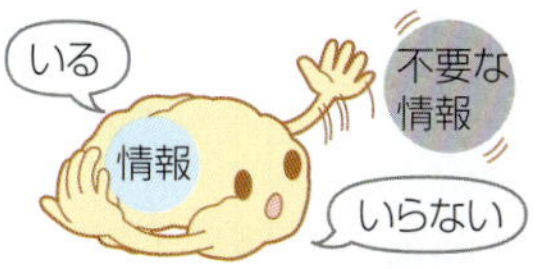

再生（追想／想起）

- 維持していた情報を意識上に引き出す段階．

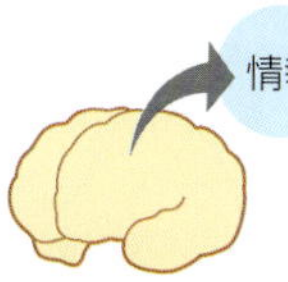

記銘障害〔p.52〕

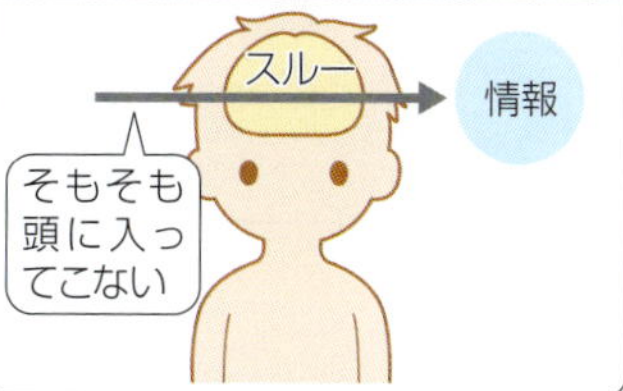

追想障害〔p.52〕

- 量的な追想障害
  - 記憶増進
  - 記憶減退
  - 健忘
- 質的な追想障害
  - 誤記憶
  - 仮性記憶
  - 未視感・既視感

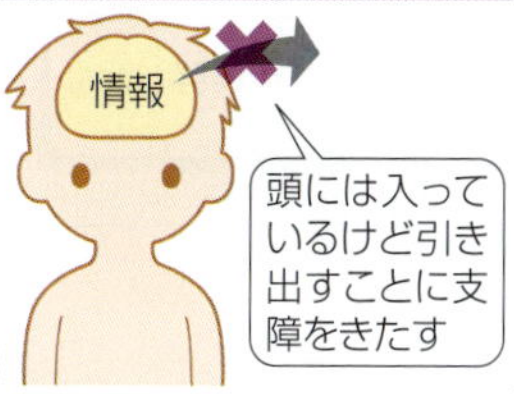

情報を保持しているかどうかは再生することで確認できます．そのため，保持機能と再生機能の障害をあわせて追想障害（再生障害）とするのが一般的です．

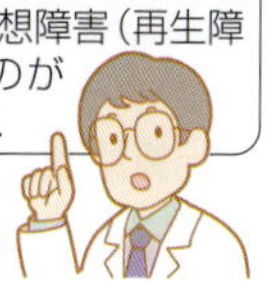

保持期間や内容によって分類

記憶の分類

- 記憶はその保持期間によって短期記憶と長期記憶に分類される．

認知心理学的分類	臨床的分類	説　明
短期記憶	即時記憶（数秒～1分）	• 一時的に情報などを貯蔵するシステムであり，情報の保持期間や容量に限界があると考えられている． • 短期記憶から発展した概念として，作動記憶〔p.46W〕がある．
長期記憶	近時記憶（数分～数日）	• 情報の保持期間や容量に限界がない記憶システムであり，その記憶の内容から陳述記憶と非陳述記憶に分類される． • 近時記憶の中に展望記憶〔p.46W〕がある．
	遠隔記憶（週～年）	

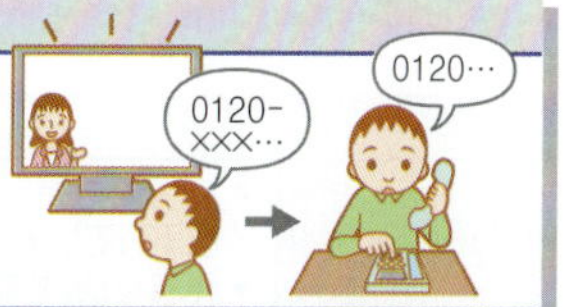

長期記憶の内容による分類

陳述記憶（宣言的記憶）

- 意識的に想起でき，言語化やイメージ化ができる記憶．

意味記憶

- 言葉の意味や，学習して得た記憶（知識に相当する）．

エピソード記憶

- いつ，どこで，何をしたという個人的な体験や出来事の記憶（思い出に相当する）．

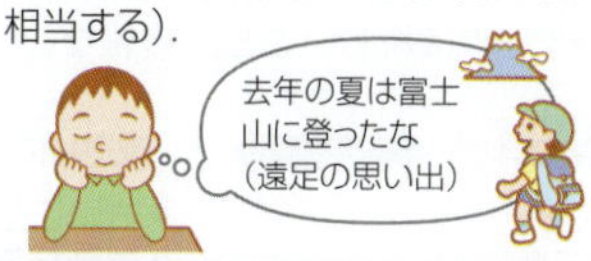

非陳述記憶（非宣言的記憶）

手続き記憶

- 動作・行為における技能など，繰り返しによって"体で覚えた"記憶〔病⑦p.42〕．
- 意識的に想起されるものではない．

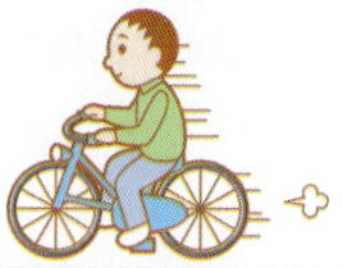

自転車の乗り方，楽器の演奏法，仕事の手順など

- 陳述記憶には主に脳の海馬〔p.20W〕や大脳皮質などが，非陳述記憶には主に小脳などが関わる．

• 記銘：registration　• 保持：retention　• 追想／想起：recall　• 短期記憶：short term memory　• 長期記憶：long term memory　• 即時記憶：immediate memory　• 近時記憶：recent memory　• 遠隔記憶：remote memory　• 陳述記憶：declarative memory　• 非陳述記憶：non-declarative memory　• 意味記憶：semantic memory　• エピソード記憶：episodic memory　• 手続き記憶：procedural memory　• 海馬：hippocampus

+α もっとわかる

▍新しいことが覚えられない
記銘障害

- 記銘障害は短期記憶〔p.51〕の障害である．新しい出来事を覚えられないが，保持・追想の障害はないため昔の出来事は覚えている．

記銘障害が生じる主な疾患・状態
●Alzheimer型認知症（初期）　●脳血管障害 ●頭部外傷　　　　　　　　　●Korsakoff症候群〔p.306〕 ●加齢

- なお，Korsakoff症候群では，記銘障害の他に健忘（追想障害の1つ〔p.53〕）も生じる．

▍記憶減退と記憶増進
追想の量的障害

- 追想障害は追想（頭の中に入っているはずの情報を引き出すこと）に何らかの障害が生じたものをいい，長期記憶〔p.51〕の障害である．
- 追想障害は量的障害と質的障害〔p.53〕に分けられる．

[追想の量的障害]

- 追想の量的障害には記憶減退と記憶増進がある．

	記憶減退	記憶増進
説明	●追想能力が低下している状態． ●健忘〔p.53〕も記憶減退の一種である．	●追想能力が亢進している状態． （例：2000年1月1日の土曜日は晴れ，2日の日曜日は晴れ時々くもり，3日の月曜日は雨のちくもり…）
みられる疾患・状態	●認知症 ●脳血管障害などの脳機能障害 ●健常者でも加齢や緊張によって生じうる．	●発熱　●夢，催眠状態　●てんかん ●薬物の使用　●フラッシュバック　●Savant症候群

- 記憶減退において，一般的に記憶が減退しやすいのは新しいこと，複雑なこと，慣れないことである（Ribotの逆行律）．

減退しやすい	減退しにくい
●新しいこと ●複雑なこと ●慣れないこと	●古いこと ●単純なこと ●習熟したこと

●記銘障害：disturbance of memorization　●追想障害：disturbance of remembrance　●記憶減退：hypomnesia　●記憶増進：hypermnesia　●認知症：dementia

特定の期間を追想できない
健忘

- 健忘とは，ある特定の期間のことを追想できない状態である（記憶減退の1つ）．頭部外傷や薬物の使用，脳血管障害などの脳器質異常などで生じ，意識障害を伴うことが多い．
- 健忘は忘れている内容の範囲や，意識障害との時間的な関係性により分類される．

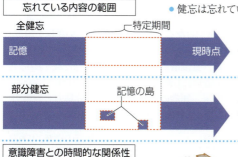

- 特定期間の全てを忘れている．
- 特定期間の一部の記憶が残っている．
- 追想できる部分を記憶の島という．

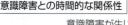

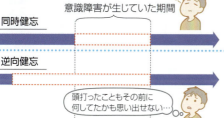

- 意識障害が生じていた期間と一致した健忘．
- 意識障害が生じていた期間＋それ以前の（意識清明であった）期間の健忘．

生じる主な状態
- 頭部外傷

- 意識障害が生じていた期間＋それ以降の（意識回復後の）期間の健忘．

生じる主な状態
- BZ受容体作動薬の服用後

記銘障害[p.52]も前向健忘もともに新しい情報の記憶がない状態です．理論上は，覚えられない（記銘障害）のか思い出せない（前向健忘）のかということになりますが，臨床上これを区別するのは難しいため，記銘障害の中に前向健忘が含まれるとされることが多いです．

- 特に個人的な情報やエピソード記憶に関して追想できなくなるものを解離性健忘[p.192]という．

追想する内容に歪みがある
追想の質的障害

- 追想の障害とは，追想する内容と事実との間に歪みがあるものをいい，誤記憶と仮性記憶（偽記憶）に分けられる．誤記憶と仮性記憶をあわせて記憶錯誤（追想錯誤）という．
- 記憶の内容と事実が異なることは正常でもありうる．この歪みが著しい（明らかに事実と異なる）場合，病的（記憶錯誤）と判断される．

記憶錯誤（追想錯誤）

誤記憶（追想錯覚）
- 情報（事実）が著しく改変されて追想されることを誤記憶という（記憶の錯覚）．

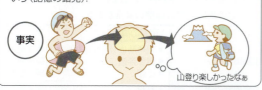

仮性記憶／偽記憶（追想幻覚）
- 全く経験していないことを実際にあったことのように追想することを仮性記憶という（記憶の幻覚）．
- なお，この誤った記憶を語ると，作話となる．

- 記憶錯誤の特殊型として，既視感と未視感がある．

既視感・未視感が生じる疾患・状態
- 側頭葉てんかん
- 健常者（疲労時など）

既視感（デジャブ／既視体験）
- 見たことがないものを見たことがあると感じること．
- 患者は懐かしさなどの肯定的な感情を伴うことが多い．

未視感（ジャメビュ／未視体験）
- 見たことがあるものを初めて見たと感じること．
- 患者は不気味などの否定的な感情を伴うことが多い．

- 健忘：amnesia ● 全健忘：total amnesia ● 部分健忘：partial amnesia ● 逆行健忘：retrograde amnesia ● 前向健忘：anterograde amnesia ● ベンゾジアゼピン（BZ）受容体作動薬：benzodiazepine receptor agonist ● 誤記憶：allomnesia ● 仮性記憶／偽記憶：pseudomnesia ● 記憶錯誤／追想錯誤：paramnesia ● 作話：confabulation ● 既視感／既視体験：déjà vu ● 未視感／未視体験：jamais vu

知能の異常

Words & terms

仮性認知症（偽認知症）〔p.54〕
一見すると認知症のようにみえる状態．拘禁状態，うつ病，水頭症，慢性硬膜下血腫などにより生じる．水頭症や慢性硬膜下血腫は早期に原疾患の治療を行うことで認知症の症状が回復する可能性があり，このような認知症を"治療可能な認知症"とよぶ〔病⑦p.427〕．

Ganser（ガンザー）症候群〔p.28〕
拘禁状態の者に生じる仮性認知症．解離性の心因反応と考えられている．簡単な質問に対してわざとらしく，的外れな応答をしたり（例：1＋1＝3と答える，年齢を聞かれて2歳と答える），退行した（幼稚な）態度，言動となったりする（幼稚症）．

先天的または後天的に低下する 知能の異常とは

- 知能（≒認知機能）とは，周囲の状況を理解して問題点や課題を判断し，それを解決する能力をいう．単に記憶や知識・経験を応用することではなく，自分にとって新しい課題を創造的な思考や判断により解決する総合的機能である．
- 知能の異常とは，意識清明で疎通性〔p.74〕も保たれており，急性の精神障害がないにもかかわらず知的作業だけができないことをいう．臨床上，知能の異常は記憶力・計算力・判断力・見当識などの状態から判断する〔p.357〕．

知能の異常の分類

- 知能の異常は先天的，あるいは出生早期から生じるものと，後天的なものに分けられる．

知能の発達と低下のイメージ

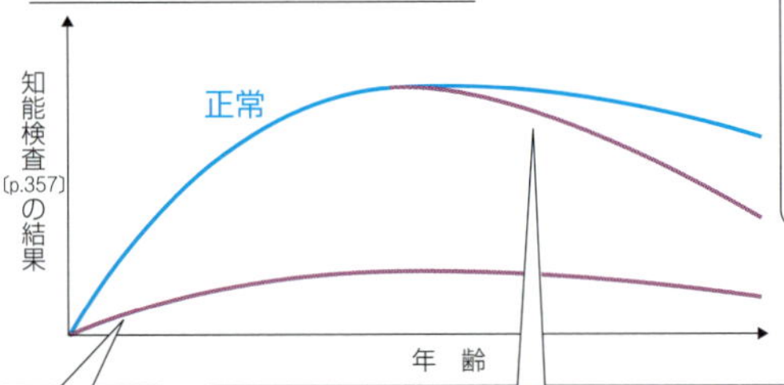

知能検査〔p.357〕の結果
正常
年齢

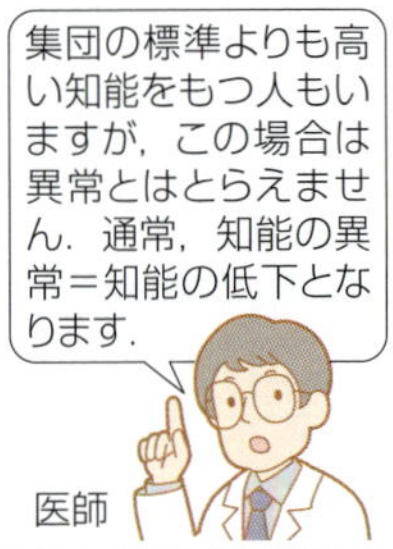

集団の標準よりも高い知能をもつ人もいますが，この場合は異常とはとらえません．通常，知能の異常＝知能の低下となります．
医師

先天的，あるいは出生早期からの知能の低下

- 先天的，あるいは出生早期に生じた原因により，知能が低い状態にとどまっている状態．

生じる主な疾患

- 知的発達症〔p.218〕

後天的な知能の低下

- 正常に発達した知能が，後天的な脳の器質障害により持続的に低下した状態．

生じる主な疾患

- Alzheimer（アルツハイマー）型認知症〔病⑦p.434〕
- Lewy（レビー）小体型認知症〔病⑦p.438〕
- 前頭側頭型認知症〔病⑦p.441〕
- 血管性認知症〔病⑦p.442〕
- 慢性硬膜下血腫〔病⑦p.544〕*
- 正常圧水頭症〔病⑦p.178〕*

*これらによる知能低下は仮性認知症〔p.54W〕とよばれる．

思考の異常

思路障害，思考内容の異常，思考体験の異常がある 思考の異常とは

- 思考とは，目標（問題解決や意思決定，質問への回答など）に向かって次々と思い浮かぶ観念を理論的かつ事実に即して整理・連結し，目標に到達しようとする精神機能である．
- 思考に何らかの異常がみられるものとして，思路障害，思考内容の異常，思考体験の異常がある．

思　考

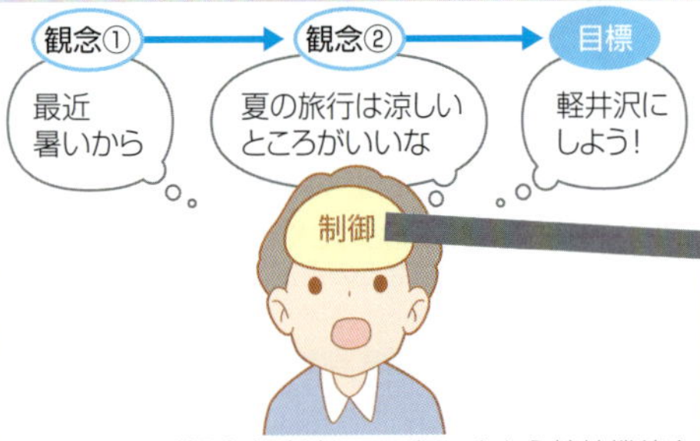

観念①
最近暑いから
観念②
夏の旅行は涼しいところがいいな
目標
軽井沢にしよう！
制御

- 思い浮かぶ観念を連結して目標に向かう精神機能を思考という．

思考の異常	
思路障害〔p.55〕	●思考制止（思考抑制）●思考途絶 ●観念奔逸 ●滅裂思考 ●迂遠 ●保続　など
思考内容の異常〔p.57〕	●妄想
思考体験の異常〔p.59〕	●強迫観念 ●恐怖 ●支配観念 ●思考干渉 ●作為思考 ●思考吹入 ●思考奪取 ●思考伝播　など

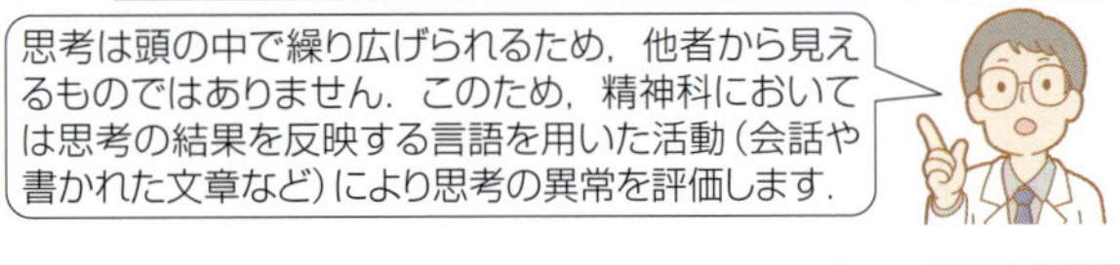

思考は頭の中で繰り広げられるため，他者から見えるものではありません．このため，精神科においては思考の結果を反映する言語を用いた活動（会話や書かれた文章など）により思考の異常を評価します．

+α もっとわかる

●仮性認知症／偽認知症：pseudodementia ●知能：intelligence ●疎通性：rapport ●思考制止／思考抑制：inhibition of thought ●思考途絶：blocking of thought ●観念奔逸：flight of ideas ●滅裂思考／思考滅裂：incoherence of thought ●迂遠：circumstantiality ●保続：perseveration ●妄想：delusion ●強迫観念：obsession／obsessive thoughts ●恐怖：fear ●支配観念／優格観念：over value idea ●思考干渉：influence of thought ●思考吹入／考想吹入：thought pressure

思考の流れがスムーズにいかない
思路障害

- 思路に何らかの障害が生じているものをまとめて思路障害（思考過程の異常）といい，次のようなものがある．

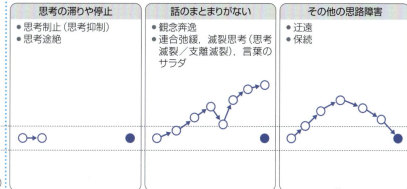

正常の思路	思路障害		
通常，思考は観念から次の観念へと連結して流れをつくりながら目標に達する(思路).	観念同士のつながりが乏しくなったり，目標到達までに時間がかかったりと，思考の流れがスムーズにいかないものを思路障害という．		
	思考の滞りや停止	話のまとまりがない	その他の思路障害
	・思考制止（思考抑制） ・思考途絶	・観念奔逸 ・連合弛緩，滅裂思考（思考滅裂／支離滅裂），言葉のサラダ	・迂遠 ・保続

思考の滞りや停止が生じる
思考制止と思考途絶

- 思考の滞りや停止が生じるものに，思考制止（思考抑制）と思考途絶がある．

"制止"と"途絶"でややこしいですが，思考制止は止まるというよりゆっくりになる，と考えるとわかりやすいです．

	思考制止（思考抑制）	思考途絶
思路のイメージ	観念：○ 目標：●	
説明	・考えようとしても考えが浮かばない，思考が前に進まなくなる（滞る）状態． ・気長に待てば目標まで到達しうるが，重度の場合は止まった状態のままとなる．	・思考が突然中断する状態であり，周囲からすると会話中に急に黙り込むようにみえる． ・思考が再開しても別の観念のことになっている．
患者の訴えの例	「わかりません」 「何も浮かんでこない」 「考えられません」	「考えていたことが消えてしまった」 「考えていたことを誰かに取られた（思考奪取p.59を伴う）」
みられる疾患・状態	抑うつ状態	統合失調症

- 思考奪取／考想奪取：thought withdrawal　● 思考伝播／考想伝播：broadcasting of thought　● 連合弛緩：loosening of association　● 言葉のサラダ：wordsalad

話のまとまりがない
観念奔逸と滅裂思考

● 話がまとまらず目標に到達しないものに，観念奔逸と滅裂思考がある．

- 滅裂思考のうち，意識混濁が土台にあるものを思考散乱という．アメンチア〔p.47〕などの意識障害でみられる．

観念奔逸と思考制止は対照的な症状です．思考の進みが異常に速くなるのが観念奔逸，逆に遅くなるのが思考制止と覚えましょう．

その他の思路障害
迂遠と保続

● その他の思路障害として，迂遠や保続がある．

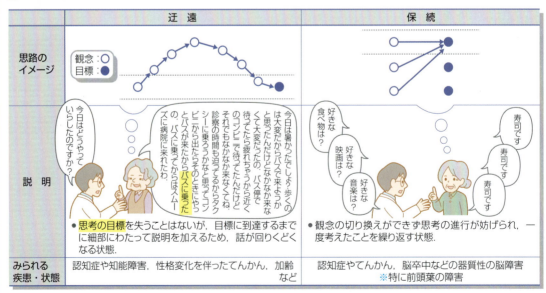

● 迂遠のうち，一部分にこだわるため思考が進まず同じ思考内容が繰り返される状態を粘着という．

- 観念奔逸：flight of ideas
- 滅裂思考／思考滅裂：incoherence of thought
- 談話心迫：pressured speech
- 連合弛緩：loosening of association
- 言葉のサラダ：wordsalad
- 迂遠：circumstantiality
- 保続：perseveration

56　An Illustrated Reference Guide

思考内容の障害の一つ
妄想

- 思考内容が誤っているが，その誤った思考内容について強い確信をもち，かつ訂正が不能なものを妄想という．

思考内容の誤りについて訂正可能	誤った思考内容について強い確信をもち，訂正不能
正常範囲の誤解	妄想

- 妄想は個人の思考の異常であり，多数の人が同様に理解している迷信などは妄想には含まれない．
- 妄想は，発生過程〔次項〕と内容〔p.58〕によってそれぞれ分類される．

一次妄想と二次妄想
発生過程による妄想の分類

- 妄想は，発生過程によって次の2つに分類できる．

- 一次妄想／真性妄想：primary delusion　　● 二次妄想／妄想様観念：secondary delusion　　● 妄想着想：delusional intuition　　● 妄想知覚：delusional perception　　● 妄想気分：delusional mood

被害的，誇大的，微小的など
内容による妄想の分類

- 妄想は，その内容によって被害的，誇大的，微小的内容などに分類される．

被害的内容

- 他者から危害を加えられる，嫌がらせをされる，悪意を向けられるといった内容の妄想．

被害的内容の妄想が生じる主な疾患
- 統合失調症
- 妄想性障害
- 物質関連症

追跡妄想

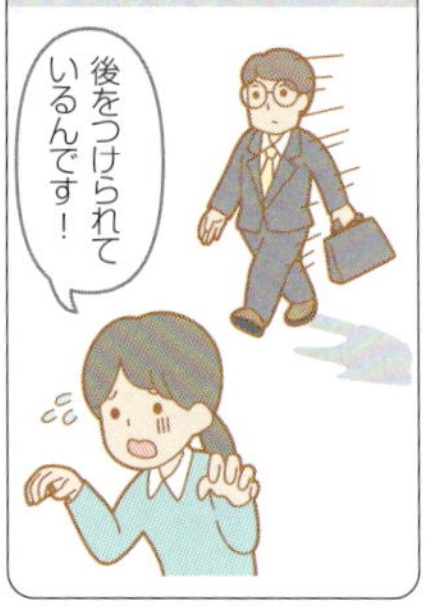

被害関係妄想

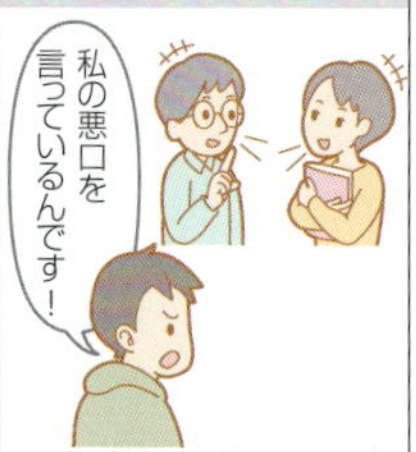

- 意味や意図のない出来事を自身と関係づける妄想．

注察妄想

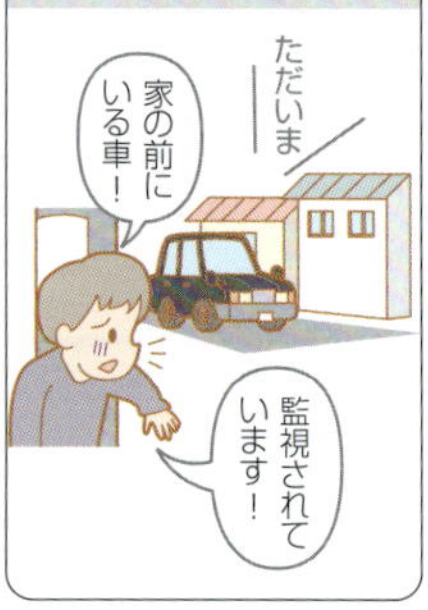

嫉妬妄想

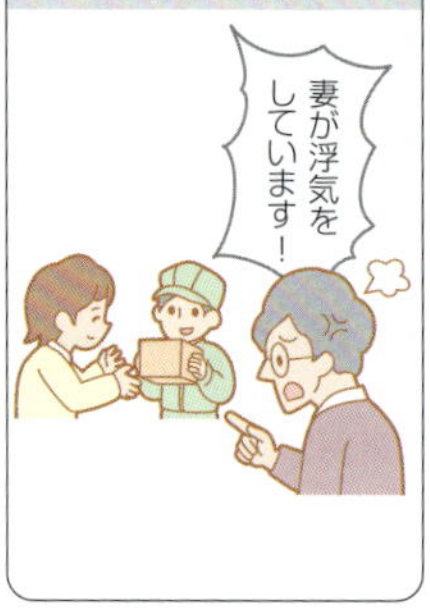

物理的被害妄想

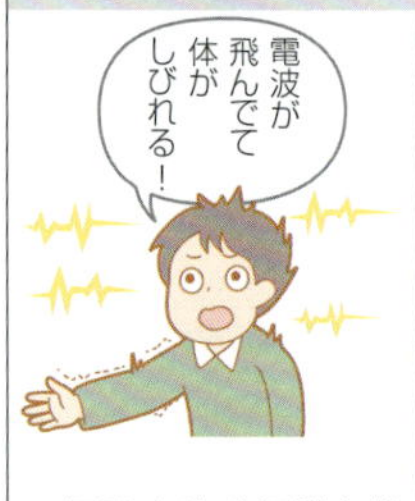

※幻聴や体感幻覚を伴うことがある．

- この他，迫害妄想，被毒妄想〔p.85〕，盗害妄想（物盗られ妄想）〔病⑦p.436〕などがある．

誇大的内容

- 自身の価値や能力などを過大評価する内容の妄想．

誇大的内容の妄想が生じる主な疾患
- 躁状態
- 統合失調症

誇大妄想

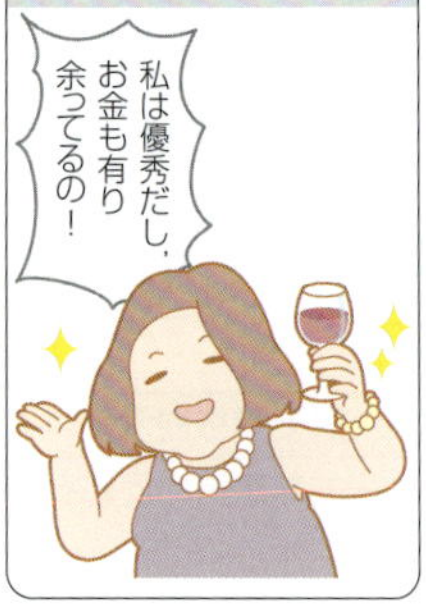

血統妄想

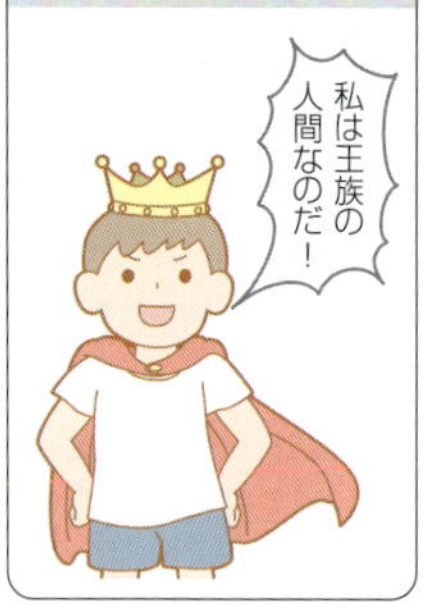

宗教妄想

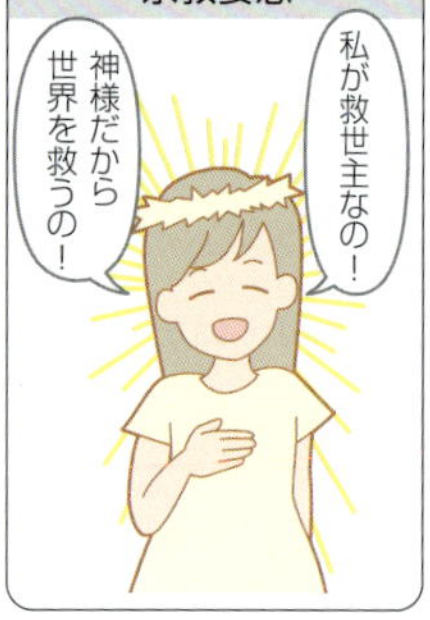

発明妄想

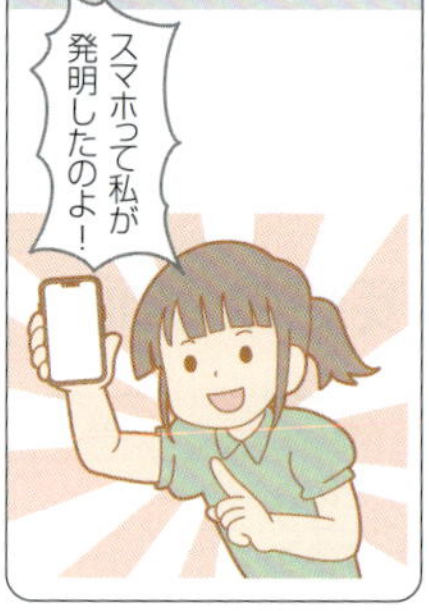

被愛妄想（恋愛妄想）

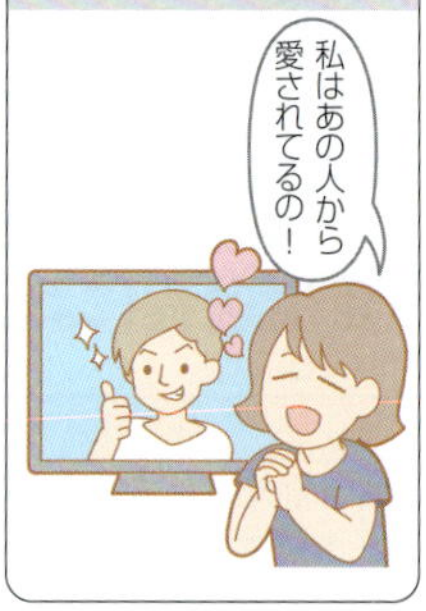

微小的内容

- 自身の価値や能力などを不当に低くみる内容の妄想．

微小的内容の妄想が生じる主な疾患
- 抑うつ状態

貧困妄想

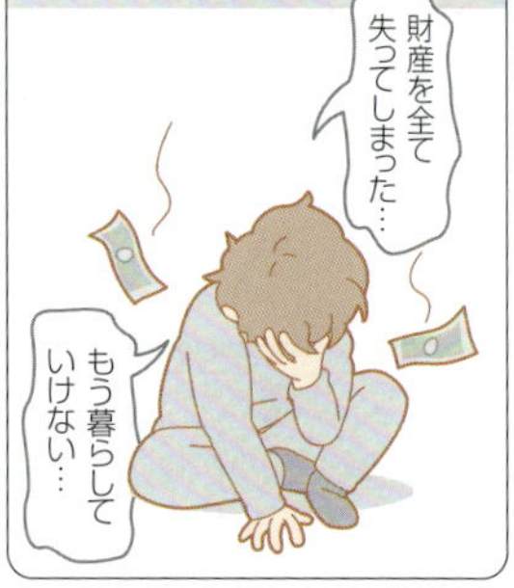

罪業妄想

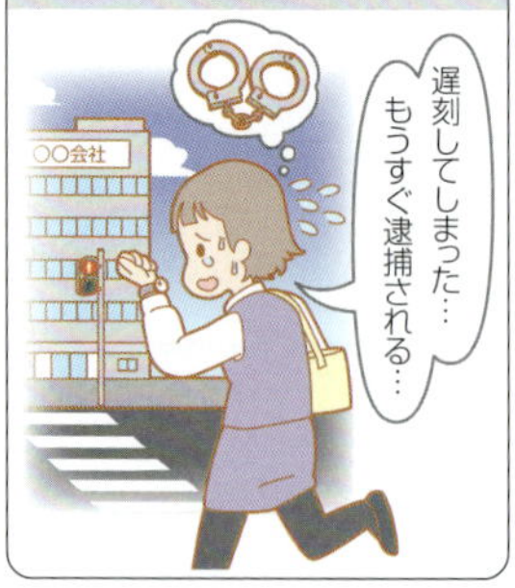

心気妄想（疾病妄想）

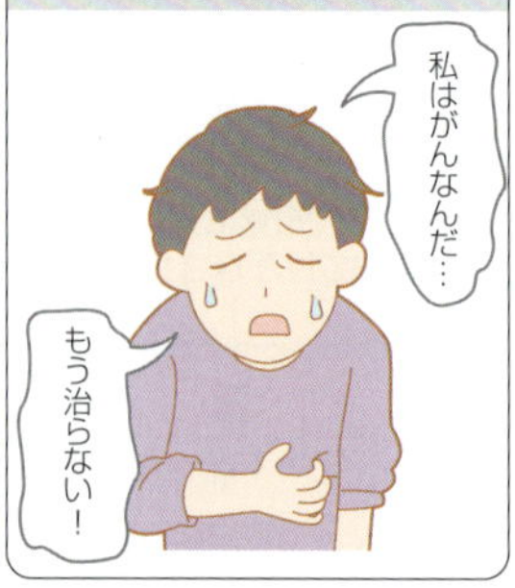

虚無妄想（否定妄想／Cotard（コタール）症候群）

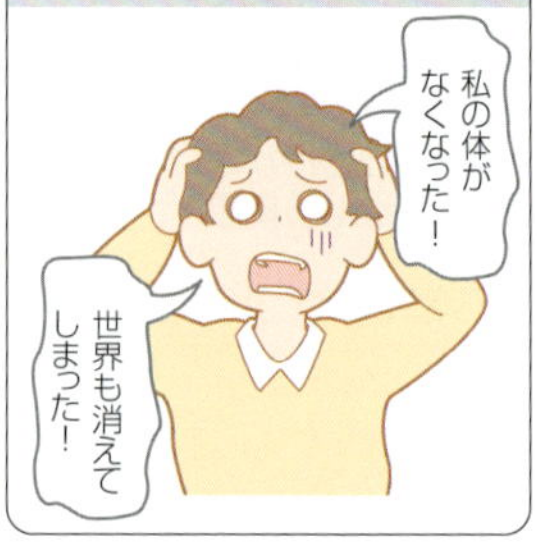

- この他，不死妄想（永遠に死ぬこともできず，生き続けなければならない）がある．

- この他，憑依妄想（憑きもの妄想）などがある．

+α もっとわかる

● 追跡妄想：delusion of pursuit ● 注察妄想：delusion of observation ● 嫉妬妄想：delusion of jealousy ● 物理的被害妄想：delusion of persecution with physical means ● 迫害妄想：delusion of persecution ● 盗害妄想／物盗られ妄想：delusion of robbery ● 血統妄想：descent delusion ● 宗教妄想：religious delusion ● 発明妄想：delusion of invention ● 被愛妄想／恋愛妄想：erotomania ● 罪業妄想：delusion of guilt ● 心気妄想：hypochondriacal delusion ● 否定妄想：delusion of negation

思考体験の異常
思考を制御できない状態

- 通常，思考は自身で制御することが可能であるが，自身で思考を制御できない（思考の主体が自身ではない）状態を思考体験の異常という．
- 制御できない思考が自身のものであるという自覚があるものと，ないものがある．

思考体験の異常
- 自分自身で思考を制御できない状態

思考が自身のものという自覚がある
- この考えは自身のものだとわかっている
  - 強迫観念
  - 恐怖
  - 支配観念（優格観念） など

思考が自身のものという自覚がない
- この考えは自身のものではなく，他人のもの，あるいは他人にあやつられて生じたものと思っている
  - 自生思考
  - 作為思考（させられ思考）
  - 思考吹入
  - 思考奪取
  - 思考干渉
  - 思考伝播
  - 思考察知

自覚のある思考体験の異常
強迫観念，恐怖，支配観念

- 思考体験の異常のうち，制御できない思考が自身のものという自覚があるものには強迫観念，恐怖，支配観念（優格観念）がある．

	強迫観念	恐怖	支配観念（優格観念）
説明	・その考えが不合理とわかっていても意思に反して出現し，頭から離れない状態． ※強迫観念により生じる不安や不快感を取り除くための行為を強迫行為という [p.167]．	・不合理とわかっていても，特定の対象や状況に対して強い恐れをもつ状態． ※恐怖を抱く対象を避ける（回避する）ものを恐怖症という．	・強い感情を伴い，考えが頭から離れない状態． ・強迫観念などのように考えに対して不合理さは感じない．
主にみられる疾患，状態	・強迫症（主症状となる）[p.167] ・うつ病 [p.114] ・統合失調症 [p.78]	・広場恐怖症 [p.161] ・限局性恐怖症 [p.162] ・社交不安症 [p.163]	・様々な精神疾患 ・健常者でも生じうる

自覚のない思考体験の異常
自我障害でもある

- 思考体験の異常のうち，制御できない思考が自身のものという自覚がないものには思考干渉，作為思考，思考吹入，思考奪取，思考伝播などがあり，自我障害 [p.70] とも関連する．

思考吹入（考想吹入）
- 他人の考えが自分の頭の中に入り込んでくると感じる．
- 訴えの例：誰かの考えが頭に入ってくる！

思考干渉
- 自分の考えが他人に干渉されると感じる．
- 程度が強まると作為思考（させられ思考）となり，「支配され，操られている」と感じる．
- 訴えの例：誰かが私の考えを支配してくる…

思考奪取（考想奪取）
- 自分の考えが他人や何らかの力によって抜き取られると感じる．
- 訴えの例：誰かが私の考えを奪い取ってく…

思考伝播（考想伝播）
- 自分の考えが周囲の人に伝わり知られていると感じる．
- 訴えの例：私が考えていることがみんなに知られてる…

生じる主な疾患
- 統合失調症

- 上記の他，自分の考えが目の前にいる人に知られていると感じる思考察知（考想察知）がある．
- 思考干渉の前段階として，自身の意思とは関係なく考えが頭の中にふっと沸き出てくることを自生思考という．
- 思考奪取により思考途絶が生じることがある [p.55]．

- 憑依妄想／憑きもの妄想：delusion of possession ● 強迫観念：obsession／obsessive thoughts ● 恐怖：fear ● 支配観念／優格観念：over value idea ● 自生思考：autochthonous idea ● 作為思考／させられ思考：made thinking ● 思考吹入／考想吹入：thought pressure ● 思考伝播／考想伝播：broadcasting of thought ● 思考奪取／考想奪取：thought withdrawal ● 考想察知：mindreading ● 自我障害：ego disorder

感情の異常

自己のこころの状態
感情，気分，情動とは

- 感情とは，快，不快，喜怒哀楽などの自己のこころの状態であり，主観的なものである．状態意識ともよばれる．
- 感情と関連のある用語に気分や情動がある．気分と情動はいずれも感情の下位概念といわれているが，3つを厳密に区別しないことも多い．

```
         感 情
        ／    ＼
     気 分    情 動
```

気 分
- 特別な対象をもたず，比較的長く持続する感情．
  - 楽しい気分
  - 憂うつな気分 など

情 動
- 急激に起こる一過性・反応性の感情．
- ときに自律神経系の反応（身体の変化）を伴う．

感情の分類

- 感情には様々な分類があるが，臨床上，次の分類が有用である．

身体感覚と関係あり

感覚的感情	生命感情（身体的感情）
・特定の感覚(p.49)に伴う快・不快の感情． 例：きれいな色（快），臭い匂い（不快）	・一定の身体部位に局在しない身体感覚（内臓感覚など）に伴う感情． 例：空腹感，疲労感，緊張感

身体感覚と関係なし

心情的感情	精神的感情
・出来事や体験に対する反応性の感情． 例：喜び，悲しみ，怒り，満足感	・人格活動に関係した高等感情． 例：美的感情，宗教的感情，道徳感情

気分の異常や感情の興奮性の異常がある
感情の異常とは

- ここでは感情の異常を，気分の異常と感情の興奮性の異常，その他の異常に分けて解説する．

気分の異常

正常	不快の感情の持続	快の感情の持続
・快（喜び，楽しみ，高揚感など），不快（憂うつ，悲しみなど）の感情が日常生活の背景として持続する．	・不快の感情が極端に高く，持続した状態． ・抑うつ気分 (p.61)	・快の感情が不自然に高く，持続した状態． ・高揚気分 (p.61)　・多幸症 (p.61)

感情の興奮性の異常

正常	興奮性の低下	興奮性の亢進
・何らかの出来事により，感情の表出がみられる．	・通常であれば感情の表出がみられる出来事に対して，反応がみられない状態． ・感情鈍麻 (p.62)　・情動麻痺 (p.62) ・快楽消失 (p.62W)　・情性欠如 (p.62W) ・高等感情の鈍麻 (p.62W)	・ささいな出来事に非常に強い感情の表出がみられる状態． ・易刺激性 (p.62)

その他の感情の異常
- 病的不安（不安），恐怖 (p.63)　・情動失禁 (p.63)　・気分倒錯 (p.62W)　・両価性 (p.64)　・恍惚 (p.64)

  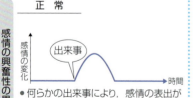  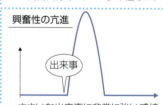

- 感情：emotion　・気分：mood　・情動：affect　・抑うつ気分：depressive mood　・高揚気分：elevated mood　・多幸症：euphoria　・感情鈍麻：blunted affect　・情動麻痺：emotional stupor　・快楽消失／アンヘドニア：anhedonia　・情性欠如：callosity　・易刺激性／易怒性：irritability　・不安：anxiety　・情動失禁：emotional incontinence　・両価性／アンビバレンス：ambivalence　・恍惚／エクスタシー：ecstasy

気持ちが落ち込んだ状態
抑うつ気分

- 抑うつ気分とは，理由やきっかけがなく，あるいは理由などから予測される以上に気持ちが落ち込んだ状態をいう．

正常範囲の気持ちの落ち込み	抑うつ気分

患者の表現の例

憂うつ感	気持ちが落ち込む，気が滅入る
悲哀感	なんだか泣けてくる，なぜか悲しい
寂しさ，孤独感	ひとりぼっちな気がして寂しい，自分が世の中から取り残されたみたい
絶望感	何もいいことがない，もうだめだ

- 何らかのきっかけにより気持ちが落ち込むことは正常でも起こりうる．
- ほとんどの場合，時間の経過やいいことがあると軽快する．

- 理由やきっかけにあわないほど気持ちが落ち込んだ状態が続く．
- 楽しさの喪失や自殺念慮を伴うこともある．

診察時にいきなり「憂うつです」と訴える人はあまり多くなく，憂うつな気持ちを様々な言葉にします．また，言葉ではうまく訴えられない場合もあり，患者さんの表情や態度，声の大きさや話し方などからも判断する必要があります．

抑うつ気分が生じる主な疾患・状態
- うつ病 [p.114]
- 双極症 [p.140]
- 統合失調症 [p.78]
- 不安症 [p.154]
- 適応反応症 [p.187]
- パーソナリティ症 [p.244]
- 身体疾患（脳疾患，悪性腫瘍，内分泌疾患など）
- 治療薬や精神作用物質の使用

気分が高まった状態
高揚気分（爽快気分）

- 高揚気分とは，理由やきっかけの有無に関係なく気分が高まった状態をいう（抑うつ気分〔前項〕と対照的な状態）．

- 幸福感や充足感を伴い，活力や自信に満ち溢れる．
- 欲動が亢進し [p.65]，行動面では多弁・多動，浪費行動，逸脱行為などがみられる．

高揚気分が生じる主な疾患・状態
- 双極症 [p.140]
- 統合失調症 [p.78]
- 治療薬や精神作用物質の使用
- パーソナリティ症 [p.244]

単に気分が高まるだけでは問題がないように思えるかもしれませんが，実際には気分の高揚に伴い浪費行動（散財や借金）や逸脱行動（おせっかい，他人への干渉・批判，危険行為，暴力行為など）が生じ，周囲の人と衝突したり迷惑をかけたりすることで社会的・人間関係的に大きな損失が生じ問題となります．

理由もなく上機嫌な状態
多幸症

- 理由もなく上機嫌で，ニコニコとしている状態を多幸症という．

多幸症が生じる主な疾患・状態
- 認知症
- 前頭葉の損傷
- 治療薬や精神作用物質の使用
- 統合失調症*

*多幸症に子どもっぽさが加わった状態を児戯性爽快といい，統合失調症でみられる．

- 高揚気分と異なり，欲動の亢進はみられない（多弁・多動などはない）．

- 自殺念慮：suicidal ideation
- 多弁：loquacity

Words & terms

感情移入（共感）
他人の体験とそれに伴う感情を聞き，それを理解することを追体験といい，追体験により他者の感情を自身の感情のように感じることを感情移入（共感）という．

気分倒錯（感情倒錯） [p.60]
思考の内容と実際に表出する感情に著しい乖離がある状態．統合失調症でみられる．悲しみの感情をもっている（泣きたい）にもかかわらず笑う，あるいは楽しい気持ちでいるのに悲しい表情をしたり泣き出したりする，といったことがみられる．

快楽消失（アンヘドニア） [p.60]
通常は楽しんだり喜んだりするようなことに対してその感情が沸かない，あるいは興味が沸かない状態．統合失調症やうつ病（抑うつ状態）でみられやすい．

高等感情の鈍麻 [p.60]
道徳感情や美的感情などの高等感情 [p.60] が後天的に低下した状態．これまででは考えられないような非社会的な行為（窃盗，虚言，不潔行為など）がみられる．ただし，人間的共感は保たれている（情性欠如との違い）．

情性欠如 [p.60]
同情，羞恥，後悔，自責，哀れみなどの人間的共感に関する感情が低下した状態．残忍な行為を平然と行い，反省しないなどの行動がみられる．パーソナリティ症によるものが多い．

感情の興奮性の低下
感情鈍麻，情動麻痺

● 感情の表出がみられなくなる状態に，感情鈍麻と情動麻痺がある．

	感情鈍麻（情動鈍麻）	情動麻痺
説明	● 通常であれば感情の表出があるような出来事に対して，その表出が乏しくなる状態（感情の平板化）． ● 周囲に対して愛情や関心を示さなくなり，配慮に欠けるようにもなる． ● 自身への関心もなくなるため，身だしなみが整わず不潔状態となり，さらには寒暑や痛みなど身体的苦痛に対しても鈍感になる．	● 災害や事故，犯罪被害などの衝撃的な体験に突然遭遇した際に，驚愕や恐怖などの情動反応が一時的に停止した状態． ● 意識は清明であるが放心状態となったり，傍観者のように冷静に振る舞ったりする．
きっかけ	なし	あり（心因反応）
みられる主な疾患・状態	● 統合失調症 [p.78] ● 認知症	● 急性ストレス症 [p.181]，PTSD [p.174] ● 健常者

● この他，快感情が低下する快楽消失 [p.62W]，道徳感情や美的感情などが低下する高等感情の鈍麻 [p.62W]，人間的共感に関する感情が低下する情性欠如 [p.62W] などがある．

> 感情鈍麻には意志や欲動の鈍麻が伴うため，合わせて情意鈍麻とよぶこともあります．また，感情鈍麻によって周囲への関心が薄れると，自分の殻に閉じこもる自閉 [p.90] の状態となります．

 医師

ささいなことでイライラする
易刺激性（易怒性）

● 易刺激性とは，感情の興奮性が亢進している状態であり，ささいなことで激怒したり不機嫌になったりする．

● 易刺激性は内的なイライラ感を意味する．

● これが外的に表現されたもの（表情や行動に出たもの）が精神運動興奮（不穏）である [p.65]．

易刺激性がみられる主な疾患・状態
● 躁状態（双極症）　● てんかん
● パーソナリティ症　● 過度の疲労時

● 感情移入／共感：empathy　● 情動麻痺：emotional stupor　● 感情倒錯：parathymia　● 快楽消失／アンヘドニア：anhedonia　● 高等感情の鈍麻：deterioration of sentiment　● 感情鈍麻：blunted affect　● 自閉：autism　● 易刺激性／易怒性：irritability　● 精神運動興奮：psychomotor agitation　● 不穏：agitation／restlessness　● 心的外傷後ストレス症（PTSD）：posttraumatic stress disorder

▍対象のない恐れとある恐れ
不安と恐怖

- 精神科における不安とは，特定の対象のない漠然とした恐れの感情のことである．これに対して，恐怖とは特定の対象に対する恐れの感情のことである．
- 健常者においても身体的・精神的危険にさらされたときには正常範囲の不安や恐怖が生じ，自己防御のためには必要な感情である．臨床上問題となる不安や恐怖は正常範囲を超えて程度が強く，出現期間も持続する．

- 特定の対象のない漠然とした恐れが強く，長期間持続する．
- 様々な症状が付随する．

- 特定の対象に対する強い恐れが長期間持続する．
- 通常，その恐れの感情は不合理とわかっている（思考の異常 [p.59]）．

- 不安は様々な疾患に伴う症状である．

不安がみられる主な疾患・状態
● 不安症（パニック症，全般不安症，分離不安症など） ● うつ病　　　● 双極症 ● 統合失調症　● 治療薬や精神作用物質の使用

臨床的には"不安"というと"正常範囲を超えた不安＝病的不安"を指します．ここに記載したのは不安がみられる疾患の一部です．実際には様々な精神疾患において不安が症状の一つとしてみられます．なお，この不安が主症状であるものが全般不安症 [p.164] です．

▍感情表出の抑制ができない
情動失禁（感情失禁）

- 情動失禁とは，意志による感情の表出の統制ができず（感情の調節障害），ささいなことで泣いたり笑ったりする状態である．

情動失禁がみられる主な疾患・状態
● 脳血管障害 　● 血管性認知症　● 脳梗塞　など

● 不安：anxiety　　● 恐怖：fear　　● 情動失禁：emotional incontinence

▌相反する感情を同時にもつ
両価性（アンビバレンス）

- 両価性とは，同一の対象に対して相反する感情を同時にもつ状態である．

同時に相反する感情をもつことは健常者でも起こりえます（寂しいけど放っといて欲しい，など）．程度や生じる頻度によって，この感情が病的か否かを判断します．

医師

両価性がみられる主な疾患・状態
● 統合失調症(p.78) ● ボーダーラインパーソナリティ症(p.247)

- 同一の対象に対してあるときは愛しい感情をもち，あるときは憎しみの感情をもつ，といったように，時間の経過や状況によって感情が変わる場合は両価性とは言わない（誰にでも起こりうる感情の変化である）．

▌幸福感の異常な亢進
恍惚（エクスタシー）

- 恍惚とは，幸福感が異常に亢進し，うっとりとして我を忘れたような状態である．
- 自我と外界の境界が薄れ，自然や神と一体になった感覚をもつ．

恍惚がみられる主な疾患・状態
● 宗教的な悟り　● 精神作用物質の使用 ● 統合失調症　● もうろう状態(p.48)

欲動，意志，行動の異常

▌欲動や意志の障害により行動に異常が生じる
欲動，意志，行動の異常とは

- 人間の行動はあらゆる精神機能によって左右されるが，特に欲動や意志が行動に影響する．
- そのため，欲動や意志に障害が生じると，その結果は行動の異常として表れる．

欲動
- 生命の維持や種族の保存に必要な行動を起こすよう，人間を内側から駆り立てる力．
- 食欲，性欲，睡眠欲，排泄欲，休息欲などが狭義の欲動（身体的欲動／生理的欲求／一時的欲求）である．

意志
- 欲動や欲望を，目的・方法・結果に合うように抑制したり発動させたりする精神機能．

行動
- 欲動や意志に従って生じた行為や活動（全体的な運動的表出）．

欲動の障害		
欲動亢進	● 躁性興奮(p.65) ● 緊張病性興奮(p.65)	● 食欲亢進(p.66) ● 性欲亢進(p.66)
欲動減退	● 無為(p.65) ● 精神運動制止(p.65)	● 無食欲(p.66) ● 性欲低下(p.66)
欲動の 質的異常	● 異食症(p.234W) ● パラフィリア症(p.266)	

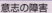

意志の障害	
意志統制 の障害	● 衝動行為(p.67)
意志発動 の障害	● 精神運動制止(p.68) ● 途絶(p.68) ● 昏迷(p.68) ● 緊張病症候群(p.69)

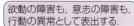

欲動の障害も，意志の障害も，行動の異常として表出する．

*身体的欲動に対して，後天的に獲得した社会的・文化的な欲動（精神的欲動／社会的欲求／二次的欲求）を欲望といい，広義の欲動に含まれる．

- なお，欲動や意志も含めた様々な精神機能（思考，感情など）が表情や行動に表出されることを精神運動性といい，欲動や意志の障害により精神運動興奮(p.65)や精神運動制止(p.65, 68)が生じる．

● 両価性／アンビバレンス：ambivalence　● 恍惚／エクスタシー：ecstasy　● 意志：will　● 躁性興奮：manic excitement　● 食欲亢進：hyperorexia　● 緊張病性興奮：catatonic excitement　● 性欲亢進：hypersexuality　● 無為：abulia　● 食欲減退／食欲不振／無食欲：anorexia　● 性欲低下：hyposexuality　● 異食症：pica　● 衝動行為：impulsive act　● 途絶：blocking　● 昏迷：stupor　● 緊張病症候群：catatonic syndrome　● 精神運動興奮：psychomotor agitation

精神運動興奮がみられる
欲動亢進

- 欲動が亢進すると，興奮状態になる（精神運動〔性〕興奮）．

精神運動興奮が生じる主な疾患・状態
- 躁状態（躁性興奮）[p.142]
- 緊張病症候群（緊張病性興奮）[p.69]
- 知的発達症
- てんかん
- アルコールや薬物の使用

- 病的な精神機能によって生じる興奮を精神運動興奮といい，特に欲動や意志の障害を伴うニュアンスをもつ．
- 興奮状態のためじっとしていられず，次々に行動を起こす．これを心迫という．

	行為心迫	運動心迫
説明	・目的の異なる行動を次々に行うこと．	・状況とは関係がない行動を次々に行うこと．
行動に対する目的	了解可能	了解不能
みられる状態	躁性興奮	緊張病性興奮

自発性や活動性の低下がみられる
欲動減退

- 欲動の減退は自発性や活動性の低下をきたす．意志発動の障害[p.68]を伴うことが多い．
- 主な欲動減退として，無為や精神運動制止[p.68]がある．

欲動減退が生じる主な疾患・状態
- 統合失調症（無為）[p.89]
- 抑うつ状態（精神運動制止）[p.120]
- 脳器質疾患（特に前頭葉や間脳の障害）

- 内部の欲動や意志によって動こうとする力（自発性）や，活動性が低下する．
- 周囲に関心をもって積極的に関わることや，感情を表出することもなくなる（感情鈍麻[p.62]）．
- 重度の場合は，一切の行動が起こらなくなる．

- 心迫：impulsion   ・行為心迫：pressured action   ・運動心迫：oppression to movement

Words & terms

手首自傷症候群 [p.67]
自傷行為のうち，カミソリなどの鋭利な刃物やガラス片などで自らの手首の表層に何度も傷をつけるもの．特に思春期以降の女性に多い．切創はごく浅いことが多いが，縫合が必要になるような開放創となることもある．

脱抑制 [p.67]
意志による欲動の抑制がきかない状態．飲酒時にみられるマナーが悪い程度のものから，万引きや痴漢などの犯罪行為まで，様々な不適切な行為が起こりえる．飲酒時，精神作用物質の使用時，躁状態，Pick病(⑦p.441)などでみられやすい．

被暗示性 [p.69]
暗示に反応する傾向．性別や知能，年齢，アルコール・精神作用物質の使用，疲労，眠気，対人関係，社会的状況などにより左右される．

わざとらしさ（衒奇症） [p.69]
何らかの動作（会話や衣服の着脱といった日常動作や身振り，態度など）を行う際に，必要のない無意味な動作や大げさで芝居がかった動作がみられること．異常体験に基づいているものが多い（本人は何かになりきって動いている，など）．

無気力症（アパシー）
感情や意欲が低下した状態．社会や周囲だけでなく自分にも無関心になる．何かをがんばった後に燃えつきた（バーンアウトした）人や，入学後に目標を失った大学生（いわゆるスチューデント・アパシー）にみられる．なお，意欲低下はうつ病でもみられるが，うつ病では意欲が出ないことに苦悩するのに対し，アパシーではその苦悩がみられないのが特徴である．

食欲亢進，無食欲，異食
食欲の異常

● 欲動 [p.64] のうち，食欲（食欲動）に関する異常をまとめる．

	食欲亢進	無食欲（食欲減退）	異 食
説 明	●食欲の亢進により，多食や大食（頻食）となる． ●空腹を伴う場合と伴わない場合がある．	●食欲の減退により，摂食行動が減少する．	●食欲の質的異常であり，通常食べないもの（ゴミ，土，毛髪，石，大小便など）を摂食する．
みられる疾患・状態	●躁状態 [p.111] ●神経性過食症 [p.241]	●抑うつ状態 [p.111] ●脳器質疾患* ●神経性やせ症 [p.236]	●異食症 [p.234W] ●知的発達症 [p.218] ●認知症(⑦p.424) ●統合失調症 [p.78]

*摂食中枢が存在する外側視床下部(LH)が障害されることにより生じる．

● なお，摂食行動の異常として拒食がある．拒食は食欲（食欲動）の異常ではなく，食欲があるにもかかわらず，食べることを拒否する状態である．

拒食がみられる疾患・状態
●統合失調症の幻聴 [p.87] による命令や，被毒妄想 [p.85] によるもの．
●うつ病の罪業妄想や貧困妄想によるもの．
●緊張病症候群 [p.69] の昏迷や拒絶症によるもの．
●神経性やせ症

性欲亢進，性欲低下，質的異常
性欲の異常

● 欲動 [p.64] のうち，性欲（性欲動）に関する異常をまとめる．

	性欲亢進	性欲低下	質的異常
説 明	●性欲動の亢進により，性欲の亢進がみられる．	●性欲動の減退により，性欲の低下がみられる．	●性欲動の質的異常であり，性対象や性行動，性目標の異常がみられる．
みられる疾患・状態	●躁状態 [p.111] ●精神作用物質の使用 ●内分泌疾患	●抑うつ状態 [p.111] ●抗精神病薬や抗うつ薬などの使用 [p.384, 389] ●内分泌疾患 ●アルコール使用症 [p.298]	●パラフィリア症 [p.266]

● 認知症(病⑦p.424)や知的発達症，アルコール使用症などにおいても性欲の亢進がみられるが，これは性欲動の亢進ではなく，意志による抑制の低下によるものである．

● 手首自傷症候群：wrist-cutting syndrome ● 被暗示性：suggestibility ● わざとらしさ／衒奇症：mannerism ● 無気力／アパシー：apathy ● 食欲減退／食欲不振／無食欲：anorexia ● 外側視床下部(LH)：lateral hypothalamic area ● 拒食：food refusal

Supplement

自殺，自傷

- 自殺や自傷も欲動や意志の障害と考えられている．
- 自殺も自傷も以下に挙げた疾患だけでなく，あらゆる精神疾患で起こりうるため注意が必要である．

自殺（自殺行為）
- 自己の生命を自ら断つ行為．
- 自殺に至るまでに，希死念慮，自殺念慮，自殺企図といった段階があることが多い(p.121)．

自傷（自傷行為）
- 自分の身体に自ら危害を加える行為（手首自傷症候群(p.66W)，抜毛行為(p.172)，皮膚むしり行為(p.172)など）．
- 通常，命の危険にまで及ばない身体損傷であるが，のちの自殺率が高いため注意が必要である．
- 精神的な苦痛をやわらげるための行為であることが多い．

自殺が起こりうる主な疾患・状態
- うつ病，抑うつ状態(p.114) ・統合失調症(p.78)
- アルコール使用症などの物質関連症(p.298)
- 不安症(p.154) ・パーソナリティ症(p.244)
- 食行動症および摂食症(p.234)

自傷が起こりうる主な疾患・状態
- パーソナリティ症 ・うつ病，抑うつ状態
- 統合失調症 ・不安症
- 解離症(p.191) ・物質使用症(p.293)
- 食行動症および摂食症 ・意識障害

自殺者の90％，自傷者の60〜90％に何らかの精神疾患が関与しているといわれています．自殺や自傷は自ら行うことではありますが，実際には精神疾患などの影響により正常な判断ができていない状態で行為に至ります（例：うつ病患者の微小妄想による自殺や，統合失調症患者の死ねという幻聴による自殺）．

医師

意志による統制を受けずに行動する
衝動行為

- 意志による統制（抑制）を受けずに（脱抑制(p.66W)の状態で）欲動や欲望のまま行動することを衝動行為という．

正常

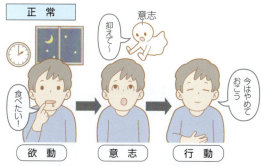

欲動 → 意志 → 行動

- 通常，欲動や欲望は，意志によりコントロールされて，行動に反映される．

衝動行為

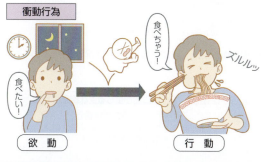

欲動 → 行動

- 欲望のまま（意志によるコントロールを受けずに）行動することを衝動行為という．
- 第三者からは行動の意図や動機が理解できないことが多く，予測も難しい．

衝動行為が生じる主な疾患・状態
- ギャンブル行動症(p.322)
- 抜毛症(p.172)
- 放火症や窃盗症などの衝動の制御障害(p.256)
- 意識障害(p.46)
- 食行動症および摂食症(p.234)

●自殺：suicide ●自傷（自傷行為）：self-injury ●衝動行為：impulsive act

行動が遅くなる状態と，中断する状態
精神運動制止と途絶

- 意志発動の障害により，精神運動制止や途絶が生じる．

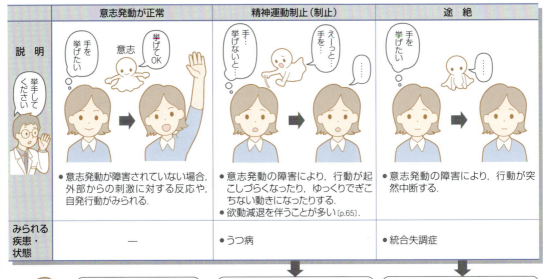

意識清明でも行動がみられない
昏迷

- 昏迷とは，意志発動の高度障害により，意識は清明で外界を認識しているにもかかわらず，外部からの刺激への反応や，欲動の表出・行動（自発行動）が認められない状態をいう．
- 典型例としては無動・無言となるが，わずかに反応性や行動がみられる場合を亜昏迷という．

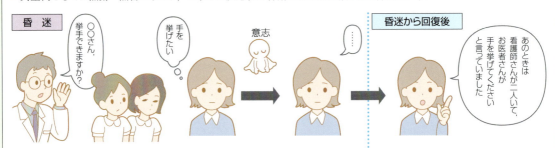

- 意志発動が高度に障害されており，外部からの刺激への反応や自発行動がみられない．
- 昏迷時も周囲の状況を認識していることが多い．
- 神経学においては，意識混濁があるものも含めて反応が乏しい状態を昏迷とよぶ．

昏迷が生じる主な疾患・状態
- うつ病（うつ病性昏迷）[p.120]
- 緊張病症候群（緊張病性昏迷）[p.69]
- 解離症（解離性昏迷）

- 精神運動制止：psychomotor inhibition ● 途絶：blocking ● うつ病性昏迷：depressive stupor ● 緊張病性昏迷：catatonic stupor ● 昏迷：stupor ● 無動：akinesia ● 無言〔症〕／緘黙：mutism ● 解離性昏迷：dissociative stupor

■意志発動の障害による様々な症状が出現する
緊張病症候群（カタトニア）

● 意志発動の障害による，以下のような症状がいくつか同時にみられるものを，緊張病症候群（カタトニア）という．

興奮	昏迷	
● 目的や一貫性の乏しい言動や，衝動行為からなる激しい精神運動興奮[p.65]．運動心迫[p.65]を伴う． ● 意志による統制を欠き，欲動が病的に亢進した状態と考えられている．	● 意識は清明であるにもかかわらず，質問に答えず，指示にも従わず，全く動かない（自発行動のない）状態[p.68]． ● 周囲の状況は認識しているため，後にそのときの状況を追想可能である．	■：過剰な運動活動性 ■：運動活動性や関心の低下 緊張病症候群では，興奮と昏迷といった対極の症状が交互に出現します．動かなかった人が急に興奮しだすことがあり，臨床上非常に注意が必要です．

カタレプシー（強硬症），蝋屈症	拒絶症	無言（緘黙）
● 外部から与えられた肢位や姿勢を，長時間保持する状態をカタレプシーといい，重度のものを蝋屈症という． ● 意志発動低下と被暗示性[p.66W]の亢進によるものと考えられている．	● 外部からの指示や命令に対して理由なく抵抗・拒否する状態． ● 指示に対して正反対のことをする場合をひねくれ（奇矯）という．	● 失語や構音障害がないにもかかわらず，全く話さない状態． ● 昏迷や拒絶症の一症状としてもみられる．

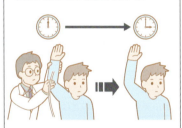  

常同症	反響現象（反響症状）
● 周囲の状況に適していない同一の行動，姿勢，表情，言語を長時間反復する状態． ● 状況に応じて必要な行動をとる意志発動性が障害されていると考えられている．	● 他人の動作を真似る反響動作と，他人の言語をオウム返しにする反響言語をあわせて反響現象という． ● いずれも意志発動低下によるものと考えられている．

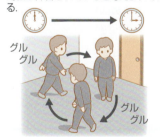

反響動作　　　　　　反響言語

● この他，わざとらしさ（衒奇症）[p.66W]などがある．
● なお，DSM-5においては，上記の症状のうち3つ以上みられるものを緊張病症候群と診断する．

緊張病症候群が生じる主な疾患・状態
● 統合失調症　　● うつ病　　● 双極症 ● 神経疾患（脳腫瘍，頭部外傷，脳血管障害，脳炎など） ● 悪性腫瘍　　● 感染症　　● 代謝疾患 ● 治療薬の使用　　● 自閉スペクトラム症

● 緊張病症候群：catatonic syndrome　● カタレプシー／強硬症：catalepsy　● 蝋屈症：waxy flexibility　● 拒絶症：negativism　● ひねくれ／奇矯：perverseness　● 反響現象／反響症状：echophenomenon　● 反響動作：echopraxia　● 反響言語／エコラリア：echolalia　● 精神疾患の診断・統計マニュアル（DSM）：diagnostic and statistical manual of mental disorders

自我意識の異常

Words & terms
二重自我 [p.70]
自分の中にもう一人の自分がいるという感覚.

自己自身に対する意識の異常
自我意識の異常（自我障害）とは

- 自我意識とは，自己自身の存在や，精神活動に対する意識のことである．
- 自我意識は次の4つに分けて考えることができ（Jaspers K），このいずれかが障害されると，自我意識の異常（自我障害）となる．

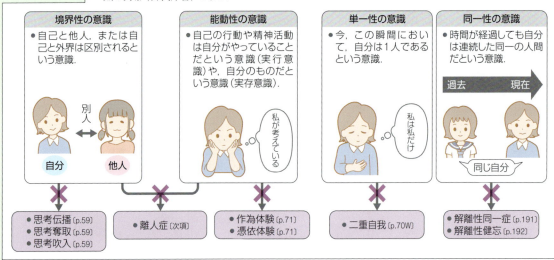

非現実感や疎外感を訴える
離人症（離人体験）

- 離人症とは，能動性の意識（特に実存意識）と境界性の意識の障害であり，精神活動（思考や感情，知覚など）や行動が自分のものと感じられない，あるいは非現実感や疎外感を訴える状態をいう．
- 離人症は次の3つに分けて考えることができるが，実際には程度の差はあるが3つ全てを訴えることが多い．

	外界意識（外界精神）の離人症	自己意識（自己精神）の離人症	身体意識（身体精神）の離人症
説明	・自分の周囲（外界）について，非現実感を感じる．	・自分の存在や精神活動，行動が自分のものと感じられない．	・自分の身体が自分のものと感じられない．
患者の訴えの例	・外の世界と薄い膜やガラスで仕切られているみたい． ・周りの人が生きている感じがしない． ・まるで舞台や映画を見ているように遠く感じる．	・自分が自分じゃないみたい．別人に感じる． ・自分が生きてないみたい． ・感情が湧いてこない． ・自動的に動いているみたい．	・手がないみたい． ・足が自分のものじゃないみたい． ・食事の味がしない．砂を噛んでいるみたい．

- 離人症は様々な精神疾患の付随症状としてみられることが多い．この離人症が単体でみられるものを離人感・現実感消失症 [p.193] という．

離人症が生じる主な疾患・状態
- 抑うつ状態 [p.111]
- 解離性同一症 [p.191]
- PTSD [p.174]
- パニック発作 [p.157]
- てんかん
- 治療薬や精神作用物質の使用
- 統合失調症 [p.78]
- 離人感・現実感消失症
- 急性ストレス症 [p.181]
- 不安症 [p.154]
- 極度の疲労時

- 自我障害：ego disorder ● 離人症：depersonalization ● 心的外傷後ストレス症（PTSD）：posttraumatic stress disorder

作為体験（させられ体験）

■ 他人や外部の力によって支配される体験

- 作為体験とは，能動性の意識（特に実行意識）の障害であり，自分の精神活動（思考や感情，意思など）や行動が他人や外部の力によって支配されていると体験する状態をいう．統合失調症でみられる．

作為体験が生じる主な疾患
● 統合失調症

テレパシーや電波で行動がコントロールされたり，身体を勝手に動かされたりします．

誰かに考えをあやつられています．
※作為体験のうち，思考を支配されていると体験するものは作為思考（させられ思考）という (p.59)．

意思に反して笑わせられます．

Supplement

憑依体験（憑きもの体験）

- 憑依体験とは，能動性の意識（特に実存意識）の障害であり，超自然的存在（神や霊など）や動物，自分以外の人格が自分に乗り移る体験をいう．
- 能動性の意識に加えて，単一性の意識や同一性の意識も障害されているとも考えられている．

- 乗り移ったとする霊のように振る舞ったり，動物の動きをしたりする．
- この体験は患者にとって不随意のものであり，日常生活に支障をきたす．

- ただし，宗教など文化的に認められた憑依現象は病的なものとみなされない（シャーマニズムなど世界的に存在する）．

Supplement

イマジナリーコンパニオン

- 離人症 (p.70) のように，健常者（特に小児）に起こりうる解離の一つにイマジナリーコンパニオン（イマジナリーフレンド／想像上の友達）がある．

- 一定期間（数ヵ月間），断続的に出現して本人と対話したり遊んだりする空想上の人物をイマジナリーコンパニオンという．
- 通常，名前をもつ．
- もの（人形など）の擬人化や，自分自身が複数人を演じる遊びは除外される．

- 正常範囲の精神的な防御反応（孤独や不安に対する防衛反応）と考えられており，通常，成長とともに消失する（温かく見守るだけでよい）．
- ただし，解離性同一症 (p.191) へと進行することがあり，特に小児期を超えて出現する場合は注意が必要である．

● 作為体験／させられ体験：made experience／controlled experience ● 作為思考／させられ思考：made thinking ● 思考吹入／考想吹入：thought pressure ● 思考奪取／考想奪取：thought withdrawal ● 思考伝播／考想伝播：broadcasting of thought ● 憑依体験／憑きもの体験：possession ● イマジナリーコンパニオン：imaginary companions

パーソナリティの異常

パーソナリティの異常とは
感情や意欲の面における個人の特性の異常

- パーソナリティ（personality）とは，個人の感じ方，考え方，行動の仕方（感情や意欲の面）の特性（特徴）をいう．
- パーソナリティは，気質（先天的な特性）をもとに教育や環境などの後天的な影響を受けながら形成されていく〔p.244〕．一度形成された後は時間が経過したり状況が変わったりしても，通常は変化しない．

正常

英語のpersonalityは「人格」と訳されることが多いのですが，日本語で「人格」というと道徳的な意味合いが含まれ（例：人格者），精神科におけるpersonalityとは少しニュアンスが異なります．このため，人格とは書かず，パーソナリティとカタカナで表記するのが通例です．

- パーソナリティの異常として，パーソナリティ症〔p.244〕やパーソナリティ変化がある．

パーソナリティ症

パーソナリティ変化（人格変化／性格変化）

- ある特性において著しく偏りがあり，本人や周囲の人が困っている場合にパーソナリティ症と診断される．
- 一度形成されたパーソナリティが，精神疾患（うつ病や統合失調症，認知症など）や器質性脳疾患，加齢の影響によって変化すること．

類型論と特性論
パーソナリティを把握する方法

- パーソナリティを把握する方法として，類型論と特性論がある．

類型論
- パーソナリティを典型的な類型（タイプ）に分類していく方法．

Aタイプ　Bタイプ

特性論
- パーソナリティをいくつかの特性の組み合わせによって表現していく方法．

特性 A B C

このように，パーソナリティの把握方法は様々なものがあります．現代では特性論的な考え方が主流となっています．

代表的な類型論
- Galenosの分類
- Jungの分類〔p.72W〕
- Kretschmerの分類〔p.73〕
- Sheldonの分類
- Sprangerの分類

代表的な特性論
- Cattellの16特性
- Eysenckの3特性
- ビッグファイブモデル〔p.73〕
- Grayの2特性
- Cloningerの7特性

- パーソナリティ症の従来の診断（DSM-5）では，類型学的（カテゴリー的）診断をしている〔p.246〕．

Words & terms

Jungの分類〔p.72〕
Jung CGが精神分析学の立場から提唱した8類型．リビドー（心的エネルギー）の方向性から外向型と内向型に分類し，これをさらに思考型，感情型，感覚型，直感型の4つの精神機能に分けて，2×4の8類型とした．

病前性格〔p.73〕
精神疾患の発症あるいは精神症状が出現する前の性格のこと．Kretschmerの提唱した各気質〔p.73〕や，メランコリー親和型〔p.72W〕，執着性格〔p.72W〕などがある．以前は精神疾患の種類によって特徴的な病前性格がみられると考えられていたが，現在では否定的な見解が多い．

メランコリー親和型〔p.72〕
Tellenbach Hによって提唱された，うつ病の病前性格．特徴として，熱心，几帳面，律儀，強い責任感，対他配慮などがある．

執着性格〔p.72〕
下田光造らによって提唱された，気分症の病前性格．特徴として，熱心，徹底的，律儀，几帳面，強い正義感などがある．

● 病前性格：premorbid personality　　● 気質：temperament　　● メランコリー親和型：typus melancholicus　　● 執着性格：immodithymia
● パーソナリティー変化：personality change

■類型論の代表例
Kretschmerの分類

- Kretschmer Eは，統合失調症，双極症，てんかんの各疾患と，体格，気質，病質（気質が病的なまでに強まっているもの）に関連があると提唱した（病前性格〔p.72W〕という概念の確立）．

気質	統合失調気質（分裂気質）	循環気質	粘着気質
体格	細長型（やせ型）体型	肥満型体型	闘士型体型
特徴	●非社交的，まじめ，内気	●社交的，親しみやすい，感情の起伏が激しい	●秩序を好む，頑固，執着しやすい
病質	統合失調質	循環病質	てんかん病質
疾患	統合失調症	双極症	てんかん

実際には，Kretschmerは最初に各疾患と各病質の関係性を提唱し，この概念を健康な人にもみられる各気質として名づけ，体型とも関連づけて論じました．

■5つの因子でパーソナリティを把握する
ビッグファイブモデル

- ビッグファイブモデルは現在最も支持されている特性論であり，パーソナリティを以下の5因子からとらえるものである．

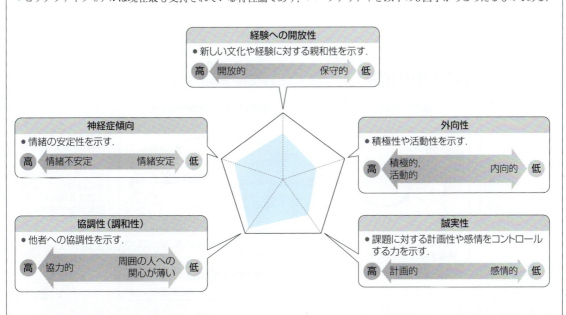

●統合失調気質／分裂気質：schizothymic temperament　　●循環気質：cyclothymic temperament　　●粘着気質：viscous temperament

その他の症候

Words & terms

前頭葉症候群
前頭葉の障害によって、遂行機能障害（p.75）、保続（p.56）、常同行為、発動性低下、性格変化（パーソナリティ変化）（p.72）、道徳性の低下、ふざけ症、Broca失語（p.75）、原始反射出現などがみられる。

側頭葉症候群
側頭葉の障害によって、幻聴（p.50）、記憶障害（p.51）、性格変化（パーソナリティ変化）（p.72）、Wernicke失語〔病⑦p.162〕などがみられる。

統合失調症は病識が失われやすいですが、発病初期には病感があることが多いです。なお、病感は強ければよいというものではありません。例えば、パニック症〔p.156〕ではパニック発作時に強烈な病感がありますが、本人はこれを心臓発作だと誤解していたり、予期不安のために外出ができなくなったりします。強すぎる病感は、むしろ適切な病識の妨げになるのです。

自身の病気に対する認識の異常
病識の異常

- 患者自身の病気に対する認識を病識という。患者自身が自分の病気について正しく理解していることを病識がある（病識が保たれている）といい、正しく理解できていない場合を病識がない（病識の欠如）という。

病識の欠如は治療の遅れや拒否、強制治療（強制入院）などへつながります。治療上の障害となるだけでなく、倫理面や法律面での問題にもつながるのです。　医師

（病識がある（病識が保たれている）／病識がない（病識の欠如））

病状の回復

- 医療者から説明を受ければ、自分が病気であることやその程度、また、症状が病気により起こっていることを正しく理解できる。
- 医療者から説明を受けても、自分が病気であることや、症状などが病気によって生じていることを、理解したり受け入れたりすることができない。
- 病状が回復してくると、病識が出てくることが多い（病識は回復の指標にもなる）。

病識の欠如が生じる主な疾患・状態
- 脳器質性疾患（認知症など）を除く、あらゆる精神疾患で生じる。
  - 統合失調症（p.78）　・強迫症（p.167）　・解離症（p.191）
  - 不安症（p.154）　・食行動症および摂食症（p.234）

- 患者が自身の調子に変化や異常を漠然と感じていることを病感（あるいは疾病意識）という。精神疾患の発病初期において病感があることが多い。

相互に通じ合うことができない
疎通性の異常

- 患者と医療者との間で、共感をもって感情や意志を通じ合えることを疎通性（疏通性／接触性）という。

疎通性が保たれた状態 — 相互に通じ合う
- 言語的な交流だけでなく、身振りなどの非言語的な交流も含めて疎通性は評価する。

疎通性の障害や欠如がある状態 — 交流ができない
- 会話が成立しない、あるいは成立しても関心や注意の対象が通じ合っていないと感じる。

疎通性の障害が生じる主な疾患・状態
- 統合失調症（p.78）　・神経発達症（p.198）

交流は患者と医療者の間で成立するものです（どちらか一方だけでは成立しません）。そのため、患者の疎通性について評価する場合は、評価者自身の患者に対する働きかけや反応にも注意しなければなりません。

● 前頭葉症候群：frontal lobe syndrome　● 遂行機能障害：executive dysfunction　● ふざけ症：moria　● 側頭葉症候群：temporal lobe syndrome　● 病識：insight into disease　● 疎通性：rapport　● 高次脳機能障害：higher brain dysfunction　● 失語：aphasia　● 失行：apraxia　● 失認：agnosia

74　An Illustrated Reference Guide

Supplement

高次脳機能障害

- 高次脳機能とは，言語，行為，認知，記憶，注意，判断など，主として連合野皮質によって営まれる機能のことである〔病⑦p.157〕.
- 高次脳機能障害には，失語，失行，失認，記憶障害〔p.51〕，注意障害，遂行機能障害，社会的行動障害などがあり，精神疾患の症状と鑑別を要することがある.
- 原因疾患としては脳血管障害（脳梗塞，脳出血，くも膜下出血など），変性疾患，頭部外傷などが多い.

失語〔病⑦p.160〕

- 脳の損傷が原因で，読む・書く・話す・聞くなどの言語機能が失われた状態.
- 代表的なものに，皮質性運動性失語（Broca失語）や皮質性感覚性失語（Wernicke失語）などがある〔病⑦p.162〕.

皮質性運動性失語（Broca失語）

主な障害部位
- 下前頭回後方（運動性言語中枢／Broca野）

- 言語理解は保たれているが，発話や復唱の障害が起こる.

失行

- 運動機能，知能，意識の障害では説明できず，実行しようとする意志もあるにもかかわらず正しい動作を行えない状態.
- 観念失行，観念運動失行，肢節運動失行，着衣失行〔病⑦p.38, 39〕などがある.

観念失行

主な障害部位
- 角回（頭頂葉連合野）

- 使い慣れているはずの道具の使用・日常の一連の動作を順序正しく行えない.

失認

- 感覚の異常〔p.49〕がなく，注意や知能といった一般的な精神機能が保たれているにもかかわらず，対象を認知できない状態.
- 視覚性失認〔病⑦p.33〕，聴覚性失認〔病⑦p.32〕，触覚性失認，身体失認〔病⑦p.36〕などがある.

物体失認（視覚性失認の一つ）

主な障害部位
- 側頭連合野

- 見ただけではその物体が何かわからないが，別の感覚を使えばわかる.

注意障害〔病⑦p.158〕

- 以下のような注意機能が障害され，注意を適切に向けられない状態.
  - 対象を適切に選ぶ（選択性）
  - 対象への注意を持続させる（持続性）
  - 対象を切り換える（転導性）
  - 複数の対象へ注意を配分する（分配性）
  など

主な障害部位
- 前頭連合野

- 小さな刺激でも動作が中断される.

遂行機能障害〔病⑦p.158〕

- 以下のような機能が障害され，物事を段取りよく進められなくなった状態.
  - 目標を明確にする（目標の設定）
  - 目標達成のための手段を選択する（計画の立案）
  - 正しい順序で開始，持続する（計画の実行）
  - 自己の行動を評価・修正する（効率的な行動）
  など

主な障害部位
- 前頭連合野

- 段取りが悪い.

社会的行動障害〔病⑦p.159〕

- 感情を適切にコントロールすることができなくなり，不適切な行動をとる状態.
- 感情を抑えられない，自発的に行動できないなどの症状がみられる.

主な障害部位
- 前頭連合野

- すぐカッとなり大声を出す.
- 他人や物事に興味がない.

- 高次脳機能障害の詳細については，『病気がみえるvol.7 脳・神経』p.22～39, p.158～162を参照のこと.

- 記憶障害：memory impairment
- 注意障害：attentional impairment
- 社会的行動障害：social behavior disorder
- 運動性失語：motor aphasia
- ブローカ失語：Broca aphasia
- 感覚性失語：sensory aphasia
- ウェルニッケ失語：Wernicke aphasia
- 角回：angular gyrus
- 側頭連合野：temporal association area
- 前頭連合野：frontal association area

精神症

精神症

監修 市来 真彦

精神症とは
妄想・幻覚を特徴とする

- 精神症は，妄想〔p.85〕，幻覚〔p.87〕を特徴とする疾患の総称で，現実検討の障害が基本病態にあると考えられている．
- 精神症には，いわゆる内因性精神病の代表として扱われてきた統合失調症とその関連症の他，物質・医薬品や身体疾患によって外因性に起こる状態が含まれる．

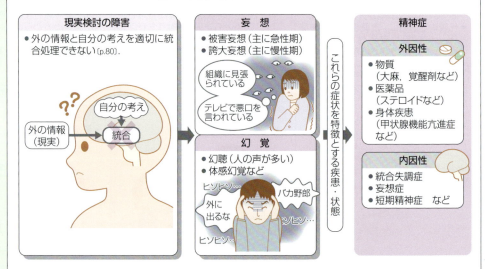

- 幻覚と妄想の他，思考・発話や行動の異常を含めて精神症症状という．

Words & terms
早発痴呆
現在の統合失調症にあたる概念は，19世紀，ドイツのKraepelinが早発痴呆という疾患単位を提唱したことが始まりとされている．青年期に発症し，人格の荒廃（痴呆）に至る経過を重視した呼称で，発表時には破瓜病，緊張病，妄想性痴呆という3つの病型を含むとしていた．

精神症と神経症
古典的な二分法

- かつて精神疾患を精神症と神経症に分ける考え方があった．
- 古典的なものであり，神経症という枠組み自体も現在の診断基準では重視されない傾向にあるが〔p.152〕，精神症の特徴をつかむため，単純化して示す．

	精神症 (psychosis)	神経症 (neurosis)
疾患例	●統合失調症〔p.78〕	●不安症〔p.154〕　●強迫症〔p.167〕
原因〔p.10〕	内因性 ●脳に生物学的な素因（脆弱性）があり，精神機能に異常をきたす．	心因性 ●心理社会的な負担，心理的葛藤により，精神状態に不調をきたす．
機能障害	重 ←――――――→ 軽	
了解〔p.12W〕	不能	可能
病識〔p.74〕	なし	あり

精神症はpsychosisの日本語訳ですが，以前は精神"病"という訳語を用いていました．"病"は疾患単位を示し，状態・症候群を想定したpsychosisの意味とそぐわないこと，また，"精神病"は統合失調症に限らず，うつ病や不安症などを含む精神疾患全般を指して用いられることもあることから，混同を避けるためにも精神"症"という訳語に変更されました．

- 精神症：psychotic disorder　●妄想：delusion　●幻覚：hallucination　●被害妄想：delusion of persecution　●誇大妄想：grandiose delusion　●幻聴：auditory hallucination　●体感幻覚：cenesthesic hallucination　●甲状腺機能亢進症：hyperthyroidism　●統合失調症：schizophrenia　●不安症：anxiety disorder　●強迫症（OCD）：obsessive-compulsive disorder　●早発痴呆：dementia praecox　●破瓜病：hebephrenia　●緊張病：catatonia　●妄想性痴呆：paranoide dementia

精神症

統合失調スペクトラム症

監修　市来 真彦

統合失調スペクトラム症とは
各診断を連続的にとらえる

- 精神症の中核は統合失調症で，この他にも近縁的な疾患がある．
- 現在利用されることの多い診断基準の1つ，DSM-5〔p.35〕では，主な精神症を症状の種類・数，強さ，持続期間の異なる連続的（スペクトラム）な疾患群ととらえている．
- なお，統合失調スペクトラム症には，精神症の他，パーソナリティ症〔p.244〕の1つである統合失調型パーソナリティ症も含まれる．

統合失調スペクトラム症

| 統合失調型パーソナリティ症 | 妄想症 | 短期精神症 | 統合失調様症 | 統合失調感情症 | 統合失調症 |

パーソナリティ症 ← → 精神症

低　　　　　重症度＊　　　　　高

＊同じ診断名であっても個々の患者の重症度は様々で，統合失調症の中に軽症患者も存在する．

基準となる症状と各疾患の診断
症状の種類・数と持続期間

- DSM-5では，統合失調スペクトラム症を診断する際に確認する症状として，次の5つの領域を挙げている．
- 5つの領域に含まれる具体的な症状は各ページを参照のこと．

基準となる症状
1. 妄想〔p.85〕
2. 幻覚〔p.87〕
3. 思考（発話）の統合不全〔p.87〕
4. 行動の著しい統合不全，またはカタトニア性の行動〔p.88〕
5. 陰性症状（情動表出の減少，意欲低下）〔p.89〕

各疾患の診断

- 統合失調スペクトラム症に含まれる各疾患は，基準となる症状のうち，認めるものの種類・数，持続期間によって診断がなされる．
- なお，原因となる物質や医薬品，身体疾患の有無を調べ，外因性をまず除外〔p.10〕することが重要である．

診断名	症状の基準	持続期間の基準	解説
統合失調型パーソナリティ症〔p.102〕	●精神症といえるほど顕著な症状なし	●長期間持続	●精神症ではなくパーソナリティ症の範疇だが，後に統合失調症を発症することもある．
妄想症〔p.102〕	●❶のみ	●1ヵ月以上	●妄想だけを認め，他の症状はなく，社会的機能は著しくは障害されない．
短期精神症〔p.103〕	●❶〜❹のうち1つ以上 ●少なくとも1つは❶〜❸	●1日以上，1ヵ月未満	●陰性症状以外の基準症状を短期間（1ヵ月未満）のみ認める．
統合失調様症〔p.103〕	（同上）	●1ヵ月以上，6ヵ月未満	●症状は統合失調症と同様で，持続期間が短い． ●暫定診断でもあり，6ヵ月を超えた場合に統合失調症となる例もある．
統合失調感情症〔p.103〕	●❶〜❺のうち2つ以上 ●少なくとも1つは❶〜❸	●半分以上の期間に気分エピソードが存在	●統合失調症の基準を満たす症状に加えて，気分エピソード（抑うつエピソード，または躁エピソード）を認める．
統合失調症〔p.78〕	（同上）	●6ヵ月以上（前駆期，残遺期を含む〔p.79〕）	●統合失調スペクトラム症の中核となる診断である． ●統合失調症のみ，社会的機能の低下という診断条件がつけられている．

- 統合失調スペクトラム症：schizophrenia spectrum disorders　● 精神疾患の診断・統計マニュアル（DSM）：diagnostic and statistical manual of mental disorders　● 統合失調型パーソナリティ症：schizotypal personality disorder　● 陰性症状：negative symptom　● 妄想症：delusional disorder　● 短期精神症：brief psychotic disorder　● 統合失調様症：schizophreniform disorder　● 統合失調感情症：schizoaffective disorder　● 統合失調症：schizophrenia

統合失調症

監修 市来 真彦

intro. 妄想，幻覚を特徴とする精神症，統合失調スペクトラム症の中核的疾患である．思考（発話）・行動の異常，陰性症状（情動表出の減少，意欲低下），認知機能障害など様々な精神機能障害をきたす．脳内ドパミン経路の異常が想定されている（ドパミン仮説〔p.82〕）．思春期〜青年期に好発し，症状の寛解と再燃を繰り返し慢性に経過することが多い．

Words & terms

疎通性障害 〔p.79〕
疎通性とは，言語を介しての意思疎通や，非言語的な表情などを介して得られる感情的共感のことを意味し，統合失調症では疎通性が障害される．

プレコックス感
経験を積んだ精神科医が，疎通性障害のある統合失調症患者と面接すると，その独特の印象から，詳しく病歴を聞かなくとも"統合失調症っぽい"と感じる．これをプレコックス感という．

病的多飲水
必要以上に飲水する状態であり，重度では水中毒・低Na血症をきたす．統合失調症の入院患者の10〜20%に病的多飲水，3〜4%に水中毒があると報告されている．原因は，病的体験や認知機能低下による統合失調症自体の症状として出現するものと，治療薬の副作用（抗コリン作用による口渇や，長期間のD₂受容体遮断）が考えられている．非定型抗精神病薬よりも定型抗精神病薬の方が病的多飲水を起こしやすい．

統合失調症は英語でschizophreniaと表記し，1911年にBleuler E（ブロイラー）が命名したものに由来します．schizo＝分裂，phren＝精神，ia＝病気，という意味から，日本語では"精神分裂病"と訳されていた時代がありましたが，「精神が分裂している恐ろしい病気」という意味に受け取られ，スティグマ〔p.7〕を助長する原因となっていました．このため，2002年に"統合失調症"と改名されました．

MINIMUM ESSENCE
schizophrenia

❶ ありもしないはずの考えにとらわれていて説得では訂正できない． 〈妄想〉
❷ 実際には存在しない感覚を感じる（声が聞こえてくるなど）． 〈幻覚（幻聴）〉
❸ 会話にまとまりがなく，聞いている方は意味不明である． 〈思考（発話）の統合不全〉
❹ 黙り込んで無反応，あるいは異常に興奮する． 〈行動の統合不全，カタトニア〉
❺ 感情が感じられず，自発的な活動が減少する． 〈陰性症状（情動表出の減少，意欲低下）〉
➡ を考える．

治療
- 急性期の非定型抗精神病薬の単剤投与が原則である．
- 回復後も再発防止のために薬物療法を継続する．
- 再発防止や社会的適応能力を高めるために，精神療法，リハビリテーションを行う．

補足事項
- DSM-5では，❶〜❺のうち2つ以上（少なくとも1つは❶〜❸）の症状を認めることが診断に必要である．
- 統合失調症では，診断上必要ではないが，認知機能障害〔p.90〕が多くの例でみられる．また，気分症症状（抑うつ状態や躁状態）〔p.111〕を認めることもある．
- 自殺率が高いことに注意が必要で，5〜6%の患者が自殺で死亡，約20%が自殺を試みるとされる（自殺念慮はより多い）．

概要

疫学｜約100人に1人が発症する
- 統合失調症は，約100人に1人が発症するとされ，まれな疾患ではない．
- 精神疾患で入院している患者に占める割合は統合失調症が最も多い（2020年，厚生労働省：患者調査）．
- 生涯有病率に大きな男女差や，国・地域差はない．
- 発症年齢は思春期から青年期が多く，女性に比べて男性の方が発症率のピークが早い．

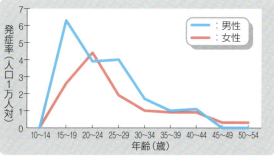

年齢と発症率
資料：中根允文：発病・再発および経過に関わるライフイベント．精神神経学雑誌 2007；109（8）：751-758

- 統合失調症：schizophrenia ● 妄想：delusion ● 幻覚：hallucination ● 幻聴：auditory hallucination ● 思考の統合不全：disorganized thinking ● 行動の統合不全：disorganized behavior ● カタトニア：catatonia ● 認知機能障害：cognitive dysfunction ● 気分症症状：symptoms of mood disorders ● 疎通性障害：disturbance of rapport ● プレコックス感：praecox feeling ● 多飲水：polydipsia ● 陽性症状：positive symptom ● 思考伝播／考想伝播：broadcasting of thought

代表的な症状
陽性症状・陰性症状・認知機能障害

- 統合失調症の症状を，陽性症状・陰性症状，認知機能障害に大別して示す．1人の患者に全ての症状が現れるわけではなく，一人一人出現する症状は異なり，初発時と再発時で異なる症状となることもある．

分類	陽性症状（通常ないものが現れる）	陰性症状（通常あるものが失われる）	認知機能障害（通常できることができなくなる）
概要	異常な心理的体験が出現する.	正常な精神機能が減退・欠如する.	情報を処理・利用する機能が低下する.
代表例	・妄想[p.85] ・幻覚[p.87] ・思考伝播，させられ体験[p.86] ・連合弛緩，滅裂思考[p.87]	・感情鈍麻・平板化[p.89] ・意欲低下[p.89] ・思考・会話の貧困化[p.89] ・社交性低下[p.89]	・言語性記憶障害 ・遂行機能障害[p.347] ・注意障害[p.347] ・疎通性障害[p.78W]
特徴	・派手な症状で急性期に目立つ. ・抗精神病薬への反応性が良い.	・持続的に存在し，慢性期に主体となる. ・抗精神病薬の効果は限定的である.	・初発時にはすでに認められる. ・生活機能や社会的予後と相関する.

症状出現時の経過
時期によって前景に出る症状が異なる

- 陰性症状は急性期に存在しないわけではなく，陽性症状のために目立たないだけで，むしろ前駆期から陽性症状に先立って生じていることが多い.

病期	前駆期	急性期（活動期*）	慢性期（維持期）安定化期（残遺期*）	慢性期（維持期）安定期
概要	診断基準を満たさない程度の軽度，あるいは非特異的な症状を認める.	明らかな陽性症状を認め，統合失調症と診断される.	陽性症状は軽快し，陰性症状が前景となる.	症状が軽快する．陰性症状，認知機能障害の程度は様々である.

*DSM-5における病期の呼称.
**前駆期に認められる軽度の異常，非特異的な症状から発症危険状態（ARMS）をとらえ，早期診断・介入することが試みられている[p.92].

統合失調症は月単位・年単位で経過する疾患で，陽性症状が出現し始めて急性期のピークに至るまでに1年程度あるとされます．振り返ってみると「なんとなくおかしかった」期間が数ヵ月以上あることが通常です．「ある日突然」「1週間前から」のように短期間で完成する精神病症状の場合は，外因性をはじめとした他の精神症を考えます．

（グラフ：症状の強さ — 陽性症状／陰性症状）

軽度の異常** ／ 陽性症状 ／ 陰性症状 ／ 病状は安定

長期的な経過
再発と寛解を繰り返すことが多い

- 統合失調症の長期的な経過は，症例によって様々であるが，急性期症状の再発と寛解を繰り返し，慢性に経過することが多い.
- 急性期症状が目立たず慢性的に徐々に進行して機能低下をきたす例もある.
- 長期的には，約半数は完全または軽度の障害を残して回復するとされる.

*発症時や再発時の急性期症状による精神機能低下の程度は実際には様々

（グラフ：精神機能の経過 — 再発を繰り返す例／慢性的に進行する例）
- 発症後，最初の5年間が再発の頻度が高い.
- 徐々に再発の頻度が少なくなっていく（間隔があいていく）.
- 50歳以降，再発はほとんどなくなる.
- ほぼ完全に回復／後遺障害を残す

陰性症状や認知機能障害が残ることによって機能レベルが低下した状態を欠陥状態，それが重篤なものは荒廃状態とよばれることもありましたが，適切な呼称ではないとされています.

- 作為体験／させられ体験：made experience／controlled experience ● 連合弛緩：loosening of association ● 滅裂思考：incoherence of thought ● 感情鈍麻：blunted affect ● 感情の平板化：flattening of affect ● 意欲低下：avolition ● 会話の貧困化：alogia／poverty of speech ● 思考の貧困化：poverty of thought ● 社交性低下：asociality ● 遂行機能障害：executive dysfunction ● 注意障害：attentional impairment ● 発症危険精神状態（ARMS）：at-risk mental state ● 寛解：remission

病態

情報をまとめて処理する機能の障害
"統合が失調する"とは

- 統合失調症では様々な症状が認められ〔p.85〕，患者によって現れる症状，経過も多様であり，疾患のイメージをつかむのが難しい（事実として正確な疾患像はわかっていない）．
- ここでは，統合失調症という疾患名と関連させて症状の出現を理解するためのモデルを示す．
- 統合失調症は，情報をまとめて処理（統合）する脳の機能に障害が起こる疾患である．

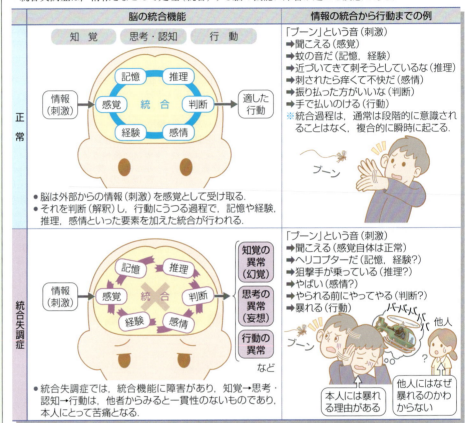

- 脳は外部からの情報（刺激）を感覚として受け取る．
- それを判断（解釈）し，行動にうつる過程で，記憶や経験，推理，感情といった要素を加えた統合が行われる．

- 統合失調症では，統合機能に障害があり，知覚→思考・認知→行動は，他者からみると一貫性のないものであり，本人にとって苦痛となる．

統合失調症は"敏感病"

統合失調症の症状を理解する1つの考え方として，"敏感病"というとらえ方を紹介します．これは，情報（刺激）に対して異常に敏感になることで，猜疑心が高まっていき，やがては妄想や幻覚に発展するという考え方です．

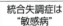

- 通常は気にしないような感覚刺激（音や他人の話声など）に対して敏感になってしまっている．
- 些細なことを自分と関連づけるなど，猜疑心が高まる．
- 誤った解釈に基づいた確信（妄想）にまで発展する．

"敏感病"の考え方は，他の精神疾患にも当てはまります．通常なら流せるところを"気にしすぎてしまう"不安症や強迫症，通常ならすぐに回復するようなつらい出来事に対して"長く深く気にしてしまう"うつ病など，"敏感"から考えると理解しやすくなる疾患は多くあります．

Words & terms

治療臨界期 [p.83]
発症後一定の時期までに，薬物治療をはじめとする重点的・適切な治療が行われるかどうかが長期予後を左右することがわかり，治療臨界期とよばれている．発症から3～5年程度と考えられており，再発率が高く，自殺が多い時期であるとともに，脳の形態的変化の進行（側頭葉，前頭葉の灰白質減少）といった器質的変化が起こる時期であることもわかってきている．

クロルプロマジン換算（CP換算）
世界で最初に実用化された抗精神病薬であるクロルプロマジンを基準に，作用が同等になる各抗精神病薬の用量比を示したもの．CP換算値を用いることで，異なる抗精神病薬同士の用量比較，あるいは多剤併用となっている場合の合計値などを算出できる．目安としてCP換算値300～600 mg／日程度が適正範囲，1,000 mg／日以上で大量投与（減量が望ましい）とされる．

ドパミン過感受性精神症 [p.98]
ドパミン受容体が過剰に遮断されたことへの反応でドパミン受容体のアップレギュレーション（数・密度の増加）が起こり，少しのドパミン放出によって容易に精神症症状を再発しやすくなっている状態である．抗精神病薬の多剤併用や，大量投与が原因の1つである．反応性不良の治療抵抗性統合失調症のうち半数近くを占めるとされている．

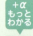

- 治療臨界期：critical period
- クロルプロマジン換算（CP換算）：chlorpromazine equivalent
- ドパミン過感受性精神症：dopamine supersensitivity psychosis

脳とこころの特性に，ストレスが関与して発症
脆弱性・ストレスモデル

- 統合失調症の発症機序を理解するモデルの1つに，脆弱性・ストレスモデルがある．

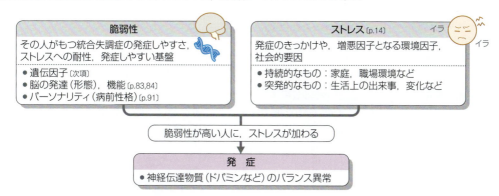

- 脆弱性・ストレスモデルは，統合失調症に関連する生物学的要因，心理学的要因，発症・増悪因子としてのストレス（社会的要因）に関する研究・仮説を包括的にとらえたものである．
- このモデルは，包括的な治療アプローチの理解にも役立つ〔p.93〕．

影響は大きいが決定的ではない
遺伝因子

- 統合失調症の遺伝率〔p.13〕は約80％で，他の精神疾患と比較して高く，遺伝因子が生物学的な脆弱性に大きく影響していると考えられている．
- ただし，遺伝子が100％一致している一卵性双生児においても，発症一致率は約50％であり，遺伝因子が決定的な発症要因ではない．

統合失調症近親者の生涯発症率

- 一般人口の発症率は約1％で，統合失調症発症者（発端者）との近親度が高い（遺伝子の共有率が高い）ほど発症率が高くなる．

近親度	発端者	一卵性双生児	第一度近親	第二度近親	一般
	患者	双子	子ども／兄弟	孫／甥／姪	他人
遺伝子の共有		一致	1/2	1/4	なし
統合失調症の発症率	発症	約50％	約10％	約5％	約1％

統合失調症の発症に相関する遺伝子の例

- 統合失調症の発症には数千もの遺伝子が関連していると考えられている．いずれか1つの遺伝子異常が発症を決定するものではなく，小さな効果を有する遺伝子群の集積により脆弱性が高まると考えられる．

主な遺伝子	産生タンパク質	産生タンパク質の機能
COMT	カテコール-*O*-メチルトランスフェラーゼ	●ドパミン代謝
DTNBP1	ジスビンディン	●シナプス伝達
NRG1	ニューレグリン	●NMDA受容体シグナルの伝達
G72	D-アミノ酸オキシダーゼ活性化因子	●NMDA受容体シグナルの伝達
DAAO	D-アミノ酸オキシダーゼ	●NMDA受容体シグナルの伝達
RGS4	G蛋白質シグナル伝達4	●NMDA受容体シグナルの伝達
PRODH	プロリンデヒドロゲナーゼ	●プロリン代謝，グルタミン酸産生

■ 統合失調症の病態に関与する
ドパミン仮説

- 統合失調症の治療薬はドパミン受容体を遮断する作用を有すること，ドパミン受容体を刺激する薬物（アンフェタミンなど）が統合失調症に類似した症状を発現させることなどから，統合失調症の病態には神経伝達物質の1つであるドパミン作用のバランス異常が関連していると考えられている．

ドパミン経路
- ドパミン系神経の神経核は脳幹部に存在し，そこから脳内各所に投射してドパミンを放出している．
- 次の4つのドパミン経路があり，様々な精神機能，身体機能を調節している．

❶ 中脳辺縁系
- 中脳腹側被蓋野から辺縁系の側坐核などに至る．
- 機能過剰により陽性症状を生じると考えられる．欲求が満たされたときに快感を生じる報酬系（快感系）として知られており，薬物などへの依存(p.318)にも関係する．

❷ 中脳皮質系
- 中脳腹側被蓋野から前頭葉皮質などに至る．
- ワーキングメモリや注意・集中などの様々な認知機能に関わり，機能低下により陰性症状，認知機能障害を生じると考えられる．

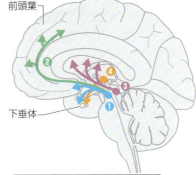

❸ 黒質線条体系
- 黒質から線条体（尾状核・被殻）に至る．
- 機能過剰がチックや強迫症，機能低下がParkinson病や抗精神病薬によるパーキンソニズムに関連する(p.384)．

❹ 漏斗下垂体系
- 視床下部から下垂体に至る．
- 機能低下が抗精神病薬の副作用である高プロラクチン血症に関連する(p.384)．

ドパミン受容体には，D_1〜D_5の5つのサブタイプがあります．抗精神病薬の多くは，D_2受容体の遮断を主な作用としています．

医師

陽性症状
- ドパミン経路のうち，❶中脳辺縁系の過剰活動により生じると考えられている．

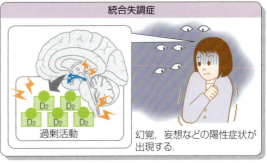

陰性症状，認知機能障害
- ドパミン経路のうち，❷中脳皮質系の活動抑制が起こって生じると考えられている．

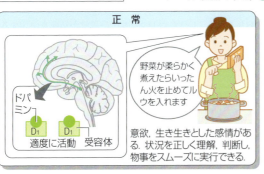
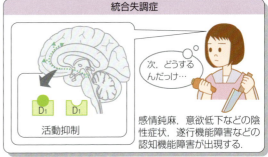

- 中脳皮質系の活動抑制には，セロトニンの過剰が関連しているとも考えられている〔p.83〕．

+α もっとわかる

- 神経伝達物質：neurotransmitter ● 中脳辺縁系：mesolimbic system ● 報酬系：reward system ● 薬物依存：drug dependence ● 病的嗜癖：pathological addiction ● 中脳皮質系：mesocortical dopaminergic system ● 黒質線条体系：nigrostriatal dopaminergic system ● 漏斗下垂体系：tuberoinfundibular dopaminergic system ● ドパミン受容体：dopamine receptor ● 陽性症状：positive symptom ● 陰性症状：negative symptom ● 認知機能障害：cognitive dysfunction ● 遂行機能障害：executive dysfunction

Advanced Study
グルタミン酸とセロトニン

- 統合失調症に関わる神経伝達物質として，ドパミンの他に，グルタミン酸（特にNMDA受容体〔薬①p.12〕を介する作用）やセロトニンが有力である．

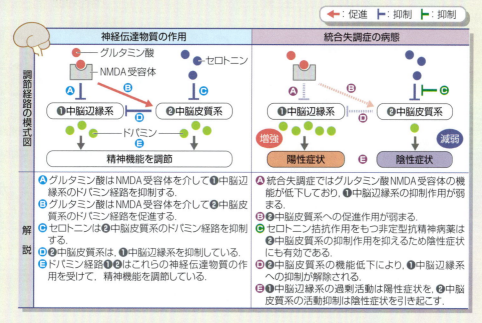

- NMDA受容体に関連した遺伝子と統合失調症の相関が報告されており，生物学的要因（遺伝因子）としての脆弱性に関連していると考えられる〔p.81〕．

脳形態の脆弱性
神経発達障害仮説

- 統合失調症の発症に，ニューロンや神経回路（シナプス形成）の発達障害が関与するという仮説がある．
- 神経画像（CTやMRIなど）を用いた研究から，統合失調症を発症する前から脳の形態学的変化が認められること，また，病理組織学的に進行性の変性や炎症所見はないことから，神経系の発生・分化の異常が想定されている．

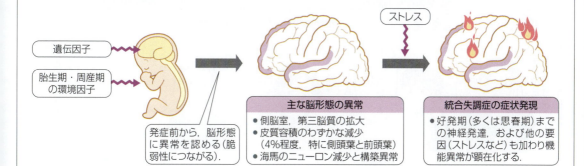

- なお，発症の極早期に，側頭葉，前頭葉の灰白質減少が進行する（早期治療の重要性，治療臨界期〔p.80W〕を示唆）．

- グルタミン酸（Glu）：glutamic acid　● セロトニン：serotonin　● N-メチル-D-アスパラギン酸（NMDA）：N-methyl-D-aspartate
- 神経発達障害仮説：neuro-developmental theory　● 治療臨界期：critical period

■脳機能（神経生理）の脆弱性
視床フィルタ機能障害

- 統合失調症の認知障害，思考障害の病態を説明するものとして，視床フィルタ機能障害がある．

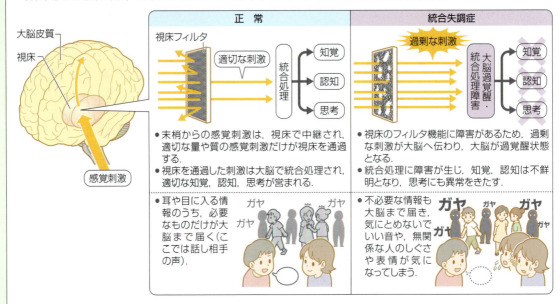

- 視床フィルタ機能の調節には，大脳皮質からのグルタミン，中脳からのドパミンが関与している．

■再発率に影響する
家族の感情表出（EE）

- 脆弱性・ストレスモデルでは，ストレスは発症や再発，増悪因子となる社会的要因である．
- 統合失調症の発症に関わるストレスは，偶発的な出来事から，持続的な環境に関わるものまで様々であり，その影響程度は患者の脆弱性や対処（コーピング）スキルによって変わる．
- 近年，注目されている社会的要因として，感情表出（EE）がある．
- 家族などの介護者・支援者が，患者に対してどのように感情を表出するかを一定の基準によって高い感情表出（high EE）と低い感情表出（low EE）に分けて調査した研究で，high EEの家族と長い時間接する患者では再発率が高いことがわかっている．

- high EEの家族に対しては，患者が接する時間を短くする（デイケア[p.418]の利用など），家族に対する心理教育・支援などによりhigh EEを是正する[p.106]対応により再発率の低減を目指す．
- EEの評価法にはCFIやFMSSなどがある．

- 視床フィルタ機能障害：impaired thalamic filter function　●感情表出（EE）：expressed emotion　●心理教育：psychoeducation
- CFI：Camberwell family interview　●FMSS：five minutes speech sample

症状

急性期の特徴的な症状
妄想

- 妄想のうち，他者がある程度了解可能な二次妄想は，統合失調症を含め様々な原因で起こる．全く了解不能な一次妄想がみられた場合には，統合失調症を強く疑う〔p.57〕．
- 妄想は統合失調症の急性期にみられ，二次妄想の内容としては関係妄想や被害妄想が多い．明確な妄想の前段階として病初期に妄想気分がみられることもある．

	妄想気分	関係妄想	被害妄想
例	「外の景色が急に不気味に感じるようになった」 「何となく不気味で何かが起こりそうで怖い」 「周りの人が急によそよそしくなった」	「テレビのキャスターが自分へメッセージを送っている」 「新聞の記事は自分のことを書いている」 「あの人が咳をしたのは自分への合図だ」	「電波で攻撃を受けている」 「パソコンにウイルスを仕込まれた」 「皆が会議で私の仕事を邪魔する方法を相談している」
解説	・周囲の世界が何となく変化し，意味があるように思う． ・発展すると「世界が破滅する」という世界没落体験に至る．	・自分とは関わりのないことを，自分と関連づけて考える．	・自分が他者から嫌がらせ，危害を加えられていると考える．内容により様々な呼称がある． 被毒妄想　追跡妄想　注察妄想 ・様々なことを自分と関連づけて考えるという点は関係妄想であり，区別せず被害-関係妄想とよぶこともある．

- 慢性期には誇大妄想（血統妄想や宗教妄想など）〔p.58〕がみられることもある．
- なお，自我障害として解説する思考吹入，思考奪取，させられ体験（作為妄想）などは，DSM-5の診断基準上は妄想に含まれる．

妄想の訴えを聞く際のポイント

- 妄想と思われる訴えのある患者との面接では，本当に妄想であるかどうか，内容が統合失調症らしいかを確認するとともに，患者-治療者の協力関係を築いていくための配慮が必要である．

本当に妄想か	・事実である可能性も考え，可能であれば周囲の人に確認する（追跡妄想ではなく事実としてのストーカー被害など）． ・また，「他人に悪口を言われている」といった訴えの場合は幻聴〔p.87〕の可能性も考える．
妄想の内容	・関係妄想や被害妄想なら統合失調症を第一に疑い，微小妄想ならまずはうつ病〔p.114〕，誇大妄想ならまずは双極症（躁状態）〔p.140〕を考える． ・内容に現実味が全くない（奇異である）妄想は統合失調症に特徴的である．
妄想を否定しない	・否定，訂正，説得できないから妄想なのである． ・否定してしまうと，"わかってもらえない"と感じて信頼して話をしてくれず，医療者の助言も受け入れられなくなる．
妄想を肯定しない	・肯定してしまうと，妄想が強固なものになってしまう． ・また，興味本位で肯定的に質問を続けて深掘することも，妄想をふくらませるだけで診断・治療にはつながらない．

起きている出来事ではなく，それに対する患者の気持ちを受容し共感を示す

- 妄想：delusion　● 妄想気分：delusional mood　● 関係妄想：delusion of reference　● 被害妄想：delusion of persecution　● 世界没落体験：experience of world destruction　● 追跡妄想：delusion of pursuit　● 注察妄想：delusion of observation　● 誇大妄想：grandiose delusion　● 妄想知覚：delusional perception　● 妄想着想：delusional intuition　● 思考吹入／考想吹入：thought pressure　● 思考奪取／考想奪取：thought withdrawal　● 作為体験／させられ体験：controlled experience　● 微小妄想：delusion of belittlement

自分の考え・行動であるという意識がもてない
自我障害

- 自我障害とは，自我意識[p.70]に異常をきたすことをいう．

自我意識には境界性，能動性の他にも単一性，同一性といった要素があります[p.70]．自我障害と統合失調症の各症状とのつながりには様々な解釈があり，詳細は不明ですが，ここでは症状をイメージしやすくするため簡略化して解説しています．

統合失調症でみられる自我障害に基づく症状

- 統合失調症では，自我障害に伴って，考えや行動が自分のものか他人のものかがわからなくなり，様々な症状が現れる．

	解説		患者の訴えの例
思考干渉	・自分の考えが他人の影響を受けていると感じる．	他人／左右手を上げよう／右手を上げる	「誰かが自分の考えにちょっかいを出してくる」
思考吹入（すいにゅう）	・自分のものではない考えを他人に吹き込まれたと感じる． ・自分の意思ではなく勝手に浮かんできたと感じるものは自生思考という．	他人／左手を上げよう → 左手を上げよう／左手を上げる	「考えを植えつけられた」 「他人の考えが入ってきた」
思考奪取	・自分の考えが他人に抜き取られる．	左手を上げよう → 他人／左手を上げよう／？？何するんだっけ？	「考えていたことが奪い取られる」
思考伝播	・自分の考えが自分だけのものではなく，他人にも伝わっていると感じる． ・他人に知られてしまうと感じるものを思考察知という．	他人／左手を上げよう／他人／先読みされる…	「自分の考えは世界に知られている」 「考えたことが悟られてしまう」 「自分の行動が先回りされるのは，考えが伝わってしまっているからだ」
させられ体験（作為妄想）	・自分の考えではなく，他人の思考によって動かされていると感じる．	他人／左手を上げさせられた	「誰かに操られている」 「自分で動いたわけじゃない」

- これらの症状は，DSM-5の診断基準上は妄想に含まれる．影響妄想，あるいは被影響妄想ともよばれる．
- この他，自我障害に関連する症状として離人症[p.70]，二重自我[p.70W]，憑依体験[p.71]を生じることもある．

- 自我障害：ego disorder ・自我意識：self-consciousness ・思考干渉：influence of thought ・思考伝播／考想伝播：broadcasting of thought ・離人症：depersonalization ・二重自我：double ego ・憑依体験／憑きもの体験：possession

86　An Illustrated Reference Guide

幻覚

幻聴が多い

- 統合失調症では，幻覚の中でも幻聴が多い．急性期に高頻度でみられる症状である．
- また，体感幻覚は，統合失調症を強く疑う症状の1つである．

幻聴

- 他人の声が聞こえるという言語性幻聴（幻声）が特徴的である．

対話性幻声
- 複数人が患者のことについて話している声が聞こえる．

注釈幻声（批判性幻声）
- 他人が患者の行動を実況中継している声が聞こえる．しばしば批判的な口出しである．

考想化声
- 自分の考えが他人の声となって聞こえてくる．回復期にみられる場合がある．

体感幻覚

- 身体に実際には感じられないはずの異常感覚を生じる．臓器（特に性器）に関する奇妙な体感が特徴である．

- 他の例：「陰茎がちぎれかかっている」「子宮の中に何か入っている」「脳が溶け出す」

- 幻声に対して本人が応答していると，周囲からは独語 [p.88] にみえてしまう．
- 統合失調症の幻覚は，意識清明な状態で生じることがせん妄 [p.334] と異なる．また，幻視はまれであり，幻視のみがみられた場合には，薬物の影響や認知症などを疑う．ただし，米国の統合失調症では幻視が多い（理由は不明）．

幻聴の内容は，噂，悪口，批判，命令，強迫など悪意があるものが多く，体感幻覚の内容は，被害的意味づけをもつものが多いため，患者本人は恐怖感や不安感などの苦痛を感じています．

連合弛緩，滅裂思考

思考（発話）の統合不全

- 統合失調症では，思考のまとまりがなくなり，他覚的には発話の異常として現れる．
- 思路障害（思考過程の異常）[p.55] であり，DSM-5の診断基準上は，(3) 思考（発話）の統合不全に含まれる．
- 思考・発話のまとまりのなさが軽度なものを連合弛緩，高度なものを滅裂思考という．
- 連合弛緩や滅裂思考を陰性症状とする意見もあるが，本書では陽性症状として扱う．

	正常	連合弛緩	滅裂思考（支離滅裂）
解説	観念（頭に浮かぶ考え）同士のつながり，論理を整理して，筋の通った話をする．	観念同士のつながりが弱く，まとまりのない話になる．	観念同士に意味のあるつながりがなくなる．
思考過程 観念：○	●→●→●→●→●	●→○ ○ ●→●→○	●→○ ○ ○ ○→●
発話	そうなんだ	う，うん	???
例	うちの仏壇にお供えしてある食べ物がなくなった．ネズミのフンが落ちていたからネズミの仕業に違いない．私が初めてネズミを見たのは小学6年生でキャンプに行ったときだ．キャンプファイヤーでクラスごとに歌ったペチカの歌の指導をしたのは私だった．	うちの仏壇にお供えしてある食べ物がなくなった．ネズミのフンが落ちていたからネズミの仕業に違いない．私が初めてネズミを見たのは小学6年生でキャンプに行ったときだ．キャンプファイヤーでクラスごとに歌ったペチカの歌の指導をしたのは私だった．	うちの仏壇にお供えしてある食べ物がなくなった．ネズミのフンが落ちていたからネズミの仕業に違いない．私が初めてネズミを見たのは小学6年生でキャンプに行ったときだ．キャンプファイヤーでクラスごとに歌ったペチカの歌の指導をしたのは私だった．

- 滅裂思考がさらにひどくなると，意味不明な言葉の羅列となる（言葉のサラダ）．
- この他，質問に対して関係のない答えをする接線思考や，思考が突然中断する思考途絶 [p.55] がみられることもある．
- 発話や言語に関連する症状として，慢性期に言語新作がみられることがある．

ここで解説した連合弛緩や滅裂思考と，妄想は，本人が話していることを他人は理解できない点で似ています．妄想は内容が非現実的なせいで理解できず，連合弛緩や滅裂思考は話の筋が通っていないせいで理解できません．

- 幻聴：auditory hallucination ● 幻覚：hallucination ● 体感幻覚：cenesthesic hallucination ● 対話性幻声：conversational hallucination ● 注釈幻声：command hallucination ● 考想化声：audible thought ● 独語：monologue ● せん妄：delirium ● 幻視：visual hallucination ● 連合弛緩：loosening of association ● 滅裂思考／思考滅裂：incoherence of thought ● 接線思考：tangential thinking ● 思考途絶：blocking of thought ● 言語新作：neologism

よくわからない行動をとる
行動の統合不全，カタトニア性（緊張病性）の行動

- 行動の統合不全とは，周囲の人にとって目的・動機が不明で，奇異，奇妙にみえる行動をとることである．
- 行動の異常であり，欲動・意志の異常〔p.64〕が背景にあるが，統合失調症の行動異常は，外部からの情報を統合する機能の障害，あるいは思考過程の異常によって生じるととらえることもできる（行動面に現れる連合弛緩）．

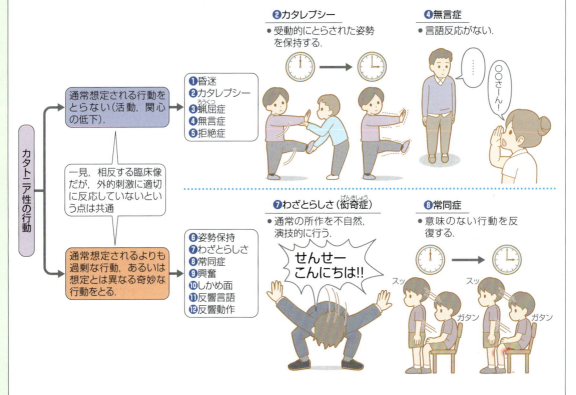

- カタトニア性（緊張病性）の行動
- 行動の統合不全が顕著になると，環境（外的刺激）に対する反応が顕著に減少したり，奇妙な行動をとったりするカタトニア性の行動がみられる．各症状についてはp.69を参照のこと．

- DSM-5では，12個の症状のうち3つ以上を認めるものをカタトニア（緊張病症候群）と診断する．以前は，緊張型統合失調症という亜分類〔p.100〕があったが，カタトニアは統合失調症に限ってみられるものではないことから，亜分類ではなくカタトニアが独立した診断となった（統合失調症に伴うカタトニア，うつ病に伴うカタトニア，など）．

- 統合不全：disintegration ● カタトニア：catatonia ● 空笑：silly smile ● 昏迷：stupor ● カタレプシー／強硬症：catalepsy ● 蝋屈症：waxy flexibility ● 無言（症）／緘黙：mutism ● 拒絶症：negativism ● 姿勢保持：postural maintenance ● わざとらしさ（衒奇症）：mannerism ● 常同症：stereotypy ● 興奮：excitement ● しかめ面：grimacing ● 反響動作：echopraxia ● 反響言語／エコラリア：echolalia ● 緊張型統合失調症：catatonic schizophrenia

派手ではないが，病態の基本となる症状
陰性症状

- 陰性症状は，正常な精神機能が低下することで起こるもの（欠落症状）であり，陽性症状と比べると目立ちにくい．
- それでも，他の精神症に比べて統合失調症で顕著にみられること，診断後に病歴を振り返ると陽性症状に先立って出現し慢性期にも遺残することが多い[p.79]ことから，統合失調症の基本症状ともいえるものである．また，認知機能障害の程度とも関連があるとされ，予後を左右する重要な症状である．
- 陰性症状に含まれるものの中で，❶情動表出の減少と，❷意欲低下が特に重要で，その他の陰性症状はこの2つに関連して生じると考えられている．

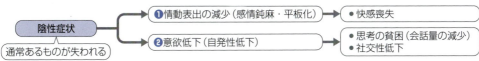

陰性症状だけをみるとうつ病[p.114]と間違いやすいため，他の症状の有無や経過をみることが重要です．

陰性症状①
情動表出の減少（感情鈍麻・平板化）

- 情動表出の減少は，感情鈍麻あるいは感情の平板化ともよばれてきたもので，出来事に対して通常起こる感情の変化とその表現（表出）がみられないことである．

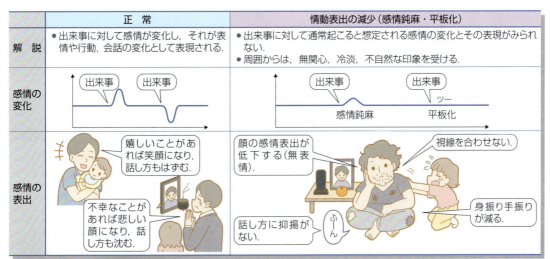

陰性症状②
意欲低下（自発性低下）

- 意欲低下は，自発性低下ともよばれ，自発的な目的に沿った行動が減少することである．
- 程度の差はあるが，ほとんどの患者でみられる．

- 陰性症状：negative symptom　　- 感情鈍麻：blunted affect　　- 感情の平板化：flattening of affect　　- 意欲低下：avolition

機能的予後に関連する
認知機能障害

- 認知機能は，記憶，思考，理解，計算，学習，言語，判断などの包括的な能力のことで，日常生活や社会的機能を果たすうえで重要である．
- 認知機能障害は，統合失調症の診断基準には含まれないものの，多くの患者（50～80%）で認めるとされ，患者の機能的予後に関連する重要な症状である．
- 認知機能障害は，初発時にはすでに認めるとされる．一方で，他の症状や，薬物（抗コリン薬，ベンゾジアゼピン受容体作動薬）によって二次的に出現あるいは悪化している可能性にも注意する．

統合失調症でみられる認知機能障害
- 言語性記憶障害
- 遂行機能障害 [p.347]
- 注意障害 [p.347]

日常生活，社会的機能の低下
（集中できない／料理ができない／企画書が書けない）

病名提唱者が重視した症状
Bleulerの4つのA

- 現在統合失調症と訳されているSchizophrenieという病名を提唱したBleuler（ブロイラー）は，統合失調症に必ず現れる基本症状として4つを挙げている（4つのA）．

4つのA
- 連合弛緩（Assoziationslockerung）[p.87]
- 感情障害（Affektstörung）[p.89]
- 自閉（Autismus）
- 両価性（Ambivalenz）[p.64]

- 連合弛緩は思考過程の障害のことであり，DSM-5における思考（発話）の統合不全にあたる．感情鈍麻は陰性症状の1つである．
- 一方，妄想や幻覚，行動の統合不全は，基本症状によって二次的に出現することがある副次症状と考えられていた．

Bleulerは4つのAの中でも，連合弛緩を最も根本的な障害と考えていました．精神症を特徴づける症状は妄想・幻覚ではありますが，精神病理を考えるうえでは，副次的なものと考えられていたのですね．

統合失調症に特異性が高い症状
Schneiderの一級症状

- Schneider（シュナイダー）は，次の8つの症状を臨床上の診断に有用であると考え，一級症状とよんだ．

Schneiderの一級症状
1. 考想化声
2. 言い合う形の幻聴（対話性幻声）
3. 自身の行動とともに発言する幻聴（注釈幻声）
4. 身体的被影響体験
5. 思考奪取およびその他の思考の被影響体験
6. 思考伝播
7. 妄想知覚
8. 感情・欲動・意思の領域におけるその他のさせられ体験・被影響体験

- かつてこれらは統合失調症に特異性が高い症状と考えられ，特にDSM-Ⅳまでは特別な種類の幻覚（❷❸）および奇異な妄想（❹❺❽）のうち1つ認めれば診断上の症状要件を満たすものとして特別扱いをされていた（DSM-5ではこの特別扱いはなくなった）．

自分の殻に閉じこもる
自閉

- 自閉（Autismus）はBleulerの4つのAの1つで，統合失調症の基本症状として挙げられている．
- 外界（現実世界）との意味のある接触を避けて，自分だけの世界（自閉世界）に閉じこもる状態である．

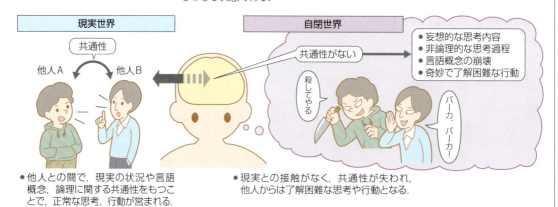

- 他人との間で，現実の状況や言語概念，論理に関する共通性をもつことで，正常な思考，行動が営まれる．
- 現実との接触がなく，共通性が失われ，他人からは了解困難な思考や行動となる．

- 認知機能障害：cognitive dysfunction ● 言語性記憶障害：impairment of verbal memory ● 遂行機能障害：executive dysfunction ● 注意障害：attentional impairment ● 考想化声：audible thought ● 対話性幻声：conversational hallucination ● 注釈幻声：command hallucination ● 身体的被影響体験：somatic passivity ● 思考奪取／考想奪取：thought withdrawal ● 思考伝播／考想伝播：broadcasting of thought ● 妄想知覚：delusional perception ● 被影響体験：passivity experience

人間関係をつくりにくい
病前性格

- 統合失調症を発症する前の性格には特有の傾向がみられることがある．
- 自閉性や，敏感性（特に自分に対して）と鈍感性（特に他人に対して）という特徴が挙げられている．
- この性格が正常範囲のものは統合失調気質，異常といえる程度に達しているものは統合失調質と区別され，統合失調質は統合失調型パーソナリティ症〔p.102〕にほぼ相当する．

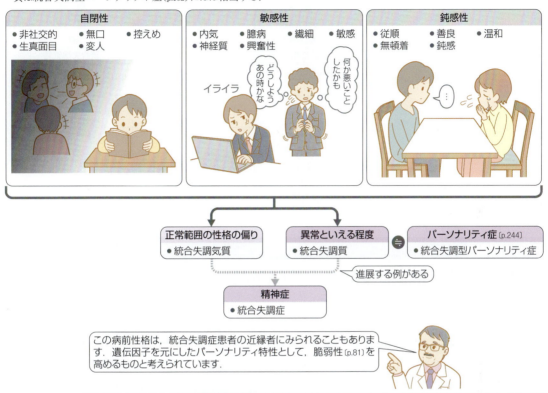

この病前性格は，統合失調症患者の近縁者にみられることもあります．遺伝因子を元にしたパーソナリティ特性として，脆弱性〔p.81〕を高めるものと考えられています．

Supplement

引きこもり状態

- 引きこもりとして対応されている人の中には，背景に統合失調症をもつ人がいる可能性を考える必要がある．
- 陽性症状（幻覚や妄想）への対処として外出を避けている場合もあれば，陰性症状の結果として引きこもり状態になっている場合もある．
- この他，周囲からの差別や偏見を避けるためや，家族が周囲の目を気にして外出させないなどの状況から引きこもり状態となっている場合もある．

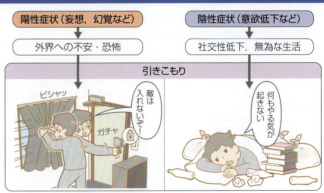

現在の引きこもりの定義では，統合失調症の症状によるものは引きこもりからは除外されます．ただし，実際には統合失調症と診断される前の患者が引きこもり状態となっていることがあります．ある研究では引きこもりとして支援を受けていた相談者の8%が統合失調症であったとされます．いわゆる引きこもり〔p.426〕はじっくり支援していくことが求められますが，統合失調症が原因の場合には少しでも早く適切な治療につなげる必要があり，見逃さないことが重要です．

- 病前性格：premorbid personality　● 敏感性：sensitivity　● 鈍感性：insensitivity　● 脆弱性：fragility　● 引きこもり：social withdrawal

予後因子
男性の方が悪い傾向

- 統合失調症の長期的な経過 [p.79] は様々であり，予後良好・不良因子を把握することは重要である．
- 代表的な予後因子を次に示す．

予後因子	予後良好	予後不良
発病年齢	成人～中年期	思春期～成人前期
性別	女性	男性
発症経過	急性	緩徐
発症誘因	あり	なし
病前性格 [p.91]	循環気質	統合失調気質
病前の社会適応	高	低
知能	平均以上	平均以下
婚姻	既婚	未婚／離婚
家族歴	気分障害	統合失調症
病状の主体	陽性症状	陰性症状
気分障害の合併	あり	なし
未治療期間	短い	長い
社会的支援	良好	不十分
家族の雰囲気 [p.84]	低感情表出（LEE）	高感情表出（HEE）

Supplement

前駆期症状と発症危険精神状態（ARMS）

- 診断が確定した統合失調症患者の病歴を振り返ると，急性期に先立って，非特異的な症状が認められる前駆期があることが多い．
- 現在，統合失調症発症から治療開始までの未治療期間（DUP）が短いほど予後が良いことが注目されており，前駆期の症状を見逃さないことが重要視されている．
- 前駆期はあくまでも統合失調症という診断が確定した例を振り返って決められる概念であるため，統合失調症を発症するかどうかはわからないが発症のリスクが高い状態を表す発症危険精神状態（ARMS）という概念を取り入れ，発症前の段階での早期介入が試みられている．

前駆期症状
- 気分の変化：抑うつ気分，不安，不快，易刺激性
- 認知の変化：思考力・記憶力低下，奇妙な考え，関係念慮，魔術的思考
- 知覚の変化：錯覚，離人症
- 行動の変化：無口，対人的閉じこもり，社会的関心の低下，強迫的行動
- 身体症状：睡眠障害，食欲の変化，頭痛

ARMSの基準（オーストラリアPACEクリニックによる）
1. 閾値以下の弱い精神病症状 2. 一過性で自然軽快する精神病症状
3. 第一度近親者が統合失調症，あるいは本人が統合失調型パーソナリティ症で，社会的機能低下がある
※ 1～3のいずれかに該当する場合，10～40%が統合失調症に移行するとされる．

- 低感情表出（LEE）：low expressed emotion　●高感情表出（HEE）：high expressed emotion　●前駆期症状：prodromal symptom
- 発症危険精神状態（ARMS）：at-risk mental state　●精神病未治療期間（DUP）：duration of untreated psychosis　●抑うつ：depression　●不安：anxiety　●不快：uncomfortable　●易刺激性／易怒性：irritability　●関係念慮：idea of referance　●魔術的思考：magical thinking　●錯覚：illusion　●離人症：depersonalization　●強迫的行動：compulsive behavior　●睡眠障害：sleep disorders

治療

症状を抑え，再発を防ぎ，社会参加を目指す
治療の全体像

- 統合失調症は，急性期には重度の陽性症状を示し，慢性期には陰性症状・認知機能障害が問題となる他，急性期症状が再発することも多い．また，社会的な機能の低下により，社会参加が妨げられQOLが低下する．
- 治療においては，❶急性期の症状を軽快させ，❷再発を防ぎ，❸機能改善により社会参加を目指すため，薬物療法の他，精神療法，社会的治療（リハビリテーションや社会的支援）を組み合わせて行う必要がある．

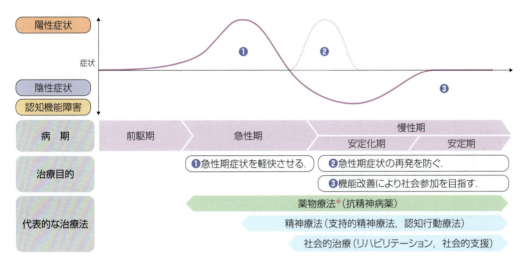

- この他，電気けいれん療法（ECT）〔p.398〕が，薬物療法が奏効しない例やカタトニアを伴う例に対して行われる．

"治る"ことの意味と治療目標

- 身体疾患では，疾患に伴う障害は，疾患自体が治癒，あるいは機能障害・形態障害を取り除けば解消される場合も多い．
- 統合失調症は慢性疾患であり（疾患自体の治癒は難しい場合も少なくない），機能障害を取り除いただけでは，能力障害や社会的不利は解消されない．このため，疾患をもちながらも自立して社会で暮らすことができるように，総合的に援助し続けることが重要である．

障害の構造	疾患 (disease)	機能障害 (impairment)	能力障害 (disability)	社会的不利 (handicap)
	●統合失調症	●陽性症状 ●陰性症状 ●認知機能障害	●会話ができない ●身の回りの管理ができない ●外出できない	●就職できない ●お金がない ●交流の場に参加できない

治療				
薬物療法のみ	急性期症状（陽性症状）は改善する．	薬物療法で症状を抑えても，これらの障害は解消されない．		→ "治った"といえるか？
薬物療法，精神療法，社会的治療を組み合わせた総合的援助	薬物療法で急性期症状や再発を抑えることで精神療法・社会的治療を効果的に行えるようにする．	リハビリテーションなどで，自立に必要なスキルを身につける．	疾患をもちながらも，社会で暮らせることを保障する（住居，日常生活，経済面）．	→ その人らしく，自立して社会で暮らせる状態を維持することが目標〔p.371〕

- 社会参加：social involvement ● 薬物療法：pharmacotherapy ● 精神療法／心理療法：psychotherapy ● 電気けいれん療法（ECT）：electroconvulsive therapy

病院から地域社会へ
治療の場

- 多くの疾患における治療の場は，病院（入院）か自宅（外来通院）に大別でき，入院は必要不可欠な場合に限ることが原則である．
- 統合失調症においてもこの原則は当てはまる．しかし，従来，統合失調症では長期入院がよぎなくされることも多く，社会から離れている期間が長くなること（生活力の低下）がさらに入院を長期化させるという悪循環が生じていた．
- このような状況を打開し在宅生活・社会参加を果たすためには，住居や経済面などを保障しつつ治療を継続していくための支援が必要である．

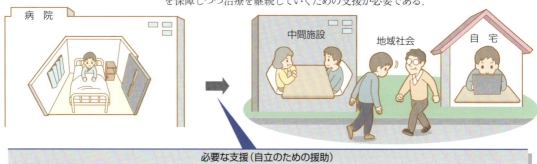

		必要な支援（自立のための援助）	
十分な治療を提供できる仕組み	●通常の外来通院のみでは不十分な患者に対して，社会生活を営みながら入院環境に匹敵する十分な治療・リハビリテーションを継続する．	●デイケア，ナイトケア[p.418] ※病院，クリニックや，精神保健福祉センター，保健所などで実施される．	
住居の保障	●自宅生活は困難な患者に対して，住まいの場を提供する． ●自宅生活に向けた練習として，施設で共同生活を援助する．	●福祉ホーム[p.469W] ●ケアホーム ●グループホーム	
日常生活の保障	●生活機能の改善，社会参加，社会復帰を支援する．	●自立訓練[p.466] ●就労支援[p.467]	
経済的な保障	●一般就労以外にも雇用形態を提供する． ●経済力がないために社会生活を維持できない状態を解消する．	●障害者雇用 ●精神障害者小規模作業所 ●障害年金　●生活保護	

中間施設（社会復帰施設）

- 入院により社会生活から離れていた患者が社会復帰するためには，移行のための中間的段階が必要となる．
- そのための環境を提供する施設を中間施設あるいは社会復帰施設という．
- 住まいの場を提供する福祉ホーム[p.469W]，ケアホームなどや，日常生活の場を提供する自立訓練施設，作業所などがこれに相当する．

減少傾向にある
入院患者の推移

- 統合失調症の治療目標が自立（社会での生活）であることが定着し，それを支援する制度整備が進むにつれ，入院患者数は減少傾向となっている（外来患者数は増加傾向）．
- 平均在院日数（入院期間）も短縮されてきている．
- ただし，2017年の平均在院日数は約530日であり，諸外国に比べるとまだまだ長い．この理由の1つは，近年は短期入院が増えているが，昔からの超長期入院例があるためである．

- 福祉ホーム：welfare home　● 障害者雇用：employment for people with disabilities　● 精神障害者小規模作業所：the small-scale workshop for mental disabilities　● 障害年金：disability pension　● 生活保護：public assistance　● 社会復帰施設：facilities for social rehabilitation　● 定型抗精神病薬：typical antipsychotics　● 非定型抗精神病薬：atypical antipsychotics　● セロトニン・ドパミン拮抗薬（SDA）：serotonin-dopamine antagonist　● 多元受容体作用抗精神病薬（MARTA）：multi-acting receptor-targeted antipsychotic

薬物療法

非定型抗精神病薬を単剤で，長期維持が基本

- 薬物療法は統合失調症の治療において最も基本となる．
- 抗精神病薬の中でも，非定型抗精神病薬を単剤で長期間使用（慢性期の維持療法）することが目標である．
- 抗精神病薬の作用機序や副作用の詳細は，治療総論の章〔p.380〕を参照のこと．

	定型（第一世代）抗精神病薬	非定型（第二世代）抗精神病薬	
分類	・フェノチアジン系 ・ブチロフェノン系	・セロトニン・ドパミン拮抗薬（SDA） ・多元受容体作用抗精神病薬（MARTA） ・ドパミン受容体部分作動薬（DPA） ・セロトニン・ドパミンアクティビティモジュレーター（SDAM）	・クロザピン（MARTAの1つ）
陽性症状		有効	
陰性症状	無効（悪化のリスクあり）	有効（ただし限定的）	
認知機能障害	無効（悪化のリスクあり）	有効（ただし限定的）	
主な副作用	・錐体外路症状 ・高プロラクチン血症	・高血糖 ・体重増加	・無顆粒球症　・心筋炎
忍容性	低い	高い	
治療上の位置づけ	第二選択（追加併用ではなく，単剤で切り換え）	第一選択（特に慢性期の維持療法）	治療抵抗性〔p.97〕の場合に使用

補助的な薬物

- 抗精神病薬の他に，対症療法として，あるいは副作用対策に使用される薬物もあるが，これらは必要最低限，短期間の使用が望ましい．

薬物	ベンゾジアゼピン系薬	抗うつ薬	気分安定薬	抗コリン薬（Parkinson病治療薬）	β受容体遮断薬
解説	・カタトニアの治療や，不穏・興奮に対して速やかな鎮静が必要な場合に使用する． ・不眠や不安に対して使用することもあるが短期間にとどめる．	・合併した抑うつ状態に対して使用される場合があるが，エビデンスに乏しい．	・合併した躁状態に対して使用される場合があるが，エビデンスに乏しい．	・錐体外路症状のうち，パーキンソニズム，アカシジア，ジストニアに対して使用されることがある（ジスキネジアは悪化させるおそれがある）〔p.384〕． ・認知機能障害や便秘の増悪の危険があることに注意する．	・錐体外路症状のうち，アカシジアに対して使用されることがある． ・喘息や心機能の悪化に注意する．

抗精神病薬の使用法

多剤大量はダメ

- 統合失調症の治療開始時は，抗精神病薬を少量から開始する．
- 有効であれば，急性症状の軽快後も使用を継続する．
- 無効であれば，他の抗精神病薬への切り換えを行う．

- 少量から開始する（副作用を抑えるため）．
- 鎮静効果は速やかに発現する．
- 陽性症状の改善効果発現には数日から数週を要する．
- 効果だけを求めて増量し，大量投与にしない．

- 症状が軽快し，安定しても，減量や中止すると再発のリスクがあるため，継続使用する．
- アドヒアランスの向上・維持が重要である〔p.96〕．

- 有効だった抗精神病薬（非定型が望ましい）

- 抗精神病薬の種類によって，作用機序や薬物動態に違いがあり，他薬が有効な可能性がある．
- 併用療法は勧められず，漸減・漸増による切り換えを行う．

効果判定時のポイント
- 十分量まで増量できているかを確認する．
- 確実に服用できているかを確認する．
- 効果だけでなく副作用も確認する．
- 陽性・陰性症状評価尺度（PANSS）〔p.100W〕，簡易精神症状評価尺度（BPRS）〔p.100W〕，薬原性錐体外路症状評価尺度（DIEPSS）〔p.100W〕などを用いる．

- ドパミン受容体部分作動薬（DPA）：dopamine receptor partial agonist　・セロトニン・ドパミンアクティビティモジュレーター（SDAM）：serotonin-dopamine activity modulator　・錐体外路症状：extrapyramidal symptom　・無顆粒球症：agranulocytosis　・心筋炎：myocarditis　・陽性・陰性症状評価尺度（PANSS）：positive and negative syndrome scale　・簡易精神症状評価尺度（BPRS）：brief psychiatric rating scale　・薬原性錐体外路症状評価尺度（DIEPSS）：drug-induced extrapyramidal symptoms scale

心理教育・服薬指導が重要
アドヒアランスの向上

- 統合失調症の再発防止，予後改善には，継続して抗精神病薬を使用する必要がある．
- 薬を処方しても，患者が処方通りに使用していなければ，薬物療法の効果は低下する．
- より良い効果を得るためには，患者が薬物療法の必要性を理解し自主的に服薬を継続すること（アドヒアランス〔p.373〕の向上）が重要である．

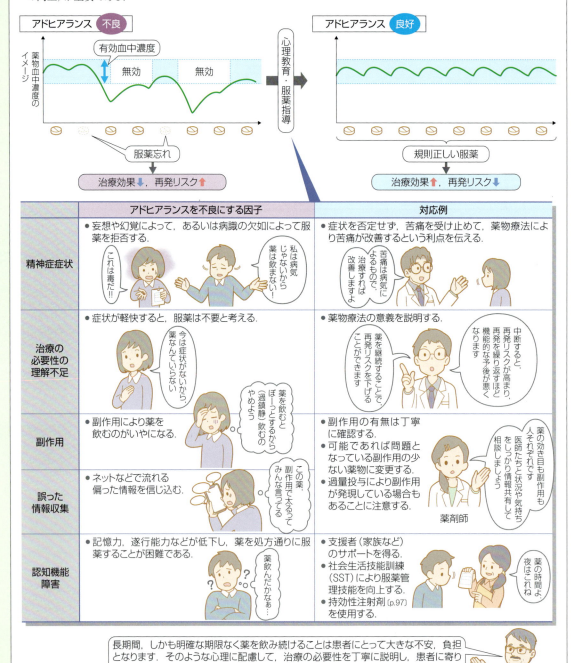

- アドヒアランス：adherence
- 副作用：side effect
- 支援者：backer-up
- 社会生活技能訓練（SST）：social skills training
- 持効性注射剤（LAI）：long acting injection
- 治療抵抗性統合失調症：treatment-resistant schizophrenia
- 反応性不良：poor response to treatment
- 機能の全体的評定（GAF）尺度：global assessment of function scale

アドヒアランスに左右されない
持効性注射剤（LAI）

- アドヒアランス不良による治療効果の低下を解決する手段の1つに，血中濃度を長時間保つことができる持効性注射剤（LAI）がある．

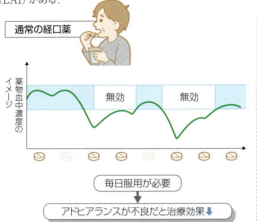
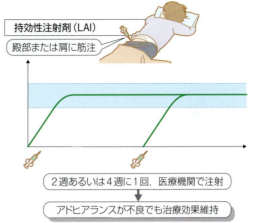

- LAIは，アドヒアランスが不良な患者では，経口薬よりも治療効果が高いことが示されている．
- また，アドヒアランスが良好な患者でも，経口薬と比べて治療効果・副作用に違いがないことから，患者の希望（毎日服薬しなければならない手間から解放されたい，など）でLAIを選択することも増えている．

20〜30%が該当する
治療抵抗性統合失調症

- 抗精神病薬による十分な治療に反応しない（反応性不良），あるいは副作用により十分な治療が行えない（耐容性不良）ものを治療抵抗性統合失調症という．

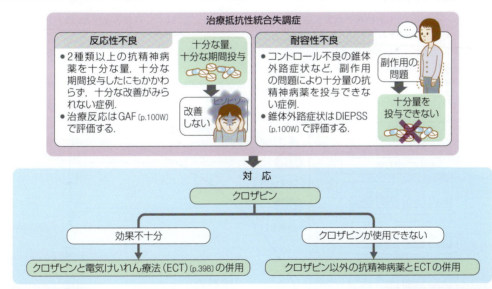

クロザピンの副作用

- クロザピン（クロザリル®）は，治療抵抗性統合失調症にも有効な薬物であるが，他の抗精神病薬にはない特徴的かつ重篤（ときに致死的）な副作用もある．
- 使用患者の適格性の確認や，重篤な副作用の早期発見・早期対処を支援するシステムとしてクロザリル患者モニタリングサービス（CPMS）があり，クロザピンを投与中の患者，医療従事者，医療機関，薬局を登録し，情報共有が行われる．

クロザピンの重篤な副作用
- 好中球減少症・無顆粒球症
- 高血糖，糖尿病性昏睡
- 心筋炎・心筋症

※他の抗精神病薬で認められる副作用にも同様に注意が必要．

- 耐容性不良：poor tolerability ● 薬原性錐体外路症状評価尺度（DIEPSS）：drug-Induced extrapyramidal symptoms scale ● 電気けいれん療法（ECT）：electroconvulsive therapy ● クロザリル患者モニタリングサービス（CPMS）：clozaril patient monitoring service ● 好中球減少症：neutropenia ● 無顆粒球症：agranulocytosis ● 高血糖：hyperglycemia ● 糖尿病性昏睡：coma diabeticum ● 心筋炎：myocarditis ● 心筋症：cardiomyopathy

できるだけ意思疎通を図り経口薬で
不穏・興奮状態への対応

- 統合失調症では，精神症症状によって急性に行動障害をきたすことがある．
- 妄想や幻覚の影響で，自傷の危険性や，ときには他人への攻撃性が生じることもあり，速やかな鎮静が必要になる．
- 興奮状態で意思疎通が難しいこともあるが，可能な限り経口薬での対応を試みる．

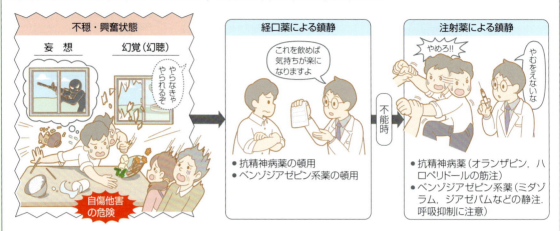

- 隔離や身体拘束〔p.460〕が必要になる場合もあるが，必要最低限にすることが重要である．隔離が長く続くと拘禁反応を起こし，身体拘束が長期化して不動状態が続くと，血栓症や脱水，低栄養を起こすことに注意する．

Advanced Study
ドパミン受容体占拠率

- 脳内のドパミン受容体のうち，抗精神病薬が結合，遮断している割合をドパミン受容体占拠率という．PETやSPECTを用いて測定することができる．
- ドパミン受容体占拠率と，抗精神病薬の陽性症状に対する効果，副作用の関係が調べられており，占拠率が約65%以上で効果が得られ，約80%以上になると錐体外路症状が出現する．
- 理論上は占拠率が65〜80%の間になるような抗精神病薬の投与量であれば，錐体外路症状を出現させずに，効果を得ることができる．

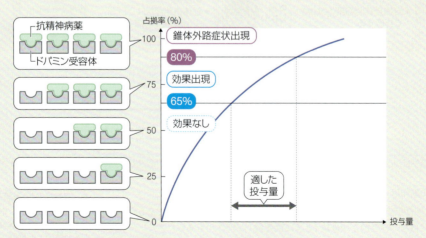

- なお，高プロラクチン血症は，占拠率が72%程度以上で出現するという研究結果がある．
- 効果・副作用と，占拠率の関係は，患者の状態によって変わる．特に，ドパミン受容体が増加している患者では，効果を得るためにより高い占拠率が必要とされる（ドパミン過感受性精神症〔p.80W〕）．

- 不穏：agitation／restlessness ●自傷(自傷行為)：self-injury ●攻撃性：aggression ●隔離：seclusion ●身体拘束：body restraint ●血栓症：thrombosis ●脱水：dehydration ●ドパミン受容体：dopamine receptor ●ポジトロン断層撮影法(PET)：positron emission tomography ●単一光子放射コンピュータ断層撮影(SPECT)：single photon emission computed tomography ●錐体外路症状：extrapyramidal symptom ●高プロラクチン血症：hyperprolactinemia

統合失調症に対しても認知行動療法は有効
精神療法

- 日常診療における支持的・共感的な対応（支持的精神療法[p.403]）および心理教育[p.407]は，統合失調症を含む全ての精神疾患において治療の基本であり，重要である．
- また現在では，うつ病や不安症などで必須といわれている認知行動療法（CBT）[p.404]のうち統合失調症の症状に特化した認知行動療法（CBTp）が，妄想や幻覚に伴う苦痛を軽減する効果があることが示されている．

CBTp（CBT for psychosis）

- 妄想や幻覚などの症状を理解し，柔軟な考え方や対処行動を強化することで，症状による苦痛を軽減する．

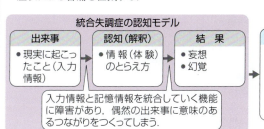

- この他，統合失調症に対して行われる認知行動療法として，本人が望む生活に焦点をあて，それを達成するために適応的な行動を促すCBT-R（recovery oriented CBT）がある．

一人一人の目標に合わせて行う
リハビリテーション

- 統合失調症では，急性期症状が軽快したとしても，入院が長くなることや，残遺症状（陰性症状や認知機能障害）によって，社会生活機能が低下していることが多い．
- 患者の社会参加を促すため，リハビリテーションが重要である．また，安定した日常生活を維持する技能や，対人交流の技能を回復することは，再発防止にもつながる．
- 目標の設定においては，個々の病状を考慮しながら，患者一人一人の考えを尊重し，パーソナルリカバリー[p.371]を目指す．

- リハビリテーションは，急性期症状が落ち着いた亜急性期から導入し，慢性期には治療の中心となる．
- 入院中の他，通院，デイケア，各種支援センターなどでも実施される．
- また，障害者職業センターなどの福祉施設で就労することもリハビリテーションの一環である（職業リハビリテーション）[p.419]．

- ドパミン過感受性精神症：dopamine supersensitivity psychosis ● 認知行動療法（CBT）：cognitive behavioral therapy ● 統合失調症の認知行動療法（CBTp）：CBT for psychosis ● リカバリーを目指す認知行動療法（CBT-R）：recovery oriented CBT ● 作業療法（OT）：occupational therapy ● 社会生活技能訓練（SST）：social skills training ● 認知機能改善療法（CRT）：cognitive remediation therapy

Words & terms

簡易精神症状評価尺度(BPRS) [p.95]
18の評価項目を,医師が面接により7段階で評価する.疾患を限定せずに包括的に精神症状を評価するものであるが,1回20分程度で比較的簡便に実施でき,統合失調症の初期検査に使用されることが多い.

陽性・陰性症状評価尺度(PANSS) [p.95]
BPRSの18項目を含めた30項目からなる評価尺度である.陽性症状,陰性症状を含め統合失調症の他の症状を評価でき,重症度評価,経過把握に使用される.

薬原性錐体外路症状評価尺度(DIEPSS) [p.95,97]
抗精神病薬の副作用として起こりうる錐体外路症状の有無・重症度を評価する尺度である.歩行,動作緩慢,流涎,筋強剛,振戦,アカシジア,ジストニア,ジスキネジアの各症状と,全体的な重症度の9項目を0~4点(0=正常,4=重度)で評価する.

機能の全体的評定(GAF)尺度 [p.97]
精神障害の全般的な重症度を,疾患を限定せずに点数化するものである.心理的,社会的,職業的機能について評価し,身体的あるいは環境的制約による機能の障害は含めない.治療抵抗性統合失調症においてクロザピンの適応判断に用いられる他,精神科訪問看護の適応要件に用いられる.

重症度評価

多元的(ディメンション)診断で個々の患者を評価

重症度評価

- 統合失調症という診断カテゴリーの中には,様々な症状を様々な重症度で有する患者が含まれる.
- 個々の患者が有する症状のそれぞれを重症度評価することで,個々の特性を記載することができ,経過や治療効果なども判定しやすい.
- DSM-5では,8つの症状領域をそれぞれ定量的に評価し,統合失調症の重症度を多元的にとらえる方法が提唱されている.評価基準はp.101を参照のこと.

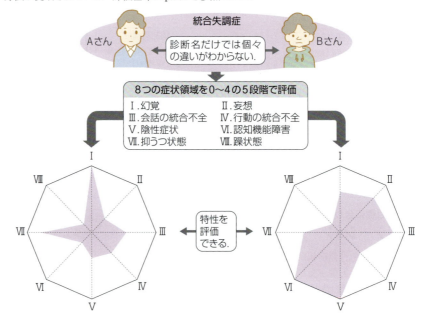

- Ⅰ.幻覚とⅦ.抑うつ状態の重症度が高い.
- Ⅴ.陰性症状とⅥ.認知機能障害の重症度が高い.
- Ⅵ~Ⅷは統合失調症の診断基準に含まれていないが,治療方針や機能的予後の観点から重要であり,評価することが推奨されている.
- 個々の患者の特徴を表現する方法として,統合失調症の亜型分類が用いられてきたが,現在の診断基準(DSM-5, ICD-11)では廃止されている.

Supplement

統合失調症の亜型分類

- 統合失調症は古典的に臨床症状や経過から次の3亜型に分けられてきた.

亜型	好発年齢	主体症状	経過	社会的機能低下
破瓜型(解体型)	15~25歳	●陰性症状(感情鈍麻) ●思考の統合不全	慢性	著しい
緊張型	20代	●カタトニア性の行動	急性	目立たない
妄想型	30歳以降	●妄想(被害妄想,誇大妄想) ●幻覚	慢性	目立たない

- DSM-Ⅳ-TRまでは,これら3つに加えて,鑑別不能型と残遺型の亜型分類があった.鑑別不能型は他のいずれにも当てはまらないもの,残遺型は急性期症状が落ち着いた後に陰性症状が長期間継続しているものをいう.

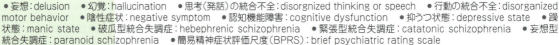

●妄想:delusion ●幻覚:hallucination ●思考(発話)の統合不全:disorganized thinking or speech ●行動の統合不全:disorganized motor behavior ●陰性症状:negative symptom ●認知機能障害:cognitive dysfunction ●抑うつ状態:depressive state ●躁状態:manic state ●破瓜型統合失調症:hebephrenic schizophrenia ●緊張型統合失調症:catatonic schizophrenia ●妄想型統合失調症:paranoid schizophrenia ●簡易精神症状評価尺度(BPRS):brief psychiatric rating scale

精神症症状の重症度次元

■ 8つの症状領域を，臨床判断する

- DSM-5に提示されている，重症度評価の採点基準を示す．
- 8つの症状領域を，0：なし，1：疑わしい，2：軽度，3：中等度，4：重度の5段階で採点するための，各症状に特異的な定義が示されている．

領域	0	1	2	3	4
I．幻覚	□症状なし	□疑わしい（重症度または持続期間から精神症状態と判断するには不十分）	□存在するが軽度（声あるいはそれ以外の幻覚に基づいて行動する圧力をわずかに感じる，幻覚にあまり悩まされていない）	□存在する・中等度（声あるいはそれ以外の幻覚に反応するよう圧力をいくらか感じる，または幻覚にいくらか悩まされている）	□存在する・重度（声に反応するよう強い圧力を感じる，または声あるいはそれ以外の幻覚に非常に悩まされている）
II．妄想	□症状なし	□疑わしい（重症度または持続期間から精神症状態と判断するには不十分）	□存在するが軽度（妄想的信念に基づいて行動する圧力は少ししかない，その信念にあまり悩まされていない）	□存在する・中等度（妄想的信念に基づいて行動するようかなりの圧力がある，または妄想的信念にいくらか悩まされている）	□存在する・重度（妄想的信念に基づいて行動するよう強い圧力がある，または妄想的信念にとても悩まされている）
III．会話（発話）の統合不全	□症状なし	□疑わしい（重症度または持続期間から統合不全と判断するには不十分）	□存在するが軽度（会話についてゆくのにいくらか困難）	□存在する・中等度（会話についてゆくのにしばしば困難）	□存在する・重度（会話についてゆくのがほとんど不可能）
IV．異常な精神運動行動（行動の統合不全）	□症状なし	□疑わしい（重症度または持続期間から異常な精神運動行動と判断するには不十分）	□存在するが軽度（ときどきの異常または奇異な運動行動またはカタトニア）	□存在する・中等度（頻繁な異常または奇異な運動行動またはカタトニア）	□存在する・重度（異常または奇異な運動行動またはカタトニアがほとんどいつもある）
V．陰性症状（感情表出の抑制または意欲低下）	□症状なし	□疑わしい（表情表出，会話の抑揚，身振り，自発的行動の低下と判断するには不十分）	□存在するが軽度（表情表出，会話の抑揚，身振り，自発的行動の軽度の低下）	□存在する・中等度（表情表出，会話の抑揚，身振り，自発的行動の中等度の低下）	□存在する・重度（表情表出，会話の抑揚，身振り，自発的行動の著しい低下）
VI．認知機能障害	□症状なし	□疑わしい（認知機能が年齢や社会経済的状態から期待される範囲から明らかに外れていると判断するには不十分：すなわち平均±0.5 SD 以内）	□存在するが軽度（認知機能がいくらか低下：年齢や社会経済的状態から期待されるより低い．平均±0.5〜1 SDの範囲）	□存在する・中等度（認知機能が明らかに低下：年齢や社会経済的状態から期待されるより低い．平均±1〜2 SDの範囲）	□存在する・重度（認知機能が顕著に低下：年齢や社会経済的状態から期待されるより低い．平均±>2 SDの範囲）
VII．抑うつ状態	□症状なし	□疑わしい（ときどき，もの悲しい，落ち込む，憂うつ，または絶望感を感じたりする．誰か，または何かを失敗したと心配しているが，それにこころを奪われていない）	□存在するが軽度（頻繁に非常に悲しくなったり，落ち込んだり，ある程度の憂うつまたは絶望感を感じたりする時間がある．誰か，または何かを失敗したと心配しているし，それにいくらかこころを奪われている）	□存在する・中等度（頻繁に深い憂うつまたは絶望感を感じる時間がある．罪責感や間違ったことをしたという後悔にこころを奪われている）	□存在する・重度（ひどく憂うつまたは絶望感を毎日感じる．罪業妄想や，状況と著しく不釣り合いな不合理な自責がある）
VIII．躁状態	□症状なし	□疑わしい（高揚，誇大的，または易怒的気分，またはいくらかの落ち着きのなさをときどき認める）	□存在するが軽度（いくぶん高揚し，誇大的，または易怒的気分，または落ち着きのない期間が頻繁にある）	□存在する・中等度（広範な場面で高揚し，誇大的，易怒的気分，または落ち着きのない期間が頻繁にある）	□存在する・重度（広範な場面で高揚し，誇大的，易怒的気分，または落ち着きのなさが毎日ある）

- 陽性・陰性症状評価尺度（PANSS）：positive and negative syndrome scale ● 薬原性錐体外路症状評価尺度（DIEPSS）：drug-induced extrapyramidal symptoms scale ● 錐体外路症状：extrapyramidal symptom ● 歩行：ambulation／gait ● 動作緩慢：bradykinesia ● 流涎：sialorrhea ● 筋強剛／固縮：rigidity ● 振戦：tremor ● アカシジア：akathisia ● ジストニア：dystonia ● ジスキネジア：dyskinesia ● 機能の全体的評定（GAF）尺度：global assessment of function scale

精神症　統合失調症

統合失調スペクトラム症の他の疾患

統合失調型パーソナリティ症
変わり者で，一人でいることが多い

- 統合失調型パーソナリティ症は，パーソナリティ症〔p.244〕の1つであるが，程度は軽いものの統合失調症に類似した特徴があり，一部は統合失調症へ進展することから，DSM-5では統合失調スペクトラム症に含められている〔p.77〕．
- また，統合失調症の病前性格〔p.91〕としての統合失調気質が異常といえるレベルに達したものとされる統合失調質とほぼ同様の状態を指す．
- 小児期から始まり，遅くとも成人期早期には明らかになる．有病率は0.6〜3.9%と報告により幅がある．

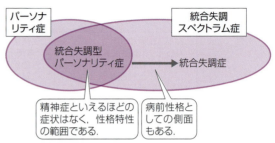

統合失調型パーソナリティ症の主な特徴

- 誤った解釈
- 迷信深い
- 外見・話し方が変わっている
- 感情表出が少ない
- 閉じこもり傾向
- 疑い深い（被害感情）

- 周囲からは理解しにくい言動をとるが，妄想や幻覚，連合弛緩，感情鈍麻といえるほどではない．
- 本人にとっても，周囲とは"調子が合わない"と感じており，1人でいることに苦痛を感じていないことが多い．ただし，"変わり者"としていじめの対象になることもある．

妄想症
妄想だけがある精神症

- 妄想症は，5つの精神症症状〔p.77〕のうち妄想だけが持続する疾患である．
- 持続期間はDSM-5では1ヵ月以上とされているが，実際にはより長期間続くものが多い．
- 中年期以降に発症することが多い．
- 妄想の内容によって5病型に分けられる．

被愛型	誇大型	嫉妬型	被害型	身体型
・ある人物が自分に恋愛感情をもっていると思い込む． ・地位の高い人や有名人が対象になることが多い．	・自分の価値を現実以上に高いと思い込む． ・偉大な才能がある，重大な発見をしたのは自分だと思い込む．	・自分の配偶者や恋人が不貞を働いていると思い込む． ・些細なことを浮気の証拠だと決めつける．	・自分が周囲から嫌がらせを受けていると思い込む． ・見張られている，中傷されている，毒を盛られているなどがある．	・自分の体に異常があると思い込む． ・臭う，身体の形がおかしい，寄生虫がいるといった否定的な思い込みである．

- 現在は妄想しか症状がないが，過去に統合失調症の診断基準を満たしたことがある例は，妄想症とは診断せず統合失調症と診断する．
- 治療には抗精神病薬が用いられる．また，発症にストレスやきっかけとなる出来事が関与している場合もあり，認知行動療法などの精神療法も行われる．

● 統合失調型パーソナリティ症：schizotypal personality disorder　● 病前性格：premorbid personality　● 妄想症：delusional disorder　● 被愛型：erotomanic type　● 誇大型：grandiose type　● 嫉妬型：jealous type　● 被害型：persecutory type　● 身体型：somatic type

1ヵ月以内に回復して機能障害を残さない
短期精神症

- 短期精神症は，陽性症状を急激に発症し，1ヵ月以内に回復するものである．陰性症状はなく，社会的機能障害も残さない．
- 症状が激しく，自傷他害のおそれや，身体的管理が在宅でできない場合には入院を要する．
- 機能障害は残さず発症前のレベルに回復するが，半数以上で再発する．

6ヵ月未満の暫定診断が多い
統合失調様症

- 統合失調様症は，統合失調症と症状は同様で，持続期間が1ヵ月以上6ヵ月未満のものである．
- 6ヵ月未満未回復の場合は"暫定的"に統合失調様症であり，6ヵ月未満で回復を認めた場合は，統合失調様症で診断が確定する（約3人に1人）．6ヵ月を超えて症状が続いた場合には最終的に統合失調症という診断になる（約3人に2人）．

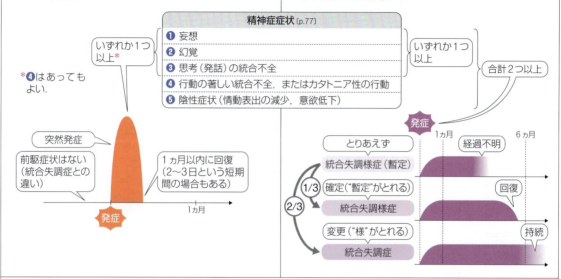

精神症と気分症の中間的位置づけ
統合失調感情症

- 統合失調感情症は，妄想・幻覚などの精神症症状に，気分症症状（抑うつエピソード〔p.118〕または躁エピソード〔p.140〕）を伴うものである．
- 有病率は統合失調症の1/3程度（約0.3％）で，若年成人に好発し，女性に多い．
- 統合失調症でも気分症症状は生じること，気分症（うつ病や双極症）でも精神症症状（特に妄想）は生じることから，これらの疾患と統合失調感情症の鑑別点が診断基準に記載されている（ここではDSM-5のものを記載する）．

■：精神症症状（統合失調症，統合失調感情症では統合失調症の基準〔p.77〕を満たすもの）
■：気分症症状（抑うつエピソードまたは躁エピソードの基準〔p.118,140〕を満たすもの）

統合失調症	統合失調感情症	うつ病または双極症，精神症性の特徴を伴う
	2週間以上	
気分症症状の期間は精神症症状期間の半分に満たない．	・精神症症状の期間の半分以上の期間で気分症症状がある（統合失調症との鑑別点）． ・気分症症状を伴わない精神症症状の期間が2週間以上ある（気分症との鑑別点）．	・精神症症状は，気分症症状の期間にのみ認められる．精神症症状は主として妄想で，うつ病では微小妄想〔p.58〕，双極症では誇大妄想〔p.58〕などがある．

- 統合失調感情症は，精神症（統合失調症）と気分症（うつ病，双極症）の中間群としての意義もある．特に統合失調症と双極症では関連する遺伝子に共通のものがあるなど，連続性を示唆する研究結果もある．

- 短期精神症：brief psychotic disorder   ● 統合失調様症：schizophreniform disorder   ● 統合失調感情症：schizoaffective disorder

精神症

統合失調症への対応

監修　市来 真彦

病気や接し方について学ぶ

家族が統合失調症と診断され，途方に暮れています．私たちにできることはあるのでしょうか．

まずは病気であることを受け入れて，病気を正しく理解し，接し方を学びましょう．また，健康的な生活が送れるように家族がサポートできることもあります．

✕ 病気についての思い込み

- 育て方が悪かった，遺伝のせいだ，など罪悪感をもつ．

「育て方が悪かったんだ」「おじいちゃんがかんしゃくもちだったから」

- 統合失調症は治らない，怖い病気だ．
- 一度入院したら退院できない．

「周囲の人に知られたくない」「元通りのあの子には戻れない」

◯ 病気を正しく理解する

- ☑ 正しい知識を得ることで，動揺を減らすことができます．
- ☑ 医療者に相談する，家族教室に参加する，医療機関などのサイトや書籍を読むことで病気について理解しましょう．

「色々なことが関連して発症する病気なんだ」「こういう経過をたどるのね」

- ☑ 適切な治療によってその人らしさを取り戻すことができます．
- ☑ 多くの患者が，日常生活の中で治療を継続しています．

「入院は，家では十分に休めないから一時的にするものなんだ」「あの子らしい生き方を支えていこう」

✕ 治療・療養に関心をもたない

- 病気のことは専門家に任せっきりにして関わりをもたない．

「私が関わって具合が悪くなったらどうしよう」「私にできることは何もない」

- 家族同士の言い争いが絶えないなど，騒がしい環境にする．

「こうなったのはおまえのせいだ！」「あなたが悪いんでしょ！」

◯ 日常生活のサポートをする

- ☑ 毎朝起こす，着替えや入浴などを促すなどのサポートで規則正しい生活リズムを保てるように援助しましょう．
- ☑ バランスの良い食事を準備してあげることも，回復への助けとなります．

「朝だよー」

- ☑ 統合失調症の急性期には何事にも敏感になっているため，例えば大きな音を出さないようにするなど，療養に適した落ち着いた環境をつくりましょう．

「家族で協力して支えよう」

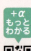
+α もっとわかる

受診を援助する

最近，家族の様子が明らかにおかしいのですが，本人に自覚がなく受診をしたがりません．どうしたらよいでしょうか．

まずは心配していることを伝え，叱ったり無理強いをしたりしないようにして本人が「行ってみようかな」という気持ちになれるよう工夫を重ねましょう．

✕ 感情的になる
- 受診を無理強いし，命令したり叱ったりする．

○ 心配していることを伝えて促す
- ☑ まずは心配していることを伝えましょう．
- ☑ 本人が不調を感じている部分があればそこに焦点を当てて受診を促してみましょう．

✕ 騙して受診させる
- 病院に行くとは伝えずに連れて行くなど，騙して受診させる．

○ 根気強く説得
- ☑ 騙して受診させることは不信感を植えつけ家族関係の悪化につながります．
- ☑ 無理強いはせず，諦めずに本人が「行ってみよう」と感じる切り口を探しましょう．
- ☑ 難しい場合にはまずは家族だけでも保健所などに相談することができます．

再発を防ぐ，早く気づく

症状は落ち着いたように見えるのですが，もう病院に行かなくてもよいでしょうか．

統合失調症は，一度症状が軽快しても，再発してしまうことがよくあります．再発の主な原因は，ストレスと服薬の中断です．

困りごと｜再発が不安
- 再発する病気だと聞いて不安，どうしていいかわからない．

対応例｜再発の原因を知ってサポートを
- ☑ ストレスを与えにくい接し方をしましょう [p.106]．
- ☑ 服薬を継続できるようサポートしましょう [p.109]．

各ページで詳しく解説しました．参考にしてください．

また，再発の予兆（サイン）に気づいたときは予約日を早めて受診することも重要です．大きなライフイベント（進学，就職，結婚など）の前後は特に気をつけましょう．

再発のサイン

外見・表情
・服装が乱れてきた　・ヒゲをそらなくなった
・化粧をしなくなった　・表情が険しくなった
・無表情になった

体調
・不眠　　　　　・食思不振
・朝起きられなくなってきた
などの訴え

行動・言動
・入浴・家事をしなくなった
・引きこもりがちになった
・口数が減ってきた
・独り言が増えてきた
・話にまとまりがなくなってきた
・疑い深い話をするようになった
・イライラして怒りっぽくなった

高い感情表出を避ける

統合失調症の再発を避けるために，家族は本人にどんな態度で接すればよいですか．

本人に対する家族からの感情の表し方（感情表出）によって統合失調症の再発率が変化することがわかっています〔p.84〕．
批判的になる・敵意を向ける・情緒的に巻き込まれるといった高い感情表出（high EE）の家族では再発率が高くなるため，ときどきご家族同士で自分達の対応を振り返ってみることが大切です．

✗ 批判的になる

- 不満や文句を本人にぶつける．
- 強く叱責する．

○ 肯定的に受け入れる

☑ 病状によっては，今は変えることができない行動もあることを認め，できていることに注目しましょう．

✗ 敵意を向ける

- 邪魔者扱いする，プライドを傷つける言葉を投げかける．

○ 温かく見守る

☑ 本人に対して穏やかな気持ちで接しましょう．
☑ 本人の味方，支援者であることを伝えましょう．

✗ 情緒的に巻き込まれる

- 心配する気持ちが大きく過干渉・過保護になる．

○ 適度な距離を保つ

☑ 本人の意思を確認し，尊重しましょう．
☑ 任せられることは本人に任せましょう．

伝え方のコツ

感情表出に気をつけた方がよいことはわかりましたが，やめて欲しいことやして欲しいことを伝えたいときにはどうしたらいいのでしょうか．

まずは，良い面に注目した声かけを心がけましょう．
とはいえ，家族が困っていることや，療養に必要なことはしっかり伝えていく必要があります．本人が受け入れやすいような伝え方の工夫があります．

✕ 悪い面に注目した声かけ
- できていないことが気になってしまい，それを指摘する．

○ 良い面に注目した声かけ
- できたことに注目し，肯定的な声かけをすることで，本人へのストレスが減り，経過によい影響を与えます．

✕ 叱責する
- "あなた（相手）"を主語にして伝えると，責められている，否定されているという受け取り方になりやすい．

○ 自分の気持ちとして伝える
- "私（自分）"を主語にして伝えることで，気持ちを素直に受け取りやすくなります．

✕ あいまいに頼む
- あいまいな言い方で頼む．
- 察して動いてくれることを期待する．

○ 具体的に頼む
- 具体的に頼むことで理解しやすくなり，お互いのストレスも減るでしょう．

✕ 複数のことを一度に伝える
- 一度に色々なことを頼む．

○ 1つずつ伝える，頼む
- 一度に複数のことを依頼されると混乱するため，1つずつ順番に依頼しましょう．

幻覚や妄想への対応

「悪口を言われているのが聞こえる」,「命を狙われている」など,事実ではないことを話されたときにはどうしたらよいでしょうか.

幻覚や妄想は,周囲の人にとっては事実とは異なりますが,本人は事実だと感じています.本人はそのことに苦しんでいることを理解しましょう.話の内容に注目するのではなく,本人の気持ちに注目して声かけをしましょう.

✗ 否定する

- 頭ごなしに否定する.

○ 傾聴する,苦痛に共感する

- ☑ 話の内容については否定も肯定もせず受け止めましょう.
- ☑ 本人が苦痛を感じていることは確かです.そのつらい気持ちは理解して接しましょう.
- ☑ 理由を細かく聞き出すことも,恐怖感を大きくするためよくありません.

✗ 説得する

- 事実ではないことを論理的に説得する.

興奮し,暴力的になっているときの対応

興奮したり,暴力を振るったりするときはどうしたらいいですか.

軽度の興奮状態であれば,落ち着ける環境にしたり,頓服薬を使用したりする対処法がありますが,暴力行為があるときはご自身の安全を第一に考えましょう.

困りごと　興奮状態になっている

- 意図不明な行動が増える,暴言を吐く,物にあたるなどの興奮状態がみられる.

対応例　刺激しない,落ち着かせる

- ☑ 声のトーンを落とし,言い争いはやめましょう.
- ☑ 静かな落ち着ける環境にしましょう.
- ☑ 興奮時の頓服薬があれば使用を促しましょう.

困りごと　他人や患者本人に危害が及ぶほど興奮している

- 人に暴力を振るう,あるいは患者本人が怪我をしそうなほど興奮している.

対応例　自分で対応しようとしない

- ☑ 身の危険を感じたら逃げましょう.
- ☑ 本人が傷害事件を起こしてしまうことから本人を守るために,警察に連絡することをためらわないようにしましょう.

服薬のサポート

適切な服薬ができていないようで困っています．

適切な服薬の継続は再発予防に不可欠です．服薬を継続できない理由は様々です．まずは本人なりの理由を聞くことが大切です．

困りごと：服薬を嫌がっている

- 服薬をしたがらない．
- 自己判断で薬の量を調節したり，サプリメントなどを試したりしている．

対応例：まずは理由を把握する

- ☑ 服薬したくない理由を把握し，薬に対して不信感や疑問がある場合には担当医に相談するように促しましょう．

困りごと：服薬を忘れてしまう

- 仕事が忙しい，食事時間が不規則などの理由で服薬を忘れる．

対応例：習慣づけしやすい方法を探す

- ☑ 服薬カレンダー，服薬アプリの使用や家族からの声かけなど習慣づけしやすい方法を探してみましょう．
- ☑ 服薬しやすい時間に服薬してよいか，担当医に相談してみましょう．
- ☑ 持効性注射剤（LAI）(p.97) も1つの選択肢となりうるため，担当医と相談してみましょう．

将来に備える

私が元気なうちは，病気の子どもの面倒をみてあげられるのですが，私がいなくなったらどうなるのか，将来が心配です．

自立に向けた援助を行うとともに，早いうちから，利用できる制度，サービスを確認しておきましょう．

困りごと：親なき後が不安

- 自分がいなくなってからの子どもの生活が心配でならない．

対応例：制度，サービスを確認する

- ☑ 自立のために利用できる制度があります (p.468)．それらを利用しつつ，今のうちから本人の自立を援助していきましょう．
- ☑ 精神保健福祉手帳 (p.464) は生活の助けになります．申請，取得しておきましょう．
- ☑ 障害者年金は経済的に重要です．受給条件を早めに確認しておきましょう．
- ☑ 詳しくは，かかりつけ医療機関のソーシャルワーカーに相談しましょう．

気分症

気分症（気分障害）

監修 松﨑 朝樹

Words & terms

ハミルトンうつ病評価尺度（HAM-D） [p.367]
専門家が面接によってうつ病の重症度評価を行うための尺度．抑うつ気分，興味，睡眠から身体症状や妄想まで，うつ病で現れる症状を全般的に評価する．面接式のうつ病評価尺度としてはこの他にMADRSがある．

ベック抑うつ質問票（BDI） [p.368]
患者自身で質問紙の答えを記入する形式（自記式）の評価尺度．医療者にとって負担が少なく，経時的に繰り返し行いやすい．自記式のうつ病評価尺度としてはこの他に，簡易抑うつ症状尺度（QIDS），こころとからだの質問票（PHQ-9）がある．

エジンバラ産後うつ病自己質問票（EPDS） [p.126]
産後の気分変化に重点をおいた自記式の評価尺度．10項目の質問には，抑うつ症状に関するもの，育児・家事の不安に関するものが含まれる．得点が高いほど高リスクである．産後うつ病のスクリーニング，何らかの精神的問題により育児に支障をきたすリスクがある母親を，妊娠中を含め早期からサポートすることを目的に使用される．

ヤング躁病評価尺度（YMRS）
専門家が面接によって躁状態の重症度評価を行うための尺度．高揚気分，活動の量的・質的増加，性的関心，易怒性，会話の速度・量など11項目からなる．

うつ病と双極症が代表
気分症とは

- 気分[p.60]の浮き沈み・変動は日常生活の中で認められるものである．
- 気分症（気分障害）とは，気分の変動の程度が大きく持続時間が長いために，苦痛や日常生活・社会生活上の障害を生じる疾患の総称である．

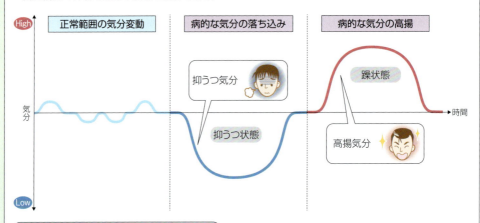

気分症*に含まれる疾患	
抑うつ症	双極症
●うつ病 [p.114] ●持続性抑うつ症（気分変調症）[p.114W]	●双極症Ⅰ型 [p.141] ●双極症Ⅱ型 [p.141] ●気分循環症 [p.140W]

*DSM-Ⅳでは，抑うつ症と双極症は気分症（気分障害，感情障害）としてまとめていた．DSM-5では，抑うつ症と双極症は症候論，家族歴，遺伝学的に大きく異なるという知見を元に，それぞれ独立した疾患群として扱い，気分症というカテゴリーはなくなった．

診断の基準となる
気分エピソード

- 気分エピソードとは，気分の変動によりもたらされる症状が，一定の基準を越えて重度であるものをいう．
- 抑うつ状態が基準を越えるものとして抑うつエピソード，躁状態が基準を越えるものとして躁／軽躁エピソードがある（各気分エピソードの詳細な診断基準はうつ病[p.114]，双極症[p.140]を参照のこと）．
- これらの気分エピソードの組み合わせで気分症（抑うつ症，双極症）の各疾患を診断する[p.112]．

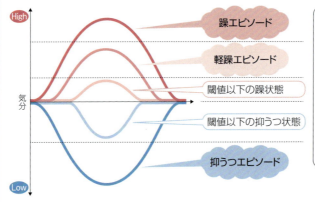

"エピソード"は，逸話という意味や，漫画や番組の構成単位（第一話，第二話など）として使用される用語で，本筋とは関係のない話や，全体の一部分を指す用語です．気分症では，症状が普段の状態とは明らかに異なる一定の期間に生じる（エピソード性がある）ことから気分エピソードといいます．この点が，状態に持続性がある神経発達症やパーソナリティ症と気分症の違いでもあります．
医師

- ハミルトンうつ病評価尺度（HAM-D）：Hamilton rating scale for depression ● モンゴメリー・アスベルグうつ病評価尺度（MADRS）：Montgomery Asberg depression rating scale ● ベック抑うつ質問票（BDI）：Beck depression inventory ● ヤング躁病評価尺度（YMRS）：Young mania rating scale ● 気分症／気分障害：mood disorder ● うつ病：major depressive disorder ● 双極症／双極性障害：bipolar disorder ● 気分循環症：cyclothymic disorder

対比させて覚える
抑うつ状態と躁状態でみられる症状

- 気分症では，気分・感情に関わる症状を基本とし，意欲・行動，思考といった他の精神機能に関わる症状や，自律神経機能に関連した身体症状が生じる．
- 抑うつ状態と躁状態は，気分の変動方向が逆の状態であり，現れる症状も対照的なものが多い．

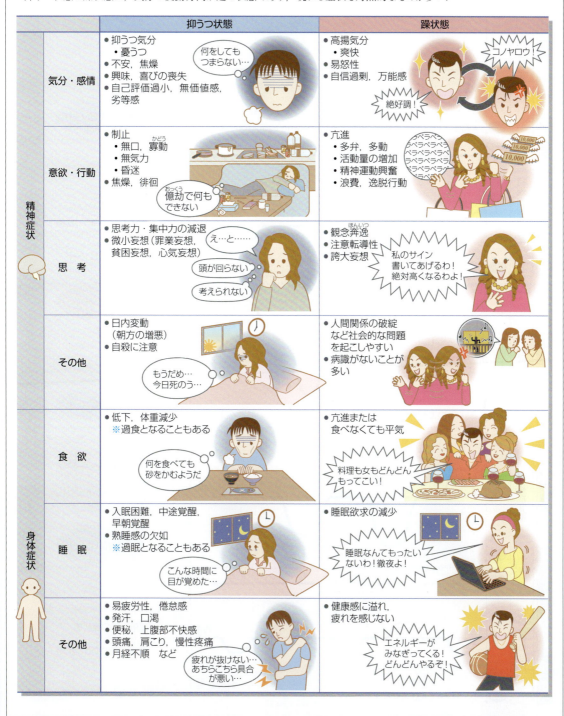

- 国際疾病分類（ICD）：international classification of diseases ● 躁エピソード：manic episode ● 抑うつエピソード：major depressive episode ● 気分：mood ● 感情：emotion ● 抑うつ気分：depressive mood ● 高揚気分：elevated mood ● 制止：inhibition ● 焦燥：irritation ● 微小妄想：delusion of belittlement ● 観念奔逸：flight of ideas ● 誇大妄想：grandiose delusion ● 自殺：suicide ● 入眠困難：sleep onset insomnia ● 早朝覚醒：early morning awakening

まずは大まかな経過で理解
各疾患と気分エピソード

- 気分症（抑うつ症，双極症）の各疾患と気分エピソードの関係を模式的に示す．

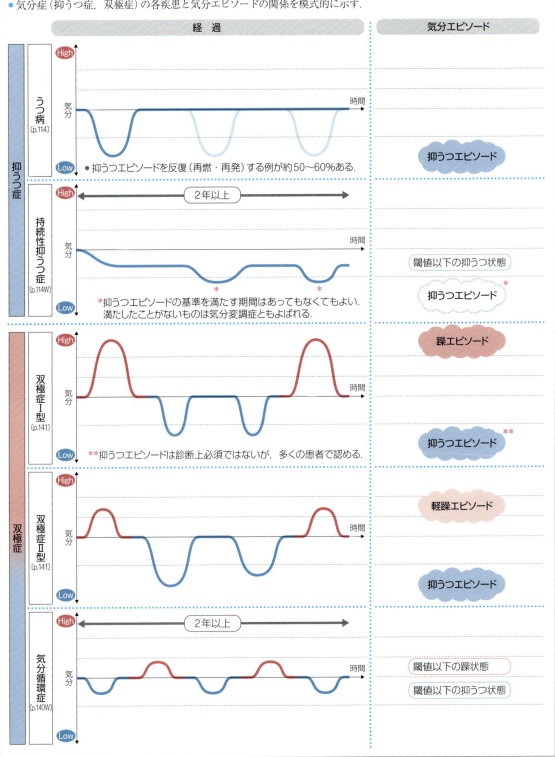

- 抑うつ症：depressive disorder　●うつ病：depression／major depressive disorder　●持続性抑うつ症：persistent depressive disorder　●気分変調症：dysthymia　●双極症／双極性障害：bipolar disorder　●気分循環症：cyclothymic disorder

疾患概念と病名の変遷
現在はうつ病と双極症は別疾患

- うつ病と双極症の疾患概念が提唱されたのは19世紀であり，当初は躁うつ病という1つの疾患にまとめられていたが，現在ではうつ病と双極症は別疾患として扱われている．
- また，当初は病因論的〔p.10〕には内因性であるとされ，心因性のものは神経症性（反応性）うつ病として別に扱われていたが，現在の操作的診断基準〔p.34〕に基づくうつ病は病因を問わない〔p.115〕．

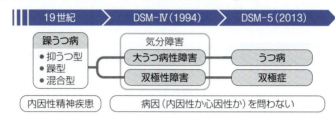

- DSM-5で気分症（気分障害）という大分類がなくなったのは，遺伝率がうつ病で約40％，双極症で約80％（かつ統合失調症と共通するものが多い）と大きく異なることが論拠の1つとされている．これは，操作的診断基準という立場をとりつつも，病因論を加味した診断基準への転換であるともいわれている．

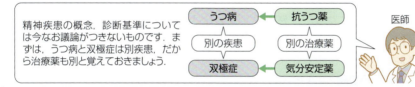

精神疾患の概念，診断基準については今なお議論がつきないものです．まずは，うつ病と双極症は別疾患，だから治療薬も別と覚えておきましょう．

Supplement

気分エピソードの重症度基準

- 気分エピソード（抑うつエピソード，躁エピソード）は，各基準を満たす症状〔p.118, 140〕の数，症状の強さ，機能障害の程度によって重症度分類される．
- また，気分エピソードの基準を満たさなくなった状態を寛解とよび，部分寛解と完全寛解に分けられる．なお，うつ病や双極症は，気分エピソードが消失しても，再発する可能性があるため，治癒とはいわず寛解という．
- DSM-5に則った判定基準を示す．

気分エピソード（抑うつエピソード，躁エピソード）の基準を満たす〔p.118, 140〕

重症度	症状の数	強さ	機能障害
軽度	基準を満たすために必要な数のみ（超えても1個）	苦痛はなんとか対応できる程度	社会的・職業的な機能障害は軽度
中等度	軽度と重度の間		
重度	必要な数を大きく超える（基準の数+3個以上）	非常に苦痛で手に負えない	社会的・職業的機能を著しく損なう

基準を満たさない程度に回復

寛解	判定基準
部分寛解	気分エピソードの症状が残っているが基準は満たさない．または，症状がなくなってから2ヵ月未満
完全寛解	症状がなくなってから2ヵ月以上経過

- 精神疾患の診断・統計マニュアル（DSM）: diagnostic and statistical manual of mental disorders
- 躁うつ病: manic depressive psychosis
- 統合失調症: schizophrenia
- 抗うつ薬: antidepressant
- 寛解: remission
- 再発: recurrence
- 治癒: healing
- 軽症: mild
- 中等症: moderate
- 重症: severe
- 回復: recovery

うつ病

監 修
松﨑 朝樹

intro.

気分の落ち込み（抑うつ気分）と興味や喜びの喪失を基本に様々な症状を示し，その程度が著しく，持続期間も長いために，苦痛を伴い，日常生活・社会生活に支障をきたす疾患である．日本での生涯有病率〔p.18〕は約6％であり，頻度の高い疾患で，自殺リスクが高いことに注意が必要である．遺伝因子（元々の体質）と環境因子（ストレスになるような出来事など）が相互に関与して発症する．

Words & terms

持続性抑うつ症〔p.110〕
2年以上の間，抑うつ気分が継続している状態である．抑うつ症状の重症度は，抑うつエピソードの基準を満たしても満たさなくてもよい．抑うつエピソードに満たない抑うつ気分が持続するものは気分変調症ともよばれる．

再燃と再発
一度軽快・消失した症状が再び悪化・出現することを表す用語には再燃と再発がある．再燃は，症状が軽快傾向ではあるが消失はしていない段階で再び悪化，あるいは消失した後，早期に再出現することを指す．再発は，症状が完全に消失した状態が一定期間以上持続した後に再出現することを指す．ただし，明確に使い分けられていない場合も多く，本書では特に必要な場合を除き，再燃も含めて再発と表記した．

MINIMUM ESSENCE　major depressive disorder

❶**気分が落ち込み**，**悲しい気持ち**になる．〈抑うつ気分〉
❷何をしても楽しくない，以前は楽しかったものも**楽しく感じない**．〈興味・喜びの喪失〉
❸食べ物がおいしいと感じられず，体重も減ってきた．〈食欲減退，体重減少〉
❹寝つきが悪い，途中で起きたり，**早朝に目が覚め**たりしてしまう．〈睡眠障害（不眠）〉
❺そわそわして**落ち着きがなかったり**，**ぼーっと立ち尽くしたり**する．〈精神運動焦燥，制止〉
❻**疲れやすく**，**何をするのも億劫**（おっくう），やる気が出ない．〈気力減退，易疲労性〉
❼**自分は役立たず**で，皆に迷惑をかけて申し訳ないと思う．〈無価値感，罪責感〉
❽考えが進まず，**ものごとを決められない**．〈思考力・集中力の減退，決断困難〉
❾生きていても仕方がない，つらくて**死んでしまいたい**と考える．〈自殺念慮・自殺企図〉

➡ **うつ病** を考える．

治療

- **休息**と心理教育を基本に，抗うつ薬の投与や精神療法を行う．
- 抗うつ薬は**新規抗うつ薬**（SSRI，SNRI，NaSSA，S-RIM）が第一選択で長期間（半年～1年）の投与が必要である．

補足事項

- DSM-5では，❶～❾の症状のうち5つ以上（❶か❷のいずれかを含む）が，同じ2週間の間に，ほぼ毎日存在（❾は毎日でなくてもよい）する場合を抑うつエピソード〔p.118〕とし，うつ病の診断に用いる．
- 薬物などの物質によるものや他の身体疾患によるもの〔p.123，325〕は除外する．
- 過去に躁エピソード〔p.140〕がある場合には双極症〔p.140〕と診断する．また，経過中に躁エピソードを生じた場合には，双極症に診断を変更する〔p.118〕．

概要

女性に多いが，自殺リスクは男性が高い

疫学

- うつ病は最も頻度が高い精神疾患の1つであり，時代とともに発症頻度は増加している．
- 症状の中に自殺念慮が含まれているように，自殺リスクが高い．
- 罹患リスクは女性の方が高いが，自殺リスクは男性の方が高い．
- 発症リスクは思春期以降に急速に増大し，20代の頻度が最も高い．日本では中高年以降の頻度も高い．

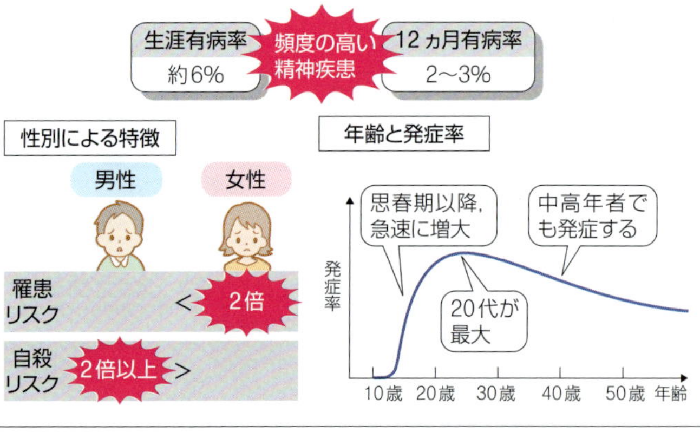

生涯有病率
約6%
頻度の高い精神疾患
12ヵ月有病率
2～3%
性別による特徴
男性
女性
罹患リスク
< 2倍
自殺リスク
2倍以上 >
年齢と発症率
発症率
思春期以降，急速に増大
中高年者でも発症する
20代が最大
10歳 20歳 30歳 40歳 50歳 年齢

+α もっとわかる

● 持続性抑うつ症：persistent depressive disorder　● 気分変調症：dysthymia　● 選択的セロトニン再取り込み阻害薬（SSRI）：selective serotonin reuptake inhibitors　● セロトニン・ノルアドレナリン再取り込み阻害薬（SNRI）：serotonin noradrenaline reuptake inhibitor　● ノルアドレナリン作動性・特異的セロトニン作動性抗うつ薬（NaSSA）：noradrenergic and specific serotonergic antidepressant　● セロトニン再取り込み阻害・セロトニン受容体調節薬（S-RIM）：serotonin reuptake inhibitor and serotonin modulator

うつ病の全体像

まずはどういう病気かを大まかに把握

- うつ病は，気分の障害を主徴とする代表的かつ頻度の高い精神疾患である．
- 患者ごとに発症経緯，出現する症状，経過は異なるが，ここでは一例とともにうつ病の全体像を示す．

発症の誘因*
- ストレスとなる生活上の出来事（ライフイベント）
  - 仕事での失敗　・失業　・定年　・昇進　・転勤
  - 過重労働　・身体疾患への罹患　・家庭不和
  - 入学　・引っ越し　・結婚　・妊娠・出産　など

※環境・状況が変わるものであれば，不都合なことだけでなく，好ましい・喜ばしいはずの出来事も誘因となりうる．

*うつ病においてストレスとなる出来事は，あくまでも"きっかけ"であって"原因"ではありません．明確なきっかけが特定できないこともあります．この点が，ストレスが"原因"で発症し，取り除けば軽快する適応反応症（p.188）との基本的な違いです．

医師

診断　治療：長期間かかる（半年〜1年）　再燃・再発する例もある（50〜60％）

病前性格 [p.72W]
- メランコリー親和型 [p.72W]
- 執着性格 [p.72W]

※全てのうつ病患者にこれらの病前性格が当てはまるわけではない．

症状

精神症状
- 抑うつ気分
- 精神運動焦燥，制止
- 無価値感，罪責感
- 自殺念慮　など
- 興味・喜びの喪失
- 気力減退
- 思考力・集中力の減退

自律神経系・身体症状
- 睡眠障害
- 易疲労性
- 性欲減退
- 下痢・腹痛　など
- 食欲減退
- 頭痛・腰痛
- 月経不順

うつ病は精神疾患ではあるが，多彩な身体症状をきたす．そのため，精神科・心療内科以外の診療科をまず受診することが多い（p.122）．

治療
- 適切な休息
- 抗うつ薬 [p.129]
- 支持的精神療法 [p.403]
- 心理教育 [p.129]
- 認知行動療法 [p.132]
- 対人関係療法 [p.132]
- 電気けいれん療法（ECT）[p.398]
- 反復経頭蓋磁気刺激（rTMS）[p.401]
- 高照度光療法 [p.126]

など

発症要因による分類（従来診断）

- 従来から，精神障害を発症要因に基づいて，内因性，心因性，外因性に分ける概念がある．
- なお，現在の診断基準（操作的診断基準 [p.34]）では，発症要因による診断・分類はなされない（外因の除外は必要）．このため，明らかな心因性（ストレスが"原因"と考えられる状況）であっても，抑うつ状態（症状）がうつ病の基準を満たせば，内因性と同様にうつ病と診断することになる（抑うつ状態が重度な適応反応症はうつ病と診断 [p.187]）．

内因性
- 脳レベルの障害で起こるもの（病前性格との関連が強い）

古典的に典型的なうつ病

心因性
- 大きなストレスなどに反応して起こるもの（反応性うつ病，神経症性うつ病）

外因性
- 他の身体疾患や物質（薬物）によって起こるもの

現在のうつ病（基準を満たせば発症要因を問わない）

- 適応反応症／適応障害：adjustment disorder　● 再燃：recrudescence　● 再発：recurrence　● メランコリー親和型：typus melancholicus　● 執着性格：immodithymia　● 認知行動療法（CBT）：cognitive behavioral therapy　● 対人関係療法（IPT）：interpersonal psychotherapy　● 電気けいれん療法（ECT）：electroconvulsive therapy　● 反復経頭蓋磁気刺激（rTMS）：repetitive transcranial magnetic stimulation　● 高照度光療法：bright light therapy　● 病前性格：premorbid personality

病態

病態のイメージ
ストレスに耐える脳の機能が破綻

- うつ病は，遺伝因子と環境因子が相互に影響して発症する多因子疾患である．
- 様々な脳の機能（精神機能）に，環境因子であるストレスが影響を与えてうつ病が発症すると考えられている．
- また，脳がどの程度のストレスに耐えられるかは個人個人で異なり，複数の遺伝因子が関与する．

うつ病の病態に関連する因子

脳の機能（精神機能）
- 神経伝達物質（モノアミン）
- コルチゾール（HPA系）[p.16]
- 脳由来神経栄養因子（BDNF）
- 海馬 [p.20W]

↕ 相互に影響する

遺伝因子*	環境因子
・発症リスクは遺伝子型で異なる．	・ストレス ・被養育体験など

*うつ病の遺伝率[p.13]は約40％で，双極症（約80％）よりも低い．

- 脳は，ストレスに対応して日常生活・社会生活を送る機能を有している．
- 増加したストレスにより脳に負荷がかかる．
- 持続的な負荷により脳の機能・構造が変化し，ストレスに耐えられなくなる．

- 一度うつ病を発症すると，脳の機能・構造に変化をきたしているため，より小さなストレスでも再発する可能性がある（ストレス脆弱性の亢進）．

遺伝因子と環境因子の相互作用
ストレスがかかったときに遺伝因子の影響が明確になる

- うつ病の発症に関連する遺伝因子を有する場合でも，環境因子（ストレスの負荷）が小さい場合には発症率は低いが，ストレスの負荷が大きくなると発症率が高くなる．
- このように，遺伝因子の影響が現れるかどうかが，環境因子によって変化することを遺伝環境相互作用という．

	環境因子** ストレス 小	ストレス 大
うつ病に関連する遺伝因子 なし（耐性高い）	発症なし	発症なし
あり（耐性低い）	発症なし	うつ病発症
	遺伝因子の影響は目立たない	遺伝因子の影響が明確になる

*単純化のため"なし""あり"に二分して解説しているが，うつ病に関連する遺伝子は複数あり，うつ病の発症率は関連する遺伝子の種類や数によって段階的に変化する．
**ここではストレスのみを取り上げて解説しているが，うつ病に関連する環境因子には，被養育体験（保護者のケアの問題）や，周囲からの支援の有無など様々なものがある．

- モノアミン：monoamine ● コルチゾール：cortisol ● 視床下部-下垂体-副腎皮質系（HPA系）：hypothalamic-pituitary-adrenal axis ● 脳由来神経栄養因子（BDNF）：brain-derived neurotrophic factor ● 遺伝環境相互作用：gene-environment interaction
- 耐性：tolerance

うつ病の症状に関連
モノアミン・モノアミン受容体

- モノアミンはアミノ基を1個含む神経伝達物質の総称で，セロトニン，ノルアドレナリン，ドパミンなどがある．
- モノアミンおよびモノアミン受容体は，気分，情動，意欲，喜びといった，うつ病で障害される精神機能に関わっている．

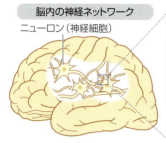

モノアミン仮説
- 抗うつ薬がシナプス間隙のモノアミン濃度を上昇させること〔p.387〕，モノアミン枯渇作用を有するレセルピン〔p.332〕が抑うつ症状を引き起こすことなどから，モノアミン欠乏がうつ病の原因であるとする仮説である．
- 抗うつ薬によってモノアミン濃度は数時間で上昇するにもかかわらず，抗うつ効果が発揮されるまでには2〜4週間かかるといった矛盾が指摘されている．

モノアミン受容体仮説
- うつ病ではモノアミン受容体の発現量が増加（アップレギュレーション）しており，抗うつ薬によるモノアミン濃度上昇はこれを是正（ダウンレギュレーション）することで抗うつ効果を発揮するという仮説である．
- 抗うつ薬の効果が得られるまでに時間がかかることのひとつの説明として，受容体のダウンレギュレーションには日数がかかることが挙げられている．

"ストレスホルモン"コルチゾールが悪影響
海馬と脳由来神経栄養因子（BDNF）

- 海馬は，モノアミン系神経が豊富で，うつ病患者では萎縮がみられることなどから，うつ病の病態に関与していると考えられている．
- コルチゾール（グルココルチコイド）は，ストレスに反応して分泌が増加する，いわゆるストレスホルモンである．
- うつ病ではコルチゾール高値の状態が持続し，脳由来神経栄養因子（BDNF）の分泌が抑制され，海馬が萎縮すると考えられている．

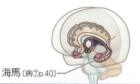

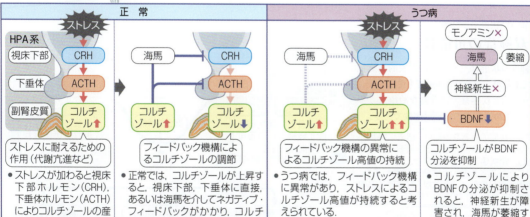

- コルチゾールが直接海馬を障害する機序もあると考えられている．
- 海馬の障害は，視床下部-下垂体-副腎皮質系（HPA系）のフィードバック機構のさらなる障害につながる悪循環を形成する（ストレス脆弱性の亢進）．
- BDNFによる海馬の神経新生がうつ病の病態に関わるという説は，神経細胞新生仮説とよばれている．

- セロトニン：serotonin ● ノルアドレナリン（NA）：noradrenaline ● ドパミン（DA）：dopamine ● レセルピン：reserpine ● 萎縮：atrophy ● 視床下部：hypothalamus ● 下垂体：hypophysis／pituitary gland ● 副腎皮質：adrenal cortex ● コルチコトロピン放出ホルモン（CRH）：corticotropin-releasing hormone ● 副腎皮質刺激ホルモン（ACTH）：adrenocorticotropic hormone

診断・症状

抑うつエピソード（DSM-5）
うつ病の診断に足るほどの抑うつ状態

- うつ病と診断するためには，抑うつ状態が抑うつエピソードの基準（症状の数，重症度，持続期間）を満たす必要がある．

- 抑うつエピソードの基準を満たさない程度の抑うつ状態（閾値以下の抑うつ状態）では，うつ病以外の抑うつ症を考える〔p.112〕．

診断の流れ
重度の抑うつ状態で，他の原因を除外

- うつ病は，抑うつ状態が抑うつエピソードを満たすほどに重度であり，他の原因を鑑別・除外することで診断する．
- まずは，他の物質（アルコール，薬物など），身体疾患による抑うつ状態を鑑別する．
- また，同じく気分の障害を主徴とする双極症の鑑別が重要である．

双極症の可能性
抑うつ状態≠うつ病

- 抑うつ状態は，うつ病に代表的な症候であるが，双極症〔p.140〕でも生じる．
- うつ病と双極症では有効な治療薬が異なるため，両者の鑑別は重要である．

> 抑うつ状態の患者をみたら，過去に躁状態がなかったか確認することが重要です．ただし，躁状態は本人が異常ととらえていないこともあるため，うつ病と診断しても，双極症の可能性は考えながら診療する必要があります〔p.143〕．

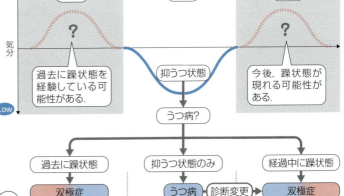

- 精神疾患の診断・統計マニュアル（DSM）：diagnostic and statistical manual of mental disorders
- 易疲労性：easy fatigability
- 抑うつ状態：depressive state
- 躁状態：manic state
- 物質・医薬品誘発性抑うつ症：substance／medication-induced depressive disorder
- 他の医学的状態による抑うつ症：depressive disorder due to another medical condition

基本症状
①抑うつ気分

- 抑うつ気分とは，憂うつ，悲しいといった，落ち込んだ気分のことである．
- 誰しも悲しい・つらい出来事があると気分が落ち込むことはあるが，うつ病の抑うつ気分は明確なきっかけがなくても生じる．

基本症状
②興味・喜びの喪失

- 興味・喜びの喪失とは，趣味や娯楽など，普段なら楽しめていたことに興味がもてない，楽しく感じない状態である．

- 性的関心や欲求の低下として現れることもある．

典型的には減退↓
③食欲・体重の変化

- うつ病では，食欲・体重の変化をきたし，典型的には食欲減退，体重減少として現れる．

- 逆に食欲亢進（過食），体重増加もうつ病の症状として現れうるが，その場合には非定型うつ病〔p.125〕を考える．

典型的には不眠
④睡眠障害

- うつ病は睡眠障害をきたし，典型的には不眠となる．
- 不眠のタイプにはいくつかあり〔p.273〕，いずれのタイプの不眠も起こるが，早朝覚醒が多い．

- 逆に過眠もうつ病の症状として現れうるが，その場合には非定型うつ病〔p.125〕を考える．

気分症　うつ病

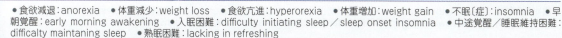

- 食欲減退：anorexia　● 体重減少：weight loss　● 食欲亢進：hyperorexia　● 体重増加：weight gain　● 不眠〔症〕：insomnia　● 早朝覚醒：early morning awakening　● 入眠困難：difficulty initiating sleep／sleep onset insomnia　● 中途覚醒／睡眠維持困難：difficalty maintaining sleep　● 熟眠困難：lacking in refreshing

An Illustrated Reference Guide　119

こころの状態が運動面に現れる精神運動症状
⑤精神運動焦燥と精神運動制止

- 精神運動性とは，精神面の変化が会話・行動といった運動面へ現れることをいう．
- うつ病では，精神運動焦燥や精神運動制止がみられる．精神運動制止が重篤になるとうつ病性昏迷となる．
- なお，これらの症状は，患者の訴えに基づく自覚症状ではなく，周囲から客観的に観察される症状である．

やる気が出ないし，何をするにも疲れる
⑥気力減退，易疲労性

- うつ病では，気分の落ち込み，精神活動の低下を反映して，気力減退，易疲労性がみられる．

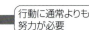

異常にネガティブ
⑦無価値感，罪責感

- うつ病では，自己評価が低下し，無価値感や罪責感が現れる．

- 明らかに妄想ととらえられるような罪責感は罪業妄想とよばれる〔p.58〕．

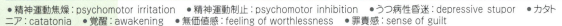

- 精神運動焦燥：psychomotor irritation　● 精神運動制止：psychomotor inhibition　● うつ病性昏迷：depressive stupor　● カタトニア：catatonia　● 覚醒：awakening　● 無価値感：feeling of worthlessness　● 罪責感：sense of guilt

こころが重いから考えも進まない
⑧思考力・集中力の減退，決断困難

- うつ病では，精神活動の低下を反映して，思考力や集中力が減退し，物事を決断することが困難になる．
- 思考過程の異常の1つで，思考制止〔p.55〕に対応する．

ズーン　考えが進まない（思考制止）

思考力・集中力の減退，決断困難
「ドラマをみていてもストーリーをおえない」
「新聞を読んでも内容が頭に入らない」
「夕食の献立を決められない」
「買い物をしていても買うものを決められない」
「些細なミスばかりしてしまう」
「会議に集中できず，ついていけない」

❺の精神運動制止，❻気力減退，易疲労性と合わせて制止症状ともよばれ，日常・社会生活上の機能低下として客観的に認識されることも多い．

日常・社会生活での現れ方の例
- 学生：学業成績の低下
- 社会人：仕事上のミスの増加，業務成績低下
- 高齢者：記憶障害（仮性認知症〔p.122〕）

生きていることがつらい
⑨自殺念慮・自殺企図

- うつ病は，自殺リスクの高い疾患である．
- 自殺念慮，自殺企図は，うつ病の生命予後に直結しうる重大な症状である．

自殺念慮
- 自殺について考える．
「死んでしまいたい」
「死んだ方が楽かもしれない」

実行に至る前に，死に関する症状を十分確認し，対応することが重要〔p.450〕

自殺企図
- 自殺を目的とした行動をとる．
「ビルから飛び降りよう」

→ 自殺未遂／自殺既遂

- 希死念慮という用語もあるが，死を望む希死念慮，自殺を望む自殺念慮，という差でしかなく同義に扱われる．

自殺の危険因子
- 危険因子を有するうつ病患者に対しては，より慎重な対応・配慮が必要である．

	うつ病患者の自殺リスクを高める特徴
基本的特徴	・男性　・65歳以上　・単身（特に子どもがいない）　・失業中 ・最近の強度なストレスフルな出来事あり ・自殺に向けた特定の計画あり（特に致命的な内容のもの） ・致死的な方法にアクセスできること
病歴・家族歴	・自殺企図の既往　・精神科入院歴　・自殺の家族歴
併存症	・アルコール・薬物依存症　・パニック発作・重度の不安 ・重症身体疾患　・重度の絶望感や快楽欠如

Whooley MA, Simon GE:N Engl J Med 2000;343:1942-1950

抑うつ状態と自殺の関連
- 自殺は，抑うつ状態が重度なときはもちろん，治療などにより回復しつつある時期にも注意が必要である．

 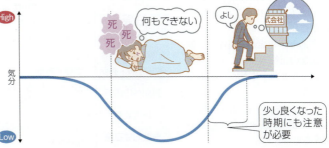

自殺念慮があっても行動に移す気力すらなかったものが，回復してきたことで実行できるようになる場合もあります．
医師

少し良くなった時期にも注意が必要

- 制止：inhibition　　・思考制止／思考抑制：inhibition of thought　　・仮性認知症／偽認知症：pseudodementia　　・自殺念慮：suicidal ideation　　・自殺企図：suicide attempt

日内変動
▎朝は最悪，夕方以降は少し楽

- うつ病の症状は，ほぼ1日中存在するものであるが，症状の強度は1日の中で変動する特徴がある（日内変動）．
- 抑うつ気分や制止症状が，朝に最も重篤で，夕方から夜にかけて若干改善するというパターンを示すことが多い．

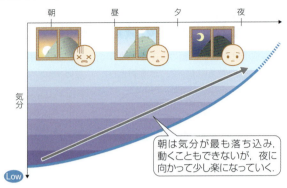

朝は気分が最も落ち込み，動くこともできないが，夜に向かって少し楽になっていく．

- 全ての患者，全ての症状がこのパターンを示すとは限らず，焦燥や不安のような症状は夜に悪化することもある．
- 抑うつ気分が朝に悪化することは，メランコリア型うつ病〔p.125〕の診断基準でもあり，いわゆる古典的な内因性うつ病を示唆する特徴である．

仮面うつ病
▎身体症状が前景

- 身体症状の訴えが中心で，精神症状が目立たないうつ病は，仮面うつ病とよばれる．
- うつ病患者の90％以上は，精神科・心療内科以外の一般科をまず受診しているとされる．
- 全ての医師が，身体疾患の鑑別を行いつつ，うつ病の基本症状の有無を確認し，うつ病を見逃さないことが重要である．

身体症状の訴え
- 不眠
- 倦怠感，疲労感
- 食欲不振
- 頭痛，頭重感，めまい
- 肩こり，腰痛，関節痛
- 下痢，腹痛
- 排尿障害
- 月経不順

うつ病の基本症状を確認する質問例（2項目法）

①抑うつ気分
この1ヵ月間，気分が沈んだり，憂うつな気持ちになったりすることはよくありましたか？

②興味・喜びの喪失
この1ヵ月間，どうも物事に対して興味がわかない，あるいは心から楽しめない感じがよくありましたか？

- 唐突にうつ病を確認する質問を行うことが難しい場合には，睡眠や食欲に関する質問から始めるとよい．

仮性認知症
▎抑うつ症状のせいで認知症にみえる

- うつ病，特に高齢者では，思考力・集中力の減退などの抑うつ症状が，記憶障害といった認知症と類似した症状として現れることがあり，仮性認知症とよばれる．
- 不可逆的な認知症とは異なり，仮性認知症の記憶障害は，うつ病の治療により改善するため，鑑別が重要である．
- ただし，うつ病から認知症へ移行する，あるいは認知症にうつ病が合併する場合もある．

認知症とうつ病の鑑別

	認知症	うつ病
基本症状	●記憶・認知機能障害	●抑うつ症状，心気的症状
感情	●表面的，浅薄，動揺	●抑うつ気分持続
記憶・認知障害	●あり	●訴えるほどの低下はない
言語理解・会話	●困難である	●困難でない
質問への応答	●言い訳，作話，怒り，考えようとしない	●遅延（精神運動制止〔p.120〕），「わからない」という
日内変動	●なし	●あり（朝方に強く，夕方に軽快）
典型的な妄想	●物盗られ妄想（物が盗まれて困るなど）	●心気妄想（重大な病気にかかってしまったなど）

●焦燥：irritation　●不安：anxiety　●メランコリア：melancholia　●仮面うつ病：masked depression　●仮性認知症／偽認知症：pseudodementia　●盗害妄想／物盗られ妄想：delusion of robbery　●心気妄想：hypochondriacal delusion

不安は多くのうつ病患者にみられる
うつ病に併存する精神疾患

- うつ病には，不安症をはじめとして，他の精神疾患が併存していることも多い．
- 他の精神疾患が併存しているかどうかは，治療方針や予後に影響する．

うつ病に併存することが多い精神疾患	
● 不安症〔p.154〕 　・パニック症 　・社交不安症 　・全般不安症 ● 強迫症〔p.167〕 ● PTSD〔p.174〕 　50％以上のうつ病に併存し，うつ病に先行する場合が多い．	● アルコール使用症〔p.298〕 ● パーソナリティ症〔p.244〕

→ **うつ病**
- 併存症があると治療効果が得られにくく，自殺リスクが上昇する

併存精神疾患への対応も加味した治療が重要

うつ病か不安症を鑑別診断するのではなく，うつ病と不安症（不安症状）が併存していないかどうかを確認することが重要です．

医師

症状としての不安
- 抑うつエピソードの診断基準上の症状には含まれてはいないが，不安はうつ病の重要な症状である〔p.131〕．
- 不安症の診断を満たさないレベルの不安症状は，うつ病の80％以上で認めるとされる．
- 不安症状が強いうつ病には，"不安性の苦痛を伴う"という特定用語〔p.124〕がつけられる．

身体疾患はうつ病のリスクを上げる
うつ病と身体疾患

- うつ病と身体疾患には密接な関わりがある．
- 直接的には抑うつ症状をきたさない身体疾患であっても，身体疾患の存在はうつ病の発症リスクを上昇させる．

うつ病を合併しやすい身体疾患
● 心筋梗塞 ● 悪性腫瘍 ● 糖尿病 ● 肥満症 ● 慢性疼痛を伴う身体疾患 など

身体疾患を有する患者ではうつ病の発症リスクが高い．
合併 →

うつ病を合併すると身体疾患の予後が悪化する．
互いに悪影響 ←→
身体疾患を有するとうつ病の予後が悪化する．

うつ病治療が好影響 ←
うつ病の治療は身体疾患の予後を改善する．

うつ病

身体疾患の診療中に抑うつ症状がみられることはまれではありません．必要なタイミングで精神科にコンサルトし，適切な治療を行うことが，身体疾患の予後改善のためにも重要です．

- なお，疾患の病態生理が直接的に関与して抑うつ症状をきたすものは，身体疾患による抑うつ症〔p.325〕としてうつ病とは分けられる（甲状腺機能低下症，SLE，脳血管障害，Parkinson病，多発性硬化症など）．

● 予後：prognosis ● パニック症（PD）：panic disorder ● 社交不安症（SAD）：social anxiety disorder ● 全般不安症（GAD）：generalized anxiety disorder ● 強迫症（OCD）：obsessive-compulsive disorder ● 心的外傷後ストレス症（PTSD）：posttraumatic stress disorder ● アルコール使用症：alcohol use disorder ● パーソナリティ症（PD）：personality disorder ● 甲状腺機能低下症：hypothyroidism ● 全身性エリテマトーデス（SLE）：systemic lupus erythematosus

特徴的な病型

臨床的特徴を明確化する
特定用語（DSM-5）

- 同じうつ病であっても，目立つ症状や症状の出方などといった臨床的特徴は患者によって様々である．
- 特定用語とは，臨床的特徴からうつ病を細分類するものである．

うつ病の特定用語（DSM-5）*
- Ⓐ 不安性の苦痛を伴う (p.123)
- Ⓑ 混合性の特徴を伴う (p.144)
- Ⓒ メランコリアの特徴を伴う
- Ⓓ 非定型の特徴を伴う
- Ⓔ 精神症性の特徴を伴う
- Ⓕ カタトニアを伴う
- Ⓖ 周産期発症
- Ⓗ 季節性のパターンを伴う

臨床的特徴を明確化し，細分類することで，それぞれのグループに応じた対応・治療，予後推定ができる．

*他の抑うつ症や双極症でも同様の特定用語が用いられ，双極症では急速交代型 (p.144) という特定用語が加わる．また，特定用語が1つも該当しない例もあれば，複数該当する例もある．

本書では特定用語の主なものを，慣用的に用いられる分類用語に対応させて解説します（例：精神症性の特徴を伴う⇔妄想性うつ病）．　医師

微小妄想が典型的
妄想性うつ病

- 妄想を伴ううつ病を妄想性うつ病という．
- ときに幻覚を伴うこともあり，精神病性うつ病ともよばれる．DSM-5では"精神症性の特徴を伴う"という特定用語がつけられる．
- うつ病の妄想では，自己や，自己が置かれている状況への極端な低評価といった抑うつ症状の延長としてみられる微小妄想が生じやすい．
- 高齢者でみられることが多く，生活能力の低下が著しく，再発率・自殺率が高いとされる．

抑うつ症状 → 微小妄想

自己や，自己が置かれている状況への極端な低評価（無価値感，罪責感 (p.120)）

悲観的な内容の妄想

罪業妄想	貧困妄想	心気妄想
●自分は罪深い人間だと思い込む（罪責感 (p.120) の延長）． 「取り返しのつかないことをしてしまった」 「逮捕されるに違いない」	●事実とはかけ離れたほどに自分は貧乏だと思い込む． 「入院どころか，食べ物を買うお金すらない」 「多額の借金がある」	●自分は重大な疾患にかかっていると思い込む． 「がんにかかっている」 「（検査結果を伝えても）うそだ，相当悪いに違いない」

- 微小妄想は，双極症の抑うつ状態でもみられる．特に若年者にみられた場合には双極症の可能性に注意する．
- 微小妄想のような抑うつ症状と関連して生じる妄想は"気分に一致するもの"，被害妄想などの抑うつ症状とは関連のない妄想は"気分に一致しないもの"として区別される．

治療上の特徴
- 抗うつ薬 (p.129) に抗精神病薬 (p.131) を追加することが有効とされる．また，電気けいれん療法（ECT）(p.398) の有効性が高い．

- 精神疾患の診断・統計マニュアル（DSM）：diagnostic and statistical manual of mental disorders　●不安性の苦痛を伴う：with anxious distress　●混合性の特徴を伴う：with mixed features　●メランコリアの特徴を伴う：with melancholic features　●非定型の特徴を伴う：with atypical features　●精神症性の特徴を伴う：with psychotic features　●カタトニアを伴う：with catatonia　●周産期発症：with peripartum onset　●季節性のパターンを伴う：with seasonal pattern

うつ病の中核群
メランコリア型うつ病

- メランコリア型うつ病は，ほとんど全ての物事に対する喜びの喪失，嬉しいはずの物事に対する反応性の消失を基本的特徴とするうつ病である．
- DSM-5やICD-11といった診断基準上は，様々な背景因子・原因を有する患者がうつ病と診断されうるが，メランコリア型うつ病は内因性の要素の強い〔p.115〕，うつ病の中核群である．
- DSM-5では"メランコリアの特徴を伴う"という特定用語がつけられる．

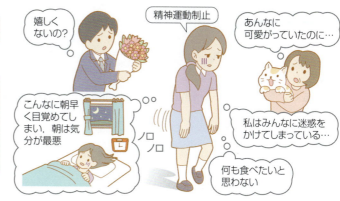

- ほとんど全ての物事に対する喜びの喪失
- 嬉しいはずの物事に対する反応性の消失

どちらか1つ ＋ 3つ以上

- 抑うつ気分（通常とははっきり異なり，深い落胆，絶望，陰うつ，空虚感のいずれかを伴う）
- 朝の増悪（日内変動）
- 早朝覚醒
- 著しい精神運動焦燥または制止
- 食欲不振または体重減少
- 過度または不適切な罪責感

治療上の特徴
- 抗うつ薬による薬物療法が優先され，認知行動療法などの精神療法の効果は限定的である．
- また，「うつ病患者を励ましてはいけない」〔p.135〕という原則が最もよく当てはまる病型であり，適切な心理教育的支援と休息の指示が重要である．

典型例とは逆の特徴を示す
非定型うつ病

- うつ病の診断基準を満たしているものの，典型的なうつ病（特にメランコリア型）とはいくつかの症状が逆の特徴を示すものを非定型うつ病という．
- 基本的特徴は気分の反応性であり，非定型うつ病では楽しい出来事に対しては気分が明るくなる．
- 若年者に多い病型である．

- 楽しい出来事や予定に対しては気分が明るくなる．

- 気分の反応性

基本的特徴 ＋ 2つ以上

- 過食または体重増加
- 過眠
- 鉛様麻痺（手足が鉛のように重く感じる）
- 対人関係上の拒絶に敏感*

*抑うつ状態の間だけにみられるわけではないため，症状というよりも性格とも考えられる．

- 過食は，特に炭水化物を強く求めることがある（炭水化物飢餓）．

- 寝ても寝ても眠い．

治療上の特徴
- 抗うつ薬の効果が得られにくく，難治である傾向がある．
- 非定型うつ病は，躁状態が明らかではないだけで，実際には双極症である可能性（70％以上との報告もある）も念頭に治療する必要がある（双極性うつ病〔p.143〕）．

"非定型"という用語は，古典的にうつ病の標準像であったいわゆる"内因性"うつ病と対比して用いられています．現在では決して"例外的"という意味ではなく，"非定型"うつ病がうつ病の20～30％を占めるとされています．

- 急速交代型：with rapid cycling ● 妄想：delusion ● 幻覚：hallucination ● 罪業妄想：delusion of guilt ● 貧困妄想：delusion of poverty ● 電気けいれん療法（ECT）：electroconvulsive therapy ● 国際疾病分類（ICD）：international classification of diseases ● 認知行動療法（CBT）：cognitive behavioral therapy ● むちゃ食い／過食：binge-eating ● 過眠〔症〕：hypersomnia ● 鉛様麻痺：lead paralysis

決まった季節に反復する
季節性うつ病

- 特定の季節に抑うつ状態を反復するうつ病を季節性うつ病という．
- 秋・冬に抑うつ状態が始まり，春に寛解するものが多い（冬期うつ病）．
- 若年者に多く，高緯度地方で有病率が高い．

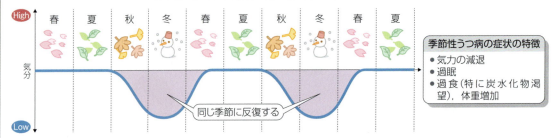

季節性うつ病の症状の特徴
- 気力の減退
- 過眠
- 過食（特に炭水化物渇望），体重増加

- DSM-5では"季節性のパターンを伴う"という特定用語がつけられる．双極症でも用いられ，躁状態は夏に繰り返すことが多い．

治療上の特徴
- 季節性の中でも多い冬季型では，高照度光療法が有効である．

高照度光療法
- 早朝あるいは夕方の約2時間，顔面に光を照射（光は眼を通して作用するため）し，人工的に日照時間を延長する治療法である．

産婦の死因として自殺が最多
マタニティブルーズと産後うつ病

- 産後6～8週（産褥期）は，母体が解剖学的・生理学的に非妊娠時の状態に戻るまでの期間で，精神状態が不安定になりやすい．
- 軽度の抑うつ状態であるマタニティブルーズは30%程度に，産後うつ病は10%程度の産婦に起こるとされる．
- また，産婦の死因として自殺が最多であり，その背景として産後うつ病が重要視されている．

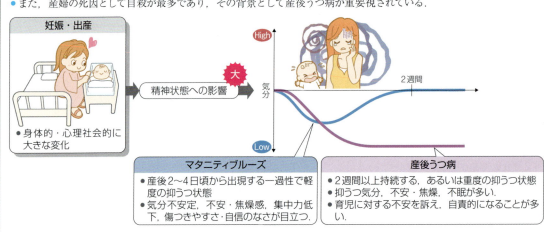

マタニティブルーズ
- 産後2～4日頃から出現する一過性で軽度の抑うつ状態．
- 気分不安定，不安・焦燥感，集中力低下，傷つきやすさ・自信のなさが目立つ．

産後うつ病
- 2週間以上持続する，あるいは重度の抑うつ状態
- 抑うつ気分，不安・焦燥，不眠が多い．
- 育児に対する不安を訴え，自責的になることが多い．

- 産後うつ病のスクリーニングとして，エジンバラ産後うつ自己質問票（EPDS）〔p.110W〕がある．
- DSM-5による"周産期発症"という特定用語は，妊娠中から産後4週に発症した例につけられ，産後うつ病を含む．産後だけでなく妊娠中から抑うつ症や双極症のリスクは高まる．

治療上の特徴
- マタニティブルーズは自然軽快するため薬物療法は不要で，支持的な対応を行う．ただし，産後うつ病へ移行するリスクがあることに注意する．
- 産後うつ病はうつ病として薬物療法の対象となる．精神科専門医による対応や，行政を含めた継続的支援体制が望ましい．

- 季節性うつ病：seasonal affective disorder　● 精神疾患の診断・統計マニュアル（DSM）：diagnostic and statistical manual of mental disorders　● マタニティブルーズ：maternity blues　● 産後うつ病：postpartum depression　● エジンバラ産後うつ病自己質問票（EPDS）：Edinburgh postnatal depression scale

治療

患者背景, 経過に合わせて行う
治療の全体像

- うつ病の治療は, 患者-治療者間(家族などの支援者を含む)の信頼関係をベースに, 薬物療法(抗うつ薬)をはじめとする生物学的治療[p.370]や, 各種精神療法を組み合わせて行う.
- 患者ごとに病態へ関与している因子, あるいは回復の妨げとなる因子は異なり, 患者背景に合わせて治療法を選択する.
- また, 症状の経過に合わせて適した治療法を段階的に選択していくことが重要である.

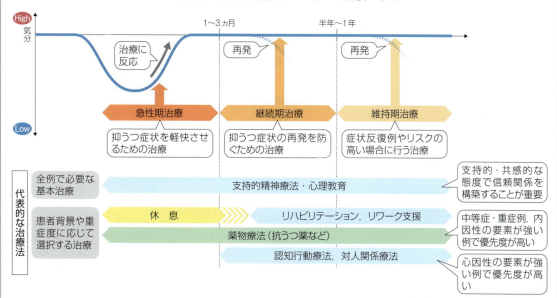

- この他, 薬物療法が奏効しない例では電気けいれん療法(ECT)[p.398]や反復経頭蓋磁気刺激(rTMS)[p.401]が選択肢となる. 季節性うつ病では高照度光療法[p.126]が有効である.

脳の機能を高め, ストレスを軽減する
各治療法のイメージ

- 各種治療は, 環境因子(ストレスなど)に影響を受けて, 脳の機能障害が生じているうつ病の病態[p.116]に合わせて, 脳の機能を高めるものと, ストレスを軽減するものに整理できる.

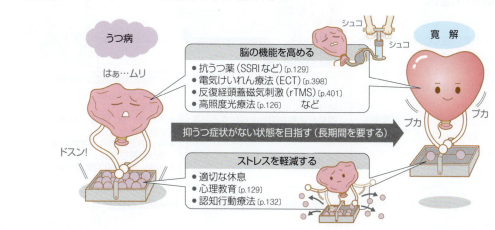

- 電気けいれん療法(ECT): electroconvulsive therapy ・反復経頭蓋磁気刺激(rTMS): repetitive transcranial magnetic stimulation ・抗うつ薬: antidepressant ・選択的セロトニン再取り込み阻害薬(SSRI): selective serotonin reuptake inhibitors
- 高照度光療法: bright light therapy ・心理教育: psychoeducation ・認知行動療法(CBT): cognitive behavioral therapy

信頼関係構築と情報収集
初期の対応

- 初期の診察面談では，支持的・共感的対応によって患者と治療者が信頼関係を築くことが最も大切である．
- そのうえで，患者との対話を通じて詳細な情報を得ることが診断・治療方針を決定するために重要である．
- また，このような対応は支持的精神療法ともよばれ，これ自体がうつ病の改善につながる．

支持的精神療法 [p.403]

- 患者の体験に共感しつつ，治療者として，患者の抱える問題に真摯に取り組むことが必要とされる．

支持的・共感的対応
業務がはかどらない状況では，「みんなに迷惑をかけている」と自分を責めてしまうのも無理のないことだと思います．それは病気のせいかもしれません．対応法を一緒に見つけるために，もう少しお話を聞かせてください．

信頼関係の構築

↓

詳細な情報の収集

- 患者はどのような人なのか？
- どのような経験をしたのか？
- どんな症状を抱えているのか？
- 生活上でどんな問題があるか？
- 何を求めて受診したのか？
- どんな支援や周囲の理解を得られるのか？
- 自殺念慮はないか？ など

- 真面目で責任感のある性格
- 会社での昇進
- やる気が失せ注意も集中もできない
- 業務がはかどらない，自殺も考えた
- 症状が長引いて困っている
- 家族から普段の様子を話してもらえる など

↓

治療方針決定

"自殺"を話題にすることは躊躇するかもしれませんが，生命予後に関わるため具体的に尋ねて自殺念慮の有無を確認することが重要です．   医師

- 患者本人からの情報に加えて，本人の許可を得て，家族や関係者などからも患者の様子を聞くことが大切である．
- また，借金，アルコール問題，DV，幼少時期の心的外傷的体験などが要因となっている場合などもあり，本人が言い出しにくい話題があることも考慮する．

入院が必要な場合もある
治療場所の選択

- 治療導入にあたり，初期の面談で得た情報から各患者に適した治療場所を決定することが重要である．
- うつ病患者の多くは外来治療が基本となるが，入院が必要な場合もあることを念頭に置く．
- 治療導入時だけでなく，症状の変動や治療反応性を評価しながら，経過に合わせて治療場所を検討する．

多くは外来治療
- 外来治療でも，これまでの生活を続けてよいのか，休職などの環境調整が必要なのかを検討する必要がある．

入院が必要になる例
- 自殺念慮がある・自殺の危険因子がある [p.121]．
- 焦燥感，強い不安，昏迷，精神症状を伴う．
- 身体衰弱がある，身体併存症の治療が必要である．
- 休息に適した自宅環境が得られない
- 治療反応性が悪い．

- 入院が必要な状況であるにもかかわらず患者本人の同意が得られない場合には，精神保健福祉法に基づく入院形態を検討する〔p.462〕．

+α もっとわかる

- 支持的精神療法：supportive psychotherapy ● 家庭内暴力／ドメスティック・バイオレンス(DV)：domestic violence ● 焦燥：irritation ● 不安：anxiety ● 昏迷：stupor ● 精神症症状：psychotic symptom ● 治療反応性：treatment response ● 心理教育：psychoeducation ● 機能不全：dysfunction ● 脳由来神経栄養因子(BDNF)：brain-derived neurotrophic factor ● 副作用：side effect ● 三環系抗うつ薬：tricyclic antidepressant ● 四環系抗うつ薬：tetracyclic antidepressant

治療への積極的参加を促す
心理教育

- 患者がうつ病という疾患とその治療に関して十分に理解し，患者自身が治療に積極的な場合に，治療は最も効果を示す．
- そのため，患者−治療者の信頼関係を前提として，患者に以下のことを説明し，好ましい行動を促す心理教育が必要となる．

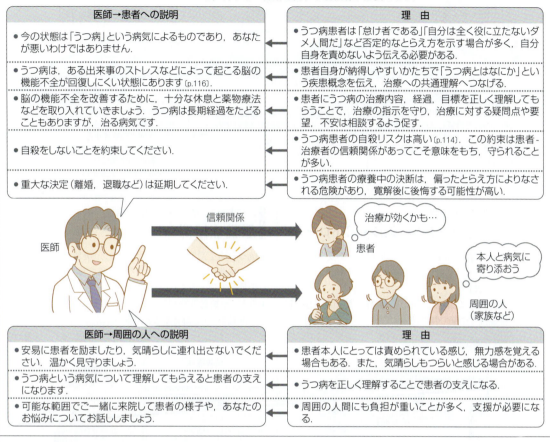

薬物療法の主役
抗うつ薬

- うつ病の薬物療法では抗うつ薬を中心に使用する．
- 様々な作用機序を有する抗うつ薬が開発されているが，いずれもシナプス間隙のモノアミン（セロトニンやノルアドレナリン）の濃度や受容体発現調節[p.387]を介して抗うつ作用を発揮すると想定されている．抗うつ薬が有するその他の作用機序（抗コリン作用，$α_1$受容体遮断作用，H_1受容体遮断作用など）は副作用の発現に関連する．作用機序や副作用の詳細は治療総論の章[p.386]を参照のこと．
- 現在では副作用が少ない新規抗うつ薬が第一選択となる．

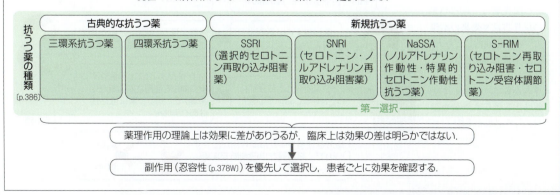

- 選択的セロトニン再取り込み阻害薬（SSRI）: selective serotonin reuptake inhibitors ● セロトニン・ノルアドレナリン再取り込み阻害薬（SNRI）: serotonin noradrenaline reuptake inhibitor ● ノルアドレナリン作動性・特異的セロトニン作動性抗うつ薬（NaSSA）: noradrenergic and specific serotonergic antidepressant ● セロトニン再取り込み阻害・セロトニン受容体調節薬（S-RIM）: serotonin reuptake inhibitor and serotonin modulator ● 忍容性: tolerability

単剤を，少量から開始
抗うつ薬の使用法

- うつ病の治療では，抗うつ薬を単剤で少量から開始し，漸増しながら寛解が得られる十分量で継続する．薬物療法を終了するときは，症状の出現に注意しながら漸減する．抗うつ薬の中止で再発する例では，長期的な維持治療が必要になることがある．

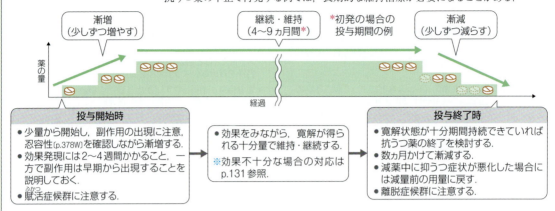

投与開始時
- 少量から開始し，副作用の出現に注意し，忍容性(p.378W)を確認しながら漸増する．
- 効果発現には2〜4週間かかること，一方で副作用は早期から出現することを説明しておく．
- 賦活症候群に注意する．

- 効果をみながら，寛解が得られる十分量で維持・継続する．
- ※効果不十分な場合の対応はp.131参照．

投与終了時
- 寛解状態が十分期間持続できていれば抗うつ薬の終了を検討する．
- 数ヵ月かけて漸減する．
- 減薬中に抑うつ症状が悪化した場合には減薬前の用量に戻す．
- 離脱症候群に注意する．

若年者の自殺に要注意
賦活症候群（アクチベーション・シンドローム）

- 抗うつ薬の投与開始時や増量時に生じる，不安，焦燥，不眠，易刺激性，衝動性などの中枢刺激症状をいう．
- 特に若年者では，自殺のリスクが増加する．
- 全ての抗うつ薬で出現しうるが，鎮静作用のないSSRIなどの新規抗うつ薬で特に注意する．

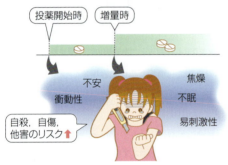

パロキセチンの"シャンビリ"が有名
離脱症候群

- 抗うつ薬を通常4週間以上服用し，突然中止，または急に減薬すると，離脱症候群（中断症候群）とよばれる症状が出現することがある．
- めまいや知覚異常（耳鳴，電気ショック様感覚など）を訴えることが多い．

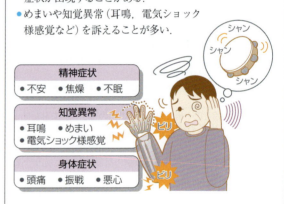

アドヒアランスを左右する
服薬指導

- うつ病患者は，抗うつ薬の投与方法や効果の出現について悲観的にとらえ，治療上悪影響が生じることがある．
- 患者が安心，納得して服薬できるよう，十分な説明を行う必要がある．

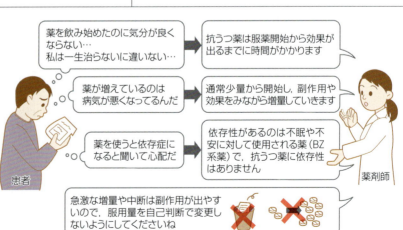

- 漸増：gradual increase ● 漸減：tapering／gradual decrease ● 賦活症候群：activation syndrome ● 離脱症候群：withdrawal syndrome ● 易刺激性／易怒性：irritability ● 衝動性：impulsibity ● 選択的セロトニン再取り込み阻害薬（SSRI）：selective serotonin reuptake inhibitors ● めまい：vertigo ● 知覚障害：paresthesia ● 耳鳴：tinnitus ● 頭痛：headache ● 振戦：tremor ● 悪心：nausea ● アドヒアランス：adherence

ベンゾジアゼピン系薬の併用
使うとしても最初の1ヵ月間だけ

- うつ病では不安を伴うことが多い〔p.123〕．
- 抗うつ薬は不安に対しても効果があるが〔p.397〕，抗うつ薬の効果発現には2～4週間と時間がかかるため，不安が強い場合にはベンゾジアゼピン系の抗不安薬を併用することがある．
- ベンゾジアゼピン系薬には依存性があるため，使用する場合でも治療開始後1ヵ月間にとどめ，その後は減量して中止することを目指す．

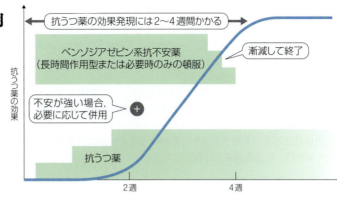

不眠に対するベンゾジアゼピン系薬
- うつ病では不眠を伴うことも多く，ベンゾジアゼピン系薬を睡眠薬として使用することもある．
- その場合も，漫然と長期使用しないように注意し，睡眠衛生指導〔p.275〕を十分に行い，他の系統の睡眠薬〔p.276〕の使用を検討する．

効果不十分な場合の対応
抗うつ薬の変更，他の薬物の併用

- 抗うつ薬による治療を開始した後，効果が十分に得られていない場合，まずはその抗うつ薬の効果判定が妥当かどうかを確認する．
- 十分量・十分期間の服薬にもかかわらず効果不十分な場合，他の抗うつ薬へ変更する．
- 抗うつ薬のみでは効果不十分な場合には，他の薬物を抗うつ薬に併用することを考慮する．

効果判定のチェックポイント

- 抗うつ薬の効果発現のためには，適切な用量を十分期間投与することが重要である．
- また，患者が処方通りに確実に服用していることが必要で，アドヒアランスを確認する．
- 効果発現には通常2～4週間を要する．確実な効果判定のためには，可能であれば8週間程度の経過観察が望ましい．

抗うつ薬の変更

- 抗うつ薬は，2剤以上の併用が単剤よりも有効とはいえず，相互作用や副作用増強の危険もあるため，原則として併用ではなく変更を行う．
- 新規抗うつ薬の中から別の薬物への変更を優先して行うことが多い．
- 2～3種類の新規抗うつ薬を使用して効果が得られなかった場合には，三環系あるいは四環系抗うつ薬への変更を考慮する．

他の薬物を併用

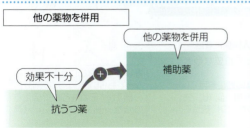

- 抗うつ薬以外のいくつかの薬物は，抗うつ薬との併用で抗うつ効果を高める補助薬として使用される（抗うつ効果増強療法）．

補助薬の種類	薬物
非定型抗精神病薬	●オランザピン ●アリピプラゾール
気分安定薬	●炭酸リチウム
甲状腺ホルモン薬*	●レボチロキシン

*甲状腺機能が正常範囲内であっても，低下ぎみ（FT3低値，TSH高値）の例に対しても有効な可能性がある．

- 効果不十分な例では，うつ病の診断が正しいか（特に双極症の可能性）を再検討することも重要である．うつ病と，双極症あるいは統合失調症との鑑別に，近赤外線スペクトロスコピー（NIRS）〔p.344〕が用いられることがある．
- また，認知行動療法〔p.404〕などの精神療法によるアプローチ，電気けいれん療法〔p.398〕の導入も考慮する．

● ベンゾジアゼピン（BZ）：benzodiazepine ● 依存性：dependency ● 睡眠衛生指導：universal sleep hygiene ● 睡眠薬：hypnotics ● 相互作用：interaction ● 遊離T3（FT3）：free T3 ● 甲状腺刺激ホルモン（TSH）：thyroid-stimulating hormone ● 近赤外線スペクトロスコピー（NIRS）：near-infrared spectroscopy

認知行動療法，対人関係療法
精神療法

- うつ病に対する精神療法として，心理教育・支持的精神療法〔p.403〕は，信頼関係の構築やアドヒアランスの向上を通じて全ての治療の土台となるものであり，初診時から全例に行う．
- この他，手法やスケジュールなどが体系化され，うつ病に対する有効性のエビデンスがある精神療法として，認知行動療法（CBT）と対人関係療法（IPT）がある．
- 薬物療法と同等の有効性があり，薬物療法との併用で効果が高まる．特に再発予防，社会的機能の改善に効果がある．

認知行動療法，対人関係療法が適する例
- 心因性の要素が強い（心理的ストレスや対人関係上の問題）
- 反復例で過去に精神療法へ良好な反応
- 不安症〔p.154〕やパーソナリティ症〔p.244〕の併存

認知行動療法（CBT）〔p.404〕

- うつ病に対しては，認知行動療法の中でも，認知再構成法が一般的である．
- うつ病で陥りがちなマイナス思考（自動思考），認知の偏りに焦点を当て，より現実的で幅広いとらえ方ができるようにすることで，不快な感情の軽減と対処行動を促す治療法である．

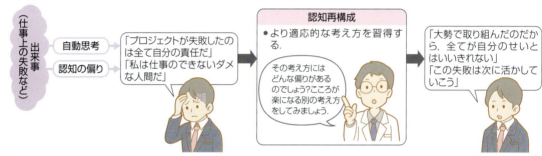

対人関係療法（IPT）〔p.413〕

- うつ病は対人関係の問題が発症のきっかけになることもあれば，うつ病によって対人関係問題が生じることもあり，相互に悪影響を及ぼす．
- 患者にとって重要な他者との関係に着目し，問題に対処する方法を見つけ出すことで，症状を軽減する治療法である．

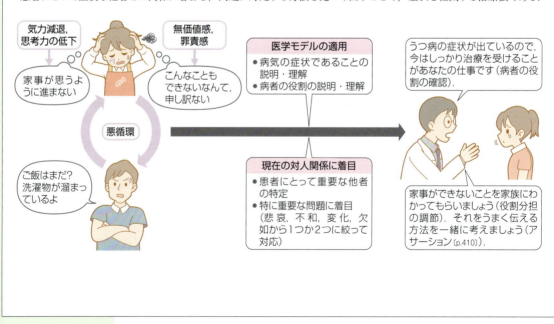

- 認知行動療法（CBT）：cognitive behavioral therapy　● 認知再構成法：cognitive restructuring　● 対人関係療法（IPT）：interpersonal psychotherapy

📎 Supplement

■ 悲嘆反応（死別反応）

- 悲嘆（グリーフ）とは、大切な人と死別することで起こる悲しみや苦痛の感情のことである．
- 悲嘆反応には、死別後に起こる感情の変化だけでなく、行動や身体的機能の変化も含まれる．

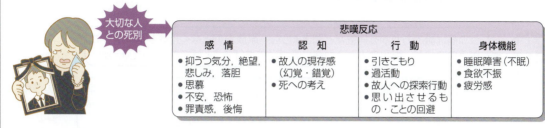

悲嘆反応と抑うつエピソードの鑑別

- 悲嘆反応は、抑うつ気分、強い悲しみ、睡眠や食欲の変化など、抑うつエピソードに類似している点が多いが、各症状の詳細には違いがある点もあり、鑑別に役立つ．

	悲嘆反応	抑うつエピソード
感情	●空虚感と喪失感 ●故人や故人を思い出させるものと関連して波のように繰り返す ●肯定的な感情も伴う	●抑うつ気分、喜びの喪失 ●持続的で特定の対象とは無関係 ●肯定的な感情はなく、全般的な不幸感や惨めさ
思考内容	●故人への思いや故人の記憶（思慕）	●自虐的または悲観的
自己評価	●低下するとしても、故人と関連した罪責感	●無価値感や自己嫌悪
死への考え	●故人へ会いたい	●苦痛に耐えられない、楽になりたい

死別後の変化だからうつ病（抑うつエピソード）ではないと決めつけず、死別後にうつ病を発症することもあることに注意しましょう．

医師

悲嘆反応と精神疾患

- 死別は誰もが体験するライフイベントである．悲嘆反応自体は子どもから大人までみられる一般的な反応であり、病的なものではない．
- しかし、一部は重症化・長期化することにより、著しい苦痛、社会機能の障害をもたらし、様々な精神疾患の契機となる．

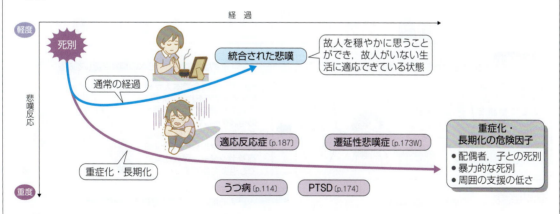

- 悲嘆反応の重症化・長期化が懸念される場合には、グリーフケアや専門家によるカウンセリングを考慮する．
- 配偶者との死別後のうつ病有病率は20％にもなるとの報告もある．

- 悲嘆：grief ● 悲嘆反応：grief reaction ● 空虚感：emptiness ● 適応反応症／適応障害：adjustment disorder ● 遷延性悲嘆症：prolonged grief disorder ● 心的外傷後ストレス症（PTSD）：posttraumatic stress disorder ● グリーフケア：grief care

気分症

うつ病への対応

監修 松﨑 朝樹

不調のサインを知りましょう

 うつ病は誰でもかかる病気だと聞きました．家族が何となく元気がないように思うのですが，周囲の人がうつ病に気づいてあげることはできるのでしょうか．

確かに，うつ病はどんな人でも発症する可能性があります．できるだけ早く治療を開始するためには，周囲の人の気づきが重要になります．"気分が落ち込む"病気ですが，様々な形で不調のサインが現れることがあります．

うつ病でみられる不調のサイン

外見・表情
- 服装が乱れている
- 表情が暗い
- 元気がない
- 顔色が悪い

体調
- 不眠
- 頭痛
- 吐き気
- 食欲低下
- めまい

言動
- 周囲との交流を避ける
- 外出をしなくなる
- 遅刻・欠勤が増える
- 趣味などに興味がなくなる
- 飲酒量が増える
- イライラして落ち着きがない
- 否定的な発言が増える

うつ病を疑ったとき

 家族に不調のサインが出ています．何かできることはありますか？

話を聞き，専門家への相談につなげましょう．

困りごと 家族がうつ病かもしれない
- 不調のサインがみられる．

→ **対応例** まずは話を聞く
- ☑ まずは本人の話を聞くことが大切です．
- ☑ 話を否定せず，本人の気持ちを理解しましょう．

困りごと どこに相談したらよいかわからない
- 家族のうつ病を疑ったとき，どこに相談を促したらよいのかわからない．

→ **対応例** まずは相談窓口などへの相談を促してみる
- ☑ 働いている場合で本人が相談できそうであれば，まずは会社の相談窓口や産業医への相談を促してみましょう．
- ☑ その他，こころの健康相談統一ダイヤルや，精神保健福祉センター，保健所などでも相談可能です [p.470]．

困りごと 受診してくれない
- 不調が長く続いているようなので受診してほしいが，本人が大丈夫だと言って受診したがらない．

→ **対応例** 心配していることを伝え，受診に付き添う
- ☑ 心配していることを伝え，受診に付き添いましょう．
- ☑ うつ病という言葉は使わずに，不眠や食欲不振などの身体症状に焦点を当てて受診を促してみましょう．
- ☑ どうしても受診しない場合には家族のみで相談することも検討しましょう．

家族がうつ病と診断されたら

家族がうつ病と診断されました．家族としてまず何をすべきでしょうか．

安心できる場所をつくってあげてください．そのために，本人が今何を必要としているのか，やさしく聞いてみましょう．また，うつ病について学ぶことも安心につながります．

困りごと　何かできることはないか

- うつ病の家族に何かしてあげたいが，どうしていいかわからない．

対応例　本人に聞いてみる

- ☑ 今何ができて何ができないかを本人に聞いてみましょう．
- ☑ 本人が今できることに注目しましょう．
- ☑ 本人がストレスを感じることがあれば取り除きましょう．

 →

困りごと　これからどうなるのかわからない

- うつ病の家族にどう対応していけばいいのかわからない．

対応例　うつ病について学ぶ，理解する

- ☑ 本や，医療機関のサイトなどでうつ病とはどんな病気か，社会的支援にはどんなものがあるのかを学びましょう．
- ☑ 本人の受診に付き添うなど，病院で主治医から話を聞きましょう．

 →

励ましや気晴らしは逆効果？

家族を元気づけたいと思い，つい励ましたくなるのですが….

うつ病の多くの人は，がんばりすぎて不調になっています．初期，特に症状が重い時期に励ますことは，かえって悪化につながることがあるので気をつけましょう．

「がんばって」と励ます

- 本人はすでに限界までがんばっている．励ましにより「もうこれ以上無理だ」「期待に応えられず情けない」と感じてしまい，余計に追いつめられる可能性がある．

○ 寄り添い，見守る

- ☑ 休養を最優先にし，プレッシャーを与えないようにしましょう．
- ☑ 無理に話しかけず温かく見守るだけでもよいです．

気晴らしに誘う

- 症状が強い時期には，"生きているだけ"で精一杯なことがある．誘いに乗れないこと，無理して応じること，誘いを断ることが症状悪化につながる可能性がある．

本人のやりたいこと，できることに付き添う

- ☑ 症状が治まるまでは気晴らしなどは勧めず休養させましょう．
- ☑ 本人が活動することへの意欲をみせ始めたら，主治医と相談しながら活動へのサポートや後押しをしましょう．

重大な決断はさせない

うつ病の家族が，退職を考えているようなのですが．

うつ病のときには，何事も悲観的にとらえがちで，心理的な視野狭窄という状態になり，その道しか残されていないように感じてしまいます．後で悔やむことがないように，重大な決断は先送りにしましょう．

✕ 重大な決断をさせてしまう

- 退職，退学，離婚，引っ越し，家の売り買い，などの重大な決断を，本人の意思だからと尊重してしまう．

○ 重大な決断は先送りにする

☑ 回復するまで，決断はさせないようにしましょう．

復職は焦らない

症状はなくなって日常生活は問題なく送れているので，早く復職してほしいのですが．

休養と服薬で症状は改善します．しかし，脳の機能が回復するまでには時間がかかります．また，ストレスへの対処法を習得したり，職場での業務調整などを行ったりせずに焦って元の環境に戻ろうとすると，再発して長期化しやすくなってしまいます．

一時的な休養と服薬で回復しただけでは，ストレスへの弱さやストレス因は残ったままのため，発症時と同じ状況である．

発症・休職

休養・服薬

回復

- 症状はなくなり，日常生活は送れるようになる．

焦って復職

- ストレスにより再び症状が出現する．

再発・再休職

- 再発により再休職せざるをえなくなる．

精神療法やリハビリ，環境調整

時間をかけて精神療法やリハビリを行っていくことでストレス対処法を身につける．また，ストレス因を減らす環境調整を行う．

復職・就労継続

- 再発リスクが減り，就労継続できる可能性も高い．

薬についての疑問

家族が薬物療法を始めました．家族として知っておくべきことはありますか．

適切に服薬を継続していくために，周囲の方が薬について学んでいくことも大切です．
本人だけでは薬の管理が難しい場合には家族がサポートしてあげてください．

困りごと：服薬管理はどうすべきか

- 適切に服薬してもらうために，家族にできることはあるか．
- 薬を飲みたがらないときにはどうすればよいか．

対応例：服薬に問題がある場合には家族が管理を

- ☑ 薬を飲まない，逆に大量服薬をするなど服薬に問題がある場合には，家族が管理をすることが望ましいです．
- ☑ 薬を飲みたがらない場合には理由を尋ね，本人の気持ちに寄り添いつつ主治医への相談を勧めましょう．

困りごと：薬が合っているのか心配

- 抗うつ薬の治療を始めたが副作用が強い．
- 効果がないようにみえる．

対応例：主治医と対処を相談する

- ☑ 抗うつ薬は効果が出るまで2〜4週間ほどかかります．
- ☑ 一方，副作用は早めに出現しますが，徐々に治まってくるものもあります．
- ☑ 自己判断で中止せず，副作用がひどい場合には主治医と相談しましょう．

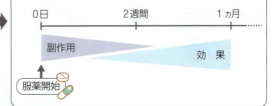

困りごと：服薬期間が長くなっているのが心配

- 症状は改善したが，まだ飲み続けないといけないのか．
- 依存が心配．

対応例：回復までは長期間かかることを理解する

- ☑ うつ病の治療は半年以上かかるのが一般的であり，薬の内服期間も長いです．
- ☑ 抗うつ薬には依存性がないため指示通り服用しましょう．
- ☑ 服薬をやめられる時期が来れば主治医と相談しながら適切な方法で減薬していきましょう．

自分も大切にしながら支える

家族がうつ病になり，私自身も体力的，精神的につらいことや，先行きに不安があります．

うつ病の家族を支えていくことは大変なことです．普段の会話に困ることもあれば，将来のことが心配になることもあるでしょう．つらい気持ちを溜め込んでしまわないように，相談先を見つけましょう．

困りごと：つらい気持ちをぶつけられる

- 愚痴や，自虐的な発言にうまく対応できず，ぶつかり合ってしまう．

対応例：巻き込まれすぎないようにする

- ☑ まずは相手の言葉を反復するだけでもよいです．
- ☑ 相手の考えを理解したことを伝えましょう（共感を示す）．
- ☑ "私"を主語にして答えましょう（アイ・メッセージ）．

困りごと：弱音を吐く機会がない

- 患者に対して，心配や非難をぶつけてしまう．
- 家族に負担をかけていることを患者が再認識することになり，ますますつらくなる．
- つらい気持ちを溜め込んでしまう．
- 気を遣って我慢ばかりで，疲労も溜まる．
- 患者の暗い気分に家族が同調してしまい，家族側の心身不調につながる．

対応例：相談窓口，サービスを利用する

- ☑ 患者本人に気持ちをぶつけるのではなく，気持ちを打ち明けられる友人や家族など相談先を見つけましょう．
- ☑ 医療機関や自治体の相談窓口を利用し，医師や心理師，ソーシャルワーカーなどの専門家に相談しましょう．

困りごと：経済的に厳しい

- 休職したうえ，通院，治療費の負担が増えたことで経済的に厳しい．
- 多少無理してでも治療を早く終わらせて欲しい，復職してほしい．

対応例：利用できる手当や制度を確認する

- ☑ 焦って復職を促すことは再発リスクを高めます (p.136)．
- ☑ 自立支援医療制度や医療費控除，障害年金，職場の休暇制度や傷病手当金，失業給付金，生活保護などの制度を確認しましょう．
- ☑ 自治体の役所や，精神保健福祉センターに相談しましょう．

+α もっとわかる

うつ病と適応反応症（適応障害）

家族が適応反応症と診断されました．うつ病とはどう違うのでしょうか．

適応反応症とうつ病は別の疾患です．ただし，適応反応症は適切な対処を実施しなかった場合には病状が進行し，症状や持続期間が増加することでうつ病へと移行することもあり注意が必要です．ここではそれぞれの特徴をまとめてみます．

	うつ病 (p.114)	適応反応症 (p.187)
症状	・抑うつ症状（落ち込み，興味・関心の低下，喜びの喪失，食欲の変化，不眠，自殺念慮など）がみられる．	・うつ病の診断基準には該当しない程度の抑うつ症状や，不安症状がみられる．
発症のきっかけ	・ストレス因が明確でない場合もある． ※慢性的なストレスにより発症することがある．	・ストレス因が明確である．
ストレスへの反応性	・ストレス因がない状況でも症状が現れる． ※休養に専念するため，ストレス因から離れることは必要．	・ストレス因がない状況では症状が現れない． ・ストレス因が終結したら6ヵ月以内に治まる．
予後	・再燃・再発リスクが高く，治療期間が長くなりやすい．	・適切な治療を受ければ予後は良好（ストレス因により異なる）． ※重症化してうつ病に移行することがある．

うつ病と適応反応症の両方に合致するとき（うつ病の診断基準を満たす場合）は，診断はうつ病が優先されます．

適応反応症の正しい理解

適応反応症の人が休日は元気に過ごしているようにみえるのですが，本当に病気なのでしょうか．

適応反応症は，正常と病気の境目がわかりにくく，周囲から理解してもらえないことも多いです．

 よくある誤解 　　　　　 正しい理解

・同じ仕事をしている他の人は大丈夫なのだから，病気になるほどのストレスとは思えない．怠けているだけに違いない．

☑ 誰もが遭遇する日常的なストレスでも，適応反応症になることがあります（適応反応症になりうるストレスの例 (p.187)）．
☑ ストレスへの耐性は人によって違うため，同じストレスを受けても適応反応症になる人とならない人がいます．

・休みの日は元気に趣味を楽しんでいるのに，仕事になると元気がなくなるのは逃げているだけでは？

☑ ストレス因から離れているときは元気になるのが適応反応症の特徴の1つです．

・ストレスがあるときは誰でも落ち込んだり，仕事を休みたくなったりするのだから，休職するなんて甘えだと思う．

☑ 重症化してうつ病にならないうちに休養することが重要です．

気分症　うつ病への対応

双極症（双極性障害）

監修 松﨑 朝樹

intro. 気分の異常な高まり（高揚気分）または易怒性と，活動量の増加を基本とする躁状態を示す疾患である．ほとんどは抑うつ状態と躁状態を周期的に繰り返す．患者本人は躁状態を「調子が良い」ととらえて病識がないことが多いが，問題行動により社会的機能に障害をきたす．自殺リスクが高いことにも注意が必要である．

Words & terms

気分循環症 [p.141]
抑うつエピソード，躁／軽躁エピソードを満たさない程度の抑うつ症状と躁症状を，2年以上の間（小児・青年では1年以上），慢性的に繰り返している状態である．

MINIMUM ESSENCE

bipolar disorder

❶ **気分が高まり**開放的になる，または**怒りっぽく**なり，**活動的**になる．〈高揚気分，易怒性〉
❷ 根拠なく**自信満々**で，**自己評価が高まる**．〈自尊心の肥大，誇大〉
❸ ほとんど，あるいは全く眠らなくても**眠さや疲れを感じない**．〈睡眠欲求の減少〉
❹ **大きな声**，**早口**で喋り続け，話さずにはいられない．〈多弁，談話心迫〉
❺ **考えがどんどん浮かび**，話す内容の関連性が乏しく次々と変化する．〈観念奔逸〉
❻ 些細なことに気が散ってしまい，集中できない．〈注意転導性〉
❼ 職業面など，社会的な目的のある活動や計画が増える．または，〈目標指向性活動の増加，手をよじる，その場を行ったり来たりといった無意味な行動が増える．精神運動興奮〉
❽ **困った結果につながりうる活動**（浪費，粗暴な運転など）に熱中する．〈結果を顧みない行動〉

➡ 双極症 を考える．

- 躁状態が認められ，気分症のうちまず双極症を考える．抑うつ状態を伴うことも多い．

【治療】
- 再発が多く慢性の経過をたどる疾患であり，心理教育と，**気分安定薬**が基本となる．
- 急性期には本人の意向にかかわらず入院が必要な場合がある．

補足事項
- 双極症の好発年齢は10代後半から20代前半で，うつ病より早い．
- Ⅰ型とⅡ型[p.141]を合わせた生涯有病率[p.18]は0.6%との報告がある．
- 発症頻度の男女差はほとんどない（うつ病は女性に多い）が，躁エピソードは男性に多く，抑うつエピソードは女性に多い．

診断・症状

双極症Ⅰ型，Ⅱ型の診断に用いる基準
躁エピソードと軽躁エピソード（DSM-5）

	躁症状
基本症状	❶ 高揚気分または易怒性があり，目標指向性の活動が異常に増加する．
その他の症状	❷ 自尊心の肥大，誇大 ❸ 睡眠欲求の減少 ❹ 多弁，談話心迫 ❺ 観念奔逸 ❻ 注意転導性 ❼ 目標指向性活動の増加，精神運動興奮 ❽ 結果を顧みない行動

❶必須 ＋ 3つ以上*

*❶の基本症状が易怒性のみの場合は4つ以上（うつ病など，他の精神疾患の症状として現れる易怒性と区別するため）

- 双極症と診断するためには，躁状態が一定基準以上に重度である必要がある．重症度に応じて，躁エピソードと軽躁エピソードの基準がある．
- 躁／軽躁エピソードの判定において，基準となる各症状は同じであるが，持続期間と重症度（社会的な障害の有無など）が異なる．

4～6日間持続 → 軽躁エピソード
7日間以上持続 ＋ 社会的な障害をきたす，または入院を要する．→ 躁エピソード

●双極症／双極性障害：bipolar disorder ●高揚気分：elevated mood ●易刺激性／易怒性：irritability ●抑うつ状態：depressive state ●躁状態：manic state ●気分循環症：cyclothymic disorder ●談話心迫：pressured speech ●観念奔逸：flight of ideas ●注意転導性：distractibility ●精神運動興奮：psychomotor agitation ●躁エピソード：manic episode ●軽躁エピソード：hypomanic episode

140 An Illustrated Reference Guide

躁症状の重症度で分類
診断の流れ

- 躁症状がみられた場合，まずは薬物や身体疾患の影響を除外する．
- そのうえで，躁症状が躁エピソード／軽躁エピソードの基準を満たすかどうか，抑うつエピソードの基準を満たす抑うつ症状があるかどうかによって，双極症Ⅰ型と双極症Ⅱ型に分けられる．
- 軽躁エピソードの基準を満たさない程度の躁症状と抑うつエピソードの基準を満たさない程度の抑うつ症状を，長期間（2年間以上）繰り返す場合には気分循環症〔p.140W〕を考える．

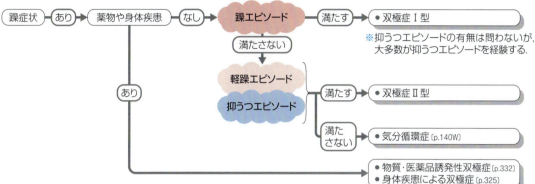

- 妄想や幻覚を伴う例では，統合失調症〔p.78〕との鑑別が重要である．

軽躁エピソードは社会的な障害をきたしておらず（むしろ社会的機能が良くなることもある），それだけで障害・疾患と診断することはできません．このため，双極症Ⅱ型の診断には抑うつエピソードが必須となります．

Ⅱ型はⅠ型の軽症型ではない
双極症Ⅰ型とⅡ型の経過

- 双極症Ⅰ型とⅡ型はいずれも，気分エピソード（躁エピソード／軽躁エピソード，抑うつエピソード）を反復し慢性に経過する疾患である．
- 双極症Ⅰ型に比べて，Ⅱ型は躁症状は軽度であるが，疾患の重症度（社会機能面の障害や自殺率）ではⅡ型が軽症というわけではない．

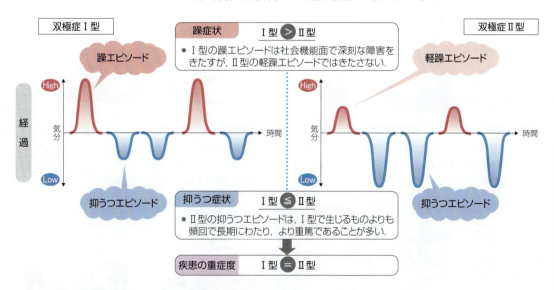

- 気分エピソードを繰り返す回数，周期は個人差が大きいが，10年間で平均4回との報告がある．
- なお，双極症Ⅰ型，Ⅱ型ともに，躁／軽躁エピソードの期間よりも抑うつエピソードの期間の方が長い．

- 抑うつエピソード：major depressive episode
- 統合失調症：schizophrenia
- 物質・医薬品誘発性双極症：substance/medication-induced bipolar disorder

異常なハイテンション
躁症状

● 躁状態では，高揚気分を基本とする様々な症状（躁症状）がみられる．

❶高揚気分，または易怒性

● 多幸的，開放的な気分となる．他人に拒絶，否定されるなど，些細なことで怒りやすいといった特徴（易怒性）が前面に出る場合もある．

● 服装や化粧が派手になるといった変化がみられることも多い．

❷自尊心の肥大，誇大

● 根拠なく自己評価が高まる．能力を過信して無謀な計画を立てる．妄想レベルに達することもある．

❸睡眠欲求の減少

● 睡眠時間が短くても，眠さや疲れがなく，睡眠の必要性を感じない．

● 睡眠欲求の減少が躁エピソードの前兆であることも多い．

❹多弁，談話心迫

● 遮るのが困難なほど喋り続ける．

● 高揚気分とあいまって，見知らぬ人に話しかけて回るということもある．

❺観念奔逸

● 考えが次々と，せめぎ合うように生まれる．多弁となって現れ，話題が突然変化し，まとまりのないものとなる．

❻注意転導性

● 些細な外部刺激（目に入ったもの，聞こえたものなど）で，注意が逸れる（注意散漫）．

❼目標指向性活動の増加，精神運動興奮

● 何らかの目標をもった活動が増え（性的，職業的，政治的，宗教的なものを含む），複数のことを計画したり実行したりする．

● 無意味な行動が増える精神運動興奮となることもある（その場を行ったり来たりするなど）〔p.65〕．

❽結果を顧みない行動

● 困った結果につながることを気にせず，無分別に行動，熱中する．

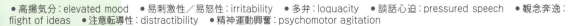

●高揚気分：elevated mood　●易刺激性／易怒性：irritability　●多弁：loquacity　●談話心迫：pressured speech　●観念奔逸：flight of ideas　●注意転導性：distractibility　●精神運動興奮：psychomotor agitation

生活への影響度 — 躁エピソードは重大

- 躁エピソードと軽躁エピソードでは，躁症状によって生じる社会的な障害の有無が異なる．

- これらを防ぐために入院を要する場合もある．
- 社会的機能（成績，業績など）が向上する場合もある．

躁状態と病識 — 躁状態が本来の自分と誤解

- 躁状態について，患者は病識がないことが多く，むしろ本来の自分，望ましい状態と考えている．
- 一方，抑うつ状態については，患者は非常に苦痛を感じる．

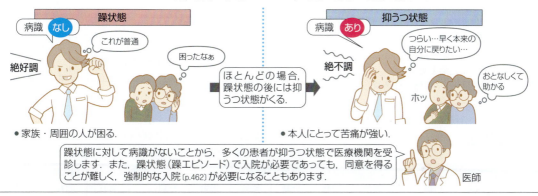

- 家族・周囲の人が困る．
- 本人にとって苦痛が強い．

> 躁状態に対して病識がないことから，多くの患者が抑うつ状態で医療機関を受診します．また，躁状態（躁エピソード）で入院が必要であっても，同意を得ることが難しく，強制的な入院〔p.462〕が必要になることもあります．　医師

うつ病との鑑別 — 大事，だけど難しい

- 双極症とうつ病は，診断基準上は躁／軽躁エピソードの有無によって明確に分けられる．
- ただし，鑑別が難しいことも多く，実際に1/3以上の症例が双極症の診断までに10年以上かかっていたという報告がある．
- 双極症をうつ病と診断して抗うつ薬によって治療することにはリスクがある〔p.144〕ことから，正確な診断が重要である．

うつ病との鑑別を難しくする双極症の特徴　うつ病

❶躁状態は病識がない
- 抑うつ状態で受診することが多く，躁状態について患者自ら語ることは少ない．

❷経過中は抑うつ状態の占める割合が大きい
- 躁状態の期間よりも抑うつ状態の期間の方が圧倒的に長く，躁状態が目立たない．

❸1回目の抑うつ状態では判断が難しい
- 1回目の気分エピソードが抑うつエピソードの場合，双極症の可能性があっても，うつ病としか診断できない〔p.118〕．

双極症を疑う特徴　うつ病＜双極症

- 抑うつエピソードで受診した患者，あるいはうつ病として診療中の患者でも，次のような特徴を伴う例では双極症の可能性を考える．

- 若年発症（25歳以下）
- 過眠
- 精神症症状
- 反復する抑うつエピソード
- 双極症の家族歴
- 食欲亢進，体重増加
- 気分症状の不安定さ
- 抗うつ薬の効果が低い

双極性うつ病
- 躁／軽躁エピソードと判断できるような状態がなく，経過上・診断基準上は"うつ病"であるが，本質的には双極症ということもありえる．こういった"うつ病"は双極性うつ病ともよばれる．

- 躁エピソード：manic episode ● 軽躁エピソード：hypomanic episode ● 病識：insight into disease ● うつ病：depression／major depressive disorder

特徴的な病型

急速交代型
ラピッドサイクラーともよばれる

- 双極症において，躁/軽躁エピソードまたは抑うつエピソードが過去12ヵ月の間に4回以上存在するものを急速交代型という（DSM-5における特定用語の1つ）．
- 再発リスクが高く難治性であることを示す状態である．
- 抗うつ薬の使用や甲状腺機能低下症，物質使用症〔p.290〕の合併が危険因子である．

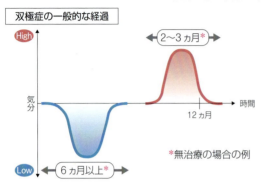
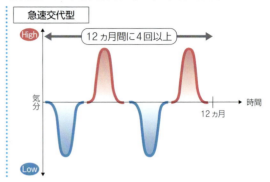

治療上の特徴
- 病状が不安定で，自殺リスクが高く，入院治療を検討する必要がある〔p.462〕．
- 十分量の気分安定薬を使用する．
- 抗うつ薬を使用している場合は漸減して中止する．

急速"交代型"ですが，躁とうつが交互に現れるものだけ指すわけではありません．躁→躁→うつ→躁や，うつ→うつ→うつ→うつなど，12ヵ月に4回以上あれば気分エピソードの種類・順番に関係なく急速交代型です．

混合状態
気分・思考・行動が同じ方向性を示さない

- 気分・思考・行動が同じ方向性を示さず，躁症状と，抑うつ症状が混ざって出現している状態を混合状態という．
- 双極症において躁状態⇄抑うつ状態の移行期に認めることが多い．

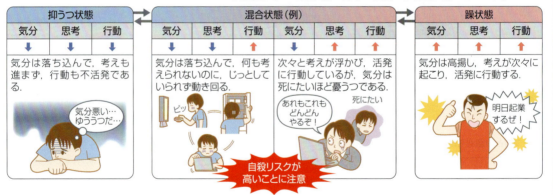

- DSM-5では，躁/軽躁エピソードの基準を満たしたうえで3つ以上の抑うつ症状を認める場合，または，抑うつエピソードの基準を満たしたうえで3つ以上の躁症状を認める場合に，"混合性の特徴を伴う"という特定用語〔p.124〕がつけられる．

治療上の特徴
- 気分安定薬（なかでもバルプロ酸，カルバマゼピン），抗精神病薬（なかでもアリピプラゾール，オランザピン，アセナピン）の併用療法が推奨されている．
- 薬物療法が奏効しない場合には，電気けいれん療法〔p.398〕を検討する．
- うつ病と診断している患者の抑うつエピソード中に混合状態がみられた場合には，双極症への移行，双極性うつ病を考慮して治療にあたる．

治療

治療の全体像
状況に応じて判断，長期治療が必要

- 双極症は，気分エピソードの再発率が高く，慢性に経過する疾患である．
- 治療目標は，気分エピソードの軽減，寛解，再発の防止である．
- 患者の状態に合わせ，長期間の治療が必要になる．

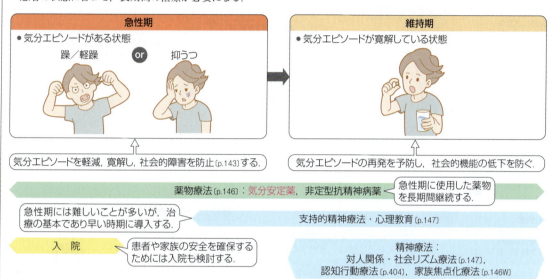

急性期の対応
非自発的入院も

- 支持的精神療法・心理教育により，信頼関係や協力関係を築いたうえで治療を行うことは双極症の治療においても基本である．
- ただし，急性期，特に躁エピソードにおいては，患者保護の観点から治療者主導で治療方針を決定しなければならない状況もある．

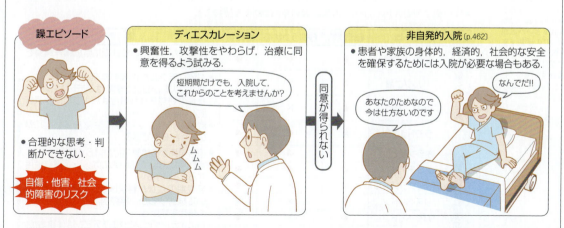

- 薬物による鎮静を要する場合[p.376]には，侵襲性の低い経口投与（抗精神病薬）を優先し，困難な場合には筋注（オランザピン，ハロペリドール），他に手段がなくどうしても必要な場合に限り静注（ミダゾラムなど）を検討する．

- 非定型抗精神病薬：atypical antipsychotics ● 支持的精神療法：supportive psychotherapy ● 心理教育：psychoeducation ● 入院：admission ● 精神療法／心理療法：psychotherapy ● 対人関係・社会リズム療法（IPSRT）：interpersonal and social rhythm therapy ● 認知行動療法（CBT）：cognitive behavioral therapy ● 家族焦点化療法：family-focused treatment ● 経口投与：peroral administration ● 抗精神病薬：antipsychotics ● 筋注：intramuscular injection ● 静注：intravenous injection

気分症　双極症（双極性障害）

Words & terms

家族焦点化療法 [p.145]
患者本人だけでなく，その家族に対する心理教育，心理的支援を行うこと．家族が双極症の症状や治療の必要性を理解することは再発防止や再発時の早期発見に役立つ．また，双極症の症状によって家族にかかる精神的負担を軽減し，家族関係を再構築・維持することを目的としている．

イノシトール仮説
イノシトールリン脂質系の代謝異常を双極症の原因とする仮説．この仮説を支持する根拠として，気分安定薬は共通して，細胞内のイノシトールを枯渇させる作用をもつ．

カルシウム仮説
細胞内カルシウム制御機構の障害を双極症の原因とする仮説．前述のイノシトール系も，細胞内カルシウム制御に関わっている．

気分安定神経仮説
双極症ではイノシトール系やカルシウム制御の他にも，ミトコンドリア機能異常など様々な異常が想定されている．これらは神経細胞の脆弱性に関連しており，正常気分を維持する神経回路が障害され機能が低下する結果，躁状態や抑うつ状態が現れるという仮説である．この仮説を支持する根拠として，気分安定薬は共通して神経保護作用をもつことがわかっている．

気分の波を安定させる
気分安定薬の効果

- 気分安定薬は，❶躁状態を軽減，❷抑うつ状態を軽減，❸寛解状態を維持する効果がある．
- 双極症では患者の状態が躁状態であっても抑うつ状態であっても，気分安定薬が基本である．また，再発を防止するために，寛解状態であっても服薬を継続する．

気分安定薬
- 炭酸リチウム
- バルプロ酸
- カルバマゼピン
- ラモトリギン

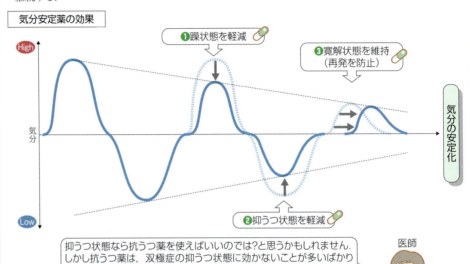

気分安定薬の効果

抑うつ状態なら抗うつ薬を使えばいいのでは？と思うかもしれません．しかし抗うつ薬は，双極症の抑うつ状態に効かないことが多いばかりか，躁転や急速交代化 [p.144] する危険があるため，抗うつ薬は基本的に（少なくとも単独では）用いないと考えましょう．抑うつ状態という症状ではなく，双極症という疾患に合わせた治療薬を選択します．

気分安定薬と非定型抗精神病薬
双極症に用いる薬物のまとめ

- 双極症に対しては，気分安定薬の他，一部の非定型抗精神病薬 [p.381] が有効である．
- 薬物によって，❶躁状態，❷抑うつ状態，❸維持に対する効果が異なり，患者ごとの優位な気分エピソードに合わせて選択する．選択の際には過去に使用した薬物の効果も考慮する．
- 作用機序や副作用の詳細は治療総論の章 [p.378] を参照のこと．

分類	薬物	❶躁状態	❷抑うつ状態	❸維持	備考
気分安定薬	炭酸リチウム	●	●	●	・即効性がないため急性期には抗精神病薬を併用する． ・炭酸リチウムが代表的な気分安定薬だが，抑うつ状態が目立つ例ではラモトリギン，混合性の特徴を伴う場合はバルプロ酸が選択肢となる． ・炭酸リチウムは中毒に注意を要し，TDM [p.391] が必要である．
	バルプロ酸	●	×	●	
	カルバマゼピン	●	×	●	
	ラモトリギン	×	●	●	
非定型抗精神病薬	オランザピン	●	●	●	・投与早期から鎮静効果が得られる． ・急性期において補助的に気分安定薬に併用することが多い． ・急性期の症状が軽快したら用量や継続について検討するが，再発例などでは維持期にも併用を続ける． ・特にオランザピンとクエチアピンは体重増加，耐糖能異常（糖尿病）に注意が必要である． ・アリピプラゾールには持効性注射剤もある．
	クエチアピン	●	●	●	
	アリピプラゾール	●	×	●	
	リスペリドン	●	×	×	
	パリペリドン	●	×	×	
	アセナピン	●	×	×	
	ルラシドン	×	●	●	

+α もっとわかる

- 気分安定薬：mood stabilizer　・家族焦点化療法：family-focused treatment　・非定型抗精神病薬：atypical antipsychotics　・治療薬物[血中濃度]モニタリング（TDM）：therapeutic drug monitoring　・鎮静：sedation　・体重増加：weight gain　・耐糖能異常（IGT）：impaired glucose tolerance　・糖尿病（DM）：diabetes mellitus

再発防止に有用
心理教育

- 双極症の再発防止には，患者・家族と治療者の共通認識のための心理教育が重要である．
- 心理教育は早い段階で行った方が効果的であるため，治療導入期（もしくは急性期症状が軽快した早い段階）に行うことが望ましい．

医師→患者・家族への説明	理由
● 双極症は，気分が高ぶる躁状態と落ち込む抑うつ状態を繰り返す病気です．症状が落ち着いているときにも，再発を防ぐために服薬を継続します．	● 疾患の特徴を理解し，服薬継続の必要性を理解することで，アドヒアランスを高める．
● 躁状態は調子が良いため，これを通常の状態と感じるかもしれませんが，人間関係に支障をきたすこともあるため，治療が必要な状態です．	● 躁状態は正常ではないことを伝え，目指すべき気分の状態の共通認識をもつ．
● 生活リズムを整え，夜更かし，睡眠不足を避けましょう．	● 睡眠不足は躁状態のきっかけになることもある．
● ストレスとの付き合い方を学び，がんばりすぎないように優先順位をつけ，抱え込まずに周囲に相談するようにしましょう．	● 悪化要因へ対処できるようになることで，再発リスクを減らす．
● アルコール，チョコレート，コーヒーなどの摂取は控えましょう．	● 刺激となり再発リスクが高まる．また，アルコールは依存をきたすリスクもある．
● 気分症状が現れたときの状況や前兆を把握しましょう．	● 個人個人で再発のきっかけは異なる．
● 〔特に家族へ〕躁状態のときの言動は，その人本来のものではなく病気がさせているものです．	● 患者の言動に傷ついたり腹が立ったりすることもあるが，療養のためには家族のサポートが必要である．

- 急性期には，時間をかけて心理教育を行うことは難しい場合が多いため，まずは要点を絞って行い，維持期により掘り下げた心理教育を行う．

生活リズム，対人ストレスを見直す
対人関係・社会リズム療法

- 対人関係・社会リズム療法は，気分症で基本となる生活リズムを整えるアプローチに，うつ病を対象としていた対人関係療法〔p.413〕を組み合わせたものである．
- 維持期に薬物療法と併用することで，気分エピソードの再発予防効果がある．また，抑うつエピソードに対しては急性期において症状改善効果がある．
- ソーシャル・リズム・メトリック（SRM）という表に，日々の出来事と気分を記録していく．

ソーシャル・リズム・メトリック（SRM）

活動	目標時刻	日 時刻	日 人	月 時刻	月 人	火 時刻	火 人	木 時刻	木 人	金 時刻	金 人	土 時刻	土 人
起床	7:00	8:00	0	7:00	0					7:00	0	9:00	0
人との初めての接触	8:00	8:30	1	8:00	1					8:00	1	10:00	2
仕事・学校・家事などの開始	9:00	家にいた	1	9:00	3					9:00	2	家にいた	2
夕食	19:00	19:00	1	20:00	1					20:00	1	19:00	1
就寝	23:00	23:00	0	1:00	0					2:00	0	0:00	0
気分 −5〜+5		0		−2						+4		−2	

日々の生活上の出来事（起床，食事など）や対人接触を記録して気分との関係性を把握
↓
ストレスをどう管理していくかを自分で意識
↓
具体的な対人関係問題に対処

「あの人と議論になってしまうことがストレスのようだ．白熱しないようにしよう」
「夜更かしすると気分が高揚してしまうな」

人の書き方：自分一人＝0，他の人がただそこにいた＝1，他の人が積極的に関わっていた＝2，他の人がとても刺激的だった＝3
気分の評価：ひどく落ち込んでいた＝−5，ひどく高揚していた＝+5

- 心理教育：psychoeducation　● 双極症／双極性障害：bipolar disorder　● アドヒアランス：adherence　● 依存：dependence　● 対人関係・社会リズム療法（IPSRT）：interpersonal and social rhythm therapy　● うつ病：depression／major depressive disorder
- 対人関係療法（IPT）：interpersonal psychotherapy

気分症

双極症への対応

監修
松﨑 朝樹

診断が変わった～誤診だったの？～

これまでうつ病と聞かされていたのですが，双極症に変わりました．誤診だったのではないかと不審に思ってしまいます．

双極症は，抑うつ状態と躁状態を繰り返す病気です．躁状態が現れるまではうつ病と区別がつきません〔p.143〕．正しい診断がつくまで時間がかかる病気なのです．

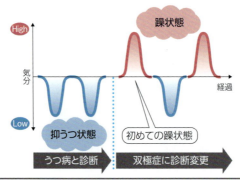

また，過去に躁状態があっても，本人や家族がそれを症状と認識できず医師に伝えないということもあります．その場合にも，本来は双極症でもうつ病と診断されがちです．正しい診断にいきつくまで，平均4～10年かかるともいわれています．

躁状態は本来の姿じゃない

機関銃のようにまくしたてられたり，暴言を吐かれたりして，とてもサポートしていく気になれません．

躁状態のときは，家族や周囲の人を傷つけてしまうような言動がみられることもあり，とてもつらいことだと思います．そのような言動は，病気がさせているものなので，元の状態に戻れるよう，サポートをしてあげてください．

躁状態への対応

とても実現できないようなことを次々と話しだしたり，興奮して暴れだしたりしたときはどうすればよいでしょうか．

それは躁状態なのでしょう．刺激せずに落ち着かせることを優先しましょう．

困りごと：躁状態になってしまった

- 次々と大それた話をする．

- 興奮して暴力的になっている．

対応例：刺激せず，落ち着かせる

☑ 理解力はあるため話は聞いてくれますが，納得してもらうことは難しいでしょう．否定や説得はせず，議論はしないようにしましょう．
☑ 一方で，肯定したり，本人の気の済むまで話させたりするのも躁状態を強めかねません．話題をそらす，話を終えるようにするのがよいでしょう．

☑ 言い争いは事態を悪化させるため，落ち着いて話しましょう．
☑ 刺激を避けるため，暗くて静かな場所への移動，休息を促しましょう．

抑うつ状態は本人がつらい

抑うつ状態のときは，落ち着いているようで，家族にとっては対応しやすいのですが…．

躁状態のときの大変さに比べれば，抑うつ状態のときは周囲の人への影響は少ないようにみえます．しかし，本人にとって抑うつ状態はとてもつらいものであることを忘れないようにしましょう．

✕ 抑うつ状態を軽くみる

- 静かで落ち着いている，派手なトラブルもないため安心してしまう．

- 躁状態のときにしたことを責める．

〇 抑うつ状態の気持ちを理解する

☑ つらい気持ちを聞いてあげましょう．
☑ 気にかけて，寄り添ってあげましょう．

☑ 本人は思い出したくもないくらい悔いています．
☑ 本人は自分を激しく責めています．

双極症の抑うつ状態への対応は，うつ病への対応と共通しますから，そちら〔p.134〕も参考にしてください．

受診の勧め方

病院へ行った方がいいと思うのですが，なかなか受診してくれません．

特に躁状態のときには，本人は病気と思っておらず，むしろ絶好調と思っています．心配している気持ちを伝え，根気強く説得しましょう．

✗ 問題行動を指摘する
- 問題行動を理由に受診や入院を勧める．

○ 心配している気持ちを伝える
- ☑ 本人の体調面を心配していることを強調しましょう．

✗ だまして病院につれていく
- 家族の説得ではどうしても受診してくれないからといって，嘘をついたり，目的をふせたりして無理やり病院につれていく．

○ 他の人に頼ってみる
- ☑ 本人が信頼している利害関係のない人に受診や入院を促してもらいましょう．
- ☑ 暴力行為など，激しい興奮がみられる場合は，警察へ連絡しましょう（非自発的入院が必要な場合もあります (p.462)）．

恩師

再発の予兆を知りましょう

再発したときのことを考えると不安でしかたありません．

たしかに，再発リスクを回避する生活を心がけていても，再発を完全に抑えられるわけではありません．再発の予兆を知り，本人とも話し合っておくことで，大事に至る前に対応することができます．

再発の予兆には，本人しかわからないものもありますが，周囲が気づけるものもあります．

再発の予兆

	本人が感じること	周囲が気づけること
躁状態	・最近とても気分がいい ・眠らなくても疲れないと感じる ・自分は優秀だと感じる ・なんでもできそうな気がする ・アイデアがどんどんわく	・お金遣いが荒くなる ・電話の回数が増えた ・上機嫌でよくしゃべる ・怒りっぽくなった ・飲酒量が増えた
抑うつ状態	・疲れが溜まっている ・外出が億劫に感じる ・テレビをみてもつまらない ・食欲がない ・何かにつけ不安感がふくらむ	・仕事の効率が落ちている ・会話が減った ・身だしなみを気にしなくなった ・食事の量が減った ・以前の趣味に興味を示さなくなった

再発リスクを下げるためにできること

 再発しないように,家族や支援者ができることはありますか?

 再発を防ぐためには,薬を飲み忘れないこと,生活リズムを整えること,ストレスを避けることが重要です.本人が意識することが重要ですが,家族としてサポートできることもあるでしょう.

✕ 薬を飲まないことがある

- 飲み忘れてしまう.
- 症状がないからといって,自己判断で服薬をやめる.
- 副作用が怖いなどの理由で服薬しない.

◯ 服薬を支援する

- ☑ お薬カレンダーを使うなどして,家族も一緒に服薬を管理しましょう.
- ☑ 服薬の中断に気づいたら,一方的に怒ったりせず,薬を飲まない理由,本人の気持ちを聞きましょう.
- ☑ 持効性注射剤(LAI)(p.97)という選択肢もあります.主治医に相談しましょう.

✕ 乱れた生活リズム

- その時の気分で寝る時間,起きる時間を決めている.
- 徹夜してしまう.
- 食事の時間が決まっていない.

一度の徹夜をきっかけに躁状態になってしまうことも….

◯ 規則正しい生活

- ☑ 起床時刻,就寝時刻を決めておきましょう.
- ☑ 夜更かし,徹夜は禁物です.
- ☑ 食事はおおよそ同じ時刻にしましょう.

起床 → 朝食 〜 就寝

✕ ストレス(変化や刺激)が多い生活

- 騒音や振動,光などの刺激が多い環境で過ごす.
- 人が多く集まるイベント(パーティ,同窓会,結婚式,葬式など)に参加する.

◯ 不要なストレスを避ける

- ☑ 興奮してしまうような環境よりも,静かに過ごせる環境をつくりましょう.
- ☑ 不要なイベントに参加しない(特に躁状態の予兆があるときは要注意)ようにしましょう.

 ここまで,患者さんを支援する人が対応に困ることが多い状況と,その対応法について列挙してきました.ただし,同じ病気でも患者さんの気持ちは人それぞれで,状態によっても変わります.「これが正解」というものはありませんが,本人の気持ちに寄り添うことを原則に,自分も無理しすぎない,抱え込みすぎない(相談できる場所をつくる(p.138))ように気をつけて支援していきましょう.

神経症

神経症

監修
住谷 さつき

神経症とは
心因により生じる精神疾患の総称

- 神経症とは，従来の診断（原因による分類）〔p.76〕において心因性の精神疾患に分類されていた疾患の総称である．
- 神経症は，1890年代にFreud S（フロイト）によって概念や分類が定義され，DSM-Ⅱまでこの名称が用いられていた．

Freudの神経症の分類

神経症の特徴
●心因性：性格やストレス因など心理的要因によって生じる． ●器質的な障害はない． ●精神症症状（妄想や幻覚など）〔p.76〕はない．

Freudによる分類 →

大分類	発症機序	亜分類
現実神経症	性的な興奮が性生活によって放出されず，こころの中で積もるため生じる．	●不安神経症 ●神経衰弱 ●心気神経症
精神神経症	こころの中の無意識な葛藤により症状が形成される．	●ヒステリー ●強迫神経症 ●恐怖症 ●自己愛神経症

Cullen W（カレン）やBeard GM（ベアード）たちがつくった分類や病名をもとに分類しました．

- また，Freudは神経症の治療は精神分析療法（患者の中で抑圧された葛藤を明らかにする）が有効であると提唱した．

神経症の変遷
現在は使用されていない名称

- 神経症についての研究が進む中で，神経症に分類されている疾患の中には前述の特徴に当てはまらないものがあることがわかってきた．
- また，従来の診断（原因による分類）から操作的診断（疾患ごとの類似性による分類）〔p.34〕への移行もあり，DSM-Ⅲからは神経症という用語は廃止され，含まれている疾患は新たに分類し直されることとなった．

神経症の特徴との矛盾
●発症に必ずしもストレス因などの心理的要因が関係しない疾患がある（パニック症など）． ●薬物が有効であったり，脳画像検査により器質的な変化がみられたりする疾患がある（パニック症や強迫症など）． ●ほとんどの症例において精神分析療法が無効である．

原因だけでは分類できない
操作的診断への移行 →

神経症の名称廃止と分類のし直し（DSM-Ⅲ）
●"〇〇神経症"という名称は廃止され，"〇〇障害"という名称が用いられるようになった（例：不安神経症→不安障害）． ●神経症は解体され，含まれていた疾患は以下に分類し直された． 　・不安障害 　・解離性障害 　・身体表現性障害 　・適応障害 　・感情障害の一部* ●上記の疾患をまとめてよぶ名称（神経症に相当する名称）はつくられなかった．

*DSM-5では，抑うつ障害群の中に含まれている．

- なお，ICDにおいては第10版（ICD-10）から神経症の名称が廃止された（操作的診断へ移行）．ただし，神経症に相当する名称として，神経症性障害という名称が用いられるようになった（DSM-Ⅲとの違い）〔p.153〕．

●神経症：neurosis　●精神疾患の診断・統計マニュアル（DSM）：diagnostic and statistical manual of mental disorders　●現実神経症：actualneurosis　●精神神経症：psychoneurosis　●精神分析療法：psychoanalytic therapy　●パニック症（PD）：panic disorder　●適応障害：adjustment disorders　●感情障害：affective disorders　●抑うつ障害：depressive disorders　●国際疾病分類（ICD）：international classification of diseases　●不安症群：anxiety disorders

152　An Illustrated Reference Guide

変遷の大まかなイメージ

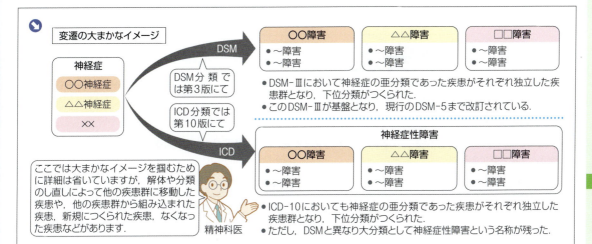

- DSM-Ⅲにおいて神経症の亜分類であった疾患がそれぞれ独立した疾患群となり、下位分類がつくられた．
- このDSM-Ⅲが基盤となり，現行のDSM-5まで改訂されている．
- ICD-10においても神経症の亜分類であった疾患がそれぞれ独立した疾患群となり，下位分類がつくられた．
- ただし，DSMと異なり大分類として神経症性障害という名称が残った．

ここでは大まかなイメージを掴むために詳細は省いていますが，解体や分類のし直しによって他の疾患群に移動した疾患や，他の疾患群から組み込まれた疾患，新規につくられた疾患，なくなった疾患などがあります．

- なお，ICD-11からはDSMと同様に神経症性障害という分類はなくなった．

DSM-5-TRにおいては5つの疾患群が相当
含まれる疾患

- DSM-5-TRとICD-10，11において，神経症に相当する疾患群には次のものがある．

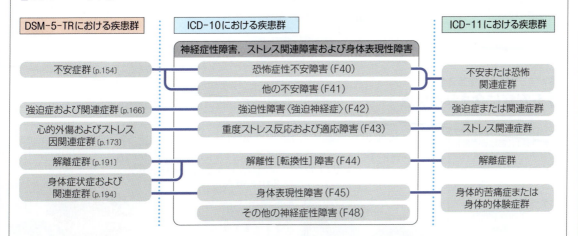

精神療法と薬物療法が二本柱
治療の概要

- 治療は，精神療法と薬物療法を組み合わせて行う．

精神療法
- 恐怖や不安，ストレス因などに対する認知（ものごとの受け止め方）の誤りを修正し，行動を改めていくための認知行動療法が主に行われる．
- この他，心理教育[p.407]，支持的精神療法[p.403]，自律訓練法[p.414]などが行われる．

薬物療法
- 不安や抑うつ気分などの症状を軽減し，認知行動療法に挑みやすくすることを目的として選択的セロトニン再取り込み阻害薬（SSRI）などの抗うつ薬，ベンゾジアゼピン（BZ）系薬などの抗不安薬の投与を検討する．

その他
- 疾患によっては生活指導や環境調整（症状が重いときに新たな人間関係を形成することを避ける，ストレスとなっている要因から距離を取る，家庭や学校・職場との連携など）を行う．

- 各疾患の治療の詳細は各論を参照のこと．
- 神経症は心因性の精神疾患と考えられていたため[p.76]精神分析療法[p.415]が行われていたが，現在は有効性が低いと考えられている（解離症などで行われる場合もある）．

- 強迫症および関連症群：obsessive-compulsive and related disorders ● 心的外傷およびストレス因関連症群：trauma-and stressor-related disorders ● 解離症群：dissociative disorders ● 身体症状症および関連症群：somatic symptom and related disorders ● 認知行動療法（CBT）：cognitive behavioral therapy ● 選択的セロトニン再取り込み阻害薬（SSRI）：selective serotonin reuptake inhibitors ● ベンゾジアゼピン（BZ）系薬：benzodiazepine ● 抗不安薬：anxiolytics／antianxiety drugs

不安症

不安症

監修
住谷 さつき

過剰な恐怖と不安により日常生活に支障をきたす
不安症とは

- 不安症とは，過剰な恐怖と不安(p.63)をもち，この恐怖と不安に関連する行動の障害(回避など)により日常生活に支障をきたす疾患群である．

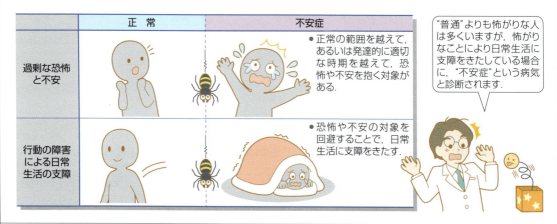

	正常	不安症
過剰な恐怖と不安		● 正常の範囲を越えて，あるいは発達的に適切な時期を越えて，恐怖や不安を抱く対象がある．
行動の障害による日常生活の支障		● 恐怖や不安の対象を回避することで，日常生活に支障をきたす．

"普通"よりも怖がりな人は多くいますが，怖がりなことにより日常生活に支障をきたしている場合に，"不安症"という病気と診断されます．

パニック症や広場恐怖症など
不安症に含まれる疾患

● 不安症に含まれる主な疾患には，次のようなものがある．

DSM-5-TRおよびICD-11における疾患名	パニック症(PD)[p.156]	広場恐怖症(AG)[p.161]	限局性恐怖症(SP)[p.162]
恐怖や不安の対象	● パニック発作が生じること，あるいはパニック発作の結果(予期不安)[p.157]	● 何かが起きたときに逃げ出すことができない，あるいは助けを求められない状況	● 特定の対象や状況
疫学	● 世界の生涯有病率は1.7%(推定)． ● 女性に多い(男：女＝1：2)． ● 発症年齢の中央値は20〜24歳．	● 女性に多い(男：女＝1：2)． ● 発症時の平均年齢は21歳．ただし，パニック発作やパニック症を伴わないものに絞ると発症年齢は25〜29歳．	● 12ヵ月有病率は約8〜12%程度(推定)． ● 女性に多い(男：女＝1：2)． ● 発症年齢の中央値は7〜11歳．
DSM-IVにおける疾患名	パニック症／パニック障害	広場恐怖*	特定の恐怖症
ICD-10における疾患名	恐慌性〈パニック〉障害	広場恐怖症	

- 不安症は家族集積性と自殺率が高い．
- この他に，他の医学的状態による不安症などがある．
- 不安症の疾患同士が併存することや，不安症にうつ病や双極症などの気分症が併存することが多い．

● 不安症：anxiety disorder ● 恐怖：fear ● 不安：anxiety ● パニック症(PD)：panic disorder ● パニック発作：panic attack ● 予期不安：expectation anxiety ● 広場恐怖症(AG)：agoraphobia ● 限局性恐怖症(SP)：specific phobia ● うつ病：depression／major depressive disorder ● 双極症／双極性障害：bipolar disorder

■ 様々な要因が絡む
病因

- 不安症の病因として特定されているものはないが，次のような要因が複雑に絡んで発症すると考えられている．

気質要因	環境要因	遺伝要因	器質要因
● 不安傾向が強い ● 行動抑制	● 喪失（身内の死や分離など） ● 小児期の虐待 ● 親の過保護	● 部分的な遺伝因子	● 扁桃体の過活動 [p.159]

  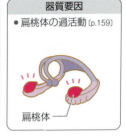

扁桃体

- 行動抑制とは，悪い結果を恐れて新たな行動をためらうことである．
- 上記に挙げたものは不安症で主に考えられている要因である．疾患によっては関わりがないと考えられるものや，さらに個別の要因が関わる場合がある．

社交不安症（SAD）[p.163]	全般不安症（GAD）[p.164]	場面緘黙 [p.165]	分離不安症 [p.164]
● 他者に否定的な評価をされるかもしれない社交状況	● 様々な領域における多数のできごとや活動（予期憂慮） お金　家族　仕事　病気	● 話すことが期待される特定の社会的状況 おーい！　ねーねー	● 愛着のある人物から離れること
● 12ヵ月有病率は0.5～2.0%． ● 女性に多いとされるが，受診に至る症例は男女同等かわずかに男性が多い． ● 発症年齢の中央値は13歳．	● 12ヵ月平均有病率は0.2～4.3%． ● 女性に多い（男：女＝1：2）． ● 平均発症年齢は35歳（他の不安症と比べて高い）．	● 時点有病率は0.03～1.9%（非常にまれ）． ● 発症は通常5歳未満．	● 児童における6～12ヵ月有病率は約4%（推定）． ● 有病率は児童期から青年期，成人期にかけて減少する．
社会恐怖（社会不安障害）	全般性不安障害	選択性緘黙**	分離不安障害**
社会恐怖症			小児期の分離不安障害

*DSM-Ⅳまでは，広場恐怖はPDの随伴症状（広場恐怖を伴うPD）という位置づけだった．
**DSM-Ⅳまでは，分離不安障害（分離不安症）と選択性緘黙（場面緘黙）は"通常，小児期および青年期に初めて診断される障害"に分類されていたが，DSM-5から不安症群の中に含まれた．

● 行動抑制：behavioral Inhibition　● 虐待：abuse　● 過保護：overprotection　● 扁桃体：amygdala　● 社交不安症（SAD）：social anxiety disorder　● 全般不安症（GAD）：generalized anxiety disorder　● 場面緘黙：selective mutism　● 分離不安症：separation anxiety disorder

パニック症

監修 住谷 さつき

intro. 予期しないパニック発作と予期不安，回避行動を主症状とする疾患．発作は誘因なく生じる強い身体症状および精神症状が特徴である．パニック発作外の時間に現れる予期不安や回避行動により，日常生活が著しく制限される．

MINIMUM ESSENCE
PD：panic disorder

❶ 好発：若年成人期，女性． 〈男：女＝1：2〉

❷ **突然**に，**動悸**，**発汗**，**胸痛**，**めまい**，**息苦しさ**などが生じ， 〈パニック発作〉
このままでは死んでしまう，気が狂うのではないかという恐怖にかられる．

❸ 発作は**数分以内にピークに達し**，持続時間は短いが，時間をおいて**繰り返し生じる**．
〈反復性〉

❹ パニック発作の後で「**また発作が起こるのではないか**」と懸念し， 〈予期不安〉

❺ 家から出られなかったり，遠出ができなくなったりする． 〈回避行動〉

➡ パニック症（PD） を考える．

治療 薬物療法と精神療法を併用する．
1. 薬物療法：選択的セロトニン再取り込み阻害薬（SSRI）＋ベンゾジアゼピン（BZ）系抗不安薬
2. 精神療法：心理教育，認知行動療法

> パニック症は救急医療の利用頻度が高い疾患です．激烈な症状から救急車を要請しますが，診察を受ける頃には症状は治まっており，検査を行っても基本的に異常が見つかりません．
> 救急医

補足事項
- 症状評価尺度として，パニック障害重症度尺度（PDSS），パニック発作・広場恐怖評価尺度（PAS），状態-特性不安検査（STAI）などを用いる．
- PDの発症要因として気質要因（不安への敏感さなど）や環境要因（喫煙，喪失などの強いストレス，小児期の虐待や離別の経験など），遺伝要因，器質要因〔p.159〕が考えられている．

パニック症とは
パニック発作，予期不安，回避行動

- パニック症（PD）は，予期しないパニック発作を繰り返し，発作が繰り返すことにより予期不安や回避行動が1ヵ月以上にわたって生じる疾患である．
- 予期しないパニック発作が反復することで，予期不安や回避行動が生じる．

予期しないパニック発作〔p.157〕
「このまま死んでしまうかも…」
- 強い恐怖や不快感が突然に高まり，様々な身体症状や精神症状が生じる．

予期不安〔p.157〕
「また発作が起きたらどうしよう…」
- 発作が繰り返されることにより，発作が再び起こることや，発作の結果〔p.157〕に対して持続的な不安が生じる．

回避行動〔p.158〕
「発作が怖いから家から出ないでおこう…」
- 発作を避けるために行動する．
- 回避が患者の行動範囲を狭め，日常生活が制限される．

- PDは広場恐怖症（AG）〔p.161〕を合併することが多い（PDにAGが合併する割合は50〜60％といわれている）．

+α もっとわかる

- パニック発作：panic attack　● 予期不安：expectation anxiety　● 回避：avoidance　● 選択的セロトニン再取り込み阻害薬（SSRI）：selective serotonin reuptake inhibitors　● ベンゾジアゼピン（BZ）系薬：benzodiazepine　● パニック障害重症度尺度（PDSS）：panic disorder severity scale　● パニック発作・広場恐怖評価尺度（PAS）：panic and agoraphobia scale　● 状態-特性不安検査（STAI）：state-trait anxiety inventory　● 広場恐怖症（AG）：agoraphobia

突然の強い恐怖や不快感，不安
パニック発作

- パニック発作とは，強い恐怖や不快感，不安が突然に高まり，数分以内にピークに達する発作である（多くは20〜30分程度で治まる）．

発作の間に，次の❶〜⓭のうち4つ以上の症状が生じる（4つに満たないものは症状限定性発作という）

身体症状	精神症状［次項］
❶動悸または心拍数の増加　❻胸痛または胸部の不快感 ❷発汗　❼嘔気または腹部の不快感 ❸身震いまたは震え　❽めまい，ふらつき，頭が軽くなる感じ，気が遠くなる感じ ❹息切れ感または息苦しさ　❾寒気または熱感 ❺窒息感　❿異常感覚（感覚麻痺またはうずき感）	⓫現実感消失・離人感 ⓬抑制力を失うことまたは「どうかなってしまう」ことに対する恐怖 ⓭死ぬことに対する恐怖

パニック発作の種類

- パニック発作はパニック症に限らず全ての精神疾患で生じうるものであり，予期される発作と予期されない発作に分類される．
- 予期される発作とは，何らかの誘因によって生じる発作や，不安な状態から生じる発作である．
- 予期されない発作とは，明らかな誘因がなく，家でくつろいだり寝ていたりするときや，電車や車の中など通常通りに行動している際に生じる発作である．パニック症で生じるパニック発作は，予期されないパニック発作である．

発作時の対応

- パニック発作が生じた際は，安全な場所で，ゆっくりとした呼吸をするよう指導し，経過をみる．

離人感や死ぬことへの恐怖
パニック発作の精神症状

- パニック発作の精神症状には，次の3つがある．

発作が再び起こることを不安に思う
予期不安

- 予期不安は次の2つに大きく分けられる．

分類		例
発作が生じることへの不安		「また発作が起こったらどうしよう」 「また急な不安に襲われるかもしれない」
発作の結果に対する不安	身体的な不安	「何らかの重大な疾患があるから発作が起こるのではないか」
	社会的な不安	「発作を見た人から否定的に思われるのではないか」
	精神的な不安	「気が狂ってしまうのではないか」

予期不安＝"予期（予想）できる不安"と思っている人がいますが，そうではありません．実際には"事前に予想できないことへの不安"ととらえるとイメージしやすいでしょう．
医師

- 恐怖：fear　　● 不安：anxiety　　● 現実感消失：derealization　　● 離人感：depersonalization

不安症　パニック症

▌発作を避けるために行動する
回避行動

- 予期不安から，発作を避けるためにとる行動を回避行動という．

回避行動の例
●発作時に生じた症状（動悸など）と同じ状態が起こる行動を避ける． 　・運動や不慣れな状況を避ける　など ●発作が起こったときに助けを求められない状況や逃げ出せない状況，あるいは発作が起こりそうな状況・場所を避ける． 　・同伴を頼む 　・列に並ぶことを避ける 　・公共交通機関の利用を避ける 　・外出そのものをしない　など

「一緒に出かけて」

▌生命に関わる疾患との鑑別が重要
鑑別疾患

- パニック発作時に生じる症状〔p.157〕やパニック発作自体は，様々な疾患で起こりうる．
- パニック症と鑑別すべき疾患を次に示す．パニック症の確定診断にはこれらの疾患を除外することが必須となる．

身体疾患	内分泌疾患	●甲状腺機能亢進症 ●褐色細胞腫	●副甲状腺機能低下症 ●低血糖
	心疾患	●僧帽弁逸脱症などの弁膜症 ●上室性頻拍などの不整脈	●狭心症，心筋梗塞
	脳神経疾患	●脳梗塞 ●てんかん	●脳内出血
	その他	●Ménière病 ●肺血栓塞栓症	●過換気症候群 ●貧血
精神疾患		●社交不安症 ●広場恐怖症	●限局性恐怖症 ●機能性神経学的症状症〔p.196〕
薬物の使用		●大麻，覚醒剤などの使用 ●その他，医薬品の不適切な使用	●アルコールの離脱

パニック症と診断したが，実は心筋梗塞だった（あるいは併発していた）ということもあります．生命に関わる疾患（脳血管障害や心疾患など）を見逃さないように注意しましょう．

医師

▌広場恐怖症やうつ病など
併存する精神疾患

- パニック症では，他の精神疾患を併存することが多い．
- 次のような疾患の併存により，パニック症の経過が悪化することがあるため注意が必要である．

パニック症で併存しやすい精神疾患

不安が疾患の根底に存在する．	パニック症や併存する広場恐怖症が持続すると，抑うつ状態となる．	パニック症の不安や恐怖をアルコールで紛らわせる．
パニック症以外の不安症 ●広場恐怖症〔p.161〕 ●限局性恐怖症〔p.162〕 ●社交不安症〔p.163〕	**気分症** ●うつ病〔p.114〕 ●双極症〔p.140〕	**物質関連症** ●アルコール使用症〔p.298〕

併存によりパニック症の経過が悪化，自殺のリスクが高まる可能性

●回避：avoidance　●甲状腺機能亢進症：hyperthyroidism　●副甲状腺機能低下症：hypoparathyroidism　●褐色細胞腫：pheochromocytoma　●低血糖：hypoglycemia　●弁膜症：valvular disease　●不整脈：arrhythmia　●狭心症：angina pectoris　●心筋梗塞：myocardial infarction　●脳梗塞：cerebral infarction　●脳内出血：cerebral hemorrhage　●てんかん：epilepsy　●メニエール病：Ménière disease　●過換気症候群：hyperventilation syndrome　●肺血栓塞栓症：pulmonary thromboembolism

治療の全体像
薬物療法と精神療法を組み合わせる

- パニック症では，主に薬物療法と精神療法を組み合わせて治療を行う．また，生活指導や環境調整も重要である．

薬物療法〔次項〕	精神療法〔p.160〕	生活指導，環境調整
●抗うつ薬 ・選択的セロトニン再取り込み阻害薬（SSRI） ●抗不安薬 ・ベンゾジアゼピン系薬（BZ系薬）	●心理教育 ●認知行動療法（認知再構成法〔p.406〕や段階的曝露療法〔p.160〕など）	●アルコール，カフェイン，喫煙がパニック発作を誘発すると考えられているため，これらの過剰摂取を控える． ●運動の推進． ●過労，睡眠不足，かぜを避けるようにする． ●病状が不安定なときには新たな人間関係を形成することを避ける．

薬物療法
SSRIとBZ系抗不安薬を用いる

- 薬物療法の第一選択薬はSSRIである．
- しかし，SSRIは効果が発現するまでに1ヵ月ほどかかる．このため，治療開始時などの発作が頻発している急性期には，SSRIに加えて効果が出るのが早いBZ系抗不安薬を併用する．
- ただし，BZ系抗不安薬〔p.393〕は依存・耐性が生じやすいため長期間の服用は避け，SSRIの効果が現れ始めたらBZ系抗不安薬を漸減し，以降は不安を感じる際の頓服使用とする．

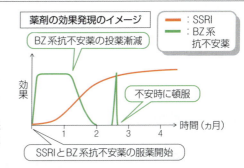
薬剤の効果発現のイメージ

パニック症の病態とSSRI
扁桃体の過活動が関わる

- パニック症のメカニズムについては未だ十分に解明されていないが，一説として，危険などを判断する部位である扁桃体〔p.22〕が誤作動を起こすため，パニック発作が生じると考えられている（病態仮説）．
- ここではこの仮説に基づき，SSRIの薬理作用について説明する．

感覚の入力 → 扁桃体による判断 → 身体的反応や行動（情動反応）

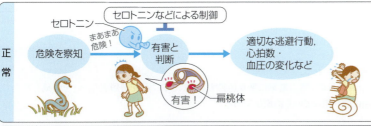

正常
- 扁桃体は外界からの感覚情報に対して有害などの判断を行い，この判断に対して適切な身体的反応が生じる．

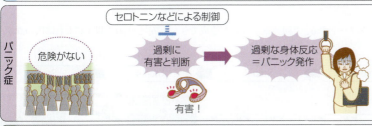

パニック症
- 危険がない状態でも，些細なこと（例：混雑している電車を見る）などをきっかけに扁桃体が過活動の状態になる．
- また，パニック症では扁桃体を制御するセロトニンが少なくなっている．
- このためパニック発作が生じる．

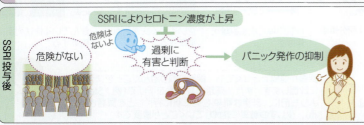

SSRI投与後
- SSRIの投与によってシナプス間隙のセロトニン濃度が上昇し〔p.397〕，扁桃体などからの過剰な不安信号の出力が抑制される．

●貧血：anemia　●アルコール使用症：alcohol use disorder　●選択的セロトニン再取り込み阻害薬（SSRI）：selective serotonin reuptake inhibitors　●ベンゾジアゼピン（BZ）系薬：benzodiazepine　●心理教育：psychoeducation　●認知行動療法（CBT）：cognitive behavioral therapy　●認知再構成法：cognitive restructuring　●段階的曝露療法：gradual exposure therapy　●扁桃体：amygdala　●セロトニン：serotonin

■ 疾患や治療法を正しく学ぶ
心理教育

- 治療に先立ち，患者や患者家族がパニック症という疾患や治療法を正しく理解できるように説明を行う．
- 患者が疾患に対して客観的に向き合い，治療に前向きに取り組むために重要な精神療法の一つである．

医師の説明	理　由
● パニック発作は起こっても自然と治まります．また，生命に関わることもありません．	● パニック発作に対する誤った認知が予期不安や回避行動につながるため，パニック発作の正しい知識を提供する．
● 認知行動療法〔次項〕という治療を行います．	● 治療内容や，なぜ治療が効果的かを説明することで，治療に対する患者の不安を取り除き，納得して治療を行うことができるようにする．
● 自律訓練法〔p.414〕を覚えて実践してみましょう．	● 段階的曝露療法の前や，不安に思う場面（発作がきそうな状況など）で行うことで緊張をほぐすことが目的である．

医師

患者

怖がらなくていいんだな．治療にしっかり向き合えそう！

■ 認知再構成法や段階的曝露療法
認知行動療法

- パニック症では，患者のパニック症に対する誤った解釈（認知）や行動に対して認知再構成法や段階的曝露療法といった認知行動療法〔p.404〕を行う．

認　知	不安な状態から抜け出せない（悪循環）	行　動
●「動悸などの症状は重篤な病気のせいで，自分は死んでしまう」といった誤った解釈（認知の歪み）．		● 発作を抑えるために不安な状況や場所を避ける，あるいは安心するために行う行動．

認知再構成法〔p.406〕	段階的曝露療法〔次項〕
● 自分の認知が本当に正しいのか検討・修正する．	● 不安な状況に実際に面して徐々に慣れることで不安を解消する．

■ パニック症に対してエビデンスのある治療法
段階的曝露療法

- パニック症では，主に段階的曝露療法が行われる．
- 段階的曝露療法は，治療の具体的な最終目標（例：電車に乗り通勤する）をたて，不安階層表〔p.171〕を作成した上で具体的な練習課題をつくり，その課題に取り組んでいく治療法である．

【段階的曝露療法の課題の一例】
- なんとか我慢できる程度の課題からスタートする．2回連続で課題が達成でき，不安度が30点以下になれば次の課題へと進む．

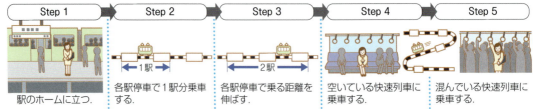

Step 1 駅のホームに立つ．
Step 2 各駅停車で1駅分乗車する．
Step 3 各駅停車で乗る距離を伸ばす．
Step 4 空いている快速列車に乗車する．
Step 5 混んでいる快速列車に乗車する．

- 他の精神疾患（うつ病など）が併発している場合〔p.158〕，段階的曝露療法よりも他の精神疾患の治療を優先する．

課題が達成できなくても，課題に取り組んだことをプラスに評価します．また，課題の難易度を下げて（例：Step1よりも前に，まずは電車を見に駅に行くことを課題とする），少しずつ着実に達成していくことが重要です．

- 精神療法／心理療法：psychotherapy ● 認知行動療法（CBT）：cognitive behavioral therapy ● 心理教育：psychoeducation
- 自律訓練法：autogenic training ● 段階的曝露療法：gradual exposure therapy

広場恐怖症

監修　住谷 さつき

intro. 公共交通機関の利用や広い場所にいるなど，直ちに逃げ出すことができない，あるいは助けが得られないと考えられる状況に対して過剰な恐怖・不安をもち，これらの状況を回避するか，助けてくれる人と一緒にいることを望む疾患．広場恐怖症（AG）は，以前（DSM-Ⅳ-TRまで）はパニック症〔p.156〕の随伴症状という位置づけであったが，DSM-5から1つの疾患として独立した．

広場恐怖症における広場とは
5つの具体例がある

- 広場恐怖症における広場とは，次の❶～❺のような"逃げ出せない，あるいは助けを求められない状況"のことをいう．

広場恐怖症（agoraphobia）の"agora"とは，古代ギリシャ語のアゴラ（公共の広場）に由来しています．古代ギリシャにおいて"広場"というと"集会の場"や"市場"をいい，多くの人が集まる場所であったため身動きが取りにくかったと考えられます．現代の私達が広場と聞くと，"単なる広い空間（場所）"を思い浮かべてしまいますが，広場恐怖症における不安や恐怖の対象が上記のような"逃げ出せない，助けを求められない状況"を指すのはこのような背景があるのです．

広場恐怖症とは
逃げ出せない・助けを求められない状況を回避

- 広場恐怖症は，パニック様の症状（パニック発作〔p.157〕でみられるいずれかの症状）やその他の耐えられない症状（失禁，嘔吐，転倒のおそれなど）が生じたときに，逃げ出せない，あるいは助けを求めることができないような状況（前項の❶～❺の状況のうち2つ以上）を回避しようとする疾患である．

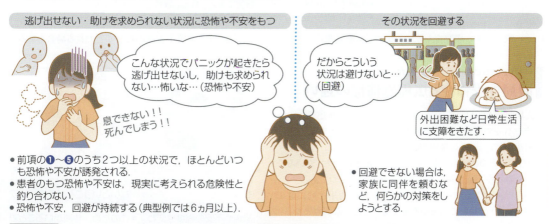

- 前項の❶～❺のうち2つ以上の状況で，ほとんどいつも恐怖や不安が誘発される．
- 患者のもつ恐怖や不安は，現実に考えられる危険性と釣り合わない．
- 恐怖や不安，回避が持続する（典型例では6ヵ月以上）．

治療　● パニック症と同様に，SSRIなどによる薬物療法と曝露療法〔p.411〕などの精神療法が行われる〔p.159〕．

- 広場恐怖症（AG）：agoraphobia　●回避：avoidance　●失禁：incontinence　●嘔吐：vomiting　●転倒：fall　●選択的セロトニン再取り込み阻害薬（SSRI）：selective serotonin reuptake inhibitors

限局性恐怖症

監修 住谷 さつき

intro. 特定の対象や状況に対して過剰に恐怖や不安があり，恐怖や不安の対象を回避あるいは苦痛を伴いながら耐える疾患．

特定の対象や状況
5つに分けられる

- 限局性恐怖症（SP）では特定の対象や状況に対して恐怖や不安をもつ．その対象・状況は次の5つに分けられている．

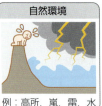
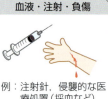

動物　例：クモ，昆虫，犬
自然環境　例：高所，嵐，雷，水
血液・注射・負傷　例：注射針，侵襲的な医療処置（採血など）
状況　例：飛行機，エレベーター，閉所，車
その他　例：窒息や嘔吐につながる状況，小児では大きな音や着ぐるみ

- 一人が複数の対象や状況に対してそれぞれ恐怖や不安をもつ場合もある（例：ヘビと高所と飛行機に不安をもつ）．
- 恐怖や不安により生じる症状としては，パニック発作〔p.157〕と同様の症状（あるいはパニック発作そのもの）が多いが，血液・注射・負傷型では心拍数低下や血圧低下といった症状をきたすことが多い．

限局性恐怖症とは
特定の対象に対する恐怖や不安と回避

- 限局性恐怖症とは，特定の対象や状況〔前頁〕に対して恐怖や不安をもち，その対象を回避する，あるいは苦痛を伴いながら耐えようとする疾患である．
- 発症のきっかけが明確な症例もあるが（動物に襲われたなど），ほとんどの症例では理由を覚えていない．

特定の対象や状況に恐怖や不安をもつ

その対象や状況を回避する
外出困難など日常生活に支障をきたす．

- 対象や状況に対して，ほとんどいつも，かつ即時に恐怖や不安が誘発される．
- 患者のもつ恐怖や不安は，現実に考えられる危険性と釣り合わない．
- 恐怖や不安，回避が持続する（典型例では6ヵ月以上）．

治療　心理教育や認知行動療法（曝露療法）が行われる．SSRIやBZ系抗不安薬の投与が行われる場合もある．

限局性恐怖症と広場恐怖症の違い
仲間がいれば耐えられるか否か

- 広場恐怖症（AG）〔p.161〕と状況型の限局性恐怖症では，恐怖や不安の状況が同じであり（閉所にいることや航空機の利用など），両者の鑑別が必要になることがある．
- AGではその状況に仲間（親や友人，治療者など）がいることで恐怖や不安が減じることが，鑑別点の1つである．
- また，AGでは2つ以上の状況（飛行機の利用と列に並ぶことなど）に対して恐怖や不安をもつことも鑑別点となる．

限局性恐怖症
- 特定の対象や状況そのものに対して恐怖や不安をもつ．
- このため，仲間がいても恐怖や不安の程度は変わらない．

広場恐怖症
- 逃げ出すことができない，あるいは誰にも助けを求められないということが恐怖や不安の対象である．
- このため，仲間がいることで恐怖や不安が減じる．

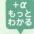

- 限局性恐怖症（SP）：specific phobia ● 恐怖：fear ● 不安：anxiety ● パニック発作：panic attack ● 選択的セロトニン再取り込み阻害薬（SSRI）：selective serotonin reuptake inhibitors ● 抗不安薬：anxiolytics／antianxiety drugs ● 広場恐怖症（AG）：agoraphobia

社交不安症

監修 住谷 さつき

intro. 他者からの注目を浴びる可能性のある社交状況に対して過剰に恐怖や不安があり、そのような状況を回避あるいは苦痛を伴いながら耐える疾患.

社交状況とは
雑談や会食，スピーチなど

- 社交不安症（SAD）では他者からの注目を浴びる可能性のある次のような社交状況のうち，1つ以上に対して恐怖や不安をもつ.

社交状況の例

人前での飲食	スピーチ，演技，演奏	人前での書字	会話	パーティへの参加
	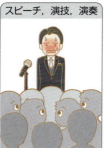		※特に目上の人や親しくない人との会話.	

- この他の社交状況として，人に意見を述べることや，デート，親しくない人と目を合わせるなどがある.

社交不安症とは
社交状況に対する恐怖や不安と回避

- 社交不安症とは，他者により否定的な評価を受けそうな社交状況〔前項〕に対して恐怖や不安をもち，その状況を回避する，あるいは苦痛を伴いながら耐えようとする疾患である.

他者により否定的な評価を受けそうな社交状況に恐怖や不安をもつ

「恥をかかされたり，恥ずかしい思いをしたりするかも…」
「不安症状*に対して拒絶されたり迷惑に思われたりするかも…」

＊顔面紅潮，動悸，震え，発汗，言葉の詰まり，凝視，腹部不快感など．パニック発作が起こることもある．

その状況を回避する

- 人前での食事や会話を避ける，パーティへの参加を断るなども回避である.
- 外出困難など，日常生活や対人関係に支障をきたす.

- 状況に対して，ほとんどいつも恐怖や不安が誘発される.
- 患者のもつ恐怖や不安は，現実に考えられる危険性と釣り合わない.
- 恐怖や不安，回避が持続する（典型例では6ヵ月以上）.
- 社交不安症は，世間における疾患自体の馴染みのなさや，患者が初対面の人（医療者）と会うことを避けることなどから，受診が遅れる症例が多い.

治療
- 薬物療法（SSRIやBZ系抗不安薬，β受容体遮断薬など）と精神療法（認知行動療法など）を組み合わせて行う.

パフォーマンス限局型社交不安症
- 社交不安症のうち，恐怖の対象が公衆の面前で話すことや動作をすることに限定されているものをパフォーマンス限局型社交不安症という．音楽家や芸人，運動選手，その他の日常的に人前で発表を行う職種で多い.

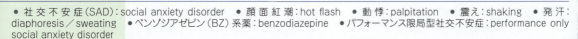
- 社交不安症（SAD）：social anxiety disorder ● 顔面紅潮：hot flash ● 動悸：palpitation ● 震え：shaking ● 発汗：diaphoresis／sweating ● ベンゾジアゼピン（BZ）系薬：benzodiazepine ● パフォーマンス限局型社交不安症：performance only social anxiety disorder

全般不安症

監修　住谷 さつき

intro. 多数の出来事や活動に対してほぼ毎日，6ヵ月以上続けて過剰な不安と心配（予期憂慮）があることで，日常生活に支障をきたす疾患．

全般不安症とは
多数の出来事や活動に対する予期憂慮

- 全般不安症（GAD）とは，次から次へと多数の出来事や活動に対して過剰な不安と心配（予期憂慮）が出現し，またそれに伴う身体症状（自律神経症状など）があることで，日常生活に支障をきたす疾患である．

制御困難な多数の出来事や活動に対する予期憂慮

- 予期憂慮が起こる日の方が起こらない日より多い状態が6ヵ月以上続く．

予期憂慮に身体症状（以下の6つのうち3つ以上）を伴う

- 落ち着きのなさ，緊張感，神経の高ぶり
- 疲労しやすい
- 集中困難，心が空白になる
- 易怒性（怒りやすい）
- 筋肉の緊張（頭痛，筋肉痛）
- 睡眠障害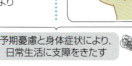

予期憂慮と身体症状により，日常生活に支障をきたす

 気持ちが休まらない…

治療
- 薬物療法（SSRIやBZ系抗不安薬，β受容体遮断薬など）と精神療法（認知行動療法など）を行う．

Supplement

分離不安症

- 分離不安症とは，養育者などの愛着のある人から離れる（分離する）ことに対して過剰（発達水準に対して不釣り合い）な恐怖や不安をもつ疾患である．小児の代表的な不安症である（成人でも起こりうる）．

過剰な苦痛や身体症状の訴え
- 愛着のある人からの分離やそれを予期した際に，過剰な苦痛や，身体症状（頭痛，腹痛，悪心・嘔吐）を訴える．

離れるのは嫌！　お腹痛いよ　頭痛いよ

一人での外出を拒否
- 分離の恐怖から，一人で学校や仕事などに行くことを拒否，あるいは抵抗する．

一人での就寝を拒否
- 愛着のある人や家から離れて寝ることを拒否，あるいは抵抗する．

- この他，一人で部屋にいることができず親につきまとう，分離に関する悪夢を繰り返し見る，愛着のある人へ危害が及ぶことや，迷子になるなど自分が会えなくなる状況になることを過剰に心配する，といった症状がある．
- 治療は場面緘黙を参照のこと〔p.165〕．

日常生活への支障
- 不登校
- キャンプなどの郊外活動への不参加
- 一人で寝ることが困難　など

養育者などから離れることへの不安（分離不安）は，正常の発達段階でみられるものであり，2歳半頃までになくなっていきます．また，初登校時に一過性に分離不安がみられることも正常な反応です．分離不安症では，この正常の範囲を越えて分離不安が生じるのです．

- 全般不安症（GAD）：generalized anxiety disorder　●緊張感：nervousness　●易刺激性／易怒性：irritability　●睡眠障害：sleep disorders　●分離不安症：separation anxiety disorder　●愛着：attachment

Supplement

場面緘黙

- 場面緘黙とは，他の状況では話しているが，話すことが期待される特定の社会的状況でのみ話すことができない疾患である．小児の代表的な不安症である（成人でも起こりうる）．
- 5歳未満での発症が多いが，家族以外と過ごすことが増える入園や入学を機に気づかれる場合がある．

特定の状況でのみ話すことができない	日常生活に支障をきたす

- 「親しい家族とは話すが，それ以外の場面（家の外や保育園・幼稚園・学校など）では全く話さない」という症例が多い．
- 家族に加えて仲の良い友だちとは話す場合や，学校では話さないが塾では話す場合などもある．
- 言語発達には通常問題がない．
- 話せないことに加えて，運動や書字，着替え，食事などで体を思うように動かせなくなる場合があり，緘動という．

- 話すことができない状態が1ヵ月以上持続し，学業や職業，対人的コミュニケーションに支障をきたす．
  - 例：授業で発言できず，教師が評価をつけることができない，あるいは評価が下がる．
  - 例：発言しないことに対していじめにあう．
  - 例：授業中トイレに行きたくても許可をとることができない．

「話さない」の程度は患者や患者の経過によって様々です．全く話さない場合もあれば，小さな声でなら話す場合もあります．また，身振り手振りやアイコンタクトを用いて自分の意志を伝えようとする場合もあります．

- 場面緘黙は，社交不安症〔p.163〕などの他の不安症が併存していることが多い．
- 場面緘黙の中には，成長とともに（数ヵ月～数年かけて）自然に改善する症例もある．

小児の不安症（場面緘黙，分離不安症）の治療

- 患者に対しては精神療法（心理教育，曝露療法などの認知行動療法），薬物療法（SSRIなどを必要に応じて投与）などを行う．
- また患者が小児であることから，家族教育・サポート，学校関係者との連携・協力を行い，患者が安心して過ごし，治療に取り組める環境を整えることも重要である．

場面緘黙の場合

関係者共通の対応例
- 話すことを急かしたり，話さないことを責めたりしない．
- 話さないこと・話したことばかりに注目しない．
- 保護者，学校などの教育機関，医療機関で連携する．

家族の対応例
- 場面緘黙に関して理解し，曝露療法などの治療のサポートを行う．
- 患児の不安を受け止め，家庭内外で安心して過ごせる環境づくりを行う．
- 学校に対して場面緘黙に対する理解と支援をお願いする（連絡帳を使い密に連絡をとる，具体的な支援策を提示するなど）．

学校関係者の対応例
- 教職員間で場面緘黙に関する知識を共有し，患児によって症状や支援方法が異なることを理解する．
- 患児と話す場合は，患児が答えやすい質問形式にする，あるいは話す以外の表現方法を使用できるようにする．
- 先回りで配慮するのではなく，患児や保護者にどういう形であれば活動・参加可能か確認する．
- 他の児への対応や配慮を行う．

- 場面緘黙：selective mutism
- 社交不安症（SAD）：social anxiety disorder

強迫症および関連症

強迫症および関連症

監修 住谷 さつき

"とらわれ"と"繰り返し行為"を特徴とする
強迫症および関連症とは

- 強迫症および関連症とは，"とらわれ"と"繰り返し行為"により，日常生活に支障をきたす疾患群である．

	正常	強迫症および関連症	
とらわれ	ただいま〜	ドアノブ触っちゃった！汚い！病気になるかも！早く手を洗いたい！	・物事や状況に対して，正常の範囲を越えた不適切な考えやイメージにとらわれる．
繰り返し行為	これでOK！	まだまだ全然洗い足りない！バイキンが落としきれてないからもっと洗わなきゃ！	・とらわれている考えなどによって引き起こされる不安や恐怖を打ち消すための行為が繰り返される．
日常生活への支障	ご飯つくろう	手洗い以外何もできないけど仕方ない…部屋から出ないのが一番いいかも… 布団以外は汚いし…	・"とらわれ"や"繰り返し行為"に時間がとられ，他のことができなくなる． ・不安や恐怖の対象を避けて生活する．

- 代表疾患である強迫症はDSM-Ⅳ-TRまで不安症の中の1疾患として取り扱われていたが，強迫症では必ずしも不安があるわけではないこと，病態（関連する脳機能障害の部位）〔p.159, 170〕が異なることなどから，DSM-5から他の関連症とともに1つの疾患群として独立した〔p.153〕．

強迫症が代表疾患
強迫症および関連症に含まれる疾患

DSM-5-TRおよびICD-11における疾患名		疫 学	DSM-Ⅳにおける疾患名	ICD-10における疾患名
	強迫症（OCD）〔p.167〕	・12ヵ月有病率は1.1〜1.8％． ・児童期は男児の方が多く，成人期は女性の方がわずかに多い． ・平均発症年齢は19.5歳．	強迫性障害	強迫性障害（強迫神経症）
関連症群	身体醜形症（BDD）〔p.172〕	・時点有病率は1.7〜2.9％．女性にやや多い． ・発症年齢の中央値は15歳．2/3は18歳以前に発症する． ・最初に精神科以外の科（皮膚科，形成外科，歯科，口腔外科など）を受診することが多い．	身体醜形障害	統合失調症の一部，身体表現性障害の一部
	ためこみ症（HD）〔p.172〕	・時点有病率は1.5〜6％（推定）． ・15〜19歳頃に発症し，20代中盤から日常生活に支障をきたし始め，30代中盤には臨床的に著しい障害をきたすことが多い．	—*	強迫性障害（強迫神経症）の一部
	抜毛症（TTM）〔p.172〕	・青年期，成人期における12ヵ月有病率は1〜2％（推定）． ・思春期または思春期以降に抜毛が始まることが多い．	抜毛癖	
	皮膚むしり症（ED）〔p.172〕	・成人の生涯有病率は3.1％．75％以上が女性． ・思春期または思春期以降に皮膚むしり行為が始まることが多い．	—*	神経症性搔破（そうは）

*いずれもDSM-5で初めて診断基準が確立した疾患である．

- この他に，物質・医薬品誘発性強迫症および関連症や，他の医学的状態による強迫症および関連症，他の特定される強迫症および関連症（爪や唇を繰り返し噛むといった，向身体性反復行動症，自己臭関係付け症など）がある．

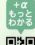
+α もっとわかる

- 強迫症（OCD）：obsessive-compulsive disorder ● 身体醜形症（BDD）：body dysmorphic disorder ● ためこみ症（HD）：hoarding disorder ● 抜毛症（TTM）：trichotillomania ● 皮膚むしり症（ED）：excoriation disorder ● 自己臭関係付け症：olfactory reference disorder

強迫症

監修 住谷 さつき

intro. 本人も不合理であるとわかっているが，対象となることがらに対して繰り返し・持続的に生じる思考，イメージ，衝動（強迫観念）と，強迫観念により生じる不安や苦痛を解消するために行う行為（強迫行為）のために，日常生活に支障をきたす疾患．

Words & terms

強迫性緩慢 [p.169]
自身で決めた，あるいは自身が納得するタイミングで日常動作を行わなければいけないと考え（強迫観念），頭の中でその動作がうまくいくまでシミュレーションを行う（強迫行為）ため動き出すことができず，周囲から見ると動作が止まったり，ゆっくりとした動きをしているように見えることをいう．

MINIMUM ESSENCE　　　　　　OCD：obsessive-compulsive disorder

1. 好発：若年成人期．
2. 「手が不潔なのではないか」，「鍵をかけ忘れたのではないか」といった思考が頭の中を占め，〈強迫観念〉
3. この思考による不安を和らげるために「長時間手を洗う」，「何度も施錠を確認する」といった行動をとる．〈強迫行為〉
4. この思考や行動のために時間を浪費し，日常生活に支障が出る．
→ 強迫症（OCD）を考える．

治療 薬物療法と精神療法を併用する．
1. 薬物療法：選択的セロトニン再取り込み阻害薬（SSRI）
2. 精神療法：認知行動療法（曝露反応妨害法，認知再構成法など）

補足事項
- チック症[p.214]を伴う場合や，既往歴としてもつ場合がある．特に，小児期に強迫症を発症した男性に多い．
- うつ病や不安症，強迫症の関連症，パーソナリティ症などの合併がみられる．
- 強迫症は二次的にうつ病を合併すると，自殺の危険性が高まるため，注意が必要である．

強迫症とは
強迫観念と強迫行為が存在

- 強迫症（OCD）は，強迫観念や強迫行為（またはこのどちらか）のために，日常生活に支障をきたす疾患である．強迫観念と強迫行為をあわせて強迫症状という．

強迫観念
例：汚染
「他の人が触れたものにはバイキンがついていそうで汚い…」
「今すぐ手を洗いたい！！」
- 対象となることがらに対して繰り返し・持続的に生じる思考，イメージ，衝動．
- 通常この思考は不安や苦痛の原因となり，患者にとって楽しいものではない．

強迫行為を行うと一時的に不安やわらぐが，強迫行為をやめると不安が増強する．

強迫行為
例：洗浄
- 強迫観念に伴う不安や苦痛を一時的に打ち消すために繰り返される行為．
- ただし，不安や苦痛と強迫行為は，現実的にはつながりがないか，あるいは行為として過剰なものである．

日常生活への支障
- 強迫症状に時間がとられることで他のことができない，あるいは精神的に疲弊する．
- 強迫症状が起こりうる状況を回避する．

- 病識（強迫観念や強迫行為が正常の範囲を越えているという認識）[p.74]の有無は症例によって様々である．ほとんどの症例で病識はあり，患者は思考や行為が不合理なものとわかっているが，やめることができないと感じている．

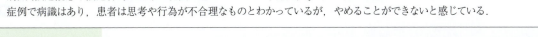

●強迫観念：obsession／obsessive thoughts　●強迫行為：compulsion／compulsive behavior　●選択的セロトニン再取り込み阻害薬（SSRI）：selective serotonin reuptake inhibitors　●曝露反応妨害法（ERP）：exposure and response prevention　●チック症：tic disorder　●自殺：suicide　●パーソナリティ症（PD）：personality disorder　●認知再構成法：cognitive restructuring　●強迫性緩慢：obsessive slowness／slowness　●病識：insight into disease

様々な要因が絡む
病因

- 強迫症の病因として特定されているものはないが，次のような要因が複雑に絡んで発症すると考えられている．

遺伝要因	器質要因	環境要因
● 部分的な遺伝因子 ※二卵性双生児での一致率が0.22に対し，一卵性双生児での一致率が0.57	● 前頭葉などの過活動 [p.170] ● A群β溶連菌感染症 ● 自己免疫疾患	● 小児期の身体的・性的虐待 ● 心身のストレス，人生の転機

日本では汚染-洗浄が多い
代表的な強迫症状

- 強迫症でみられる強迫症状には様々なものがある．代表的な症状を示す．
- 一人の患者が複数の症状をもつ場合もある（汚染-洗浄，攻撃-確認の両方があるなど）．
- 強迫症状は患者自身の日常生活に支障をきたすだけでなく，強迫行為を周囲の人に強要するなど，患者以外の人の日常生活にも支障をきたすことがある（巻き込み症状 [p.169]）．

	強迫観念	強迫行為	日常生活への支障
汚染-洗浄	他の人が触れたものにはバイキンがついていそうで汚い… 今すぐ手を洗いたい！！ ● つり革や手すり，お金，ドアノブなど，他人の触れたものや，虫，ゴミを過剰に不潔に感じる．	ゴシゴシゴシ ● 不潔と感じるものを触った際に，何時間もかけて手を洗ったり，過剰にアルコール消毒をしたりする．	この部屋以外は汚いから外に出られない ● 洗浄行為に時間がとられすぎたり，不潔と感じる場所を回避したりする． ● 手荒れが生じることもある．
攻撃-確認	運転中に人を轢いたかもしれない ● 運転中に人を轢く，他人を殴るなど，人に危害を加えたかもしれないという不安が頭から離れない．	人を轢いてないよね？ ニュースになってるかも ● 人に危害を加えることをしていないか，家族や警察に過剰に確認する． ● 新聞やテレビ，ネットなどでニュースになっていないか何度も調べる．	人を轢いちゃうかもしれないから車に乗れない… ● 車や電車に乗れなくなる，あるいは外出自体ができなくなる． ● 周囲の人間に危害が及ぶことを恐れて，人間関係を回避する．
	あれ，鍵かけたっけ？ 確認しないと ● 戸締まりをしたか，ガス栓を閉めたか，忘れ物がないか，書類に不備がないかなどが不安になる．	うん，鍵かかってる 大丈夫ね OK ● 不安な点を何度も確認したり，指差し確認したり，手で触り確かめたりする．	とっぷり お待たせ 遅い！！ いつも大遅刻だよ！！ ● 確認行為に時間がとられることで，待ち合わせや会社に遅刻する，あるいは外出できない．

- 身体的虐待：physical abuse　● 性的虐待：sexual abuse　● A群β溶連菌：group A β hemolytic *Streptococcus*　● 自己免疫疾患：autoimmune disease　● 前頭葉：frontal lobe　● 強迫症状：compulsive symptom

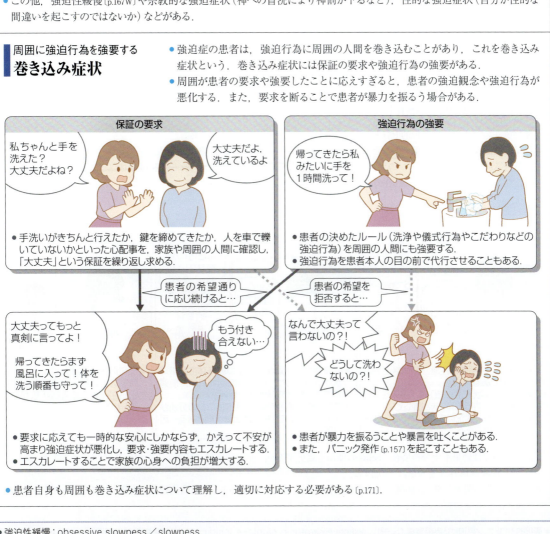

薬物療法と精神療法を組み合わせる
治療の全体像

強迫症は改善と増悪を繰り返しながら経過するため、治療が長期間に及ぶことがあります。短期間の結果で一喜一憂せず、薬物療法や認知行動療法を確実に行っていく必要があることを説明しましょう。 医師

- 強迫症では、主に薬物療法と精神療法を組み合わせて治療を行う。

薬物療法〔次項〕	精神療法	生活指導、環境調整
・抗うつ薬 　・選択的セロトニン再取り込み阻害薬（SSRI）	・心理教育〔p.407〕 ・認知行動療法 　・曝露反応妨害法（ERP）〔p.171〕 　・認知再構成法〔p.406〕　など	・生活リズムの乱れや引きこもりが強迫症を悪化させるため、規則正しい生活・睡眠を心がけ、学校や仕事との関わりを可能な限り継続する。 ・巻き込み症状への対応〔p.171〕を行う。

治療の流れ

- 認知行動療法の中でも曝露反応妨害法が一般的に行われるが、治療開始前の患者は常に不安がつきまとった状態であり、この不安が曝露反応妨害法を行う妨げとなる。
- このため、通常は心理教育と薬物療法を先行して行い、その後、曝露反応妨害法を開始する。

治療開始前
- 患者は強迫行為により一時的な安心を得ているため、強迫行為を妨害される治療に対して消極的になる。

心理教育＋薬物療法
- 心理教育により、治療の必要性や、治療成功のためには"自分のために自分で治そう"という決意が大事であることを理解してもらう。
- 薬物療法（SSRIの使用）により、不安の軽減を図る。

曝露反応妨害法の開始
- 治療の必要性の理解が得られ、不安が軽減し、曝露反応妨害法に対して前向きな気持ちになったら開始する。

前頭葉や線条体の機能異常
強迫症の病態とSSRI

- 薬物療法の第一選択は選択的セロトニン再取り込み阻害薬（SSRI）〔p.386〕である。
- 強迫症では、機能的脳画像研究などにより前頭葉の皮質-線条体-視床-皮質（CSTC）回路（ループ）に異常があることが報告されている。このループの異常が強迫症状を生じる原因の1つと考えられている（強迫症ループ仮説）。
- ここではこの仮説に基づき、SSRIの薬理作用について解説する。

→：興奮
⊣：抑制

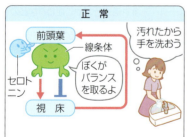
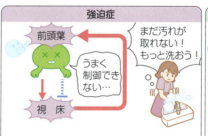

正常
- 前頭葉は、判断、注意、抑制などを担う部位である。
- 線条体（尾状核や被殻）は、視床を介して前頭葉（前頭皮質）を制御している。
- これにより、状況に応じて適切な行動をとることができる。

強迫症
- 前頭葉が過活動状態、かつ線条体に制御障害が生じており、視床が抑制されず、前頭葉の過活動状態が維持・増幅される。
- また、前頭葉を制御するセロトニンの分泌が低下していることも、過活動状態となる一因である。

SSRI投与後
- SSRIの投与によってシナプス間隙のセロトニン濃度が上昇し、前頭葉の過活動状態が抑えられる。

- SSRIのみでは効果不十分の場合、SSRIの種類を変更するか、非定型抗精神病薬（リスペリドンやアリピプラゾールなど）〔ただし保険適用外〕をSSRIに追加する。
- 強迫症以外の関連症群（身体醜形症やためこみ症など）でも、上記のような脳機能異常が病態として考えられている。

- 選択的セロトニン再取り込み阻害薬（SSRI）：selective serotonin reuptake inhibitors　● 心理教育：psychoeducation　● 認知行動療法（CBT）：cognitive behavioral therapy　● 認知再構成法：cognitive restructuring　● 皮質-線条体-視床-皮質（CSTC）：cortico-striatal-thalamic-cortical　● 尾状核：caudate nucleus　● 被殻：putamen　● シナプス間隙：synaptic cleft　● 非定型抗精神病薬：atypical antipsychotics　● リスペリドン：risperidone　● アリピプラゾール：aripiprazole

強迫症で行われる認知行動療法
曝露反応妨害法

- 強迫症で行われる主な認知行動療法〔p.404〕は曝露反応妨害法（ERP）である．薬物療法単体と比べて，薬物療法とERPを組み合わせた方が再発予防効果が高いと考えられている．
- ERPは，不安に思うことや避けていたことにあえて直面させる曝露法と，強迫行為を我慢する反応妨害法から成り立つ．

汚染−洗浄に対するERP

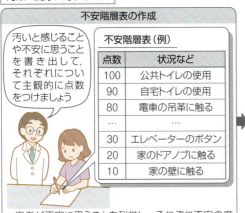

- 患者が不安に思うことを列挙し，それぞれ不安の度合いを点数としてつける．
- 不安階層表の中で点数（不安）の低い項目を，短時間行うことから始める．
- 徐々に時間を延ばして繰り返し行う．
- 洗わずに過ごすことができたという成功体験により患者の不安が軽減したら，次に点数の高い項目に挑戦する．

- この他，認知再構成法〔p.406〕などが強迫症の認知行動療法として行われる．

患者の要求に応えるラインを決める
巻き込み症状への対応

- 強迫症では巻き込み症状などにより患者の家族など周囲に影響が及ぶ〔p.169〕．周囲は巻き込み症状に対して適切に対応することが望ましい．

適切な対応の例

巻き込み症状を理解する

応じるラインを決める

否定も肯定もしない
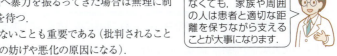

- 患者の希望通りに行動すると強迫症状が悪化することを理解する．
- 要求や行為の強要をいきなり拒否するのではなく，患者の希望に応じるラインを設定する．
- 確認を求められても，否定も肯定もしない姿勢をつらぬく．

- 患者自身も，他人を巻き込んでも思う通りにいかず，かえって不安が増すことを理解する．
- 患者の要求を拒否したことで，患者が周囲へ暴力を振るってきた場合は無理に制止せず，その場を離れて患者が落ち着くのを待つ．
- また，周囲の対応として強迫行為を批判しないことも重要である（批判されることにより患者が隠れて強迫行為を行い，治療の妨げや悪化の原因になる）．

たとえ巻き込み症状がなくても，家族や周囲の人は患者と適切な距離を保ちながら支えることが大事になります．

- 曝露反応妨害法（ERP）：exposure and response prevention

Supplement

強迫症および関連症に含まれるその他の疾患

- DSM-5-TRに含まれる強迫症の関連症について次にまとめる.

疾患名	疾患の概要	治療
身体醜形症(しゅうけい)(BDD)	・自身の外見の欠点にとらわれ(とらわれ),外見を他人と比較したり,鏡で繰り返し確認したりする(繰り返し行為). ・自身が感じている欠点は,実際には他人が認識できないか,認識できても気にならないものである. **とらわれ**:「私の鼻の形が変だから,あの人達は私のことを笑ってるんだ!」「変じゃないよ?」 **繰り返し行為**:「何度確認してもやっぱり変だ…マスクで隠そう…」	・SSRI(保険適用外)〔p.386〕 ・曝露反応妨害法〔p.171〕や認知再構成法〔p.406〕などの認知行動療法
ためこみ症(HD)*	・物品が有用であるという認識や物品に対する強い愛着により(とらわれ),所有物を捨てることや手放すことができない(繰り返し行為). ・物品の実際の価値に関係なく所有物を捨てられないため,家が物で溢れてしまう. **とらわれ**:「この物品の行く末は私が見届けなきゃ」「もしかしたら大事なものが入ってるかも」 **繰り返し行為**:「捨てずに全てとっておこう」	・SSRI(保険適用外) ・認知行動療法
抜毛症(TTM)〔病⑭p.297〕	・自らの体毛を繰り返し抜き,その結果体毛の喪失がみられる. ・抜毛の回数を減らす,あるいはやめようと繰り返し試みるができない. ・頭髪,眉毛,睫毛などが多い. ・喪失がほとんどわからない症例〜不自然な脱毛斑がみられる症例まで様々である. ・抜毛部位を隠す場合もある. **繰り返し行為**:「あ!やめようと思ってたのに抜いちゃった」 ※とらわれがみられない(衝動的に体毛を抜く)ことが多い.	・SSRIや非定型抗精神病薬(保険適用外)〔p.381〕 ・習慣逆転法などの認知行動療法
皮膚むしり症(ED)	・自らの体を繰り返しむしり,皮膚を損傷させてしまう. ・むしる回数を減らす,あるいはやめようと繰り返し試みるができない. ・顔,上肢,手などが多い. ・むしった部位を隠す場合もある. **繰り返し行為**:「肌が傷つくとわかってるけど,ニキビを潰すのをやめられない」 ※とらわれがみられない(衝動的に体をむしる)ことが多い.	

*いわゆる"ゴミ屋敷"といわれるものの中には,ためこみ症に該当するものもある.

- これらの疾患は,うつ病〔p.114〕などの気分症,社交不安症〔p.163〕などの不安症,強迫症〔p.167〕を併存することが多い.

- 身体醜形症(BDD):body dysmorphic disorder ● ためこみ症(HD):hoarding disorder ● 抜毛症(TTM):trichotillomania ● 皮膚むしり症(ED):excoriation disorder ● 選択的セロトニン再取り込み阻害薬(SSRI):selective serotonin reuptake inhibitors ● 心的外傷およびストレス因関連症:trauma-and stressor-related disorder

心的外傷およびストレス因関連症

監修　大江 美佐里

心的外傷およびストレス因関連症とは
ストレスが原因となる精神疾患群

- 心的外傷およびストレス因関連症とは，ストレス因により精神症状が生じ，日常生活に支障をきたす疾患群である．
- ストレス因の中で特に限定されたものを心的外傷的出来事という．

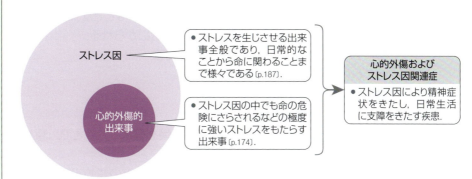

- ストレス因があることが必須条件ではあるが，同じストレス因があっても常に発症するとは限らず，その他の要因が複雑に絡み合うことで発症すると考えられている〔p.176〕．

Words & terms

遷延性悲嘆症 〔p.173〕
親しい人の死から12ヵ月以上（児童や青少年の場合は6ヵ月以上）経ても，悲嘆反応（故人に対する思慕やとらわれ，悲しみ，怒り，罪責感，死を受け入れることの困難など）が持続しており，これにより日常生活に支障をきたしている状態．

馴化 〔p.178〕
特定の刺激が繰り返されることにより，その刺激に対する反応が徐々に生じなくなっていくこと．慣れとほぼ同義．

社会的支援 〔p.176〕
周囲の人からの物理的・心理的支援や助け．

心的外傷およびストレス因関連症に含まれる疾患
PTSDや適応反応症など

- 心的外傷およびストレス因関連症に含まれる主な疾患には，次のようなものがある．

DSM-5-TRにおける疾患名	ICD-11における疾患名	DSM-IVにおける疾患名	ICD-10における疾患名	疾患の変遷
心的外傷後ストレス症（PTSD）〔p.174〕	心的外傷後ストレス症（PTSD）／複雑性心的外傷後ストレス症（複雑性PTSD）〔p.179〕	外傷後ストレス障害	外傷後ストレス障害	●DSM-IVでは不安症群の中に含まれていた．
急性ストレス症（ASD）〔p.181〕	急性ストレス反応*	急性ストレス障害	急性ストレス反応	
適応反応症〔p.187〕	適応反応症	適応障害	適応障害	●DSM-IVでは適応障害群の中に含まれていた．
反応性アタッチメント症〔p.190〕	反応性アタッチメント症	抑制型反応性愛着障害	反応性愛着障害	●DSM-IVでは通常，小児期および青年期に初めて診断される障害の中に，ICD-10では小児期および青年期に特異的に発症する社会的機能の障害の中に含まれていた．
脱抑制型対人交流症〔p.190〕	脱抑制型対人交流症	脱抑制型反応性愛着障害	脱抑制型愛着障害	
遷延性悲嘆症〔p.173W〕	遷延性悲嘆症	—	—	●DSM-5では持続性複雑死別障害という名称で今後の研究のための病態〔p.36W〕の中に含まれていたが，DSM-5-TRにおいて遷延性悲嘆症という名称になり，心的外傷およびストレス因関連症に分類された．

*ICD-11において急性ストレス反応は本疾患群から外されて正常反応と位置づけられた．

- この他に，他の特定される心的外傷およびストレス因関連症（遅延発症あるいはストレス因終結後6ヵ月以上続く類適応反応症など），特定不能の心的外傷およびストレス因関連症がある．

- 遷延性悲嘆症：prolonged grief disorder　●馴化：habituation　●心的外傷後ストレス症（PTSD）：posttraumatic stress disorder　●社会的支援／ソーシャルサポート：social support　●複雑性PTSD（CPTSD）：complex posttraumatic stress disorder　●急性ストレス症（ASD）：acute stress disorder　●適応反応症／適応障害：adjustment disorder　●反応性アタッチメント症：reactive attachment disorder　●脱抑制型対人交流症：disinhibited social engagement disorder

心的外傷後ストレス症(PTSD)

監修 大江 美佐里

intro. 極度に強いストレスをもたらす出来事（心的外傷的出来事）を経験した後，侵入症状，持続的回避，認知と気分の陰性の変化，覚醒度と反応性の著しい変化が出現し，日常生活への支障をきたす疾患．症状の持続期間は1ヵ月以上である．

MINIMUM ESSENCE
PTSD：posttraumatic stress disorder

❶ 災害や事故，性的暴力などの極めて強烈なストレスに曝露した後，〈心的外傷的出来事〉
❷ 出来事を**悪夢**として見る，あるいは**フラッシュバック**が生じる． 〈侵入症状〉
❸ 出来事を思い出すことや，思い出させるようなことを**避ける**． 〈持続的回避〉
❹ **過剰に否定的**になる，あるいは**自責**の念にかられる． 〈認知と気分の陰性の変化〉
❺ **イライラ**しやすく，**睡眠障害**がみられる． 〈覚醒度と反応性の著しい変化〉
❻ これらの症状が**1ヵ月以上継続**し， 〈急性ストレス症との違い〉
❼ 日常生活への支障を生じている．
➡ **心的外傷後ストレス症（PTSD）**を考える．

治療 患者にとって安全・安心な環境を確保したうえで，精神療法や薬物療法を行う．
1. 精神療法：持続エクスポージャー療法などの認知行動療法
2. 薬物療法：選択的セロトニン再取り込み阻害薬（SSRI）など

補足事項
- PTSDはうつ病の合併や自殺のリスク，物質使用症（アルコール使用症など）になるリスクが高いため，注意が必要である．
- 鑑別疾患として，外傷性脳損傷，不安症〔p.154〕，急性ストレス症〔p.181〕，解離症〔p.191〕などがある．
- PTSDの経過は心的外傷的出来事の種類〔次項〕や，患者本人が治療を求めるか否かによって異なる（治療を求める方が寛解までの期間が短くなる）が，一般的に成人患者の約半数は3ヵ月以内に回復する．慢性化すると1年以上（長いと数十年にわたり）症状が続く場合もある．

PTSDは，ベトナム戦争から帰還したアメリカの兵士に心理的な後遺症がみられたことを受け，診断基準が確立された疾患です（ただし，ベトナム戦争以前からPTSD様の精神障害の報告はありました）．日本においては阪神・淡路大震災の被災者に多くみられたため，注目されるようになった疾患です．

医師

心的外傷的出来事とは
極度に強いストレスをもたらす出来事

- 心的外傷後ストレス症（PTSD）や急性ストレス症〔p.181〕は，心的外傷的出来事に曝露した後に生じる．
- 心的外傷的出来事とは，極度に強いストレスをもたらす出来事であり，次のようなものがある．

死ぬ，または死にそうになった出来事，重症を負う出来事	性的暴力を受ける出来事
・大規模自然災害，火災　・自動車，飛行機などの事故 ・暴行，傷害，誘拐などの犯罪　・身体的虐待 ・戦争，テロ攻撃，集団虐殺　　　　　　　　　　など	・性的暴行 ・性的虐待　　　など

- 心的外傷的出来事の種類によってPTSDの発症率は大きく異なり，自然災害や事故で低く，性的暴力や身体的暴力などの犯罪被害で高くなる（性的暴力で50％という報告がある）．
- また，性的暴力や戦闘体験では病状経過が長くなる（回復までに時間を要する）ともいわれている．

●悪夢：nightmare　●フラッシュバック：flashback　●持続エクスポージャー療法（PE療法）：prolonged exposure therapy　●選択的セロトニン再取り込み阻害薬（SSRI）：selective serotonin reuptake inhibitors　●物質使用症：substance use disorder　●アルコール使用症：alcohol use disorder　●不安症：anxiety disorder　●急性ストレス症（ASD）：acute stress disorder　●解離症：dissociative disorder　●心的外傷的出来事：traumatic event

PTSDとは
心的外傷的出来事への曝露後に生じる精神障害

- PTSDとは、心的外傷的出来事〔p.174〕に曝露後、❶～❹の全ての症状が1ヵ月以上続き日常生活に支障をきたす疾患である。

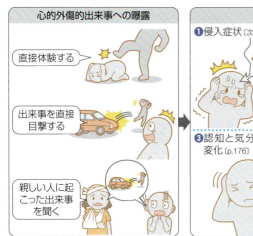
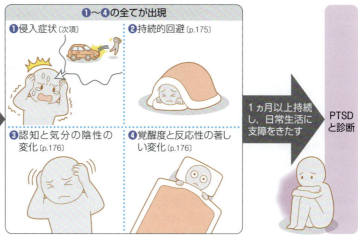

- 上記の4つの症状に加えて、離人感や現実感消失などの解離症状〔p.193〕を伴うことがある。

侵入症状
悪夢やフラッシュバック

- 無意識のうちに心的外傷的出来事を何度も思い出したり、悪夢を見たり、フラッシュバックが生じたりすることを侵入症状という。

- 上記の他、心的外傷的出来事を思い出すようなきっかけ（物や人、音、風景、会話など）に遭遇した際、精神的に苦痛を感じたり、めまいや頻脈、発汗などの身体反応が生じたりすることがある。

持続的回避
心的外傷的出来事に結びつくことを回避する

- PTSDでは、心的外傷的出来事に関することや、思い出させること（人、場所、会話、行動、物、状況など）を常に回避するか、回避しようと努力する。

| 健忘，罪悪感，興味の減退
認知と気分の陰性の変化

- PTSDでは，認知や気分に関して次のような陰性の（ネガティブな）変化がみられる．

思い出せない	過剰に否定的になる	歪んだ認識をもつ	興味の減退

●心的外傷的出来事の重要な部分を思い出すことができない（解離性健忘による）[p.192]．	●自分自身や他者に対して過剰に否定的になる．	●心的外傷的出来事の原因や結果について歪んだ認識をもつ．	●心的外傷的出来事が起こる前までは楽しんでいたことに対して，興味がなくなる．

- 上記の他，陰性の感情（恐怖や怒り，罪悪感，恥など）の持続や，他者から孤立していると感じること，陽性の感情が持続できない（幸せや愛情を感じることができないなど）ことがある．
- 6歳以下の小児においては持続的回避[p.175]か，認知と気分の陰性の変化のいずれかがみられることが診断基準の1つとなっている（成人の場合は両者がみられることが診断基準の1つである）．

| 攻撃的，驚愕反応，集中困難，睡眠障害
覚醒度と反応性の著しい変化

- PTSDでは，次のように過覚醒状態になったり，反応性に変化がみられたりする．

攻撃的な言動	過剰な驚愕反応	集中困難	睡眠障害

●イライラしたり，激しい怒りを人や物にぶつけたりする．	●大きな音や予測していない動きに対して過剰に驚き反応する．	●物事に対して集中することができない．	●入眠困難，睡眠維持の困難，浅い眠りなどの睡眠障害がみられる．

- 上記の他，自己破壊的な行動（危険運転やアルコールの過剰飲用，自殺企図など）や，過度の警戒心がみられることがある．

| PTSDの発症に関わる
危険要因と保護要因

- 心的外傷的出来事に曝露した全ての人がPTSDを発症するわけではなく，危険要因や保護要因が影響しあって発症すると考えられている．
- 危険要因は心的外傷的出来事への曝露前，曝露時，曝露後に分けられる．

	危険要因	保護要因
曝露前	●生活環境や生活史（過去の心的外傷的出来事への曝露や児童期の逆境など） ●遺伝子　●生理学的要因 ●性格や認知　●既存の精神疾患	●社会的支援[p.173W] ●希望を抱いている ●感情的に安定している
曝露時	●過酷な心的外傷的出来事（暴力などの生命への脅威） ●解離症状の出現	
曝露後	●二次被害[p.183W] ●ストレス因の持続，繰り返し ●生活上のストレス	
	PTSDの発症リスク↑	PTSDの発症リスク↓

医師：社会的支援をただ受ければいいのではなく，患者本人が受けたことを実感することが重要です．

●認知と気分の陰性の変化：negative alterations in cognitions and mood　●解離性健忘：dissociative amnesia　●持続的回避：persistent avoidance　●覚醒度と反応性の著しい変化：marked alterations in arousal and reactivity　●睡眠障害：sleep disorders

Advanced Study
恐怖記憶の置き換えとPTSDの症状

- PTSDの一部の症状は次のようなメカニズムで生じると考えられている．

心的外傷的出来事の遭遇直後	恐怖記憶の置き換え（恐怖記憶の消去）	PTSDは発症しない
		● 直後には生じていた反応が，恐怖記憶が消去されたことで治まる．
	● 日常生活の中で時間の経過とともに恐怖だった記憶が安全な記憶に置き換わる．	
● 心的外傷的出来事に遭遇した直後は，出来事を思い出すきっかけ（音や風景など）があると，精神的に苦痛が生じたり，身体反応が生じたりする．	恐怖記憶の消去の失敗	PTSDの各症状が持続
● また，出来事に関することを回避する．	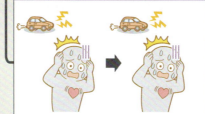	● 心的外傷的出来事を思い出すようなきっかけに遭遇した際に生じる精神的な苦痛や身体反応（侵入症状の1つ）[p.175] ● 持続的回避 [p.175] ● 過剰な驚愕反応（覚醒度と反応性の著しい変化の1つ）[p.176]
	● 時間が経っても恐怖記憶を置き換えることができない．	

精神療法と薬物療法
治療の全体像

- PTSDの治療は，次のような精神療法と薬物療法を行う．

精神療法	薬物療法
● 持続エクスポージャー療法 [p.178] ● 認知処理療法（CPT）[p.178] ● 眼球運動による脱感作・再処理法（EMDR） ｝認知行動療法*	● 選択的セロトニン再取り込み阻害薬（SSRI）[p.386] ※PTSDの症状や併存するうつ病に対して効果があり，症状などをやわらげることで患者が精神療法に取り組みやすくなる．

*PTSDに対する心理教育 [p.407] では，PTSDに関する正しい知識や情報を，心理面へ十分な配慮をしながら伝えます．持続エクスポージャー療法や認知処理療法といった認知行動療法を行う際の一部として心理教育を行う場合もあれば，心理教育を単独で行うこともあります．単独で行う場合には，PTSDの症状を説明するだけでなく，回復過程や治療法についても説明を行います．

- 以前は心的外傷的出来事直後に患者に体験について話してもらう早期デブリーフィングが行われていたが，現在はこの手法はPTSDの予防にはならないことがわかったため行われない．

心理師

2024年6月の診療報酬改定で，心的外傷をもつ患者（PTSD患者だけでなく，心的外傷的出来事を体験し，PTSDや解離の症状が生じている患者も含む）に公認心理師が心理支援（30分以上）を行うと，加算の点数がつくことになりました．この改定は，心的外傷をもつ患者に対して適切な介入を推進することを目的に行われたものです．

●持続エクスポージャー療法（PE療法）：prolonged exposure therapy　●認知処理療法（CPT）：cognitive processing therapy　●眼球運動による脱感作・再処理法（EMDR）：eye movement desensitization and reprocessing　●選択的セロトニン再取り込み阻害薬（SSRI）：selective serotonin reuptake inhibitors　●心理教育：psychoeducation　●デブリーフィング：debriefing

想像エクスポージャーと現実エクスポージャー
持続エクスポージャー療法（PE療法）

- PTSDの精神療法では，認知行動療法[p.404]の1つである持続エクスポージャー療法（PE療法）が第一選択となる．
- 主に以下の2つのセッションからなり，これらにより心的外傷的出来事への馴化[p.173W]と，認知の修正を図る．

想像エクスポージャー

- 心的外傷的出来事を自発的に想起して語ることを繰り返す（無理に話をさせることはしない）．
- 出来事が想起されても現実には危険がないことを理解してもらう．

→ 心的外傷的出来事への馴化と認知の修正

現実エクスポージャー

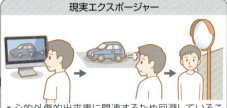

- 心的外傷的出来事に関連するため回避していることを列記した，不安階層表を作成する[p.411]．
- 不安度の低い課題に挑戦し，曝露しても現実には危険がないことを理解してもらう．
- 徐々に不安の度合いが高い課題にも挑戦していく．

- この治療は患者がつらい体験と向き合わなければならないため，症状悪化や治療からの脱落につながる可能性がある．このため，適応を慎重に判断し，治療トレーニングを積んだ専門家が行う必要がある．

PE療法が不適応となる例
- 現在も被害を受ける可能性がある．
- 幻覚や妄想がある．
- 疾患や治療への理解がない．
- 自殺の危険性がある．
- 心的外傷的出来事の記憶がない．

回復を妨げる考えを見直す
認知処理療法（CPT）

- 認知処理療法（CPT）は認知行動療法[p.404]の1つ（PTSDに特化した認知行動療法）である．PE療法と異なり，集団で行うこともできる治療法である．
- 心的外傷的出来事に曝露した場合，誰でもPTSDの症状は生じうるが，多くは時間が経つと症状が自然に回復していく．
- しかし，何らかの原因により自然な回復が妨げられた状態がPTSDであるとして，この自然な回復を妨げている患者の中の考えや認知を探し，その考えや認知が本当に正しいのか見直していくのが認知処理療法（CPT）である．

認知処理療法（CPT）の概要

スタックポイントをみつける

スタックポイントの例
- 自分が注意していれば，誰も被害に遭わなかった．
- トラウマのせいで私は愛される価値がない．
- 他人は信用できない

- スタックポイントとは，PTSDからの回復を妨げる考えや行動のことである．
- 現在の日常生活の中でどのようなスタックポイントを抱えているか，書き出してもらう．

PTSD患者に多くみられる5つのテーマについて考える

テーマ	内容の例
安全	外の世界は危ないことだらけだ
信頼	他人のことなんて信用できない
力とコントロール	私は何もできない
価値	私は無価値な存在だ
親密さ	もう人と仲良くなんてなれない

これらの考えや認知が妥当なのかを考えながら，認知の修正を図る

- 心的外傷的出来事により影響を受けやすい5つのテーマをもとに認知療法を行う．
- 認知療法では，治療者が質問を投げかける形で患者と対話しながら，考えや認知が妥当なのかを考えていく．

心的外傷的出来事への曝露により直接的に生じる感情（恐怖や不安，怒り，悲しみなど）を一次感情というのに対し，誤った認知から生じる感情（自責感や罪悪感，羞恥心，無力感，絶望感など）を二次感情といいます．CPTでは，一次感情を表出してこれを処理することや，二次感情を自覚したうえで認知を修正することが，回復につながるとされています． 医師

- 持続エクスポージャー療法（PE療法）：prolonged exposure therapy ● 馴化：habituation ● 不安階層表：anxiety hierarchy ● 認知処理療法（CPT）：cognitive processing therapy ● 認知行動療法（CBT）：cognitive behavioral therapy ● 心的外傷的出来事：traumatic event ● スタックポイント：stuck points

Advanced Study
心理的応急処置（PFA）

- 心理的応急処置（PFA）とは，震災などの大規模自然災害やテロに巻き込まれた人に対する基本的な対応方法である．
- PFAに沿った支援は被災者の精神的な回復を助けることが認められており，精神科などの専門家だけではなく，全ての支援者が行うべき対応方法である．
- PFAにはいくつかの種類があるが，ここではWHO版のPFAを紹介する．

心理的応急処置（PFA）の活動原則の概要

見る	聞く	つなぐ
・現場の状況を事前に確認し，被災者や支援者自身に危険が及ぶことがないか確認する（安全確認）． ・重傷者や危険が差し迫っている人など，緊急の対応が必要な人がいないか確認する． ・非常に動揺している，自分では動けないなど，深刻なストレス反応を示す人がいないか確認する．	・支援を必要としている人に寄り添い，安全を確保する． ・何を必要とし，何を心配しているのかを聞く． ・被災者に話すことを無理強いせず，被災者が話したい場合は傾聴する． ・深刻なストレス反応を示している人を一人にせず，気持ちを落ち着かせる手伝いをする．	・生きていくうえでの基本的ニーズ（水，食料，避難場所，衛生的環境など）を満たせるよう援助する． ・被災者自身が問題を解決していけるよう手助けをする． ・災害や被災の状況，必要な援助を得るための正確な情報を提供する． ・被災者が家族と離れ離れにならないように，友人や社会的支援とつながれるように手助けをする．

参考：World Health Organization, War Trauma Foundation and World Vision International (2011). Psychological first aid：Guide for field workers. WHO：Geneva.（訳：（独）国立精神・神経医療研究センター，ケア・宮城，公益財団法人プラン・ジャパン（2012）．心理的応急処置（サイコロジカル・ファーストエイド：PFA）フィールド・ガイド．

Advanced Study
ICD-11におけるPTSD

- ICD-11におけるPTSDは，DSM-5-TRと診断要件（症状）が異なることに注意が必要である．
- また，ICD-11においてはPTSDの中核症状（3つ）に加えて自己組織化の障害（DSO）がみられるものを複雑性PTSD（CPTSD）と診断する．PTSDに比べてCPTSDの方が，日常生活への支障が強く出る．

診断要件（症状）の比較

DSM-5-TR PTSD	ICD-11 PTSD	ICD-11 複雑性PTSD（CPTSD）	
侵入症状 [p.175]	現在における再体験（出来事の鮮明な侵入的想起，出来事に関する悪夢，フラッシュバック）		PTSDの中核症状
持続的回避 [p.175]	回避症状（出来事に関する記憶や思考などを回避，出来事を思い出させることを回避）		
覚醒度と反応性の著しい変化 [p.176]	現在における脅威感覚（過度の警戒心，過剰な驚愕反応）		
認知と気分の陰性の変化 [p.176]		感情制御が困難（感情反応性の亢進，暴力的爆発，自己破壊的な行動，ストレス下での解離症状，感情麻痺）	自己組織化の障害（DSO）
		否定的な自己概念の持続（卑小感や敗北感，無価値感を感じ，出来事に対して恥や罪悪感，失敗感を伴う）	
		対人関係が困難（他者に対して親密感をもつことが困難，人間関係や社会参加の回避・興味の減退）	

- 心理的応急処置（PFA）：psychological first aid
- 自己組織化の障害（DSO）：disturbance of self-organization
- 複雑性PTSD（CPTSD）：complex posttraumatic stress disorder

Supplement

自然災害によるストレス

- 地震や台風，津波，噴火など，異常な自然現象による災害時には，発生直後から長期にわたり，次のようなストレスが生じる．これらが被災者の心身に支障をきたす．

被災による直接的な影響	生活環境の変化
●被災体験 ●自身や家族，親戚，親しい人たちの怪我や死 ●再び災害が起こるのではないかという緊張 ●生き残ったことへの負い目（サバイバーズ・ギルト） ●コミュニティの離散	●居住地からの移動（避難所や新しい場所での生活） ●家族や友人，親しい人たちとの離別 ●仕事や学業，その他日常生活の断絶，変更 ●経済的困窮（財産の喪失，自宅再建や転居，失業などによる） ●被災者として注目される負担

- 災害前から精神疾患を含む医学的疾患により日常生活に支障がある人や，児童，妊産婦，高齢者などの災害弱者は，より強くストレスを受ける可能性がある．
- また，災害時には支援者にも様々なストレスがかかる（例：支援リソースの少なさなどにより理想とする援助ができないことへの葛藤，被災者からの怒りの感情や批判を直接受けること，遺体の目撃といった支援者ストレス，惨事ストレス〔p.186W〕など）．支援者の休息や治療は後回しにされやすいが，本来は適切な健康管理やケアを行う必要がある．

災害後に生じやすい精神疾患

- 災害後には様々な心身の反応が生じる．これらの反応は，災害時には誰にでも起こり得るもの（正常反応）であり，多くの場合は時間の経過などとともに回復していく．その一方で回復せずに精神疾患を発症する人もいる．

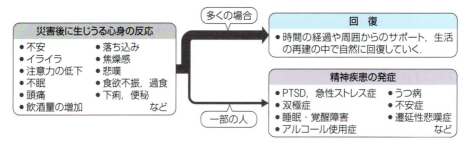

- 上記の反応が強い人や，長引いている人は，早めに適切な支援につなげる必要がある．

災害派遣精神医療チーム（DPAT）

- 災害発生時には多数の組織やチームが連携し，被災地で医療の提供や保健福祉活動を行う．
- このうち災害派遣精神医療チーム（DPAT）は，被災地で専門性の高い精神科医療の提供や精神保健活動の支援などを行うチームである．精神科医，看護師，業務調整員などから構成される．
- DPATは災害発生から48時間以内に被災地にて活動を開始するDPAT先遣隊と，その後必要に応じて数週間～数ヵ月間活動を行うDPATに分けられる．最終的には，被災地域の精神保健医療機関へと活動を引き継いでいく．

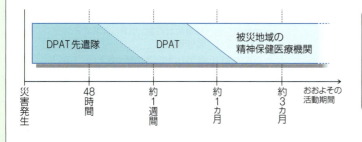

●生き残ったことへの負い目／サバイバーズ・ギルト：survivor guilt　●惨事ストレス（CIS）：critical incident stress　●災害派遣精神医療チーム（DPAT）：disaster psychiatric assistance team

急性ストレス症（ASD）

監修　大江 美佐里

intro. 極度に強いストレスをもたらす出来事（心的外傷的出来事）を経験した後，侵入症状，陰性気分，解離症状，回避症状，覚醒症状が出現し，日常生活への支障をきたす疾患．症状の持続期間は，心的外傷的出来事への曝露後最短3日〜最長1ヵ月である．

症状が3日〜1ヵ月間持続
急性ストレス症とは

- 急性ストレス症（ASD）とは，心的外傷的出来事[p.174]に曝露した後3日〜1ヵ月の間，以下のうち9つ以上の症状が生じ，日常生活に支障をきたす疾患である．

- ICD-11においては急性ストレス反応という名称であり，これは正常範囲の反応とされ，疾患としては扱われなくなった．

治療

- 急性ストレス症の多くは自然回復するが，症状が増悪する症例やPTSDへ移行する症例がある．
- これを防ぐために，心的外傷的出来事に曝露した人に対しては心理教育[p.407]や，場合によっては認知行動療法などの精神療法を行う．

症状の持続期間が異なる
PTSDと急性ストレス症の違い

- PTSD[p.174]と急性ストレス症はともに，心的外傷的出来事への曝露後，同様の精神症状が出現する疾患である．両者の違いは症状の持続期間である．

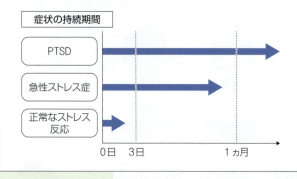

- PTSDは症状の持続期間が1ヵ月以上であり，急性ストレス症は3日〜1ヵ月間である．
- なお，急性ストレス症が1ヵ月以上続く場合，PTSDに診断が変更される．

- 急性ストレス症（ASD）：acute stress disorder　● 心的外傷的出来事：traumatic event　● 侵入症状：intrusion symptoms　● 陰性気分：negative mood　● 解離症状：dissociation symptoms　● 回避症状：avoidance symptoms　● 覚醒症状：arousal symptoms
- 心的外傷後ストレス症（PTSD）：posttraumatic stress disorder

心的外傷およびストレス因関連症

PTSD, 急性ストレス症への対応

監修 大江 美佐里

患者が抱える苦しみに寄り添う

- PTSDや急性ストレス症（ASD）の人に対してどう接したらいいのかわかりません．
- PTSDやASDを治すのは患者自身ではありますが，身近な人の協力（サポート）は治療効果を高めて回復を助けます．
- まずは疾患について理解し，そして患者（被害者）が抱える苦しみに寄り添いましょう．

困りごと：PTSDやASDがよくわからない

- PTSDやASDには色々な症状がありすぎて，なかなか理解できない．
- 症状はあるけど，受診する必要があるのかわからない．

対応例：まずは疾患を知る

- ☑ PTSDやASDの症状を理解するのは難しく，それが周囲の人の誤解を招き，患者との間に溝をつくる場合や（p.185），患者の回復の遅れにつながる場合があります．
- ☑ まずはどんな症状（p.175）があるのかを理解し，このような疾患があることを認識しましょう．
- ☑ また，生活上困る症状があるならば受診しましょう．

困りごと：どう接したらいいのかわからない

- PTSDは深刻な病気だと思うけど，どうやって接したりサポートしたりすればいいのかがわからない．
- 事件や事故の直後に声をかけたら迷惑なのではないかと思う．

対応例：被害者が抱える苦しみに寄り添う

- ☑ サポートに専門的な知識は必要ありません．
- ☑ 基本的には被害者を孤立させず，顔を見に行く，電話やメールをする，食事に誘うなど，被害者を気にかけて寄り添うことが被害者の安心につながります．
- ☑ 話を聞くことも良いでしょう．ただし，しっかりと話を聞くのは誰がよいかや，どのくらい聞くのがよいかは，本人との関係性によります．

まず，孤独・孤立を防ぐことが重要です．会話がなくてもそばにいるといったこともサポートの一つです．

傾聴・共感の姿勢で焦らずに

話を聞くときはどんなふうに聞くのがよいですか？

傾聴・共感の姿勢がよいですね．

また，励ましは患者の負担になることもあります．経過を見守る姿勢が望ましいです．

✗ 説得する

- 患者の話を聞かずに自分が良いと思うことをするよう説得する．
- なにかアドバイスをしなければと思い，無理に答えを出そうとする．

〇 傾聴する

- ☑ まずは患者の話をよく聞きましょう．
- ☑ 相手のペースに合わせて，患者が意見を聞きたいと思っているときは話すようにしましょう．
- ☑ なお，出来事について無理やり聞き出すことはよくないですが，本人が話したいと思っているときは聞きましょう．

✗ 否定する

- 患者の気持ちを否定する．
- 患者の考え方は間違っていると指摘・説教する．

〇 共感する

- ☑ 話を否定せずに聞いてもらえることが患者の安心につながります．
- ☑ 頭ごなしに否定することはせず，症状のつらさや生活上の困難に対して共感しましょう．

✗ 早期の回復を促す

- 早く回復して欲しくて励ましの言葉をかける．
- 回復するための努力を促す．

〇 経過を見守る

- ☑ 早期の回復を促すことや，期限を決めて回復を求めることは，多くの場合患者の負担になるため，患者を焦らせることなく，経過を見守る姿勢が大切です．

心的外傷およびストレス因関連症　PTSD・急性ストレス症への対応

法テラス (p.185)
　正式名称は日本司法支援センター．国により設立された，法的トラブルを解決するための総合機関．法的な問題の相談先や法制度の情報提供，経済的な理由で弁護士を頼むことができない人への費用の立替，犯罪被害に対する支援などを行う．

二次被害 (p.185)
　周囲の人の無理解・無神経な対応やうわさなどにより，被害者にさらなる心理的な負担がかかること．二次被害によりさらに対人関係に支障をきたしたり，日常生活に困難をきたしたりすることもある．

被害者に負担を集中させない

PTSDやASDの原因となる事件や事故などの直後は，日常生活すらままならないことや，関係者とのやりとりを行わなければならないことから，被害者に負担が集中します．

家族や周囲の人ができることを手伝い，被害者一人に負担が集中しないようにしましょう．

困りごと　日常生活を送ることが難しい
- PTSDやASDの症状によって日常生活を安定させることが難しい状態になっている．

対応例　生活面のサポートをする
- ☑ 買い物や掃除を手伝う，子どもの送迎をかわるなど，必要なときに生活面のサポートを行いましょう．

「ありがとう」「買い物してくるよ．何か欲しいものはある？」

困りごと　関係者とのやりとりが負担になっている
- 事件や事故の後は被害者自身が多くの関係者とやりとりをしなければならず，これが被害者の大きな負担となる．

対応例　代わりにできる手続きがあれば行う
- ☑ 被害者以外ができる手続きがあれば代わりに行うなどして，被害者一人に負担が集中しすぎないようにしましょう．

子ども特有の症状に注意する

子どもも大人と同じような症状が出るのでしょうか？

同じ症状もありますが，子ども特有の症状もあります．一見症状にはみえないような反応をすることが多いので注意が必要です．

✗ 遊んでいるから大丈夫では？
- いつも通り遊んでいるように見えるから大丈夫ではないか．
- 何も訴えてこないし，子どもならすぐ忘れるだろうし大丈夫ではないか．

○ 大人とは異なる症状に注意する
- ☑ 子どもは事件や事故を表現するような遊びを繰り返すことがあります（ポストトラウマティック・プレイ）．
- ☑ また，言葉では表現せずに，大人に甘える，指しゃぶり，夜泣き，夜尿などの退行反応や，多動や攻撃性，大人びた言動（周囲に被害を悟らせない）などがみられることもあります．

「前はできていたのに…」

子どものPTSDの原因として，虐待〔p.423〕やいじめ〔p.433〕など被害が表面化しづらい（周囲の対応や支援が遅れる）ものが多く，その点でとても深刻なことが多いです．子どもだけでは解決できないため，周囲の大人が気づき，対応する必要があります．

治療に踏み出すためのサポートをする

PTSDの患者さんは，症状に苦しみ医療機関への受診が必要なことがわかっていても，なかなか受診できない状況にあります．

患者さんの受診をサポートすることが，治療への第一歩にもなります．

困りごと：医療機関への受診を嫌がる

- 外出することが怖かったり，治療者にこれまでの経緯を話すことに抵抗感があったりして，受診を拒む．

対応例：受診できるようにサポートする

- ☑ 症状により生活に支障が出ている場合は，医療機関を受診することが望ましいです．しかし，被害者自身が医療機関を探して一人で受診するのは容易なことではありません．
- ☑ 医療機関の探索や予約をサポートし，必要であれば受診に同席しましょう．サポートする側が疾患について理解する機会にもなります．
- ☑ 医療機関への受診のハードルが高い場合は，市町村の保健師などにまずは相談してみるのもよいでしょう．

困りごと：相談先がわからない

- 支援を受けたいが，支援団体や自助グループの活動内容がわからず，どこに相談したらいいのかわからない．

対応例：まずは被害者支援ネットワークに相談しましょう

- ☑ 被害者支援ネットワークや法テラス〔p.183W〕に相談すると，被害者の状況に合った支援団体などの紹介をしてもらうことができます．

△△自助グループ
○○支援団体

周囲の誤解を解く

PTSDの患者さんは，周囲からの誤解に苦しむことがあります．

そんなときは，サポートする人が誤解している人と患者さんの間に立ってみてください．

困りごと：症状に対する誤解が生じやすい

- 疾患への理解不足により，周囲の人に誤解される．
- こころないことを言われることで患者が二次被害〔p.183W〕を受けてさらに苦しんだり，こころを閉ざしたりする．

よくある誤解
- 症状を軽視するような言葉
- 引きずりすぎじゃない？もう忘れたら？
- 被害者の落ち度を追求するような言葉
- 仕事をサボる言い訳なんじゃないか
- 自分が油断していたからじゃない？
- どうせ理解してもらえない…

対応例：サポートする人が間に立つ

- ☑ PTSDの症状や患者の心理状態を理解することは難しく，誤解されることがあります．
- ☑ サポートする人が間に立ち，疾患について少しずつ説明していくことで誤解が解けます．
- ☑ また，患者に対しては，周囲の人は誤解しているだけで悪気があるわけではないことを伝えましょう．

誤解しているだけだから，受け流そう
疾患の症状の一つなんです

支えることがつらいと感じたら

PTSDの経過は長期間（年単位）になる場合があるので，その間，患者さんをサポートする家族や周囲の人が疲れてしまうことがあります．

PTSDの人をサポートするときには，がんばりすぎない，二次受傷〔p.186W〕に注意する，という点に気をつけましょう．

困りごと：限界を越えてもサポートする
- 自分が患者を支えなければと責任感を強くもち，サポートに割く時間が増えていく．
- 他の人に頼れないと考えて，自分の力だけで解決しようとする．

対応例：自分の生活に支障が出ない範囲でサポートする
- ☑ サポートする側の生活に支障が出ない範囲までサポートする量を減らしましょう．
- ☑ 複数人で協力し，一人ずつの負担を減らして患者と離れる時間（自分のための時間）を定期的につくるのもよいでしょう．
- ☑ サポートする曜日・時間を固定すると，患者がそのときまでに相談事をまとめられるなど，サポートする時間が有効に使えることもあります．

困りごと：支えになっているのかわからない
- 自分のサポートが本当に患者の役に立っているのかわからず不安に思う．

「なかなか回復しないのは私の支え方が間違っているからじゃないかしら…」

対応例：サポートの効果を確認する
- ☑ 医師などに，支えになっているのか確認してみましょう．

「私はちゃんとサポートできているのでしょうか」
「サポートできているか不安なんですね」

困りごと：話を聞いていると疲れたりつらくなったりする
- 患者の話を聞くことに疲れてきて，真摯に受け答えできなくなってきた．
- 患者から聞いた内容を再体験したり，回避したり〔p.175〕するようになった（二次受傷）．

対応例：サポートする側もケアを受ける
- ☑ サポートする側がストレスや過去のトラウマを抱えていると，二次受傷を受けやすくなります．自身の状態を把握し，一人で抱え込んでストレスを溜めることがないよう，他者の力を借りましょう．
- ☑ 同僚や家族など，相談しやすい人がいる場合は，話を聞いてもらうことで少し楽になる場合もあります．
- ☑ また，精神保健福祉センターや保健所で相談もできます．
- ☑ 症状が出てきたら病院を受診し，自身のケアも必ずしましょう．

Words & terms　+α もっとわかる

二次受傷 〔p.186〕
　PTSDの患者の話を聞いたり，つらそうな姿を見たりしているうちに，サポートする側もこころの傷を負い患者と同じような症状が出現すること．二次的外傷ストレスともいう．

惨事ストレス，支援者ストレス 〔p.180〕
　被災地や事件・事故の現場で被災者や被害者の救護・支援を行う人（特に自衛官や消防士など）が，身の危険を感じたり，悲惨な状況や損傷死体を目の当たりにしたりすること．惨事ストレスや支援者ストレスによりPTSDを発症することがある．特に救護・支援を行う人は立場上そのストレスを他人に相談しづらく，職場としての対策が必要になる．

適応反応症

監修 大江 美佐里

intro. 明らかなストレス因が生じた後3ヵ月以内に情動面や行動面の症状が起こり，この症状により日常生活に支障をきたすが，ストレス因が終結すると6ヵ月以内に症状が治まる疾患．

MINIMUM ESSENCE

AD：adjustment disorder

1. 入学・転校や仕事上の負荷，健康問題，結婚，失恋などが生じた後， 〈明らかなストレス因〉
2. **3ヵ月以内**に
3. 気分の落ち込みや絶望感といった**抑うつ症状**や，神経質や過敏，焦燥感といった**不安**がみられる． 〈情動面の症状〉
4. または，**不登校**や**欠勤**などもみられる． 〈行動面の症状〉
5. これらの症状により著しい苦痛をきたすか，日常生活に支障をきたす．
6. ストレスがなくなると症状は**6ヵ月以内**に治まる．

→ **適応反応症** を考える．

治療 ストレス因をできる限り除去し，ストレスへの対処能力を高めるために精神療法（認知行動療法など）を行う．
※薬物療法は通常行わないが，抑うつ症状や不安などが強い場合にSSRIなどの短期間投与を検討する．

- 鑑別疾患として，うつ病などの気分症〔p.110〕，PTSD〔p.174〕，不安症〔p.154〕，パーソナリティ症〔p.244〕などが挙げられる．これらの疾患の診断基準に当てはまる場合はそちらを優先し，適応反応症は診断から外される．また，正常のストレス反応との鑑別も必要である〔p.189〕．

原因となるストレス因
質や強さは関係がない

- 適応反応症の原因となるストレス因〔p.173〕は，出来事の質や強さなどが決められていない（PTSD〔p.174〕や急性ストレス症〔p.181〕との違い）．
- ストレス因には次のようなものがあり，比較的にライフイベントなどで生じやすい．

ストレス因の例

学業	仕事	健康	その他のライフイベント	その他
・入学 ・進学 ・転校 ・卒業 ・勉強，試験 など	・就職，転職 ・異動，昇進 ・失業 ・引退，退職 ・業務上のストレス（勤務形態，通勤，失敗・成功） など	・自身や家族の病気，怪我 ・親しい人の死 ・介護 など	・結婚，離婚 ・失恋 ・転居 ・妊娠，出産，子育て ・弟妹の誕生 ・実家を出る・戻る など	・親しい人との離別 ・人間関係のもつれ ・経済状況（貧困，借金など） ・自然災害 ・犯罪被害 ・事故　・生活習慣の変化 ・休暇，娯楽イベント　など

- ストレス因が単一である場合や，複数ある場合（例：離婚と転居），反復する場合（例：定期試験），持続する場合（例：慢性疾患）など様々である．
- 身体疾患をもつ人（がん患者など）や自然災害の被災者で有病率が高くなるという報告がある．

原因となるストレス因にはつらいことや悲しいことだけでなく，一見すると嬉しいことや喜ばしいこと（結婚や昇進など）もあります．日常の変化は何であってもストレス因になりうるのです． 医師

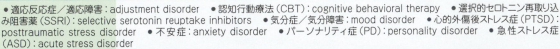

- 適応反応症／適応障害：adjustment disorder　●認知行動療法（CBT）：cognitive behavioral therapy　●選択的セロトニン再取り込み阻害薬（SSRI）：selective serotonin reuptake inhibitors　●気分症／気分障害：mood disorder　●心的外傷後ストレス症（PTSD）：posttraumatic stress disorder　●不安症：anxiety disorder　●パーソナリティ症（PD）：personality disorder　●急性ストレス症（ASD）：acute stress disorder

ストレス因により出現し終結後に治まる
適応反応症とは

- 適応反応症とは，明らかなストレス因〔p.187〕が生じた後3ヵ月以内に情動面や行動面の症状が生じて日常生活に支障をきたすが，原因となったストレス因が終結すると6ヵ月以内に症状が治まる疾患である．

適応反応症を診断するためには，他の精神疾患（特にうつ病などの気分症）を除外する必要があります（除外診断が中心）．また，正常な死別反応〔p.133〕も適応反応症には含まれません．

医師

情動面と行動面の症状
適応反応症でみられる症状

- 適応反応症では，抑うつ症状や不安といった情動面の症状や，行動面の症状がみられる．

【情動面の症状】

抑うつ症状

- 落ち込み ・涙もろさ
- 絶望感
- 集中力・判断力・意欲の低下　など
※うつ病〔p.114〕ほど重症ではない．

不安

- 神経質, 過敏　・心配
- 焦燥感　・分離不安, 退行
- 孤独感　　　　　　　　　　など
※不安症〔p.154〕ほど重症ではない．

行動面の症状
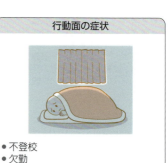
- 不登校
- 欠勤
- 引きこもり（社会的活動への不参加）
- 飲酒量の増加　　　　　　　　など

●死別反応：bereavement　●抑うつ症状：depressive symptoms　●不安：anxiety

■症状の持続期間や治療が異なる
正常のストレス反応やうつ病との違い

- うつ病と適応反応症（抑うつ症状を生じるタイプ）は症状が似ているが治療が異なるため，両者を鑑別する必要がある．
- また，適応反応症はストレス因がない状況では症状なく過ごせるため，正常のストレス反応と誤解されることがある．

	正常のストレス反応	適応反応症	うつ病 [p.114]
ストレス因との関係	・明確なストレス因がある． ・通常，ストレス因に曝露後すぐに発症する．		・ストレス因が発症の誘因（きっかけ）とはなりうるが，原因とはならない〔p.115〕．
症状や反応	・落ち込みなどのストレス反応がみられる． ・ストレス因がない状況や，ストレス因があっても時間が経過すれば，ストレス反応はやわらぐ．	・ストレス因に対する苦痛や反応が，通常予測される以上に強くみられる．	・抑うつ気分や興味・喜びの喪失が2週間以上続く． ・ストレス因がなくなっても症状は消退しない．
症状や反応の持続期間	・通常は短期間．	・ストレス因の終結後，6ヵ月以内に治まる．	・症例によって様々．
日常生活への支障	・ほとんどない．	・あり．	・あり．
治療	—	・ストレス因の解決や精神療法が基本となる〔次項〕．	・中等度，重度では薬物療法が中心になる．
予後	—	・ストレス因により異なる．	・適応反応症よりも悪い．
自殺のリスク	—	・自殺のリスク増加と関連している．	・高い．

- 適応反応症が重症化するとうつ病に移行する可能性があるため，適応反応症の時点で治療介入することが望ましい〔p.139〕．
- また，不安症など他の精神疾患に移行する人や，症状を紛らわすために飲用・服用していた酒や薬物を常用することで物質使用症〔p.293〕に移行する人もいるため注意が必要である．

■ストレスへの対処能力を高める
治療

- 治療は，ストレス因の低減・解決と，ストレスへの対処能力を高めることが中心となる．

> ストレス因が終結することで適応反応症が治まるのであれば，治療はストレス因を低減・解決するだけでいいのではないかと思うかもしれません．しかし，ストレスを回避するだけではストレス因に再度遭遇した際に適応反応症が再発する可能性があります．再発を防ぐために，ストレスへの対処能力を高める（ストレスに強くなる）ことが重要になるのです．

【職場でのストレスにより出勤できなくなってしまった人の例】

ストレスの低減・解決
- まずは原因となったストレス因を明らかにし，その解決やストレスの低減を図る．
- ※ストレス因を避けられない場合は，認知行動療法によりストレスの受け取り方を変えていく．

ストレスへの対処能力を高める（認知行動療法）

- 認知行動療法によりストレスの受け取り方を適切に変化させる（認知の歪みの修正）．

- うつ病：depression／major depressive disorder
- 物質使用症：substance use disorder
- 認知行動療法（CBT）：cognitive behavioral therapy

Advanced Study
ICD-11における適応反応症

- ICD-11における適応反応症は，ストレス因の始まりから1ヵ月以内に発症するとされている（DSM-5-TRにおいては3ヵ月以内の発症）．
- ICD-11における適応反応症の症状の特徴を示す．
- なお，小児においては思考面などの症状は目立たず，腹痛や頭痛などの身体症状，あるいは破壊的行動や反抗的な行動，多動，かんしゃく，集中力の問題など，様々な形をとることがある．
- また，高齢者では身体的愁訴へのとらわれという形をとることが多い．

症状の特徴

ストレス因への過度の心配
- ストレス因に関する将来の影響を，過度に心配する．
- 不安，緊張，焦燥感，恐怖などがみられる．

ストレス因への適応不能
- ストレス因に適応できずに睡眠障害や集中困難などが生じ，日常生活に支障をきたす．

ICD-11においても，正常の死別反応は適応反応症には含まれません．症状が長期化する場合は遷延性悲嘆症 [p.173W] と診断されます．

医師

Supplement
反応性アタッチメント症と脱抑制型対人交流症

- 養育環境において，主たる養育者と児との間の相互的・情緒的な絆（結びつき）をアタッチメント（愛着 [p.26]）という．
- 極端に不適切な養育環境に置かれることで養育者とのアタッチメントがうまく形成できない場合，反応性アタッチメント症や脱抑制型対人交流症が生じることがある．

適切な養育環境

- 養育者が安定して心理的・身体的な世話をする．

極端に不適切な養育環境の例

- 社会的ネグレクト

- 主たる養育者の頻回な変更

- 監督者に対して児童数が多すぎる施設での養育

アタッチメントを形成できる　　アタッチメントを形成できない

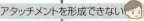

養育者に甘えることができない　　誰にでも話しかけたりついていったりする

適切な対人関係

- 養育者に対して保護を求めたり，感情を共有しようとしたりする．
- 見知らぬ大人に対して人見知りをしたり，不慣れな状況で養育者の姿を確認したりする．

反応性アタッチメント症

- 苦痛を感じても養育者に保護を求める行動をせず，また，安心感を与えられても反応を示さない．
- 他者と最小限の交流しかせず，幸せや愛情といった感情表現が少ない．

脱抑制型対人交流症

- 見知らぬ大人とためらいなく交流したり，ついていったりする．
- 過度に馴れ馴れしい言動をする．
- 不慣れな状況でも養育者の姿を確認しない．

- 安全な環境で安定したアタッチメントを形成できる対象者を提供（里親制度の利用など）することが治療となる．

社会的ネグレクト

- 基本的な情動欲求が満たされていない社会的な状況を社会的ネグレクトという．
- 具体的には，主たる養育者がいない状況や主たる養育者が養育者としての役割を果たしていない状況である．例えば，養育者が入院している，アルコール問題などで子どもの養育をしない，交際相手との付き合いを重視して家を空ける，といったことが挙げられる．

- 国際疾病分類（ICD）：international classification of diseases　● 遷延性悲嘆症：prolonged grief disorder　● 反応性アタッチメント症：reactive attachment disorder　● 脱抑制型対人交流症：disinhibited social engagement disorder

解離症

解離症

監修 大江 美佐里

自分がひとまとまりの人間と感じられない
解離症とは

- 解離症とは，一人の人間の中である程度まとまりがあるはずの意識や記憶，思考などが分断・不連続になる（解離する）ことで，日常生活に支障をきたす疾患群である．

正常
●通常，一人の人間の中では意識，記憶，思考，感情，身体イメージ，行動などはある程度一貫性や連続性がある．

解離症群
●解離とは，個としてまとまりがあるはずの意識，記憶，思考，感情，身体イメージ，行動などが分断・不連続した状態をいう．
●この解離を主症状とし，日常生活に支障をきたす疾患群が解離症群である．

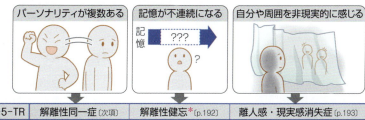

	パーソナリティが複数ある	記憶が不連続になる	自分や周囲を非現実的に感じる
DSM-5-TR	解離性同一症〔次項〕	解離性健忘*〔p.192〕	離人感・現実感消失症〔p.193〕
DSM-Ⅳ	解離性同一性障害	解離性健忘	離人症性障害
ICD-10	多重人格障害		離人・現実感喪失症候群

- この他に，他の特定される解離症（解離性トランスなど）がある．
- *解離性遁走〔p.193〕を伴う場合がある．

2つ以上のパーソナリティ状態の出現とその間の健忘
解離性同一症

- 解離性同一症とは，2つ以上のパーソナリティ状態が出現して同一性が破綻し，これにより日常生活に支障をきたした状態をいう．いわゆる"二重人格"や"多重人格"，"交代人格"のことである．
- 要因は，心的外傷体験（例：児童期からの虐待）や一見ささいなストレス因（例：小規模な交通事故）など様々である．

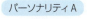

- 何らかのきっかけにより，別のパーソナリティが出現する．
- 思考や感情，行動，記憶などがパーソナリティごとに異なる（同一性の破綻）．
- パーソナリティの交代により解離性健忘が生じ，日常の記憶が断続的になる．

- なお，文化によっては憑依体験〔p.71〕も含まれる（ただし，日常生活に支障がない場合や，シャーマニズムなどは除く）．

日常の記憶が断続的なことから解離性健忘〔p.192〕と診断されていた症例で，送った覚えのないメールや買った覚えのない物があることで別のパーソナリティの存在が発覚し，解離性同一症と診断し直される場合があります（解離性健忘よりも解離性同一症の診断が優先されます）．

治療

- まずは患者の心身の安全を確保する（心的外傷的出来事に持続的に曝露している場合はこの状況から救出する）．
- パーソナリティの統合は容易ではないため，随伴する抑うつ気分や不安などの症状の安定化や軽減を図る．
- 解離症状自体に有効な薬物療法はなく，随伴する症状に対してSSRIや抗不安薬の投与を検討する．

●解離症：dissociative disorder　●解離性同一症：dissociative identity disorder　●解離性健忘：dissociative amnesia　●離人感・現実感消失症：depersonalization／derealization disorder　●解離性遁走：dissociative fugue　●心的外傷の出来事：traumatic event　●抑うつ気分：depressive mood　●不安：anxiety　●選択的セロトニン再取り込み阻害薬（SSRI）：selective serotonin reuptake inhibitors　●抗不安薬：anxiolytics／antianxiety drugs

忘れるはずのない個人的な情報の記憶がない
解離性健忘

- 解離性健忘は，通常のもの忘れの範囲を超えて，自身の個人的な情報や心的外傷的出来事[p.174]に関する記憶が追想[p.51]できなくなることにより，日常生活に支障をきたした状態をいう．解離性遁走[p.193]を伴う場合がある．

分類

- 解離性健忘は忘れている期間の長さや内容によって，次のように分類される．

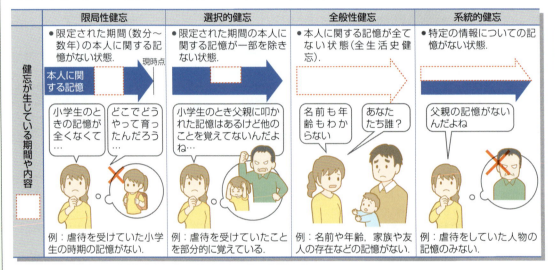

- 上記の他，新しいことが起こるたびにそれを忘れてしまう持続性健忘がある．

記憶障害をきたす疾患や状態との鑑別

疾患や状態	鑑別点
加齢によるもの忘れ	忘れている自覚が通常あり，日常生活に大きな支障をきたさない．
物質関連症[p.290]	アルコールや医薬品，薬物の使用時に記憶障害をきたす．
認知症(病⑦p.424)	記憶障害に加えて他の認知機能にも障害がある（失語，失行，失認，遂行機能障害など）．
解離性同一症[p.191]	健忘に加えて，別のパーソナリティ状態が出現する．
PTSD[p.174]，急性ストレス症[p.181]	健忘に加えて侵入症状や持続的回避などの他の症状がある． 健忘の範囲が心的外傷的出来事に曝露した期間に限られている．
頭部外傷	外傷直後から記憶障害が生じ，意識障害や失見当識，その他の脳神経症状を伴うことがある．

治療

- まずは患者の心身の安全を確保する（心的外傷的出来事に持続的に曝露している場合はこの状況から救出する）．
- 支持的精神療法を行う．薬物療法は通常行わない．
- 治療により記憶が戻ることで患者が事実に耐えられないと，自殺や状態悪化の危険性があるため注意が必要である．

- 解離性健忘：dissociative amnesia ● 心的外傷的出来事：traumatic event ● 解離性遁走：dissociative fugue ● 全生活史健忘：amnesia of personal history ● 物質関連症：substance-related disorders ● 認知症：dementia ● 解離性同一症：dissociative identity disorder ● 心的外傷後ストレス症(PTSD)：posttraumatic stress disorder ● 急性ストレス症(ASD)：acute stress disorder

自身を傍観し，夢の中にいるような感覚
離人感・現実感消失症

- 離人感・現実感消失症は離人感や現実感消失のどちらか，あるいは両方が持続性・反復性に生じ，日常生活に支障をきたす状態をいう．

- 離人感や現実感消失は，本症だけでなく様々な疾患や中毒・離脱でみられる症状である．他の疾患や薬物の影響により離人感や現実感消失が生じている場合は，これらの診断が優先される．
- また，一過性の離人感や現実感消失は健常人でも起こりうる．このため，離人感・現実感消失症と診断するには日常生活に支障をきたしていることが必須となる．

治療
- 現時点で確立された治療法はない．自然治癒することもあるが，症状が持続あるいは再発を繰り返す場合，精神療法（認知行動療法や精神力動的精神療法など）を行う．

Supplement
解離性遁走

- 解離性遁走とは，解離性健忘に伴い（記憶のない状態で）住み慣れた家や場所から突然離れ去る状態をいう．
- 解離性遁走はDSM-Ⅳ-TRまで独立した疾患であったが，DSM-5より解離性健忘の特殊型として扱われることとなった．

- 解離性健忘が生じている状態で，住み慣れた家や場所から突然いなくなる．
- 目的をもって旅をしているようにも，道に迷っているようにも，放浪しているようにもみえる．

- 自分で我に返る（健忘が治る）こともあるが，全般性解離性健忘（全生活史健忘）が生じたまま，遁走の途中で周囲から保護されることもある．

- 解離性遁走を伴う場合，解離性健忘は難治性であることが多い．

- 離人感・現実感消失症：depersonalization／derealization disorder ● 認知行動療法（CBT）：cognitive behavioral therapy ● 精神力動的精神療法：psychodynamic psychotherapy

身体症状症および関連症

身体症状症および関連症

監修 住谷 さつき

Words & terms

美しき無関心 [p.196]
患者が病気や重篤な症状，あるいはその症状による影響について悩んでいる様子が少ない，あるいはないことをいう．

疾病利得 [p.194]
病気であることや症状があることで，無意識のうちに患者がストレスから回避できている（症状があることで心理的に得になっている）状態．

ヒステリー球 [p.196]
器質的な異常がないにもかかわらず，「喉に塊がある」「喉に何かが当たっている」などと感じる喉頭の異常感覚．

■身体症状を主訴とする疾患群
身体症状症および関連症とは

- 身体症状症および関連症とは，身体症状や健康に対する訴えがあり，その身体症状や健康に関連した考えや行動が不適切であることで日常生活に支障をきたす疾患群である．

- 身体症状があることを訴える．
- または健康状態に対して不安があることを訴える．
- 訴えている身体症状などに関して，不適切，あるいは過剰な考え方や行動がみられる．

- DSM-Ⅳまでは，身体症状が医学的に説明できないことが診断項目となっていたが，現行のDSM-5においては実際の身体症状や身体疾患の有無は診断では重要視されず，患者の身体症状などに関する考えや行動が重要視されるようになった．
- 不要な検査や治療を受けることで患者にとって不利益が生じたり，医療資源の無駄遣いにつながったりするため，医療従事者が本疾患群について正しく理解することは重要である．

■身体症状症が代表疾患
身体症状症および関連症に含まれる疾患

- 身体症状症および関連症に含まれる主な疾患には，次のようなものがある．

DSM-5-TRにおける疾患名	身体症状の有無	身体疾患の有無	身体症状や身体疾患に対する認識	ストレスの関与
身体症状症 [p.195]	あり	有無は問わない	・身体症状・疾患に対する過剰な不安がある．	なし
関連症群 病気不安症 [p.196]	なし（あっても軽度，あるいは生理的感覚などを症状として訴える）			
機能性神経学的症状症（変換症）[p.196]	あり	なし	・身体症状・疾患に対して不安がみられない場合がある（疾病利得 [p.194W]）．	あり ※一部の症例ではストレスが発症原因となる．
他の医学的状態に影響を及ぼす心理的要因 [p.197]	あり		・本当に身体症状や身体疾患が存在すると思っている．	あり ※ストレスなどの心理的要因が発症や悪化の原因となる．
作為症 [p.197]	なし ※捏造した症状や傷病はあり		・症状や病気は自身で捏造したものだと認識している．	なし

- この他に，他の特定される身体症状症および関連症（想像妊娠など）や，特定不能の身体症状症および関連症がある．

- **身体症状症**：somatic symptom disorder
- **疾病利得**：gain from illness
- **ヒステリー球**：globus hystericus
- **病気不安症**：illness anxiety disorder
- **機能性神経学的症状症／変換症**：functional neurological symptom disorder／conversion disorder
- **作為症**：factitious disorder
- **想像妊娠**：pseudocyesis

身体症状に対する過度な思考と行動
身体症状症

- 身体症状症とは，日常生活に支障をきたすような身体症状をもち，その身体症状に対して過度な思考と行動を認める疾患である．
- あらゆる症状が患者の訴えとなりうるが，医学的に説明できる身体疾患の有無は診断に関わらない．

- 典型的には，何らかの症状がある状態が6ヵ月以上持続する．

本疾患群では主訴が身体症状や身体的な健康に対する不安であるため，最初に受診するのが精神科以外の科であることが多くなります．また，なかなか診断がつかない（患者が検査内容に納得しない）ため，ドクターショッピングを繰り返すことも多いです．ただ，ドクターショッピングを繰り返しているからといって安易にこの疾患群の診断をつけず，実際に身体疾患がある可能性を念頭に入れて診察する必要があります．

治療	ICD-10における疾患名	ICD-11における疾患名
・まずは患者が訴える症状自体の診察を行う．実際に身体疾患が併存する場合は各身体科と連携して治療を行う． ・認知行動療法（曝露療法 p.411）など）や支持的精神療法 p.403）などの精神療法が治療の中心となる． ・抗うつ薬や抗不安薬，睡眠薬の使用を症例によっては検討する．	身体化障害，心気障害	身体的苦痛症，心気症[*1]
・精神療法（支持的精神療法や認知行動療法など）が治療の中心となる． ・不安や抑うつが強い場合は薬物療法を併用する．	心気障害	心気症[*1]
・支持的精神療法や認知行動療法が有効とされる． ・抗うつ薬や抗不安薬の使用を症例によっては検討する． ※90%以上が数日～1ヵ月以内に症状が消失するといわれている．	解離性運動障害，解離性けいれん，解離性無感覚および感覚脱失[*2]	解離性神経学的症状症[*2]
・各身体科と連携して身体的な治療と精神療法を並行して行う． ・精神療法においては，自律訓練法 p.414），認知行動療法，バイオフィードバック法 p.414W）などが行われる．	身体表現性自律神経機能不全 など	他に分類される障害または疾患に影響を及ぼす心理的または行動上の要因[*3]
・有効な治療法はなく，医療者が作為症と気づくと患者は医療機関を避ける（病院から抜け出すあるいは受診しなくなる）ようになる． ・必要のない検査や治療を最小限に抑えるために医療機関同士の連携が必要である． ・また，自分の子どもなど，他者に負わせる作為症の場合は虐待や傷害にあたる可能性があり，児童相談所や警察との連携が必要になる．	虚偽性障害	作為症[*3]

[*1] ICD-11では，心気症は強迫症または関連症群に分類されている．
[*2] ICD-10においては解離性障害に，ICD-11においては解離症 p.191）に分類されている．
[*3] ICD-11では，それぞれ独立した疾患群として扱われている．

- 心気症：hypochondriasis ・支持的精神療法：supportive psychotherapy ・自律訓練法：autogenic training ・バイオフィードバック法：biofeedback therapy

病気にとらわれ不適切な行動をする
病気不安症

- 病気不安症とは，重い病気であるというとらわれと，健康に対する強い不安により，健康に関連する不適切な行動をする疾患である．不適切な行動は，医療を求める型と，医療を避ける型に分類される．

病気へのとらわれ

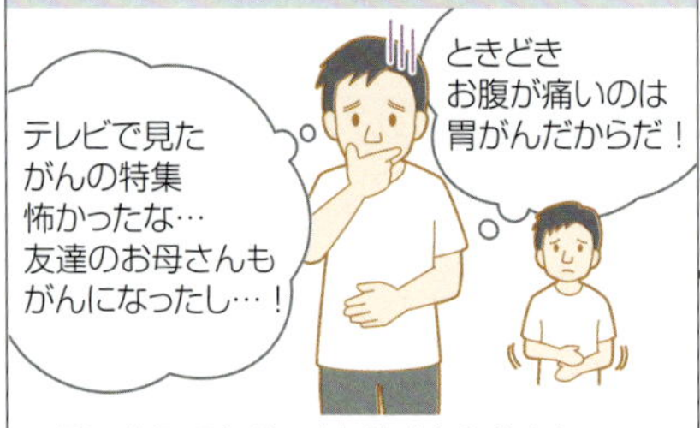

- 重い病気である，または病気にかかりつつあるというとらわれが6ヵ月以上続く．
- 健康に関して強い不安があり，病気に対して恐怖を感じやすい．

医療を求める型

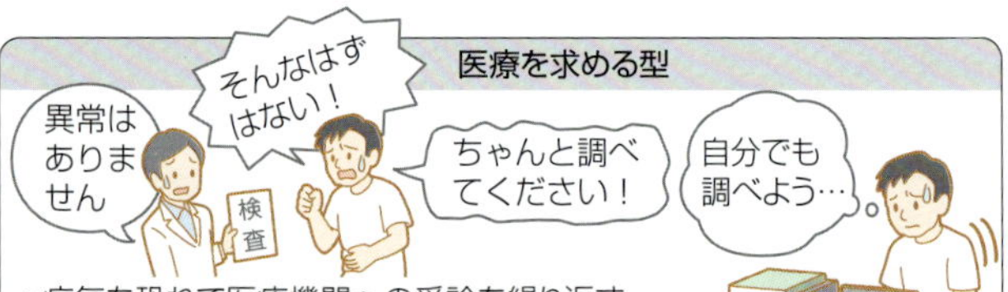

- 病気を恐れて医療機関への受診を繰り返す．
- 健康に関する情報を得ることに時間をかけすぎる．

医療を避ける型

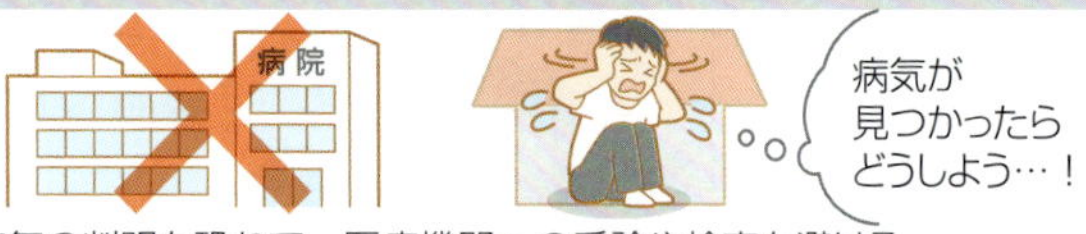

- 病気の判明を恐れて，医療機関への受診や検査を避ける．

神経疾患では説明できない神経症状が出現
機能性神経学的症状症（変換症）

- 機能性神経学的症状症とは，神経疾患などでは説明できない神経症状が生じる疾患である．

日常に支障をきたす神経症状

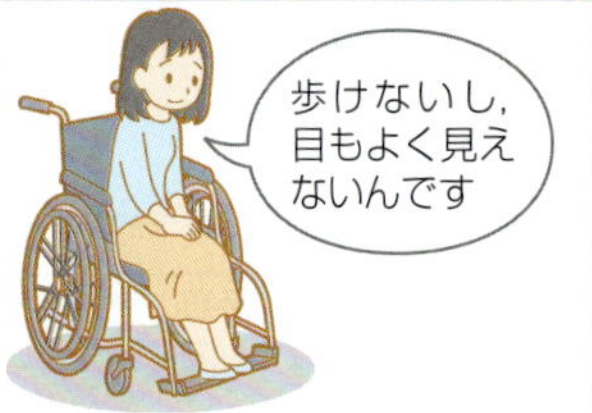

- 日常生活に支障をきたす運動症状や感覚症状がある．
- 美しき無関心〔p.194W〕や疾病利得〔p.194W〕が存在する場合がある．

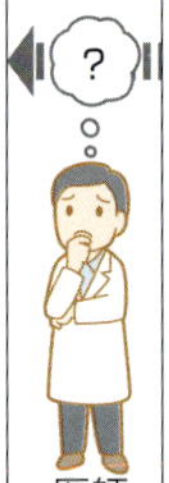

医師

神経疾患などでは説明不能

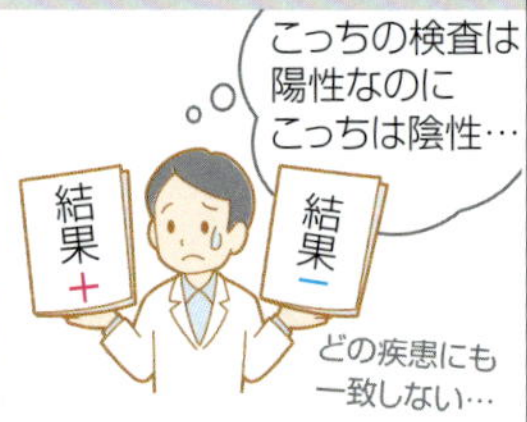

- 神経症状から考えられる神経疾患や他の医学的疾患とは検査や診察上の矛盾があり，疾患の説明がつかない．

機能性神経学的症状症はストレスが原因となる場合があり，心の葛藤（ストレス）が身体症状に“転換”された状態であると考えられてきました（DSM-Ⅳでは転換性障害という名称）．しかし，実際にはその状態に対するエビデンスがないこと，また，“てんかん”との混同を避けるため，DSM-5では“変換症”という名称に，さらにDSM-5-TRでは機能性神経学的症状症という名称になりました．

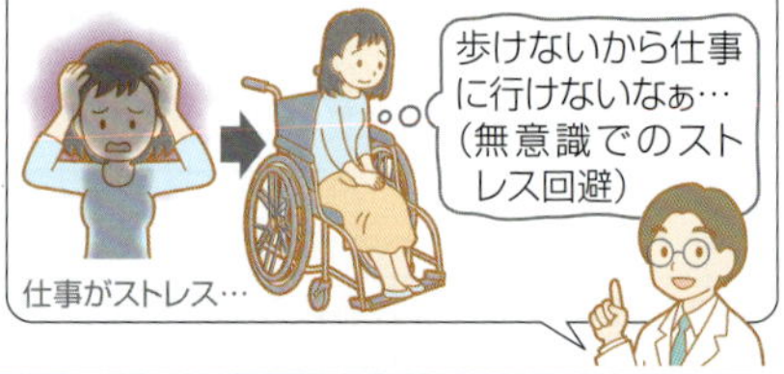

機能性神経学的症状性でみられる神経症状

神経症状		機能性神経学的症状性でみられやすい状態（診察や検査上の矛盾）
運動症状	脱力，麻痺	●腱反射は正常で，筋萎縮もない． ●上肢：仰臥位で患側の手を顔の上から落とすと，手が顔を避けて落ちる． ●下肢：仰臥位で下肢を伸展した状態で健側を挙上すると，患側踵に強い圧を感じる（Hoover試験）．
	振戦，ジストニア，ミオクローヌスなどの不随意運動〔病⑦p.556, 557〕	●注目されると動きが悪化する． ●振戦：健側で律動的な動きをすると，患側の振戦が止まる，あるいは健側と同じ動きになる（振戦同調試験）．
	失立，失歩などの歩行障害	●転倒しない，あるいは怪我をしないように転倒する．
	てんかん発作に類似したけいれん（非てんかん性発作／心因性非てんかん性発作〔PNES〕）	●脳波が正常（ただし，本当のてんかん発作を併発している場合がある）． ●発作中は閉眼（通常，てんかんの発作中は開眼する）． ●失禁や舌咬傷，転倒による外傷が生じない．
	失声・無声	●咳嗽は有声となる．
感覚症状	感覚鈍麻，感覚脱失	●感覚異常の部位が皮膚分節（デルマトーム）〔病⑦p.295〕に一致しない．
	視力低下や欠如，複視，視野狭窄などの視覚障害	●視力の欠如を訴えるが光に対する瞳孔対光反射が正常． ●管状視野狭窄やらせん状視野狭窄〔病⑫p.265〕がみられる．
	難聴などの聴覚障害	●純音オージオグラムと聴性脳幹反応の所見の不一致．

- この他，意識障害，異常な肢位，構音障害，嗅覚障害，ヒステリー球〔p.194W〕などが生じうる．

＋α もっとわかる

● 病気不安症：illness anxiety disorder　● 機能性神経学的症状症／変換症：functional neurological symptom disorder／conversion disorder　● てんかん：epilepsy　● 脱力：weakness　● 麻痺：palsy　● 振戦：tremor　● ジストニア：dystonia　● ミオクローヌス：myoclonus　● 失立：astasia　● 失歩：abasia　● 心因性非てんかん性発作（PNES）：psychogenic non-epileptic seizure　● 感覚鈍麻：hypoesthesia　● 皮膚分節／デルマトーム：dermatome　● 複視：diplopia／double vision

他の医学的状態に影響を及ぼす心理的要因

ストレスが発症や悪化の原因となりうる身体疾患

- ストレスなどの心理的要因が発症や悪化の原因となりうる身体疾患の総称である（いわゆる"心身症"）．
- 心理的要因に加えて，元々の性格傾向や身体的素因（消化器系が元々弱いなど）などが絡み合うことで発症すると考えられている．

危険因子となる性格傾向として，自分の感情を自覚したり言葉で表現したりすることが苦手（失感情症），自分の感情などを押し殺して社会に適応する（過剰適応），活動的・せっかちで競争心や攻撃心が強い（タイプA性格）などがあります．

医師

代表疾患

- 心理的要因が関与しうる代表疾患を示す．これらの疾患が全て心身症ということではなく，患者において心理的要因の関与が濃厚な場合に心身症と判断される．

消化器系	過敏性腸症候群，機能性ディスペプシア，消化性潰瘍，潰瘍性大腸炎，慢性膵炎，慢性胃炎，胃食道逆流症
循環器系	本態性高血圧症，起立性低血圧症，狭心症などの冠動脈疾患，発作性上室性頻拍などの不整脈
代謝・内分泌系	甲状腺機能亢進症，糖尿病，肥満，多飲症
呼吸器系	気管支喘息，過換気症候群，神経性咳嗽
神経系	片頭痛，緊張型頭痛，自律神経失調症，チック
筋・骨格系	関節リウマチ，腰痛症，線維筋痛症
泌尿器系	神経性頻尿，夜尿症，心因性勃起障害
皮膚	アトピー性皮膚炎，慢性じんま疹，円形脱毛症，アフタ口内炎
その他	更年期障害，月経前症候群，視力低下，アレルギー性鼻炎，Ménière病，顎関節症

作為症

周囲の関心を引くために病気や外傷を捏造

- 作為症とは，周囲の関心を引くために，病気や外傷を捏造する疾患である．捏造方法には症状などの誇張や作話，擬態，誘発などがあり，患者は通常，その症状が捏造されたものであることを自認している．
- 作為症には，自らに負わせる作為症と，他者に負わせる作為症がある．

- 患者自身が傷病者であるように，病気や外傷を捏造する．
- 関心を引くことが目的であるため，病気や外傷があることを周囲に示す（他者に負わせる作為症でも同じ）．

- 患者が主体となって面倒をみている他者（子どもや親，ペットなど）が傷病者であるように捏造する．
- 実際に傷病を負わせている場合は虐待（あるいは傷害）であるため，児童相談所や警察との連携が必要になる．

- 詐病も作為症と同様に自ら症状をつくり出すが，その目的は個人的な利益や要求（金銭や休暇の取得，投獄の回避など）である．

神経発達症（発達障害）

神経発達症（発達障害）

監修　宮脇 大

精神機能や運動機能の成熟
発達

- 精神機能や運動機能などの機能的成熟を，発達という．発達は，遺伝因子と環境因子の影響を受けるため，その速さや質に個人差がある．

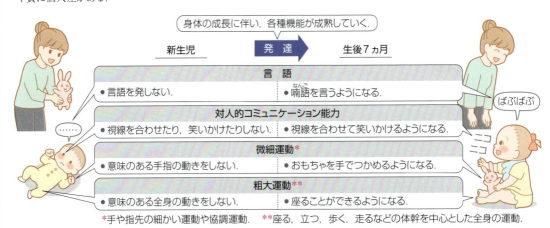

*手や指先の細かい運動や協調運動．　**座る，立つ，歩く，走るなどの体幹を中心とした全身の運動．

- 発達過程の詳細や検査については，p.26，360 および『病気がみえる vol.15 小児科』を参照のこと．

発達に遅れが生じる
神経発達症とは

- 神経発達症とは，何らかの脳機能障害によって発達に遅れや偏りが生じたために，対人交流や学習など生活に支障をきたす疾患の総称である．

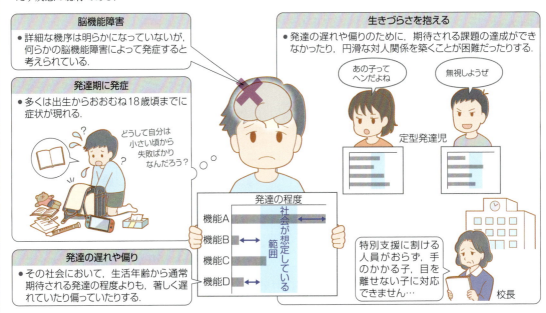

- 神経発達症：neurodevelopmental disorder　● 発達障害：developmental disorder　● 精神機能：mental function　● 運動機能：motility function　● 発達：development　● 遺伝因子：genetic factor　● 環境因子：environmental factor　● 言語：language　● 喃語：babbling　● 脳機能障害：brain dysfunction　● 知的発達症：intellectual developmental disorder　● 自閉スペクトラム症（ASD）：autism spectrum disorder

198　*An Illustrated Reference Guide*

主な神経発達症
境界はあいまいで重複が多い

- 神経発達症の代表的な疾患として，知的発達症〔p.218〕，自閉スペクトラム症（ASD）〔p.202〕，注意欠如多動症（ADHD）〔p.208〕，限局性学習症（SLD）〔p.220〕がある．それぞれの境界はあいまいで，重複することも多い．

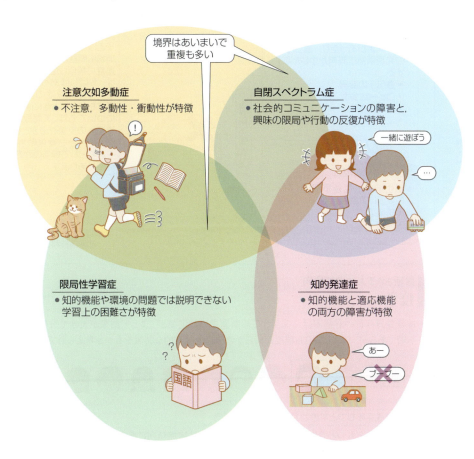

- その他，以下のような疾患もある．

チック症 〔p.214〕	チックとよばれる特徴的な発声や動きがみられる疾患
発達性協調運動症 〔p.207〕	体の各器官の動きを協調させる能力の発達が遅れ，不器用だったり運動が苦手だったりすることが特徴となる疾患
小児期発症流暢症（吃音） 〔p.217〕	流暢に話す能力の発達が遅れ，どもったり詰まったりすることが特徴となる疾患
言語症 〔p.200W〕	言語を用いる能力の発達が遅れることが特徴となる疾患
社会的（語用論的）コミュニケーション症 〔p.200W〕	適切にコミュニケーションする能力の発達が遅れることが特徴となる疾患

発達障害

- 神経発達症とほぼ同じ疾患群を指す．
- 発達障害者支援法〔p.217〕では，"自閉症，アスペルガー症候群その他の広汎性発達障害，学習障害，注意欠陥多動性障害などの脳機能の障害で，通常低年齢で発現する障害"としており，行政的な文脈で用いる場合はやや限定的な意味となる．

- 注意欠如多動症（ADHD）：attention-deficit / hyperactivity disorder　● 限局性学習症（SLD）：specific learning disorder　● 不注意：carelessness　● 多動性：hyperactivity　● 衝動性：impulsivity　● チック症：tic disorder　● 発達性協調運動症（DCD）：developmental coordination disorder　● 言語症：language disorder　● 社会的コミュニケーション症：social communication disorder　● 自閉性障害／自閉症：autism

Words & terms

療育 [p.201]
障害のある児の発達を促し，もっている能力を活用させ，社会生活機能を高めることを目指す支援を包括的に指す用語である．

発達障害者支援センター [p.201]
発達障害をもつ全年齢の患者やその家族を対象に，情報提供，相談支援，発達支援，就労支援などを行う．発達障害者支援法 [p.217] に基づき，都道府県や指定都市が設置する．

児童発達支援センター [p.201]
神経発達症（発達障害）に限らず肢体不自由児などを含め，障害をもつ子（主に未就学児）を対象に，身近な地域における通所支援機能，保育所など障害児を預かる施設への支援，障害児相談支援などを行う．理学療法，機能訓練などの医療提供を行う施設もある．児童福祉法 [p.469W] に基づき，市区町村や社会福祉法人などが設置する．

社会的コミュニケーション症 [p.199]
知的能力に問題がないにもかかわらず，状況に適切な様式で挨拶をしたり，相手に合わせて言葉遣いを変えたり，相づちを打ったり，冗談を理解したりといったコミュニケーションに困難を示す疾患．限局された反復的な行動様式を伴わない点が，自閉スペクトラム症と異なる．

言語症 [p.199]
知的能力や聴覚に問題がないにもかかわらず，語彙が少なかったり，使える構文が限られていたり，うまく文章をつなげて使うことが苦手だったりする疾患．自閉スペクトラム症とは違い，社会的コミュニケーションの障害や限局された反復的な行動様式は伴わない．

遺伝因子と環境因子が両方関係する
病因

- 神経発達症は，遺伝因子と環境因子が関係しあって，出生前～出生後早期に脳機能が障害されることで発症すると推測されている．

遺伝因子
- 脳機能の発達に関係する遺伝子に異常があったり，遺伝子の発現調節に異常が生じたりする．
  - 遺伝子の変異
  - コピー数多型
  - 一塩基多型
  - エピジェネティクスの異常
  など

関係しあう → 脳機能の障害

環境因子
- 出生前～出生後早期に，外的要因に曝露される．
  - 感染症
  - 薬物
  など

しつけや虐待といった出生後の養育環境は，神経発達症の環境因子とはなりません．しかし，養育環境に問題がある子どもが神経発達症に類似した症状をみせることは，しばしばあります．したがって，神経発達症のような症状の子どもをみたときには，養育環境についても詳しく聴取し，神経発達症への支援を必要としているのか，それとも養育環境の安定化を必要としているのかを見極める必要があります．

児童精神科医

診断される人は増加傾向
疫学

- 神経発達症群の有病率は，採用する診断基準の設定などによって結果が大きく異なるため正確には不明であるが，人口の10%程度が何らかの神経発達症的な特徴をもつと考えられている．

約10人に1人

神経発達症をもつと診断される人数の増加傾向

- 神経発達症をもつと診断され，支援を受ける人数は増加傾向にある．例として，特別支援教育 [p.435] として通級による指導を受けている自閉スペクトラム症・ADHD・限局性学習症をもつ児童生徒数の変化を示す．

通級による指導を受けている児童数の変化

凡例：
- 自閉スペクトラム症
- ADHD
- 限局性学習症
※小・中・高等学校計

資料：文部科学省．令和3～4年度特別支援教育に関する調査の結果について

年度	自閉スペクトラム症	ADHD	限局性学習症
平成28年	15,876	16,886	14,543
平成29年	19,567	18,135	16,545
平成30年	24,175	21,300	20,293
令和1年	25,635	24,709	22,389
令和2年	32,347	33,827	30,612

- こういった増加傾向は，社会環境の変化により適応困難となる人が増えたことや，神経発達症についての啓蒙活動が盛んになったこと，診断基準が改訂されたことなどを反映したものと考えられている [p.19]．

+α もっとわかる

- 社会的コミュニケーション症：social communication disorder
- 神経発達症：neurodevelopmental disorder
- 遺伝子：gene
- コピー数多型：copy number variation
- 一塩基多型（SNP）：single nucleotide polymorphism
- エピジェネティクス：epigenetics

■ 神経発達症かもしれないと思ったら
対応・支援までのながれ

- 神経発達症の発見から対応・支援までの，大まかなながれを次に示す．

発見のきっかけ	● 次のようなきっかけで，神経発達症をもっている可能性を疑う． ・乳幼児健診で発達の遅れを指摘される． ・家庭や幼稚園・保育園，学校などでのふるまいに違和感を指摘される． ・二次障害〔p.213〕をきたす．
相談先	● 神経発達症を疑ったとき，次のような機関に相談する． ・かかりつけ医　・児童相談所〔p.471〕 ・市町村保健センター　・発達障害者支援センター〔p.200W〕
受診先	● 診断を受けるためには，次の診療科を受診する． ・小児科　・児童精神科
対応・支援	● 疾患や本人の特性に合わせ，以下のような対応・支援が受けられる． ・療育（児童発達支援センター〔p.200W〕），特別支援教育〔p.435〕 ・精神障害者保健福祉手帳〔p.464〕や療育手帳〔p.469W〕の申請・交付　など

Supplement

大人の神経発達症（発達障害）

- 神経発達症をもつ子どもが，小児期には見過ごされ，成人してから神経発達症と診断されることがある．このような現象は"大人の神経発達症（発達障害）"として，近年社会で注目を集めている．

小児期	成人期	相談・受診
● 神経発達症は生まれつきの特性だが，小児期には見過ごされていた．	● 成人してから，様々な経緯で神経発達症をもつ可能性に気づく．	● 発達障害者支援センターや産業医との相談などを経て精神科・心療内科を受診し，神経発達症と診断される．

成人になってから神経発達症の疑いで受診する患者は，小児の患者と以下のような点で異なります．
- 1人で受診したり（親から小児期の様子を聴取できない），あらかじめ自分で神経発達症という診断を想定していたりするために，客観的な情報を得ることが難しい．
- 不安症やうつ病など複数の二次障害をもって受診することが多く，主訴が神経発達症の症状でないことがある．

● 二次障害：secondary disability　　● 小児期：childhood　　● 成人期：adulthood

自閉スペクトラム症

監修　宮脇 大

intro. 自閉スペクトラム症とは，社会的コミュニケーションの障害と限局された反復的な行動が発達早期から現れ，社会的・学業的・職業的活動に支障をきたす疾患である．人口の約1〜3%にみられる．

Words & terms

こころの理論 (TOM) 障害仮説
ASDでは他者のこころの状態を推測する機能（こころの理論）の発達に遅れがあるとする仮説．

実行機能障害仮説
実行機能とは，自分の目標達成のために計画を立て，行動や思考を調節する脳の働きのことである．ASDでは柔軟性と計画性に障害があるとする仮説．このため，融通が利かず，特定の手順へのこだわりがみられる．

弱い中枢性統合仮説
ASDでは情報を統合して全体的な意味を抽出しそれを利用する能力が弱いとする仮説．このため，細部にとらわれてしまい大局的な判断や本質的な理解が難しい．

MINIMUM ESSENCE

ASD：autism spectrum disorder

❶ 男児に好発する．〈男女比 = 4：1〉
❷ 人見知りや母親の後追い行動がみられなかったり，〈社会的コミュニケーションの障害〉
❸ 同じ行動パターンにこだわったり，興味が非常に偏っていたり，〈限局された反復的な行動〉
❹ 特定の感覚をひどく嫌がったり反応が鈍かったりする．〈感覚過敏，感覚鈍感〉
❺ これらの症状は，乳幼児期から目立つことが多く，
❻ 友人関係や学校生活に支障が出るほど深刻である．

➡ **自閉スペクトラム症**を考える．

治療

- **心理社会的治療**を行う．本人にとってわかりやすいよう環境や予定，手順を整理して示すこと（**構造化**）や，場面にふさわしい行動の仕方を練習する**社会生活技能訓練（SST）**が有効である．

コミュニケーションが苦手でこだわりが強い
自閉スペクトラム症とは

- 自閉スペクトラム症とは，
❶ 社会的コミュニケーションの障害，
❷ 限局された反復的な行動
で特徴づけられる神経発達症である．

2つの要素を両方もつ．

❶ 社会的コミュニケーションの障害
・コミュニケーションに興味を示さなかったり，苦手だったりする．
○○くん！　…

❷ 限局された反復的な行動
・興味をもつ対象が限られていたり，特定の行動パターンだけにこだわったりする．

症状の現れ方

- ❶，❷の症状は，次のような特徴をもって現れる．

社会的活動に支障がある．
1人遊びを邪魔されるとかんしゃくを起こして暴れるので，他の親御さんから苦情が出ています

発達の早期（乳幼児期）から現れる．
幼稚園

ここでいう"自閉"は，本症をもつ人に様々な程度で現れる，他者と相互関係をもたない傾向をいい，統合失調症の基本症状（Bleuler の 4A (p.90)）の1つ，"Autism"に由来します．いわゆる"引きこもり(p.426)"とは，概念上の関係はありません．

精神科医

● 自閉スペクトラム症 (ASD)：autism spectrum disorder　● 社会的コミュニケーション：social communication　● 言語症：language disorder　● 社会生活技能訓練 (SST)：social skills training　● 神経発達症：neurodevelopmental disorder　● かんしゃく：temper tantrum　● 統合失調症：schizophrenia　● 引きこもり：social withdrawal　● こころの理論 (TOM)：theory of mind

▍他者との関わりにおいて通常とは異なる反応がみられる
社会的コミュニケーションの障害

● 社会的コミュニケーションの障害に関連する症状の例を示す．

❶他人の考えや感情を推測しにくい

例
- 他人の様子を見て，模倣するのに努力を要する．
- 会話が一方向になりやすい．

❷身ぶりや表情を読みとりにくい

例
- アイコンタクトが少ない．
- 指さしの出現が遅れる．
- 他人の表情の変化に気づきにくい．

❸人間関係を築き，保つのが苦手である

例
- 相手の興味に合わせようとしない．
- ごっこ遊びをしない．
- 同年代の仲間に興味を示さない．

▍強いこだわりや繰り返し
限局された反復的な行動

● 限局された反復的な行動に関連する症状の例を示す．

❶単調な動きや言葉を繰り返したがる

例
- 常同運動がみられる．
- 反響言語がみられる．
- おもちゃを本来の使い方ではなく，一列に並べるような遊びを好む．

❷いつも同じ，特定の手順にこだわる

例
- 毎日，同じ道順を通りたがる．
- 毎日，儀式のようなあいさつをする．
- 少しでもいつもと違う状況になると，パニックを起こす．

❸特定の対象に強く執着する

例
- 一般的にはあまり興味をひかない物（電車の運行表など）を強く好み，暗記する．
- 特定の感覚を刺激するもの（くるくる回るものなど）を眺め続ける．

感覚への反応の異常

● これらの症状の背景に，感覚刺激への反応の異常が存在することがある．

感覚過敏
- 特定の感覚を非常に嫌がる．

例：服のタグの感触などを嫌がる．

感覚鈍感
- 特定の感覚にあまり反応しない．

例：遊んでいる最中の怪我の痛みを気にしない．

● 反響言語／エコラリア：echolalia ● 指差し：pointing ● 常同運動：stereotypic movement ● 感覚過敏：hyperesthesia ● 感覚鈍麻：hypoesthesia

神経発達症（発達障害） 自閉スペクトラム症

Words & terms

特定不能の広汎性発達障害
広汎性発達障害の下位カテゴリーの一つ．対人相互反応の質的な障害など，広汎性発達障害の特徴がみられるが，他の広汎性発達障害や精神疾患の診断基準を満たさない場合をいう．

自閉症（自閉性障害）
広汎性発達障害の下位カテゴリーの一つ．❶対人相互反応の質的な障害，❷コミュニケーション能力の障害，❸行動・興味の限局や反復がみられる．

Asperger症候群
広汎性発達障害の下位カテゴリーの一つ．❶対人相互反応の質的な障害と，❸行動・興味の限局や反復がみられるが，❷コミュニケーション能力の障害を伴わない．

小児期崩壊性障害
広汎性発達障害の下位カテゴリーの一つ．2歳頃まで正常な発達があり，その後10歳までの間に，すでに獲得していた言語や運動，排泄などの機能が大きく失われる．

Rett症候群
広汎性発達障害の下位カテゴリーの一つ．生後5ヵ月〜2歳頃まで正常な発達があり，その後急速に，すでに獲得していた言語や運動，排泄などの機能が大きく失われ，手をねじるような独特の動きが出現する．主に女児に発症する．原因として，MECP2遺伝子の変異が挙げられている．

広汎性発達障害から自閉スペクトラム症へ
診断基準の変遷

- DSM-Ⅳでは，自閉性障害（いわゆる自閉症）を中核とする疾患群を広汎性発達障害（PDD）と総称し，その中に5つの疾患が含まれていた．
- この診断分類の問題点として，一部の症状を満たせば診断できる特定不能のPDDが多くなること，各疾患が質的に異なる独立した疾患単位であるエビデンスに乏しいことなどが挙げられていた．
- DSM-5では，DSM-ⅣでPDDに含まれていた疾患は重症度の異なる連続した疾患であるととらえ，自閉スペクトラム症（ASD）に一本化し，そのうえで，各症状の重症度や特徴（言語・知能障害の有無や特定の遺伝子異常の有無）を記載することとなった．

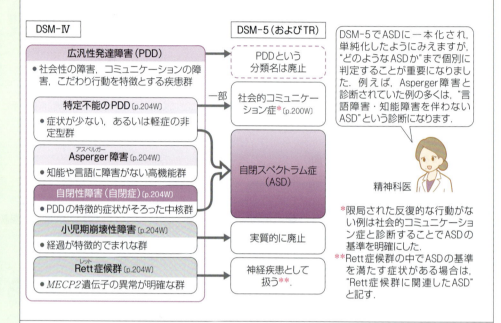

*限局された反復的な行動がない例は社会的コミュニケーション症と診断することでASDの基準を明確にした．
**Rett症候群の中でASDの基準を満たす症状がある場合は，"Rett症候群に関連したASD"と記す．

遺伝因子と出生前・周産期の環境因子
原因

- 自閉スペクトラム症は，遺伝因子と出生前・周産期の環境因子の組み合わせにより発症する，生まれつきの脳機能障害であると考えられている．
- 現在考えられている原因の一部を示すが，多くは未解明である．

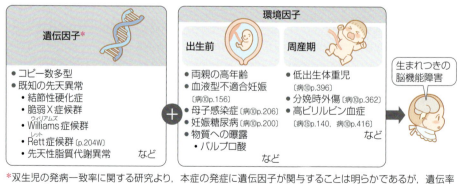

*双生児の発病一致率に関する研究より，本症の発症に遺伝因子が関与することは明らかであるが，遺伝率〔p.13〕の推定値は40〜90%とばらつきがある．

- 広汎性発達障害（PDD）：pervasive developmental disorders　● 自閉スペクトラム症（ASD）：autism spectrum disorder　● アスペルガー症候群：Asperger syndrome　● 自閉性障害／自閉症：autism　● 小児期崩壊性障害：childhood disintegrative disorder　● レット症候群：Rett syndrome　● 結節性硬化症：tuberous sclerosis　● 脆弱X症候群：fragile X syndrome　● 血液型不適合妊娠：blood type incompatibility　● 妊娠糖尿病（GDM）：gestational diabetes mellitus

症状経過
特性は持続するが症状の目立ち方が変化する

- 自閉スペクトラム症（ASD）の特性は生涯持続する．しかし，環境の変化により症状が目立ちやすくなったり，対処法の習得により目立ちにくくなったりする．したがって本症の経過は，疾患自体の重症度に加えて，本人がどのような環境に置かれるかや対処法を習得する機会をもてるかに影響されるため，個人差が大きい．

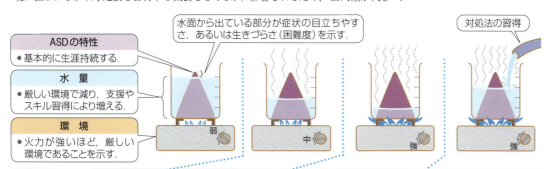

該当する時期	出生〜幼児期早期	幼児期中期	幼児期後期〜学童期	青年期〜
時期の特徴	●少し違和感をもたれることもあるが，同年齢の他児も発達のばらつきが大きい． →症状に気づかれにくい．	●保育園・幼稚園に入園して他者と関わったり，いつもと違う状況にさらされたりする機会が増える． →症状に気づかれ始める．	●小学校入学などでさらに他者との関わりやいつもと違う状況が増える． ●支障をきたした時の対処法が身についていない． →最も症状に気づかれやすい．	●本人なりに他者との関わりへの関心が強まる． ●本人なりの対処法が身につく． ●本人が症状を隠す． →症状に気づかれにくい．
現れる症状の例	●母親の後追いをしない． ●人見知りをしない． ●視線が合いにくい．	●他児とごっこ遊びをしない． ●かんしゃくを起こす．	●あいまいな指示を理解できない． ●独自のルールを厳しく守ろうとして他児と衝突する．	●空気を読むことに努力を要する． ●臨機応変な対応ができない．

  ASDの特性自体の大きさも人それぞれです．特性が大きくても支援が充実していれば困難度は減り，特性が小さくても支援が足りなければ困難度は増えることになります．

診断
遊び方などについて情報を集める

●情報の聴取，検査，直接観察を組み合わせて総合的に診断する．

関係者からの情報聴取
- 本人，家族，保育園や学校の教師などから多面的に情報を聴取する．
- 遊び方や他児との関わり方，不器用さ，感覚過敏などについて確認する．

検査
- 複数の検査を組み合わせる．

発達検査・知能検査
- 他の神経発達症[p.199]との併存を考え，知的能力や発達の偏りを調べる．
  - WISC-V [p.359]（成人ではWAIS-Ⅳ）
  - KABC-Ⅱ [p.360W]

症状評価尺度
- 自閉スペクトラム症の症状を客観的に把握する．
  - PARS-TR [p.366W]

聴力検査
- 言葉の遅れがある場合，聴覚障害が原因でないことを確かめる．

直接観察
- 面接室だけでなく，待合室などでの様子や保護者とのやりとりも観察する．

待合室

面接室

↓ ↓ ↓
総合的に診断

● 感覚過敏：hyperesthesia　● 神経発達症：neurodevelopmental disorder　● ウェクスラー式児童用知能検査（WISC）：Wechsler intelligence scale for children　● ウェクスラー式成人知能検査（WAIS）：Wechsler adult intelligence scale　● K-ABC：Kaufman assessment battery for children　● 聴覚障害：auditory disorder

治療 — 問題に合わせて行う

- 自閉スペクトラム症の治療方針の概要を示す．
- 問題となる行動の背景にある，患者なりの理由に合わせて，まずは心理社会的治療を行う．

1st 心理社会的治療
- 構造化〔次項〕
- 行動療法
  - ペアレント・トレーニング
  - 社会生活技能訓練（SST）[p.420]
  など

± **薬物療法**（小児期の一部の症状に対して検討）
- 抗精神病薬
  - リスペリドン
  - アリピプラゾール
- メラトニン受容体作動薬
  - メラトニン

構造化 — 本人にとってわかりやすくする

- 構造化とは，予定や環境，手順などを，本人にとってわかりやすい形に整理することをいう．
- 自閉スペクトラム症の患者は，複雑であいまいな状態を苦手とするため，構造化により"何をする時間か""何をする場所か""どうやるか"を明確に示すと過ごしやすくなる．

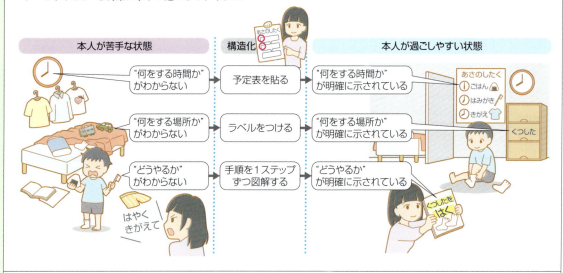

本人が苦手な状態	構造化	本人が過ごしやすい状態
"何をする時間か"がわからない	予定表を貼る	"何をする時間か"が明確に示されている
"何をする場所か"がわからない	ラベルをつける	"何をする場所か"が明確に示されている
"どうやるか"がわからない	手順を1ステップずつ図解する	"どうやるか"が明確に示されている

薬物療法 — 一部の症状に対しては有効

- 本症による症状の一部には，薬物が有効である（神経発達症での適応は小児期のみ）．

症 状	薬 物	一般名（商品名）
易刺激性	抗精神病薬	リスペリドン（リスパダール®） アリピプラゾール（エビリファイ®）
睡眠障害（入眠困難）	メラトニン受容体作動薬	メラトニン（メラトベル®）

易刺激性が強い患者の場合，薬物療法で易刺激性を抑えることで，外界からの刺激を受け入れやすくなり，行動療法などの心理社会的治療がより効果的になることがあります．

- この他，強迫症状にSSRI（フルボキサミン）[p.386]を用いることがある．

- 自閉スペクトラム症（ASD）：autism spectrum disorder
- 構造化：structuring
- 社会生活技能訓練（SST）：social skills training
- ペアレント・トレーニング：parent training
- 抗精神病薬：antipsychotics
- メラトニン受容体作動薬：melatonin receptor agonist
- 易刺激性／易怒性：irritability
- 睡眠障害：sleep disorders
- 入眠困難：difficulty initiating sleep／sleep onset insomnia
- 強迫症状：compulsive symptom
- セロトニン再取り込み阻害薬（SSRI）：selective serotonin reuptake inhibitors

Supplement

成人期の自閉スペクトラム症

- 自閉スペクトラム症の症状は生涯持続するが，本人なりに対処法を学習することで，成人期には症状が軽減してみえることもある．
- 一方で，知能が正常な場合，小児期には問題視されず，成人期に周囲からの支援がなくなったり，本人にとってストレスの大きい状況が増えたりして，症状が顕在化することがある．

成人期に症状が顕在化した自閉スペクトラム症患者の例

Supplement

発達性協調運動症（DCD）

- 協調運動とは，手足の動きや体の姿勢などの各部の動きをまとめてなめらかに動かす運動のことをいう．
- DCDとはこの協調運動の障害により動作がぎこちなくなり，運動技能の遂行が遅く，不正確になることにより日常生活を妨げてしまう疾患である．

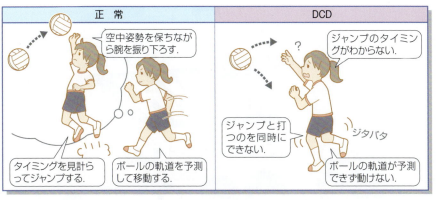

- 運動機能の獲得が遅れると，劣等感を抱きやすくなり，自尊心の低下や社会活動の低下につながる．

対応
- それぞれの子どもの発達段階や運動課題に合わせて，作業療法，感覚統合療法などを組み合わせた支援を検討する．

- 二次障害：secondary disability ● 発達性協調運動症（DCD）：developmental coordination disorder ● 作業療法（OT）：occupational therapy ● 感覚統合療法：sensory integration training

注意欠如多動症（ADHD）

監修　宮脇 大

intro. 注意欠如多動症（ADHD）とは，不注意と多動性−衝動性により，社会的・学業的・職業的活動に支障をきたす疾患である．小児の約5〜7.5％，成人の約2.5％にみられる．多くは小児期に診断され，成長とともに落ち着くが，成人期になっても症状が持続したり，成人期になってから症状が明らかになったりすることもあり，近年は大人のADHDとして注目されている．

Words & terms

ADHD評価スケール（ADHD−RS） [p.210]
ADHDの症状評価尺度 [p.361]．不注意，多動性−衝動性の2つの項目がある．保護者が回答する家庭版と，教師が回答する学校版がある．

CAARS [p.210]
成人（18歳以上）を対象としたADHDの症状評価尺度．不注意・記憶，多動性・落ち着きのなさ，衝動性・情緒不安定性，自己概念（自分に対して否定的な考えをもっているかなど）の4つの項目ごとに傾向を数値化する．自記式と，本人をよく知る人が記入する形式の2種類がある．

MINIMUM ESSENCE
ADHD : attention−deficit／hyperactivity disorder

❶ 男児に好発する． 〈男女比＝1.6〜2：1〉
❷ **長時間集中した状態を保つことが難しい**， 〈不注意〉
❸ **じっとおとなしくしていることが難しい**， 〈多動性〉
❹ 適切なタイミングまで**待つことが難しい**などの症状がある． 〈衝動性〉
❺ これらの症状の程度は年齢不相応で，友人関係や学校生活などに支障が出るほど深刻である．

➡ 注意欠如多動症（ADHD）を考える．

治療
- まず**心理社会的治療**を行う．気が散るようなものを片づけるなどの環境調整や，場面にふさわしい行動の仕方を練習する**社会生活技能訓練（SST）**が有効である．
- 必要に応じて，中枢神経刺激薬（**メチルフェニデート**）などを用いる．

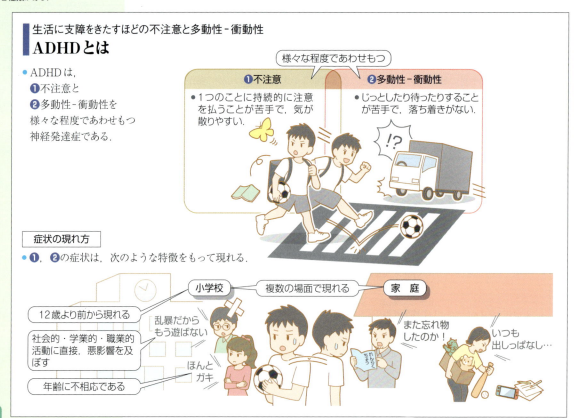

生活に支障をきたすほどの不注意と多動性−衝動性

ADHDとは

- ADHDは，❶不注意と❷多動性・衝動性を様々な程度であわせもつ神経発達症である．

症状の現れ方
- ❶，❷の症状は，次のような特徴をもって現れる．

・12歳より前から現れる
・社会的・学業的・職業的活動に直接，悪影響を及ぼす
・年齢に不相応である

❶不注意：1つのことに持続的に注意を払うことが苦手で，気が散りやすい．
❷多動性−衝動性：じっとしたり待ったりすることが苦手で，落ち着きがない．

様々な程度であわせもつ
複数の場面で現れる（小学校／家庭）

● 注意欠如多動症（ADHD）：attention-deficit / hyperactivity disorder ● 不注意：carelessness ● 多動性：hyperactivity ● 衝動性：impulsivity ● ADHD評価スケール（ADHD-RS）：attention-deficit/hyperactivity disorder rating scale ● CAARS：Conners' adult ADHD rating scales ● 社会生活技能訓練（SST）：social skills training ● 中枢神経刺激薬：central nervous system stimulants

■ 就学前は見過ごされることも多い
不注意

● 不注意に関連した症状の例を示す．

物事を秩序だてて管理するのが苦手

例
- 整理整頓ができない．
- なくし物が多い．
- 提出期限に間に合うように，宿題の段取りをつけるのが難しい．

細部まで注意を払うのが苦手

例
- ケアレスミスが多い．
- 動作が乱雑である．

集中した状態を維持するのが苦手

例
- 先生の指示を聞き逃すことが多い．
- 授業中に外的な刺激や，無関係な考えに気をとられる．

● 不注意は，就学前には"うっかりしている子"として見過ごされ，就学後に他の子と同じように活動する必要性が大きくなってから気づかれることが多い．

■ 怪我をしたり叱責されたりしやすい
多動性-衝動性

● 多動性-衝動性に関連した症状の例を示す．

多動性

同じ姿勢を保つのが苦手

例
- 着席中もそわそわと手足を動かす．
- 授業中に席を離れる．
- じっとしていることを求められる場面を避ける．

おとなしくするのが苦手

例
- 電車の中で走りまわる．
- しゃべる量が多い．
- 静かにおとなしく遊ぶことができない．

衝動性

待つのが苦手

例
- 遊びの列に割り込む．
- 他の子のおもちゃに触る．
- ボールを追って，車の前に飛び出す．
- 教師が質問を言い終わらないうちに，答え始める．

一瞬の気持ちを抑えるのが苦手

例
- 怒りっぽい．

● 多動性-衝動性は，"活発な子"として見過ごされることもあるが，他の子とのトラブルや怪我の原因となるため，不注意と比べると就学前から気づかれやすい．

年齢や環境の影響が大きい
優勢となる症状の変化

- ADHDでは，不注意と多動性-衝動性の両方が目立つ場合と，どちらか一方が目立つ場合とがあり，年齢や環境の影響を受けて現れ方が変化する．
- 二次障害〔p.213〕が出現せず，症状が改善していく場合には，多動性-衝動性は年齢とともに軽減して，相対的に不注意が優勢となり，やがてADHDの診断基準を満たさない程度になることが多い．

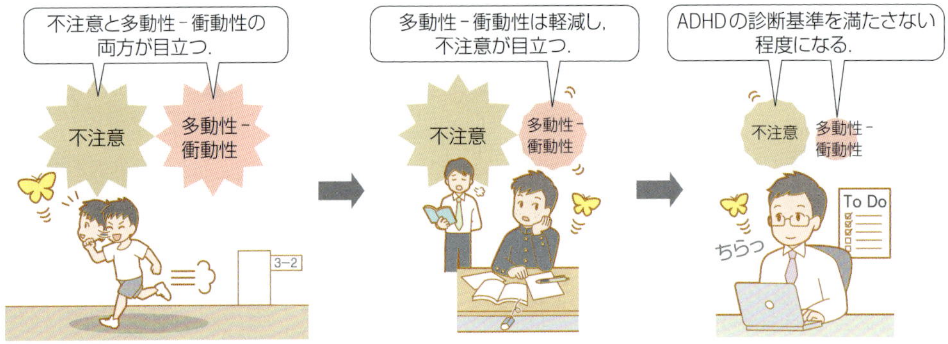

不注意が優勢な状態について

- 不注意が優勢な場合，ADHDだと気づかれにくい．
- 女性は男性と比較し，不注意が優勢であることが多い．このため，女性では診断が遅れる場合が多い．

併存症の程度を含めて評価する
診断

- 情報の聴取，検査，直接観察を組み合わせて総合的に診断する．

関係者からの情報収集

- 本人，家族，保育園や学校の教師などから多面的に情報を聴取する．
- 学校の成績表などを資料として活用する．

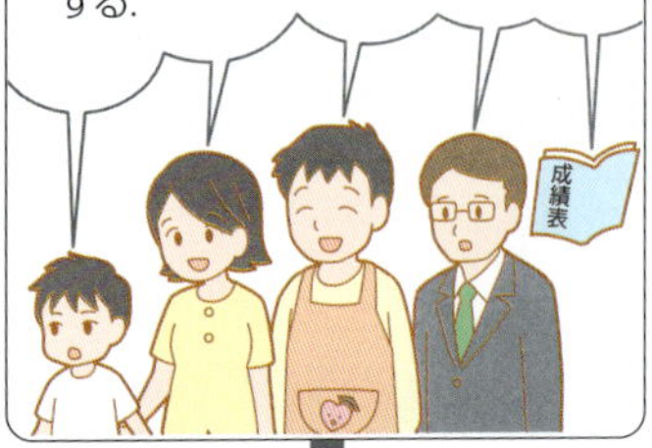

検　査

- 複数の検査を組み合わせる．

発達検査・知能検査

- 他の神経発達症〔p.199〕との併存を考え，知的能力や発達の偏りを調べる．
  - WISC-Ⅴ〔p.359〕(成人ではWAIS-Ⅳ)
  - KABC-Ⅱ〔p.360W〕

症状評価尺度

- ADHDの症状を客観的に把握する．
  - ADHD-RS〔p.208W〕(成人ではCAARS〔p.208W〕)

直接観察

- 面接室だけでなく，待合室などでの様子や保護者とのやりとりも観察する．

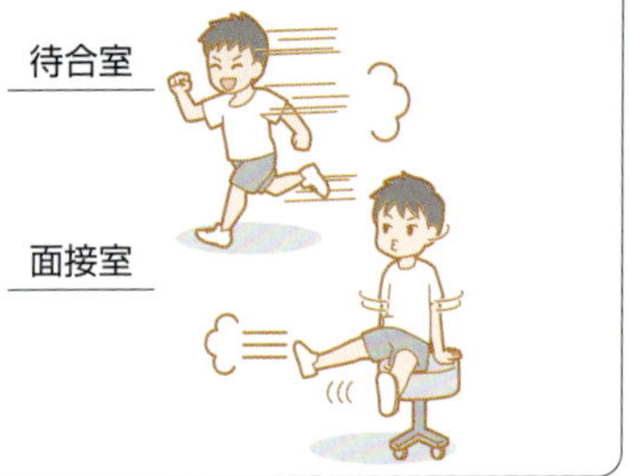

↓

総合的に診断

- この他，内科的疾患や神経疾患の可能性を除外するため，血液検査や画像診断などを行うこともある．
- 心理的問題（虐待の影響など）の可能性を考え，心理検査を行うことがある．

鑑別疾患

- 鑑別に挙がる疾患や状態を示す．

精神疾患	併存症〔p.213〕として多い	● 自閉スペクトラム症〔p.202〕 ● 知的発達症〔p.218〕 ● チック症〔p.214〕 ● 発達性協調運動症〔p.207〕
	二次障害〔p.213〕として多い	● 反抗挑発症〔p.257〕 ● 素行症〔p.257〕 ● 不安症〔p.154〕 ● うつ病〔p.114〕 ● 適応反応症〔p.187〕
	類似した状態を示しやすい	● 脱抑制型対人交流症〔p.190〕
内科的疾患		● 甲状腺機能亢進症〔病③p.244〕による活動性亢進 ● アトピー性皮膚炎〔病⑭p.80〕による掻痒 ● 食物アレルギー〔病⑥p.56〕による掻痒（そうよう）
神経疾患		● てんかん〔病⑦p.456〕 ● 脳腫瘍〔病⑦p.496〕
薬　物		● 気管支拡張薬 ● イソニアジド ● 抗精神病薬〔p.380〕
その他		● 刺激の少ない，退屈な環境

+α もっとわかる

● 注意欠如多動症（ADHD）：attention-deficit / hyperactivity disorder ● ウェクスラー式児童用知能検査（WISC）：Wechsler intelligence scale for children ● ウェクスラー式成人知能検査（WAIS）：Wechsler adult intelligence scale ● K-ABC：Kaufman assessment battery for children ● ADHD評価スケール（ADHD-RS）：attention-deficit/hyperactivity disorder rating scale ● CAARS：Conners' adult ADHD rating scales ● 自閉スペクトラム症（ASD）：autism spectrum disorder

まずは心理社会的治療
治療方針

- ADHDの治療方針の概要を示す．
- 基本的には，まず心理社会的治療を行い，必要に応じて薬物療法を追加する．

1st 心理社会的治療
- 環境調整
- 行動療法
  - ペアレント・トレーニング
  - 社会生活技能訓練（SST）　など

効果不十分の場合はさらに ＋

薬物療法
- 中枢神経刺激薬（メチルフェニデート）など
- ※原則として6歳以上が対象．

ADHDには4種類の薬があります．ただし日本では現状の治療実態などをふまえ，心理社会的治療から開始するのが基本です．（児童精神科医）

親や担任教師なども協力
心理社会的治療

- ADHDの心理社会的治療の例として，❶環境調整，❷ペアレント・トレーニング，❸社会生活技能訓練（SST）を取り上げる．

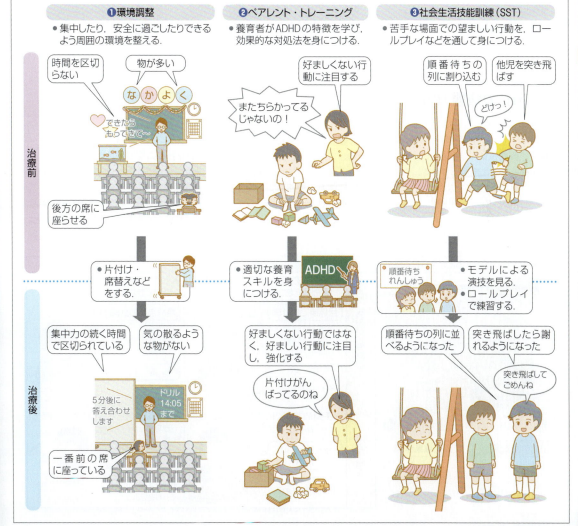

❶環境調整
- 集中したり，安全に過ごしたりできるよう周囲の環境を整える．

❷ペアレント・トレーニング
- 養育者がADHDの特徴を学び，効果的な対処法を身につける．

❸社会生活技能訓練（SST）
- 苦手な場面での望ましい行動を，ロールプレイなどを通して身につける．

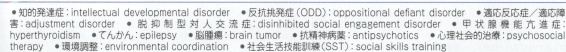

- 知的発達症：intellectual developmental disorder　●反抗挑発症（ODD）：oppositional defiant disorder　●適応反応症／適応障害：adjustment disorder　●脱抑制型対人交流症：disinhibited social engagement disorder　●甲状腺機能亢進症：hyperthyroidism　●てんかん：epilepsy　●脳腫瘍：brain tumor　●抗精神病薬：antipsychotics　●心理社会的治療：psychosocial therapy　●環境調整：environmental coordination　●社会生活技能訓練（SST）：social skills training

メチルフェニデート徐放薬など

薬物療法

- ADHDの治療薬としては，以下の4種類が保険適用となっている．

分　類	中枢神経刺激薬（ドパミン・ノルアドレナリン再取り込み阻害作用，遊離促進作用）		選択的ノルアドレナリン再取り込み阻害薬	選択的α_{2A}アドレナリン受容体作動薬
薬　物	●メチルフェニデート（徐放錠）	●リスデキサンフェタミン	●アトモキセチン	●グアンファシン
適応年齢	6歳以上*			
依存性	あ　り		な　し	
副作用	●食欲不振　●悪心　●腹痛 ●頭痛　●体重減少，成長遅延 ●不眠	●食欲不振　●頭痛 ●鼻咽頭炎　●不眠 ●体重減少	●食欲不振　●悪心 ●腹痛 ●頭痛 ●傾眠	●低血圧 ●徐脈 ●頭痛 ●傾眠
	※運動性チックおよびTourette症には禁忌			
特　徴	●朝1回の投与で即効性がある	●プロドラッグ〔薬④p.284〕 ・血中濃度が安定 ・作用時間が長い	●1日2回投与で数週間後に効果発現する ●作用時間が長い ●依存性が低い	●1日1回投与で1～2週間後に効果発現する

*リスデキサンフェタミンの適応は18歳未満である．

ADHD適正流通管理システム

- 中枢神経刺激薬は依存や乱用のおそれがあるため，ADHD適正流通管理システムという登録システムで，処方を受ける患者と，処方・調剤した医師・医療機関・薬局・調剤責任者の情報が管理されている．

Advanced Study

ADHDの病態（仮説）

- ADHDは，ドパミンおよびノルアドレナリン作動性神経系の機能不全によると考えられている．
- 病態の一部は，中枢神経系の❶実行機能系と❷報酬系の機能障害であることが明らかにされつつある．
- ❶実行機能系は，前頭前野〔病⑦p.26〕などの働きによる．目標までの計画，衝動的な行動の抑制，注意の持続，作動記憶〔p.46W〕などに関与している．ADHDでは，目的に見合った行動を計画してそれに集中したり，見合わない行動を抑制したりすることができないという点で，実行機能系の機能障害が推測されている．
- ❷報酬系は，眼窩前頭皮質，腹側線条体，前部帯状回などの働きによる．ある刺激に報酬としての価値を見いだしたり，期待したりすることに関与している．ADHDでは，後で得られるはずの報酬（遅延報酬）に期待することができないという点で，報酬系の機能障害が推測されている．

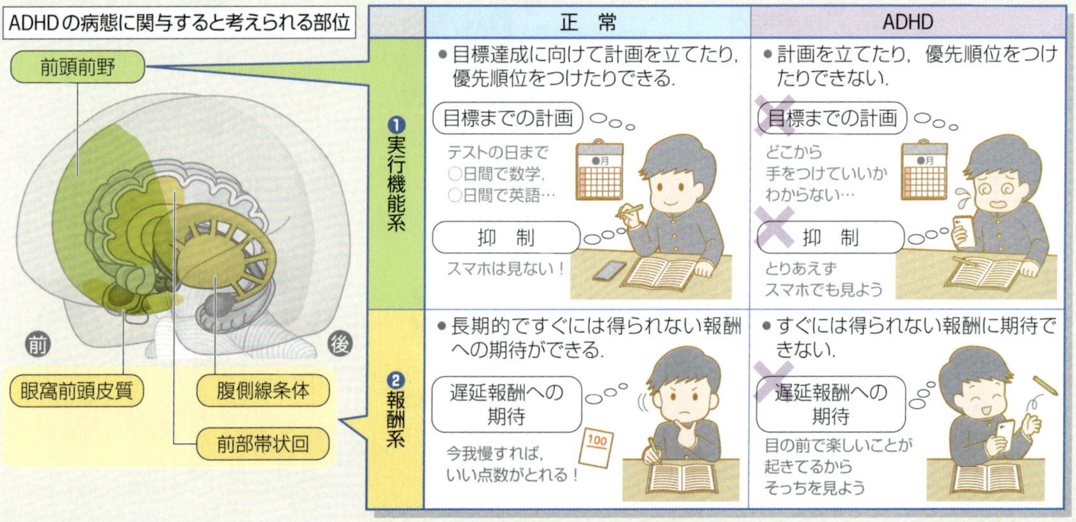

+α もっとわかる

●注意欠如多動症（ADHD）：attention-deficit / hyperactivity disorder　●中枢神経刺激薬：central nervous system stimulants　●ドパミン（DA）：dopamine　●ノルアドレナリン（NA）：noradrenaline　●運動チック：motor tic　●トゥレット症：Tourette syndrome　●中枢神経系（CNS）：central nervous system　●報酬系：reward system　●前頭前野：prefrontal cortex　●眼窩前頭皮質：orbitofrontal cortex　●腹側線条体：ventral striatum

元から併存するのか，続発したのか

併存症と二次障害

- ADHDなど神経発達症の患者は，生まれつき他の精神・神経疾患をあわせもつことがある．これを併存症（一次性併存症）という．
- また，不注意や多動性-衝動性により人間関係や就学・就職に支障をきたしやすく，その影響で元の症状が悪化したり，他の精神疾患を続発したりすることがある．これを二次障害（二次性併存症）という．

併存症（一次性併存症）

生まれつきの特性として，ADHDに他の精神・神経疾患が併存している．

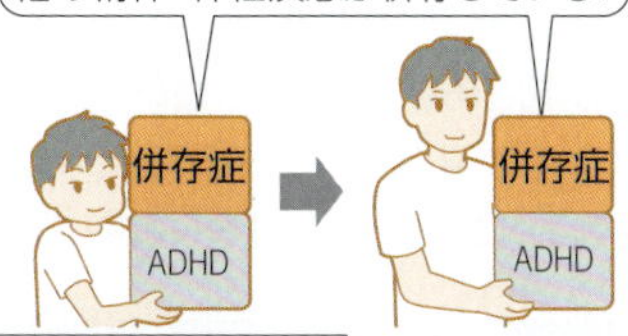

[併存する疾患の例]

- 自閉スペクトラム症〔p.202〕
- 限局性学習症〔p.220〕
- 知的発達症〔p.218〕
- チック症〔p.214〕
- 発達性協調運動症〔p.207〕
- てんかん〔病⑦p.456〕

など

二次障害（二次性併存症）

ADHDの症状により人間関係などに支障をきたした影響で発症・悪化する．

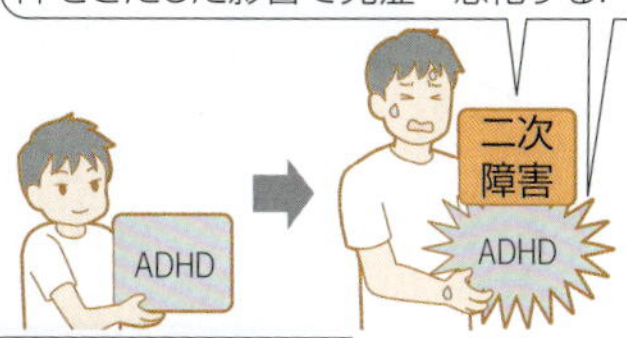

[続発する疾患の例]

- 反抗挑発症〔p.257〕
- 素行症〔p.257〕
- 反社会性パーソナリティ症〔p.252〕
- 不安症〔p.154〕
- うつ病〔p.114〕
- 適応反応症〔p.187〕

など

反社会性の亢進や抑うつなど

二次障害

- ADHDは，保護者や教師からの叱責や，友人からの拒絶の対象になりやすく，二次障害を発症しやすい．
- 特に，素行症〔p.257〕や反抗挑発症〔p.257〕などは，ADHDと関連が強いと考えられている．

[二次障害の発症]

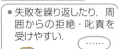

- 失敗を繰り返したり，周囲からの拒絶・叱責を受けやすい．

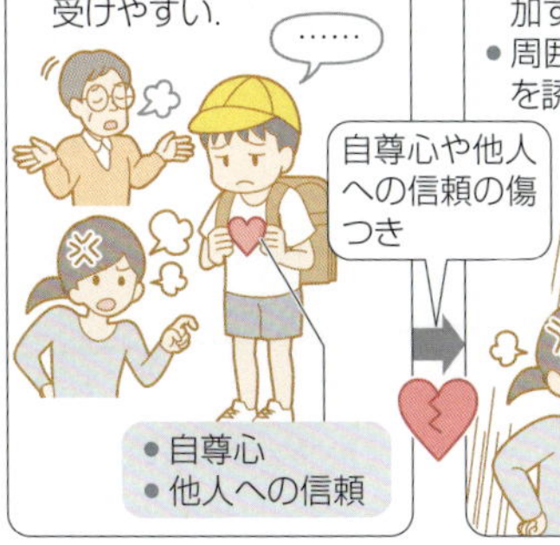

- 自尊心
- 他人への信頼

- 反社会的な行動（反抗的な態度をとる，引きこもるなど）が増加する．
- 周囲からのさらなる拒絶や叱責を誘発する．

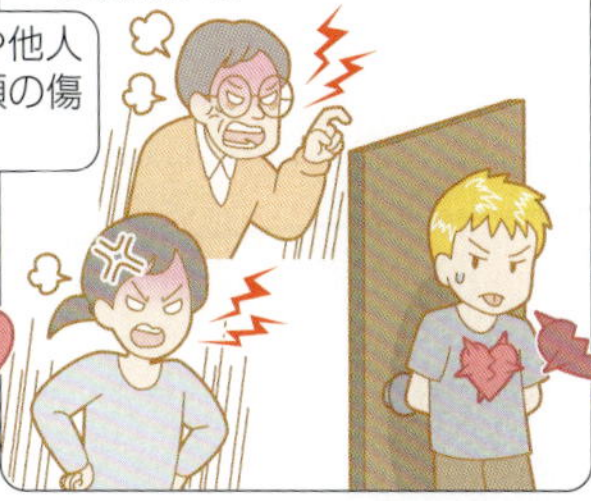

二次障害

外在化障害

- 怒りや葛藤が，攻撃的な行動として現れる．

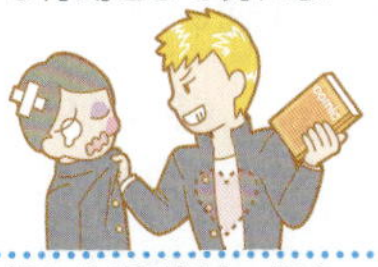

例

- 反抗挑発症〔p.257〕
- 素行症〔p.257〕
- 反社会性パーソナリティ症〔p.252〕

など

内在化障害

- 怒りや葛藤が，抑うつ気分や不安として現れる．

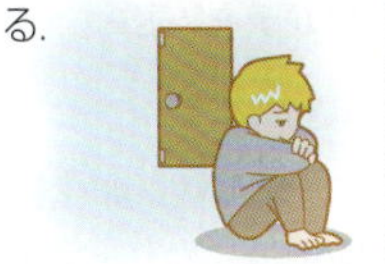

例

- 不安症〔p.154〕
- うつ病〔p.114〕
- 適応反応症〔p.187〕

など

Supplement

成人期のADHD

- ADHDの症状の一部は，成人期以降も残存することがある．
- 成人期では，小児期よりも責任の重い行動を求められたり，二次障害のために就労を継続できなくなったりするために，残存した症状が改めて注目され，ADHDと診断されることがある．
- 成人期では，不注意が問題となることが多い．
- 小児期にあった多動性-衝動性は軽快する傾向にある．

[成人期における症状の現れ方の例]

不注意

- 業務でのケアレスミスが多い．

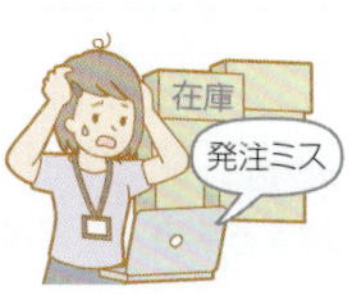

- 時間の管理が苦手で，納期に遅れたり，遅刻をしたりする．

- 会議の予定や頼まれた仕事を忘れやすい．

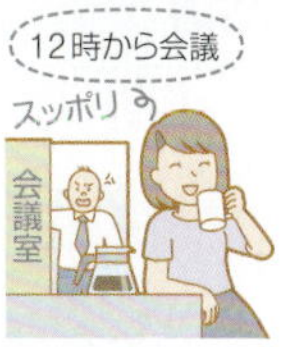

多動性-衝動性

- 結果を考えずに行動する．

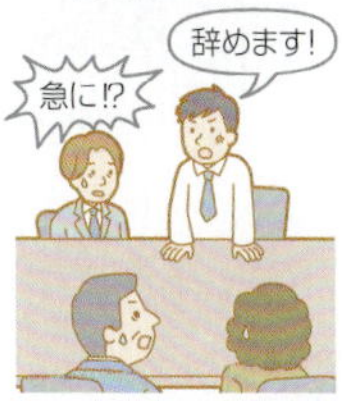

- 併存症：comorbidity
- 二次障害：secondary disability
- 自閉スペクトラム症（ASD）：autism spectrum disorder
- 限局性学習症（SLD）：specific learning disorder
- 知的発達症：intellectual developmental disorder
- チック症：tic disorder
- 発達性協調運動症（DCD）：developmental coordination disorder
- 反抗挑発症（ODD）：oppositional defiant disorder
- 素行症（CD）：conduct disorder
- 反社会性パーソナリティ症（ASPD）：antisocial personality disorder

+α もっとわかる

チック症

監修 宮脇 大

intro. ピクッ，ピクッとしたすばやい動きを繰り返したり，短い発声や言葉を繰り返したりすることが，発作的に起こる疾患．4〜6歳頃の男児に好発し，多くは成人前に治まる．有病率は，暫定的チック症が最も高く5〜24％，持続性運動または音声チック症では1〜2％，Tourette症では0.3〜0.8％と推測されている．

Words & terms

常同運動症
無目的に見える動作を反復し，社会的，学業的に支障をきたす疾患．反復する動作は，手を振るなどの無害な場合もあれば，指で目を突く，手を噛むなど自傷行為となる場合もある．しばしば，知的発達症〔p.218〕や自閉スペクトラム症〔p.202〕に併存する．運動チック〔p.215〕との鑑別は難しいが，より若年（3歳未満）で発症することや，動かす身体部位がいつも同じで持続時間が長いこと，動作の前兆となる衝動を欠くことなどが異なる．

MINIMUM ESSENCE

tic disorders

❶男児に好発する． 〈4〜6歳で発症．12歳でピーク〉
❷ピクッ，ピクッと**すばやく顔をしかめ**たり，**体をねじっ**たり，**肩をすくめ**たり， 〈運動チック〉
❸**咳払い**をしたり，**短いうなり声**をあげたり， 〈音声チック〉
❹「ばか」「死ね」などの社会的に受け入れられない単語を言ったりといったことを， 〈コプロラリア〉
❺意図していないにもかかわらず，発作的に繰り返してしまう．
➡ **チック症** を考える．

治療
● 成人前に治まることが多いが，不安や緊張で一時的に症状が増悪するため，親や教師には**症状を口やかましく注意しない**よう指導する．
● 症状が強い場合には，**アリピプラゾール**や**リスペリドン**を使用する場合がある．

補足事項
● DSM-5では，発症は18歳以前であることが診断要件となっている．
● ADHD〔p.208〕の併存が多い．二次障害として，強迫症〔p.167〕やうつ病〔p.114〕を発症することがある．

チックとチック症
チックを特徴とする疾患がチック症

● チックは"突発的，急速，反復性，非律動性の運動または発声"のことであり，チックが出現する疾患をチック症という．
● チックは，不安や緊張が強まったり，興奮したりすると増悪する．
● 睡眠中には消失することが多い．

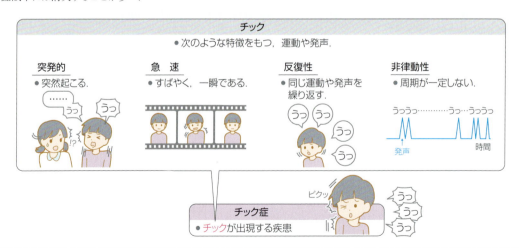

● チック症：tic disorder ● 持続性運動または音声チック症：persistent motor and vocal tic disorder ● トゥレット症：Tourette syndrome ● 常同運動症：stereotypic movement disorder ● 精神疾患の診断・統計マニュアル（DSM）：diagnostic and statistical manual of mental disorders ● 注意欠如多動症（ADHD）：attention-deficit / hyperactivity disorder ● 二次障害：secondary disability ● 強迫症（OCD）：obsessive-compulsive disorder ● うつ病：depression／major depressive disorder ● チック：tic

運動チックと音声チック
チックの分類

- チックは運動チックと音声チックに大別され，それぞれが単純チックと複雑チックに分けられる．

運動チック		音声チック	
単純運動チック	複雑運動チック	単純音声チック	複雑音声チック
● 持続時間の短い運動を繰り返す．	● より複雑な運動や，複数の単純運動チックを組み合わせた運動をする．	● 無意味な発声や呼吸音をたてる．	● 状況に合わない単語や文章を繰り返す．

例	例	例	例
● 目をしばたたかせる ● 顔をしかめる ● 白目をむく ● 首を急激に振る ● 肩をすくめる　など	● 体をねじる ● 飛びはねる ● 物に触れる ● 自分を叩く ● 他人の動作を何度も真似する（反響動作）　など	● 咳払いをする ● 鼻を鳴らす ● うなり声をあげる ● 奇声をあげる　など	● 社会的に受け入れられない言葉やわいせつな言葉を繰り返す（コプロラリア〔汚言症〕） ● 自分自身の言葉を繰り返す（同語反復） ● 最後に聞いた言葉を繰り返す（エコラリア〔反響言語〕）　など

前駆衝動

- チックの前には，"どうしてもそうせずにはいられない"という強く差し迫った衝動を感じることがあり，前駆衝動という．
- 前駆衝動は，チックを出すと一時的に解消される．
- 短時間であれば，前駆衝動に逆らってチックを抑えることはできる．

前駆衝動
- 不安や緊張で高まりやすくなる．
- 我慢には不快感が伴う．

チックを出すと前駆衝動は一時的に解消される．

チック症のある子にとっての前駆衝動とチックの関係を想像するには，私達が，くしゃみをこらえているときと，どうしても出てしまったときの感覚を思い出してみるとよいでしょう．

児童精神科医

チックの種類と持続期間による
チック症の分類

- チック症は，チックの種類と持続期間により，❶暫定的チック症，❷持続性（慢性）運動または音声チック症，❸Tourette症（トゥレット）の3種類に分けられる．

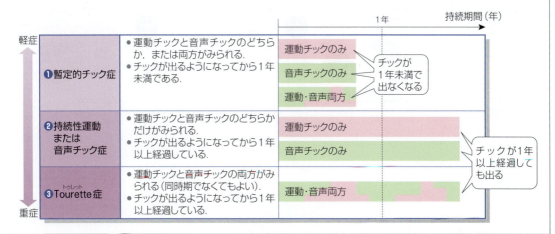

軽症 ↕ 重症	❶暫定的チック症	● 運動チックと音声チックのどちらか，または両方がみられる． ● チックが出るようになってから1年未満である．
	❷持続性運動 または 音声チック症	● 運動チックと音声チックのどちらかだけがみられる． ● チックが出るようになってから1年以上経過している．
	❸Tourette症	● 運動チックと音声チックの両方がみられる（同時期でなくてもよい）． ● チックが出るようになってから1年以上経過している．

● 運動チック：motor tic ● 音声チック：vocal tic ● 単純チック：simple tic ● 複雑チック：complex tic ● コプロラリア（汚言症）：coprolalia ● 同語反復：palilalia ● 反響言語／エコラリア：echolalia ● 前駆衝動：premonitory urge

Words & terms

チックに対する包括的な行動療法（CBIT） [p.216]
　Tourette症や重度のチック症を対象にしたアプローチを包括的にまとめたもの．心理教育やペアレント・トレーニングといった基本的な介入から，機能分析・環境調整，習慣反転法，リラクセーション法，曝露反応妨害法といった行動療法が含まれ，症例に応じて必要な治療を組み合わせて行う．

習慣反転法 [p.216]
　子ども自身が，チックがいつ起こるか，起こるときの前駆衝動に気づくトレーニング（アウェアネス）と，気づいたときにはチックとは別の動作を行うトレーニングから構成される．前駆衝動とチックの結びつきを断つことでチックを減らしていくことを目指す．ハビットリバーサルともよばれる．

リラクセーション法 [p.216]
　チックを起こすことで生じる患者の身体的，心理的緊張を軽減することを目指すもの．チック症に対するリラクセーション法としては，腹式呼吸（深呼吸）法や漸進的筋弛緩法 [p.414] などが用いられる．

リッカム・プログラム [p.217]
　小児期発症流暢症の治療の一つで，言語聴覚士の指導のもと，親が家庭で行う発話の訓練法．オペラント学習の考え方に基づき，子どもが流暢に発話できたときには褒めて強化し，吃音があった時にはおだやかな言い方で自己修正を促す．

運動チックと音声チックが1年以上みられる
Tourette症

- 多彩な運動チックと音声チックが1年以上にわたって出現する疾患を，Tourette（トゥレット）症といい，チック症の最重症型と考えられている．

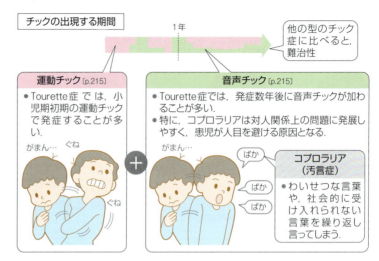

- 他のチック症に比べると難治性で，成人期になっても症状が持続したり，軽快と増悪を繰り返したりすることもある．
- 強迫症 [p.167] を併存することが多い．

重症度に応じて組み合わせる
治療

- チック症の治療は，生活への支障の程度や，本人が感じるチックによる不快感の程度に基づいて，必要性を判断する．
- 家族を含めた心理教育を基本とする．
- Tourette症を含む重症例では行動療法，薬物療法を検討する．

心理教育
- 家族を中心に，周囲の人の理解を進める．
- チックは抑え難い衝動に対する反応であり，意図的に起こしているものではない．

±

行動療法
- CBIT [p.216W]
  - 機能分析・環境調整
  - 習慣反転法 [p.216W]
  - リラクセーション法 [p.216W]
  - 曝露反応妨害法 [p.171]

±

薬物療法（保険適用外）
- ドパミン遮断作用のある抗精神病薬 [p.380] を用いる．
  - リスペリドン
  - アリピプラゾール　など

● 運動チック：motor tic　● 音声チック：vocal tic　● トゥレット症：Tourette syndrome　● 強迫症（OCD）：obsessive-compulsive disorder　● コプロラリア（汚言症）：coprolalia　● 習慣反転法／ハビットリバーサル：habit reversal technique　● 前駆衝動：premonitory urge

Supplement

小児期発症流暢症（吃音）

- 小児期発症流暢症（吃音）は，神経発達症の1つで，音や音節を繰り返したり，引き延ばしたり，詰まって出てこなかったりするために，流暢にしゃべることが妨げられるという特徴がある．
- 2〜5歳の男児に好発し，興奮したり，話したいことがたくさんあったりすると一時的に増悪する．
- 低年齢で発症した場合は軽症のことが多く，50〜80％が成長とともに自然軽快する．慢性の場合，二次障害[p.213]として社交不安症[p.163]を合併することがある．

【対応】
- 患者が低年齢の場合，吃音を助長していると思われる環境的要因を特定して減らしたうえで，経過観察で自然軽快を待つ．
- 積極的な介入の方法には，リッカム・プログラム[p.216W]などがある．

中核症状
- 連発（繰り返し）：「お，お，おはようございます」
- 伸発（引き伸ばし）：「おーーーーはようございます」
- 難発（ブロック，阻止）：「……っおはようございます」

二次的症状
- 随伴症状：顔をしかめる，体の動き
- 回避行動：言い換え，発話の回避

かつては，親は吃音に気づかないふりをするのが正しい対応とされていました．しかし，このような対応により子どもが吃音をタブーと考えるようになってしまうため，現在では吃音について気軽に話し合える家庭環境を用意することが重要とされています．

児童精神科医

Supplement

発達障害者支援法

- 発達障害者支援法は，発達障害[p.199]の早期発見や発達支援に関する国や地方公共団体の責務を明らかにするとともに，発達障害者が自立・社会参加できるよう，学校教育や就労など生活全般にわたる支援を明示した法律である（2005年施行）．

【発達障害者支援法の基本理念】
- 発達障害者への支援は，次の基本理念に則り行われる．

地域社会における共生を妨げない
- 全ての発達障害者に対して，社会参加の機会や，住む場所および一緒に住む相手を選択する機会を確保する．

社会的障壁を除去する
- 社会的障壁*の除去の助けとなるように行う．

個々の状態などに応じる
- 個々の発達障害者の性別，年齢，障害の状態や生活の実態に応じて行う．
- また，関係機関が連携し，発達障害者の意思に配慮しながら切れ目なく行う．

＊社会的障壁とは，発達障害がある者にとって日常生活や社会生活を営むうえで障壁となるような事物，制度，慣行，観念などをいう[p.459]．

【主な施策】
- 具体的には，次のような施策が定められている．

児童の発達障害の早期発見および発達障害者支援のための施策の例
- 乳幼児健診や就学前健診，学校健診などを通した発達障害の早期発見
- 早期の発達支援（個人の特性に応じた医療的，福祉的，教育的援助）の体制整備
- 発達障害者が就労するための体制整備や，特性に応じた適切な就労の機会の確保
- 発達障害により差別やいじめ，虐待やその他の被害を受けることがないよう防止策の推進
- 発達障害者の家族など，関係者への支援

発達障害者支援法が施行される以前は，発達障害は既存の障害者福祉制度の谷間に置かれ，その発見や対応が遅れがちでした．このため，社会全体で発達障害への理解を深め，各々の特性やライフステージに応じた支援を確立するため，この法律がつくられました．また，2016年の法改正で社会的障壁の除去が基本理念の1つとして盛り込まれました．発達障害は本人や家族だけの問題ではなく，社会全体で工夫や配慮，解決していく必要があると明記されたのです．

神経発達症（発達障害）　チック症

- チックに対する包括的な行動療法（CBIT）：comprehensive behavioral intervention for tics
- 薬物療法：pharmacotherapy
- 抗精神病薬：antipsychotics
- 小児期発症流暢症：childhood-onset fluency disorder
- 吃音：stuttering
- 神経発達症：neurodevelopmental disorder
- 社交不安症（SAD）：social anxiety disorder
- リッカム・プログラム：Lidcombe program

An Illustrated Reference Guide　217

知的発達症

監修
宮脇 大

intro. 知的機能と適応機能の両方が低いために，特別な支援を必要とする状態である．有病率は約1％である．

知的機能と適応機能の障害
知的発達症とは

- 知的機能の障害と適応機能の障害の両方が発達期（18歳頃まで）に生じ，特別な支援を必要とする状態である．

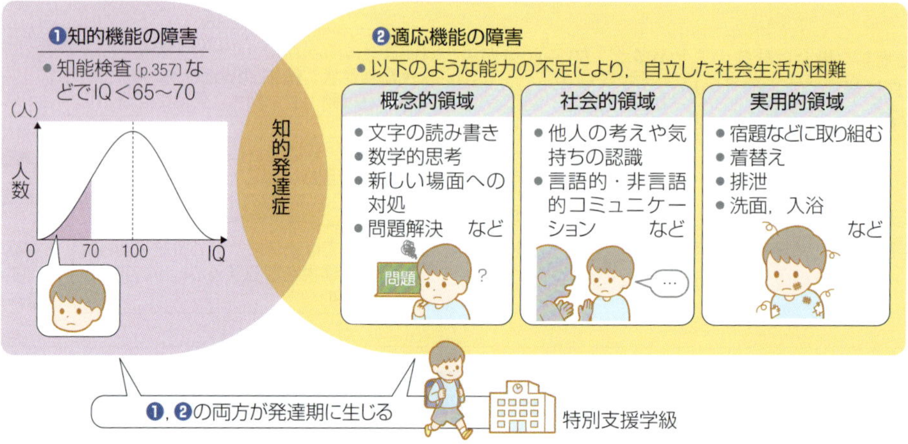

境界知能

- 知能検査において，標準偏差（SD）で，-2〜-1 SDに位置する状態を境界知能という．例えば，IQの平均が100，SD＝15の場合には，IQ＝70〜85がこれに相当する．
- 従来の知的発達症の診断では，IQだけが重視されていたために，境界知能の人は支援の対象とならないことが多かった．しかし，現在の知的発達症の概念では知的機能に加え適応機能も考慮するため，境界知能でも学校生活や社会生活に困難がある場合には，積極的な支援の対象とすべきであると考えられている．

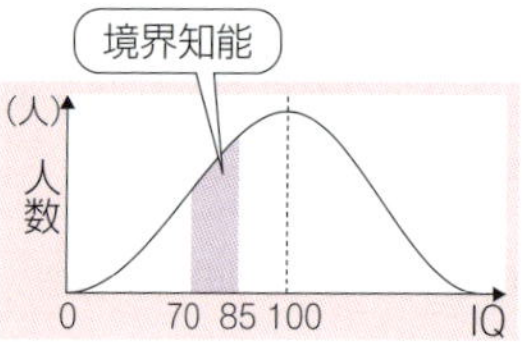

4段階で判定
重症度

- 知的発達症の重症度は，軽度，中等度，重度，最重度の4つに分けられる．
- 患者が必要とする支援の程度に影響するのは適応機能なので，重症度の判定ではIQなどで示唆される知的機能の障害度よりも，適応機能の障害度を重視する．

		適応機能の障害（日常生活の障害度）：0〜5歳での例			
		最も重い	重い	軽い	最も軽い
		• 感覚機能，運動機能ともにほとんど発達していない． • 身の回りのことに，常に他人の助けと監督が必要である．	• 運動機能の発達が乏しい． • 簡単な意思表示ができることもある． • 訓練しても，自分で身の回りのことをするのは難しい．	• 運動機能の発達がみられる． • 発語，または他の意思表示の手段がある． • 訓練すれば，自分で身の回りのこともできることが多い．	• 年齢が高くなるまで正常知能の児と区別できないことも多い．
IQ	〜20	最重度知的発達症			
	21〜35	重度知的発達症			
	36〜50	中等度知的発達症			
	51〜70	軽度知的発達症			

IQが同じでも，日常生活の障害度が軽ければ，知的発達症はより軽症と考える

- 軽度知的発達症が最も多く，知的発達症のうちの8割程度を占める．
- 最重度知的発達症では，運動障害やてんかん〔病⑦p.456〕などと併存していることが多い．

+α もっとわかる

• 知的発達症：intellectual developmental disorder　• 知的機能：intellectual function　• 適応反応症／適応障害：adjustment disorder　• 知能指数（IQ）：intelligence quotient　• 運動障害：motor disturbance　• てんかん：epilepsy

原因
一部は新生児マススクリーニングで診断可能

- 本症が生じる原因は様々で，原因不明であることも多い．明らかな原因のうち代表的なものを示す．

本症の原因のうち，一部の先天代謝異常症（フェニルケトン尿症など）や内分泌疾患（先天性甲状腺機能低下症など）は，新生児マススクリーニング〔病⑮p.39〕により診断可能で，早期に治療介入することで知的機能の低下を防げる可能性があります． — 小児科医

原因	例	
染色体異常症	・Down症候群〔病⑮p.166〕　・13トリソミー症候群〔病⑮p.168〕 ・18トリソミー症候群〔病⑮p.168〕	など
エピジェネティクス〔病⑮p.387〕の異常	・Prader-Willi症候群〔病⑮p.171〕　・Angelman症候群〔病⑮p.171〕	など
先天代謝異常症	・アミノ酸代謝異常（フェニルケトン尿症〔病⑮p.305〕，ホモシスチン尿症〔病⑮p.305〕，メープルシロップ尿症〔病⑮p.305〕） ・糖質代謝異常（ガラクトース血症〔病⑮p.311〕，糖原病〔病⑮p.309〕） ・ムコ多糖症（Ⅰ型*，Ⅱ型*，Ⅲ型）〔病⑮p.313〕　・ポルフィリン症〔病⑭p.354〕 ・脂質代謝異常（Tay-Sachs病〔病⑮p.315〕，Gaucher病Ⅱ型〔病⑮p.315〕） ・核酸代謝異常（Lesch-Nyhan症候群〔病⑮p.312〕） ・ミトコンドリア病〔病⑮p.642〕　・銅代謝異常（Menkes病*〔病⑮p.319〕）	など
神経筋疾患	・福山型先天性筋ジストロフィー〔病⑮p.639〕	など
神経皮膚症候群	・結節性硬化症〔病⑮p.646〕　・Sturge-Weber症候群*〔病⑮p.650〕	など
けいれん性疾患	・West症候群（点頭てんかん）〔病⑮p.610〕　・Lennox-Gastaut症候群〔病⑮p.610W〕	など
内分泌障害	・先天性甲状腺機能低下症〔病⑮p.344〕　・副甲状腺機能低下症〔病⑮p.346〕	
脳の先天異常	・全前脳胞症　・滑脳症〔病⑮p.652W〕	など
母体の感染症や有害物質への曝露	・TORCH症候群〔病⑮p.147〕　・胎児アルコール症候群	など
周産期の異常	・常位胎盤早期剝離〔病⑩p.118〕や臍帯脱出〔病⑩p.294〕などによる低酸素性脳障害 ・頭蓋内出血　・ビリルビン脳症（核黄疸）　・分娩外傷	など
出生後の異常	・感染症の後遺症（脳炎，髄膜炎〔病⑮p.617〕など）　・重度の頭部外傷	など

*知能正常の場合もある．

知的発達症を疑うきっかけ
より早期に見つけて支援につなげる

- 本症は，乳幼児健診などでの異常所見により発見できることがある．
- 一方で軽度である場合には，成長後の二次障害〔p.213〕により初めて気づかれることも多い．

年齢	出生前	出生直後	1歳6ヵ月	3歳	それ以降
きっかけ	・胎児診断 ・羊水検査〔病⑮p.158〕 ・母体血検査〔病⑮p.158〕 ・超音波検査　など	・新生児マススクリーニング〔病⑮p.39〕	・1歳6ヵ月児健診〔病⑮p.17〕 ・有意味語が言えない ・積み木を積めない　など	・3歳児健診〔病⑮p.17〕 ・名前と年齢を言えない ・丸を描けない　など	・家庭や学校からの相談　など
疑う疾患の例	・染色体異常症 ・形成異常　など	・先天代謝異常症 ・先天性甲状腺機能低下症〔病⑮p.344〕など ※早期発見で治療可能	・疑う疾患は様々であるため，知的機能・適応機能の評価とともに基礎疾患の検索を行う ・血液検査　・画像診断　・脳波検査		など

対応
- 本人の能力を最大限伸ばすために，早期から児童発達支援センターや特別支援学級，特別支援学校〔p.435〕などでの発達支援を行う．
- 家族の負担を軽減するために，療育手帳〔p.469〕の取得申請をはじめ，利用できる施設や制度について情報提供を行う．

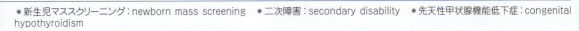
・新生児マススクリーニング：newborn mass screening　・二次障害：secondary disability　・先天性甲状腺機能低下症：congenital hypothyroidism

神経発達症（発達障害）／知的発達症

限局性学習症

監修 宮脇 大

intro. 全般的な知能の平均値は正常範囲であるが，読むこと，書くこと，算数のいずれかまたは複数が著しく苦手で，学習困難となる疾患である．男児に多く，学齢期の小児の約5〜15％にみられる．

Words & terms

合理的配慮
障害者が生活するうえで，健常者と同等の機会を得られるよう，ものごとを変更したり調整したりすること．例えば，限局性学習症をもつ子が学習する機会を得られるよう，合理的配慮として，指導員を多く配置したり，柔軟な学習計画をたてたり，学習支援ツールを導入したりする．

LD判断のための調査票（LDI）
限局性学習症の可能性を評価するための評価尺度．小学校1年〜中学校3年が対象で，子どもの学習状況を熟知している指導者や専門家が回答する．基礎学力（聞く，話す，読む，書く，計算する，推論する，英語，数学）と，行動，社会性の10領域からなる．基礎学力のパターンから特定領域のつまづきがあるかを評価する．

MINIMUM ESSENCE

SLD：specific learning disorder

1. 知能が正常であるにもかかわらず，
2. 文字や文章をスムーズに**読むことが難**しかったり， 〈読字障害〉
3. 文字や文章を正確に**書くことが難**しかったり， 〈書字障害〉
4. 数の大小を理解することや**計算することが難**しかったりするために， 〈算数障害〉
5. 学習に支障がある．
   ➡ **限局性学習症** を考える．

治療
- その子の苦手なことに合わせて，スモールステップで習得していけるような学習メニューにしたり，学習支援ツールを使用したりする．

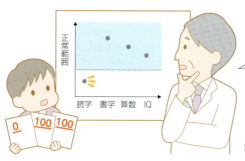

疾患名に"限局性"とあるのは，全般的な知能は正常であるにもかかわらず，読字，書字，算数のうちの特定の領域の処理が苦手という疾患概念が反映されているからです．

精神科医

知能は正常なのに学習が苦手
限局性学習症とは

- 限局性学習症は，ある特定の学業的技能（読むこと，書くこと，算数）の障害を特徴とする神経発達症である．

児童精神科医

- 限局性学習症（SLD）：specific learning disorder
- 知的発達症：intellectual developmental disorder
- LD判断のための調査票（LDI）：learning disabilities inventory

読字，書字，算数の障害
症状

- 限局性学習症では，❶読字障害，❷書字障害，❸算数障害のいずれかまたは複数がみられる．

❶読字障害	❷書字障害	❸算数障害
● 流暢に，正しく読むことが難しいため，長い文章を読むと疲れる．	● 正しく書くことが難しく，間違いが多いため，文章を書くことを嫌がる． ● ❶読字障害を伴うことが多い．	● 計算や算数の文章題に困難がある．

例1
- 促音"っ"や拗音"ゃ""ゅ""ょ"の読み間違いが多い．
- 形の似た字（"わ"と"ね"，"ン"と"ソ"など）を見分けにくい．

例2
- 単語や文章の途中で区切ってしまうことが多い．
- 行を飛ばして読む．

例1
- 黒板の文字を書き写すことに時間がかかる．
- 余分な線や点のある文字を書く．

例2
- 文法や句読点の間違いが多い．
- 段落を区切るのが苦手である．

例1
- 数の大小で混乱する．
- 同年代の児が暗算できる計算を指を使って行う．

例2
- 九九を覚えても，量の問題に応用するのが難しい．

その子のペースでの学習を助ける
対応

- 本人に合わせた学習メニューを用意したり，学習支援ツールを使わせたりする．

文章を流暢に読むことが難しい場合	本人に合わせた学習メニュー	学習支援ツールの使用
	● 目標をスモールステップに設定する．	● タブレット端末などで苦手なことを助ける．

例
- 短い単語カードで読み方を練習する．

例
- 読むべき箇所を画面上でハイライトする．

- 真剣に取り組んでいてもできないことを周囲が理解することが重要である．"手を抜いている"などと評価すると，自己肯定感の低下から二次障害につながる危険がある．

● 読字障害：dyslexia　● 書字障害：writing disorder　● 算数障害：mathematics disorder

神経発達症（発達障害）　限局性学習症

神経発達症

神経発達症への対応

監修　宮脇 大

早めの気づきと介入を！

神経発達症の人への対応って，どうして"早めに"が重要なんですか？

早い段階で周囲の人が気づいてあげられることで，本人の生きづらさの解消につながります．

神経発達症が疑われる特性の例

自閉スペクトラム症
- 人より感覚が過敏．

注意欠如多動症（ADHD）
- 順番を待つのが苦手．

限局性学習症
- 文章を読むのが苦手．

気づかれずそのまま →

無理解，不適切な対応

- 何度も叱る．
- 無理強いする．

自己肯定感の低下 →

二次障害 [p.213]

- 抑うつ状態
- 引きこもり
- 対人恐怖
- 非行　など

周囲の気づき ↑

正しい理解，適切な介入

- 専門の医療機関へ相談する．
- 環境を整える．
- 必要な支援を行う [p.435]．

適応 →

生きづらさの解消

- できることが増える．
- 自信がつく．

神経発達症と理解してもらえずに，叱られたり挫折したりする経験ばかりだと，自己肯定感を育むことができず，抑うつ状態や引きこもりなどの二次障害に至ることもあるんです．

なるほど．周囲の理解がとても大事ですね．

神経発達症の子どもを支援するポイント

神経発達症の特性は十人十色です．それぞれの子どもの特性にあった支援を行いましょう．

共通して配慮すべきポイントをまとめました．

支援する人自身の相談相手や仲間を見つけておくのも重要ですね．

困りごと　"できない"が気になる

- 他の子どもに比べて，できないことばかり目立つ気がする．

対応例　よく観察する

- ☑ 以前のその子ども自身に比べて，できるようになったことに注目しましょう．

- 問題ばかり起こす子どもにみえてしまう．

- ☑ 具体的にはどんな場面で，どんな風に困っているのかを個別に考えてみましょう．

困りごと　叱っても効果がない

- 望ましくない行動が多いので，その度に何度も叱ってしまう．

- 望ましい行動を完全には達成できないので，結局褒めることができない．

対応例　基本的に褒めるモードで

- ☑ 望ましくない行動の出にくい状態をつくりましょう．次のページから具体例を紹介していきます．

- ☑ 部分的でも，望ましい行動が出たらすぐに思い切り褒めましょう．

困りごと　孤立しやすい

- 神経発達症に関連する行動を，他の子どもに嫌がられる．

- 大人に叱られてばかりいるところを見て，その子どもを馬鹿にしてよいのだと誤解する．

対応例　"認め合う"を普通に

- ☑ 神経発達症の特性や，必要としている支援について学ぶ機会をつくりましょう．

- ☑ 大人は率先してその子どもががんばっているところや良いところを褒めましょう．
- ☑ 子ども同士でも，日頃からお互いのがんばっているところや良いところを褒め合うよう勧めましょう．

神経発達症（発達障害） 神経発達症への対応

自閉スペクトラム症の困りごとの特徴は？

❶コミュニケーションがとりにくい，❷相手の気持ちや未来のことを想像するのが苦手，❸こだわりが強い，❹感覚過敏がある，が原因のことが多いです〔p.203〕．

苦手なことだけでなく，得意なことも見極めて支援に活かせるとより効果的です．

家庭や学校でできる自閉スペクトラム症をもつ子どもへの対応

 "❶コミュニケーションがとりにくい"にはどう対処したらいいんでしょうか？

無理強いをせず，具体的に教えることが大切です．よくあるパターンを反復練習するのがよいですね！

困りごと  ❶コミュニケーションがとりにくい

対応例 よくあるパターンを反復練習

- 非言語的コミュニケーション（視線，表情，身ぶりなど）の意味を理解しにくい．

☑ 挨拶や謝り方など，その人に今役立つ社会的スキルを教えましょう．
☑ 家族が実際にしているところを見聞きしていると身につきやすいです．

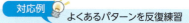

- 一方的に自分がしたい話をしてしまう．

☑ 少人数のグループで，かわるがわる話す練習をしましょう．

- 伝えたいことを正しく言葉にできないため，かんしゃくを起こしたり，反論できずに言いなりになったりしてしまう．

☑ その場で，より伝わりやすい言葉を具体的に伝えましょう．

"❷想像するのが苦手"にはどう対処したらいいんでしょうか？

 想像を補う伝え方をするのがよいですね！

困りごと ❷想像するのが苦手

- 想定外のことや新しいことへの不安が強い．

- 言葉の裏の意味を察するのが難しい．
- あいまいな表現（比喩，間接表現，指示語など）が伝わりにくい．

対応例 想像を補う伝え方をする

- ☑ スケジュールは事前に伝えましょう．
- ☑ 苦手さが強い人には，イラストを用いて説明したり，プリントを配布して見せたりするといいでしょう．

- ☑ あいまいな表現は避け，具体的に伝えましょう．

 "❸こだわりが強い"にはどう対処したらいいんでしょうか？

 こだわりは尊重しつつできることを探すのがよいですね！

困りごと ❸こだわりが強い

- 1つの活動に没頭すると，次の活動に切り換えられない．

- 特定の好きなことにしか興味がもてない．

- 独自のルールに執着する．

対応例 こだわりは尊重しつつできることを探す

- ☑ 活動前に終了時刻をはっきりさせ，タイマーを設定しましょう．

14：00になったら絵を中断して掃除をしてね

- ☑ 好きなことを軸にして興味を広げていきましょう．

- ☑ ルール通り物事が進まない可能性があるときは，可能性が判明した時点で早めに伝えましょう．

 "❹感覚過敏がある"にはどう対処したらいいんでしょうか？

 一度に入る感覚を絞るのがよいですね！

困りごと ❹感覚過敏がある

- 周囲が気にしない程度の雑音でも活動に集中できなくなる．

- 大きな音でパニックになる．

- 偏食がある．

対応例 一度に入る感覚を絞る

- ☑ 耳栓やイヤホン・ヘッドギアを使えるようにしましょう．

- ☑ 別室で落ち着くのを待ちましょう．
- ☑ 本人の落ち着くグッズを持ち込むことも効果的です．

お気に入りのタオル

- ☑ まずは好きなものを食べてから一口だけ挑戦するなどして，徐々に食べられるものを増やしましょう．
- ☑ 無理に全量食べさせるのは避けましょう．

神経発達症（発達障害）　神経発達症への対応

職場でできる自閉スペクトラム症をもつ人への対応

大人になると，生活の場が家庭や学校から職場へと，大きく変化します．自閉スペクトラム症をもつ人は変化が苦手なことが多いですが，周囲の人の理解があれば適応しやすくなります．

"❶コミュニケーションがとりにくい"にはどう対処したらいいんでしょうか？

マナーを予習する機会をつくるのがよいですね！

困りごと ❶コミュニケーションがとりにくい

- 相手により対応を変えることが難しく，上司や取引先に丁寧な態度をとることが難しい．

- 率直な言い方をして，人を怒らせてしまう．

対応例　マナーを予習する機会をつくる

☑ ビジネスマナーなどを練習してもらいましょう．

☑ 望ましい言葉遣いや言うべきでないことの例を示し，覚えてもらいましょう．

"❷想像をするのが苦手"にはどう対処したらいいんでしょうか？

マニュアルや図解を使うのがよいですね！

困りごと ❷想像するのが苦手

- 口頭での長い手順説明を，理解することが難しい．

- 業務連絡をしないことがある．

対応例　マニュアルや図解を使う

☑ 手順をマニュアル化し，それに沿って作業してもらいましょう．
☑ 図解で想像を補いましょう．

☑ 業務連絡すべきタイミングや相手をマニュアルにしておきましょう．

"❸こだわりが強い"にはどう対処したらいいんでしょうか?

小分け化・時間制限・早めの告知をするのがよいですね!

困りごと ❸こだわりが強い

- 一部分にこだわるあまり，作業全体を終わらせることができない．

対応例 小分け化・時間制限・早めの告知

- ☑ 作業を細分化し，タイマーをかけて1つ1つこなしてもらいましょう．

- 急な予定変更や想定外の事態に対応しづらい．
- ☑ 変更の可能性がわかった時点で早めに伝えましょう．

"❹感覚過敏がある"にはどう対処したらいいんでしょうか?

働きやすい環境づくりに協力するのがよいですね!

困りごと ❹感覚過敏がある

- 人通りが気になり，業務に集中できない．

対応例 働きやすい環境づくりに協力

- ☑ ついたてやサングラスの使用を許可しましょう．
- ☑ 人通りの少ない位置に席替えしましょう．

- 物音が気になり，業務に集中できない．
- ☑ 耳栓やイヤホンの使用を許可しましょう．
- ☑ 静かな位置に席替えしましょう．

神経発達症（発達障害）神経発達症への対応

ADHDの困りごとの特徴は？

❶気が散りやすい（不注意），❷じっとしていられない（多動性），❸我慢が苦手（衝動性），といった特性が原因であることが多いです．

ただし，子どもによって様々なので，それぞれの特性に合わせて準備しましょう．

また，これらの特性は短所としてとらえられがちですが，好奇心旺盛，活動的，行動力があるなど，長所として活かすことも考えましょう．

家庭や学校でできるADHDをもつ子どもへの対応

"❶気が散りやすい"にはどう対処したらよいのでしょうか？

なるべく注意力が下がらない工夫をするのがよいですね！不注意によって活動に参加できずに困ることがないよう，準備しておくことも大事です．

困りごと ❶気が散りやすい

- 授業や課題に集中できない．

- 忘れ物やなくし物が多い．

対応例 工夫と準備が大事

☑ 窓やカーテンを閉める，教室の掲示物を減らすなど，気が散らないように工夫しましょう．
☑ 興味がもてるよう様々な授業形態を用意しましょう．

☑ 保護者が一緒に持ち物の準備をしてあげましょう．
☑ 学校に予備の道具を置いておきましょう．

"❷じっとしていられない"にはどう対処したらよいのでしょうか?

あえて動く機会を増やすのがよいですね!　

困りごと　❷じっとしていられない

- 授業中にじっと座っていられない.

対応例　動く機会を増やす

☑ 問題を解いたら先生に見せに来るようにする,プリント配りをさせるなど,あえて動く機会を増やしましょう.

　"❸我慢が苦手"にはどう対処したらよいですか?

ルールや対処法を少しずつ覚えさせましょう.
一旦落ち着いたり,後でカバーしたりする練習をするのがよいですね!　

困りごと　❸我慢が苦手

- やってはいけないことを衝動的にやったり,勝手に話し出したりしてしまう.

対応例　ルールや対処法を少しずつ覚えさせる

☑ ルールを決めて目立つところに掲示し,破ったらすぐに謝るよう指導しましょう.
☑ ルールを守れていたら褒めましょう.

- 衝動的に怒りやすい.

☑ 興奮していたら安全を確保したうえで,まず落ち着くのを待ちましょう.
☑ 冷静になった頃に怒りの原因を分析し,回避する方法や,衝動的な怒りを抑える方法を一緒に考えましょう.

神経発達症(発達障害)　神経発達症への対応

An Illustrated Reference Guide　229

職場でできるADHDをもつ人への対応

大人になると，不注意による仕事のミスが問題となることが多いです．

"❶ミスが多い"にはどう対処したらよいのでしょうか？

業務に支障が出ないよう，ミスをカバーする体制をつくりましょう．長期的な計画が苦手なので，短期目標を設定して，短時間集中することの繰り返しで仕事を完了できるようにしましょう．

困りごと ❶ミスが多い

- ケアレスミスが多い．
- 約束や期限を忘れてしまう．
- 仕事の優先順位を正しく判断できない．
- 仕事を途中で投げ出してしまう．

対応例 ミスの起きにくいシステムをつくる

- ☑ 指差しや，声を出して確認するよう指導しましょう．
- ☑ ダブルチェック体制を整備しましょう．
- ☑ 指示は文面で残しましょう．

- ☑ スマートフォンやパソコンのリマインド機能を使用させましょう．
- ☑ 会議の開始前などに同僚に声がけしてもらうようにしましょう．

- ☑ 集中力の持続する時間に合わせて仕事を小分けにしましょう．
- ☑ こまめに進捗を確認しましょう．

大人になると多動性や衝動性は比較的目立たなくなる傾向にありますが，人によっては"落ち着きがない""感情的になりやすい"ととられる程度に特性が残ることもあります．

"❷落ち着きがない"にはどう対処したらよいのでしょうか？

動きたい気持ちを目立たないように発散できるとよいですね！

困りごと ❷落ち着きがない

- 業務中にじっとしていることができない（体を揺らす，ペン回し，貧乏ゆすり，フロアを歩き回るなど）．

対応例 目立たないように発散を

- ☑ 休憩をこまめにとってもよいことにして，体を動かす機会をつくりましょう．
- ☑ 足首だけを動かすなど，目立たないように体の一部を動かすよう指導しましょう．

"❸感情的になりやすい"にはどう対処したらよいのでしょうか？

 感情のコントロールの方法を指導するのも大事です．

困りごと ❸感情的になりやすい

- 些細なことで上司や同僚と口論になる．

対応例 対処法を見つける，指導する

- ☑ 一度その場を離れて深呼吸をするなど，怒りを爆発させない方法を指導しましょう．
- ☑ 時間をおき，冷静になった頃に落ち着いて話し合うようにしましょう．

限局性学習症の困りごとの特徴は？

❶読むことが苦手，❷書くことが苦手，❸算数が苦手といった，特定の能力に困難があることが原因であることが多いです．

❶〜❸のどの場合でも，本人の様子をよく観察して，困難を細かく分析することが効果的な支援につながります．

 "❶読むことが苦手"にはどう対処したらよいのでしょうか？

 読める単位にまで文章を区切るのがいいですね！

困りごと ❶読むことが苦手

- 文章を1文字ずつ読んでしまい，単語で区切って読めない（逐次読み）．

- 文章のどこを読んでいるか分からなくなり，飛ばし読みをしてしまう．

対応例 原因に合わせた対策を

- ☑ 文章を読む前に，文字列を単語のまとまりに区切る練習をさせましょう．

- ☑ 定規や，1行だけ見えるようにするシート（リーディングトラッカー）を当てながら読ませてみましょう．
- ☑ タブレット端末で，読むことを補助するアプリを使わせてあげましょう．

"❷書くことが苦手"にはどう対処したらよいのでしょうか？

 字が書きやすくなるノートを用いるのがよいですね！可能であれば，電子機器の使用も検討しましょう．

困りごと ❷書くことが苦手

- 文字の形や大きさがバラバラになる．

- 黒板などを書き写すのが間に合わない．

対応例 道具でカバーする

- ☑ 大きなマス目のノートや，マス目に十字の補助線のあるノートを使用させてあげましょう．

- ☑ 板書をタブレットなどで撮影し，後で書き写すことを許可しましょう．
- ☑ キーボードでの入力を許可しましょう．

対応例 書き写す量を減らす

- ☑ 重要な所のみマークするなど，書き写さなければいけない文章量を減らしてあげましょう．

 "❸算数が苦手"にはどう対処したらよいでしょうか？

 イメージしやすくなる工夫をしてあげるのがよいですね！

困りごと ❸算数が苦手

- 数の概念や図形のイメージができず，文章題が解けない．

ゆうこちゃんは，リンゴを6つもっています．友達に1つ，妹に2つあげました．のこりのリンゴはいくつでしょう？

- 時間の長さがイメージできず，時間が守れない．

対応例 イメージしやすくなる工夫を

- ☑ イラストにするなど，その子が理解しやすい表現にしてみましょう．

- ☑ 砂時計など，時間を量として視覚的に理解できるタイマーを使ってみましょう．

職場でできる限局性学習症をもつ人への対応

読み・書き・算数が苦手という特性は，基本的には生涯変わらないため，社会人になってからも困ることはありえます．

しかし，ちょっとした工夫や周囲の協力によって，苦手な作業で消耗することを避けて能力を発揮することができます．

困りごと：読むことが苦手

- 業務マニュアルを理解できない．

対応例：得意な手段で情報を伝える

- ☑ 視覚情報に強い場合は，図や写真を多用したマニュアルを用意する．
- ☑ 聴覚情報に強い場合は，読み上げ機能を使用させる．

困りごと：書くことが苦手

- 手書きの書類の字をうまく書けない．
- メモをすぐに書き取れない．

対応例：直筆にこだわらない

- ☑ 直筆での書類作成を避け，パソコンでの業務を依頼する．
- ☑ パソコンやタブレットでメモを取らせる．
- ☑ 業務の指示はメールなどで送る．

困りごと：計算・推論が苦手

- 会計処理がうまくできない．

対応例：機械に計算させる

- ☑ 電卓や表計算ソフトなどを使用させる．

神経発達症（発達障害）

神経発達症への対応

食行動症および摂食症

食行動症および摂食症

監修　中里 道子

Words & terms

異食症　[p.234]
栄養がなく、食用でもない物質を持続的に摂取する疾患。摂取する物質は紙、石けん、布、髪、土、チョーク、粘土など様々である。摂取する物質によっては、腸閉塞、中毒、感染症など医学的な緊急事態に至ったり、致命的になったりする可能性があるため、注意を要する。

反芻症（反芻性障害）　[p.234]
身体的な異常がないにもかかわらず、食物の吐き戻しを繰り返す疾患。口腔内に吐き戻された食物は、再び噛んだ後に飲み込まれたり、吐き出されたりする。

摂食やそれに関連する行動異常が特徴
食行動症および摂食症とは

- 食行動症および摂食症（食行動障害および摂食障害〔DSM-5〕、食行動症または摂食症〔ICD-11〕）とは、摂食や摂食に関連した行動が持続的に障害され、これにより身体、精神、対人関係（他人と一緒に食事をすることなど）などに支障をきたす疾患の総称である。
- 摂食や摂食に関連した行動の障害には、次のようなものがある。

摂食制限	むちゃ食い（過食）	不適切な代償行動	その他
・絶食、拒食 ・特定の食物（カロリーが高いもの、感覚的に受け入れられないものなど）の摂取制限　など	・大抵の人が同様の状況・時間内に食べる量よりも明らかに多い食物の摂取 ・食べることの抑制が不能	・体重の増加を防ぐために繰り返す自己誘発性嘔吐や緩下剤・利尿薬の乱用　など	・過活動 ・体重や体型の過剰なコントロール（体重や体型を頻回に確認する） ・食物やレシピの収集 ・食物の万引き ・反芻（食物の吐き戻しを繰り返す）　など

↓
これらの行動異常が身体、精神、対人関係などに支障をきたす
↓
食行動症および摂食症

主要疾患のまとめ
含まれる疾患

- 食行動症（回避・制限性食物摂取症〔p.236W〕、異食症〔p.234W〕、反芻症〔p.234W〕など）および摂食症（神経性やせ症〔p.236〕、神経性過食症〔p.241〕、むちゃ食い症〔p.241W〕）に含まれる主要な疾患を次に示す。

	神経性やせ症	回避・制限性食物摂取症	神経性過食症	むちゃ食い症
概要	・食事制限による著しい低体重、肥満恐怖、体重や体型に対する認識の障害がみられる。	・拒食や特定の食物の摂取制限により、栄養が不足する。 ・肥満恐怖や、体重や体型に対する認識の障害はない。	・反復するむちゃ食い（過食）エピソードと体重増加を防ぐための反復する代償行動〔p.242〕がみられる。	・反復するむちゃ食い（過食）がみられる。 ・代償行動は激しくは認められない。
患者の体重	低体重	低体重	正常体重、過体重	正常体重、過体重、肥満
好発年齢	思春期（10代）〜青年期	幼児期〜小児期早期	青年期〜成人期早期	青年期〜成人期後期
疫学	・女性に多い（男女比1：10） ・若年女性の12ヵ月有病率：0.4%	・男性の比率が高い ・自閉スペクトラム症の併存：8〜30%	・女性に多い（男女比1：10） ・若年女性の12ヵ月有病率：1〜1.5%	・成人の12ヵ月有病率：男性0.8%、女性1.6%

+α もっとわかる

- 食行動症および摂食症群：feeding and eating disorders　● 精神疾患の診断・統計マニュアル（DSM）：diagnostic and statistical manual of mental disorders　● 国際疾病分類（ICD）：international classification of diseases　● 拒食：food refusal　● むちゃ食い／過食：binge-eating　● 自己誘発性嘔吐：self-induced vomiting　● 緩下剤・利尿薬の乱用：misuse of laxatives and diuretics

見分けるポイント
含まれる疾患の鑑別

- 食行動症および摂食症に含まれる疾患の鑑別のポイントを次に示す．

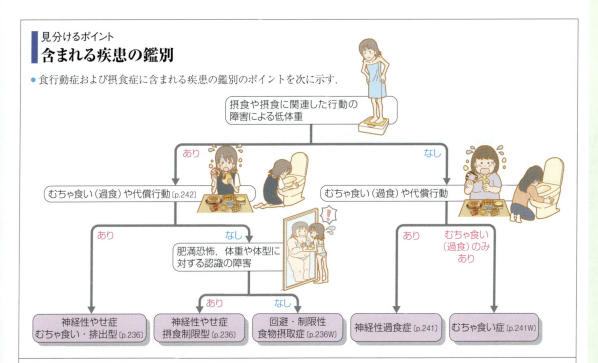

様々な要因が関与する
摂食症の発症と症状維持のメカニズム

- 摂食症は，発症準備因子に発症誘発因子が加わることで発症し，悪循環の形成により症状が維持されると考えられている．
- ここでは主に，神経性やせ症の症状が維持される悪循環を例として示す．神経性過食症についてはp.241を参照のこと．

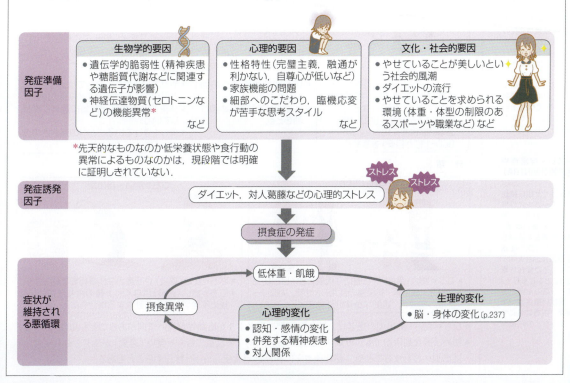

●神経性やせ症：anorexia nervosa ●回避・制限性食物摂取症（ARFID）：avoidant/restrictive food intake disorder ●神経性過食症：bulimia nervosa ●むちゃ食い症：binge-eating disorder ●異食症：pica ●反芻症：rumination disorder ●低体重：low body weight ●むちゃ食い・排出型：binge-eating and purging type ●摂食制限型：restricting type ●セロトニン：serotonin ●飢餓：starvation

神経性やせ症

監修
中里 道子

intro. カロリー摂取の制限による著しい低体重，肥満恐怖，体重や体型に対する認識の障害を特徴とする疾患であり，身体面や精神面に様々な支障をきたす．

MINIMUM ESSENCE
anorexia nervosa

1. 思春期（10代〜）〜青年期の女性に好発し，
2. カロリー摂取制限による**著しい低体重**，〈正常下限を下回る体重〉
肥満・体重増加に対する強い恐怖や体重増加を防ぐための行動，〈肥満恐怖〉
体重や体型への過度なこだわり（低体重であることに過大な価値を置く考え方）や自分が低体重だという**認識の欠如**がみられる． 〈ボディイメージの障害〉

➡ **神経性やせ症**　を考える．

治療 身体療法（栄養療法），精神療法などを行う．

補足事項
- 併発精神疾患として気分症［p.110］，強迫症［p.167］，不安症［p.154］，アルコール関連症［p.297］を含む物質関連症［p.290］などがある．
- 死亡率と自殺の危険が高く，自殺率は年間10万人当たり12人との報告がある．
- 10年以上の追跡調査では，70％は寛解，15〜20％は慢性化し，5〜9％は主に身体合併症や自殺により死亡するとの報告がある．

Words & terms

失感情症（アレキシサイミア）
自分の感情に気づけなかったり，感情を言葉にできず，人にうまく伝えられなかったりする症状．こういった症状から，多くの場合，感情は行動や身体症状で表現される．また，摂食症では，空腹感や満腹感がよくわからないという場合も多く，これを含めて失感情症ということがある．

回避・制限性食物摂取症（ARFID） ［p.234］
拒食や特定の食物摂取の制限により，体重減少や著しい栄養不足などをきたす疾患．拒食や食物摂取の制限の要因には，食べることや食物への無関心，食物の色やにおいなどへの感覚過敏，嘔吐を繰り返すなどの嫌な経験が再び生じることへの不安などがある．患者には，神経性やせ症の患者にみられる肥満恐怖や，体重や体型に対する自己認識の障害はない．本疾患は，DSM-Ⅳの"幼少期または小児期早期の哺育障害"の疾患概念を拡大し，DSM-5で新たに追加されたものである．

モーズレイ神経性やせ症治療（MANTRA） ［p.238］
神経性やせ症に特化したマニュアル式の精神療法で，治療への動機づけ，栄養の改善，患者と治療者が協働して神経性やせ症の症状維持要因［p.235］を明らかにし，その変化に取り組むことなどを行う．外来ベースでの治療であり，幅広い重症度や罹病期間，疾患特性にマッチするなどの特徴がある．

神経性やせ症
やせているのにさらにやせようとする

- 神経性やせ症は，次の3つの特徴がみられる疾患であり，摂食制限型とむちゃ食い・排出型に分類される．

持続的なカロリー摂取の制限による低体重

- カロリー摂取の制限により，低体重（16歳以上では，標準体重を15％以上下回る体重またはBMI＜17.5 kg/m²〔ICD-10〕，あるいはBMI＜18.5 kg/m²〔ICD-11〕が目安）を認める．

体重増加や肥満に対する恐怖

「100gも増えてる！もっとご飯を減らさなきゃ…」

- 体重増加や肥満への強い恐怖がある．
- 体重増加を防ぐための行動をとる．

体重や体型についての自己認識の障害

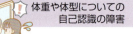

「どうしてこんなに太っているのかしら」

- やせているのに，自分では太っていると思っている（ボディイメージの障害）．
- 体重や体型が自己評価に過剰に影響している．
- 著しくやせていることへの深刻さの欠如（病識［p.74］がない）．

分類

摂食制限型

- むちゃ食い（過食）や不適切な代償行動（自己誘発性嘔吐，緩下剤・利尿薬の乱用）はせず，カロリー摂取の制限や，過剰な身体的活動をする．

むちゃ食い・排出型

- むちゃ食い（過食）や不適切な代償行動を繰り返す．
- むちゃ食い（過食）はなく，少量の食物を摂取した後に不適切な代償行動をする場合もある．

- むちゃ食い・排出型の患者は，摂食制限型の患者よりも衝動性が高い傾向があることも知られている．
- 初めは摂食制限型でも，カロリー摂取の制限に対する反動でむちゃ食い（過食）が生じ，むちゃ食い・排出型へ移行することや，移行後さらに神経性過食症［p.241］へ移行することもある．

- 神経性やせ症：anorexia nervosa ● 摂食制限型：restricting type ● むちゃ食い・排出型：binge-eating and purging type ● 低体重：low body weight ● 体格指数（BMI）：body mass index ● むちゃ食い／過食：binge-eating ● 神経性過食症：bulimia nervosa ● 失感情症：alexithymia ● 回避・制限性食物摂取症（ARFID）：avoidant/restrictive food intake disorder ● モーズレイ神経性やせ症治療（MANTRA）：Maudsley anorexia nervosa treatment for adults

全身に影響する
低栄養状態による症状・徴候

- 神経性やせ症では，カロリー摂取の制限により低栄養状態になり，次のような症状・徴候がみられる．

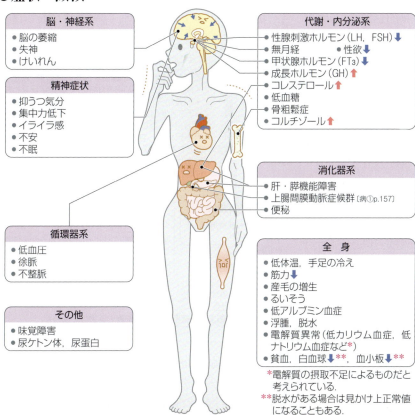

脳・神経系
- 脳の萎縮
- 失神
- けいれん

精神症状
- 抑うつ気分
- 集中力低下
- イライラ感
- 不安
- 不眠

循環器系
- 低血圧
- 徐脈
- 不整脈

その他
- 味覚障害
- 尿ケトン体，尿蛋白

代謝・内分泌系
- 性腺刺激ホルモン（LH，FSH）↓
- 無月経　　● 性欲↓
- 甲状腺ホルモン（FT₃）↓
- 成長ホルモン（GH）↑
- コレステロール↑
- 低血糖
- 骨粗鬆症
- コルチゾール↑

消化器系
- 肝・膵機能障害
- 上腸間膜動脈症候群〔病①p.157〕
- 便秘

全身
- 低体温，手足の冷え
- 筋力↓
- 産毛の増生
- るいそう
- 低アルブミン血症
- 浮腫，脱水
- 電解質異常（低カリウム血症，低ナトリウム血症など*）
- 貧血，白血球↓**，血小板↓**

*電解質の摂取不足によるものだと考えられている．
**脱水がある場合は見かけ上正常値になることもある．

むちゃ食い・排出型でみられる
むちゃ食い（過食）と代償行動による症状

- 神経性やせ症のむちゃ食い・排出型では，低栄養状態による症状の他に次のような症状がみられる．

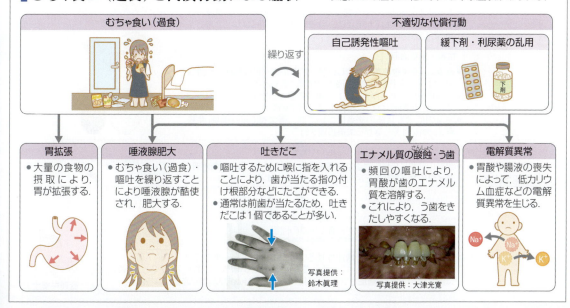

むちゃ食い（過食）

不適切な代償行動
- 自己誘発性嘔吐
- 緩下剤・利尿薬の乱用

繰り返す

胃拡張
- 大量の食物の摂取により，胃が拡張する．

唾液腺肥大
- むちゃ食い（過食）・嘔吐を繰り返すことにより唾液腺が酷使され，肥大する．

吐きだこ
- 嘔吐するために喉に指を入れることにより，歯が当たる指の付け根部分などにたこができる．
- 通常は前歯が当たるため，吐きだこは1個であることが多い．

写真提供：鈴木眞理

エナメル質の酸蝕・う歯
- 頻回の嘔吐により，胃酸が歯のエナメル質を溶解する．
- これにより，う歯をきたしやすくなる．

写真提供：大津光寛

電解質異常
- 胃酸や腸液の喪失によって，低カリウム血症などの電解質異常を生じる．

- 黄体形成ホルモン（LH）：luteinizing hormone ● 卵胞刺激ホルモン（FSH）：follicle stimulating hormone ● 無月経：amenorrhea ● 甲状腺ホルモン（FT₃）：free T₃ ● 成長ホルモン（GH）：growth hormone ● 骨粗鬆症：osteoporosis ● 低体温：hypothermia ● るいそう：emaciation ● 電解質異常：electrolyte abnormality ● 自己誘発性嘔吐：self-induced vomiting ● 緩下剤・利尿薬の乱用：misuse of laxatives and diuretics ● 吐きだこ：russell's sign

治療の全体像
患者の治療意志が重要

- 神経性やせ症の治療には，主に身体療法と精神療法が用いられる．
- 神経性やせ症の患者は病識の欠如や肥満恐怖などから治療への動機づけが認められず，家族同伴で受診することが多い．
- したがって，治療への動機づけと疾患教育を根気強く行って治療関係[p.372]を築くことから始め，治療は家族とも協働して行うことが重要である．

治療は，原則患者の同意のもと行われますが，重度のやせなど生命の危機を伴う緊急性の高い状態[p.240]では，家族のみの同意に基づく医療保護入院[p.463]が必要となることもあります．

医師

疲れやすかったり，集中できなかったりします…

太ることが怖いです…

それは神経性やせ症の症状なのですよ

治療の動機づけと心理教育（疾患教育）

- 患者と家族に疾患の理解を促す心理教育（疾患教育）を行う．
  - 疾患によって生じる身体症状や精神症状をわかりやすく説明する．
  - 患者からの症状の訴えがあった場合，その訴えは神経性やせ症の症状であることを伝える．
  - 治療をしないと死に至ることもあると伝える．
- 治療目標は，疾患の症状を改善し，心身の健康と正常な食行動を回復させることであると伝える．
- 患者は肥満恐怖や不安を感じていることが多いため，患者の気持ちに寄り添いながら治療関係を確立する．

治療

身体療法[次項]	精神療法	
・栄養療法など	**成人の患者が対象**	**主に児童・思春期の患者が対象**
	・摂食障害に対する強化された認知行動療法（CBT-E）[p.239] ・モーズレイ神経性やせ症治療（MANTRA）[p.236W] など	・家族をベースとした精神療法

- 治療中断を招くことなく身体を回復させるために，身体療法と精神療法をバランスよく行う．
- 治療は，治療者と患者・家族で協働して進める．

身体療法
栄養療法と症状のモニタリングを行う

- 身体療法では，身体症状・徴候[p.237]の改善と，栄養と体重の回復のために，栄養療法と患者の症状の定期的なモニタリングを行う．

身体療法

栄養療法

栄養指導
- 正常な食事の量や内容などの正しい知識を伝える．
- 外来治療で推奨されている，週に0.5kgを超えない程度での体重増加をするために，食事の内容や回数などを患者と相談する．
- 患者は体重増加に不安を抱えているため，食事量（摂取カロリー）を段階的に増やしていくこと，急激な体重増加はないことなどをあらかじめ説明しておく．

食事・栄養治療
- 食事による栄養改善が望ましいが，エネルギー摂取量が不十分な場合は，経管栄養や栄養剤を併用することもある．
- 食事摂取は，患者が食べられる量や内容から始め，徐々にバランスの良い規則的な食事の摂取に近づけていく．
- 極度の低栄養状態の患者については，再栄養（refeeding）症候群[p.239]に注意しながら栄養摂取を行う．

患者の症状のモニタリング
- 患者の症状に応じた適正な栄養療法を行うために，体重，電解質，バイタルサインなどを定期的にモニタリングする．

- 身体症状・徴候の改善
- 栄養と体重の回復

体重を1kg増加させるには，エネルギー必要量に加えて約7,000kcalの追加エネルギーが必要だとされています．これに基づくと，1週間で0.5kg増加させる場合は，1日約500kcalが追加で必要になります．

管理栄養士

+α もっとわかる

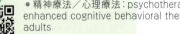

● 精神療法／心理療法：psychotherapy ● 栄養療法：nutrition therapy ● 摂食障害に対する強化された認知行動療法（CBT-E）：enhanced cognitive behavioral therapy ● モーズレイ神経性やせ症治療（MANTRA）：Maudsley anorexia nervosa treatment for adults

238 An Illustrated Reference Guide

生命に関わる代謝異常
再栄養（refeeding）症候群

- 再栄養（refeeding）症候群とは，極度の低栄養状態において食事や経管栄養などから急激に多量の糖質などを補給することで生じる代謝異常である．

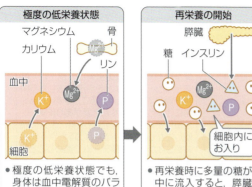
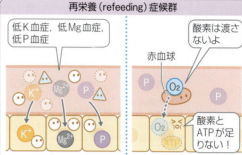

- 再栄養（refeeding）症候群は死に至ることもあるため，極度の低栄養・飢餓状態の患者に対する栄養管理では，心電図や電解質（P，Kなど）をモニタリングしながら，少量のエネルギー投与から始めたりPの補給をしたりすることが重要である．
- 図のような電解質異常の他，急激な糖代謝によりビタミンB_1欠乏症が引き起こされることもあるため，ビタミンB_1を投与することも必要である．

体重・体型やこれらのコントロールに過大な価値を置くことを修正する
摂食障害に対する強化された認知行動療法（CBT-E）

- 摂食障害に対する強化された認知行動療法（CBT-E）は，神経性過食症に対して開発されたCBT-BN（神経性過食症に対する認知行動療法）をもとに，神経性やせ症や神経性過食症の診断を超えて適用できるよう改良してつくられたものである．
- 体重・体型やこれらのコントロールに過大な価値を置くことを修正する治療法であり，神経性やせ症と神経性過食症に対してエビデンスがある．
- CBT-Eには4つのステージがあり，各ステージの目標をもとに設定した課題について，患者と治療者が話し合いをしながらその解決に努めていく．さらに，全てのステージで，食行動と関連する思考や感情のセルフモニタリングも行う．

- 再栄養症候群／リフィーディング症候群：refeeding syndrome ● アデノシン三リン酸（ATP）：adenosine triphosphate ● 呼吸不全：respiratory failure ● 不整脈：arrhythmia ● 心不全：heart failure ● 神経性過食症に対する認知行動療法（CBT-BN）：cognitive behavioral therapy for bulimia nervosa ● 神経性やせ症：anorexia nervosa ● 神経性過食症：bulimia nervosa

■ 患者の状態から適応すべきか判断
入院治療の適応

- 神経性やせ症では外来治療を基本とするが，生命の危機を伴う緊急性の高い状態では入院治療を行う．
- また，緊急入院の条件を満たさない場合でも，外来治療を行って十分な効果が得られない場合は，入院治療を適応することもある．
- 入院治療でも外来治療と同様に，身体療法と精神療法を行う〔p.238〕．

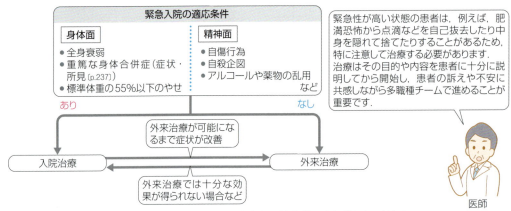

- 入院治療は，患者の症状や重症度によって，内科，心療内科，精神科，小児科などで行われる．
- 精神科での入院治療では，医療保護入院〔p.463〕を要することもある．
- いずれのケースでも，入院の必要がなくなるまで症状が回復したら外来治療に移行する．

■ 一貫した態度で接する
家族の対応

- 神経性やせ症からの回復には，家族の適切なサポートも重要になる．特に，児童・思春期の患者には，家族をベースとした治療が欠かせない．
- 家族は治療者から患者への接し方のアドバイスを受け，治療者と協働して治療を進めていく．
- ここでは，患者への接し方に対する具体的な家族の困りごとと，その対応のポイントを示す．

治療者は，患者への接し方のアドバイスの他に，疾病に対する正しい知識，育て方や対応の仕方が疾患の原因ではないことなどを家族に伝えることも重要です．

困りごと	対応のポイント
 ・患者のことが心配で，つい干渉しすぎてしまう．	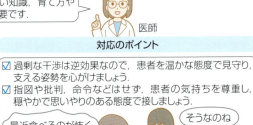 ☑ 過剰な干渉は逆効果なので，患者を温かな態度で見守り，支える姿勢を心がけましょう． ☑ 指図や批判，命令などはせず，患者の気持ちを尊重し，穏やかで思いやりのある態度で接しましょう．
 ・患者の食事量や体重を増やしたい． ・患者の食事量を細かく観察しすぎてしまう．	 ☑ 患者の食行動が少しずつ回復していくことを忍耐強く見守り，患者を支える姿勢を一貫しましょう．

- 神経性やせ症：anorexia nervosa

神経性過食症

監修　中里 道子

intro. むちゃ食い（過食）エピソードと不適切な代償行動〔p.242〕を繰り返す疾患．体重や体型に過剰なとらわれがあるため，むちゃ食い（過食）後に体重増加を防ぐ目的で代償行動を行う．疾患により身体面や精神面，社会生活に支障をきたす．身体合併症は代償行動によるものが多い．

Words & terms

むちゃ食い症〔p.234〕
ストレスなどをきっかけに，むちゃ食い（過食）を繰り返す疾患．むちゃ食い（過食）には苦痛を伴うことが特徴で，むちゃ食い（過食）後には自己嫌悪や抑うつ気分などを感じる．神経性過食症の患者と異なり不適切な代償行動は激しくは認められない．このため，患者の多くが正常体重～肥満である．

MINIMUM ESSENCE　　　　bulimia nervosa

❶ 青年期～成人期早期の女性に好発し，
❷ 抑制できない**むちゃ食い（過食）**と，**自己誘発性嘔吐**，**緩下剤や利尿薬の乱用**がみられる．　　　　　　　　　　　　　　　　　　　　　　〈代償行動〉
❸ 神経性やせ症の診断に当てはまるような，正常下限を下回る体重と強い肥満恐怖やボディイメージの障害を認めない．
　➡ **神経性過食症** を考える．

治療 ガイデッドセルフヘルプや認知行動療法（CBT-E），薬物療法（SSRI）を行う．

補足事項
- 神経性過食症の患者の体重は，正常体重～過体重の範囲（$18.5\ kg/m^2 \leq BMI < 30\ kg/m^2$）にあるが，月経不順や無月経が生じることもある．
- 気分症〔p.110〕，不安症〔p.154〕，物質関連症〔p.290〕などを併発することが多い．
- 10年間で2%が，自殺や心不全を伴う身体疾患などにより死亡するとされる．特に，自殺の危険が高いため，自殺に関連する危険因子がないか評価する必要がある．
- 神経性過食症から神経性やせ症に移行する例は10～15%程度であり，移行する人は通常，再び神経性過食症に戻ったり，2つの疾患の間で移行を繰り返したりする．

むちゃ食い（過食）と代償行動を繰り返す
神経性過食症とは

- 神経性過食症は，むちゃ食い（過食）エピソードと不適切な代償行動〔p.242〕を繰り返す疾患である．
- むちゃ食い（過食）エピソードと代償行動は，どちらも患者の体重・体型に過大な価値を置く考え方により生じるとされている．さらに，むちゃ食い（過食）エピソードは，ストレス，代償行動の後の自己嫌悪や生理的作用などによっても引き起こされる．
- この他に，空腹感や満腹感がわからないこと，脳内の報酬系に関連する生物学的要因，低い自尊心などの心理的要因などが関与することで，むちゃ食い（過食）エピソードと代償行動を繰り返す悪循環に陥る．

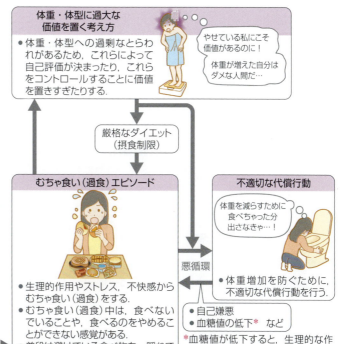

- 神経性過食症：bulimia nervosa　● むちゃ食い／過食：binge-eating　● 自己誘発性嘔吐：self-induced vomiting　● 緩下剤・利尿薬の乱用：misuse of laxatives and diuretics　● 体格指数（BMI）：body mass index　● ガイデッドセルフヘルプ：guided self-help　● 摂食障害に対する強化された認知行動療法（CBT-E）：enhanced cognitive behavioral therapy　● 選択的セロトニン再取り込み阻害薬（SSRI）：selective serotonin reuptake inhibitors　● 無月経：amenorrhea　● むちゃ食い症：binge-eating disorder

体重増加を防ぐために行う
代償行動

- 代償行動とは，体重増加を防ぐためにとる行動のことである．
- 代償行動には次のようなものがあり，これにより様々な弊害が生じる．

自己誘発性嘔吐	緩下剤・利尿薬などの乱用	絶食	過剰な運動
・多くの場合は，指で咽頭を刺激することで自ら嘔吐を引き起こす． ・代償行動の中で最も頻度が高い．	・緩下剤や利尿薬により食物を体内から排出する． ・過剰な量の薬を服用する．	・むちゃ食い（過食）後しばらくの期間絶食をする．	・過剰な運動により，摂取したカロリーを消費しようとする． ・不適切な場面や健康上の問題があるときにも運動をやめられない．
・唾液腺肥大〔p.237〕 ・吐きだこ〔p.237〕 ・エナメル質の酸蝕・う歯〔p.237〕 ・電解質異常〔p.237〕 ・心電図異常（不整脈） ・消化管障害	・電解質異常 ・心電図異常（不整脈） ・下痢 ・脱水	・血糖値が低下し，むちゃ食い（過食）の原因となる．	・他の重要な活動（仕事や人付き合いなど）を妨げる．

代償行動によって生じる弊害

精神療法と薬物療法が有効
治療

- 神経性過食症の治療は，精神療法と必要に応じて薬物療法が用いられる．
- 精神療法では，ガイデッドセルフヘルプ〔p.243〕を第一選択とし，それでも効果が不十分な場合は認知行動療法（CBT-E）〔p.239〕などを行うことが推奨されている．
- 選択的セロトニン再取り込み阻害薬（SSRI）〔p.386〕による薬物療法は，むちゃ食い（過食）・嘔吐の頻度を減らす効果があると示されているが，長期的な効果は不明であるため，治療初期の精神療法への追加療法またはこれに代わる治療として用いられる．

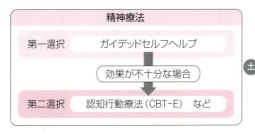

精神療法			薬物療法
第一選択	ガイデッドセルフヘルプ	±	・SSRI* *日本では，神経性過食症に対しては適応外使用となる．
効果が不十分な場合			
第二選択	認知行動療法（CBT-E）など		

- 第二選択であるCBT-Eなどでも効果が得られない場合は，対人関係療法（IPT）〔p.413〕などが用いられることもある．

- 自己誘発性嘔吐：self-induced vomiting ・吐きだこ：russell's sign ・電解質異常：electrolyte abnormality ・不整脈：arrhythmia ・緩下剤・利尿薬の乱用：misuse of laxatives and diuretics ・下痢：diarrhea ・脱水：dehydration ・むちゃ食い／過食：binge-eating ・精神療法／心理療法：psychotherapy ・薬物療法：pharmacotherapy ・ガイデッドセルフヘルプ：guided self-help

■患者自身が取り組む治療
ガイデッドセルフヘルプ

- 患者本人が病気の治療に取り組むことをセルフヘルプ（自助）といい，ガイデッドセルフヘルプは治療者が支援しながら行われるセルフヘルプを指す．
- 最も効果的な方法は，患者がセルフヘルプ用のワークブックなどに取り組み，治療者がコーチ役として進捗をサポートするというものである．
- ガイデッドセルフヘルプの内容と期待できる効果には，次のようなものがある．

ガイデッドセルフヘルプの内容

生活リズムを整える
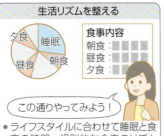
- ライフスタイルに合わせて睡眠と食事の時間，規則的な食事のリズムを設定する．

「設定した通りに進められているようですね．この調子でいきましょう」
- 治療者が進捗状況を確認する．

症状をモニタリングする

- むちゃ食い（過食）や代償行動などの症状が出る状況や時間，程度などを観察し，記録する．

「むちゃ食いしないために朝食を食べてみるのはどうでしょう？」

- 治療者が患者にアドバイスをする．

疾患について正しい知識を身につける

- 書籍を読むなどして，疾患についての正しい知識を身につける．

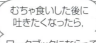

- 正しい知識を身につけたうえで，ワークブックの内容を実践してみる．

期待できる効果

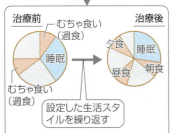
- 3食の時間と生活リズムが規則的になることで，むちゃ食い（過食）や代償行動などの症状の頻度が低減することになりうる．

- 自分の症状とそれが現れる状況やきっかけを把握することで，むちゃ食い（過食）や代償行動などの症状を軽減できる．

- 疾患や，むちゃ食い（過食），代償行動などの症状への対処方法について理解でき，その結果，症状の軽減につながる．

- 摂食障害に対する強化された認知行動療法（CBT-E）：enhanced cognitive behavioral therapy
- 選択的セロトニン再取り込み阻害薬（SSRI）：selective serotonin reuptake inhibitors
- 対人関係療法（IPT）：interpersonal psychotherapy

パーソナリティ症

パーソナリティ症

監修 小野 和哉

性格の偏りが生活上の困難を生む
パーソナリティ症（PD）とは

- パーソナリティとは，個人に備わった，物事の受け止め方，考え方，行動の傾向のことで，性格とほぼ同義である〔p.72〕．人格には"気質"と"性格"が含まれ，"気質"は遺伝的な要素が強く，"性格（パーソナリティ）"は周りの環境や社会，文化などに強い影響を受ける．
- パーソナリティの偏りが著しいために，社会生活上で本人あるいは周囲に困難・苦痛が生じる疾患をパーソナリティ症（PD）という．

A：経験への開放性
B：外向性
C：協調性
D：誠実性
E：神経症傾向

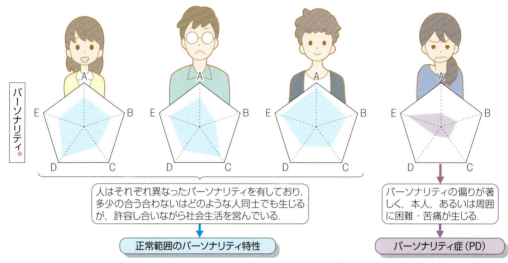

*パーソナリティを表す方法には様々なものがある〔p.72〕．ここではビッグファイブモデル〔p.73〕を例に用いた．
- 正常のパーソナリティ特性に様々なものがあるように，パーソナリティ症（PD）にも様々な特徴の病型がある．

パーソナリティ機能の障害→個別の特性で病型分類
パーソナリティ症（PD）の診断

- DSM-5までは，パーソナリティ症は10個に分類されていた〔p.246〕．しかし，実際の臨床で診断一致率が低いこと，単一の障害よりも併存する病態が多いこと，また，同じ診断でも機能水準には幅があることなどが課題であった．
- そこで，今後のパーソナリティ症診断では，機能水準と特性によって表記（分類）される方向にあり，代替DSM-5モデルでその方向性が示されている．
- ICD-11も同様の方向であることから，本書では代替DSM-5モデルに基づいた診断基準を提示する．

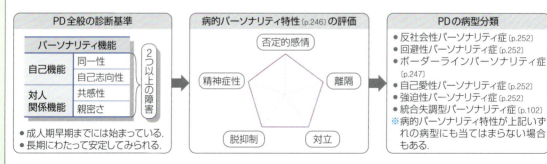

● パーソナリティ症（PD）：personality disorder ● 外向性：extroversion ● 協調性：cooperativeness ● 誠実性：conscientiousness ● 精神疾患の診断・統計マニュアル（DSM）：diagnostic and statistical manual of mental disorders ● 国際疾病分類（ICD）：international classification of diseases ● 自己機能：self functioning ● 対人関係機能：interpersonal functioning ● 自己志向性：self-direction ● 共感性：empathy ● 親密さ：intimacy ● 否定的感情：negativeaffectivity

パーソナリティ機能の障害
障害があると社会生活が困難になる

● パーソナリティ機能は，同一性と自己志向性からなる自己機能と，共感性と親密さからなる対人関係機能で構成されている．

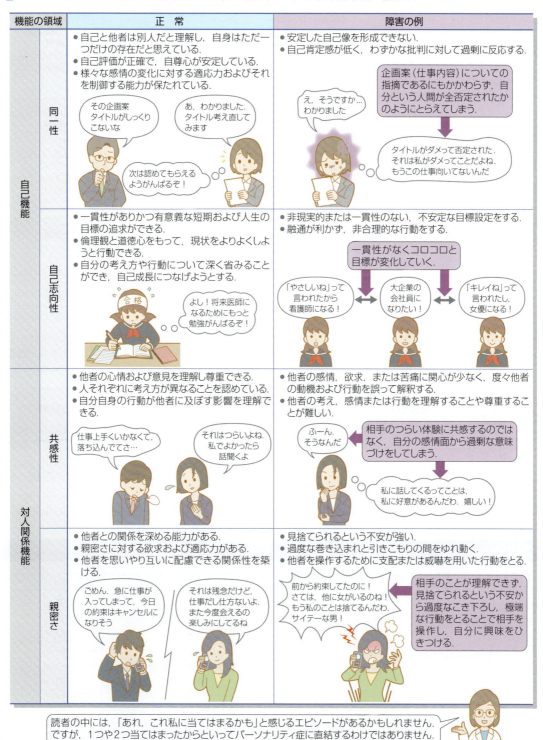

読者の中には，「あれ，これ私に当てはまるかも」と感じるエピソードがあるかもしれません．ですが，1つや2つ当てはまったからといってパーソナリティ症に直結するわけではありません．それが長期にわたって持続して起こるかなど，様々な条件をもとに診断を進めていきます．（心理師）

● 脱抑制：disinhibition　● 対立：antagonism　● 反社会性パーソナリティ症（ASPD）：antisocial personality disorder　● 回避性パーソナリティ症：avoidant personality disorder　● ボーダーラインパーソナリティ症（BPD）：borderline personality disorder　● 自己愛性パーソナリティ症：narcissistic personality disorder　● 強迫性パーソナリティ症：obsessive-compulsive personality disorder　● 統合失調型パーソナリティ症：schizotypal personality disorder

不適応なほどに極端な特性
病的パーソナリティ特性

- 病的パーソナリティ特性は，パーソナリティ特性が社会的に不適応といえるほど極端なものであり，否定的感情，離隔，対立，脱抑制，精神症性の5つがある．
- この5つの領域は，ビッグファイブモデル〔p.73〕で挙げられている特性とも類似している（一部異なる）．
- ある特性に属する性質（特性側面）が多い・強いほど，その病的パーソナリティ特性が高いことになる．

否定的感情
- 情動的安定性が著しく損なわれている．
- 不安，抑うつ気分，罪責感，羞恥心などの否定的感情を頻繁に体験する．

特性側面
- 不安傾向
- 服従性
- 固執
- 疑い深さ
- 分離不安
- 敵意
- 抑うつ傾向
- 感情の欠如

離隔
- 外向性が著しく低い．
- 対人関係を避け，感情体験，表出が限定されている．

特性側面
- 引きこもり
- 親密さ回避
- アンヘドニア〔p.62W〕
- 抑うつ傾向
- 感情の欠如
- 疑い深さ

精神症性
- 周囲の習慣に適応しない，奇妙で風変わりな行動や認知が現れる．

特性側面
- 異常な信念や体験
- 奇妙さ
- 認知と知覚の統合障害

脱抑制
- 誠実性が著しく損なわれている．
- すぐに欲望を満たすため衝動的行動に至る．

特性側面
- 衝動性
- 無謀さ
- 硬直した完璧主義
- 無責任

対立
- 協調性が著しく低い．
- 自尊心や特別待遇への期待，他者への冷遇などにより人間関係が悪化する．

特性側面
- 操作性
- 虚偽性
- 誇大性
- 注意喚起
- 冷淡
- 敵意

PDにも色んなパターンがある
代替DSM-5モデルに基づく6つの類型分類

- 代替DSM-5モデルでは，5つの病的パーソナリティ特性に属する特性側面をもとに，各特性の程度によって6つのPD類型に分類される．

病的パーソナリティ特性 \ PD	反社会性PD	回避性PD	ボーダーラインPD	自己愛性PD	強迫性PD	統合失調型PD
否定的感情	―	高	高	―	高	―
離 隔	―	高	―	―	高	高
対 立	高	―	高	高	―	―
脱抑制	高	―	高	―	低	―
精神症性	―	―	―	―	―	高

Supplement

DSM-5に基づくクラスター分類

- 従来のDSM-5におけるパーソナリティ症ではタイプが10類型あり，似た特徴をもつ病型ごとに3つのクラスター（群）にまとめられている．

クラスター	タイプ
A群：奇妙で風変わりにみえる	猜疑性PD
	シゾイドPD
	統合失調型PD
B群：演技的，情緒的，移り気にみえる	反社会性PD
	ボーダーラインPD
	演技性PD
	自己愛性PD
C群：不安や恐怖を感じているようにみえる	回避性PD
	依存性PD
	強迫性PD

- 否定的感情：negative affectivity ● 対立：antagonism ● 脱抑制：disinhibition ● 服従性：submissiveness ● 敵意：hostility ● 固執：perseveration ● 衝動性：impulsivity ● 無責任：irresponsibility ● 操作性：manipulativeness ● 虚偽性：deceitfulness ● 誇大性：grandiosity ● 注意喚起：attention seeking ● 冷淡：callousness ● 猜疑性パーソナリティ症：paranoid personality disorder ● シゾイドパーソナリティ症：schizoid personality disorder

ボーダーラインパーソナリティ症

監修 小野 和哉

intro. 境界性パーソナリティ障害ともよばれていた疾患である．パーソナリティ症の中でも，医療で扱うことが多い病型である．女性に多く，成人期早期までに明らかになる．感情や行動のコントロールができず，対人関係が不安定となり，本人も周囲も苦しむ疾患である．

MINIMUM ESSENCE
BPD : borderline personality disorder

❶ 好発：成人期早期までの若年女性 〈有病率1～2％〉
❷ 周囲の態度に敏感で，**見捨てられることへの不安**が強い． 〈見捨てられ不安〉
❸ 何事にも十分な意味や達成感を感じることができず，継続できない． 〈慢性的な空虚感〉
❹ 相手の気を引くためにはなりふり構わない努力をし，**衝動的に無謀な行動**（ギャンブル，浪費，薬物乱用，危険な性行為など），〈衝動性〉
自傷行為を行う． 〈繰り返す自傷行為〉
❺ 一定の関係ができると極端に相手を**理想化**したり，少しでも相手に満たされないと感じると，一転して徹底的に**こき下ろし**たりする． 〈親密さの障害，理想化とこき下ろし〉
❻ 軽蔑・侮辱されたと感じやすく，怒りの感情を制御できない． 〈敵意〉

➡ **ボーダーラインパーソナリティ症** を考える．

治療
- 支持的精神療法・心理教育が中心となる．
- 患者の言動に医療者が巻き込まれない，医療者－患者関係を逸脱しないよう注意する．

"ボーダー（境界性）"という疾患名は，古典的に神経症と精神症[p.76]の境界的な症状を示す群として報告されていたことに由来します．不安や情緒不安定な面は神経症的な症状で，現実を正確に認識できない面や衝動コントロールの課題などは精神症的な症状であり，どちらに入れてよいか不確定でした．

補足事項 ● 自傷行為，自殺念慮，自殺企図などが受診理由となることが少なくない．これらは繰り返し起こるが，8～10％が自殺に至るとされ，「演技的」「本気ではない」と決めつけないで，適切な対処方法を指導することが重要である．

パーソナリティ機能の障害
自己像も対人関係も不安定

- ボーダーラインパーソナリティ症（BPD）で認められる主なパーソナリティ機能障害を挙げる．

機能の領域		BPDでの主な障害
自己機能	同一性	・低い自尊感情と関連した不安定な自己像 ・慢性的な空虚感
	自己志向性	・目標，志望，価値観，人生設計の不安定さ
対人関係機能	共感性	・他者の感情を認識する能力の障害（侮辱されたと感じやすい） ・弱みに偏って他者を理解する
	親密さ	・見捨てられ不安 ・理想化とこき下ろし

- 代替DSM-5モデルでは，4つの領域のうち2つ以上で中等度以上の障害が認められることが診断基準である．

病的パーソナリティ特性
否定的感情，脱抑制，対立の特性が高い

- BPDでは，否定的感情，脱抑制，対立の病的パーソナリティ特性が高く，それに関連した症状がみられる．

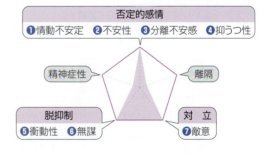

- 代替DSM-5モデルでは，❶～❼の特性側面のうち，少なくとも❺❻❼の1つを含む4つ以上を認めることがBPDの診断基準である．
- また，精神症性特性の1つである認知と知覚の統合障害を認めることがある（ストレスが強い際の猜疑念慮・妄想，解離症状など）．

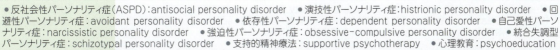

● 反社会性パーソナリティ症（ASPD）：antisocial personality disorder ● 演技性パーソナリティ症：histrionic personality disorder ● 回避性パーソナリティ症：avoidant personality disorder ● 依存性パーソナリティ症：dependent personality disorder ● 自己愛性パーソナリティ症：narcissistic personality disorder ● 強迫性パーソナリティ症：obsessive-compulsive personality disorder ● 統合失調型パーソナリティ症：schizotypal personality disorder ● 支持的精神療法：supportive psychotherapy ● 心理教育：psychoeducation

■対人関係がうまくいかない
感情・行動の特徴

- ボーダーラインパーソナリティ症（BPD）では，特徴的な感情・行動の結果，周囲の人が対応に困り，社会生活上の対人関係がうまくいかなくなる．背景には，不安定な自己像，慢性的な空虚感といった自己同一性の障害があるとされ，本人が抱える苦痛の現れともいえる．

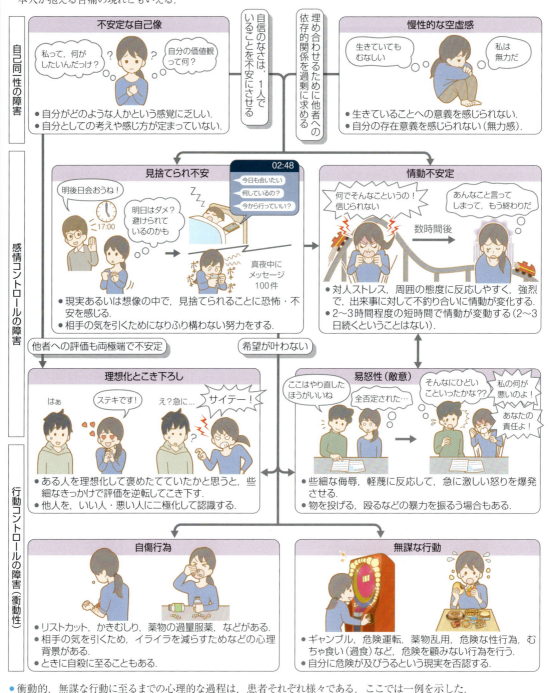

- 衝動的，無謀な行動に至るまでの心理的な過程は，患者それぞれ様々である．ここでは一例を示した．
- この他，強いストレスがかかった際に，解離症状（人格交代）〔p.191〕や，一過性の妄想様観念が現れることもある．

- ボーダーラインパーソナリティ症（BPD）：borderline personality disorder ● 空虚感：emptiness ● 情動不安定：emotional lability
- 理想化：idealization ● 易刺激性／易怒性：irritability ● 自傷（自傷行為）：self-injury ● 衝動性：impulsivity ● 薬物乱用：drug abuse ● 解離症状：dissociation symptoms ● 妄想様観念：delusional idea

治療
現実の課題への対応が主体

- ボーダーラインパーソナリティ症（BPD）の治療目標は，患者自身が感情や衝動性をコントロールできるようになり，対人関係，社会生活上の障害を軽快することである．
- ケースマネジメントと，薬物療法を併用する．

基本的治療方針
- 中立的態度を保つ非審判的傾聴（治療者の主観的判断は話さない）．
- 現実に今ここで何をどのようにしたらよいかを一緒に考える．
- 感情的になっているときに感情の起源探しをしない．
- 自傷行為は，叱責でなく，どうしたら回避できたかを一緒に考える．
- 危機介入としての入院は1週間程度の短期で行う．

薬物療法
- BPDそのものを改善させるわけではなく，症状に合わせて短期的に使用する．
  - 非定型抗精神病薬：衝動性，攻撃性を軽減する可能性がある
  - 抗うつ薬（SSRI）：不安，抑うつを軽減する可能性がある
- ※ベンゾジアゼピン系薬（抗不安薬や睡眠薬として）は，依存や乱用のリスク，脱抑制（衝動性）を高める危険があるため使用を避ける．

症例に応じて実施する精神療法
- 弁証法的行動療法（DBT）[p.251]
- メンタライゼーション療法（MBT）
- 転移焦点化精神療法（TFP）　など

家族や周囲への対応
- 虐待例や家族機能の課題を認める例が多いことは知られているが，思春期以降の例では基本的に本人の課題とし，家族の養育の責任を求めない．
- 家族や周囲に依存し，退行[p.28]していることが少なくないことから，患者との距離を保つ環境設定が重要となる場合がある．
- 心理面への介入よりも，現実的な課題の処理を患者とともに考えることを基本とする．

- 外来での治療が基本であるが，生活機能が低下している場合，自傷行為などの問題行動が続く場合，周囲の混乱や疲弊が著しい場合などには入院治療が必要になる．

治療上の注意点
BPD特有の難しさがある

- BPDにみられる感情・行動の特徴[p.248]や，スプリッティングなどの防衛機制[p.250]は，治療関係の構築，維持に支障をきたすことがある．
- BPD患者自身の治療が進まないだけでなく，医療現場の混乱にもつながりうるため，適切な目標とルールの設定，医療スタッフ間の情報共有が重要である．

（医療者も患者に振り回されるおそれがある）　（目標を決める，ルールを決める，情報を共有する）

治療上問題となりやすい特徴	対応・注意点
・治療者を理想化しすぎる．	・治療者は患者とともに現実の課題を解決するための援助者であることを伝える．
・少しの治療上の変更でも「見捨てられた」と感じうる．	・担当者の変更や，診察時間の変更は事前に説明しておく．
・自分都合で受診予約を変更する（大事にされているかを確かめたい）．	・治療継続のためにはルールを守ることを約束する．守れないと治療継続が困難になることを説明しておく．
・頻回に電話連絡したり，無理な対応を求めたりする．	・電話は予約変更などの事務的なものと，緊急時に限ることを伝える． ・できることとできないことの線引きを共有する．
・治療者への依存から，患者－医療者を越えた関係を求める（境界侵犯）．	・診療上の必要がある場面以外での接触は行わない．あくまで医療者として接する．
・自分に都合のいい医療スタッフを理想化し，他のスタッフは非難する． ➡スタッフ同士の不審，混乱につながる．	・BPDの特性を理解し，対人操作に乗らない． ・チームで対応し，スタッフ間での情報共有を行う．
・衝動的な暴言・暴力，自傷行為がある．	・緊急性がある場合には，入院を検討する． ・そのような行為に至ったきっかけ（出来事），感情を話し合い，別の対処方法をさがす．

- 支持的精神療法：supportive psychotherapy　● 心理教育：psychoeducation　● 薬物療法：pharmacotherapy　● 抗うつ薬：antidepressant　● 選択的セロトニン再取り込み阻害薬（SSRI）：selective serotonin reuptake inhibitors　● 弁証法的行動療法（DBT）：dialectical behavior therapy　● メンタライゼーション療法（MBT）：mentalization-based treatment　● 転移焦点化精神療法（TFP）：transference-focused psychotherapy　● スプリッティング：splitting　● 防衛機制：defense mechanism

■ 未熟な防衛機制
スプリッティングと投影性同一視

- BPD患者では，スプリッティングや，投影，投影性同一視という防衛機制〔p.28〕が働くことが多い．
- これらは，患者自身で受け止めきれない心理的苦痛や葛藤からこころを守ろうと無意識に働くものであるが，未熟あるいは病的なものであるため，結果として対人関係上の悪循環をもたらす．
- 医療者がこのような心理過程を理解しておくことが，患者対応のうえで重要である．

スプリッティング（スプリット思考）	投 影	投影性同一視
・通常，相反する気持ちの間には何らかのつながりがあり，良い面・悪い面だけでなくその中間が組み合わさっている． ・スプリッティングとは，つながりが抜け落ち，両極端な評価しかできなくなることをいう．	・本来は自分の気持ちであるものを，相手がそう考えていると思い込む． ・BPDではスプリッティングされた考えのうち，否定的な考えの方を，自分自身で抱えていられず，相手に投影する．	・投影した気持ちに沿った行動をとるようになり，関係性が悪化する． ・次第に，投影された相手は，投影された気持ちを自分の気持ちであるかのように引き受けてしまう．

通常の思考
先生は必要な存在だ．でも治療とわかってはいるけど，厳しいことを言うときの先生が苦手だ．

関連が抜け落ちた極端な評価

先生が好き　先生が嫌い

"嫌い"という気持ちを相手がもっていることにしてしまう．

先生が好き　→　先生に嫌われている

元々は患者の気持ちであったものを，実際に相手がもつようになる．

私のことが嫌いだから面談を終わらせるのですね！

そんなこと思っていないのに，困ったなあ…この患者は苦手だ

スプリッティングは，対象の良い面・悪い面を総合的に把握することを困難にします．このことは，人を良い人・悪い人に二分して評価してしまうことや，同じ人に対しても良い・悪いの評価が急激に反転することにもつながります（理想化とこき下ろし〔p.248〕）．

- これらの未熟な防衛機制により対人関係に問題が生じている場合には，患者自身にそのことを告げ，本来の自分の気持ちに気づかせることが重要である．

Supplement

他の精神疾患とパーソナリティ症の違い

- パーソナリティ症でみられる様々な症状（抑うつ気分，不安傾向，衝動性など）は，他の精神疾患でも認めるものでもある（例えば気分症〔p.110〕）．
- このため，パーソナリティ症の診断は，ある一時点の症状だけで行うことはできず，その状態がその人の持続的で安定した特性に基づくものであるかを確認する必要がある．

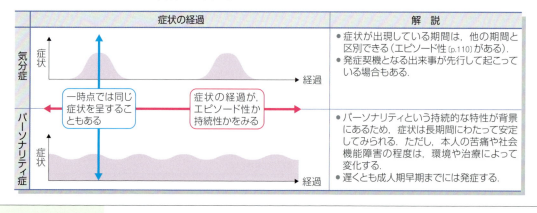

- 症状が出現している期間は，他の期間と区別できる（エピソード性〔p.110〕がある）．
- 発症契機となる出来事が先行して起こっている場合もある．
- パーソナリティという持続的な特性が背景にあるため，症状は長期間にわたって安定してみられる．ただし，本人の苦痛や社会機能障害の程度は，環境や治療によって変化する．
- 遅くとも成人期早期までには発症する．

- ボーダーラインパーソナリティ症（BPD）：borderline personality disorder　●防衛機制：defense mechanism　●スプリッティング：splitting　●投影：projection　●パーソナリティ症（PD）：personality disorder　●気分症／気分障害：mood disorder

エビデンスがある治療
弁証法的行動療法（DBT）

- 弁証法的行動療法（DBT）は，認知行動療法と，禅の思想に由来するマインドフルネス〔p.412〕を合わせた統合的精神療法である．自殺や自傷行為を減少させる効果が高い．
- 従来の認知行動療法は，過去の対人関係課題や自己の内的体験の処理のため，内省し変化することを促す．一方DBTは，BPD患者の認知様式である良い・悪いの両極端な価値づけ〔p.250〕から離れ，今の現実への具体的対処方法を説くことにより，未成熟で不安定な患者が困難を生き抜けるように導く．

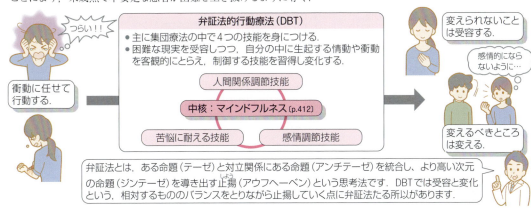

- DBTは，注意欠如多動症（ADHD）など，情動や衝動の制御の課題がある例にも使用されている．

Supplement
パーソナリティ症と発達障害

- パーソナリティ症と発達障害には症状面で類似性がみられ，両者の鑑別や併存に留意する必要がある．

ADHD〔p.208〕とBPDの鑑別
- ADHDとBPDは共通点があるため，鑑別が難しい場合がある．

共通点	鑑別点 （ADHDのみにみられるもの）
・自己評価が低い ・衝動性の制御に課題	・顕著な注意障害 ・子どもの頃からの不注意，忘れもの

自閉スペクトラム症（ASD）〔p.202〕とBPDの鑑別
- ASDでは情緒的な反応が少ないのに対し，BPDでは豊かであるため，一般的に鑑別は容易である．
- ただし，以下のような場合には，表面的には同じ症状にみえるため，背景の病理で鑑別する必要がある．

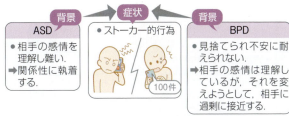

発達障害とパーソナリティ症の併存
- 成人期においてパーソナリティの問題が前景にあるようにみえてもその基盤は発達特性（障害）である場合もあり，成人期においても発達歴を十分確認する必要がある．
- 発達障害の診断に至らないレベルの特性でも，パーソナリティ形成には大きな影響をもつ．

- 弁証法的行動療法（DBT）：dialectical behavior therapy　●マインドフルネス：mindfulness　●認知行動療法（CBT）：cognitive behavioral therapy　●テーゼ：thesis　●アンチテーゼ：antithesis　●ジンテーゼ：synthesis　●アウフヘーベン：aufheben　●弁証法：dialectic　●注意欠如多動症（ADHD）：attention-deficit/hyperactivity disorder　●発達障害：developmental disorder　●自閉スペクトラム症（ASD）：autism spectrum disorder

Advanced Study
その他のパーソナリティ症（代替DSM-5モデル）

- 代替DSM-5モデルで挙げられている，他のパーソナリティ症（PD）の特徴を示す．
- 統合失調型PDについては統合失調スペクトラム症の章 [p.102] を参照のこと．

	特 徴	病的パーソナリティ特性 [p.246]
反社会性PD	・社会のルール，倫理に従わない行動をとり，触法行為に及ぶこともある． ・他人を大切にせず，暴力や虚言を繰り返す． ・良心の呵責が生じにくく，他者の傷つきに無頓着である． ・男性で一般人口の約3％，女性で約1％にみられる．	否定的感情／精神症性／離隔／脱抑制（無謀・衝動性・無責任）／対立（操作性・冷淡・虚偽性・敵意）
回避性PD	・自己評価が極めて低い． ・否定的評価を受けることや拒絶されること，嘲笑されること，恥をかくことを恐れる． ・このような状況を避けるため，社会的，対人的交流を避け，引きこもる． ・抑うつ症状や不安症状を主訴に受診することが多い． ・一般人口の約1％にみられる．	否定的感情（不安性）／精神症性／離隔（閉じこもり・快感喪失・親密さ回避）／脱抑制／対立
自己愛性PD	・自分が偉い，重要であるという誇大性をもち，虚栄心が強い． ・"偉大，特別な自分"にふさわしい大きな成功を夢みている． ・誇大的な自己像を守るために他人に責任を押しつける．非難に弱く，受け入れない． ・対人関係は表面的で，他人を自己の利益のために利用する．	否定的感情／精神症性／離隔／脱抑制／対立（誇大性・注意喚起*） *他人の注意を引き，注目の的になろうとする
強迫性PD	・完璧主義で融通が利かない． ・結果よりも形式を重視し，非生産的・非効率的となる． ・自分のルール（こだわり）が最優先であり，他人にもそれに従うことを求め，他人の考えや感情，行動を理解することが困難である．対人関係は堅苦しいものとなる． ・節約思考が強く，物を捨てられない． ・強迫観念，強迫行為 [p.167] は認めない点が強迫症と異なる．	否定的感情（固執）／精神症性／離隔（親密さ回避・制限された感情）／極端な誠実さ**（硬直した完璧主義）／対立 **脱抑制の対極にあたる特性（脱抑制が病的に低い）

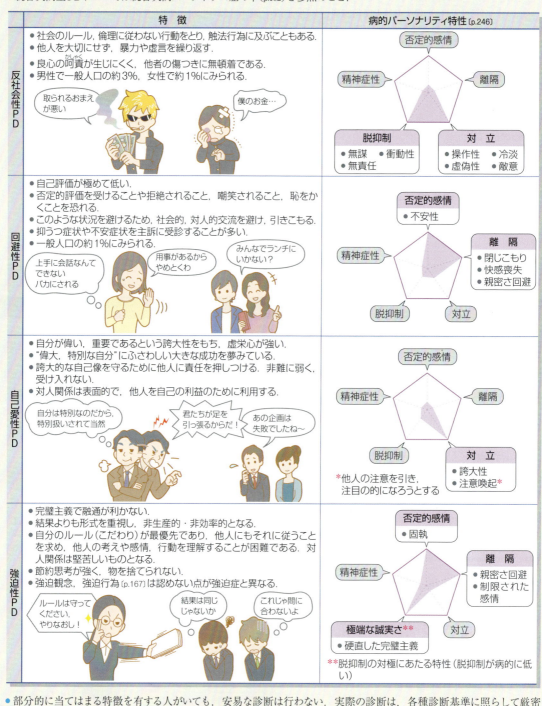

- 部分的に当てはまる特徴を有する人がいても，安易な診断は行わない．実際の診断は，各種診断基準に照らして厳密に行う．複数のパーソナリティ症が1人の人に重複して診断される場合もある．

- 反社会性パーソナリティ症（ASPD）: antisocial personality disorder　● 脱抑制: disinhibition　● 衝動性: impulsivity　● 無責任: irresponsibility　● 操作性: manipulativeness　● 冷淡: callousness　● 虚偽性: deceitfulness　● 敵意: hostility　● 回避性パーソナリティ症: avoidant personality disorder　● 自己愛性パーソナリティ症: narcissistic personality disorder　● 誇大性: grandiosity　● 強迫性パーソナリティ症: obsessive-compulsive personality disorder　● 固執: perseveration　● 完璧主義: perfectionism

パーソナリティ症

BPDへの対応

監修　小野 和哉

患者のことを大切に思っている人，特に家族など，患者とより深い関係の人にとって，ボーダーラインパーソナリティ症（BPD）の患者と関わっていくことは困難を感じる場面も多いでしょう．ここでは困りごとへの対応例のいくつかを紹介します．対応法を学ぶことで，ご自身の困難も軽減でき，患者にも良い影響を与えられる可能性があることを感じ，より詳しい書籍で学ぶこと，あるいは，専門家に相談するきっかけになれば幸いです．

障害があることを理解しよう

BPDの人には困らされてばかりです．サポートしていきたいとは思うのですが，関わりを続けられる自信がありません．

BPDでは対応に困る特徴的な言動がみられることは確かです（p.248）．しかしそれらは，障害が引き起こしている症状であると理解しましょう．1つ1つの症状が改善していくのには時間がかかりますが，周囲の人も適切な対応を継続することで，長期的には改善していくものです．

困りごと　言動に耐えられない
- 気分がコロコロ変わる．
- 衝動に任せて行動する．
- 急に侮辱的な言葉を浴びせられる．

「あなたなんてサイテーよ！」

対応例　よく観察する
- ☑ あくまでも症状としての言動であるととらえましょう．
- ☑ 本人にも抑えきれないつらさがあることを想像しましょう．

「病気のためにこうなっているのだ」「つらい中でもがいているのだ」

困りごと　昔からこうだから変わりようがないのでは？
- もう何年もこの状態が続いているため，この人はこういう人なのだ，一生変わらないと思う．

「何をしたって無駄なのだ」

対応例　焦らない
- ☑ 急に良くなる病気ではなく，時間をかけて改善していきます（多くの人が時間とともにBPDの診断基準を満たさなくなるところまで日常生活機能が改善する）．

「少しずつでも変わっていけば良い」

困りごと　どうしてこうなったのか，原因が気になる
- この病気になったのは自分（親）の育て方が悪かったからと考えてしまう．
- 言動の理由・起源を過去に遡ってつきとめようとする．

「嫌なやつがいたせいで，私は辞めなきゃいけなかったのよ！」
「何をされたの？どうしてそうなっちゃったの？」
「育て方が悪かった？」
人間関係のトラブルで退職

対応例　現実的な問題への対応を考える
- ☑ 原因，起源探しをしてもほとんどの場合，状況は良くなりません．
- ☑ 今，どのような問題が起こっていて，それに対処するにはどうすれば良いかを考えましょう．

「仕事が長続きしないと，生活費に困るわね」
「人付き合いをうまくやっていく方法を，先生と相談してみたら？」

ほどよい距離感とルールが大事

BPDの人をなんとか助けてあげたい，私がなんとかしてあげないと，と感じてしまいます．

本人に責任があることを周囲の人が安易にカバーしたり，無理な要求にも全て応えたりしていると，"いつでも助けてくれる"という依存心につながり，根本的な回復を妨げてしまいます．

困りごと　過度に責任を感じる（近すぎる）

- 自分のせいでつらい気持ちにさせていると感じる（患者は自分を犠牲者，相手を加害者ととらえ，相手がそう思うように操作する）．
- 本人が起こしたトラブルを肩代わりして解決しようとする．

対応例　本人の行動は本人の責任（ほどよい距離感）

- ☑ 相手（患者）と自分は違う人間であり，相手の問題は相手のものです（自分を悪く思う必要はない）．
- ☑ 理解や支援する気持ちを示したうえで，患者自身で解決するよう見守りましょう（自分が解決してあげられるものではない）．

困りごと　要求がエスカレートする

- 無茶な時間に呼び出しや訪問がある．
- 電話やメッセージに応答しないとかんしゃくを起こす．

対応例　できないことはできない（ルール決め）

- ☑ できないことは理由もきちんと伝えて理解を求めましょう．
- ☑ 無理な要求は断り，別の解決法を話し合いましょう．

受診の勧め方

自分の周囲にボーダーラインパーソナリティ症（BPD）のように思える人がいて，受診を勧めているのですが，なかなか受診してくれません．

困りごとに焦点を当て，タイミングを見計らって勧めてみましょう．

困りごと　受診してくれない

- 生活上，対人関係上の問題があっても，自分に障害がある，責任があるとは思っていない．

- 問題が表面化しやすい攻撃的になっているときに受診を勧めがち．

対応例　受診を勧める理由とタイミングを工夫する

- ☑ "つらさを取り除く"，"悩みを改善する"など，具体的な問題を解決することを目的に受診を促しましょう．
- ☑ 不眠などの随伴する症状があれば，それを受診理由にしましょう．

- ☑ 気分が穏やか，落ち着いているときに受診を勧めた方が，他人の意見に耳を傾けやすいです．

自傷行為などの問題行動には落ち着いて対応

自分の身体を傷つけたり、薬を大量に飲んだりするのを目の当たりにすると、動揺してしまいます．

BPD患者では自傷行為や過量服薬、あるいは暴力といった問題行動がみられることも珍しくありません．自傷行為の背景には、本人のつらい気持ちがあります．頭ごなしに"悪いこと"と説得しても逆効果であるため、冷静に対処し、別の対処方法を考えられるように支援していきましょう．

✗ しかる，非難する

- 「こんなことをするなんてダメだ」と一方的にしかる．
- 「まともな人間がすることではない」と非難する．
- 行動の目的を問いただす．

✗ 見放す

- 「どうせ本気じゃない」「演技だ」「勝手にすればいい」と見放す．

✗ 同情的になりすぎる

- 「私のせいでこうさせてしまった」と過剰に心配し、患者の無理な要求に応えてしまう（今後、さらに同情を得ようとして新たな自傷行為などに及ぶ可能性がある）．

✗ 自分たちで抱え込む

- 家庭内や、患者と自分の関係の中で解決しようとする．

〇 精神状態を理解し支援する

- ☑ 自傷行為が、怒り、緊張、不安など、やりきれない不快感情を乗り切るための手段となっていることを理解しましょう（"こころの痛み"を"身体の痛み"に置き換えている）．

〇 本人の話に耳を傾ける

- ☑ 質問攻めにせず、本人から出てくる言葉を待ちましょう．
- ☑ 反論しない、聞き流さないようにしましょう．
- ☑ 話してくれたことをねぎらいましょう．

〇 冷静に、今ある問題に対応する

- ☑ まずは何が起こったのか（傷の深さ、飲んだ薬の量など）を把握しましょう．
- ☑ いたわりを示しつつ傷の手当を行いましょう．
- ☑ これ以上被害が大きくならないようにしましょう．

〇 専門家に相談する

- ☑ 深い傷や過量服薬は医療機関で治療が必要です．
- ☑ 自傷行為は自殺企図へつながる危険があるため、速やかに専門家に相談しましょう．

秩序破壊的・衝動制御・素行症群

秩序破壊的・衝動制御・素行症群
監修 髙橋 秀俊

秩序破壊的・衝動制御・素行症群とは
情動や行動の自己制御ができない

- 秩序破壊的・衝動制御・素行症群とは，様々な要因から情動や行動の自己制御に障害をきたす疾患群である．
- 情動や行動の自己制御の障害の結果として，次のような問題行動がみられる．

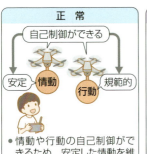

- 情動や行動の自己制御ができるため，安定した情動を維持することや規範的な行動をとることができる．
- 情動や行動の自己制御ができないことにより，問題行動を起こす．
- 秩序破壊的・衝動制御・素行症群には，次の疾患などが含まれる．

含まれる疾患

特定の行動に関連した衝動の制御障害〔次項〕	●間欠爆発症 ●放火症 ●窃盗(せっとう)症
情動と行動の制御障害	●反抗挑発症〔p.257〕
行動の制御障害が中心	●素行症〔p.257〕
パーソナリティ症	●反社会性パーソナリティ症〔p.252〕

特定の行動に関連した衝動の制御障害
間欠爆発症，放火症，窃盗症が含まれる

- 特定の行動に関連した衝動の制御が乏しくその行動を繰り返す疾患には，次のものがある．
- いずれにおいても，特定の行動には合理的な目的がない．

	間欠爆発症	放火症	窃盗症
特定の行動	攻撃的行動	放火	窃盗
行動の目的	攻撃的行動には目的がない（衝動や怒りに基づく行動がほとんどで，金銭を手に入れることや威嚇することなどが目的ではない）．	放火の行為自体が目的である（犯罪の隠蔽，怒りや報復の表現などが目的ではない）．	盗みの行為自体が目的である（盗んだものを自分で使うことや金儲けなどが目的ではない）．
特徴	●通常では攻撃的な行動に結びつかないような出来事をきっかけに，言語的（激しい非難や口論など）・身体的（暴行など）攻撃や所有物の破壊などを繰り返す．●反復する行動爆発により，苦痛や社会機能の障害などの問題が生じている．	●患者には，火や火災に関連したものへのとらわれがある．●放火前には緊張や興奮が高まり，火災が発生するとその光景に魅了され，快感や解放感などを覚える．	●物を盗む前には緊張感の高まり，盗みをおかすときには快感や解放感がみられる．●盗みの後に，後悔や不安が伴われることもある．

治療
- 薬物療法（非定型抗精神病薬〔p.382〕など）や認知行動療法〔p.404〕などが行われることが多いが，有効とされている治療には限りがある．

- 秩序破壊的・衝動制御・素行症群：disruptive, impulse-control, and conduct disorders ●情動：affect ●行動：behavior ●衝動：impulse ●間欠爆発症：intermittent explosive disorder ●放火症：pyromania ●窃盗症：kleptomania ●反抗挑発症（ODD）：oppositional defiant disorder ●素行症（CD）：conduct disorder ●反社会性パーソナリティ症（ASPD）：antisocial personality disorder ●薬物療法：pharmacotherapy ●非定型抗精神病薬：atypical antipsychotics

反抗挑発症

■ 怒りっぽさ，挑発的行動，執念深さがみられる

- 反抗挑発症は，次のような問題行動が頻繁かつ持続的にみられる状態である．
- 問題行動により，本人や他者が苦痛を感じたり，社会的，学業的，職業的な機能障害が生じたりすることが特徴である．

怒りっぽい

- かんしゃくを起こしやすい．
- イライラしやすい．
- 怒りっぽく，腹を立てることが多い．

口論好き・挑発的行動

- 目上の人（大人や指導者など）と口論する．
- 規則や目上の人の要求に従うことに反抗する．
- わざと人をいらだたせる．
- 自分の失敗を人のせいにする．

執念深い

- 意地悪で執念深い行動をする．

- 通常，症状が現れ始めるのは就学前である．反抗挑発症と診断された子どもの25%では，症状は成長とともに消えていく．
- 反抗挑発症は，注意欠如多動症（ADHD）〔p.208〕に合併することや，小児期に素行症〔次項〕へ移行することが多いとされている．
- 反抗挑発症の子どもは将来，不安症〔p.154〕や抑うつ症〔p.110〕，物質使用症〔p.293〕などを発症するリスクが高いことも知られている．

就学前期や青年期などでは，反抗挑発症の症状に似た行動がみられることがあります．これが反抗挑発症によるものと判断するには，行動の頻度が標準的な範囲を超えているかどうか検討することが重要です．例えば就学前の児童の場合，かんしゃく発作が週1回程度みられても正常の範囲内とされますが，過去6ヵ月間でほぼ毎日みられる場合には反抗挑発症が疑われます．

素行症

■ 人権侵害や規則違反をする

- 素行症は，他者の人権を侵害する行動や社会的規範から外れた行動を繰り返す疾患である．
- 次のような問題行動により，社会的，学業的，職業的な機能障害が生じていることを特徴とする．

人や動物に対する攻撃性

- 他人をいじめたり脅迫したりする．
- 頻繁に取っ組み合いの喧嘩をする．
- ナイフやバットなどの危険な凶器を使用する．
- ひったくりや襲いかかって強盗をする（被害者の目の前で盗みをする）．

所有物の破壊

- 放火やそれ以外の方法で意図的に他人の所有物を破壊する．

など

虚偽性・窃盗

- 他人の家や車に侵入する．
- 借金や義務を逃れるために嘘をつく．
- 万引きや詐欺をする（被害者と対面せず盗みをする）．

年齢相応の守るべき規則の違反

- 親が禁止していたとしても，夜間に外出する．
- 虐待がなくても，家出をする．
- 学校を怠ける．

- 問題行動は反抗挑発症〔前項〕のものよりも重篤で，非行〔p.435〕や触法（犯罪）行為に当てはまるものもある．
- 素行症の患者は，抑うつ症〔p.110〕や双極症〔p.140〕などを合併したり，将来，反社会性パーソナリティ症〔p.252〕，気分症〔p.110〕，物質関連症〔p.290〕などを発症したりする．
- 素行症は，10歳以前に発症する児童期発症型と，10歳以降に発症する青年期発症型に分類でき，児童期発症型は症状が成人期まで持続しやすく，青年期発症型は症状が改善しやすい特徴がある．

治療

- 特別な治療は存在せず，薬物療法（非定型抗精神病薬〔p.382〕など）や認知行動療法〔p.404〕などが行われることが多い．

- 認知行動療法（CBT）：cognitive behavioral therapy ● 注意欠如多動症（ADHD）：attention-deficit／hyperactivity disorder
- 不安症：anxiety disorder ● 抑うつ症：depressive disorder ● 物質使用症：substance use disorder ● 非行：delinquency ● 双極症／双極性障害：bipolar disorder ● 気分症／気分障害：mood disorder ● 物質関連症：substance-related disorders

性別違和（性別不合）

性別違和（性別不合）

監修 松本 洋輔

個人の性のあり方を包括する概念
セクシュアリティとは

- セクシュアリティとは個人の性のあり方を包括する概念であり，次の要素＊からなる．

セクシュアリティ：個人の性のあり方を示す概念．

生物学的性（セックス，身体の性）	性表現（表現する性別）	性自認（こころの性別）	性的指向（好きになる性）
●染色体，性腺，生殖器などにより決められる性．	●服装や髪型，振るまいなどで表現される性別．	●自分がどの性別であるかという認識．「俺は男だ」「私は女よ」	●恋愛の対象がどの性であるかを示す概念．

＊セクシュアリティを定義するのは難しく，要素については上記以外の見解もある．

- セクシュアリティは全ての人がもっているものであるが，各要素のとらえ方は人によって様々なため，一人一人のセクシュアリティは異なる．

本書での言葉の表現

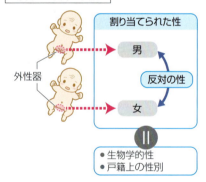

割り当てられた性
男 ⇔ 反対の性 ⇔ 女
＝
● 生物学的性
● 戸籍上の性別

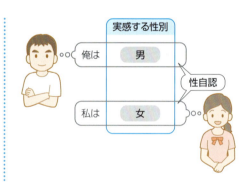

実感する性別
俺は 男
私は 女
性自認

- 本書では，出生時に生物学的性をもとに決められた性別（戸籍上の性別）を"割り当てられた性"，割り当てられた性でないものを"反対の性"とよぶ．
- また，自認している性別のことを"実感する性別"とよぶ．

社会的・文化的につくられた性別
ジェンダーとは

ジェンダー：社会的・文化的につくられた性別．

- ジェンダーとは，社会的・文化的につくられた性別である．
- 服装や社会的役割，ふるまいなどで"男／女はこうあるべき"と社会・文化によって規定されたもので，いわゆる"男／女らしさ"という言葉で表される．このため，国や時代によってジェンダーは異なる．

日本におけるジェンダーの例

男
- 男は仕事
- 男はズボン
- 男はたくましくあるべきだ　など

女
- 女は家事
- 女はスカート
- 女はおしとやかであるべきだ　など

Words & terms

性分化疾患（DSDs）
性分化の過程で障害を生じ，性分化に異常をきたした疾患群．性染色体異常や性腺の性と生殖器の性が一致しない状態などがみられる〔病⑨p.64〕．性分化疾患の患者は性別違和（性別不合）を伴いやすいとされている．なお，DSM-Ⅳ（ICD-10）までは，性分化疾患と性別違和（性別不合）が併発する場合は性別違和（性別不合）の診断を下せなかったが，DSM-5（ICD-11）からは，両者が併発する場合でも性別違和（性別不合）としての診断が可能になった．

トランスジェンダー〔p.259〕
いわゆる割り当てられた性と実感する性別が一致しない人を指す．これらの人が何らかの対応を求めて医療機関を受診した際につく診断名が，性別違和（性別不合）である．

●性別違和：gender dysphoria　●性別不合：gender incongruence　●セクシュアリティ：sexuality　●生物学的性：biological sex　●性表現：sex expression　●性自認：gender identity　●性的指向：sexual orientation　●割り当てられた性：assigned sex　●実感する性別：experienced gender　●ジェンダー：gender　●性分化疾患（DSDs）：disorders of sex development　●精神疾患の診断・統計マニュアル（DSM）：diagnostic and statistical manual of mental disorders

割り当てられた性と実感する性別が一致しない
性別違和（性別不合）とは

- 性別違和（性別不合）とは，割り当てられた性と実感する性別との間の著しい不一致が持続している状態である．
- 性別違和と性別不合は，それぞれDSM-5，ICD-11での診断名である．どちらもDSM-Ⅳ-TRとICD-10では性同一性障害という疾患名でよばれていたが，この名称は性のあり方の多様性を病理化するものだと批判を受けたことにより"障害"を含まない名称に変更された．
- 名称の変更とともに，性別不合は精神疾患の分類からは外されたが，性別違和はなお精神疾患として扱われている．
- このため，性別違和の診断には，割り当てられた性と実感する性別との間の著しい不一致に"苦痛と社会的機能の障害"を伴うことが必須である（性別不合の診断には必須ではない）．

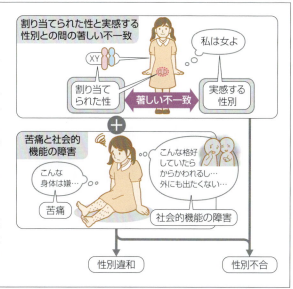

Supplement
多様な性の表し方

- 大多数の人は，割り当てられた性と実感する性別が一致しており，かつ性的指向は異性である（性的マジョリティ）．
- 性的マジョリティ以外のセクシュアリティの人の総称は，LGBTQ+（性的マイノリティ）と表現される．
- 近年では，LGBTQ+に代わって，全ての性のあり方を表す"SOGI"という言葉が用いられるようになってきている．

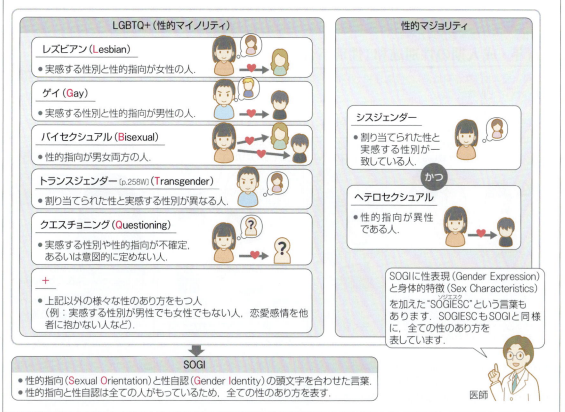

- 性同一性障害（GID）：gender identity disorder
- 国際疾病分類（ICD）：international classification of diseases
- シスジェンダー：cisgender
- ヘテロセクシュアル：heterosexual

性別違和（性別不合）

意思表示や行動から明らかになる
子どもの性別違和（性別不合）

- 性別違和（性別不合）でみられる特徴は年齢によって異なるため，思春期前の子どもと青年・成人期で別々の診断基準が存在する．
- 子ども（思春期前）の性別違和（性別不合）は，反対の性になりたいという意思表示や反対の性の子どもにみられる行動などをすることが特徴である．

男児が女児のようなふるまいや服装をすることは，その逆よりも周囲から抑圧されやすい傾向があります。このため，専門機関を受診する性別違和（性別不合）の子どもは，割り当てられた性が男であることが多いです。
医師

子どもの性別違和（性別不合）でみられる特徴

反対の性になりたい
- 反対の性になりたいと強く望んだり，自分は反対の性であると主張したりする．

反対の性に典型的なものを好む / 服
- 反対の性に典型的な服を着ることを好み，割り当てられた性に典型的な服を着ることに抵抗する．

遊び
- 反対の性に典型的な遊びを好み，割り当てられた性に典型的な遊びを避ける．
- ごっこ遊びでは，反対の性の役割をしたがる．
- 反対の性の友達と遊びたがる．

反対の性の身体的特徴を得たい
- 反対の性の第一次・第二次性徴を好み，自分の性器を嫌う．

- 子どもでは特に第二次性徴が始まる小学校高学年〜中学校の頃に性別に対する違和感が明確になる．実際に，専門機関を受診した性別違和（性別不合）の当事者の約9割が中学生までに違和感を自覚しているとの報告がある．
- 子どもの性別違和（性別不合）は，成人期までに減弱・消失する例が多いことが知られている．

身体に対する嫌悪感が現れやすい
青年・成人期の性別違和（性別不合）

- 青年・成人期（思春期以降）の性別違和（性別不合）は，子どもと比べて自分の身体に対する強く持続的な嫌悪感が現れやすいことが特徴である．

青年・成人期の性別違和（性別不合）でみられる特徴

身体的特徴と実感する性別が一致しない
- 不一致のために，自分の身体的特徴を手放したいという欲求や，実感する性別の身体的特徴を得たいという欲求がみられることがある．

実感する性別になりたい
- 実感する性別になりたいと強く望む．

実感する性別として扱われたい
- 実感する性別として扱われたいと強く望み，割り当てられた性の一員としてみなされたくないと思う．

実感する性別に典型的な感じ方や反応をしていると思う
- 実感する性別として感じたり応じたりしているという確信がある．

- 青年・成人期で性別違和（性別不合）と診断された者は，小児期から性別に対する違和感がありつつも専門機関への受診には至らず，第二次性徴発来後になって身体的な違和感に対する治療を求めて受診したケースが多い．
- 専門機関への受診者は，20代が最も多いとされている．

- 性別違和：gender dysphoria
- 性別不合：gender incongruence
- 第一次性徴：primary sex characteristics
- 第二次性徴：secondary sex characteristics
- 割り当てられた性：assigned sex
- 実感する性別：experienced gender

自殺関連行動が高率でみられる
性別違和（性別不合）に伴う問題・併存症

- 性別違和（性別不合）では，これにより生じる悩みから様々な問題や併存症が生じる．

- ジェンダー外来の受診者から割り出した報告では，自殺関連行動（自殺念慮，自傷・自殺未遂）をとる者の割合が高く，特に第二次性徴をはじめとする様々な悩みが存在する中学生の時期で，自殺念慮が高確率でみられるとされている．
- 問題や併存症が生じるのを防ぐためには，医療の提供に加え，当事者の家族や学校，職場などを支援することにより当事者たちが生きやすい環境をつくっていくことが大切である〔p.263〕．

当事者の自己決定を尊重する
治療

- 治療は，十分な知識をもった精神科医，形成外科医，泌尿器科医，産婦人科医などにより構成される医療チームにより，当事者本人の自己決定を最大限に尊重しながら行われる．
- 治療の内容やながれは，日本精神神経学会とGID学会が発表している診断と治療のガイドラインに基づくことが多い．
- ガイドラインでは，はじめに精神科領域の治療を行い，条件を満たした場合に身体療法へ移行する（本人が希望すれば精神科領域の治療も行う）ながれを示している．移行の条件を満たすかどうかの判断は，医療チームや外部の学識経験者を含む会議で行われる．
- ただし，治療は画一的なものではなく，個々のケースに応じて柔軟に行う．

精神科領域の治療

生活歴*や性別違和（性別不合）に伴う苦痛の聴取	学校・職場や家族に対する助言と援助	精神疾患の合併の有無の確認
● 治療者は，十分な時間をかけて，受容的・支持的，共感的な態度で当事者に接する．	● 助言と援助が，当事者の苦痛の軽減と，生きやすい環境を整えること〔p.263〕につながる．	● 様々な状況に対して精神的に安定して対処できるよう，うつ病などの精神疾患の合併がある場合はその治療を優先する．

*生活歴の聴取は，診断の段階で必要なものだが，精神科領域の治療に含まれる．

移行の条件

- 本人が身体療法を希望している．
- 精神科医による性別違和（性別不合）の診断があり，かつ身体療法の適応に対する2名の精神科医の意見が一致している．
- 身体療法による身体変化や副作用について本人が理解・同意し，治療後の精神面や生活面の準備ができている．
- 健康に悪影響を及ぼす疾患が本人に存在しない．

身体療法

子ども	青年・成人期	
二次性徴抑制療法	ホルモン療法**	外科的療法**
● Tanner2期以上の者に適応する． ● GnRHアナログ，プロゲスチン薬を投与することで，一時的に二次性徴を抑制する．	● 原則として15歳から提供可能． ● エストロゲン製剤やアンドロゲン製剤などを投与する． ● 致死的な副作用（例：血栓症，肝機能障害など）が発生することもあるため，継続的な観察・検査が必要である．	● 18歳から提供可能． ● 乳房切除術や性別適合手術（内外性器の手術）などがある．

**現時点では，性別違和（性別不合）に対するホルモン療法や外科的療法（一部除く）は保険適用になっておらず，治療を希望しても経済的理由からあきらめる患者もいる．

本人が希望する場合 ＋ 精神科領域の治療

- 自殺念慮：suicidal ideation　● 自傷（自傷行為）：self-injury　● 自殺：suicide　● 性同一性障害（GID）：gender identity disorder
- 二次性徴抑制療法：pubertal suppression　● 性腺刺激ホルモン放出ホルモン／ゴナドトロピン放出ホルモン（GnRH）：gonadotropin releasing hormone　● プロゲスチン：progestin　● 抗アンドロゲン薬：antiandrogen　● ホルモン療法：hormone therapy　● エストロゲン：estrogen　● アンドロゲン：androgen　● 外科的療法：surgical therapy

■自分のセクシュアリティを打ち明けること
カミングアウト

- 自分が伝えたいと思う相手に自分のセクシュアリティについて打ち明けることをカミングアウトという.
- カミングアウトすることにはメリットとデメリットがあるため,当事者がこれらを理解したうえでカミングアウトするかどうか選択することが重要である.
- 当事者からカミングアウトされたときの対応についてはp.265を参照のこと.

カミングアウト

「実は…自分のこと,女性だと思っているんだ…」

- 当事者本人が自分のセクシュアリティを周囲の人に伝えること.
- 多くの当事者は「自分のことを知ってほしい」という思いや「困っているから対応してほしい」という思いからカミングアウトをする.
- カミングアウトは,友人や家族,学校・職場に対して行われることが多い.

カミングアウトをするか迷ったり悩んだりした場合には,専門の電話相談窓口などに連絡してみると自分の気持ちや考えを整理しやすくなります.

医師

メリット
- セクシュアリティを隠し続けるストレスから解放される.
- 自分を受け入れてもらえることで自尊心が高まったり,性別違和(性別不合)に伴って生じる問題や併存症[p.261]が生じにくくなったりする.
- 情報やサポート資源を得やすくなる.
- 当事者間のコミュニティに参加しやすくなり,仲間ができる.

デメリット
- アウティングされる可能性がある.
- 当事者のセクシュアリティを知った人との間の関係性が悪化する可能性がある.
- いやがらせや差別を受けるおそれがある.

アウティングの結果生じることもある.

- 人権が侵害される.
- 自殺に追い込まれることもある.*

*過去に,カミングアウトをした当事者が自殺に追い込まれたという事例がある.

アウティング
- 本人の同意なしに,第三者に当事者のセクシュアリティを伝えてしまうことをアウティングという.
- アウティングには,口頭によるものやSNS上での書き込みによるものなどがある.
- アウティングは当事者に対する重大な人権侵害になるため,絶対に行ってはならない.

「あの人,オカマらしいよ!」 「え〜!そうなの?!」 ○○はオカマだ.

● セクシュアリティ:sexuality ● カミングアウト:coming out ● アウティング:outing

性別違和（性別不合）

性別違和（性別不合）への対応

監修 松本 洋輔

当事者が抱えている悩みとは？

性別違和（性別不合）の当事者が日常生活で抱えている悩みで特に多いものとして，❶身体の性（割り当てられた性）とこころの性別（実感する性別）が同じと決めつけられることがつらい，❷周囲から差別される，❸生活上の不便がある，などがあります．

性別違和（性別不合）では，同じような悩みを抱える潜在的な当事者も数多くいます．このことを前提とした周囲の人の理解と適切な対応が，当事者が悩むことなく生活できる環境をつくるために重要です．

身体の性（割り当てられた性）とこころの性別（実感する性別）は同じとは限らない

"❶身体の性（割り当てられた性）とこころの性別（実感する性別）が同じと決めつけられることがつらい"にはどう対応したらいいのでしょうか．

性のあり方は多様であることを前提として対応するのがよいですね！

困りごと	対応例
身体の性（割り当てられた性）とこころの性別（実感する性別）が同じと決めつけられることがつらい	性のあり方は多様であることを前提とする

- 「〇〇くん」と呼ばれることを嫌がる生徒がいる．
  〇〇くんって呼ばれたくないです！
→
  ☑ 誰に対しても"さん"などの男女の区別をしない敬称を使うようにしましょう．
  ☑ 各々が呼ばれたい名前やあだ名で呼ぶのもよいでしょう．
  〇〇さん　△△さん

- 女子の制服を着たくないという理由で不登校の生徒がいる．
→
  ☑ まずは本人の要望を聞き，実現が難しい場合は本人の思いに配慮した代替案を一緒に考えましょう．
  ☑ 学校全体として，性別によらず制服を自由に選択できる制度を導入することも対応の一つです．
  制服はすぐには変えられないから，ジャージで登校するのはどうだろう？

- 男性として扱われることが苦痛で，健康診断を何年も受けていない社員がいる．
  健診は受けません！
→
  ☑ 集団とは別に受診できるようにする，1人ずつ個室で行う，健診先のスタッフに周知するなどして，当事者が受診しやすい工夫をしましょう．
  番号札4番の方〜

An Illustrated Reference Guide 263

周囲からの差別にはどう対応する？

"❷周囲から差別される"にはどう対応したらいいのでしょうか．

当事者を理解し，受け入れられる環境をつくるのがよいですね！

困りごと：周囲から差別される

- 性別違和（性別不合）の生徒が他の生徒からいじめられている．「オカマ～！」
- 性別違和（性別不合）の社員が社内でハラスメント（いやがらせ）を受けている．「なんで男なのに女の格好しているんだよ？」

対応例：当事者を理解し，受け入れられる環境をつくる

- ☑ いじめを目撃したら，その都度その言動を注意し指導するようにしましょう．
- ☑ ホームルームや授業で多様な性について取り上げたり，学校内に性別違和（性別不合）に関するポスターを貼ったりすると，当事者はこれらをきっかけとして周囲の人に相談をしやすくなります．

- ☑ ハラスメントに対応できる相談窓口をつくりましょう．
- ☑ 外部研修の参加や社内での研修の実施により，性別違和（性別不合）についての理解を深めましょう．
- ☑ 性別に関する差別を禁止することを就業規則に盛り込むことも効果的です．

生活上の不便を解消するには

"❸生活上の不便がある"とは，具体的にどのようなものなのでしょうか．

性別で分けられるトイレや更衣室を使いにくいと感じていることがよくあります．こういった不便を解消するには，性別を問わずこれらの施設を使えるような工夫をするとよいですね！

困りごと：トイレや更衣室を利用しにくい

- 男女どちらのトイレに入ることにも抵抗があり，学校ではトイレを我慢している生徒がいる．「どっちも入りにくいからトイレは我慢…」
- 他人に自分の身体を見られたくないという理由から，身体の性（割り当てられた性）の更衣室を使うことに抵抗を示す社員がいる．「男子更衣室はちょっと…」

対応例：性別を問わず使える工夫をする

- ☑ 既存のトイレの一部を利用する，新しくつくるなどして，性別を問わず誰でも使えるトイレの設置を検討してみましょう．
- ☑ 設置が難しい場合は，他の人と時間をずらしてトイレに行くことを許可するなどの対応をしましょう．

- ☑ 更衣室の一部に，カーテンやパーティションを使って個室として使えるスペースを設けることを検討してみましょう．
- ☑ 性別を問わず誰でも使える個室の更衣室の設置を検討するのもよいでしょう．

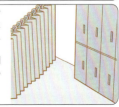

カミングアウトされたら

カミングアウト〔p.262〕されたときは，当事者を傷つけないような対応をするのが重要です．特に，当事者の性のあり方を本人の同意なしに第三者に言いふらすこと（アウティング〔p.262〕）は重大な人権侵害になるので絶対にやめましょう．

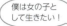 **カミングアウトに対する適切な対応が分からない**

- 子どもからカミングアウトされたが，どう反応したらいいか分からない．
- 友人から突然カミングアウトされたが，1人では抱えきれないため誰かに相談したい．

対応例　当事者を傷つけない対応をする

- ☑ 当事者の話をじっくり聞き，相手の思いを受け入れましょう．
- ☑ 困りごとのためにカミングアウトする場合もあるため，困っていることはないか尋ねてみましょう．
- ☑ 相談は，秘密を守る専門の相談機関やスクールカウンセラーにするようにしましょう．
- ☑ やむを得ず第三者に伝えなければいけない場合は，誰にどこまで話してよいか，必ず当事者に確認するようにしましょう．

全ての人がSOGI（SOGIESC）について正しく理解する

 SOGI（SOGIESC）〔p.259〕とはなんなのでしょうか．当事者にしか関係しないものなのでしょうか．

SOGIは性的指向と性自認を表す言葉（SOGIESCはこれらに性表現と身体的特徴を加えたもの）で，全ての人がもつものです．SOGI（SOGIESC）について，各々が自分ごととしてとらえることや，多様なものとして認識することが重要です．

✕ SOGI（SOGIESC）への誤った認識がある

- SOGI（SOGIESC）は当事者のみに関係するものと考えている．
- 当事者でない人はみな同じSOGI（SOGIESC）をもつと思い込んでいる．

○ SOGI（SOGIESC）は自分ごとであると認識する

- ☑ SOGI（SOGIESC）は全ての人がもつもので，各々が自分の問題としてとらえる必要があります．
- ☑ 自分自身のSOGI（SOGIESC）について理解を深めることが重要です．

○ SOGI（SOGIESC）は多様であると認識する

- ☑ 人は各々様々なSOGI（SOGIESC）をもちます．
- ☑ 各々がもつ多様なSOGI（SOGIESC）を互いに理解し，認め合うことも大切です．

性別違和（性別不合）　性別違和（性別不合）への対応

An Illustrated Reference Guide　265

パラフィリア症

パラフィリア症

監修 大石 雅之

パラフィリア症とは
異常な性嗜好とそれによる悪影響がある

- パラフィリアとは，異常な性嗜好（性的興奮を得られる行動や対象）のことをいう．
- パラフィリア症とは，パラフィリアがあり，かつパラフィリアにより悪影響が生じている疾患の総称である．

パラフィリア症

異常な性嗜好（パラフィリア）		パラフィリアによる悪影響	
行動	対象	本人への悪影響	他者への悪影響
		・パラフィリアに対する不安，罪悪感，羞恥心，強迫観念などがあり，苦痛を感じている． ・社会生活（仕事や対人関係など）に支障をきたしている．	・パラフィリアに基づく行動を，同意がない他者に対して行った*ことがある．
・同意がない人に対するのぞき見，性器の露出，身体への接触などにより性的興奮を得ることを繰り返す．	・痛みや苦痛などを伴う性行為により性的興奮を得ることを繰り返す．	・子どもや無生物，異性の服装をする行為などに対して性的興奮を覚える．	

→ これらが持続する．

＊犯罪行為に当てはまることがある．

パラフィリア症に含まれる疾患

性的行動が異常なパラフィリア症	苦痛性愛障害[次項]	・性的サディズム症　・性的マゾヒズム症
	求愛障害[p.267]	・窃視症　・露出症　・窃触症
性的対象が異常なパラフィリア症[p.267]		・小児性愛症　・フェティシズム症 ・異性装症

性嗜好と似た言葉に性的指向[p.258]があります．性的指向とは，恋愛の対象がどの性であるか示す概念であり，性的興奮を得られる行動や対象である性嗜好とは意味合いが異なります．
医師

- いずれの疾患も，男性にみられることがほとんどである．

治療
- 異常な性嗜好自体に対する治療は，本人や他者に対して悪影響が生じている場合に行われる．
- 治療では，薬物療法（性的衝動を減らすための抗アンドロゲン薬やSSRI[p.386]など）や認知行動療法などを行うことが多い．

苦痛性愛障害
性的サディズム症，性的マゾヒズム症

- 苦痛性愛障害は，パラフィリア症のうち痛みや苦痛を伴う行為により性的興奮を得る疾患群であり，性的サディズム症と性的マゾヒズム症が含まれる．

性的サディズム症	性的マゾヒズム症
痛みや苦痛を与える	痛みや苦痛を受ける

・性行為の際に，縛る，辱める，痛めつけるなどの行為を通して他者を身体的・心理的に苦しめることにより性的興奮を得ることを繰り返す．	・性行為の際に，縛られる，辱められる，痛めつけられるなどの行為により性的興奮を得ることを繰り返す． ・呼吸の制限に関連した行動（縄を首にまく，気密性の高い袋をかぶるなど）で性的興奮を得る窒息性愛を伴う場合もあり，これは突然死につながる危険がある．

これらの疾患は，性行為の際に痛みや苦痛を伴う行動が最重視されている場合や，このような行動がないと性的興奮が得られない場合にのみ診断されます．

悪影響
- 同意がない相手に対して，身体的・心理的に苦しめる行為をしたことがある．
or
- 本人が苦痛を感じていたり，社会生活に支障をきたしたりしている．

+α もっとわかる

- パラフィリア：paraphilia　・パラフィリア症群：paraphilic disorders　・性嗜好：sexual preference　・苦痛性愛障害：algolagnic disorder　・求愛障害：courtship disorder　・性的マゾヒズム症：sexual masochism disorder　・性的サディズム症：sexual sadism disorder　・窃視症：voyeuristic disorder　・露出症：exhibitionistic disorder　・窃触症：frotteuristic disorder

窃視症，露出症，窃触症
求愛障害

- 求愛障害は，パラフィリア症のうち求愛行動のプロセスのいずれかに異常がみられる疾患群であり，窃視症，露出症，窃触症が含まれる．
- 一般的な求愛行動は性的パートナー（性行為したい相手）との性交を最終目標としたプロセスをたどるが，求愛障害では行動の目的は性的興奮を得ることであり，行動の対象となった人との性交にまで及ぶことはほとんどない．
- 求愛障害の行動の対象は同意がない人であるため，行動の実行は犯罪行為に当たる．

一般的な求愛行動のプロセス

❶性的パートナーを探し出す行動をする． ＞ ❷見つめる，微笑む，話しかけるなどして性的パートナーと仲良くなろうとする． ＞ ❸性的パートナーと親密な関係を築き，抱きしめたり，なでたりする． ＞ ❹性交する．

❶の異常	❷の異常	❸の異常
窃視症 のぞき見する ・同意がない人の裸や衣服を脱ぐ姿，性行為を行っているところなどをのぞき見して性的興奮を得ることを繰り返す． ・のぞきをしながら自慰（自らの性器を刺激することで性欲を満たす）行為をすることが多い．	**露出症** 性器を露出する  ・同意がない人に自分の性器を見せて性的興奮を得ることを繰り返す． ・一般的に，露出行為の最中や後に自慰行為をする． ・露出に対する相手の驚きや嫌悪が大きいほど，性的興奮も大きくなるとされている．	**窃触症** 身体に触る  ・同意がない人に触ったり，身体をこすりつけたりして性的興奮を得ることを繰り返す． ・通常，窃触行動は混雑した公共の場所（電車やバスの中など）で行われる．

悪影響
- 同意がない人に対して，窃視／露出／窃触をしたことがある．
  or
- 本人が苦痛を感じていたり，社会生活に支障をきたしたりしている．

小児性愛症，フェティシズム症，異性装症
性的対象が異常なパラフィリア症

- 性的対象が異常なパラフィリア症には，小児性愛症，フェティシズム症，異性装症が含まれる．

小児性愛症	フェティシズム症	異性装症
子どもが対象  ・思春期前（通常，13歳以下）の小児に対して性的興奮を覚え，小児との性行為に対する空想や衝動，行動を繰り返す． ・性行為には，性器への接触やオーラルセックスの他，のぞきや自身の性器の露出などの身体的接触を伴わないものもある．まれではあるが，性交に及ぶこともある． ・16歳以上で，対象となる小児より5歳以上年長である者が診断の対象である．	無生物，生殖器以外の身体部位が対象  ・無生物や生殖器以外の身体部位に対して性的興奮を覚えることを繰り返す． ・対象となるものは，身につけるもの（下着や靴，ストッキングなど）や特殊な質感をもつもの（ゴムやプラスチックなど）などが多い．対象となる身体部位は，足や髪などが多い． ・対象物を抱いたり，そのにおいを嗅いだりしながら自慰行為をするケースや，性行為の際に相手に対象物を身につけさせて性的興奮を高めるケースがある．	異性の服装をする行為が対象  ・異性の服装をする，あるいはそれを空想することに対して性的興奮を覚えることを繰り返す． ・異性の下着のみ身につけることもあれば，全身異性のものを身につけることもあるなど，様々なケースが含まれる． ・一般的に，異性の服装をしながら自慰行為をしたり，しばしば，性行為の際に異性の服装をして性的興奮を高めたりする．

悪影響
- 小児に対して性行為をしたことがある．
  or
- 本人が苦痛を感じていたり，社会生活に支障をきたしたりしている．

- 小児性愛症：pedophilic disorder
- フェティシズム症：fetishistic disorder
- 異性装症：transvestic disorder
- 薬物療法：pharmacotherapy
- 選択的セロトニン再取り込み阻害薬（SSRI）：selective serotonin reuptake inhibitors
- 認知行動療法（CBT）：cognitive behavioral therapy
- 窒息性愛：asphyxiophilia
- 性的指向：sexual orientation
- 性的興奮：sexual arousal
- 求愛行動：courtship behavior

An Illustrated Reference Guide 267

睡眠・覚醒障害

睡眠の生理

監修　鈴木 正泰

"深い"と"浅い"を繰り返す　正常な睡眠

- 睡眠とは，刺激により覚醒可能な，意識水準の一時的な低下現象である．
- 睡眠にはレム睡眠とノンレム睡眠があり，成人では次のような睡眠パターンを示す．

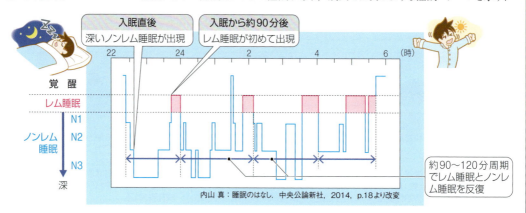

内山 真：睡眠のはなし．中央公論新社，2014，p.18より改変

- ノンレム睡眠の深さは，浅い方から睡眠段階1（N1），睡眠段階2（N2），睡眠段階3（N3）に分けられ，睡眠後期に移行するにつれて浅くなる．
- 1サイクルのうち，最初はノンレム睡眠の方が長いが，徐々にノンレム睡眠とレム睡眠の時間差が少なくなる．

年齢別の睡眠の特徴

- 睡眠・覚醒のリズムは，年齢によって変化する．

	新生児期	成人期	老年期
睡眠のリズム	多相性睡眠（1日に何度も眠る）	単相性睡眠（1日に1回眠る）	多相性睡眠
睡眠時間	長い（約16時間）	7〜8時間	短い（約6時間）
レム睡眠の占める割合	多い（50%以上）	15〜25%	少ない（20%以下）

異なる特徴がある　レム睡眠とノンレム睡眠

- レム（REM）睡眠では，急速眼球運動（Rapid Eye Movement）を伴い，鮮明な夢を見る一方，ノンレム（non-REM）睡眠では，眼球運動は認めず，脳の活動は低下していて鮮明な夢見体験は生じない．

レム睡眠は，眠っていても脳の活動性が覚醒時と同様であることから，逆説睡眠ともよばれます．

医師

*安静覚醒閉眼時に出現するα波の消失も特徴であり，α波の出現が判定区間の50％以下になったときにN1と判定される．

	レム睡眠	ノンレム睡眠
一晩の割合	15〜25%	75〜85%
活動状態	身体の休息（筋緊張消失）	大脳の休息（深い睡眠）
眼球運動	物を見ているときのような急速眼球運動	なし（あっても緩い動き）
脳波	睡眠段階1（N1）によく似た低振幅の速波と徐波	睡眠段階1（N1）*：低振幅の速波（β波）と徐波（θ波） 睡眠段階2（N2）：K複合，紡錘波など 睡眠段階3（N3）：高振幅の徐波（δ波）
鮮明な夢見体験	あり	なし
筋電図（筋緊張）	消失（身体は完全に休息）	残存（身体は完全には休息していない）
自律神経系（呼吸数，心拍数，血圧など）	変動	低下
陰茎勃起	あり	なし

- 睡眠：sleep　● レム（REM）睡眠：rapid eye movement sleep　● ノンレム（non-REM）睡眠：non-rapid eye movement sleep　● 逆説睡眠：paradoxical sleep　● 眼球運動：eye movement／ocular movement　● 脳波：electroencephalogram　● 徐波：slow wave　● 速波：fast wave　● K複合：K-complex　● 紡錘波：spindle　● 筋電図：electromyogram　● 睡眠中枢：sleep center　● 覚醒中枢：arousal center　● 睡眠恒常性維持機構：homeostatic process　● 体内時計機構：circadian process

睡眠中枢と覚醒中枢の相互作用による
睡眠と覚醒

- 睡眠と覚醒は，脳にある睡眠中枢と覚醒中枢の相互作用により引き起こされる．
- 睡眠と覚醒の調節には，睡眠恒常性維持機構〔次項〕と体内時計機構〔p.270〕が関わっている．

睡眠

睡眠物質	プロスタグランジン D₂ (PGD₂)	くも膜で産生され，脳脊髄液内を循環している．
		・PGD₂が脳底部のくも膜にある受容体に結合することで濃度が上昇する．
	アデノシン	・脳内に拡散し，睡眠中枢を活性化する（❶）．

- 覚醒中枢とオレキシンを抑制することで睡眠をもたらす．
- 腹側外側視索前野，内側視索前野などの神経核から覚醒中枢へ投射する（❷）．
- 主な神経伝達物質はGABAである．

― ：アデノシンの作用経路
― ：睡眠神経系の投射経路

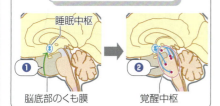

覚醒

- 深部体温，メラトニンやオレキシンの分泌が，強さに関係する．

深部体温 メラトニン〔p.270〕	体内時計〔p.270〕が覚醒シグナルの強さを変化させるときに影響を与える因子．
オレキシン	・視床下部外側部を起始核とするオレキシン神経が産生する神経伝達物質である．
	・オレキシン神経は覚醒中枢に投射し，オレキシンによる覚醒シグナルにより覚醒中枢の活動が活性化される（❶）．

- 大脳を刺激して覚醒レベルを維持する＊．
- 結節乳頭核，青斑核などの神経核から大脳皮質へ投射する（❷）．
- 主な神経伝達物質は，ヒスタミン，ノルアドレナリンなどがある．

― ：オレキシン神経の投射経路
― ：覚醒神経系の投射経路

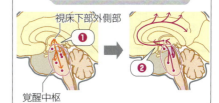

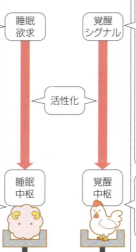

- 睡眠恒常性維持機構
- 体内時計機構

＊この他に，睡眠中枢を抑制することによっても覚醒レベルを維持している．

疲れたから眠るしくみ
睡眠恒常性維持機構

- 睡眠恒常性維持機構とは，覚醒による脳の疲労状態を睡眠によって回復させようとするもので，いわゆる"疲れたから眠るしくみ"のことである．
- 覚醒時間が長くなると，それにつれて睡眠物質〔前項〕が蓄積（脳が疲労）し，睡眠欲求が高まっていく．
- 睡眠物質がある量まで蓄積すると睡眠が引き起こされ，睡眠をとることで蓄積した睡眠物質は減少（脳の疲労が回復）し，睡眠欲求も低下する．

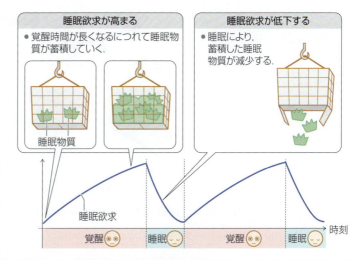

- 睡眠物質：sleep-promoting substances
- プロスタグランジン D₂ (PGD₂)：prostaglandin D₂
- アデノシン：adenosine
- オレキシン：orexin
- 腹側外側視索前野 (VLPO)：ventrolateral preoptic area
- 内側視索前野 (MnPN)：median preoptic area
- γ-アミノ酪酸 (GABA)：γ-aminobutyric acid
- メラトニン：melatonin
- 体内時計：biological clock
- 結節乳頭核 (TMN)：tuberomammillary nucleus
- 青斑核 (LC)：locus coeruleus
- ヒスタミン：histamine
- ノルアドレナリン (NA)：noradrenaline

夜になったから眠るしくみ
体内時計機構

- 睡眠・覚醒や自律神経系（体温，血圧，脈拍），ホルモン分泌などにはそれぞれ約24時間を周期とするリズムがみられ，このリズムをつくるものを体内時計という．
- 体内時計は，時間的な手がかりがない環境では24時間より少し長い周期のリズムをつくるが，様々な外的な因子（同調因子）により，24時間周期の外部環境（地球の自転周期）に同調している．同調因子には，重要とされている光の他，食事や通勤・通学などの社会的なものがある．
- 体内時計はほとんど全ての細胞に存在するとされているが，その中枢は視交叉上核にある．

体内時計がつくる約24時間を周期とする生体リズムを概日リズム（サーカディアンリズム）といいます．"概日""サーカディアン（circadian）"は"おおよそ1日"を意味します．

医師

視交叉上核
- 体内時計の中枢．

体内時計がつくる睡眠・覚醒リズム

- 体内時計は，夜になると眠気が強まり昼になると眠気が弱まるという1日の睡眠・覚醒リズムをつくる．したがって，体内時計機構はいわゆる"夜になったから眠るしくみ"であるといえる．
- 体内時計がつくる睡眠・覚醒リズムには，深部体温や松果体から分泌されるメラトニンが影響している．体内時計は，深部体温とメラトニン分泌の概日リズムをつくり，これらの影響を受けながら覚醒シグナルの強さを変化させることで睡眠・覚醒リズムをつくる．

松果体
- メラトニンを分泌する．

メラトニン
- 光により分泌が抑制されるため，昼間の分泌量は少なく，夜間の分泌量は多い．
- 体内時計により分泌リズムが制御される一方で，体内時計がつくる睡眠・覚醒リズムの調節作用がある．
- 深部体温，血圧，交感神経機能を低下させることで入眠を促進する作用もある．

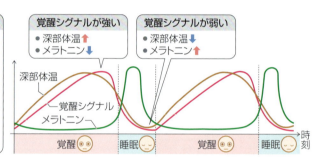

2つの機構が連動する
睡眠と覚醒の調節

- 睡眠と覚醒は，睡眠恒常性維持機構〔p.269〕と体内時計機構〔前項〕が連動することで調節される．

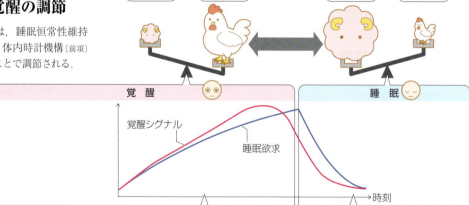

- 覚醒時間が長くなるにつれて睡眠物質が蓄積していき，睡眠欲求が高まっていく．
- 一方で，体内時計により覚醒シグナルが強まり睡眠欲求に拮抗するため，覚醒を維持できる．
- 普段の入眠時刻の2～3時間前の時間帯で覚醒水準が最も高くなる．

- 普段の入眠時刻に近づくと，体内時計により覚醒シグナルが弱まる．
- 睡眠欲求が優位になると入眠する．
- 十分な睡眠をとると睡眠欲求が解消され，覚醒する．

- 体内時計：biological clock
- 視交叉上核(SCN)：suprachiasmatic nucleus
- 松果体：pineal body
- メラトニン：melatonin
- 概日リズム：circadian rhythm
- 睡眠・覚醒障害：sleep-wake disorders
- 不眠(症)：insomnia
- ナルコレプシー：narcolepsy
- 特発性過眠症：idiopathic hypersomnia
- 周期性過眠症：recurrent hypersomnia
- 行動誘発性睡眠不足症候群：behaviourally induced insufficient sleep syndrome
- 概日リズム睡眠-覚醒障害群：circadian rhythm sleep-wake disorders
- 睡眠時無呼吸症候群(SAS)：sleep apnea syndrome

睡眠・覚醒障害

睡眠・覚醒障害総論

監修
鈴木 正泰

睡眠の異常により苦痛や障害をきたす
睡眠・覚醒障害とは

- 睡眠・覚醒障害とは，睡眠の異常によって苦痛や様々な社会的機能の障害をきたす疾患の総称である．
- 睡眠の異常には次のものがある．

睡眠の異常	主な特徴	具体的な症状	疾患の例
不眠症状	・夜間に十分な睡眠がとれない．	・寝付きが悪い（入眠困難），夜間に何度も目が覚める（中途覚醒〔睡眠維持困難〕），早朝に目覚めても再び眠ることができない（早朝覚醒）などの症状をきたす．	・不眠症 [p.273]
過眠症状	・日中に過剰な眠気が生じる．	・夜間に十分な睡眠をとっていても，日中の強い眠気やそれに伴う居眠り，夜間の睡眠時間の延長をきたす．	・ナルコレプシー [p.280] ・特発性過眠症 [p.279W] ・周期性過眠症 [p.279W] ・行動誘発性睡眠不足症候群 [p.279W]
睡眠時間帯の異常	・睡眠時間帯が一般的でない．	・睡眠時間を人為的にずらすことや，体内時計 [p.270] の調節障害により，夜間に眠り昼間に目覚めるという一般的な睡眠・覚醒リズムを維持できない状態をきたす．	・概日リズム睡眠・覚醒障害 [p.282] ・時差型 ・交代勤務型 ・睡眠相後退型 ・睡眠相前進型 ・不規則睡眠・覚醒型 ・非24時間睡眠・覚醒型（自由継続型）
睡眠時における問題現象の出現	・睡眠中に望ましくない現象が起こる．	・睡眠中に，呼吸異常，異常行動，感覚異常，不随意運動などが現れる．	・睡眠時無呼吸症候群 [p.284] ・睡眠時遊行症 [p.286] ・睡眠時驚愕症 [p.287] ・悪夢障害 [p.286W] ・レム睡眠行動障害 [p.288] ・睡眠関連歯ぎしり [p.288] ・レストレスレッグス症候群 [p.289] ・周期性四肢運動障害 [p.289]

- なお，本書で用いている"睡眠・覚醒障害"は，DSM-5とICD-11における名称であり，一般的には"睡眠障害"とよばれているものである．DSM-5とICD-11で"睡眠障害"に"覚醒障害"を加えた名称としているのには，"睡眠と覚醒は一方が障害されると他方に影響が生じる関係であり，覚醒の障害も睡眠障害としての側面をもつため"などの理由がある．

これらの睡眠の異常がみられるときは，早めに専門医に相談することが重要です．

医師

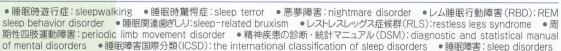

客観的評価と主観的評価
評価

- 睡眠・覚醒障害の評価には，患者に器具を装着して生理的指標を記録する客観的評価と，患者自身に生活習慣などを回答してもらう主観的評価がある．
- 主な評価は次の通りである．

	検査法	概要	主に用いられる疾患
客観的評価	睡眠ポリグラフ検査（PSG）〔次項〕	睡眠中の脳波，眼球運動，筋電図，血中酸素飽和度などを同時に測定し，睡眠の深さ，睡眠時の異常行動，睡眠中の呼吸や循環などを総合的かつ客観的に評価する．	・睡眠時無呼吸症候群〔p.284〕 ・レム睡眠行動障害〔p.288〕 ・周期性四肢運動障害〔p.289〕
	反復睡眠潜時検査（MSLT）〔p.280W〕	朝から2時間おきに入眠までの時間やレム睡眠が出現するまでの時間を計測し，日中の眠気を評価する．	・過眠症〔p.279〕
	アクチグラフィ	体動を感知する腕時計型の記録装置を手首に装着して長期間の活動量の変化を測定し，睡眠・覚醒リズムを評価する．	・概日リズム睡眠・覚醒障害〔p.282〕
主観的評価	睡眠日誌	毎日の就床・起床時刻，入眠・覚醒時刻，食事，服薬時刻などを患者自身または家族に記録してもらう．	・不眠症〔p.273〕 ・過眠症 ・概日リズム睡眠・覚醒障害
	エップワース眠気尺度（ESS）	眠気に関する質問に回答してもらい，日中の主観的な眠気を評価する．	・過眠症 ・睡眠時無呼吸症候群
	ピッツバーグ睡眠質問票（PSQI）	睡眠に関する質問に回答してもらい，睡眠の質を評価する．	・不眠症

睡眠・覚醒障害の診断に不可欠
睡眠ポリグラフ検査（PSG）

- 睡眠ポリグラフ検査（PSG）は，睡眠の深さ，睡眠時の異常行動，睡眠中の呼吸や循環などについて総合的かつ客観的に評価する検査であり，睡眠・覚醒障害の診断に用いられる．
- 脳波，眼電図，頤筋筋電図を基本的な記録項目とする．これらにより睡眠の深さに相当する睡眠・覚醒段階とその時間経過を判定でき，判定結果から睡眠経過図を作成する．
- 基本的な記録項目とともに呼吸状態や循環動態，下肢の筋電図なども記録することで，睡眠時無呼吸症候群〔p.284〕やレム睡眠行動障害〔p.288〕などにおける病的徴候を検出・評価できる．

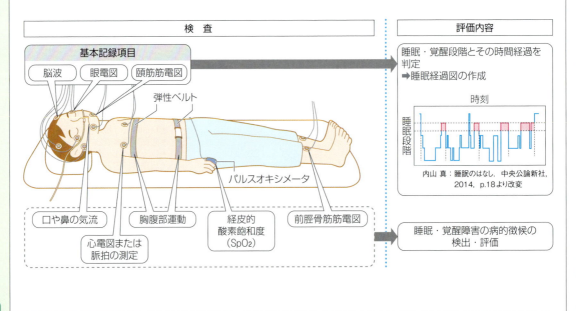

- 睡眠ポリグラフ検査（PSG）：polysomnography ● 反復睡眠潜時検査（MSLT）：multiple sleep latency test ● アクチグラフィ：actigraphy ● 睡眠日誌：sleep log／sleep diary ● エップワース眠気尺度（ESS）：Epworth sleepiness scale ● ピッツバーグ睡眠質問票（PSQI）：Pittsburgh sleep quality index ● 経皮的酸素飽和度（SpO₂）：percutaneous arterial oxygen saturation ● 不眠症の認知行動療法（CBT-I）：cognitive behavioral therapy for insomnia

不眠症

監修　鈴木 正泰

intro. 睡眠の開始や持続の障害などから睡眠量の不足や睡眠の質の悪化が生じ、これにより苦痛や日中の社会的機能に支障をきたす疾患。有病率は加齢とともに増加し、性差については女性に多い傾向がある。

Words & terms

反跳性不眠　[p.277]
ベンゾジアゼピン（BZ）受容体作動薬をしばらく使い続けた後に突然休薬すると、以前よりも強い不眠症状が出現する。これを反跳性不眠といい、消失半減期の短い（超短・短時間作用型）BZ受容体作動薬で起こりやすい。このため、超短・短時間作用型BZ受容体作動薬を中止する際は急な投与中止を避け、少しずつ処方量を減らしていく。

MINIMUM ESSENCE
insomnia

❶ なかなか寝つけない。〈入眠困難〉
❷ 夜中に何度も目が覚める。〈中途覚醒（睡眠維持困難）〉
❸ 朝早く目が覚め、もう一度眠ることができない。〈早朝覚醒〉
❹ ❶〜❸のいずれかがあり、本人が苦痛を感じたり、日中の活動に障害が生じたりする。
　➡ を考える。

治療
- 睡眠衛生指導を基本とし、適宜、薬物療法や不眠症の認知行動療法（CBT-I）を行う。

補足事項　● DSM-5では、不眠症状が少なくとも1週間に3夜、3ヵ月間持続する状態を不眠障害と表している。

持続的な睡眠困難とこれによる苦痛と障害が生じる
症状

● ❶持続的な睡眠困難があり、かつ❷苦痛や日中の社会機能障害が存在する状態を、不眠症という。

❶持続的な睡眠困難	❷苦痛や日中の社会機能障害
● 適切な環境で、十分な時間を確保しているにもかかわらず、以下のような症状が持続する。	● 睡眠困難のために、以下のような症状が生じ、苦痛や日中の活動に障害が生じている。

入眠困難	中途覚醒（睡眠維持困難）	早朝覚醒
● 寝つけない。	● 入眠後に、何度も目が覚める。	● 早朝に目覚めた後、再入眠できない。

意欲低下／だるい…／チッ／集中力や注意力の低下／いらつき

● 多くの場合、持続的な睡眠困難の症状には熟眠困難（ぐっすり眠ったという爽快感がないこと）が伴われる。

熟眠困難はDSM-5や睡眠障害国際分類（ICSD-3）の診断基準には含まれていません。この理由として、患者の自覚症状のみが診断根拠になることや、慢性疲労の症状との鑑別が難しいことなどが考えられています。　医師

● 精神疾患の診断・統計マニュアル（DSM）: diagnostic and statistical manual of mental disorders　● 睡眠障害国際分類（ICSD）: the international classification of sleep disorders　● 入眠困難: difficulty initiating sleep／sleep onset insomnia　● 中途覚醒／睡眠維持困難: difficalty maintaining sleep　● 早朝覚醒: early morning awakening　● 反跳性不眠: rebound insomnia　● ベンゾジアゼピン（BZ）受容体作動薬: benzodiazepine receptor agonist

不眠の原因
心理学的要因による不眠が多い

- 不眠は，生活上のストレスや環境の変化などの心理的要因により引き起こされることが多い．
- また，次のような睡眠を妨げる身体症状が不眠の原因となることもしばしばある．

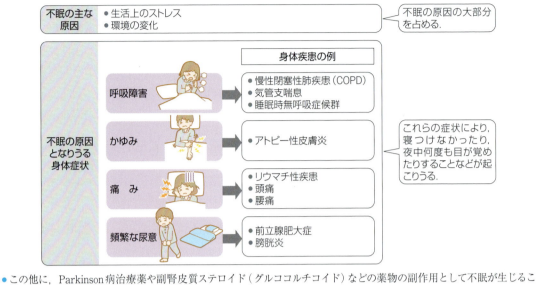

- この他に，Parkinson病治療薬や副腎皮質ステロイド（グルココルチコイド）などの薬物の副作用として不眠が生じることなどもある．

不眠が慢性化するしくみ
悪循環が繰り返される

- 不眠は，次のような悪循環が繰り返されることにより慢性化する．

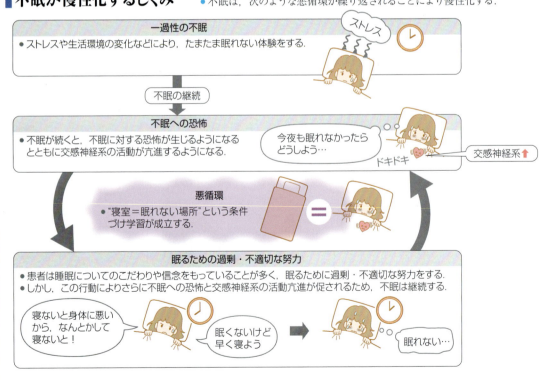

- 不眠の慢性化には性格も関連しており，神経質な性格や不安になりやすい性格の人が陥りやすい．

- 不眠〔症〕：insomnia
- 慢性閉塞性肺疾患（COPD）：chronic obstructive pulmonary disease
- 気管支喘息：bronchial asthma
- 睡眠時無呼吸症候群（SAS）：sleep apnea syndrome
- アトピー性皮膚炎：atopic dermatitis
- 頭痛：headache
- 腰痛症：low back pain／lumbago
- 前立腺肥大症：benign prostatic hyperplasia
- 膀胱炎：cystitis

不眠の改善に向けた一連のながれ
診断・治療

● 不眠症の診断と治療のながれを次に示す．

```
                    不眠の訴え
                        ↓
診察  ● 不眠症状が他の要因（身体・精神疾患，内服薬，他の睡眠障害など）によるものではないか
         判断する．
      ● 不眠症状による日中の社会機能障害があることを確認する．
                        ↓
                  不眠症と診断
                        ↓
治療  ● 患者にみられる病態に応じて，次の3つを組み合わせて治療する．
      ┌─────────────┬─────────────┬─────────────┐
      │ 睡眠衛生指導〔次項〕│ 薬物療法〔p.276〕│ 認知行動療法〔p.278〕│
      │ ● 睡眠について適切な知識│ ● 睡眠薬を用いて夜間の不│ ● 睡眠の記録をつけ，問題│
      │   をもち，生活を改善する│   眠を改善する．         │   となる考え方や行動を修│
      │   ための指導を行う．    │                         │   正する．              │
      └─────────────┴─────────────┴─────────────┘
                        ↓
                 不眠症状が改善
                        ↓
                   治療終了
```

● 明確なストレスなどにより，一時的（数日～数週間）に不眠が生じている場合は，原因となるストレスなどを解消することで症状が治まることが多い．

治療の基本となる
睡眠衛生指導

● 患者自身が睡眠習慣に関する適切な知識を身につけるために行う指導である．
● 主な指導内容を次に示す．

● 睡眠衛生指導：universal sleep hygiene　　● 薬物療法：pharmacotherapy　　● 認知行動療法（CBT）：cognitive behavioral therapy

睡眠薬は3つに大別される
薬物療法

- 不眠症の治療で用いる睡眠作用のある薬物を総称して睡眠薬といい，作用機序により❶ベンゾジアゼピン（BZ）受容体作動薬[p.392]，❷オレキシン受容体拮抗薬[p.277]，❸メラトニン受容体作動薬[p.278]に大別される．

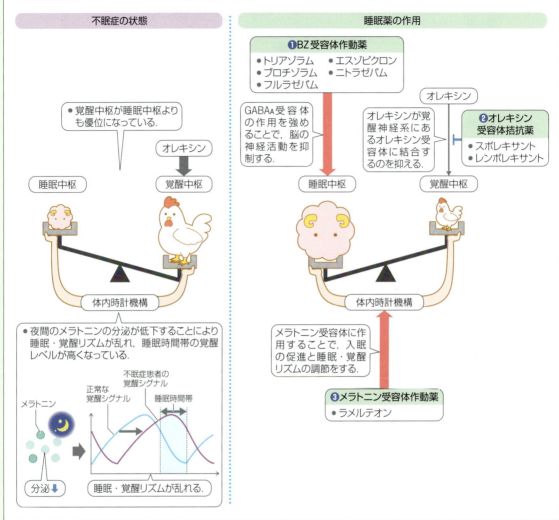

近年使用される薬物が変わりつつある
睡眠薬の選択

- 長年，睡眠薬としてBZ受容体作動薬が最も多く使われてきた．
- しかし，近年の薬物療法では副作用が少なく，依存が形成されにくい薬物の使用が理想的とされており，このような点からオレキシン受容体拮抗薬やメラトニン受容体作動薬がBZ受容体作動薬に代わって用いられるようになってきている．

理想的とされている睡眠薬の特徴
- 副作用（転倒，健忘作用など）が少ない睡眠薬．
- 依存が形成されにくい睡眠薬（不眠症状が改善したら睡眠薬はできるだけ減量・中止していくことが望ましいため）．

薬物	BZ受容体作動薬	オレキシン受容体拮抗薬	メラトニン受容体作動薬
副作用	多い [p.277]	少ない	少ない
依存の形成	形成されやすい [p.396]	形成されにくい	形成されにくい

BZ受容体作動薬に代わって用いられるようになってきている

- 睡眠薬：hypnotics ● 薬物療法：pharmacotherapy ● ベンゾジアゼピン（BZ）受容体作動薬：benzodiazepine receptor agonist ● オレキシン受容体拮抗薬：orexin receptor antagonist ● メラトニン受容体作動薬：melatonin receptor agonist ● 睡眠中枢：sleep center ● 覚醒中枢：arousal center ● オレキシン：orexin ● 体内時計機構：circadian process ● メラトニン：melatonin ● GABA受容体：γ-aminobutyric acid receptor ● 依存：dependence

GABA_A 受容体がもつ多彩な作用が関係する
BZ受容体作動薬の副作用

- BZ受容体作動薬の作用するGABA_A受容体は脳内に広く分布し，睡眠・鎮静作用以外にも健忘作用や筋弛緩作用をもつ〔p.392〕．このため，BZ受容体作動薬では，多彩な副作用が問題となる．

❶前向健忘
- 睡眠薬のもつ健忘作用のために，服薬後から翌朝までの出来事や行動を忘れる．

❷ふらつき・転倒
- 睡眠薬のもつ筋弛緩作用のために，ふらついたり，転倒したりする．

❸持ち越し効果
- 睡眠薬の効果が翌朝以降も持続し，日中の眠気などが出現する．

副作用の出現しやすい時間帯
- 本薬の副作用には，それぞれ出現しやすい時間帯がある．

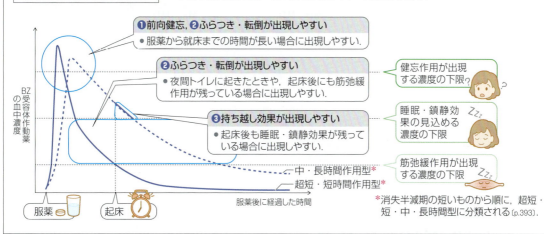

❶前向健忘，❷ふらつき・転倒が出現しやすい
- 服薬から就床までの時間が長い場合に出現しやすい．

❷ふらつき・転倒が出現しやすい
- 夜間トイレに起きたときや，起床後にも筋弛緩作用が残っている場合に出現しやすい．

❸持ち越し効果が出現しやすい
- 起床後も睡眠・鎮静効果が残っている場合に出現しやすい．

*消失半減期の短いものから順に，超短・短・中・長時間型に分類される〔p.393〕．

脳の覚醒状態を抑える
オレキシン受容体拮抗薬

- オレキシン受容体拮抗薬は，覚醒維持に関連するオレキシンに拮抗作用を示し，入眠困難，中途覚醒（睡眠維持困難）を改善する．
- GABA_A受容体への作用を介さないため，BZ受容体作動薬で問題となる前向健忘，筋弛緩，反跳性不眠〔p.273W〕などの副作用をほとんど示さず，依存や耐性も生じにくいという利点がある．
- ただし，傾眠，頭痛，疲労などが副作用として生じることがある．

作用機序
- オレキシンは，覚醒神経系を活性化させることで覚醒維持に関与している〔p.269〕．
- オレキシン受容体拮抗薬は，オレキシンが覚醒神経系の受容体へ結合することを阻害することで睡眠をもたらす．
- ナルコレプシー〔p.280〕の患者に対しては症状を悪化させるおそれがあり，使用には注意を要する．

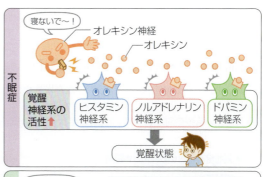

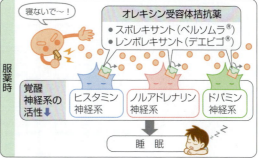

- 前向健忘：anterograde amnesia　●入眠困難：difficulty initiating sleep／sleep onset insomnia　●中途覚醒／睡眠維持困難：difficulty maintaining sleep　●反跳性不眠：rebound insomnia　●ナルコレプシー：narcolepsy

メラトニン受容体を刺激する
メラトニン受容体作動薬

- メラトニン受容体作動薬（ラメルテオン）は，メラトニン受容体を刺激することで入眠の促進と睡眠・覚醒リズムの調節を行い，入眠困難を改善する．
- $GABA_A$受容体への作用を介さないため，BZ受容体作動薬で問題となる前向健忘，筋弛緩，反跳性不眠〔p.273W〕などの副作用をほとんど示さず，依存や耐性も生じにくいという利点がある．

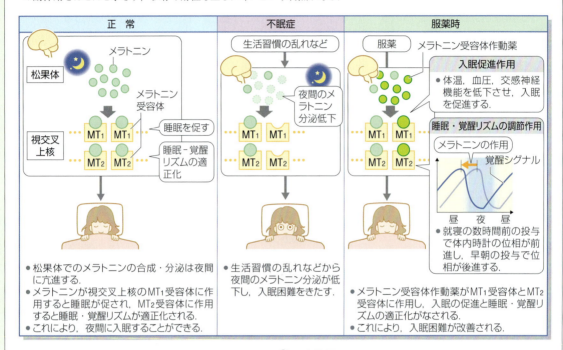

- メラトニン受容体作動薬のうち，メラトニン（メラトベル®）の小児用顆粒が2020年より販売されており，小児期の神経発達症〔p.198〕に伴う入眠困難の改善に用いられる．

考え方や行動を修正
不眠症の認知行動療法（CBT-I）

- 不眠症の認知行動療法（CBT-I）は，不眠を慢性化させる考え方や習慣を修正し，患者自身がより適切で合理的な睡眠行動をとれることを目標とする治療法である．
- 比較的短い治療期間で7〜8割の患者に症状の改善が得られるとの報告もあり，CBT-Iへの期待が高まっている．

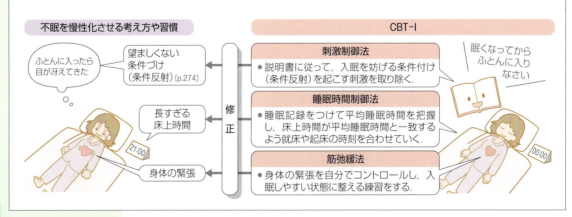

- メラトニン受容体作動薬：melatonin receptor agonist ● 入眠困難：difficulty initiating sleep／sleep onset insomnia ● GABA受容体：γ-aminobutyric acid receptor ● ベンゾジアゼピン（BZ）受容体作動薬：benzodiazepine receptor agonist ● 反跳性不眠：rebound insomnia ● 松果体：pineal body ● 視交叉上核（SCN）：suprachiasmatic nucleus ● メラトニン：melatonin ● メラトニン受容体：melatonin receptor ● 不眠症の認知行動療法（CBT-I）：cognitive behavioral therapy for insomnia ● 過眠〔症〕：hypersomnia

過眠症

監修　鈴木 正泰

intro. 日中の過剰な眠気とそれに伴う症状が持続的にみられる疾患．

Words & terms

特発性過眠症 (p.279)
日中の過剰な眠気と居眠りを主症状とする疾患．過剰な眠気に伴う1日の総睡眠時間の増加や入眠までの時間の短縮，長時間であるにもかかわらず覚醒後に爽快感を伴わない居眠り，睡眠酩酊（遷延する重度の睡眠慣性）などがみられることが特徴である．ナルコレプシー(p.280)でみられるような入眠時レム睡眠期(SOREMP)は目立たず，レム睡眠関連症状を認めない．治療では，主に生活指導と薬物療法（モダフィニルの投与）が行われる．

周期性過眠症 (p.279)
昼夜を問わない過眠が数日間から数週間程度続き，これを1年に1回以上周期的に繰り返す疾患．過眠のある時期には，1日当たり12〜20時間もの長時間眠り続けるが，食事や排泄のときは覚醒する．この期間に食欲や性欲の亢進を伴う場合を，Kleine-Levin症候群という．過眠のない時期には，睡眠障害や他の精神症状はみられない．感染やストレスなどをきっかけに発症し，10代の男児に好発する．

行動誘発性睡眠不足症候群 (p.279)
慢性的に睡眠時間が不足していることにより，日中に過度の眠気を訴える疾患．平日に比べ休日の睡眠時間が著しく長いことや，長時間睡眠をとると日中の眠気が消失することが特徴である．長時間睡眠者（生理的に10時間以上の睡眠時間を必要とする人）では，社会的に平均とされる睡眠時間をとっていてもそれでは不十分であることが多く，本症を発症することがある．

日中の過剰な眠気が主症状
過眠症とは

- 日中の過剰な眠気（主症状）と，それに伴う症状（随伴症状）が持続的にみられる疾患群を過眠症という．
- 随伴症状には，過剰な睡眠量，日中の覚醒維持困難，睡眠から覚醒への移行困難（睡眠慣性）などが含まれる．
- 過眠症では，その症状により，仕事や学業などに支障をきたしたり，疲労感や倦怠感から本人に苦痛が生じたりする．

主症状

日中の過剰な眠気
- 夜間の睡眠障害や睡眠・覚醒リズムの乱れなどがないのにもかかわらず，日中に過剰な眠気が生じる．

随伴症状の例

過剰な睡眠量
- 正常な睡眠時間（6〜9時間程度）に比べ，総睡眠量が大幅に増加する．

日中の覚醒維持困難
- 正常では居眠りするのが考えられない場面（食事中や車の運転中など）でも眠ってしまう．

睡眠から覚醒への移行困難（睡眠慣性）
- 夜間睡眠や昼寝の際に，覚醒しても何度も再び眠り込むなどして，簡単に起きることができない．

これらの症状が持続的にみられる → **過眠症**

疾患ごとに特徴が異なる
代表的な疾患

- 過眠症に含まれる代表的な疾患には，ナルコレプシー(p.280)，特発性過眠症(p.279W)，周期性過眠症(p.279W)，行動誘発性睡眠不足症候群(p.279W)などがある．

過眠症の分類	ナルコレプシー	特発性過眠症	周期性過眠症	行動誘発性睡眠不足症候群
睡眠時間	正常	過剰（12〜14時間になることもある）	過剰と正常の反復	不足
特徴	・睡眠発作(p.280)がみられる． ・情動脱力発作(p.280)や脳脊髄液中のオレキシン濃度の低下がみられることもある．	・情動脱力発作はみられない． ・眠気に伴う昼寝の後でも爽快感が得られなかったり，睡眠慣性がみられたりする．	・食事や排泄のとき以外は眠り続ける期間が年に数回ある． ・この期間でのみ，認知機能や行動の障害などがみられる．	・平日よりも休日の睡眠時間が長くなる． ・睡眠時間を延長させると，日中の眠気は解消する．

- 過眠症には含まれないが，睡眠時無呼吸症候群(p.284)でも日中に過剰な眠気がみられることが多い．

- 睡眠慣性：sleep inertia　● ナルコレプシー：narcolepsy　● 睡眠発作：sleep attack　● 情動脱力発作：cataplexy　● オレキシン：orexin　● 特発性過眠症：idiopathic hypersomnia　● 周期性過眠症：recurrent hypersomnia　● 行動誘発性睡眠不足症候群：behaviourally induced insufficient sleep syndrome　● 睡眠時無呼吸症候群(SAS)：sleep apnea syndrome　● 睡眠酩酊：sleepdrunkenness　● クライネ・レビン症候群：Kleine-Levin syndrome　● 入眠時レム睡眠期(SOREMP)：sleep onset REM period

ナルコレプシー

Words & terms

反復睡眠潜時検査（MSLT） [p.281]
外部からの覚醒因子を取り除いた環境で，眠りやすさを客観的に評価する検査．日中，2時間おきに4～5回の検査を行い，睡眠潜時や入眠時レム睡眠期の有無などを測定する．ナルコレプシーの診断に広く用いられている検査である．

intro.
脳の睡眠と覚醒の切り換えや覚醒状態の維持に関わる機構の異常が原因で，日中に過度の眠気を訴えたり，突然眠り込んでしまったりすることが繰り返される疾患．

MINIMUM ESSENCE
narcolepsy

❶ 10代に好発し，

❷ 日中，眠くてたまらなかったり，〈過度の眠気〉
突然眠り込んでしまったりすることが頻繁にみられる他，〈睡眠発作〉
笑ったり，怒ったりした後に突然の脱力がみられることもある．〈情動脱力発作〉

❸ 脳脊髄液（CSF）中のオレキシン濃度の低下，〈オレキシンの欠乏〉
睡眠ポリグラフ検査（PSG）で入眠からレム睡眠出現までの時間の短縮，
反復睡眠潜時検査（MSLT）で入眠までの平均時間の短縮と入眠直後における
レム睡眠の出現（入眠時レム睡眠期〔SOREMP〕）を2回以上認める．

→ を考える．

治療
- 十分な夜間睡眠の確保や日中の計画的な昼寝などをするよう生活指導を行い，各症状に対しては必要に応じて薬物療法を行う．

補足事項 ● 情動脱力発作を伴うものをナルコレプシータイプ1，情動脱力発作を伴わないものをタイプ2という．

睡眠発作とレム睡眠関連症状

症状

- 睡眠発作とレム睡眠関連症状が特徴である．

睡眠発作
- 突然，耐えがたい眠気が生じ，10～20分寝た後，しばらくの間はすっきりと覚醒している．

レム睡眠関連症状
- レム睡眠関連症状には，情動脱力発作，入眠時や覚醒時の幻覚，睡眠麻痺（金縛り）がある．

- 覚醒時，笑うなどの情動的な刺激が加わると，突然骨格筋が脱力し，頭を垂れたり，膝の力が抜けたり，倒れ込んだりする．

- 入眠時や覚醒時に，鮮明な聴覚体験あるいは視覚体験が生じる．

- 目は覚めているが，骨格筋の脱力のため身体を動かすことができない状態となる．

● ナルコレプシー：narcolepsy ● 脳脊髄液（CSF）：cerebrospinal fluid ● 睡眠ポリグラフ検査（PSG）：polysomnography ● 反復睡眠潜時検査（MSLT）：multiple sleep latency test ● 入眠時レム睡眠期（SOREMP）：sleep onset REM period ● 薬物療法：pharmacotherapy ● ナルコレプシータイプ1：narcolepsy type1 ● ナルコレプシータイプ2：narcolepsy type2 ● 睡眠発作：sleep attack ● 情動脱力発作：cataplexy ● 幻覚：hallucination ● 睡眠麻痺：sleep paralysis

オレキシンの欠乏がみられる
病態

- 情動脱力発作を伴う典型的なナルコレプシー（ナルコレプシータイプ1）は，オレキシンの欠乏によって引き起こされると考えられている．
- オレキシンは覚醒状態の安定的な維持に重要であることから，オレキシンが欠乏しているナルコレプシーの患者では睡眠と覚醒の移行が容易に生じてしまう．

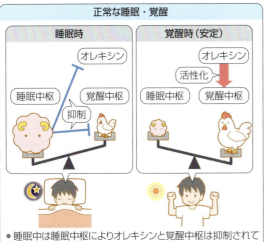

- 睡眠中は睡眠中枢によりオレキシンと覚醒中枢は抑制されている．
- いったん覚醒状態になると，オレキシンが覚醒中枢を活性化し，覚醒中枢が優位になる．このとき，覚醒状態は安定的に維持されている．

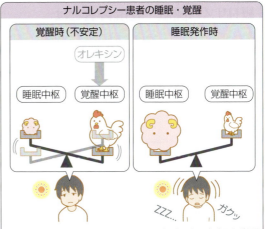

- ナルコレプシーでは，オレキシンの欠乏により安定した覚醒状態の維持ができないため，いったん覚醒中枢が優位になったとしても睡眠中枢が優位になることが容易に起こる．このため，日中に反復する睡眠発作が生じる．

速やかな入眠と入眠直後のレム睡眠が特徴
検査

- ナルコレプシーの診断に用いる検査として，睡眠ポリグラフ検査(PSG)〔p.272〕と反復睡眠潜時検査(MSLT)〔p.280W〕がある．

	正常	ナルコレプシー
睡眠ポリグラフ検査(PSG)	・入眠から約90分後にレム睡眠が出現する．	・入眠から15分以内にレム睡眠が出現する（レム睡眠潜時が15分以下である）．
反復睡眠潜時検査(MSLT)	・検査の時間内（20分以内）に入眠できないか，入眠までに時間がかかる． ・入眠直後のレム睡眠の出現（入眠時レム睡眠期〔SOREMP〕）は通常認められない．	・平均8分以内に入眠する（平均睡眠潜時が8分以下である）． ・入眠直後のレム睡眠の出現（入眠時レム睡眠期〔SOREMP〕）が2回以上認められる．

まずは規則的な睡眠習慣の獲得
治療

- まずは十分な夜間睡眠，計画的な昼寝なども含め，規則的な睡眠習慣を獲得する．
- それぞれの症状に対しては，必要に応じて薬物療法を行う．

規則的な睡眠習慣

薬物療法

日中の眠気に対して
- 中枢神経刺激薬*
  - モダフィニル
  - メチルフェニデート（速放剤）

情動脱力発作に対して
- 抗うつ薬〔p.386〕
- クロミプラミン

中途覚醒（睡眠維持困難）に対して
- BZ受容体作動薬〔p.393〕

*モダフィニルはメチルフェニデートに比べて依存が生じにくいことから，第一選択となる．

- オレキシン：orexin ● 睡眠中枢：sleep center ● 覚醒中枢：arousal center ● ベンゾジアゼピン(BZ)受容体作動薬：benzodiazepine receptor agonist

概日リズム睡眠・覚醒障害

監修 鈴木 正泰

intro. 体内時計〔p.270〕がつくる睡眠・覚醒リズムの周期が外界の昼夜の周期と大きくずれていることで，社会機能障害や，頭痛，倦怠感，抑うつ状態などの症状をきたす疾患．

概日リズムが外界とずれる
概日リズム睡眠・覚醒障害とは

- 通常，体内時計がつくる睡眠・覚醒リズムの周期は，光や社会的活動によって外界の昼夜の周期と同期されている〔p.270〕．
- 概日リズム睡眠・覚醒障害は，睡眠・覚醒リズムの周期が外界の昼夜の周期と大きくずれているために，社会機能障害や，頭痛，倦怠感，抑うつ状態などの様々な症状をきたす疾患の総称である．
- 睡眠相（睡眠時間帯）を人為的にずらしたことにより生じる外因性と，体内時計の働きの異常により生じる内因性に大別される．

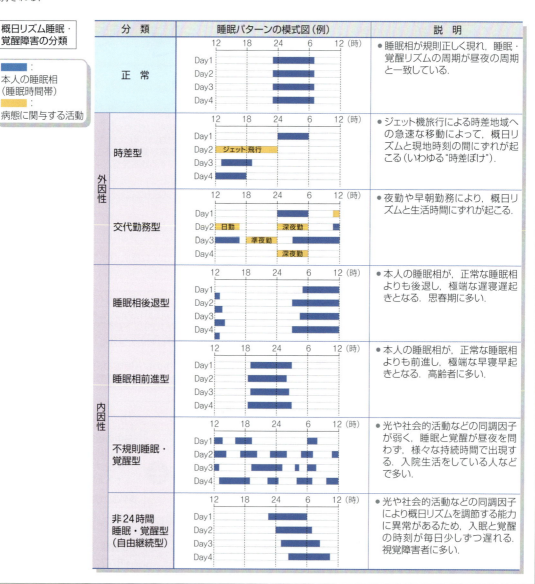

概日リズム睡眠・覚醒障害の分類

- 本人の睡眠相（睡眠時間帯）
- 病態に関与する活動

分類		睡眠パターンの模式図（例）	説明
	正常		睡眠相が規則正しく現れ，睡眠・覚醒リズムの周期が昼夜の周期と一致している．
外因性	時差型		ジェット機旅行による時差地域への急速な移動によって，概日リズムと現地時刻の間にずれが起こる（いわゆる"時差ぼけ"）．
	交代勤務型		夜勤や早朝勤務により，概日リズムと生活時間にずれが起こる．
内因性	睡眠相後退型		本人の睡眠相が，正常な睡眠相よりも後退し，極端な遅寝遅起きとなる．思春期に多い．
	睡眠相前進型		本人の睡眠相が，正常な睡眠相よりも前進し，極端な早寝早起きとなる．高齢者に多い．
	不規則睡眠・覚醒型		光や社会的活動などの同調因子が弱く，睡眠と覚醒が昼夜を問わず，様々な持続時間で出現する．入院生活をしている人などで多い．
	非24時間睡眠・覚醒型（自由継続型）		光や社会的活動などの同調因子により概日リズムを調節する能力に異常があるため，入眠と覚醒の時刻が毎日少しずつ遅れる．視覚障害者に多い．

- 概日リズム睡眠・覚醒障害群：circadian rhythm sleep-wake disorders ● 体内時計：biological clock ● 概日リズム：circadian rhythm ● 時差障害：jet lag disorder ● 交代勤務型：shift work type ● 睡眠相後退型：delayed sleep phase type ● 睡眠相前進型：advanced sleep phase type ● 不規則睡眠・覚醒型：irregular sleep-wake type ● 非24時間睡眠・覚醒型：non-24-hour sleep-wake type

■ 体内時計を調節する
治療

- 体内時計を調節するために，生活指導を基本の治療とし，これに加えて薬物療法や高照度光療法を行う．
- ここでは，日常生活に支障をきたすことが多く，臨床で特に問題となる睡眠相後退型(p.282)の治療の概要を例として示す．

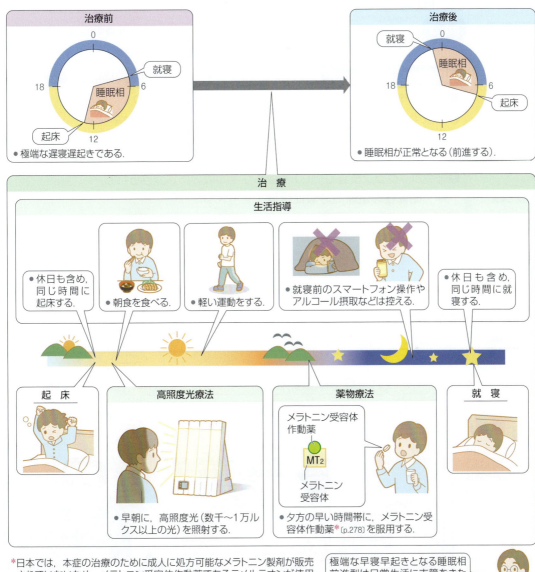

*日本では，本症の治療のために成人に処方可能なメラトニン製剤が販売されていないため，メラトニン受容体作動薬であるラメルテオンが使用されることが多い．

極端な早寝早起きとなる睡眠相前進型は日常生活に支障をきたすことが少なく，治療のために受診する患者さんもほとんどいないため，一般的に臨床で問題となることは少ないです．

- 薬物療法：pharmacotherapy
- 高照度光療法：bright light therapy
- メラトニン受容体作動薬：melatonin receptor agonist

睡眠時無呼吸症候群

監修 鈴木 正泰

intro. 睡眠中に無呼吸または低呼吸の状態が頻回に出現する病態．閉塞性睡眠時無呼吸症候群（次項）と中枢性睡眠時無呼吸症候群〔p.284W〕に大別される．

閉塞性睡眠時無呼吸症候群（OSAS）

intro. 睡眠中に上気道の閉塞が生じて無呼吸または低呼吸が頻回に出現する疾患．睡眠時無呼吸症候群の大部分を占める．

MINIMUM ESSENCE
obstructive sleep apnea syndrome

❶ 壮～中年の肥満した男性や，小顎症・巨舌症などをもつ人に好発し，

❷ 睡眠中のいびきや呼吸停止，日中の傾眠，集中力の低下などの他，ときに抑うつ状態がみられる．　〈上気道の閉塞による無呼吸・低呼吸〉

❸ 睡眠ポリグラフ検査（PSG）で閉塞性無呼吸の出現がみられる．

→ 閉塞性睡眠時無呼吸症候群 を考える．

治療
- 上気道の狭窄や閉塞を防ぐために，減量などの生活習慣の改善や持続陽圧呼吸療法（CPAP）を行う．

Words & terms

中枢性睡眠時無呼吸症候群
延髄呼吸中枢に異常があるために，呼吸が断続的に停止・低下する疾患．通常無症状だが，日中の眠気，CO_2の血管拡張作用による起床時の著明な頭痛をきたすことがある．睡眠ポリグラフ検査（PSG）では無呼吸中の呼吸運動の消失がみられ，しばしばCheyne-Stokes呼吸を示す．

呼吸関連低換気障害
睡眠時の低換気によって動脈血酸素分圧（PaO_2）が低下し，動脈血二酸化炭素分圧（$PaCO_2$）が上昇する疾患群．延髄呼吸中枢の異常，肺・気道病変（COPDなど），神経筋疾患，肥満などにより，換気量を維持できないことが原因である．中途覚醒，日中の眠気，CO_2の血管拡張作用による起床時の著明な頭痛をきたす．

症状
激しいいびきや日中の傾眠などが特徴

- 夜間，睡眠が障害され熟眠感が得られないために，起床時の頭痛や日中の傾眠，疲労感，集中力の低下などが起こる．

□：特に頻度の高い症状

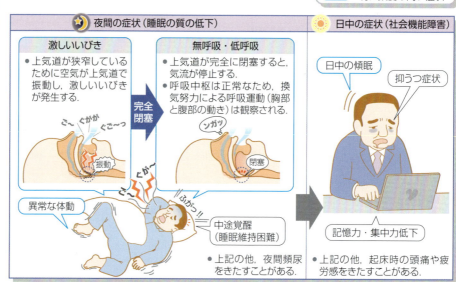

- 自覚を伴う中途覚醒以外にも，無呼吸の度に自覚を伴わないレベルの覚醒が生じている．
- 仕事の能率低下や交通事故を起こすこともあるため，治療が必要となる．

- 睡眠時無呼吸症候群（SAS）：sleep apnea syndrome　● 閉塞性睡眠時無呼吸症候群（OSAS）：obstructive sleep apnea syndrome
- 中枢性睡眠時無呼吸症候群：central sleep apnea syndrome　● 睡眠ポリグラフ検査（PSG）：polysomnography　● 持続陽圧呼吸療法（CPAP）：continuous positive airway pressure

気流と呼吸運動を確認
OSASの睡眠ポリグラフ検査（PSG）

- PSGでは，横隔膜や呼吸筋群が呼吸努力を続けているにもかかわらず，無呼吸や低呼吸が繰り返しみられることを確認する．
- 無呼吸は"10秒以上の口や鼻の気流停止"，低呼吸は"10秒以上の気流の低下に低酸素状態または覚醒を伴う"と定義される．

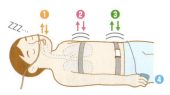

OSASのPSG

検査項目	分かること	グラフの形状 正常呼吸時	グラフの形状 閉塞性無呼吸
❶口や鼻の気流	呼吸気流の消失	～～～	～～ 10秒以上 ～～
❷胸部の呼吸運動	呼吸努力	～～～	胸部と腹部で逆の動き
❸腹部の呼吸運動	呼吸努力	～～～	
❹SpO₂	血中への酸素の取り込み（無呼吸の判定基準には含まれない）	―	低下
備考			無呼吸（呼吸気流の消失）中に，呼吸努力により呼吸運動が持続．

重症度

- 無呼吸低呼吸指数（AHI）を用いて重症度を分類する．

無呼吸低呼吸指数（AHI）		
睡眠時の1時間当たりに出現する，無呼吸と低呼吸の和．	軽症	5≦AHI＜15
	中等症	15≦AHI＜30
	重症	30≦AHI

上気道の狭窄や閉塞を防ぐ
治療

- 減量や持続陽圧呼吸療法（CPAP）により，上気道の狭窄や閉塞を防ぐ．

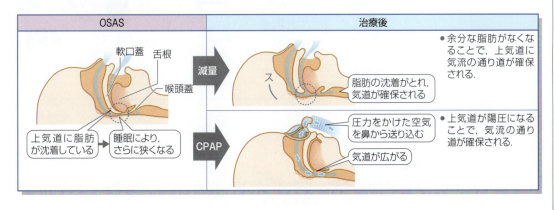

- 動脈血酸素分圧（PaO₂）：partial pressure of arterial oxygen ● 動脈血二酸化炭素分圧（PaCO₂）：partial pressure of arterial carbon dioxide ● 慢性閉塞性肺疾患（COPD）：chronic obstructive pulmonary disease ● 経皮的酸素飽和度（SpO₂）：percutaneous arterial oxygen saturation ● 無呼吸低呼吸指数（AHI）：apnea hypopnea index

睡眠時遊行症

監修 鈴木 正泰

intro. ノンレム睡眠中に突然不完全な覚醒状態となり，数分間歩き回るなどの異常行動を起こす疾患．5〜12歳の小児に好発する．

Words & terms

悪夢障害 [p.271]
非常に不快で長い夢を繰り返し見るために，中途覚醒し睡眠量が不足したり，覚醒中にも不安や不快感が持続したり，入眠することを恐れるようになったりする疾患．覚醒時，夢の内容を詳細に覚えている点が睡眠時驚愕症[p.287]とは異なる．小児に好発する他，虐待の被害者やPTSD[p.174]の患者にも多くみられる．

ぐっすり眠っていると思ったら急に起きて歩き回る
睡眠時遊行症とは

- ノンレム睡眠中に起き上がり，歩き回る，排尿する，独り言を言うなどの異常行動を特徴とする疾患で，いわゆる"夢遊病"である．
- 異常行動の間，周囲の人間に話しかけられても上の空で，覚醒させるのは困難である．
- 周囲の人間が，異常行動をやめさせようとして手をつかんだり大声を出したりすると，暴れることがある．
- 翌朝起床後には，異常行動のことを忘れている．

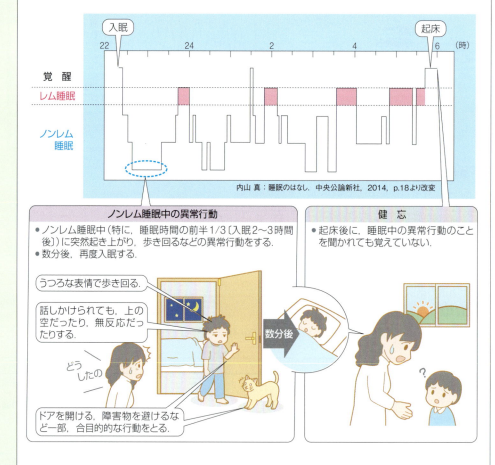

内山 真：睡眠のはなし．中央公論新社，2014，p.18より改変

ノンレム睡眠中の異常行動
- ノンレム睡眠中（特に，睡眠時間の前半1/3〔入眠2〜3時間後〕）に突然起き上がり，歩き回るなどの異常行動をする．
- 数分後，再度入眠する．

健忘
- 起床後に，睡眠中の異常行動のことを聞かれても覚えていない．

- 睡眠時遊行症や睡眠時驚愕症[p.287]の家族歴があることが多い．

治療・予後
- 多くの場合，小児期に発症し，成長に従って自然に消失するため，治療を必要としない．
- 青年期以降も持続する場合，薬物療法（BZ受容体作動薬）を行うことがある．

- 睡眠時遊行症：sleepwalking ● ノンレム（non-REM）睡眠：non-rapid eye movement sleep ● 薬物療法：pharmacotherapy
- ベンゾジアゼピン（BZ）受容体作動薬：benzodiazepine receptor agonist ● 悪夢障害：nightmare disorder ● 心的外傷後ストレス症（PTSD）：posttraumatic stress disorder

睡眠時驚愕症

監修 鈴木 正泰

intro. ノンレム睡眠中に突然悲鳴を上げて覚醒し，数分間怯えるなどの異常行動を起こす疾患．5〜7歳の小児に好発する．

ぐっすり眠っていると思ったら急に起きて怯える
睡眠時驚愕症とは

- ノンレム睡眠中に悲鳴を上げて起き上がり，怯える異常行動を特徴とする疾患で，いわゆる"夜驚症"である．このとき，交感神経の亢進を示す所見がみられる．
- 異常行動の間，話しかけられても上の空で，周囲の人間が落ち着かせたり覚醒させたりするのは困難である．
- 翌朝起床後には，異常行動のことを忘れている．

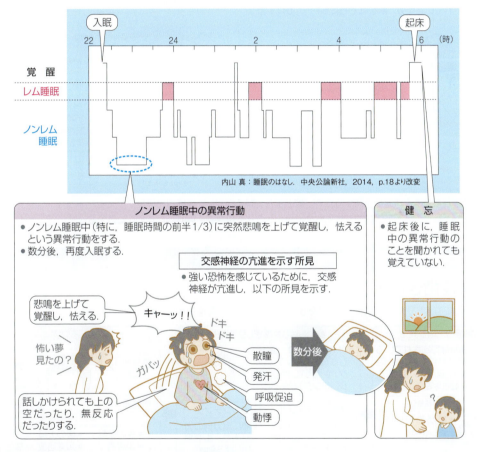

内山 真：睡眠のはなし．中央公論新社，2014，p.18より改変

ノンレム睡眠中の異常行動
- ノンレム睡眠中（特に，睡眠時間の前半1/3）に突然悲鳴を上げて覚醒し，怯えるという異常行動をする．
- 数分後，再度入眠する．

交感神経の亢進を示す所見
- 強い恐怖を感じているために，交感神経が亢進し，以下の所見を示す．
  - 散瞳
  - 発汗
  - 呼吸促迫
  - 動悸

健忘
- 起床後に，睡眠中の異常行動のことを聞かれても覚えていない．

- 睡眠時驚愕症や睡眠時遊行症〔p.286〕の家族歴があることが多い．
- 悲鳴を上げた後に睡眠時遊行症に移行することがある．

治療・予後
- 多くの場合，小児期に発症し，成長にしたがって自然に消失するため，治療を必要としない．
- 青年期に発症する場合は，心理的ストレスなどが背景にあることが多い．

- 睡眠時驚愕症：sleep terror

レム睡眠行動障害

監 修
鈴木 正泰

[intro.] レム睡眠中に，夢の中での行動に一致した寝言や，激しい運動，暴力などの異常行動を起こす疾患．中高年男性（特に50代以降）に好発する．

夢の中の行動に一致した異常行動を示す
レム睡眠行動障害とは

- レム睡眠中に夢の中での行動に一致した異常行動（寝言，激しい運動，暴力など）が出現する疾患である．
- 覚醒させるのは容易であり，覚醒後は夢の内容を想起できる．
- Parkinson（パーキンソン）病〔病⑦ p.340〕，Lewy（レビー）小体型認知症〔病⑦ p.438〕などの神経変性疾患に先行して発症したり，合併したりする．
- 睡眠ポリグラフ検査（PSG）〔p.272〕にて，レム睡眠時にも筋活動が消失しないことが診断に有用である．

正常（レム睡眠中）

- 脳幹部にある神経系の働きで抗重力筋の緊張が抑制されているため，夢を見ても体が動かない．

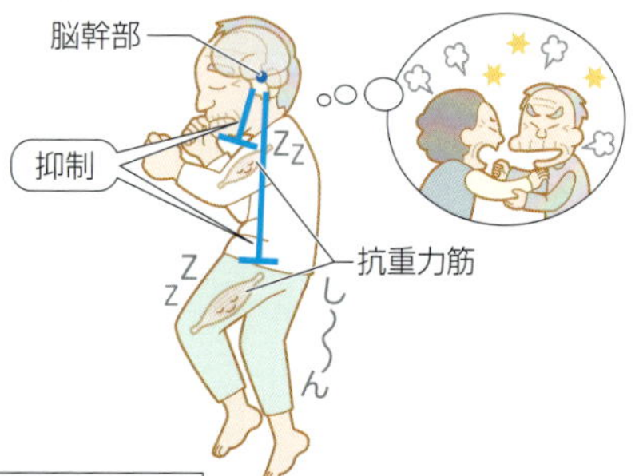
脳幹部
抑制
抗重力筋
Z Z
し〜〜ん

レム睡眠行動障害

- 抗重力筋の緊張への抑制が障害され，夢の中での行動に一致して体が動いてしまう．

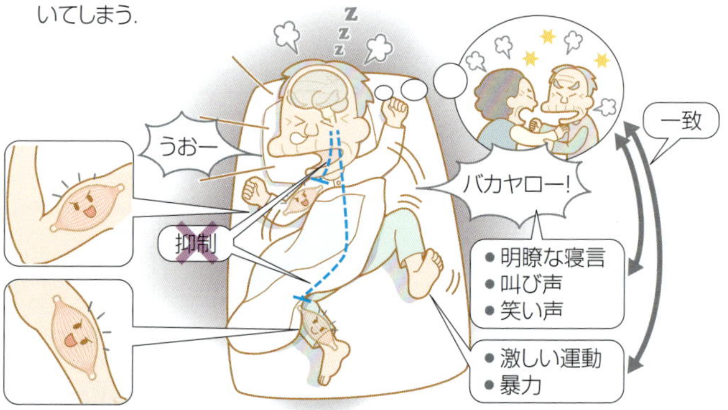
うおー
抑制
バカヤロー!
一致
●明瞭な寝言
●叫び声
●笑い声
●激しい運動
●暴力

[治療・対応]

- 就寝中の異常行動による怪我を予防するため，家具を片づけるなどして寝室内の環境を整える．
- BZ受容体作動薬（クロナゼパム）には，運動を鎮静化したり不快な夢を抑制したりする効果がある．

Supplement

睡眠関連歯ぎしり

- 睡眠中に生じる歯ぎしりのために様々な弊害をきたす疾患を，睡眠関連歯ぎしりという．

交感神経の活動が亢進

- 睡眠中，通常は抑制されている交感神経の活動が亢進し*，咀嚼筋が繰り返し収縮する（RMMA〔律動性咀嚼筋活動〕）．

交感神経↑

RMMA
- 咀嚼筋が繰り返し収縮する．

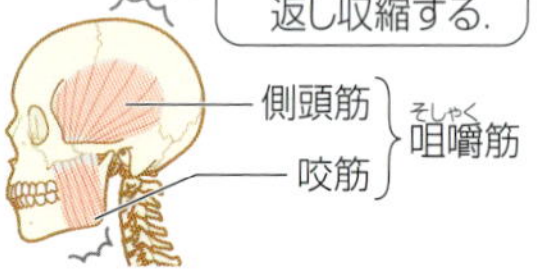
側頭筋
咬筋
咀嚼（そしゃく）筋

食いしばりや歯ぎしりの発生

- RMMAにより，歯ぎしり（グラインディング）や食いしばり（クレンチング）が生じる．

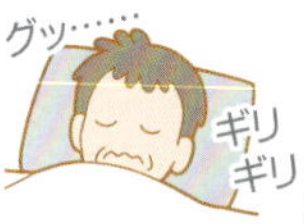
グッ……
ギリ
ギリ

グラインディング
- 顎に左右方向の力が入り，歯を擦り合わせる動き．

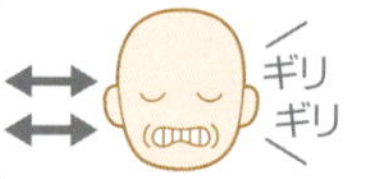
ギリ
ギリ

クレンチング
- 顎に縦方向の力が入り，歯を食いしばる動き．

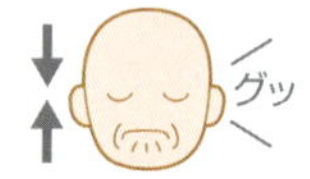
グッ

生じる弊害

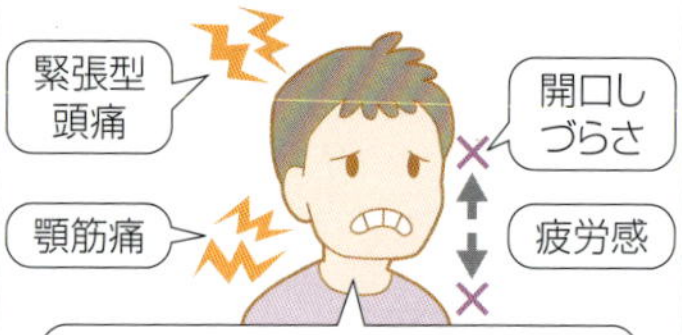
緊張型頭痛
顎筋痛
開口しづらさ
疲労感

- 歯の咬耗
- 歯周病
- 歯の欠損
- 知覚過敏　など

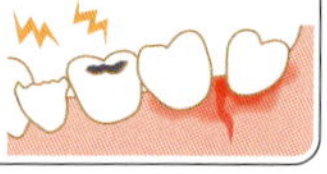

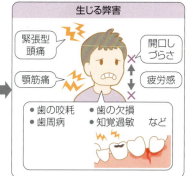

*睡眠中に交感神経が亢進する理由は未だ特定されていないが，ストレスなどが関連するといわれている．

[治　療] ●熟眠しやすい睡眠環境をつくる．歯の咬耗（こうもう）が激しい場合，睡眠中のマウスピース装用が有効である．

+α もっとわかる

●レム睡眠行動障害（RBD）：REM sleep behavior disorder　●レム（REM）睡眠：rapid eye movement sleep　●パーキンソン病：Parkinson's disease　●レビー小体型認知症（DLB）：dementia with Lewy body　●睡眠ポリグラフ検査（PSG）：polysomnography　●ベンゾジアゼピン（BZ）受容体作動薬：benzodiazepine receptor agonist　●睡眠関連歯ぎしり：sleep-related bruxism

レストレスレッグス症候群

監修 鈴木 正泰

intro. 就床後に下肢に不快感や動かさずにはいられない衝動が生じる疾患. 女性で多く, しばしばレストレスレッグス症候群の家族歴がみられる.

脚がむずむずして眠れない
レストレスレッグス症候群とは

- レストレスレッグス症候群（むずむず脚症候群）は, 下肢に不快な異常感覚（むずむずする, 虫が這うような感じ〔蟻走感〕がする, かゆい, 痛い, じっとしていられないなど）を生じる疾患である.
- 症状は安静時に出現し, 夕方～夜間に増悪するが, 下肢を動かすと一時的に軽減する.
- 異常感覚により, 不眠となる.

増悪因子
- 夕方～夜間
- 安静時

異常感覚
- むずむずする
- 虫が這うような感じ（蟻走感）がする
- かゆい
- 痛い
- じっとしていられない

→ 不眠

下肢を動かすと, 軽減する.

- ドパミン神経系の機能障害が原因で発症すると考えられている.
- 鉄欠乏, 腎不全, 妊娠などに伴い二次性に発症することもある.

治療
- 主に薬物療法と睡眠衛生指導を行う.
- 薬物療法では, ドパミン受容体作動薬（プラミペキソール, ロチゴチン）が用いられる.
- 睡眠衛生指導では, カフェインやアルコールなどの摂取を避けたり, 入浴, 歩行, 運動をしたりするよう指導する.

Advanced Study
周期性四肢運動障害

- 夜間に四肢の短い不随意運動が周期的に生じることにより, 不眠や日中の眠気, 倦怠感などをきたす睡眠覚醒障害である.
- ほとんどの場合, 異常運動は下肢に生じる.
- 異常運動について, 患者は自覚していないことが多い.
- レストレスレッグス症候群に合併することが多く, 原因として中枢神経系のドパミン神経系の機能異常が関与していると考えられている.

頻度の高い異常運動
- 股関節の屈曲
- 膝関節の屈曲
- 足関節の背屈
- 母趾の背屈

- 好発：入眠時（ノンレム睡眠時）
- 運動の持続時間：0.5～5秒間
- 運動が出現する間隔：20～60秒間

治療
- レストレスレッグス症候群の治療に準じる.

睡眠・覚醒障害

レム睡眠行動障害／レストレスレッグス症候群

- 咀嚼筋：muscles of mastication ● 律動性咀嚼筋活動（RMMA）：rhythmic masticatory muscle activity ● 側頭筋：temporal muscle ● 咬筋：masseter ● レストレスレッグス症候群（RLS）：restless legs syndrome ● 薬物療法：pharmacotherapy ● ドパミン受容体作動薬：dopamine receptor agonist ● 睡眠衛生指導：universal sleep hygiene ● 周期性四肢運動障害：periodic limb movement disorder

物質関連症および嗜癖症

物質関連症および嗜癖症

監修　宮田 久嗣

Words & terms

精神作用物質 (p.290)
摂取すると中枢神経系に作用して認知や情動、知覚などの精神機能に影響を与える薬物や嗜好品の総称。アルコールをはじめとするp.293に記載された物質が臨床上問題となる．

使用の有害なパターン (ICD-11) (p.291)
身体的または精神的な健康障害を引き起こすような、精神作用物質の不適切な使用。薬物の使用により生じた肝障害や、アルコールの大量摂取によるうつ状態などをいう。また、物質使用によって生じた本人の行動が他者の健康状態に悪影響を及ぼしている場合にもこの診断がなされる．

ナルコティクス・アノニマス (NA) (p.295)
"匿名の薬物依存症者たち"という意味をもつ、AA (p.298W) を参考にしてつくられた薬物使用症患者に対する自助グループ。AAと同様の活動を行い、ミーティングを通して互いに助け合うこと、定期的に仲間と会うことにより回復を目指す．

DARC (p.295)
薬物使用症の人に住む場所（寮）を提供しているリハビリ施設。寮生活の中で自立に向けた生活サポートや就労サポートを受けながらNAのミーティングに参加し、徐々に仕事を始めて最終的に退寮となる．

ギャンブラーズ・アノニマス (GA) (p.295)
"匿名のギャンブル嗜癖者たち"という意味をもつ、AA (p.298W) やNAを参考にしてつくられたギャンブル行動症に対する自助グループ。AAやNAと同様の活動を行う．

+α もっとわかる

精神機能に影響をきたす物質や行為による障害
物質関連症および嗜癖症とは

- 物質関連症および嗜癖症（ICD-11における物質使用症または嗜癖行動症）とは、精神機能に影響を与える物質（精神作用物質 [p.290W]）や行為によって生じる疾患の総称である．

特定の物質（精神作用物質）の使用	特定の行為
・アルコールやタバコなどの嗜好品 ・薬物（医薬品、非医薬品）	・ギャンブル ・インターネットゲーム

↓ これらにより精神機能に障害が生じる（精神症状をきたす）．

物質関連症および嗜癖症

- 物質関連症と他の精神疾患で大きく異なる点として、物質関連症では血液検査や尿検査で異常がみられることや [p.341, 342]、身体症状がみられる（診断項目にも入る）ことが挙げられる [p.294, 295]．

犯罪や法律と関係する
社会的問題点

- 精神作用物質の使用は、患者本人に精神的・身体的な問題を生じさせるだけでなく、家族や周囲の人、さらには社会的にも影響を及ぼす．

家族や周囲の人への影響

暴言・暴力、虐待	金銭問題（生活の困窮）
・配偶者や子ども、周囲の人への暴言・暴力など ・身体的・心理的虐待、ネグレクトなど	・欠勤や失業 ・借金

社会的な影響

法的な問題	事件
・規制された薬物の所持や使用が犯罪となる	・物質の直接的な影響による暴力、放火、殺人など ・物質を手に入れるための窃盗、強盗、恐喝など

家庭や人間関係の崩壊	周囲への広がり
・家族や友人を失う ・社会的信用の低下	・世代間連鎖（遺伝的・心理的影響による親から子への広がり）

 （親と同じことしてる…）

交通事故	AIDSの蔓延
・飲酒運転による交通事故	・注射器の回し打ち

- このような問題から、救急医療、警察や法的機関との連携が必要になることが多い．
- ギャンブル行動症などの非物質関連症 [p.322] でも、家族や周囲の人への影響や事件などが生じうる．
- また、物質関連症および嗜癖症は自殺とも関連しており、特に物質関連症は自殺の危険因子の1つである [p.449]．

- 物質関連症：substance-related disorders ● 嗜癖症：addictive disorders ● 国際疾病分類（ICD）：international classification of diseases ● 後天性免疫不全症候群（AIDS）：acquired immunodeficiency syndrome ● 精神作用物質：psychoactive substance ● 身体的虐待：physical abuse ● 精神的虐待：psychological abuse ● ネグレクト：neglect ● 世代間連鎖：generational chain ● ナルコティクス・アノニマス（NA）：narcotics anonymous ● ギャンブラーズ・アノニマス（GA）：gamblers anonymous

依存と乱用，急性中毒など
関連する用語とその関係性

● 物質関連症に関連する用語と，その関係性を示す．

乱用*

● 身体的または社会的な問題を引き起こすような，精神作用物質 [p.290W] の不適切な使用．

● 本来の使用目的から外れた使用．
例：睡眠薬をハイになるために飲む．

● 常識を逸脱した使用方法や用量．
例：酒のイッキ飲み．睡眠薬の過量服用．

● 社会的に好ましくない使用．
例：覚醒剤の使用．仕事中の飲酒．

```
急激・多量に使用する    使用を繰り返す    使用を急激に中止する
```

急性中毒／中毒
● 精神作用物質の急性薬理作用が生じている状態．一回の乱用でも生じうる．
● 時間の経過や適切な処置により体内から物質が消失すれば症状は通常消失するが（可逆性），場合によっては不可逆的な障害を残すことや死に至ることもある．

依存 [p.292]
● 物質の効果を得るために，または離脱による苦痛から逃れるために，その物質を使用し続けてしまう（使用をコントロールできない）状態．

やめたいのにやめられない…

離脱症状から逃れるために使用する

離脱 [p.295]
● 生体内に物質が存在することに適応した状態の中で，物質の使用を急激に減量または中止したことにより，様々な不快な症状（離脱症状）が出現すること．

依存によりさらに使用を繰り返す

物質誘発性精神疾患 [p.293]
● 依存以外にも様々な状態が生じる．
※単回の使用によって生じる場合もある．

*乱用という用語は医学的な概念ではなく社会的概念であるため，ICD-10, 11やDSM-5では診断名として使用されていません（DSM-Ⅳ-TRまでは物質乱用という用語が用いられていました [p.294]）．なお，ICDでは，使用の有害なパターン [p.290W] という診断が用いられるようになりました．

医師

物質，物質使用者，環境
物質依存の成因

● 物質依存の成因として，物質，物質使用者，環境の3つの要因が関係すると考えられている．
● これらの要因が相互に作用して，依存 [p.292] が形成される．

物質

- 報酬効果（快感や不安・不眠の改善）
- 効果の出現速度（速効性または遅効性）
- 作用時間（短時間または長時間）
- 副作用
- 耐性 [p.292] の形成しやすさ

→ 精神依存の形成しやすさに関係
→ 身体依存の形成しやすさに関係

物質使用者

- 年齢，性別
- 性格傾向（刺激希求的，衝動性が高い）
- 感情・精神状態
- 神経発達症，うつ病，不安症などの精神疾患の存在（生きづらさに関係）
- 10代からの物質乱用
- 遺伝因子
- 身体的素因（物質の代謝速度など）

環境

- 社会的・文化的背景（物質使用に対する社会の受容度，物質の入手しやすさ）
- 生活環境（職場や学校のストレス）
- 家庭環境（親の物質使用，虐待などの不適切な養育環境）
- 医薬品としての使用

報酬効果が強い，速効性，作用時間が短い，不快な副作用が少ない物質ほど，精神依存が生じやすくなります．また，耐性を形成しやすい物質ほど使用量が増加するため，身体依存が生じやすいです．

● 睡眠薬：hypnotics ● 過量服用：overdose ● 急性中毒：acute intoxication ● 乱用：abuse ● 依存：dependence ● 離脱：withdrawal ● 離脱症状：withdrawal symptom ● 精神疾患の診断・統計マニュアル（DSM）：diagnostic and statistical manual of mental disorders ● 副作用：side effect ● 耐性：tolerance ● 精神依存：psychic dependence／psychological dependence ● 身体依存：physical dependence

依存は2つに分けて考える
精神依存と身体依存

● 依存は，精神依存と身体依存に大別される．

精神依存
- 物質の使用で得られる報酬効果（快感や不安・痛みの軽減など）を求めて，物質への欲求が生じる．
- 物質に対する耐性〔次項〕が生じると，物質の使用量や使用回数が増えていく．
- そのような中で，物質への欲求が自分ではコントロールできないくらい強くなった状態を精神依存といい，その欲求を渇望，物質を求める行動を物質探索行動とよぶ．

身体依存
- 物質の繰り返しの使用により，体内に物質が持続的に存在する状態に生体が適応してくる．
- そのような中で，減量や使用を中止したり，あるいは次の使用までの間に物質の血中濃度が低下したりすると，様々な身体症状（頭痛，嘔吐，下痢，けいれんなど）が生じる．この状態を身体依存という．

● 精神依存（渇望）は全ての物質に共通する現象であり，精神依存が依存の本質と考えられている．
● これに対し，身体依存は中枢神経抑制系の物質（アルコールやオピオイドなど）で生じやすく〔p.314〕，精神刺激薬（覚醒剤など）〔p.316〕や大麻では生じにくい．しかし，使用中止に伴い身体症状が生じない物質（およびギャンブルなどの行為）であっても，不安やイライラ，不快感，不眠などの精神症状は生じることから，現在では使用中止による身体症状・精神症状をまとめて離脱症状〔p.295〕とよび，身体依存よりも離脱の方が重視されている．

物質の使用を重ねると生じる
耐性と逆耐性現象

耐 性
- 耐性とは，物質の効果が使用を重ねるごとに減弱し，使用初期と同等の効果を得るために必要な物質量が増加する現象である．

- 生体には，元の状態を維持しようとする恒常性がある．このため，反復摂取によって生体内に物質が絶えず存在すると，物質を分解する酵素を増やしたり，物質の作用点（受容体）の数を減らして物質の作用を弱めようとする．
- これにより，同じ効果を得るためには，より大量の物質が必要になる．

逆耐性現象（増感現象）
- 物質を連用していると，物質への感受性が亢進するという，耐性とは反対の現象が生じることがあり，これを逆耐性現象（増感現象）という．
- 逆耐性現象により生じやすい症状として，幻覚や妄想，記憶増進などがある．

幻覚，妄想の例
- 覚醒剤の使用を治療などによりやめた後，数年経ってから覚醒剤を少量使用すると，過去の覚醒剤使用時と同様に幻覚や妄想が生じる．
- また，覚醒剤を使用しなくても，ストレスや疲労，飲酒などの刺激により，幻覚や妄想が生じることもある（フラッシュバック現象）〔p.319〕．

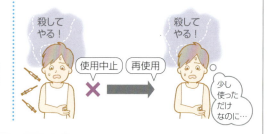

● 精神依存：psychic dependence／psychological dependence ● 身体依存：physical dependence ● 探索行動：seeking behavior ● 乱用：abuse ● 渇望：craving ● 離脱症状：withdrawal symptom ● 耐性：tolerance ● 逆耐性現象：reverse tolerance ● 幻覚：hallucination ● 妄想：delusion ● 記憶：memory ● フラッシュバック：flashback ● 鎮静薬：sedatives ● 睡眠薬：hypnotics ● 抗不安薬：anxiolytics／antianxiety drugs ● 精神刺激薬：psychostimulants

アルコールや依存性物質など
対象となる物質や行為

- 物質関連症および嗜癖症（DSM-5-TR）で扱われる主な物質，行為には次のようなものがある．

	物質または行為
物質関連症*	・アルコール [p.297] ・カフェイン [p.316] ・大麻 [p.314] ・幻覚薬 [p.316] ・吸入剤 [p.314] ・オピオイド [p.314] ・鎮静薬，睡眠薬，抗不安薬 [p.314] ・精神刺激薬 [p.316] ・タバコ [p.316]
非物質関連症	・ギャンブル [p.322] ・インターネットゲーム [p.323]**

DSM-5-TRやICD-11では，疾患群の名称に"嗜癖"という用語が使用されています．なぜ行為（ギャンブルやゲームなど）に対しては依存ではなく嗜癖という用語が用いられているのかというと，依存という用語は本来，物質に対して用いられたものであり，その病因となる神経基盤（脳内報酬系 [p.318] など）も含めた定義がはっきりしています．これに対し，行為への依存については物質と共通の病因が想定されているものの，現状十分には解明されていません．このため，のめり込む行為全般に対して使われる嗜癖という用語が疾患群の名称に使用されています．ただし，嗜癖という用語には"悪いくせ"のような否定的な意味合いもあるため，診断用語としては"非物質関連症"という分類が用いられているのです．

医師

*ICD-11ではDSM-5-TRで規定されている物質の他に，合成カンナビノイド，合成カチノン，MDMAとその関連物質，ケタミンやフェンシクリジンなどの解離性物質の4項目が個別に規定されている．

**DSM-5-TRにおいては，疾患として掲載するにはさらなる研究が必要として，今後の研究のための病態に収載されている．なお，ICD-11ではゲーム行動症として嗜癖行動症群に含まれている．

- 上記以外の物質（蛋白同化ステロイド，非ステロイド性抗炎症薬，コルチゾール，Parkinson病治療薬，抗ヒスタミン薬，亜酸化窒素，アミル，ブチルなど）や不明の物質（新規の薬物など）も，物質関連症を引き起こす．

それぞれ疾患名が異なる
DSM-5-TRとICD-11の関係性

- DSM-5-TRでは，物質関連症が物質使用症と物質誘発症に分けられる．
- 物質誘発症はさらに，中毒と離脱，物質・医薬品誘発性精神疾患に分けられる．

DSM-5-TRにおける分類

物質使用症 [p.294]
- 物質の使用により症状や問題が生じているにもかかわらず，物質を使用し続ける状態．

物質誘発症

中毒 [p.294]
- 最近の物質の使用により，物質使用中〜使用直後にその物質による症状や問題が生じた状態．

離脱 [p.295]
- 大量・長期にわたり使用していた物質の使用中断・減量により症状が出現し，社会的障害を生じた状態．

物質・医薬品誘発性精神疾患
- 物質や医薬品により生じる各種精神疾患．*

ICD-11において該当する分類

- 使用の有害なパターン [p.290W]
- 物質依存

・物質中毒	・物質離脱	・物質誘発性せん妄 [p.336] ・物質誘発性精神症 ・物質誘発性精神または行動の疾患（気分症，不安症，強迫症，衝動制御症） ・精神作用物質による健忘症／認知症

*診断基準は各精神疾患に準ずる（例：アルコール誘発性抑うつ症は，抑うつ症群の中の物質・医薬品誘発性抑うつ症の診断に準ずる）．

- 物質誘発症の具体的な症状は，物質の種類によって異なる [p.315, 317]．
- 物質によっては，項目がないものがある（例：カフェイン使用症やタバコ中毒，吸入剤離脱などは診断項目にない）．

- 精神疾患の診断・統計マニュアル（DSM）：diagnostic and statistical manual of mental disorders ● 国際疾病分類（ICD）：international classification of diseases ● 物質使用症：substance use disorder ● 中毒：intoxication ● 物質誘発症：substance-induced disorders ● 離脱：withdrawal ● 物質・医薬品誘発性精神疾患：substance／medication-induced mental disorders ● 使用の有害なパターン：harmful pattern of use ● 物質誘発性せん妄：substance-induced delirium

■ 制御障害，社会機能の障害，危険な使用，薬理学的特徴
物質使用症の診断基準

- 物質使用症の診断基準（DSM-5-TR）は，制御障害，社会機能の障害，危険な使用，薬理学的特徴の4群からなる．同じ12ヵ月以内に，1～11のうち2つ以上の症状が認められると，物質使用症と診断される．物質使用症の診断は，カフェイン以外の物質において適用される（カフェイン使用症は研究課題とされている）．
- DSM-Ⅳ-TRにおいては物質依存と物質乱用の各診断基準があったが，DSM-5では依存と乱用の診断基準を1つにまとめて物質使用症とした．

群	内容	DSM-Ⅳ-TRにおける分類
制御障害（コントロール障害）	1. 意図していたよりも大量または長期にわたり物質を使用する．	物質依存
	2. 物質の使用を減量または中止しようと努力する．あるいは減量・中止の失敗がある．	
	3. 物質の入手，使用，影響からの回復に多くの時間を費やす．	
	4. 物質の使用に対する強い欲求や衝動がある（渇望）．	—*1
社会機能の障害	5. 物質の反復使用により，職場・学校・家庭での役割を果たせない．	物質乱用
	6. 物質の作用により社会的・対人的問題が生じている，あるいは問題が悪化しているにもかかわらず，物質の使用を続ける．	
	7. 物質を使用するために，社会的・職業的・娯楽的活動を放棄，または中止している．	物質依存
危険な使用	8. 身体的に危険な状況でも物質を反復使用する．	物質乱用
	9. 身体的・精神的問題が生じている，あるいは問題が悪化していることを知っているにもかかわらず，物質の使用を続ける．	
薬理学的特徴	10. 耐性（以下のいずれか） ● 望む効果を得るために必要な物質の量が著明に増大する． ● 同量の物質の持続使用で効果が著しく減弱する．	物質依存
	11. 離脱（以下のいずれか）*2 ● 各物質に特徴的な離脱症状がみられる．*3 ● 離脱症状の軽減・回避のために物質を使用する．	

*1 DSM-Ⅳ-TRにはなかった項目．
*2 幻覚薬および吸入剤関連症においては離脱の項目がないため〔p.315, 317〕，11を除く1～10の項目により診断される．
*3 物質によって症状が大きく異なるため，物質ごとに別々の基準がつくられている〔p.315, 317〕．

■ 最近の使用による可逆的な薬理作用の出現
中毒とは

- 中毒〔p.293〕とは，次のような状態をいう．

最近の使用による可逆的な症状出現
- 最近の使用により，その物質に特異的な症状（行動の異常や精神・身体症状）が可逆的に出現する．

症状は物質の薬理作用によるもの
- 行動の異常や精神・身体症状はその物質の薬理作用によるものであり，物質の使用中～使用後すぐに生じる．

効果が急速に生じる物質の方が，緩徐な物質よりも急性中毒を起こしやすいです．また，物質が血管内に急速かつ効率よく吸収される摂取経路（例：静脈内注射，喫煙，経鼻）の方が，急性中毒の症状が強くなります．

医師

- 中毒の診断は，タバコ以外の物質において適用される〔p.314, 316〕．
- 各物質に特異的な症状や行動の異常については，p.315, 317を参照のこと．

● 物質使用症：substance use disorder　● 精神疾患の診断・統計マニュアル（DSM）：diagnostic and statistical manual of mental disorders　● 物質依存：substance dependence　● 物質乱用：substance abuse　● 耐性：tolerance　● 中毒：intoxication

物質の使用中止または減量により生じる耐え難い症状
離脱とは

- 離脱〔p.293〕とは，次のような状態をいう．

物質の使用中止または減量による症状出現	症状により日常生活に支障をきたす
● 大量・長期間にわたり使用してきた物質の使用中止または減量により，各物質に特異的な精神・身体症状が生じる．	● 症状により苦痛を感じたり，社会的・職業的問題が生じたりする．

同じカテゴリー内においては，作用時間の短い物質は長い物質に比べて離脱が生じやすいです．

- 離脱の診断は，幻覚薬と吸入剤以外の物質において適用される〔p.314, 316〕．
- 各物質に特異的な症状については，p.315, 317を参照のこと．

医療機関と自助グループの両者を利用する
依存の治療

- 依存の治療は，次のようなことが目標となる．
- この目標を達成するために，患者1人で努力するのではなく，適切な医療機関での治療や自助グループの利用を行う．

治療目標

物質を使用しない生活の開始と継続	依存のない生活の再建
● まずは，自分にとっての依存の意味（なぜ，物質や行為に頼るのか）や，依存が生活に与えてきた影響を考える． ● そのうえで，物質を使用しない，行為を行わないコツを学び，実行する． ※減量を目標にする場合もある（例：断酒ではなく減酒〔p.301〕）．	● 物質を使用しない，行為を行わない生活の再建を考える． 　・物質や行為の代わりになる活動や楽しみ（生きがい）を見つける． 　・信頼の回復，借金の清算，健康の回復を行う． 　・依存の原因となるストレスや生きづらさを際立たせない生き方を学ぶ．

上記の目標のために，以下のことを行う．

医療機関での治療	自助グループの利用
● 認知行動療法をベースにしたプログラムで，次のようなことを集団で学ぶ． 　・依存対象の危険性や，依存そのものについて知る． 　・どんなときに渇望が生じるのか／生じないのかを知る． 　・渇望に対する対処法を学ぶ． 　・再使用の前兆に気づけるようにする．	● 患者のみが参加する集会を定期的に利用し，患者同士で自分の気持ちや近況を正直に話したり，他人の姿を見て自分の病気を認識したりすることで互いに治療を支え合う． ● 次のようなグループがある． 　・アルコール使用症の自助グループ：AAや断酒会〔p.298W〕 　・アルコール以外の物質使用症の自助グループ：NA〔p.290W〕 　・ギャンブル行動症の自助グループ：GA〔p.290W〕

再使用しやすい状況〔p.296〕を知って，その状況を避けられるようになりましょう．

また使ってしまって…でも家族には言えないです
言いっぱなし，聞きっぱなしが基本

- 依存がより重度な場合は生活の乱れがあり，治療や自助グループへの参加が自主的・定期的に行えないことがある．その場合，民間のリハビリ施設（例：DARC〔p.290W〕）に入所して，生活を整えながら自助グループに参加する．
- 離脱症状への対応や，反復使用による臓器障害および併存している他の精神疾患の治療も行う．

- 離脱：withdrawal ● 依存：dependence ● 認知行動療法（CBT）：cognitive behavioral therapy ● 自助グループ：self-help group ● アルコホーリクス・アノニマス（AA）：alcoholics anonymous ● 断酒会：japan sobriety association ● ナルコティックス・アノニマス（NA）：narcotics anonymous ● ギャンブラーズ・アノニマス（GA）：gamblers anonymous ● ダルク（DARC）：drug addiction rehabilitation center

再使用や再発は想定内
依存からの回復過程

- 依存している物質（アルコールや薬物）の使用を断つことで体内から完全に物質がなくなったとしても，依存で生じた脳の変化（使用時の記憶など）は長く持続する〔p.318〕．つまり依存自体は完治しにくい．
- このため，ふとしたきっかけにより渇望が生じ，再使用（スリップ）や再発が生じる．短期間使用を断つのではなく，使用を断ち続けることが依存からの回復の目標であり，難しいポイントでもある．
- 依存の回復過程では再使用や再発はつきものであり，再使用・再発しても諦めずに治療に取り組み続けることの重要性を患者や患者家族に理解してもらう〔p.312〕．

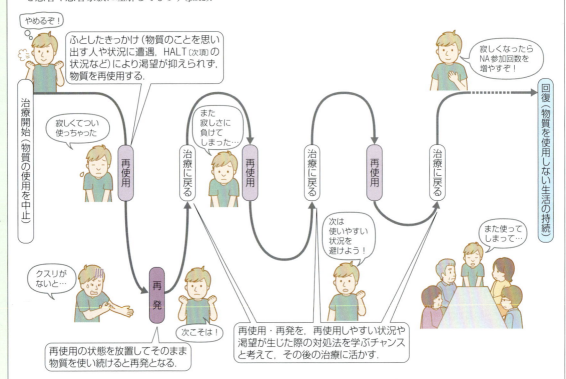

- 依存が生じている本人よりも，家族や周囲が困ることにより受診につながる場合が多い．また，家族や周囲の対応が依存を悪化させたり回復を遅らせたりしている場合もあり，周りの理解や適切な援助が治療上重要である〔p.308〕．

再使用しやすい状況
HALT

- 依存からの回復過程において，再使用しやすい状況がある．これらは頭文字をとってHALTとよばれている．

- 治療開始後は，これらの状況を避ける工夫が必要である（例：寂しさが強いときは自助グループへの参加を増やす）．

- 依存：dependence ● 渇望：craving ● 再使用：slip ● 再発：recurrence ● ナルコティックス・アノニマス（NA）：narcotics anonymous ● 自助グループ：self-help group

アルコール関連症

監修 垣渕 洋一

intro. アルコール関連症とは，アルコールを頻繁に摂取したり過剰に摂取したりすることで引き起こされる障害を総称したものである．

アルコールの頻繁・過剰な摂取が原因となる
アルコール関連症とは

● アルコール関連症でみられる障害には次のようなものがある．

アルコール関連症でみられる障害の例

アルコールの頻繁・過剰な摂取 →

● 飲酒による身体疾患が生じていても，飲酒を繰り返してしまう．

● 酩酊(p.305)時に，抑制が外れて攻撃的な行動をする．

● 飲酒をやめると手指の震えが生じる．

● 飲酒直後に幻聴が生じる．

DSM-5，ICD-10，ICD-11の違いを整理する
含まれる疾患

● アルコール関連症（DSM-5）に含まれる疾患は，ICD-10，ICD-11では次のように扱われている．

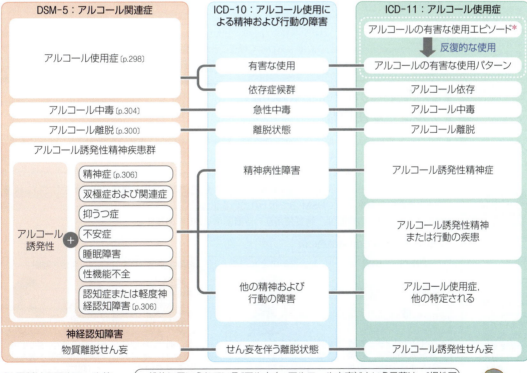

*1回だけのアルコール使用時や使用の詳細が不明なときに適用される．

一般的に用いられている"アル中（＝アルコール中毒）"という言葉は，"慢性アルコール中毒"（アルコール依存症〔ICD-10〕の以前のよび名）に由来し，慢性的な飲酒による障害を意味します．ただし，診断名である"アルコール中毒"（DSM-5，ICD-11）は短時間で大量飲酒したときに生じる病態を指します．　医師

物質関連症および嗜癖症

アルコール関連症

もっとわかる ＋α

● アルコール関連症群：alcohol-related disorders　● 精神疾患の診断・統計マニュアル（DSM）：diagnostic and statistical manual of mental disorders　● 国際疾病分類（ICD）：international classification of diseases　● アルコール使用症：alcohol use disorder　● アルコール中毒：alcohol intoxication　● アルコール離脱：alcohol withdrawal　● アルコール誘発性精神疾患群：alcohol-induced mental disorders　● 物質離脱せん妄：substance withdrawal delirium　● アルコール依存：alcohol dependence

アルコール使用症

Words & terms

アルコホーリクス・アノニマス（AA） [p.303]
アメリカでアルコール使用症の患者によりつくられた最初の自助グループ．現在では日本を含め，世界各国にグループが存在する．飲酒を止めたいという意志があるアルコール使用症の患者ならば誰でも参加できる．会費を払う必要はなく，メンバーは匿名（アノニマス）で行われる定期的なミーティングに出席する．

断酒会 [p.303]
AAを参考にして日本でつくられた自助グループ．日本の国民性に適した方式で運営され，会費制や本名を名乗ることなどを採用している．AAと同様に，メンバーは"例会"とよばれる定例ミーティングに参加する．断酒の継続には家族が果たす役割も大きいと考えられているため，断酒会では患者の家族も参加することが推奨されている．

アラノン [p.303]
AAの流れをくんだ，患者に身近に関わる者のための自助グループ．家族や友人などが定期的なミーティングに参加し，それぞれが抱えている問題を解決していく．

アルコール依存症のスクリーニングテスト
アルコール依存症の疑いがあるかどうかを簡易的に判定するためのテスト．アルコール依存症の早期発見のために実施されており，日本ではCAGE（公衆衛生がみえる2024-2025 p.271），AUDIT，KAST（久里浜式アルコール症スクリーニングテスト）などが用いられている．依存症の疑いがある結果が得られた場合は専門機関への受診が望ましいとされている．

intro.

飲酒により身体的，精神的，社会的に重大な問題が生じていても，飲酒を続けることを特徴とする疾患．精神依存〔p.292〕と身体依存〔p.292〕を形成したアルコール依存症の病態と，依存症には至らないが，身体的，精神的な問題が生じている状態を含んだ疾患概念である．なお，臨床では"アルコール依存症"と"アルコール使用障害"が，行政や医療従事者以外に向けた情報提供では"アルコール依存症"が，アルコール使用症という言葉の代わりに使われることが多い．

MINIMUM ESSENCE
alcohol use disorder

❶男性に好発し，
❷飲酒への強い欲求や，
飲酒の量，時刻などに対する**コントロールが不能**な状態，}〈精神依存の形成〉
身体的，精神的，社会的に重大な問題が生じている中での
反復的な飲酒がみられる．
慢性的な飲酒により酔いにくくなることでの**飲酒量の増大**や，　〈耐性の形成〉
飲酒を止めた後に**発汗**や**手指の震え**などの症状がみられる．　〈身体依存の形成〉

➡ を考える．

治療
● **断酒を継続**するために，精神療法，薬物療法，自助グループへの参加などを用いた包括的な治療を行う．

補足事項
● うつ病〔p.114〕や双極症〔p.140〕，不安症〔p.154〕などとの併存率が高く，併存する場合は，その疾患の治療もあわせて行うことが重要である．
● アルコール使用症は自殺の危険性も高い疾患である．

重大な問題が生じているのに飲酒を繰り返す
アルコール使用症

● アルコール使用症とは，飲酒によって身体的，精神的，社会的に重大な問題が生じているにもかかわらず，飲酒を繰り返すものをいう．
● ICD-11の"アルコール依存"（アルコールに対し精神依存と身体依存を形成した病態）と"アルコールの有害な使用パターン"（依存症にまでは至らないが，飲酒により身体と精神に問題が生じている状態）をまとめた疾患概念としてDSM-5で扱われている〔p.297〕．
● アルコール使用症の診断は，物質使用症の診断基準〔p.294〕を適用する．

アルコール使用症で生じる問題の例

コントロール障害	社会機能の障害	危険な使用	耐性・離脱

●「少しだけ」と思って飲酒を始めても，制御できずに大量の酒を飲んでしまう． ● 他のことを考えられないくらい，飲酒への強い欲求や衝動がある．	● 酔って配偶者と激しく争うことがあっても，飲酒を続けてしまう． ● 飲酒を優先することで，会社や学校を休んだりする．	● 肝障害，抑うつ状態などの身体的・精神的問題が起きていても，飲酒を続けてしまう． ● 車や機械などを運転する前でも，繰り返し飲酒をしてしまう．	● 少量の酒では酔いにくくなり，飲酒量が増えていく（耐性の形成〔p.292〕）． ● 飲酒をやめると，発汗や手指の震えなどがみられる（離脱症状〔p.300〕の出現）．

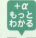

● アルコール使用症：alcohol use disorder　● アルコール依存症：alcohol dependence syndrome　● 精神依存：psychic dependence／psychological dependence　● 身体依存：physical dependence　● 国際疾病分類（ICD）：international classification of diseases　● アルコール依存：alcohol dependence　● アルコールの有害な使用パターン：harmful pattern of use of alcohol　● 精神疾患の診断・統計マニュアル（DSM）：diagnostic and statistical manual of mental disorders　● 耐性：tolerance　● 離脱：withdrawal

疫学
依存症は横ばい〜減少傾向

- アルコール依存症（ICD-10）〔p.297〕の推計有病者数は横ばい〜減少傾向で推移している．
- 飲酒者や問題のある飲酒行動（多量飲酒，生活習慣病のリスクを高める飲酒など）をする者の数は，男性に多いが，男性は横ばい〜減少傾向で，女性で横ばい〜増加傾向で推移しており，男女差が小さくなってきている．このため，今後は男性だけでなく女性に対してもアルコール対策を強化していくことが重要である．

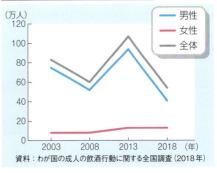

アルコール依存症の推計有病者数
資料：わが国の成人の飲酒行動に関する全国調査（2018年）

医師：アルコール依存症と推定される約54万人（2018年）のうち，受療しているのはわずか約13万人（2017年）で，アルコール依存症の受療率の低さ（受療率：約24％）も問題となっています．

アルコールによる身体依存の形成
神経の作用の均衡が変化する

- 慢性的な飲酒は，身体依存〔p.292〕の形成をもたらす．
- 身体依存が形成された指標となるのは，慢性的な飲酒をやめた後の離脱症状〔p.300〕の出現である．

通常のアルコールの作用

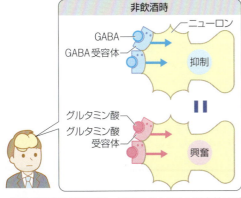
非飲酒時

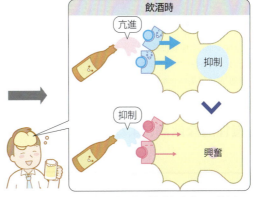
飲酒時

- 健常者の非飲酒時では，抑制性のGABAと興奮性のグルタミン酸の作用が釣り合っている．
- アルコールは，GABA受容体の機能を亢進し，グルタミン酸受容体の機能を抑制する．
- 抑制性のGABAの作用が優位になることにより中枢神経機能が抑制され，酩酊状態になる．

慢性的な飲酒による身体依存の形成

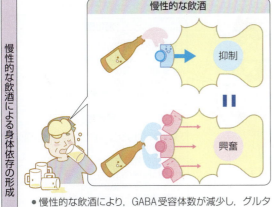
慢性的な飲酒

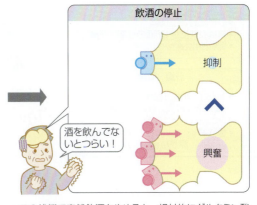
飲酒の停止

- 慢性的な飲酒により，GABA受容体数が減少し，グルタミン酸受容体数が増加する．
- これにより，アルコールが体内に存在する状態でもGABAとグルタミン酸の作用が釣り合うようになる．
- この状態で突然飲酒をやめると，相対的にグルタミン酸の作用が優位になり，興奮性の離脱症状が現れる．
- 離脱症状は飲酒により軽減するため，症状から逃れるために飲酒を継続する．

- アルコホーリクス・アノニマス（AA）：alcoholics anonymous ● アルコール使用障害同定テスト（AUDIT）：alcohol use disorders identification test ● 久里浜式アルコール症スクリーニングテスト（KAST）：Kurihama alcoholism screening test ● ニューロン／神経細胞：neuron ● γ-アミノ酪酸（GABA）：γ-aminobutyric acid ● GABA受容体：γ-aminobutyric acid receptor ● グルタミン酸（Glu）：glutamic acid ● グルタミン酸受容体：glutamate receptor ● 酩酊：intoxication

飲酒の停止や減量後に現れる症候群
アルコール離脱

- アルコール離脱とは，大量かつ長期間にわたる飲酒をやめたり，飲酒量を減らしたりした後，数時間～数日以内に次のような症状が出現した状態を指す．
- 症状は，現れる時期により早期症候群と後期症候群に分けられる．

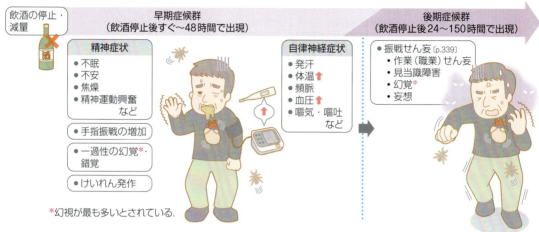

- これらの離脱症状は飲酒により軽減するため，飲酒行動の再開や継続の原因となる．
- なお，DSM-5では"アルコール離脱"の症状は早期症候群のことを指しており，後期症候群（振戦せん妄）は"神経認知障害"の"アルコール離脱せん妄"として扱われている．

アルコールの作用や栄養障害によって生じる
慢性的な飲酒による身体疾患

- 慢性的に飲酒をすると，アルコールによる作用や飲酒に伴う偏った食事から生じる栄養障害（主にビタミンB_1欠乏）によって次のような身体疾患が引き起こされる．

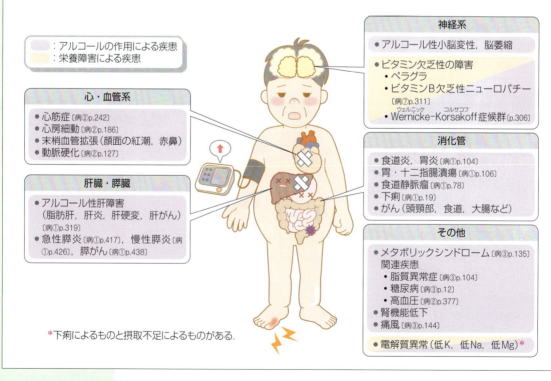

- アルコール離脱：alcohol withdrawal　● 精神運動興奮：psychomotor agitation　● 手指振戦：finger tremor　● 幻覚：hallucination　● 錯覚：illusion　● けいれん〔発作〕：convulsion　● 幻視：visual hallucination　● 振戦せん妄：delirium tremens　● 作業せん妄／職業せん妄：occupational delirium　● 見当識障害：disorientation　● 妄想：delusion　● 精神疾患の診断・統計マニュアル（DSM）：diagnostic and statistical manual of mental disorders　● アルコール離脱せん妄：alcohol withdrawal delirium

治療の概要
断酒の継続が目標

- アルコール使用症の治療は，原則断酒を目標*としたうえで，次のようなながれで行う．

治療の導入
- スクリーニングテスト〔p.298W〕や飲酒歴，既往歴，現病歴の聴取，検査（採血，画像）を行い，診断を確定させる．
- 治療目標は原則断酒である*ことを患者に伝えたうえで，治療の動機づけを行う．

解毒治療
- 断酒をして，水分・栄養補給や睡眠・休息の確保を行い，アルコールによる臓器障害〔p.300〕が軽減するのを待つ．
- 重度の身体合併症〔p.300〕がある場合は，それに応じた薬物を用いる．

離脱に対する治療〔p.339〕
- 離脱症状の軽減や予防のために，中枢神経の興奮を抑制するベンゾジアゼピン受容体作動薬（ジアゼパムなど）を用いる．
- 脱水や偏食による低栄養状態がみられる場合は，水分・栄養補給やビタミン剤（主にビタミンB₁）の投与など**を行い，重症化を予防する．

断酒を継続するための治療
- 以下の方法を組み合わせて行う．
  - 精神療法〔p.302〕
  - 自助グループ〔p.303〕の利用
  - 薬物療法〔p.303〕
  - 家族への指導　　など

*減酒を治療目標とすることもある〔次項〕．
**これらはWernicke-Korsakoff症候群〔p.306〕などの脳症への移行予防のためにも行われる．

- アルコール依存症の患者は，治療を開始してもアルコールを再使用（スリップ）してしまうことが多い〔p.296〕．再使用してしまった場合は，再使用しやすい状況を知ったり適切な対処方法を学んだりして，今後に活かすことが重要である〔p.312〕．

Advanced Study
減酒治療

- 慢性的に飲酒をしてきたアルコール使用症の患者は，断酒に抵抗を示し，治療を拒否することが多い．このため，治療の導入や，治療からの脱落防止などを目的として，減酒を目標とする治療が試みられている．
- 治療の対象は，患者が断酒を望んだり，断酒が必要な他の事情があったりする場合を除いた軽症*の患者である．ただし，断酒を目標とすべき重症*の患者が説得しても治療に応じないときには，まず減酒を目標とし，うまくいかなければ断酒に切り換えるということもできる．
- 次のような治療を行いながら，補助的に薬物療法〔p.303〕を行うこともある．

減酒を治療目標とできる症例
- 入院治療の必要がない．
- 飲酒による社会的・家庭的問題が比較的軽い．
- 重篤な臓器障害〔p.300〕がない．
- 緊急の治療を要する離脱症状〔p.300〕がない．

*重症度に関する統一的な見解はなく，DSM-5の診断項目を満たした数やAUDIT〔p.298W〕の点数などが参考になるとされている．

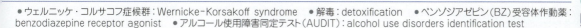

▌患者の認識を修正していく
精神療法

- 断酒を継続するための治療で主体となるのは精神療法である．
- 近年は，心理教育（疾患教育）と認知行動療法を並行して行う治療が普及している．

- 精神療法には，治療者と患者が一対一で行う個人精神療法と，治療者と患者複数人の集団で行う集団精神療法がある．
- どちらの治療も有用であるが，患者同士での意見交換や仲間ができることが断酒を継続するために重要になるため，特に集団精神療法が効果を発揮することが多い．

◆ Supplement

▌イネイブリング・共依存

- アルコール使用症の患者の家族が，患者の世話を焼いたり問題の尻拭いをしたりすることで，かえって患者が飲酒可能な状況をつくってしまうことをイネイブリングという（イネイブル＝可能にする）．
- 家族がイネイブリングを続けると，患者が世話や尻拭いをしてくれる家族に依存するだけでなく，家族も自分を必要としてくれる患者に依存するようになる共依存を招くことがある．

- イネイブリングは，結果的に患者の病状を悪化させることになる．したがって，家族に対して疾病に関する知識を提供し，飲酒を続けられるような世話焼きをやめ，治療につなげるような働きかけをするように勧めていくことが推奨される．
- イネイブリングの具体例や家族の対応の例については，p.309を参照のこと．

- 精神療法／心理療法：psychotherapy　　● 認知行動療法（CBT）：cognitive behavioral therapy　　● イネイブリング：enabling　　● 共依存：codependency

■当事者同士が互いに支え合う組織
自助グループ

- 自助グループとは，同じ問題を抱える者たちが支え合い，問題解決を図ろうとするグループのことである．
- アルコール使用症の自助グループでは，患者やその家族が集まって飲酒に関する体験談を語り合う集会を定期的に行っている．
- 集会では"言いっぱなし，聞きっぱなし"を基本とし，他の参加者の体験談に批判やアドバイスはせず，最後まで耳を傾けることが求められる．

- 自助グループに参加すると当事者同士の一体感や病気への自覚が生まれ，これらが断酒継続の原動力となる．また，自助グループに参加している時間は飲酒したくなる気持ちや飲酒を抑制できるため，自助グループに参加すること自体が断酒につながるという利点もある．
- このため，治療効果を高めるためには治療者が患者に自助グループへの参加を促すことが重要である．
- アルコール使用症の自助グループには，患者本人が参加するアルコーホーリクス・アノニマス（AA）〔p.298W〕や断酒会〔p.298W〕，家族などの患者と身近に関わる者が参加するアラノン〔p.298W〕などがある．

■治療目標によって使い分ける
薬物療法

- アルコール使用症の治療では，薬物療法は治療の主体となる精神療法を補助するものとして用いられる．
- 薬物療法は，患者が断酒や減酒を決意し薬物の作用を理解したうえで行うことが重要である．

薬物名	使用に適した条件		作用
・アカンプロサート	・断酒の達成・継続を目標とするとき	第一選択薬	・慢性的な飲酒により相対的に優位になった興奮性神経伝達物質の働き〔p.299〕を抑制することで，断酒中の飲酒欲求を低減させる．
・ジスルフィラム ・シアナミド		第二選択薬（治療意欲の高い患者に対して用いる）	・アルコールの代謝産物であるアセトアルデヒドを分解する酵素の働きを止める作用をする． ・これにより，飲酒するとアセトアルデヒドの血中濃度が上昇し，顔面紅潮，動悸，胸部苦悶などの不快な反応（フラッシング反応）が起きる． ・患者がこの反応を体験しないように飲酒を思いとどまることが期待できる．
・ナルメフェン	・飲酒量の低減を目標とする〔p.301〕とき		・オピオイド受容体に作用し，飲酒による快感とその後生じる不快感をともに減弱させ，飲酒量を低減させる．

- 自助グループ：self-help group ● アルコーホーリクス・アノニマス（AA）：alcoholics anonymous ● アカンプロサート：acamprosate
- ジスルフィラム：disulfiram ● シアナミド：cyanamide ● ナルメフェン：nalmefene ● アセトアルデヒド：acetaldehyde ● オピオイド受容体：opioid receptor

アルコール中毒

intro. 飲酒中や飲酒直後に，アルコールの作用による身体面，精神面，行動面での障害が一時的に生じた状態である．通常アルコールが体内から消失することで症状は回復する．アルコール中毒は，呼気中のアルコール臭，家族や同伴者からの情報などにより明らかになるが，必要に応じて血液や尿などの分析を行う．

症状
様々な障害が生じる

- アルコール中毒では，アルコールの急性薬理作用により次のような徴候・症状がみられる．

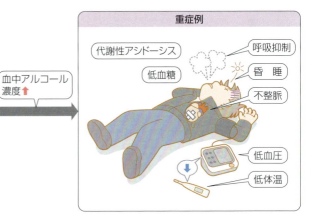

- 一般的に，血中アルコール濃度が上昇するにつれて症状の重症度は上がるが，血中アルコール濃度と出現する症状の関係には個人差がある．
- 症状は一時的なものであり，アルコールが体内から消失すれば減弱するが，場合によっては不可逆的な障害を残すことや死に至ることもある．

アルコール中毒が疑われる症状がみられても，他の疾患を除外したうえでアルコール中毒と診断することが必要です．例えば，昏睡状態にある患者については，頭部外傷や脳卒中などによる意識障害の可能性もあり，見逃すとこれらが原因で死に至ることもあります．患者に適切な治療を施し，命を救うという点から，除外診断は重要になります．　医師

治療
全身管理が重要

- アルコール中毒には特異的な治療は存在しないため，アルコールが代謝される間の全身状態をできるだけ良好な状態に維持・管理することが重要になる．

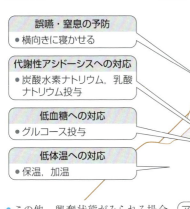

誤嚥・窒息の予防
- 横向きに寝かせる

代謝性アシドーシスへの対応
- 炭酸水素ナトリウム，乳酸ナトリウム投与

低血糖への対応
- グルコース投与

低体温への対応
- 保温，加温

循環管理
- 心電図モニター，自動血圧計による循環動態のモニタリング

低血圧への対応
- 輸液
- ドパミン，ノルアドレナリン投与

呼吸管理
- パルスオキシメータによる酸素飽和度のモニタリング
- 気管挿管，人工呼吸器管理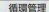

＊呼吸抑制，呼吸停止がある場合

- この他，興奮状態がみられる場合は，ジアゼパムやヒドロキシジンの投与を行う．

アルコール中毒による死亡には，アルコールの呼吸中枢の抑制作用よりも，吐物の誤嚥やそれによる窒息，脱水による循環障害，事故や溺水などといった飲酒に伴う二次的，外因的要因が関係しているとされています．特に重症患者に対しては，これらによる死亡を防ぐために，周囲の者や医療関係者が適切な対応（治療）をすることが大切です．

- アルコール中毒：alcohol intoxication

Supplement

酩酊

- アルコールによる中枢神経機能の抑制〔p.299〕がもたらす急性の身体的・精神的症状を酩酊とよぶ.
- "酩酊"という用語はICD-10で"急性中毒"を分類する項目として使用されていたが，DSM-5とICD-11では扱われていない.
- 酩酊には単純酩酊と異常酩酊があり，異常酩酊はさらに複雑酩酊と病的酩酊に分けられる.

分類

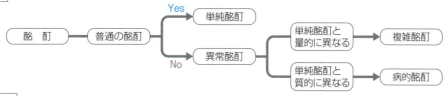

単純酩酊

- 単純酩酊とは，血中アルコール濃度の上昇に伴って進行する酩酊のことで，次のような段階に分けられる.

異常酩酊

- 異常酩酊には，単純酩酊と比べて興奮が強く長く持続する(="量的"に異なる)複雑酩酊と，興奮の質が異なる(="質的"に異なる)病的酩酊がある.
- 異常酩酊は，遺伝因子や器質性脳疾患，極度の疲労がある者に生じやすい.

- 酩酊：intoxication
- 国際疾病分類(ICD)：international classification of diseases
- 精神疾患の診断・統計マニュアル(DSM)：diagnostic and statistical manual of mental disorders
- 単純酩酊：simple intoxication
- 異常酩酊：abnormal intoxication
- 複雑酩酊：complicated intoxication
- 病的酩酊：pathological intoxication

アルコール誘発性精神疾患群

intro. アルコールの摂取により，各精神疾患と類似した症状が一過性に生じる疾患群のことである．ここではアルコール誘発性精神症とアルコール誘発性認知症（健忘-作話型）であるWernicke-Korsakoff症候群について取り上げる．

アルコールにより幻覚や妄想が生じる
アルコール誘発性精神症

- アルコール誘発性精神症とは，飲酒中や飲酒直後に幻覚や妄想，あるいはその両方が生じる疾患であり，通常アルコール使用症の患者が飲酒することにより生じる．
- これらの症状について，患者はアルコールによるものだと自覚していないことが特徴である．

＊アルコール離脱〔p.300〕でみられる振戦せん妄は，意識障害がある状態で主に幻視がみられる．

- 意識がはっきりしている状態下での対話性の幻聴が主症状＊である．
- 幻聴の内容は被害的なものが多く，それにより二次的に被害妄想や不安，恐怖感などが生じる．

- パートナーが浮気をしていると確信する妄想（嫉妬妄想）であることが多い．
- 妄想から，暴行や脅迫に至ることもある．

治療
- 通常，断酒により症状が改善するため，基礎疾患であるアルコール使用症に対する治療を行う．
- 遷延する場合は，統合失調症に準じた抗精神病薬の投与を行うこともある．

ビタミンB₁欠乏による健忘症候群
Wernicke-Korsakoff症候群

- Korsakoff症候群は記銘障害，見当識障害，作話が特徴の疾患である．
- Korsakoff症候群は，長期間の飲酒によるビタミンB₁の欠乏から生じるWernicke脳症（急性の中枢神経障害）の後遺症として生じることが多く，両者を総称したものをWernicke-Korsakoff症候群という．

- 飲酒を繰り返すと，ビタミンB₁の摂取量や吸収量・貯蔵量が低下する．一方で消費量は増加するため，ビタミンB₁の欠乏を生じる．

- ビタミンB₁の欠乏により中枢神経が障害され，主に意識障害，眼球運動障害，運動失調などが引き起こされる．

- 記銘障害（最近の出来事を記憶できない），見当識障害（日時や場所，自分が置かれている状況がわからない），作話（誤った記憶を取り繕うために，無意識に話をつくる）がみられる．

- Wernicke脳症の症状はビタミンB₁の投与で回復が見込めるとされているが，Korsakoff症候群へ移行すると症状は改善しにくいとされている．このため，Wernicke脳症の段階で早期発見・治療をすることが重要である．
- なお，Wernicke-Korsakoff症候群は，消化管手術や妊娠悪阻などによるビタミンB₁の欠乏によっても生じる．

- アルコール誘発性精神症:alcohol-induced psychotic disorder ● ウェルニッケ・コルサコフ症候群:Wernicke-Korsakoff syndrome ● 幻聴:auditory hallucination ● 嫉妬妄想:delusion of jealousy ● コルサコフ症候群:Korsakoff syndrome ● 記銘障害:disturbance of memorization ● 作話:confabulation ● 見当識障害:disorientation ● ウェルニッケ脳症:Wernicke encephalopathy ● 意識障害:consciousness disturbance／impaired consciousnesse ● 眼球運動障害:ocular movement disturbance ● 運動失調:ataxia

物質関連症および嗜癖症

アルコール依存症への対応

監修 垣渕洋一

家族がアルコール依存症かもしれないと思ったら

家族がアルコール依存症（アルコール使用症）かもしれないと思ったのですが，誰にも相談できずに困っています．

まずは保健所や精神保健福祉センター〔p.470〕などの公的機関や医師に相談しましょう．

依存症対策全国センターのホームページ（https://www.ncasa-japan.jp/）に全国の相談窓口・専門医療機関のリストがあるので，活用してみるのもよいでしょう．

困りごと：誰にも相談できない

- 家族が飲酒による問題を起こしているが，依存症なのか分からないため，相談するかためらっている．
- どこに相談したらいいか分からず，1人で抱え込んでいる．

対応例：まずは公的機関や医師に相談する

- ☑ 飲酒による問題がある場合は，最寄りの保健所に相談しましょう．
- ☑ 近くにアルコール依存症の専門医療機関があれば，まずは電話をかけて相談するのも方法の1つです．行ける範囲になければ，かかりつけ医や近くの内科・精神科に相談しても問題ありません．
- ☑ 医療機関を受診する場合は，患者本人と一緒が望ましいです．

本人が受診を嫌がる場合はどうすればいいでしょうか？

本人が受け入れやすいタイミングと伝え方で受診を勧めてみましょう．

家族だけで公的機関や専門医療機関に相談するのもよいですね．

困りごと：本人が受診を嫌がる

- 近くの精神科に相談したら本人を連れてくるように言われたが，本人が受診を嫌がり，連れていくことができない．

「病院行ってみようよ」
「俺は依存症なんかじゃないから行かない！」

対応例：受け入れやすいタイミングと伝え方で

- ☑ 本人がしらふで落ち着いているときや，飲酒により問題を起こして後悔しているときなどに，受診の相談をしてみましょう．
- ☑ はじめに，このままでは体が心配であることを伝えてから，一緒に受診するよう誘ってみるとよいでしょう．

「体調が心配だから一度診てもらおうよ」

対応例：家族だけで公的機関や専門医療機関へ

- ☑ 家族だけで保健所や精神保健福祉センター，専門医療機関に相談してみましょう．
- ☑ 公的機関では，医療機関の情報提供を受けたり，家族教室に参加できたりします．
- ☑ 専門医療機関は，家族だけの受診は認めていませんが，家族相談を行っていることが多いです．

近づきすぎず，突き放しすぎず見守る

"近づきすぎず，突き放しすぎず見守る"ことがどうして重要なのでしょうか．

家族が世話をしすぎると，本人は飲酒による問題を自覚できません．かといって，乱暴に突き放したり説教をしたりしても本人の飲酒行動がさらに悪化するだけで，いずれにせよ本人に治療意欲が生じることはありません．

適切な距離感を保ちながら，本人が聞き入れやすいタイミングと伝え方で，医療機関への受診や自助グループへの参加を促しましょう．

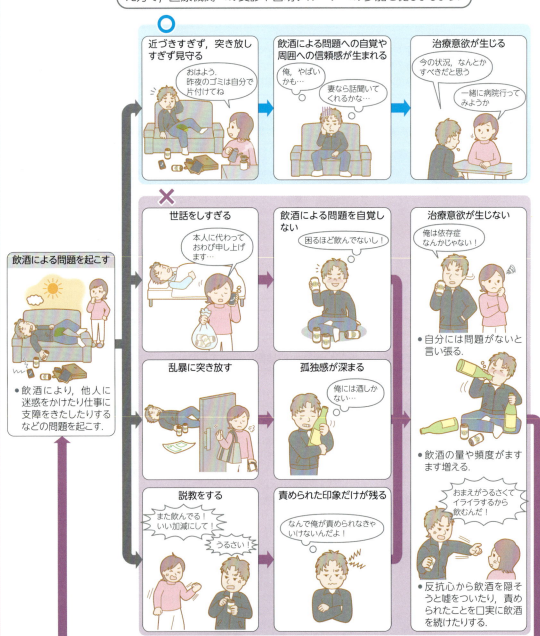

世話の焼きすぎはよくない？

周囲の人が世話を焼きすぎるのはよくないと聞いたのですが，どうしてですか？

周囲の人が世話を焼くことで，飲酒を続けやすい状況をつくってしまったり，本人が飲酒による問題を自覚できなくなってしまったりします．
本人の飲酒行動を支えてしまうような周囲の人の行為をイネイブリング〔p.302〕といいます．

ここでは，イネイブリングにあたる行為と望ましい対応の具体例を紹介します．

✗ 率先して身の回りの世話をしてしまう
- 本人が酔いつぶれている間に，ゴミを片付けたり服を着替えさせたりする．

◯ 基本的には手を出さない
- ☑ 放っておくと命に関わるおそれがある場合以外は，基本的には手を出さず応援するにとどめましょう．

✗ 代わりに連絡や謝罪をする
- 本人に代わって職場に欠勤の連絡をする．
- 本人が起こしたトラブルのために，謝罪や言い訳をして回る．

◯ 本人に連絡や謝罪をさせる
- ☑ 本人に連絡や謝罪をさせましょう．
- ☑ 職場への連絡を促したり，トラブル解決のための具体的な提案をしたりすることは問題ありません．

✗ 借金の肩代わりをする
- 本人が酔って借金をしてしまったため，代わりに返済する．

◯ 本人に返済させる
- ☑ 連帯保証人になっていない限り，家族に返済義務はありません．本人に返済させましょう．
- ☑ 消費生活センターや弁護士へ相談しながら返済を進めましょう．

物質関連症および嗜癖症　アルコール依存症への対応

暴言や暴力があるときは

酔うと暴言を吐いたり暴力を振るったりすることにはどう対応したらいいんでしょうか？

自分や家族の身の安全を確保したり，暴言や暴力について専門窓口や警察に相談したりしましょう．

困りごと　暴言や暴力がひどい

- 酔ったときに，ひどい暴言を吐いたり，激しく暴力を振るったりする．

対応例　身の安全を確保する

- ☑ すぐにその場を離れましょう．
- ☑ あらかじめ暴言や暴力が起こりやすい場面や会話を把握しておいたり，逃げるときの具体的な行動を考えておいたりするなどして，暴言や暴力に備えることも大切です．

困りごと　暴言や暴力について相談できる人がいない

- 家族の暴言や暴力について，世間体を気にして誰にも相談できずにいる．

対応例　専門窓口や警察に相談する

- ☑ 配偶者暴力相談支援センター〔p.427〕などの専門窓口に相談してみましょう．
- ☑ 身の危険を感じたときは，警察に通報しましょう．警察は，酩酊〔p.305〕下の暴言や暴力もDVとして対応してくれます．また，通報がアルコール問題への介入のきっかけにもなります．
- ☑ 繰り返し暴言や暴力があるときは，あらかじめ最寄りの警察に相談しておくと，通報した際に迅速に対応してもらえます．

経済的に苦しいときは

経済的に苦しいのですが，どこに相談すればよいですか？

市区町村の役所の福祉関連の窓口が相談を受け付けています．生活費や医療費などの支援制度の利用について検討してみましょう．

困りごと　経済的に苦しい

- アルコール依存症のために本人が働けなくなったり，治療費がかさんだりして経済的に苦しい．

対応例　役所の福祉関連の窓口に相談する

- ☑ 市区町村の役所の福祉関連窓口に相談してみましょう．地域によっては福祉事務所〔p.471〕が窓口になっているところもあります．
- ☑ 生活・医療・福祉などに関連する社会制度の利用について聞くことができます．
- ☑ 医療費などについては精神保健福祉センターや保健所でも相談できます．

伝えたいことをうまく伝えるには？

本人に伝えたいことをうまく伝えるにはどうしたらいいんでしょうか．

❶アイ・メッセージで伝える，❷相手の気持ちに寄り添う，❸具体的に言う，などをしてみましょう．

家族との関係が悪化すると，本人はますます依存的な行動に向かいがちになってしまうので，対立することなくコミュニケーションがとれるとよいですね．

✕ 相手を主語にして説教をする

- 「あなたはどうしてお酒をやめられないの！」などのように，相手を主語にして説教をする．

◯ ❶アイ・メッセージで伝える

☑ 「私はあなたがお酒をやめてくれると嬉しい」などのように，自分（I）を主語にして気持ちを伝えましょう．

✕ 責めるようなことばかり言う

- 何度言ってもお酒をやめないので，相手を責めるような発言ばかりしてしまう．

◯ ❷相手の気持ちに寄り添う

☑ お酒を飲まずにはいられない気持ちに思いやりや共感を示しましょう．
☑ 肯定的な言い方をすることも心がけましょう．

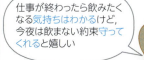

✕ 漠然とした言い方をする

- 「ちゃんとして」「しっかりして」などのように，漠然とした言い方をする．

◯ ❸具体的に言う

☑ 何をして欲しいのか，何をやめて欲しいのかを具体的に簡潔な言葉で伝えましょう．

不安やつらさを話したい

家族が抱える不安やつらさについて，誰にも話すことができません．

自助グループ〔p.303〕や家族会に参加してみるとよいでしょう．

困りごと 自分だけでは支えきれない	対応例 自助グループや家族会に参加する
●家族がアルコール依存症であることを周囲の人に話すことに抵抗があるので，不安やつらさを吐き出す場がない．	☑家族が参加できる自助グループや家族会に参加してみましょう． ☑同じような経験をした人と話すことにより不安や孤独感がやわらいだり，他の人の体験談を参考にできたりするなどのメリットがあります． ☑回復者やその家族に会うことで，「自分たちもこのようにすれば回復できる」と希望をもてるようにもなります．

再飲酒してしまったら

治療をしても再飲酒してしまいます．治療しても無駄なのではないでしょうか．

アルコール依存症では，治療を始めてから一滴も飲まずに長期の断酒に成功する人は少数です．回復過程における再飲酒はつきものだと覚悟して，失敗しても，そこから学んで"やめ上手"になることを目指しましょう．

✕ 回復をあきらめる	〇 気長に構えて本人を励ます
●一時的に断酒できても結局再飲酒してしまうので，治療は無駄だったと感じる．	☑アルコール依存症の回復プロセス〔p.296〕について知り，回復には再飲酒はつきものだと気長に構えましょう． ☑再び断酒できるように本人を励ましましょう．

✕ 本人の性格の問題だと責める	〇 再飲酒してしまう状況を分析する
●再飲酒してしまうのは，本人の意志が弱いからだと責める．	☑再飲酒してしまったときの状況を振り返り，どうすればその状況を避けたりうまく対処したりできるかを話し合って今後の治療に活かしましょう． ☑特に，孤独感や怒り，暇，空腹，疲労，不眠などは再飲酒のきっかけになりやすいです〔p.296〕．自助グループ〔p.303〕に参加する，しっかり食べる，睡眠薬を利用するなどの状況に応じた対応をしていきましょう．

その他の物質関連症

監修 松本 俊彦

intro. ここでは，アルコール以外の物質関連症について解説する．依存とその関連用語，治療の全体像については，それぞれp.291，p.295を参照のこと．

Words & terms

有機溶剤の長期使用による障害
有機溶剤の長期使用により，幻覚や妄想を主症状とした統合失調症様の精神病や，無動無言症候群(p.316W)が生じる．また，身体的には視神経障害や小脳失調，末梢神経障害，肝障害，腎障害，横紋筋融解，歯牙融解などが生じ，画像上，脳萎縮もみられる．

依存性薬物の種類と作用
中枢神経抑制系と興奮系に分けられる

- 依存性薬物は，中枢神経に対する作用によって中枢神経抑制系(p.314)と中枢神経興奮系(p.316)に分類できる．
- また，これらの作用に加えて幻覚作用をもつものもある．

*アルコールも抑制系に分類される．
**危険ドラッグには未知の成分が含まれていることがあり，症状も使用してみなければわからない場合がある(p.319)．

- 薬理作用（作用部位）は様々だが，最終的にはいずれの物質も脳内報酬系の回路を活性化することで依存を形成する(p.318)．

疫学
日本では覚醒剤の使用が多い

- 精神科医療施設における薬物使用症患者の"主たる薬物"の推移を示す．

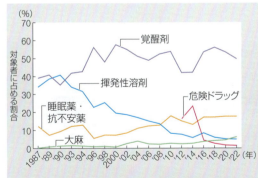

松本俊彦 他：全国の精神科医療施設における薬物関連精神疾患の実態調査．令和4年度厚生労働行政推進調査事業費補助金（医薬品・医療機器等レギュラトリーサイエンス政策研究事業）分担研究報告書，2022, p.77-140

覚醒剤	● 薬物使用症患者の過半数を占める． ● 患者の多くは40代以上であり，若年では減少傾向にある．
睡眠薬・抗不安薬	● 増加傾向にあり，覚醒剤に次いで二番目に多い． ● 日本ではベンゾジアゼピン受容体作動薬が安易に処方されることが懸念点となっている．
大麻	● 一般住民の生涯経験率は1.4％（2021年の薬物使用に関する全国住民調査による）で，日本で最も乱用されている薬物であるが，使用症は微増であり，大麻使用者の医療機関へのアクセスの悪さが指摘されている．
揮発性溶剤（吸入剤）	● 使用症だけでなく，一般住民の生涯経験率（同0.9％）も減少している．
危険ドラッグ	● "捕まらない薬物"として一時期増加したが，規制(p.319)を受けた影響で一般住民の生涯経験率（同0.5％）とともに減少している．

- 若年者や一般人でも入手しやすい大麻や吸入剤は，ゲートウェイドラッグ（薬物使用の入り口となる薬物）といわれている．
- 幻覚薬の1つであるMDMAは，見た目がお菓子のようで摂取経路が経口であり，抵抗感なく使用できるため日本での使用が増えてきている(p.316)．
- 処方される薬剤だけでなく，市販薬（鎮咳薬，感冒薬，鎮痛薬，睡眠薬など）の使用症が増えており，社会問題となっている．

● 無動機症候群／動因喪失症候群：amotivational syndrome ● オピオイド：opioid ● 鎮静薬：sedatives ● 睡眠薬：hypnotics ● 抗不安薬：anxiolytics／antianxiety drugs ● 大麻／カンナビス：cannabis ● 吸入剤：inhalant ● 精神刺激薬：psychostimulants ● 幻覚薬：hallucinogen ● メチレンジオキシメタンフェタミン（MDMA）：methylenedioxymethamphetamine ● リゼルギン酸ジエチルアミド（LSD）：lysergic acid diethylamide ● ベンゾジアゼピン（BZ）受容体作動薬：benzodiazepine receptor agonist ● ゲートウェイドラッグ：gateway drug

Words & terms

LSD 〔p.316〕
幻覚薬の1つであり，麦角の成分であるリゼルグ酸から合成される．日本での乱用は少ない．中毒症状として，幻覚をはじめとする知覚の異常や恍惚・超絶体験（サイケデリック体験）などの精神症状や，頻脈，血圧上昇，散瞳などの交感神経刺激作用がみられる．フラッシュバックが生じやすい．なお，メスカリンやマジックマッシュルームの主成分であるサイロシビンもLSDと同様の作用をもつ．

フェンシクリジン（PCP） 〔p.316〕
幻覚薬の1つであり，元々アメリカで麻酔薬として開発され，その後乱用されるようになった（日本での乱用は少ない）．中毒症状として，幻覚や妄想，解離症状（離人感など），血圧上昇，頻脈などがみられる．日本で麻酔薬として使用されるケタミン〔薬①p.119〕も，乱用時にはPCPと似た症状がみられる．

コカイン 〔p.316〕
精神刺激薬の1つであり，南米原産のコカの葉から分離される．表面麻酔として日本でも使用されるが〔薬①p.80〕，乱用時には経鼻や静注で摂取される．中毒症状としてコカイン酩酊（多幸感や多弁・多動，興奮，幻覚などが生じた後，無欲，昏迷状態に陥る）や散瞳，眼球突出，呼吸困難などが生じる．また，長期使用により，多幸感に続く幻視や幻触（コカイン幻覚症），被害妄想，追跡妄想などが生じる．

大麻，吸入剤，オピオイド，睡眠薬など

依存性薬物のまとめ①中枢神経抑制系

- DSM-5-TRにて扱われている依存性物質のうち，中枢神経系に対して主に抑制作用を示す物質についてまとめる．

	物質	薬理作用	DSM-5-TRの診断項目〔p.293〕			
			使用症	中毒	離脱	物質・医薬品誘発性精神疾患*2
大麻	• マリファナ • ハシッシュ • カンナビス • 合成カンナビノイド（合成大麻） 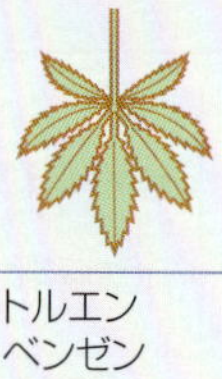	• 主な作用物質であるテトラヒドロカンナビノール（THC）がカンナビノイド受容体（基底核，海馬，小脳に多い）に結合して様々な症状をきたす． • 少量では抑制・興奮作用，多量では主に抑制作用となる． • 耐性〔p.292〕は生じにくいと考えられている．	あり	あり	あり	• 精神症〔p.76〕 • 不安症〔p.154〕 • 睡眠障害〔p.271〕 • せん妄〔p.334〕
吸入剤	• トルエン • ベンゼン • キシレン 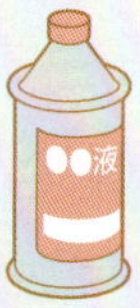	• シンナー，ラッカー，ボンド，ガソリンなどの主成分である揮発性物質が中枢神経系に抑制的に作用する． • 使用者が望む効果（酩酊状態）と，呼吸停止を引き起こす体内濃度が近く，死に至ることもある．	あり	あり	なし	• 精神症 • 抑うつ症〔p.110〕 • 不安症 • 認知症〔病⑦p.424〕 • せん妄
オピオイド（アヘン類）	• 非医療用麻薬 　• ヘロイン • 医療用麻薬 　• モルヒネ 　• コデイン 　• ペンタゾシン 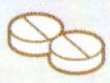	• いずれの物質もオピオイド受容体に結合することで，中枢神経系抑制作用をもたらす〔薬①p.126〕． • 精神依存の形成が非常に強く，耐性を容易に生じて身体依存も速やかに形成される． • 医療用麻薬は，鎮痛薬として医療上用いられている〔薬①p.125〕．	あり *1	あり	あり	• 抑うつ症 • 不安症 • 睡眠障害 • 性機能不全 • せん妄
鎮静薬，睡眠薬，抗不安薬	• ベンゾジアゼピン受容体作動薬 • バルビツール酸系薬（フェノバルビタールなど） 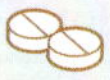	• $GABA_A$受容体に各物質が結合し，$GABA_A$受容体の機能を亢進することで中枢神経系に抑制的に作用する〔p.392〕． • 同じく$GABA_A$受容体に結合するアルコールと交差依存，交差耐性がみられる． • ベンゾジアゼピン受容体作動薬の中毒に対しては，拮抗薬のフルマゼニルを解毒剤として用いる〔薬①p.279〕．	あり *1	あり	あり	• 精神症 • 双極症〔p.140〕 • 抑うつ症 • 不安症 • 睡眠障害 • 性機能不全 • 認知症

*1 医師の管理のもと投薬された場合，診断項目に当てはまるものが耐性と離脱のみならば使用症とは診断されない．
*2 診断基準は各精神疾患に準ずる（例：大麻誘発性精神症は，統合失調スペクトラム症および他の精神症群内の物質・医薬品誘発性精神症に準ずる）．
*3 現在第一選択薬として使用されているベンゾジアゼピン受容体作動薬は，バルビツール酸系と比べて精神依存が軽度である．また，通常量（常用量）では身体依存を形成せず，高用量の反復使用により身体依存を形成する．

- 使用症に対する治療はp.295を参照のこと．中毒や離脱に対しては，各症状に対する対症療法が主となる．

+α もっとわかる

• 精神疾患の診断・統計マニュアル（DSM）：diagnostic and statistical manual of mental disorders • リゼルギン酸ジエチルアミド（LSD）：lysergic acid diethylamide • 大麻／カンナビス：cannabis • マリファナ：marijuana • ハシッシュ：hashish • 合成カンナビノイド：synthetic cannabinoid • 合成大麻：synthetic cannabis • テトラヒドロカンナビノール（THC）：tetrahydrocannabinol • フラッシュバック：flashback • メスカリン：mescaline • マジックマッシュルーム：magic mushroom

- サイロシビン:psilocybin ・トルエン:toluene ・ベンゼン:benzene ・キシレン:xylene ・フェンシクリジン(PCP):phencyclidine ・ケタミン:ketamine ・オピオイド:opioid ・ヘロイン:heroin ・アヘン:opium ・モルヒネ:morphine ・コデイン:codeine ・ペンタゾシン:pentazocine ・コカイン:cocaine ・鎮静薬:sedatives ・睡眠薬:hypnotics ・抗不安薬:anxiolytics／antianxiety drugs ・γ-アミノ酪酸(GABA):γ-aminobutyric acid ・ベンゾジアゼピン(BZ)受容体作動薬:benzodiazepine receptor agonist ・フルマゼニル:flumazenil

カフェイン，幻覚薬，精神刺激薬，タバコ
依存性薬物のまとめ②中枢神経興奮系

- DSM-5-TRにて扱われている依存性物質のうち，中枢神経系に対して主に興奮作用を示す物質についてまとめる．

物質	薬理作用	DSM-5-TRの診断項目 [p.293]			
^	^	使用症	中毒	離脱	物質・医薬品誘発性精神疾患*3
カフェイン	・メチルキサンチン類に属するカフェインは，アデノシン受容体(抑制的に作用する)に競合的に拮抗し，中枢神経興奮作用をもたらす． ・この他，心機能上昇や利尿作用がある． ・多量に摂取するとドパミン活性も増強される．	なし *1	あり	あり	・不安症 [p.154] ・睡眠障害 [p.271]
幻覚薬 ・LSD [p.314W] ・MDMA ・フェンシクリジン [p.314W] ・ケタミン	・LSDはセロトニン系への拮抗作用により幻覚が生じると考えられている． ・MDMAはセロトニンの遊離を促進させることにより幻覚が生じると考えられている． ・MDMAは覚醒剤と同様の薬理作用も示す(法律上は麻薬として取り扱われるが [p.320]，薬物の構造上は覚醒剤と関連している)．	あり	あり	なし	・精神症 [p.76] ・双極症 [p.140] ・抑うつ症 [p.110] ・不安症 ・せん妄 [p.334]
精神刺激薬 ・覚醒剤(アンフェタミン，メタンフェタミン) ・コカイン [p.314W] ・メチルフェニデート [p.212]	・カテコールアミン(ドパミンなど)の再取り込み阻害によりシナプス間隙のドパミン量を増加させ，中枢神経系興奮作用をもたらす． ・覚醒剤はドパミンの放出量を直接増やす作用もある． ・精神依存の形成が強く，覚醒剤は耐性も生じやすいが，コカインは耐性を生じないとされている．	あり *2	あり	あり	・精神症 ・双極症 ・抑うつ症 ・不安症 ・強迫症 ・睡眠障害 ・せん妄 ・性機能不全
タバコ	・主な作用物質であるニコチンがニコチン性アセチルコリン受容体(ニコチン受容体)に結合し，中枢神経系興奮または抑制作用を示す． ・ニコチン受容体部分アゴニストのバレニクリン [p.316W] が，禁煙補助薬として使用症に対する治療に使用される．	あり	なし	あり	・睡眠障害

*1 DSM-5-TRでは，『今後の研究のための病態 [p.36W]』としてカフェイン使用症がある．
*2 医師の管理のもと投薬された場合，診断項目に当てはまるものが耐性と離脱のみならば使用症とは診断されない．
*3 診断基準は各精神疾患に準ずる(例：精神刺激薬誘発性精神症は，統合失調スペクトラム症および他の精神症群内の物質・医薬品誘発性精神症に準ずる)．

Words & terms

バレニクリン [p.316]
禁煙補助薬の1つ．ニコチン受容体に部分的に結合し，受容体へのニコチンの結合を妨げる(薬①p.297)．離脱症状の軽減や，喫煙の報酬が得られなくなることにより，喫煙欲求が減少する．なお，禁煙補助薬にはこの他，ニコチン置換療法で用いられるニコチンガム・パッチがある．

ニコチン置換療法
ニコチン摂取を喫煙からガムやパッチに切り換え，ガムやパッチの使用を漸減することにより，離脱症状を軽減する治療法．ガムタイプは禁煙の口寂しさを紛らわし，喫煙欲求に対する効果が速い．パッチタイプはガムよりも簡便で目立ちにくい．

無動機症候群／動因喪失症候群 [p.318]
大麻や吸入剤(有機溶剤)の反復使用により生じる精神障害の1つ．欲動の低下により無関心，社交性の低下，感情の平板化が生じ，何もやる気が起きない状態となる．長いと1年以上続く．

メサドン漸減置換法 [p.321]
ヘロインの使用症患者に対して，オピオイドの中でも比較的依存形成が弱く離脱症状も軽度であるメサドンを，徐々に用量を減らしながら服用させることで，重篤な離脱症状を起こすことなくヘロインの使用中止に導く治療法．メサドンは投与経路が経口であるため(ヘロインは静注)，注射器の使い回しなどによる感染症予防にも効果がある．主に海外で行われる治療である．

- 精神疾患の診断・統計マニュアル(DSM)：diagnostic and statistical manual of mental disorders ・バレニクリン：varenicline ・カフェイン：caffeine ・メチルキサンチン：methylxanthine ・アデノシン受容体：adenosine receptor ・ドパミン(DA)：dopamine ・ニコチン置換療法：nicotine replacement therapy ・幻覚薬：hallucinogen ・リゼルギン酸ジエチルアミド(LSD)：lysergic acid diethylamide ・フェンシクリジン(PCP)：phencyclidine ・ケタミン：ketamine ・セロトニン：serotonin

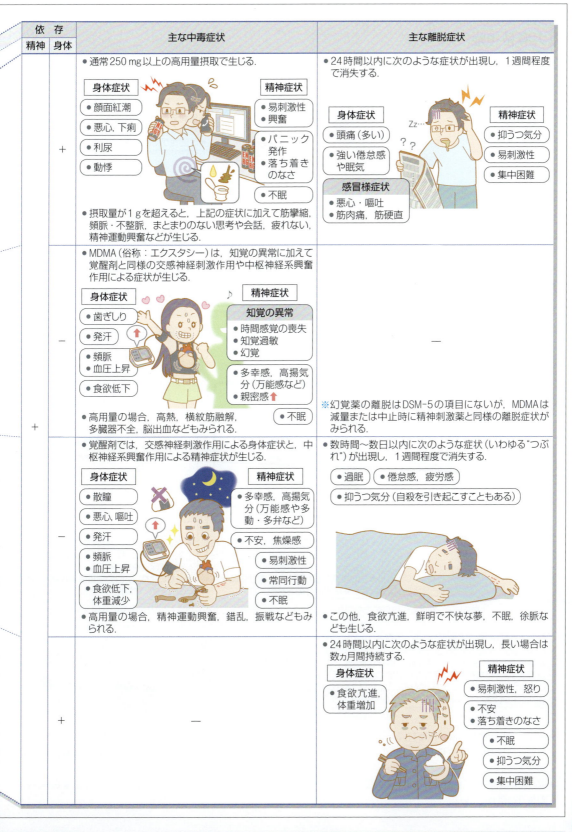

依存 精神	依存 身体	主な中毒症状	主な離脱症状
+	+	●通常250 mg以上の高用量摂取で生じる. **身体症状**:顔面紅潮/悪心,下痢/利尿/動悸 **精神症状**:易刺激性/興奮/パニック発作/落ち着きのなさ/不眠 ●摂取量が1gを超えると,上記の症状に加えて筋攣縮,頻脈・不整脈,まとまりのない思考や会話,疲れない,精神運動興奮などが生じる.	●24時間以内に次のような症状が出現し,1週間程度で消失する. **身体症状**:頭痛(多い)/強い倦怠感や眠気 **感冒様症状**:悪心・嘔吐/筋肉痛,筋硬直 **精神症状**:抑うつ気分/易刺激性/集中困難
+	−	●MDMA(俗称:エクスタシー)は,知覚の異常に加えて覚醒剤と同様の交感神経刺激作用や中枢神経系興奮作用による症状が生じる. **身体症状**:歯ぎしり/発汗/頻脈/血圧上昇/食欲低下 **精神症状**: **知覚の異常**:時間感覚の喪失/知覚過敏/幻覚 多幸感,高揚気分(万能感など)/親密感↑/不眠 ●高用量の場合,高熱,横紋筋融解,多臓器不全,脳出血などもみられる.	※幻覚薬の離脱はDSM-5の項目にないが,MDMAは減量または中止時に精神刺激薬と同様の離脱症状がみられる.
+	−	●覚醒剤では,交感神経刺激作用による身体症状と,中枢神経系興奮作用による精神症状が生じる. **身体症状**:散瞳/悪心,嘔吐/発汗/頻脈/血圧上昇/食欲低下,体重減少 **精神症状**:多幸感,高揚気分(万能感や多動・多弁など)/不安,焦燥感/易刺激性/常同行動/不眠 ●高用量の場合,精神運動興奮,錯乱,振戦などもみられる.	●数時間〜数日以内に次のような症状(いわゆる"つぶれ")が出現し,1週間程度で消失する. ●過眠/●倦怠感,疲労感/●抑うつ気分(自殺を引き起こすこともある) ●この他,食欲亢進,鮮明で不快な夢,不眠,徐脈なども生じる.
+	+	—	●24時間以内に次のような症状が出現し,長い場合は数ヵ月間持続する. **身体症状**:食欲亢進,体重増加 **精神症状**:易刺激性,怒り/不安/落ち着きのなさ/不眠/抑うつ気分/集中困難

物質関連症および嗜癖症 / その他の物質関連症

●無動機症候群/動因喪失症候群:amotivational syndrome ●精神刺激薬:psychostimulants ●アンフェタミン:amphetamine ●メタンフェタミン:methamphetamine ●コカイン:cocaine ●メチルフェニデート:methylphenidate ●カテコールアミン:catecholamine ●メサドン:methadon ●タバコ:tobacco ●ニコチン:nicotine ●ニコチン性アセチルコリン受容体:nicotinic acetylcholine receptor ●カフェイン使用症:caffeine use disorder

■ 大麻の反復使用により幻覚や妄想が生じる
大麻精神症

- 大麻を反復使用すると，大麻精神症とよばれる統合失調症様の慢性持続性の幻覚（特に幻聴）や妄想が生じることがある．

統合失調症との違い
- 易刺激性，攻撃的であり，興奮して暴力行為に及ぶことがある．
- 疎通性が比較的保たれている．

- 治療として抗精神病薬の投与を行う．
- なお，大麻精神症は大麻の使用により生じたものではなく，潜在していた統合失調症が発症したものという考えもある．
- また，大麻の長期使用により無動機症候群[p.316W]が生じることがある．

Advanced Study
依存性物質の脳への影響

- 依存を引き起こす物質（依存性物質）は，脳内報酬系に作用することで，その物質を繰り返し使用したいという欲求を引き起こす．

脳内報酬系

- 脳内報酬系は，中脳腹側被蓋野から側坐核に投射している中脳辺縁系のドパミン経路を中心に形成されている．

正常の回路
- 脳内報酬系の回路は欲求が満たされることで活性化し，側坐核からドパミンが分泌される（快感が生じる）．
- この快感を脳が記憶し，再び快感をもたらすための行動をとる．

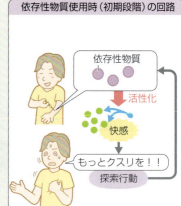

依存性物質使用時（初期段階）の回路
- 物質によって脳内報酬系の回路が直接的に活性化され，ドパミンが大量に分泌される（快感が生じる）．*
- これにより，次回の物質使用が強く駆り立てられ，物質探索行動[p.292]が生じる．

*物質により異なる作用部位をもつが[p.299, 314, 316]，最終的にはどの物質も脳内報酬系の回路を活性化させる．

なお，物質を繰り返し使用すると，物質そのものにはドパミン神経が反応しなくなり，物質の使用による快感を予測させるような手がかり刺激（使った場所や一緒に使った人，使用時の精神状態といった使用時の条件）に反応するようになります．手がかり刺激から探索行動や渇望を引き起こすような急激なドパミンの上昇が起こるため，依存が完成してしまうと，長期間物質を断った後も簡単に再使用[p.296]してしまうのです．

- ギャンブル行動も，依存性物質によって活性化される脳内報酬系の回路と類似した報酬系を直接活性化させ，物質使用症と同様の症状を生じさせる．このため，ギャンブル行動症はDSM-5-TRにおいて物質関連症および嗜癖症群の中に含まれている．
- ドパミン以外にも，GABA，グルタミン酸，セロトニン，ノルアドレナリン，β-エンドルフィンなどの神経伝達物質[p.25]が依存に関わっている．

● 大麻精神症：cannabis psychosis　● 無動機症候群／動因喪失症候群：amotivational syndrome　● 報酬系：reward system　● ドパミン（DA）：dopamine　● 中脳腹側被蓋野：ventral tegmentum　● 側坐核：nucleus accumbens　● 中脳辺縁系：mesolimbic system　● 探索行動：seeking behavior　● 渇望：craving　● γ-アミノ酪酸（GABA）：γ-aminobutyric acid　● グルタミン酸（Glu）：glutamic acid　● セロトニン：serotonin　● ノルアドレナリン（NA）：noradrenaline　● β-エンドルフィン：β-endorphin

■ 覚醒剤の反復使用により幻覚や妄想が生じる
覚醒剤精神症

- 覚醒剤を反復使用すると，覚醒剤精神症とよばれる統合失調症様の幻覚や妄想が生じることがある．

- 幻覚は患者を非難・攻撃するような内容の幻聴が多い．また，幻視や幻触が生じる場合もある．
- 妄想は周囲の人からの監視，嘲笑，脅迫，迫害，殺傷などの被害的な内容の妄想（被害関係妄想，注察妄想，追跡妄想）が多い．
- 幻覚・妄想により，殺人・傷害行為や防衛目的の逃走に発展することがある．
- 覚醒剤の使用中止などにより多くは1ヵ月以内に治まるが，長期間続くこともある．
- 逆耐性現象[p.292]により，少量の覚醒剤使用で再び幻覚や妄想が生じる．
- また，覚醒剤を使用しなくても，飲酒や過労，ストレス，他の物質の使用などのきっかけにより簡単に再燃する（フラッシュバック現象）．
- フラッシュバック現象は覚醒剤などの精神刺激薬の他，幻覚薬，大麻，吸入剤の使用でも生じる．

Supplement

危険ドラッグ

- 大麻や覚醒剤などは，製造や所持，使用などが法律で規制されており，違反すれば処罰の対象となる[p.320]．
- この法の網をかいくぐるために，すでに規制されている薬物の構造の一部に変更を加えて規制の対象から外れるようにしたものを危険ドラッグという．
- 構造を変更する前の薬物と同様の中枢神経作用や，それ以外にも未知の作用があるため，使用には危険を伴う．

危険ドラッグは，合法ドラッグ，脱法ハーブなどの名称で2007年頃から日本国内で出回り始め，使用者が増えたことで突然死や事件，事故が社会的な問題となりました．規制の有無を問わず，危険性の高い物質であることを認識させるために，2014年，名称が危険ドラッグと変更されました．

- 構造を変更する前の物質使用時と同じ症状が出現．
- 構造の変更により，未知の症状が出現したり，急死したりする場合もある．

指定薬物制度と包括指定制度

- 『麻薬及び向精神薬取締法』などでは危険ドラッグを迅速に規制することができないため，2007年に指定薬物制度が導入されて迅速な取り締まりが可能になった．
- しかし，指定された物質の構造を一部変更して販売するいたちごっこが続いたため，2013年には構造が似た物質を一括して規制する包括指定制度が施行された．
- 現在，合成カンナビノイド系（大麻に類似）やカチノン系（覚醒剤に類似）などの物質が包括指定を受けている．

- 覚醒剤精神症：methamphetamine psychosis／amphetamine psychosis ● 幻聴：auditory hallucination ● 関係妄想：delusion of reference ● 注察妄想：delusion of observation ● 追跡妄想：delusion of pursuit ● 幻視：visual hallucination ● 幻触：haptic hallucination／tactile hallucination ● 逆耐性現象：reverse tolerance ● フラッシュバック：flashback ● 合成カンナビノイド：synthetic cannabinoid ● カチノン：cathinone

『麻薬及び向精神薬取締法』や『覚醒剤取締法』
物質関連症に関係する法律

- アルコールを除く，物質関連症に関係する法律をまとめる．いずれも保健衛生上の危害を防止するために施行された法律である．
- 麻薬とは法律用語であり，薬理学的に分類されるものではなく，『麻薬及び向精神薬取締法』で麻薬と規定される物質を指す．

法律	主な対象物質	主な内容	医師の届出義務
麻薬及び向精神薬取締法〔公衆衛生がみえる 2024-2025 p.88〕	麻薬：・オピオイド（モルヒネ，コデイン，ペンタゾシン，ヘロインなど）・コカイン・幻覚薬（LSD，MDMA，フェンシクリジン，ケタミンなど）・カチノン・大麻*，テトラヒドロカンナビノール（THC），合成カンナビノイド 向精神薬：・メチルフェニデート・ペンタゾシン・ジアゼパム・ニトラゼパム	・保健衛生上の危害を防止するために施行・対象物質の輸出入，製造，譲渡，譲受，所持，廃棄などの規制・麻薬中毒者（依存症患者）に対する必要な医療の提供	あり ※麻薬中毒者**と診断した場合，医師は速やかに都道府県知事へ届け出る義務がある． 届け出る項目：氏名，住所，年齢，性別 など
覚醒剤取締法〔公衆衛生がみえる 2024-2025 p.88〕	・アンフェタミンおよびその塩類・メタンフェタミンおよびその塩類	・保健衛生上の危害を防止するために施行・輸出入，製造，譲渡，譲受，所持，使用などの規制	なし
あへん法	・アヘン・ケシ・ケシガラ	・医療や学術研究用のアヘンを適正に供給するため施行・アヘンの輸出入，採取，譲渡，譲受，所持などの規制・ケシの栽培とケシガラの譲渡，譲受，所持などの規制	なし

*代表的な麻薬の1つである大麻は，これまで『麻薬及び向精神薬取締法』とは別の法律である『大麻取締法』でその所持や栽培などを規制されていました．しかし，2023年12月の法改正により，大麻も『麻薬及び向精神薬取締法』の麻薬として取り扱われることになりました（2024年12月までに施行予定）．これにより，大麻草から製造された医薬品が，『麻薬及び向精神薬取締法』の免許制度の下で施用などが可能となります．また，これまでの『大麻取締法』では大麻の単純使用は処罰の対象とならず，医師の届出義務もありませんでしたが，『麻薬及び向精神薬取締法』で規制されている他の薬物同様，大麻も不正使用が規制されます．なお，『大麻取締法』は主として大麻草の栽培規制に関する法律となったため，その名称が『大麻草の栽培の規制に関する法律』に変更されました．

**麻薬中毒者という場合の麻薬には，『麻薬及び向精神薬取締法』で麻薬と分類されている物質に加えて，『あへん法』で規制されているアヘンも含まれる．

- この他，シンナーやボンドに含まれるトルエンは，『毒物及び劇薬取締法』〔公衆衛生がみえる 2024-2025 p.89〕において摂取や吸入，またはそれを目的とした所持，摂取や吸入をすると知ったうえでの販売などが規制されている（医師による届出義務はない）．

ケシ，アヘン，オピオイドの関係性

- ケシの未熟果実に傷をつけて採取した乳液を乾燥させたものがアヘンである．
- アヘンにはモルヒネ，コデインなどが含まれている．
- モルヒネをはじめ，オピオイド受容体に親和性を示す物質を総称してオピオイドとよぶ．
- なお，あへん法におけるケシガラとは，ケシの麻薬（オピオイド）を抽出することができる部分（種子を除く）のことである．

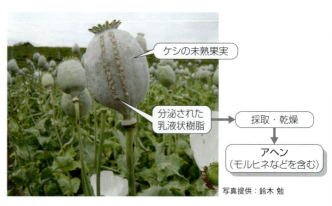

写真提供：鈴木 勉

- 物質関連症：substance-related disorders ● 麻薬：narcotic ● リゼルギン酸ジエチルアミド（LSD）：lysergic acid diethylamide
- アヘン：opium ● ケシ：poppy ● テトラヒドロカンナビノール（THC）：tetrahydrocannabinol

Advanced Study
ハームリダクション

- これまで薬物依存は犯罪として取り締まるべきものという考えが強かったが，依存症患者を犯罪者として扱うことで様々な弊害が生じた．
- この弊害をなくすために，近年厳罰主義に変わり，ハームリダクションという理念に基づいて薬物依存対策に取り組む国が増えている（欧州，オーストラリア，カナダなど）．

ハームリダクションの歴史

厳罰主義
- 法により薬物の所持や使用を厳しく取り締まり，薬物の提供者と使用者を抑え込む．

薬物使用量の増加
- 規制により密造を促され，かえって薬物の生産量・使用量が増加．
- 依存症患者への偏見が回復の妨げになる．

HIV感染者数の増加
- 注射の回し打ちによるHIV感染者の増加．
- ※薬物関連犯罪，過剰摂取による死亡なども増加した．

法的な問題（使用する薬物が違法か否か）ではなく，医療や健康，福祉の問題として扱う方向に

ハームリダクションの誕生

- 使用量をゼロにすることを目的にするのではなく，使用により生じる健康・社会・経済上の"悪影響（害）を減らす"ことを目的とした対策．

使用者を社会から孤立させず，薬物から脱却するための支援や治療につなげやすくすることが優先されます．

ハームリダクションの具体例

注射器の使い回し防止
- 注射室を設置する．
- 注射器の交換を行う．

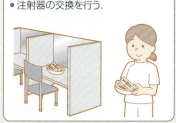

過剰摂取・離脱対策
- ヘロイン使用者にメサドンを提供する（メサドン漸減置換法 p.316W）．

ヘロイン → メサドン

非犯罪化と社会福祉の充実
- 違法ではあるが，刑罰は与えず，福祉サービスを提供する．
  ・住宅サービスや就労プログラムの提供
  ・安全な薬物使用法や中毒対策などの情報提供

- これらの対策により，HIV感染者数やAIDSによる死亡の減少，薬物の過剰摂取による死亡の減少，薬物関連犯罪の減少に加えて，薬物の使用自体も減少させる効果があると報告されている．
- ハームリダクションは薬物依存対策として生まれた理念だが，現在は薬物だけでなく，アルコール依存など依存症全体において"患者を医療や福祉につなげる"取り組み全体を指す言葉として用いられるようになってきている．

物質関連症および嗜癖症　その他の物質関連症

- ハームリダクション：harm reduction ● ヘロイン：heroin ● メサドン：methadon ● ヒト免疫不全ウイルス（HIV）：human immunodeficiency virus ● 後天性免疫不全症候群（AIDS）：acquired immunodeficiency syndrome

非物質関連症

監修
宮田 久嗣

intro. 精神機能に影響を与える行為によって，それらの行為を自分ではコントロールできなくなり，のめり込んだ状態になる疾患．ギャンブル行動症とインターネットゲーム行動症が含まれる．

ギャンブル行動症

intro. 自分ではギャンブル行為をコントロールすることができず，日常生活に支障をきたすほどその行為にのめり込んだ状態となる疾患．

日常生活に支障をきたすほどギャンブルにのめり込む
ギャンブル行動症とは

- ギャンブル行動症（ICD-10における病的賭博〔F63〕，ICD-11におけるギャンブル行動症）とは，日常生活に支障をきたすほどの持続的・反復的なギャンブル行為を行う状態（いわゆるギャンブル依存）をいう．

ここでのギャンブル行為とは，金品を賭けた勝負で，勝てば利益が出て負ければ損をする行為全体を指します．公営競技（競馬，競輪，競艇，オートレース），パチンコ，スロット，麻雀，宝くじ，FX，カジノでの賭博など，その種類は様々です．日本で多いギャンブル行動症はパチンコやスロットです．

医師

- 様々なきっかけにより，ギャンブルを始める．
- 勝つと快感が得られる．*
- 快感が忘れられず，通うようになる．

ギャンブル行動症

- 勝っても負けても興奮するようになり，ギャンブル行為自体に依存するようになる．
- 次第に日常生活に支障をきたし，周りも巻き込むようになる．

*依存性物質と同様に，脳内報酬系の回路が活性化すると考えられている〔p.318〕．

日常生活への支障の例

ギャンブル中心の生活になる

- 常にギャンブルに心を奪われている．
- 仕事，学校，家庭などを犠牲にしてもギャンブルをする．
- ギャンブルを中断させられると落ち着かない，苛立つ．

金銭問題

- 借金がふくらんでいってもギャンブルをしようとする．
- ギャンブルで失った金をギャンブルで取り返そうとする．
- 興奮を得るために掛け金の額が増えていく．
- ギャンブルにのめり込んでいることを隠すために嘘をつく．

- 有病率は年齢や性別により様々である．一般的に高齢者よりも若年〜中年に多く，若年成人においては男性＞女性であるが，年齢が上がるにつれて女性の発症が多くなる．
- ギャンブル行動症は，物質使用症やうつ病，不安症，パーソナリティ症を合併することが多い．また，身体的な健康状態不良にも関連し，頻脈や狭心症などの身体疾患を伴うことが多い．
- この他，虐待や自殺，犯罪などにも関係していることがある〔p.290〕．

治療

- 薬物療法は確立されたものがない．
- 物質使用症と同じく，医療機関での治療（認知行動療法など）や自助グループ（ギャンブラーズ・アノニマス〔GA〕〔p.290W〕）への参加を行う．

- 非物質関連症：non-substance-related disorders
- ギャンブル行動症：gambling disorder
- 国際疾病分類（ICD）：international classification of diseases
- 病的賭博：pathological gambling
- 物質使用症：substance use disorder
- うつ病：depression／major depressive disorder
- 不安症：anxiety disorder
- パーソナリティ症（PD）：personality disorder
- 薬物療法：pharmacotherapy
- 認知行動療法（CBT）：cognitive behavioral therapy
- 自助グループ：self-help group

インターネットゲーム行動症

intro. 自分ではインターネットゲームの使用をコントロールすることができず，日常生活に支障をきたすほどそのゲームにのめり込んだ状態となる疾患．DSM-5-TRにおいては，今後の研究のための病態〔p.36W〕に含まれている．

日常生活に支障をきたすほどインターネットゲームにのめり込む
インターネットゲーム行動症とは

- インターネットゲーム行動症とは，日常生活に支障をきたすほどの持続的・反復的なインターネットゲームへの参加がみられる状態をいう．
- DSM-5-TRでは，公衆衛生上明らかな重要性をもつものの，疾病としてのエビデンスがまだ不十分であり，さらなる研究が必要な疾患として収載されている〔p.36W〕．

インターネットゲーム行動症の問題点（学生の場合）

生活習慣の乱れ	学業不振	不登校，引きこもり
・昼夜逆転の生活による睡眠障害が生じる． ・運動不足や食生活の偏りによる健康状態の悪化がみられる．	・生活の乱れ（特に睡眠不足）から学校を遅刻・欠席するようになり，成績が落ちる．	・学業不振などから不登校や引きこもりとなる． ・インターネットゲームを邪魔されたり，できない状態になると苛立ち，家族への暴言や暴力なども起こりうる．

- 上記の他，インターネットゲームに費やす時間が増えていくこと，インターネットゲーム以外の趣味や娯楽に興味がなくなること，インターネットゲームをすることについて周囲に嘘をつくことも，問題点として挙げられる．
- ギャンブル行動症と比較して，金銭面の問題はそれほど大きくないと考えられている．
- 環境因子として，インターネットゲームへのアクセスがよいこと（ネットに接続されているパソコンやスマートフォンをいつでも使用できる）が考えられている．
- なお，ICD-11ではインターネット接続の有無にかかわらず，オフラインのゲームも含めたゲーム全般への依存状態をゲーム行動症として収載している．

治療

- アルコールやギャンブルのようにインターネットを完全に断つことが現実的ではないため，"節インターネットゲーム"が治療の目標となる．
- インターネットゲームで得られる達成感や充足感を，現実社会でも得られるように，インターネットゲームに代わるもの（自分の役割や自信，目標など）を見つけていくことが大切である．
- また，物質使用症やギャンブル行動症と同様に，ネットやゲームの問題を過小評価している認知の歪みを修正したり，ゲームへの欲求が湧いてきたときの対処法を学んだりする認知行動療法も有用である．

> インターネットゲーム行動症は10代の患者が多く，患者本人だけでなく，家族への関わりも重要になります．家族との面接や家族会で家族を支え，患者本人への正しい対応を指導していく必要があります．

物質関連症および嗜癖症 / 非物質関連症

- ギャンブラーズ・アノニマス（GA）：gamblers anonymous
- インターネットゲーム行動症：internet gaming disorder
- 精神疾患の診断・統計マニュアル（DSM）：diagnostic and statistical manual of mental disorders
- 睡眠障害：sleep disorders
- 不登校：non-attendance at school／school refusal
- 引きこもり：social withdrawal

An Illustrated Reference Guide　323

身体疾患と精神症状

身体疾患と精神症状

監修　安田 和幸

総論

外因性の精神疾患
身体疾患や薬物による精神症状

- 身体疾患，あるいはその治療に用いる薬物によって，様々な精神症状が生じる．
- 精神疾患の病因論による分類では，外因性精神疾患にあたる〔p.10〕．

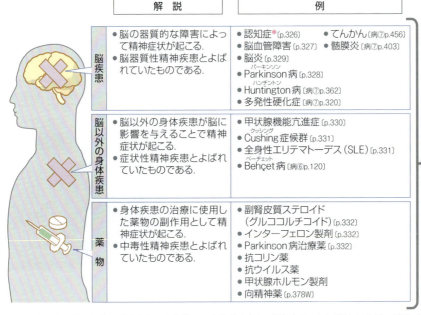

*認知症は後天的な知能の障害を起こす病態で，身体疾患として扱われることも精神疾患として扱われることもある．

- 身体疾患や薬物の種類によって，起こしやすい精神症状に特徴がある．一方，せん妄〔p.334〕は，あらゆる身体疾患に共通してみられる精神症状である．
- 薬物については，本章では治療として使用されるもの（医薬品）を扱う．アルコールや乱用薬物による精神症状については物質関連症の章〔p.290〕を参照のこと．

"器質性"や"症状性"という分類用語は，現在の診断基準（DSM-5）では使用されなくなりました．理由の1つは，症状性のものも，脳に障害を与えていることには変わりないため，器質性と区別する意義が少ないことがあります．もう1つの理由は，病態解明が進む中で，統合失調症やうつ病でも生物学的な脳の異常が判明しつつあることです．

医師

まず外因を除外することが重要
診療上の位置づけ

- ある精神症状がみられたときに，原因となる身体疾患や薬物があるかをまず鑑別することは，治療方針を決めるうえで重要である．

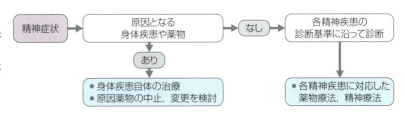

- 全身性エリテマトーデス（SLE）：systemic lupus erythematosus　● せん妄：delirium　● 精神疾患の診断・統計マニュアル（DSM）：diagnostic and statistical manual of mental disorders　● 幻覚：hallucination　● 妄想：delusion　● 抑うつ気分：depressive mood　● 高揚気分：elevated mood　● 不安：anxiety　● パニック発作：panic attack　● 強迫観念：obsession／obsessive thoughts　● 強迫行為：compulsion／compulsive behavior　● カタトニア：catatonia

身体疾患による精神症状

代表例を鑑別に挙げられるように

精神症状の原因となる主な身体疾患

- 多岐にわたる身体疾患が，様々な精神症状をきたしうる．
- 中でも頻度が高いもの，臨床上鑑別が問題になりやすいものを挙げる．

	精神症状	原因となる主な身体疾患	鑑別を要する精神疾患
幻覚・妄想〔p.50，57〕	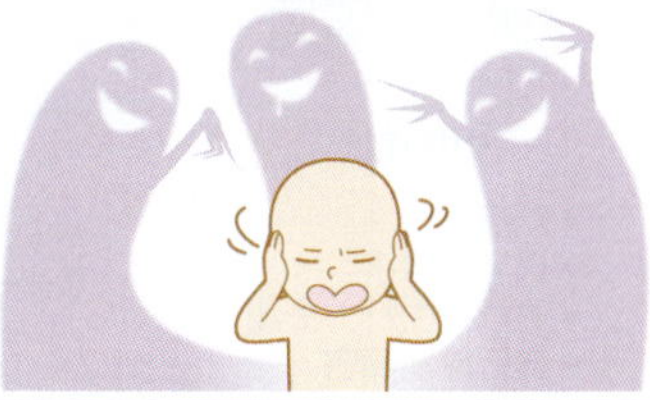	• 認知症〔p.326〕 • 脳血管障害〔p.327〕 • Parkinson病〔p.328〕 • 単純ヘルペス脳炎〔病⑦p.412〕 • 抗NMDA受容体抗体脳炎〔p.329〕 • 側頭葉てんかん〔病⑦p.467〕 • 片頭痛〔病⑦p.446〕 • Cushing症候群〔p.331〕 • SLE〔p.331〕 • 尿毒症〔病⑧p.220〕	• 統合失調症〔p.78〕 • 双極症〔p.140〕 • うつ病〔p.114〕 • せん妄〔p.334〕
抑うつ気分〔p.61〕	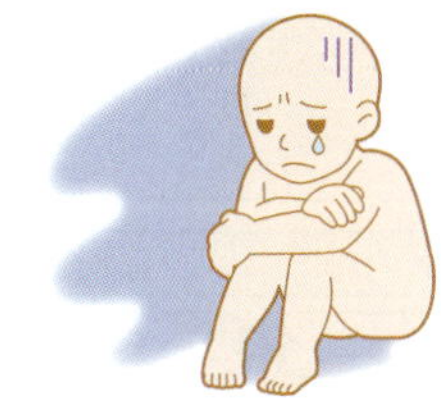	• 認知症〔p.326〕 • てんかん〔病⑦p.456〕 • 脳血管障害〔p.327〕 • 多発性硬化症〔病⑦p.320〕 • Parkinson病〔p.328〕 • 甲状腺機能亢進症〔p.330〕 • 甲状腺機能低下症〔p.330〕 • Cushing症候群〔p.331〕 • SLE〔p.331〕	• うつ病
高揚気分〔p.61〕	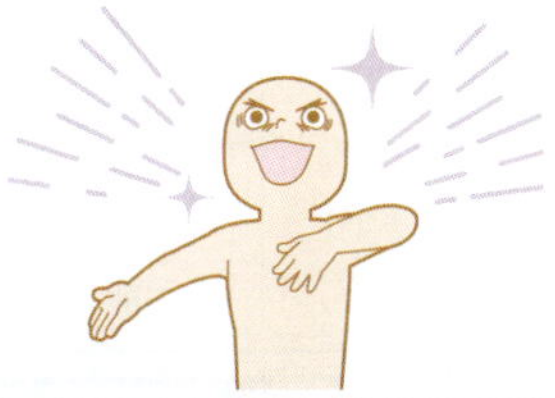	• 脳血管障害〔p.327〕 • 多発性硬化症〔病⑦p.320〕 • 甲状腺機能亢進症〔p.330〕 • Cushing症候群〔p.331〕 • SLE〔病⑥p.94〕	• 双極症
不安，パニック発作〔p.63〕	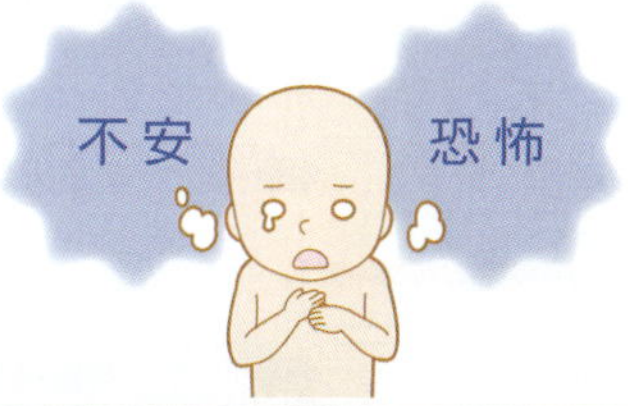	• 甲状腺機能亢進症〔p.330〕 • Cushing症候群〔p.331〕 • 低血糖症〔病③p.74〕 • 心血管疾患（心不全，不整脈など） • 呼吸器疾患（COPD，喘息など）	• 不安症〔p.154〕 　• パニック症 • うつ病
強迫観念，強迫行為〔p.167〕	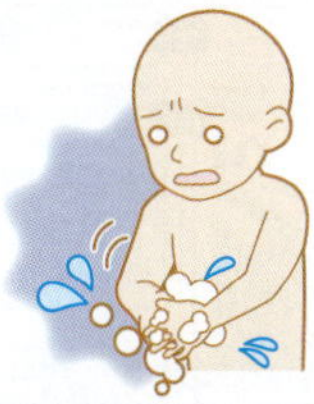	• 脳血管障害〔p.327〕 （線条体を含む大脳基底核領域の障害） • 認知症	• 強迫症〔p.167〕 • うつ病 • 統合失調症 • 自閉スペクトラム症〔p.202〕
カタトニア〔p.69〕	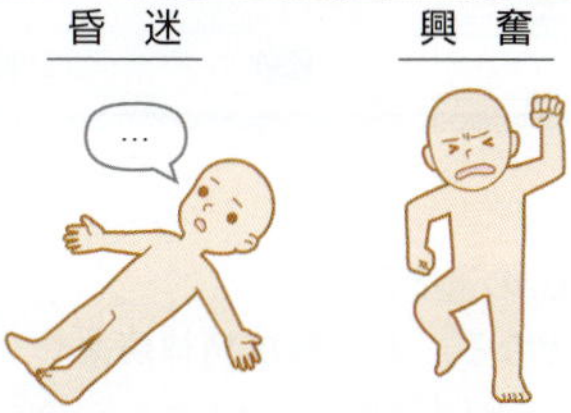	• 脳血管障害〔p.327〕 • 脳炎〔p.329〕 • 肝性脳症〔病①p.265〕 • 糖尿病ケトアシドーシス〔病③p.70〕 • 高カルシウム血症〔病⑧p.99〕	• 統合失調症 • うつ病

• 抗NMDA受容体抗体脳炎：anti-NMDA receptor encephalitis • 慢性閉塞性肺疾患（COPD）：chronic obstructive pulmonary disease • 統合失調症：schizophrenia • うつ病：depression／major depressive disorder • 双極症／双極性障害：bipolar disorder • 不安症：anxiety disorder • 強迫症（OCD）：obsessive-compulsive disorder

+α もっとわかる

認知症の精神症状
病型によって特徴がある

- 認知症は，変性性認知症と血管性認知症に大別される〔病⑦p.424〕．変性性認知症の主なものには，Alzheimer型認知症，Lewy小体型認知症，前頭側頭葉変性症がある．日本ではAlzheimer型認知症と血管性認知症の合併が多い．

病型の特徴	精神症状	鑑別を要する精神疾患
Alzheimer型認知症〔病⑦p.434〕 ・短期記憶〔p.51〕の障害が特徴的である． ・エピソード記憶の障害により，物盗られ妄想がよくみられる． ・進行すると，尿・便失禁や，異食，徘徊などがみられる． 主な障害部位：頭頂葉，側頭葉	・抑うつ気分 ・物盗られ妄想 ・被害妄想	**うつ病**〔p.114〕 ・鑑別のポイントはp.122を参照． ・併存することも多い． **統合失調症**〔p.78〕 ・Alzheimer型認知症でみられる妄想は，状況などから了解可能なものであることが多い．
Lewy小体型認知症〔病⑦p.438〕 ・認知機能が，日内や週・月単位で動揺する（良いときと悪いときがある）． ・レム睡眠行動障害や，自律神経症状，パーキンソニズムを伴う． ・向精神薬〔p.378W〕の副作用が生じやすい〔p.380〕． 主な障害部位：後頭葉	・抑うつ気分 ・幻視・錯視 ・被害妄想 ・レム睡眠行動障害〔p.288〕	**うつ病**〔p.114〕 **統合失調症**〔p.78〕 **睡眠障害**〔p.271〕
前頭側頭葉変性症〔病⑦p.440〕 ・記憶障害は緩徐に進行し目立ちにくい． ・BPSD，精神症状が先行することも多く，診断に注意が必要である． 主な障害部位：前頭葉，側頭葉	・脱抑制〔p.66W〕（反社会的行動） ・常同行動 ・滞続言語 ・反響言語〔p.69〕 ・感情鈍麻〔p.62〕 ・自発性低下　・無関心	**統合失調症**〔p.78〕 **神経発達症**〔p.198〕 ・初老期に顕在化してくる神経発達症との鑑別が難しく，臨床・研究上で注目されている． **パーソナリティ症**〔p.244〕 **うつ病**〔p.114〕

精神症状に対する治療
- Alzheimer型認知症，Lewy小体型認知症には認知症治療薬〔病⑦p.432〕の適応がある．
- BPSDに対しては，心理社会的サポートやリハビリテーションが中心となる．非定型抗精神病薬や，抗うつ薬を使用する場合もある．

+α もっとわかる

- 血管性認知症（VaD）：vascular dementia ●アルツハイマー型認知症：Alzheimer-type dementia ●レビー小体型認知症（DLB）：dementia with Lewy body ●前頭側頭葉変性症（FTLD）：frontotemporal lobar degeneration ●認知症の行動・精神症状群（BPSD）：behavioral and psychological symptoms of dementia ●抑うつ気分：depressive mood ●盗害妄想／もの盗られ妄想：delusion of robbery ●被害妄想：delusion of persecution ●幻視：visual hallucination ●錯覚：illusion ●嫉妬妄想：delusion of jealousy

脳機能の障害→精神機能の障害

脳血管障害の精神症状

- 主な脳血管障害には，脳梗塞，脳内出血，くも膜下出血がある〔病⑦p.68〕.
- 障害される脳の部位，範囲によっても異なるが，脳機能の障害は精神機能の障害につながり，様々な精神症状が生じる.

[病　態]

- 脳動脈の閉塞による虚血（脳梗塞），血管の破綻による出血（脳内出血，くも膜下出血）が起こり，脳機能が障害される.

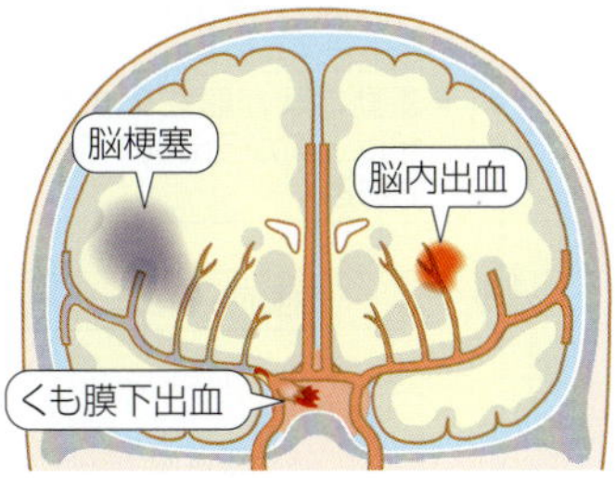

[身体症状・所見]

- 脳組織の一部が損傷することでその部分の機能が障害される（局所神経症状）.

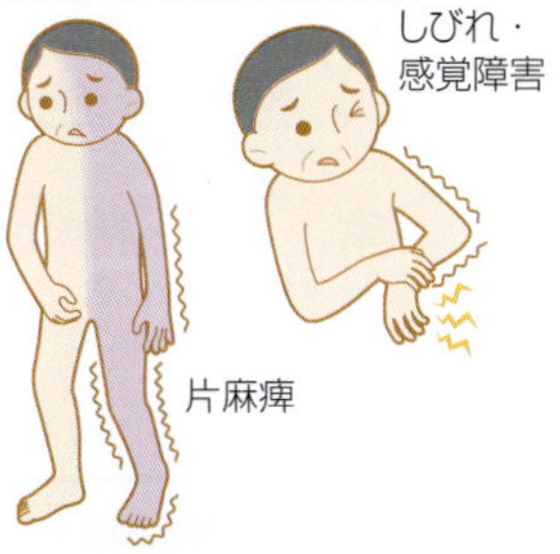

- 脳の圧迫などによる随伴症状もみられる（意識障害，頭痛，悪心・嘔吐）.
- CTやMRIなどの画像検査が診断に有用である.

[精神症状]

- 抑うつ気分
- 意欲低下，無気力
- 食欲低下・不眠

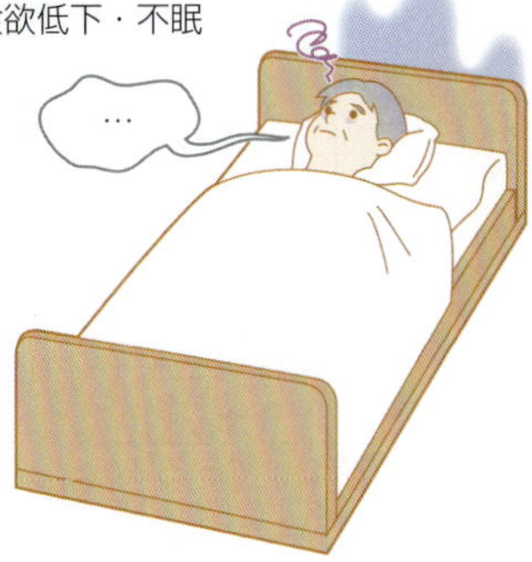

- 認知機能障害
  - 記憶障害
  - 遂行機能障害
  - 失語，失行，失認
- 情動失禁〔p.63〕

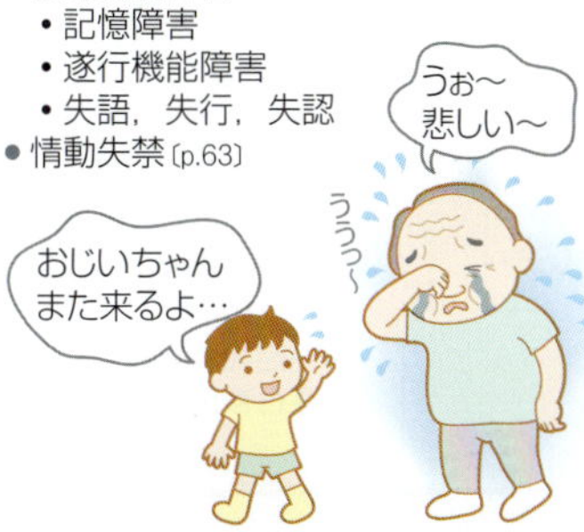

- 強迫観念，強迫行為
（線条体を含む大脳基底核領域の障害）

[鑑別を要する精神疾患]

うつ病〔p.114〕

- 併存することが多く，脳卒中後うつ病とよばれる.
- 意欲低下，無気力が目立つことが多く，機能予後，生命予後に悪影響を与える.

認知症

- 脳血管障害によって生じた認知症は血管性認知症とよばれる〔病⑦p.442〕.
- 脳梗塞の再発を繰り返す度に認知機能が段階的に低下することや，情動失禁〔p.63〕がしばしばみられるといった特徴がある.

強迫症〔p.167〕

[精神症状に対する治療]

- 脳卒中後うつ病に対しては，抗うつ薬を使用する.
- 脳血管障害の回復期にリハビリテーションとして行われる理学療法や作業療法，言語療法が，精神症状にも有効となることも多い.
- 本人，家族への心理教育，介護保険サービスの提供も重要である.

+α もっとわかる

●レム睡眠行動障害：rapid eye movement sleep behavior disorder　●脱抑制：disinhibition　●常同行動：stereotyped behavior　●反響言語／エコラリア：echolalia　●脳梗塞：cerebral infarction　●脳内出血：cerebral hemorrhage　●くも膜下出血：subarachnoid hemorrhage　●片麻痺：hemiplegia　●無気力：abulia　●不眠〔症〕：insomnia　●認知機能障害：cognitive dysfunction　●情動失禁：emotional incontinence　●強迫観念：obsession／obsessive thoughts　●強迫行為：compulsion／compulsive behavior　●認知症：dementia

Parkinson病の精神症状
精神症状が前駆症状となることもある

- Parkinson病の主症状は，静止時振戦などの運動症状であるが，抑うつ気分などの精神症状も高頻度にみられ，運動症状に先立って出現することもある．
- Parkinson病そのものによる症状と，Parkinson病治療薬による症状（副作用）は見分けがつかず区別しにくい場合も多い．

病態	精神症状	鑑別を要する精神疾患
● 中脳黒質のドパミンニューロンが変性することにより，ドパミンが欠乏し，大脳基底核の運動制御が障害され，スムーズな運動ができなくなる（錐体外路症状）．	● 抑うつ気分 ● 意欲低下，無気力 ● 不安	**うつ病** [p.114] ● 抑うつ症状は，軽症を含めParkinson病の約40％の患者にみられる． ● 運動症状が顕在化する数年以上前から出現することもある．
	● 脱抑制 ● 易怒性 ● 高揚気分	**双極症** [p.140]
	● 幻覚・妄想	**統合失調症** [p.78] ● Parkinson病では，幻視が多いが，ときに幻聴がみられることもある． ● 本疾患の病態自体の影響や，Parkinson病治療薬の影響 [p.332] がある．
	● 認知機能障害 　・記憶障害 　・見当識障害 　・遂行機能障害	**認知症** ● Parkinson病の30〜40％にみられる．
	● レム睡眠行動障害 [p.288] 　（レストレスレッグス症候群 [p.289] 　〔むずむず脚症候群〕）	**睡眠障害** [p.271]

身体症状・所見
四大症状

❶ 静止時振戦
- 手足が震える．

❷ 無動・寡動
- 動けない．
- 動作が遅い．

❸ 筋強剛（固縮）
- 筋肉がこわばる．

❹ 姿勢保持障害
- 前かがみになりやすい．
- 転びやすい．

精神症状に対する治療

- 対症療法が中心となる．幻覚・妄想に対しては，可能な範囲でParkinson病治療薬の減量・中止を行う．抗精神病薬が必要な場合は錐体外路症状の副作用が少ないものを選択する（クエチアピンなど）〔p.381, 384〕．

- 錐体外路症状：extrapyramidal symptom ● 静止時振戦：resting tremor ● 無動：akinesia ● 筋強剛／固縮：rigidity ● 見当識障害：disorientation ● うつ病：depression／major depressive disorder ● 双極症／双極性障害：bipolar disorder ● 統合失調症：schizophrenia ● 認知症：dementia ● 睡眠障害：sleep disorders

統合失調症との鑑別が重要
抗NMDA受容体抗体脳炎

- 抗NMDA受容体抗体脳炎〔病⑦p.415〕は，自己免疫学的機序による，大脳辺縁系を主体とした脳炎である．
- 若年女性に好発し，統合失調症との鑑別が重要になる．

病　態

- 自己抗体により，大脳辺縁系を中心に炎症が起こる．

好　発

- 若年女性
  - 約40％で，卵巣奇形腫などの腫瘍を合併．

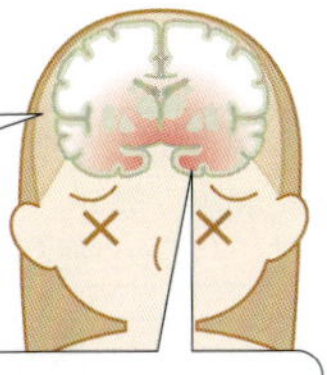

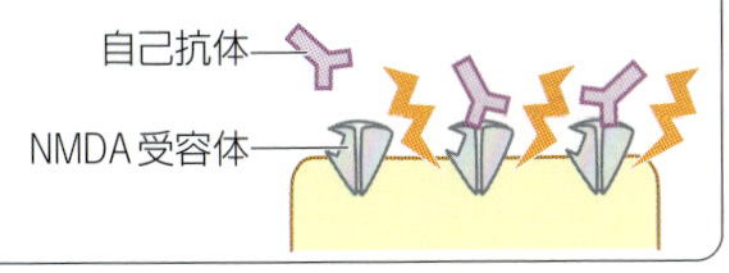

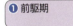

精神症状

- 興奮
- 幻覚
- 妄想

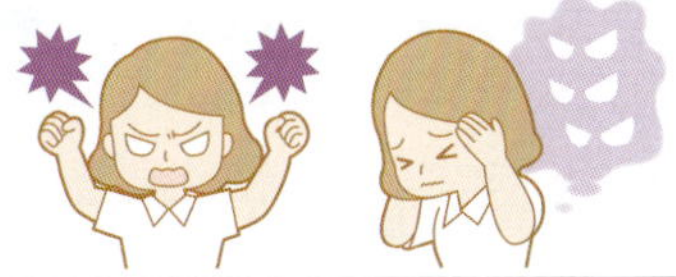

※病初期には，抑うつ気分や無気力といった抑うつ症状があり，うつ病と診断される例もあるが，その後急速に統合失調症様症状が出現する．

鑑別を要する精神疾患

統合失調症〔p.78〕

- 先行する感冒症状があった例や，精神症症状の後に無反応期でみられるような症状が出現した例では，血液検査や髄液検査で抗NMDA受容体抗体の有無を確認する必要がある．

症状・所見

- 典型例では以下のような経過をたどる．

❶ 前駆期	●発熱，頭痛などの感冒症状
❷ 精神症状期	●興奮　●幻覚　●妄想
❸ 無反応期	●自発運動減少 ●意識レベル低下 ●外的刺激への反応低下 ●呼吸低下・無呼吸 ※人工呼吸管理を要することもある．
❹ けいれん・不随意運動期	●上肢のジストニア ●口部・顔面のジスキネジア ●全身のミオクローヌス ●けいれん
❺ 緩徐回復期	●徐々に症状が軽快 ●完全な回復がみられる場合もあるが，後遺症を残す場合や予後不良な場合もある．

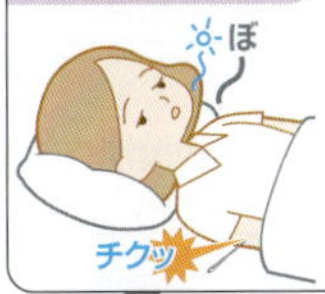

精神症状に対する治療

- 抗NMDA受容体抗体脳炎自体に対する治療が最も重要であり，ステロイドパルス療法や，免疫グロブリン静注療法（IVIg療法），血漿交換療法，免疫抑制薬などを検討する．
- 腫瘍がある場合は摘出手術を行う．

- 抗NMDA受容体抗体脳炎：anti-NMDA receptor encephalitis　● *N*-メチル-D-アスパラギン酸（NMDA）：*N*-methyl-D-aspartate
- 興奮：agitation　●幻覚：hallucination　●妄想：delusion　●免疫グロブリン静注（IVIg）：intravenous immunoglobulin

精神的に過敏になる
甲状腺機能亢進症の精神症状

- 甲状腺機能亢進症は，甲状腺ホルモンが過剰に分泌される疾患の総称で，最も頻度が高い疾患はBasedow病〔病③p.244〕である．
- 甲状腺ホルモンの作用によって，交感神経作用が亢進し，精神的に過敏な状態になる．

病態
- 甲状腺ホルモンが過剰分泌され，全身の代謝や各臓器の働きが亢進する．

身体症状・所見
- 頻脈
- 不整脈（心房細動など）
- 高血圧
- 発汗
- 食欲亢進，下痢，腹痛
- 体重減少
- 手指振戦
- 甲状腺腫大
- 眼球突出
- FT4↑，TSH↓

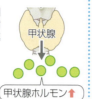

精神症状
- 感情不安定
- 抑うつ気分
- 焦燥
- 睡眠障害

- 過度の緊張感
- 不安

- 興奮
- 多弁，多動
- 高揚気分
- 不機嫌

鑑別を要する精神疾患
うつ病 [p.114]
- 甲状腺機能亢進症によるものでは，焦燥感が目立つことが多い．

不安症 [p.154]，**パニック症** [p.156]
- 特に頻脈，発汗，手指振戦を伴っている場合には，パニック症と鑑別が重要になる．

双極症 [p.140]
- 躁症状にみえる症状を伴うが，甲状腺機能亢進症では易疲労性を伴うことが鑑別点となる．

精神症状に対する治療
- 対症療法として，抗不安薬，抗うつ薬，非定型抗精神病薬を使用する．

抑うつ症状や認知機能障害がみられたら疑う
甲状腺機能低下症の精神症状

- 甲状腺機能低下症〔病③p.254〕は，甲状腺ホルモンの分泌が低下する疾患の総称で，成人でみられるものの大半は慢性甲状腺炎（橋本病）〔病③p.256〕である．
- 甲状腺ホルモンの作用不足により，精神機能も全般的に低下傾向となる．

病態
- 甲状腺ホルモンの分泌が低下し，作用不足によって全身の代謝や各臓器の働きが低下する．

身体症状・所見
- 徐脈
- 発汗低下
- 低体温，寒がり
- 体重増加
- 便秘
- 易疲労性
- 無関心様表情
- 甲状腺腫大
- FT4↓

精神症状
- 抑うつ気分
- 無関心
- 意欲低下
- 思考力低下
- 自殺念慮

- 認知機能障害
  - 集中力低下
  - 記憶障害

鑑別を要する精神疾患
うつ病 [p.114]
- 抑うつ状態を呈する頻度は，甲状腺機能亢進症よりも，甲状腺機能低下症の方が多い．

認知症
- 甲状腺機能低下症の治療により改善する認知機能障害であるため，確実な鑑別が重要である．

- 橋本病に伴って生じる橋本脳症（まれな病態）では，意識障害，幻覚，興奮，けいれんなどがみられる．
- 気分安定薬である炭酸リチウムの副作用として甲状腺機能低下症をきたすこともある．

精神症状に対する治療
- 甲状腺ホルモン（T4製剤）の補充によって，ほとんどの例で精神症状も改善する．

- 甲状腺機能亢進症：hyperthyroidism ● 頻脈：tachycardia ● 甲状腺ホルモン（FT4）：free T4 ● 甲状腺刺激ホルモン（TSH）：thyroid-stimulating hormone ● 焦燥：irritation ● 高揚気分：elevated mood ● 不安症：anxiety disorder ● パニック症（PD）：panic disorder ● 双極症／双極性障害：bipolar disorder ● 甲状腺機能低下症：hypothyroidism ● 慢性甲状腺炎：chronic thyroiditis ● 徐脈：bradycardia ● 自殺念慮：suicidal ideation ● 認知症：dementia ● けいれん〔発作〕：convulsion

コルチゾール作用による抑うつ症状が多い
Cushing症候群の精神症状

- Cushing症候群は，副腎皮質ホルモンであるコルチゾール（グルココルチコイド）が過剰に分泌される疾患の総称である〔病③p.284〕．コルチゾールの過剰により中枢神経の被刺激性が亢進し，抑うつ気分をはじめとした様々な精神症状が出現する．

病態	精神症状	鑑別を要する精神疾患
・副腎皮質からのコルチゾール分泌が増加する．	・抑うつ気分 ・疲労感 ・焦燥 ・不安 ・集中力低下 ・睡眠障害（不眠） ・自殺念慮	**うつ病** [p.114] ・Cushing症候群の精神症状の中で抑うつ気分が最も多い． ・自殺念慮を伴うことが多いことに注意する．
	・高揚気分 ・易怒性	**双極症** [p.140]
	・幻覚	**統合失調症** [p.78] ・幻覚の中でも幻視が多い．Cushing症候群では妄想はまれとされている．

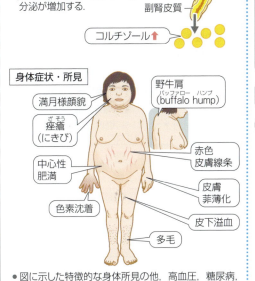

身体症状・所見: 満月様顔貌，野牛肩（buffalo hump），痤瘡（にきび），中心性肥満，色素沈着，赤色皮膚線条，皮膚菲薄化，皮下溢血，多毛

- 図に示した特徴的な身体所見の他，高血圧，糖尿病，骨粗鬆症などがみられる．

精神症状に対する治療
- 対症療法として抗うつ薬を使用することがあるが，効果は低い．Cushing症候群自体の治療が重要である．

中枢神経ループスに注意
全身性エリテマトーデス（SLE）の精神症状

- SLE〔病⑥p.94〕は，代表的な膠原病の1つで，若年女性に好発する．皮膚をはじめ，様々な臓器障害をきたす．中枢神経が障害されると多彩な精神症状が生じ，中枢神経ループスあるいは神経精神ループス（NPSLE）とよばれる．

病態	精神症状	鑑別を要する精神疾患
・自己抗体により形成される免疫複合体が沈着するⅢ型アレルギーにより，様々な組織が障害される．	・抑うつ気分 ・感情不安定 ・睡眠障害 ・自殺念慮	**うつ病** [p.114] ・SLE患者で最も多い精神症状で，約17%にみられる．
	・幻覚 ・妄想	**統合失調症** [p.78] ・SLE患者の約5%でみられる．
	・躁状態（高揚気分など）	**双極症** [p.140] ・SLEの治療として用いるグルココルチコイド使用中に多い．

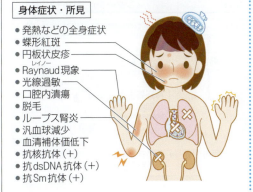

身体症状・所見: 発熱などの全身症状，蝶形紅斑，円板状皮疹，Raynaud現象，光線過敏，口腔内潰瘍，脱毛，ループス腎炎，汎血球減少，血清補体価低下，抗核抗体（+），抗dsDNA抗体（+），抗Sm抗体（+）

精神症状に対する治療
- 問題となる精神症状に合わせて，抗うつ薬や抗精神病薬による対症療法を行う．精神症状に対する支持的精神療法，心理教育も重要である．
- SLEの治療薬として使用されるグルココルチコイドの副作用で精神症状が誘発される場合もある〔p.332〕．グルココルチコイドが原因と考えられる場合は，免疫抑制薬などへの切り換えを検討する．

- 満月様顔貌：moon face ● 痤瘡：acne ● 易刺激性／易怒性：irritability ● 統合失調症：schizophrenia ● 神経精神ループス（NPSLE）：neuropsychiatric syndrome of systemic lupus erythematosus ● 全身性エリテマトーデス（SLE）：systemic lupus erythematosus ● 蝶形紅斑：butterfly erythema ● 光線過敏：photosensitivity ● 汎血球減少：pancytopenia ● 抗二本鎖DNA（dsDNA）抗体：anti-double-stranded DNA antibody ● 抗Sm抗体：anti-smith antibody ● 躁状態：manic state

医薬品による精神症状

ドパミンなどの神経伝達物質に関連
幻覚・妄想をきたす主な医薬品

- 薬物が脳内の神経伝達物質（ドパミン，セロトニン，ノルアドレナリンなど）の作用に影響を与えることで，幻覚・妄想をきたす．

幻覚・妄想をきたす主な医薬品
- Parkinson病治療薬
  - レボドパ
  - ドパミン受容体作動薬
  - MAO-B阻害薬
  - COMT阻害薬
- ADHD治療薬
  - メチルフェニデート
- インターフェロン製剤
- グルココルチコイド
- 抗インフルエンザ薬
  - オセルタミビルなど

Parkinson病治療薬による幻覚・妄想の機序

- Parkinson病治療薬は，ドパミン作用を促進する．ドパミン経路のうち，黒質線条体系を活性化することでParkinson病の症状（振戦など〔病⑦p.342〕）を改善する一方で，中脳辺縁系の機能過剰によって幻覚・妄想をきたす．

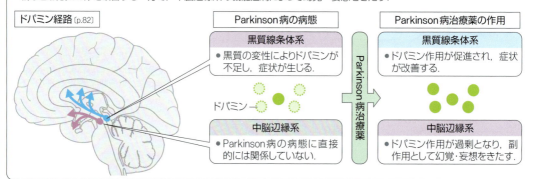

Parkinson病はドパミンの不足，統合失調症はドパミンの過剰が問題となる疾患で，ドパミンは逆方向に関わっています．このため，治療薬の効果と副作用も逆方向になり，ドパミン作用を促進するParkinson病治療薬では副作用として幻覚・妄想（統合失調症様の症状）が，ドパミン作用を抑制する抗精神病薬では副作用として錐体外路症状（Parkinson病様の症状）が問題となります〔p.384〕．

医師

うつ病の病態に関連した部位に作用する
抑うつ症状をきたす主な医薬品

- 薬物が脳内のモノアミン（セロトニンなど）や，脳由来神経栄養因子（BDNF）の作用を抑制することで抑うつ症状が生じる．
- モノアミンやBDNFは，うつ病の病態に関係している〔p.117〕．
- 各薬物が抑うつ症状をきたす機序として想定されているものを示す．

抑うつ症状をきたす主な医薬品
- モノアミン枯渇薬
  - レセルピン
- グルココルチコイド
- インターフェロン製剤
- β受容体遮断薬
- H_2受容体拮抗薬

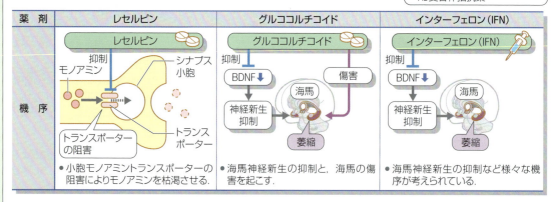

- グルココルチコイドによる抑うつ症状は長期投与時に出現しやすい．一方，投与開始時や大量投与時には妄想・幻覚，せん妄が出現しやすい．

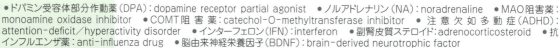

- ドパミン受容体部分作動薬（DPA）：dopamine receptor partial agonist ・ノルアドレナリン（NA）：noradrenaline ・MAO阻害薬：monoamine oxidase inhibitor ・COMT阻害薬：catechol-O-methyltransferase inhibitor ・注意欠如多動症（ADHD）：attention-deficit／hyperactivity disorder ・インターフェロン（IFN）：interferon ・副腎皮質ステロイド：adrenocorticosteroid ・抗インフルエンザ薬：anti-influenza drug ・脳由来神経栄養因子（BDNF）：brain-derived neurotrophic factor

不眠をきたす主な医薬品

■ 神経伝達物質への影響，概日リズムの乱れ

- 薬物が概日リズムを乱すことや，脳内の神経伝達物質へ作用することにより，不眠をきたす．

不眠をきたす主な医薬品
- グルココルチコイド
- α₂受容体刺激薬*
- Parkinson病治療薬
  - レボドパ*
  - ドパミン受容体作動薬
- β受容体遮断薬*
- テオフィリン
- インターフェロン
- イソニアジド

*睡眠に関連した副作用として，悪夢が特徴である．

副腎皮質ステロイドによる不眠の機序

- グルココルチコイド（コルチゾール）は，生理的な分泌濃度に日内変動（概日リズム）があり，早朝に高く，夜間に低い．
- グルココルチコイドを治療として外因性に投与すると，概日リズムが乱れ，不眠をきたす．

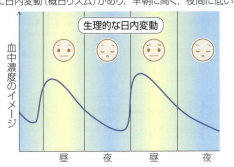

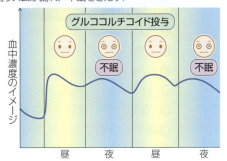

- 原疾患の治療上可能であれば，グルココルチコイドは朝の投与量を増やし，夕・夜の投与量を減らすと，睡眠への影響を軽減できる．

- 睡眠薬・抗不安薬として使用されるベンゾジアゼピン系薬は，身体依存を形成し，急な中断により離脱症状として反跳性不眠をきたす〔p.273W〕．

Supplement

悪性症候群

- 悪性症候群は，様々な薬物によって起こる，発熱，意識障害，錐体外路症状，自律神経症状を主徴とした重篤な副作用である．
- 抗精神病薬使用中に起こるものが圧倒的に多いが，抗うつ薬，気分安定薬の使用中，あるいはParkinson病治療薬（レボドパ）の中断時にも発症する．
- 重症例では死亡することもあるため，迅速な対応が必要である．

原因となる薬物
- 抗精神病薬
- Parkinson病治療薬（レボドパなど）の中断
- 抗うつ薬
- 気分安定薬
- 認知症治療薬
- 制吐薬

※急激で強力なドパミン受容体遮断，あるいはドパミンとセロトニンなどのバランス障害が関与すると考えられている．

悪性症候群

高熱	ときに40℃以上	
精神症状	意識障害・昏迷	
自律神経症状	発汗・流涎（よだれ）・頻脈 など	
錐体外路症状	筋強剛（固縮）・振戦 など	
検査所見	白血球↑・CK↑	

- 治療が遅れると死亡することがある．
- DIC〔病⑤p.289〕
- 腎不全
- ミオグロビン尿
- 横紋筋融解症

治療
- 抗精神病薬の中止
- 身体管理（輸液，身体の冷却）
- ダントロレン投与
- ブロモクリプチン投与
- 電気けいれん療法（ECT）

- β〔受容体〕遮断薬：β-〔adrenoceptor〕blocker ● H₂受容体拮抗薬（H₂RA）：H₂ receptor antagonist ● 海馬：hippocampus ● 概日リズム：circadian rhythm ● 不眠〔症〕：insomnia ● ベンゾジアゼピン（BZ）系薬：benzodiazepine ● 悪性症候群：neuroleptic malignant syndrome ● 錐体外路症状：extrapyramidal symptom ● クレアチンキナーゼ（CK）：creatine kinase ● 播種性血管内凝固（DIC）：disseminated intravascular coagulation ● 電気けいれん療法（ECT）：electroconvulsive therapy

せん妄

監修　安田 和幸

intro. 身体的な因子によって起こる精神障害である．軽度～中等度で変動する意識混濁を基盤に，注意障害，見当識障害，知覚障害（錯覚・幻覚），思考障害をきたす．意識障害（意識内容の障害，意識変容）の1つである(p.47)．症状は短時間で変動する．入院患者の10～30％（術後では約50％，ICUでは約80％）にみられ，コンサルテーション・リエゾン精神医学(p.374)の対象となることが多い病態である．

MINIMUM ESSENCE　　　　　　　　　　　　　　　delirium

❶高齢者の**入院中**，**夜間**に好発する．　　　　　　　　　　〈特に術後やICU〉
❷一見正常にみえるが，なんとなく反応が鈍い．　　　　　　〈軽度の意識障害〉
❸ささいな単語の言い間違いが増える．　　　　　　　　　　〈注意障害〉
❹日付や今いる場所，状況がわからない．　　　　　　　　　〈見当識障害〉
❺（実際はない状況で）虫がいる，大勢の人が入ってきたなどという．〈錯覚・幻覚〉
❻廊下を徘徊する，点滴ラインを抜く，易怒性がみられる．　〈不穏・興奮〉
❼数時間後にはほぼ平常状態となり，不穏・興奮時のことは覚えていない．〈症状の変動〉
➡ せん妄 を考える．

治療
- 昼夜のリズムをつける，日中の適度な活動，家族との面会などの**環境調整**を行う．
- 不穏・興奮に対しては，**抗精神病薬**（**リスペリドン**など）を投与する．

補足事項
- 不穏・興奮をきたす過活動型の他，低活動型，混合型に病型分類される〔次項〕．
- せん妄が生じると，転倒や，点滴抜去などのリスクが上がり，入院期間延長や身体的予後の悪化，医療者側の病棟管理負担の増加にもつながる．予防と早期対応が重要である．

せん妄の分類　活動性で分ける

- せん妄は，活動性が亢進する過活動型，低下する低活動型，および混合型に分けられる．

分類	活動性	解説	特徴
過活動型	高活動性低（グラフ）	・活動性が亢進し，易怒性，攻撃性が増加する． ・不穏・興奮が臨床上の問題となりやすい．	・徘徊や，身体的治療・検査への協力が得られなくなることが問題となりやすい． ・認知症や精神症と鑑別を要する．
低活動型	高活動性低（グラフ）	・活動性が低下し，無気力，不活発，発話や体動の減少がみられる．	・医療者側からは特に問題となるような行動はみられにくく，見逃されやすい． ・終末期がん患者に多い． ・認知症やうつ病と鑑別を要する．
混合型	高活動性低（グラフ）	・過活動型と低活動型の症状が短時間で入れ替わる．または，活動性は正常範囲だが，注意障害や見当識障害などを認める．	・ICUで頻度が高い病型である．

せん妄というと，不穏や興奮が目立ち，治療的介入の対象になりやすい過活動型をイメージしがちです．低活動型は，"手がかからない"ため見逃されやすいですが，介入すべき重要な病態の1つです．
医師

●せん妄：delirium　●集中治療室（ICU）：intensive care unit　●抗精神病薬：antipsychotics　●リスペリドン：risperidone　●易刺激性／易怒性：irritability　●徘徊：wandering　●認知症：dementia　●精神症：psychotic disorder　●無気力：abulia

突然，人が変わったようになる
せん妄の症状

- せん妄とは，軽度〜中等度で変動する意識混濁〔p.46〕を基盤に，様々な精神機能障害を伴う状態である．
- 入院中の高齢者に急に発症し，症状が短期間で変動する特徴がある．

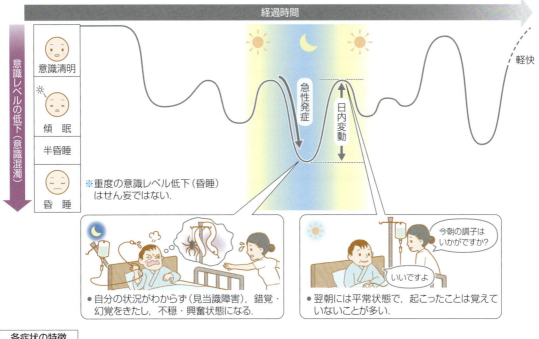

各症状の特徴

- せん妄では，精神機能の障害により様々な症状がみられる．

- この他，睡眠・覚醒周期の障害（夜間の不眠，日中の傾眠），情動の障害（急に泣く・怒る，抑うつ気分，アパシー〔p.66W〕）などがみられる．

- 注意障害：attentional impairment ● 見当識障害：disorientation ● 錯覚：illusion ● 幻覚：hallucination ● 不穏：restlessness ● 興奮：agitation ● 無気力症／アパシー：apathy

身体疾患と精神症状　せん妄

修正可能なものと不可能なもの
せん妄の発症因子

- せん妄には，準備因子，直接因子，誘発因子の3つが関与して発症する．
- 準備因子は患者が元来もっているとされる因子で修正は困難なため，直接因子や誘発因子に介入し，治療や予防ケアをしていく必要がある．

修正不可能

準備因子
- 高齢
- 頭部疾患の既往（脳梗塞・脳出血・頭部外傷など）
- 認知機能障害　● せん妄の既往　など

※これらを有する患者は，せん妄発症リスクが高い．

＊リスク評価のためにこれらの有無を確認することが重要である．

修正可能

直接因子
- 様々な身体疾患
  - 中枢神経疾患　● 内分泌・代謝疾患
  - 低酸素症　● 感染症
  - 悪性腫瘍　● 貧血　● 電解質異常　など
- 薬物・アルコール中毒，離脱
- 薬剤
  - ベンゾジアゼピン系薬　● オピオイド鎮痛薬
  - 抗コリン薬　● ステロイド
  - 三環系抗うつ薬　● ドパミン受容体作動薬
  　　　　　　　　　　など

誘発因子

感覚的要因	環境的要因	睡眠関連要因	身体的要因	精神的要因
● 視力・聴力低下	● 入院，ICU入室 ● 明るさ，騒音	● 不眠 ● 睡眠リズムの乱れ ● 睡眠関連障害	● 疼痛・脱水・低栄養 ● 動作の妨げ（点滴，ドレーン，拘束類）	● 心理的ストレス ● 不安，抑うつ

せん妄の発症は，よく，焚き火に例えられます．準備因子を薪，直接因子を火（ライター），誘発因子をオイルとすると，薪に火がつけば焚き火ができます．その状態をせん妄状態とします．そこにオイルを注げばさらに勢いよく燃えますね．それが誘発因子のイメージです．薪とオイルだけでは火はつきませんので，せん妄には直接因子が大きく関わっていることがわかります．

 医師

予防が大事
せん妄の対応

- せん妄に対しては，発症因子を把握し，予防的介入を行うことが重要である．
- 発症（特に不穏・興奮）してしまった場合には，身体的障害を防止することを目的に，静穏化・鎮静が必要になる．

- せん妄：delirium　● 準備因子：predisposing factor　● 直接因子：precipitating factor　● 誘発因子：facilitating factor　● 認知機能障害：cognitive dysfunction　● 感染症：infectious disease　● 悪性腫瘍：malignant tumor　● アルコール中毒：alcohol intoxication　● ベンゾジアゼピン（BZ）系薬：benzodiazepine　● オピオイド：opioid　● 抗コリン薬：anticholinergic agent　● 三環系抗うつ薬：tricyclic antidepressant　● 集中治療室（ICU）：intensive care unit　● 疼痛：pain　● 脱水：dehydration

まずは環境調整
予防的介入

- せん妄への予防的介入は，修正可能な因子である直接因子・誘発因子への対応が中心となる．
- 特に，誘発因子は環境調整といった少しの工夫で修正できるものも多くあるため，常に意識して取り組む．
- 準備因子を有するハイリスク患者（高齢，せん妄の既往など）が入院した際は，より積極的に予防的介入を行う．

病室での介入例（環境調整）

感覚的要因
- 補聴器，眼鏡，入れ歯などの補助具を使用
- 大きな声でゆっくり話す

精神的要因
- 家族や友人の面会*
- 医療者からの昼間の声掛け
- 使い慣れた物品を病室に飾る

睡眠関連要因
- 昼間は明るく，夜は薄暗く**
- 夜間の医療行為は避ける
- 日中の適度な刺激
- せん妄予防・睡眠リズム不良の改善として投薬を検討
  - リスペリドン，クエチアピン（せん妄予防）
  - ラメルテオン（睡眠薬）
- ベンゾジアゼピン受容体作動薬(p.392)を使用している場合は中止する．

*面会や付き添いの協力により，患者の不安の軽減や安心できる環境づくりを目指す．（ケアの代行者や監視役ではない．）
**真っ暗にすることは，場所の見当識を低下させ，不安を増すため避ける．

安全の確保
- せん妄発症に備えて，安全対策をしておく
  - ラインやドレーン類の整理（刺激軽減）
  - 周囲の危険物除去
  - ベッド柵設置
  - 離床マット，体動感知センサーの設置
  など

身体的要因
- 疼痛コントロール，補液
- 早期離床・リハビリ
- 必要最小限のルートやドレーン

環境的要因
- カレンダーや時計を置き，見当識の確認を行う
- 刺激軽減のため，モニター音などの騒音カット
- 食事，入浴，トイレのときに病室を離れる

- 直接因子への介入として，使用薬物の見直しなどがある．入院原因となっている身体疾患の治療を適切に行うことは当然必要である．
- また，せん妄を発症した患者をみた家族の心理的苦痛にも配慮し，経過や対処法について丁寧に説明，サポートする．

● 見当識：orientation　　● リスペリドン：risperidone　　● クエチアピン：quetiapine　　● ラメルテオン：ramelteon

ハイリスク環境
ICUせん妄

- ICUは，せん妄の発症要因が多くそろう環境であり，ICU入室患者の約80％がせん妄を経験するともいわれる．
- 不穏・興奮となり，気管チューブ，点滴ライン，ドレーンなどの自己抜去が起こると，身体治療や生命維持に重大な支障をきたす．
- ICUでも，可能な限りの環境調整を行い，せん妄を予防することが重要である．

せん妄を引き起こしやすいICU環境の特徴	環境づくりの対策例
	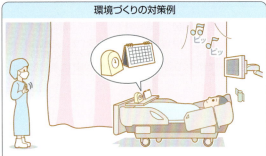
・昼夜区別のない明るさ ・まわりに音を出す機械が多い ・家族や友人との面会謝絶 ・医療スタッフとの接触不足 ・見当識に関わる情報不足　　　　など	・昼は明るく，夜は薄暗くするなど昼夜の区別をつける ・環境音楽（BGM）を流すなど騒音対策をする ・面会をできる限り許容する ・医療スタッフとの接触の機会を増やす（定期的な声掛けなど） ・時計やカレンダーを置いたり，テレビやラジオをつけたりする　　　　など

24時間体制で集中治療が可能というICUの機能上，誘発因子が多くなってしまうことは仕方のない面もあります．全身状態が落ち着いたら**なるべく早く一般病棟へ移る（ICUを退室する）**ことが，最も重要です．

まずは安全確保
不穏・興奮時の対応

- せん妄により不穏や興奮を起こしている場合には，安全の確保を行いつつ，薬物による静穏化・鎮静が必要になる．

安全の確保

- 点滴やルート等の自己抜去に注意！なるべく視野に入らない工夫をする
- 転倒に注意！ベッド柵を取りつけて転倒防止対策を行う
- 離床センサーの設置
- 障害物や危険物（刃物など）の除去
- 危険なほど暴れる際には，抑制帯の使用も検討しておく＊

＊緊急時に本人からの同意が得られない場合に備えて，抑制帯の使用など拘束が必要になる行為については，家族の同意を確認しておく．

薬物療法

経口投与不可
- 興奮が著しい，拒薬時など
  - ハロペリドール
    （静注・筋注）　　など

経口投与可
- 興奮を伴う場合
  - リスペリドン
  - クエチアピン
    （糖尿病には禁忌）　　など
- 興奮を伴わない場合
  - トラゾドン
  - ミアンセリン　　など

その他
- 追加で鎮静が必要なとき
  - ミダゾラム
    （静注，呼吸抑制に注意）

- 集中治療室（ICU）：intensive care unit　● せん妄：delirium　● 不穏：restlessness　● 興奮：agitation　● 薬物療法：pharmacotherapy　● 糖尿病（DM）：diabetes mellitus　● 振戦せん妄：delirium tremens　● アルコール離脱せん妄：alcohol withdrawal delirium

Supplement

振戦せん妄（アルコール離脱せん妄）

- 日常的に大量飲酒を続けていた人が，何らかの原因（入院や衰弱など）で急に断酒・減量した際に生じるせん妄状態を，振戦せん妄（アルコール離脱せん妄）という．
- 他のせん妄と異なり，治療でベンゾジアゼピン系薬（通常のせん妄では直接因子となる）が投与される．
- 断酒後2～3日で生じることが多く，栄養障害や身体疾患などの合併がなければ，一週間ほどで回復する．

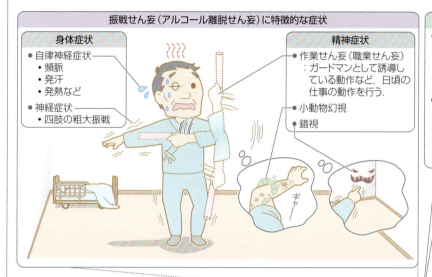

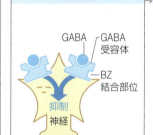

最終飲酒から24時間以内のできるだけ早期（早期離脱症状〔p.300〕がみられ始めた段階）に，ベンゾジアゼピン系薬やビタミンB₁の投与を開始することで，けいれん発作や振戦せん妄など重篤な離脱症状の発症を未然に防ぐことができるといわれています．　医師

- Wernicke-Korsakoff症候群，ペラグラなどの身体合併症予防・治療としてビタミンB₁を含むビタミンB群の投与を行う〔p.306〕．
- また，脱水や低血糖などに対する全身管理として，適宜補液や高カロリー・高炭水化物食（再栄養（refeeding）症候群に注意）などを行う．
- 振戦せん妄の最善の治療は予防といわれており，入院の時点で飲酒歴やアルコール依存症診断の有無などアルコール離脱のリスクを評価し，早期からの介入を心がける．

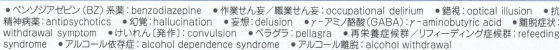

検査

精神科医療における検査

総論

監修 酒井 佳永

2つの視点
診断的評価と心理アセスメント

- 検査は患者の状態を評価するために行われるものであり，精神科医療における評価の視点には，診断的評価と心理アセスメントがある．

診断的評価
- 疾患を特定することが主な目的である．
- 基本的には面接を通じて得られた情報と，各種診断基準を照らし合わせることで行われる(p.34)．
- このため，検査は，診断においては補助的な役割を果たす(精神疾患の診断を確定させるための検査はない)．

心理アセスメント
- 心理的要因・社会的要因(p.11)を含めて患者の全体像を評価することが目的である．
- 精神科医療では，単に診断を下すのみではなく，どのような因子が患者に影響しているかを評価する必要がある．
- このため，神経心理学的検査，心理検査，症状評価尺度といった，精神科医療特有の検査がある．

精神科医：診断は○○となります

患者

心理師：パーソナリティの特徴から，△△がストレスになりやすいでしょう

- 診断的評価と，心理アセスメントにより，より個別化した，適切な治療・サポートを行うことができる．

- なお，診断的評価と心理アセスメントは，完全に分けられるものではなく重なる部分も多い．

診断の補助，治療法の選択，効果判定，スクリーニング
検査の目的と種類

- 精神科医療における検査の目的は大きく次のように分けられる．

❶診断の補助	❷治療法の選択	❸効果判定	❹スクリーニング
・身体疾患による精神症状(p.325)を除外する． ・精神疾患の診断の参考所見となる． 気分が落ち込んで… TC正常 FT4正常 甲状腺機能低下はなさそうだ	・各患者に適した治療法を選択するために，必要な情報を得る． 再発防止にはコーピングスキル(p.17)を高めていくことが重要かもしれない．	・症状の重症度を定量化することで，治療前後や経時的な変化を比較する． ハミルトンうつ病評価尺度 20点(重症) → ハミルトンうつ病評価尺度 12点(軽症) 治療前 治療後	・疾患の自覚がない人や，発症リスクが高い人を発見する． ストレス低 ストレス低 ストレス高

検査の種類

検査の種類		概要
身体的検査 [p.341]	検体検査	血液，髄液，尿などに含まれる物質を調べる．
	生理学的検査	脳波や心電図により身体生理機能を調べる．
	画像検査	脳の形態(CT，MRIなど)や，機能(PETなど)を調べる．
神経心理学的検査 [p.345]		認知機能，高次脳機能を調べる．
心理検査 [p.349]		性格や知能などの個人の特性を調べる．
症状評価尺度 [p.361]		精神症状を定量化する．

+α もっとわかる

- コンピュータ断層撮影〔法〕(CT)：computed tomography　●磁気共鳴画像〔法〕(MRI)：magnetic resonance imaging　●ポジトロン断層撮影法(PET)：positron emission tomography　●アスパラギン酸アミノ基転移酵素(AST)：aspartate aminotransferase　●アラニンアミノ基転移酵素(ALT)：alanine aminotransferase　●γ-グルタミルトランスフェラーゼ(γ-GT)：γ-glutamyl transferase　●クレアチニン(Cr)：creatinine　●血中尿素窒素(BUN)：blood urea nitrogen　●遊離T3(FT3)：free T3

精神科領域の身体的検査

監修
安田 和幸

除外診断や，薬物の安全使用のために行う
血液検査

- 血液検査は，身体疾患による精神症状〔p.324〕を除外するために重要な検査である．
- また，向精神薬〔p.378W〕の副作用として肝機能障害，腎機能障害が生じることがある．肝機能障害や腎機能障害があると，薬物の代謝・排泄に影響するため，薬物の選択や投与量の決定を慎重に行う必要がある．

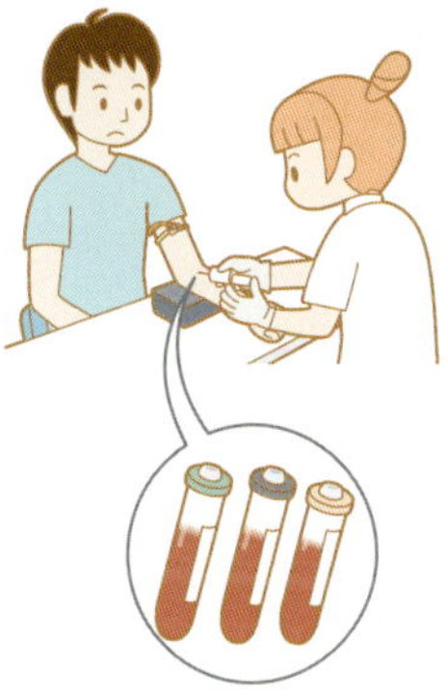

主な検査項目	考慮すべき主な疾患，状態
血糖値，HbA1c	• 低血糖による意識障害 • 副作用評価（特に非定型抗精神病薬による高血糖〔p.385〕）
電解質（Na，Ca）	• 電解質異常による意識障害，錯乱
肝機能（AST，ALT，γ-GT）	• 肝機能障害 • 副作用評価
腎機能（Cr，BUN，eGFR）	• 腎機能障害 • 副作用評価
甲状腺機能（FT_3，FT_4，TSH）	• 甲状腺機能亢進症〔病③p.244〕 • 甲状腺機能低下症〔病③p.254〕
炎症所見（白血球数，CRP）	• 脳炎〔病⑦p.402〕 • 髄膜炎
CK	• 悪性症候群〔p.333〕
抗核抗体，リウマトイド因子	• SLEなどの膠原病〔病⑥p.64〕
ビタミンB_1	• アルコール使用症〔p.298〕（Wernicke（ウェルニッケ）脳症〔病⑦p.399〕）

治療薬物モニタリング（TDM）

- TDMとは，薬物が適切な治療効果を発揮し，副作用を発現しないような用量調節を行うために，血中の薬物濃度を測定することをいう．
- 精神疾患に使用する薬物のうち，TDMの対象となる主な薬物を挙げる．

適応疾患	TDMの対象薬物
統合失調症	• ハロペリドール • クロザピン
双極症	• 炭酸リチウム〔p.391〕 • バルプロ酸 • カルバマゼピン

脳炎や髄膜炎を鑑別するために行う
髄液検査

- 髄液検査は，血液検査や画像検査に比べると侵襲性が高い〔病⑦p.566〕．
- このため，精神症状や他の所見から，脳炎や髄膜炎などが疑われる場合に，鑑別診断，除外診断のために施行する．

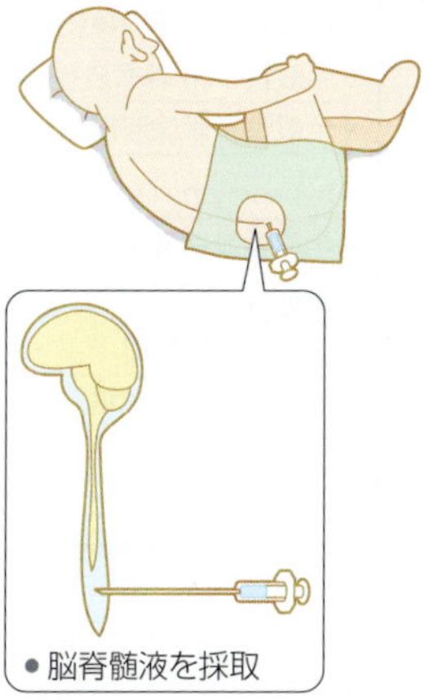

髄液所見	鑑別に挙がる疾患
髄液圧↑，細胞数↑，蛋白↑，糖変化	• 髄膜炎〔病⑦p.403〕 • 単純ヘルペス脳炎〔病⑦p.412〕
抗NMDA受容体抗体陽性	• 抗NMDA受容体抗体脳炎〔p.329〕
IgG index〔病⑦p.566W〕↑	• 多発性硬化症（MS）〔病⑦p.320〕 • SLE〔病⑥p.94〕 • 神経梅毒〔病⑥p.261〕 • 亜急性硬化性全脳炎〔病⑦p.418〕
神経特異エノラーゼ（NSE）↑	• Creutzfeldt-Jakob（クロイツフェルト-ヤコブ）病〔病⑦p.421〕
リン酸化タウ蛋白↑	• Alzheimer（アルツハイマー）型認知症

• 遊離T_4（FT_4）：free T_4 • 甲状腺刺激ホルモン（TSH）：thyroid-stimulating hormone • C反応性蛋白（CRP）：C-reactive protein • クレアチンキナーゼ（CK）：creatine kinase • 全身性エリテマトーデス（SLE）：systemic lupus erythematosus • 治療薬物〔血中濃度〕モニタリング（TDM）：therapeutic drug monitoring • *N*-メチル-D-アスパラギン酸（NMDA）：*N*-methyl-D-aspartate • 免疫グロブリンG（IgG）：immunoglobulin G • 多発性硬化症（MS）：multiple sclerosis • 神経特異性エノラーゼ（NSE）：neuron specific enolase

一般検査として，薬物検出検体として
尿検査

- 尿検査は，糖尿病や腎障害の有無などを検出するために一般的に行われる．
- 乱用薬物のスクリーニングも，尿検査で行うことができる．

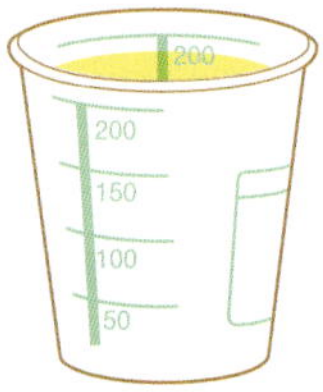

主な検査項目	考慮すべき主な疾患，状態
尿　糖	● 糖尿病
尿蛋白	● 腎障害
尿潜血	● 腎障害　● 尿路の疾患（腫瘍，結石など）

[尿中薬物スクリーニング]

- 尿中に排泄された薬物（またはその代謝産物）を検出することができ，医学的な診断や司法領域で利用される．
- 複数の薬物を簡便・迅速にスクリーニングできる検査キットがある．

対象となる主な乱用薬物

- モルヒネ類　● オキシコドン類　● コカイン類　● 大麻
- フェンシクリジン類
- メタンフェタミン類　● アンフェタミン類
- バルビツール酸　● ベンゾジアゼピン系薬
- プロポキシフェン類　● 三環系抗うつ薬

検査キットの例（シグニファイ™ER）

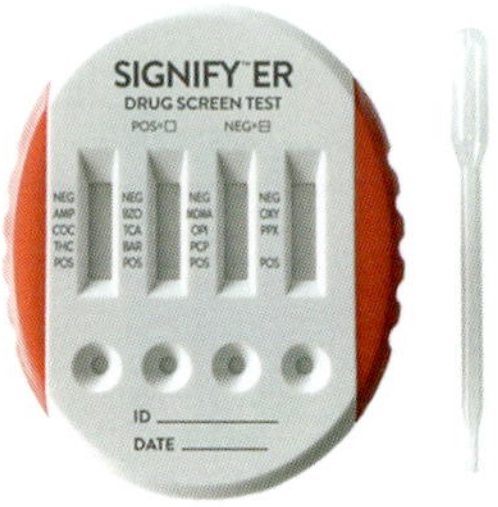

写真提供：シスメックス株式会社

てんかんの他にも診断に役立つ
脳波検査

- 血液検査や画像検査では異常をとらえられないような器質的疾患でも，脳波検査によって異常を検出できる場合がある．
- 代表例がてんかんであるが，その他にも，脳波に異常をきたす器質的疾患があり，外因性の精神症状を除外するために役立つ検査である．
- 脳波検査の原理や所見については『病気がみえる vol.7 脳・神経』p.567 を参照のこと．

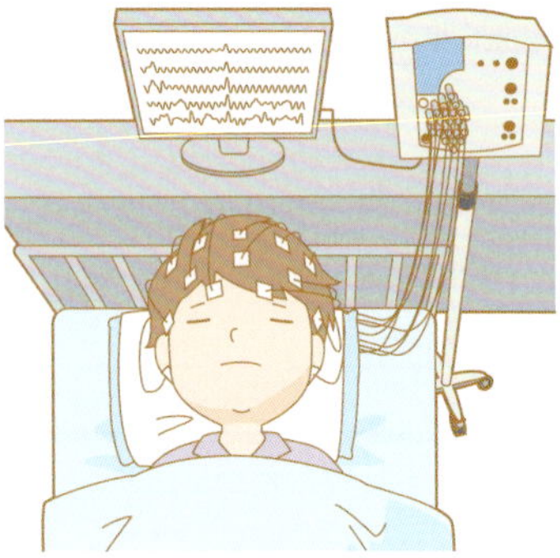

脳波検査が診断に役立つ疾患		所　見
てんかん（代表的なもの〔病⑦p.456〕）	中心・側頭部棘波を示す小児てんかん	● ローランド鋭波
	側頭葉てんかん	● 片側前側頭部の棘波
	欠神てんかん	● 全般性 3 Hz 棘徐波複合
	若年ミオクロニーてんかん	● 全般性多棘徐波複合
	West（ウエスト）症候群	● hypsarrythmia（ヒプスアリスミア）
	Lennox（レノックス）-Gastaut（ガストー）症候群	● 全般性棘徐波複合
単純ヘルペス脳炎〔病⑦p.412〕		● 周期性一側性てんかん型放電
亜急性硬化性全脳炎〔病⑦p.418〕		● 周期性同期性放電
Creutzfeldt（クロイツフェルト）-Jakob（ヤコブ）病〔病⑦p.421〕		
器質的な原因による意識障害〔病⑦p.549〕		● 基礎律動の徐波化

- この他，覚醒・睡眠状態の評価もでき，睡眠障害に関連した検査（PSG〔p.272〕）の1項目として脳波検査が行われる．
- また，認知症，せん妄，意識障害の鑑別に脳波検査における基礎律動を参考にする場合がある．

+α もっとわかる

● 尿検査：urinalysis／urine analysis　● 糖尿病（DM）：diabetes mellitus　● 腎障害：nephropathy／renal disorder／kidney injury　● 尿糖：urinary glucose　● 尿蛋白：urinary protein　● 尿潜血：occult hematuria　● 脳波検査（EEG）：electroencephalographic examination　● 器質的疾患：organic disease　● てんかん：epilepsy　● 睡眠ポリグラフ検査（PSG）：polysomnography　● 画像検査：imaging test　● 近赤外線スペクトロスコピー（NIRS）：near-infrared spectroscopy　● コンピュータ断層撮影〔法〕（CT）：computed tomography

画像検査
脳の形態,機能を可視化する

- 精神科領域で行われる画像検査は,精神症状との関連が強い脳に関するものが中心である.
- 主な目的は,器質的な疾患の診断あるいは除外である.
- 近赤外線スペクトロスコピー(NIRS)〔p.344〕は,内因性の精神疾患同士(うつ病と,双極症や統合失調症)の鑑別に役立つ所見が得られる.

	検査	概要	主な対象疾患
形態評価 虚血,出血,占拠性病変,萎縮,炎症などの形態や性状の変化を評価	CT	・X線を利用して,脳の断面像を得る. ・MRIに比べて迅速に施行できるため緊急時に適している(ただし,急性期脳梗塞は評価しにくい).	・脳血管障害 ・脳腫瘍 ・認知症 ・慢性硬膜下血腫
	MRI	・磁気共鳴現象を利用して,脳の断面像を得る. ・CTよりも構造や性状変化を詳細に描出できる.	・脳血管障害 ・脳腫瘍 ・認知症 ・多発性硬化症
機能評価 代謝,血流量,受容体の発現量などを評価	PET,SPECT	・放射性同位体で標識した物質を投与し,その取り込み,集積の状態を画像化する. ・PET:酸素を標識して血流を,糖を標識して代謝を,受容体に親和性が高い物質を標識することでその発現量や分布を描出できる.	・血流評価:認知症の鑑別 ・代謝評価:脳腫瘍 ・ドパミントランスポーターシンチグラフィ: Parkinson病(パーキンソン),Lewy小体型認知症(レビー) ・アミロイドイメージング: Alzheimer型認知症(アルツハイマー)
	近赤外線スペクトロスコピー(NIRS)	・近赤外線を利用して,血液中の酸素化ヘモグロビン濃度の変化を調べる.	・うつ病 ・双極症 ・統合失調症

- この他,機能的MRI(fMRI)は,脳の各部位の神経活動の程度を画像化することができる.治療前後の変化の評価や,各種課題遂行や運動に関与する脳の部位と機能の解明などに利用されている.

> 器質的な疾患の"診断"が目的か"除外"が目的かは,検査前に器質的な疾患の存在をどれくらい疑っているかの違いで,内因性の精神疾患と鑑別するという点では同じで厳密に区別する意義はあまりありません.症状や診察,他の検査から,器質的疾患の可能性が高いと考えた場合は"診断",可能性は低いが確実に否定しておく必要がある場合は"除外"といった具合に使い分けます.
>
> 医師

- 脳血管障害:cerebrovascular disease　● 脳腫瘍:brain tumor　● 認知症:dementia　● 慢性硬膜下血腫:chronic subdural hematoma　● 磁気共鳴画像〔法〕(MRI):magnetic resonance imaging　● ポジトロン断層撮影法(PET):positron emission tomography　● 単一光子放射コンピュータ断層撮影(SPECT):single photon emission computed tomography　● ドパミントランスポーター:dopamine transporter　● 機能的MRI(fMRI):functional magnetic resonance imaging

Advanced Study
近赤外線スペクトロスコピー（NIRS）

- 近赤外線スペクトロスコピー（NIRS）は，近赤外線を吸収しやすいヘモグロビンの特徴を利用し，頭皮から近赤外線を照射して酸素化・脱酸素化ヘモグロビンの変化を測定・画像化し，脳活動に伴う血流動態を評価する検査である．
- 画像検査の多くが器質性脳疾患の除外のために利用される中で，NIRSは抑うつ状態の鑑別補助のために用いられる．

NIRSの概要

目的
- 抑うつ状態の鑑別の参考

NIRSの対象となる患者
- ①〜③を全て満たす場合
  ① 治療抵抗性のうつ病患者で，抑うつ状態にある．
  ② 双極症や統合失調症との鑑別を必要とする．
  ③ 器質的疾患を除外されている．

検査のながれ

- 近赤外線を送受光するプローブを前頭部に装着する．
- 酸素化ヘモグロビン濃度の測定を開始する．
- 脳を活性化させるための課題を行いながら測定し，酸素化ヘモグロビン濃度の変化をみる．
- 課題終了後の酸素化ヘモグロビン濃度の変化をみる．

課題
- 前頭葉の機能をみる流暢性課題（特定の頭文字で始まる単語をなるべく多く挙げさせる）がよく用いられる．

NIRSの原理

近赤外線の送受光
- 頭皮から照射された近赤外線は，生体内を散乱しながら通過し，約3cm離れた位置で反射光が検出される．

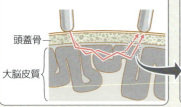

ヘモグロビンによる近赤外線吸収
- 大脳皮質表面にある毛細血管中の酸素化ヘモグロビンが，一定波長の近赤外線を吸収するので，吸収された光量（検出される光量）を測定する．

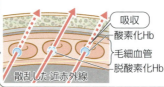

血流変化の測定
- 酸素化ヘモグロビン濃度をもとにトポグラフィー表示やNIRS波形を介して経時的変化をみることで，大脳皮質の血流量の変化がわかる．

各疾患におけるNIRS波形のパターン

- 流暢性課題を行うことにより前頭葉が活性化され，正常であれば前頭葉の脳血流は増加し，それに伴い酸素化ヘモグロビン濃度も増加する．
- 疾患ごとに前頭葉の働きが正常とは異なり，特徴的な脳血流の変化パターンを示す．

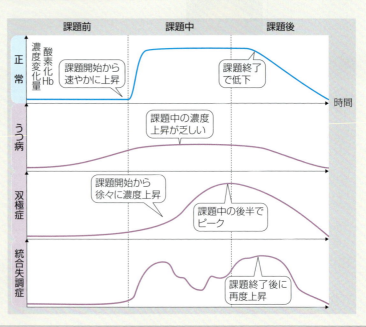

- 近赤外線スペクトロスコピー（NIRS）：near-infrared spectroscopy
- ヘモグロビン（Hb）：hemoglobin
- 近赤外線：near-infrared
- 神経心理学的検査：neuropsychological test
- 前頭葉機能検査（FAB）：frontal assessment battery
- ウィスコンシンカードソーティングテスト（WCST）：Wisconsin card sorting test
- BADS（遂行機能障害症候群の行動評価）：behavioural assessment of the dysexecutive syndrome
- ウエクスラー記憶検査（WMS）：Wechsler memory scale

神経心理学的検査

監修
酒井 佳永

認知機能，高次脳機能を評価
神経心理学的検査とは

認知機能，高次脳機能とその障害

- 認知機能は，記憶，思考，理解，計算，学習，言語，判断などの包括的な能力のことで，日常生活や社会生活を果たすうえで重要である．
- 脳の中でも主として連合野皮質で営まれる高度な機能であり，単純な感覚や運動などの脳機能と対比して高次脳機能ともよばれる．
- 認知機能障害は，統合失調症や神経発達症などの精神疾患でも認められることがあり，社会生活機能の低下と関連する．なお，高次脳機能障害という用語は，脳損傷や器質的な脳疾患による後天的な認知機能の障害を指す〔p.75〕．

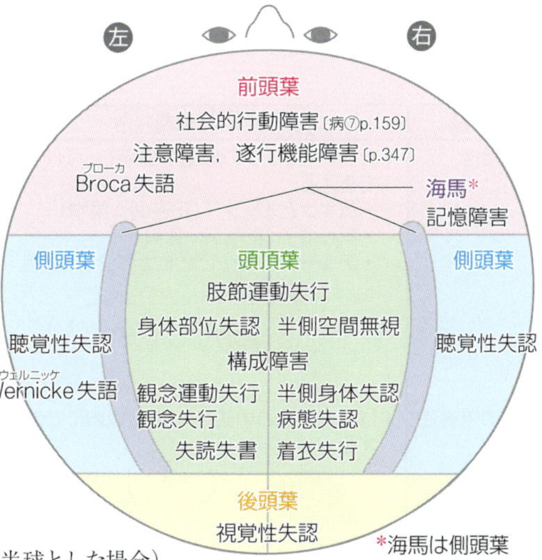

*海馬は側頭葉内側に存在する.

- 代表的な認知機能障害と，関連する脳の部位を示す（左を優位半球とした場合）．

神経心理学的検査の目的

認知機能の障害

- 認知機能は，日常生活，社会生活に必要な機能であり，その障害は生きづらさに直結する．にもかかわらず，周囲からは理解されにくく，また，本人も具体的にどのような障害があるのかを認識できていないこともある．

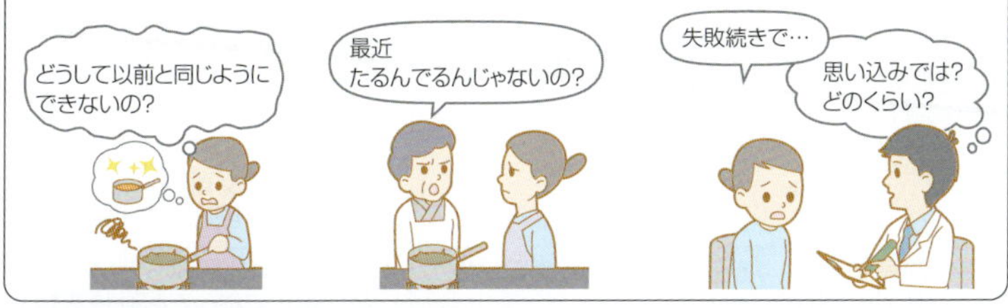

神経心理学的検査

- 認知機能障害の有無や程度を客観的に評価する．
- 診断や，ケア，リハビリテーションの適応の判断，効果判定，福祉サービス利用の必要性の判断に用いる．

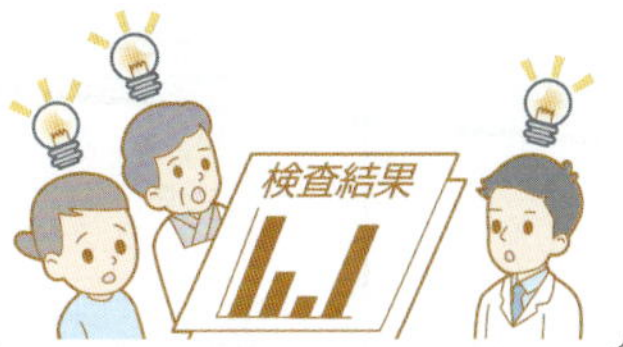

評価する機能	神経心理学的検査	検査の主な目的
遂行機能，注意機能	●前頭葉機能検査（FAB）〔p.346〕 ●ウィスコンシンカードソーティングテスト（WCST）〔p.347〕 ●遂行機能障害症候群の行動評価（BADS）〔p.348W〕	●主に前頭葉機能障害の有無と程度を調べる． ●リハビリテーション計画や，予後の評価に用いる．
記憶	●ウエクスラー記憶検査（WMS）〔p.348〕 ●リバーミード行動記憶検査（RBMT）〔p.348〕 ●対語記銘力検査（三宅式記銘力検査）〔p.348W〕 ●ベントン視覚記銘検査〔p.348W〕	●記憶障害の性質の分析，生活機能への影響の評価，治療効果の判定に用いる． ●認知症における記憶障害の精査に用いる．
言語	●WAB失語症検査〔p.348W〕 ●標準失語症検査（SLTA）〔病⑦p.163〕	●失語症〔病⑦p.160〕の有無，タイプ（病型），重症度評価，治療計画，リハビリテーションの効果判定に用いる．
行為	●標準高次動作性検査（SPTA）〔病⑦p.163〕	●失行症を中心とする高次動作性障害を評価する．
知覚	●標準高次視知覚検査（VPTA）〔病⑦p.163〕	●視覚に関連した失認（視覚性失認，半側空間無視など）を評価する．
知的機能全般	●改訂長谷川式簡易知能評価スケール（HDS-R）〔病⑦p.430〕 ●精神状態短時間検査（MMSE）〔病⑦p.431〕	●認知症〔病⑦p.424〕のスクリーニングに用いる．

+α もっとわかる

●リバーミード行動記憶検査（RBMT）：Rivermead behavioural memory test ●WAB失語症検査：western aphasia battery ●標準失語症検査（SLTA）：standard language test of aphasia ●標準高次動作性検査（SPTA）：standard performance test for apraxia ●標準高次視知覚検査（VPTA）：visual perception test for agnosia ●改訂長谷川式簡易知能評価スケール（HDS-R）：revised Hasegawa dementia scale ●精神状態短時間検査（MMSE）：mini-mental state examination

遂行機能をみることで認知機能全般を評価
前頭葉機能検査（FAB）

- 課題の遂行機能を測定する検査である．様々な側面を評価できる6つの課題がセットになっている（テストバッテリー）．
- 全部で10〜15分程度で施行できる．各課題0〜3点の合計18点満点で，点数が低いほど障害が強い．

課題	課題内容	必要な機能	解説
❶類似性	・2つまたは3つの単語を提示し，似ている点を口頭で答える． ・バナナとオレンジ（正答例：果物） ・机と椅子（正答例：家具） ・チューリップとバラとヒナギク（正答例：花）	概念化	・抽象的な推論（概念化）ができるかを評価する． ・前頭葉機能に障害があると，個々の具体的な特徴にばかり注目してしまい（バナナは黄色，オレンジは丸い，など），共通する上位概念を見つけられない．
❷語の流暢性	・「か」で始まる単語を，60秒以内にできるだけ多く答える．	柔軟性	・一度言った語を覚えておきながら，新しい語を生みだすことが必要で，発散性思考，認知的柔軟性，ワーキングメモリ〔p.46W〕が評価できる． ・前頭葉機能に障害があると，課題の意味に沿った解決策をつくり上げることが難しく，少ない単語しか思い浮かべられない．
❸運動系列	・手の一連動作（拳→手刀→掌）の手本を見た後，同じ動作を繰り返し行う．	運動プログラミング	・連続動作の理解，維持，実行ができるかを評価する． ・前頭葉機能に障害があると，正しい順番で実行できなかったり，動作を学習できなかったりする．
❹葛藤指示	・「検査者が1回手を叩いたら2回手を叩く」，「検査者が2回手を叩いたら1回手を叩く」，という，似ているが内容が逆の2種類の動作を行う．	干渉刺激に対する敏感さ	・見た内容と異なる言語的指示（矛盾する内容）に従えるかを評価する． ・前頭葉機能に障害があると，同じ動作を反復したり，検査者と同じ動作をしたりする．
❺GO／NO-GO	・「検査者が1回手を叩いたら1回手を叩く」，「検査者が2回手を叩いたら手を叩かない」，という，一方は行う（GO），一方は行わない（NO-GO）の2種類の動作を行う．	抑制コントロール	・行わない（NO-GO）という抑制の指示に従って衝動性を制御できるかを評価する． ・前頭葉機能に障害があると，反応を抑制できない（NO-GO指示でも叩く）．
❻把握行動	・「検査者の手を握らない」という指示（ルール）のもと，被検査者の手のひらに触れた検査者の手（握ってしまいたくなるような刺激）を握らないでいる．	環境に対する被影響性	・運動を誘発するような環境刺激に対して抑制が可能かを評価する． ・前頭葉機能に障害があると，刺激の影響を受けてしまい抑制できない．原始反射の1つでもある（手掌把握反射〔病⑮p.11〕）．

- 前頭葉の機能を反映すると考えられたことから前頭葉機能検査（FAB）という名称であるが，遂行機能自体が複合的な機能であり〔p.347〕，FABの各課題では知能や記憶といった機能も必要になることから，前頭葉以外の部位の影響も受ける．

- 前頭葉機能検査（FAB）：frontal assessment battery　・遂行機能：executive function　・テストバッテリー：test battery　・前頭葉機能：frontal function　・知能：intelligence　・記憶：memory

遂行機能検査の1つ
ウィスコンシンカードソーティングテスト（WCST）

- フィードバックを利用してカードの分類基準を推測し（概念化能力），基準が変わったときに切り換えができるかをみる．
- 4種類の色，数，形のカードがあり，色，数，形のどれかを基準に分類する．

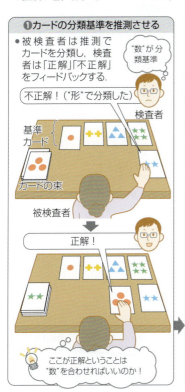

Supplement

遂行機能障害と注意障害

- 遂行機能と注意機能は，目的を達成するために必要な行動を適切に実行するために必要な機能である．
- 前頭葉の連合野が中心的に担っており，この部位の器質的な疾患（脳血管障害や外傷）で障害される他，統合失調症や自閉スペクトラム症，ADHDなどでも遂行機能障害，注意障害がみられる．

遂行機能
- 目標を明確にする（目標の設定）
- 目標達成のための手段を選択する（計画の立案）
- 正しい順序で開始，持続する（計画の実行）
- 自己の行動を評価・修正する（効率的な行動） など

→ 障害 →
- 段取りが悪い．
- 状況の変化に応じて計画を柔軟に変更することができない．

注意機能
- 対象を選ぶ（選択性）
- 対象への注意を持続させる（持続性）
- 対象を切り換える（転導性）
- 複数の対象へ注意を配分する（分配性） など

→ 障害 →
- 小さな刺激でも動作が中断される．

- ウィスコンシンカードソーティングテスト（WCST）：Wisconsin card sorting test
- 注意：attention
- 前頭葉：frontal lobe
- 脳血管障害：cerebrovascular disease
- 統合失調症：schizophrenia
- 自閉スペクトラム症（ASD）：autism spectrum disorder
- 注意欠如多動症（ADHD）：attention-deficit／hyperactivity disorder

Words & terms

BADS(遂行機能障害症候群の行動評価) [p.345]
遂行機能障害を評価する検査．日常生活場面に近い，道具を使った行動検査6項目と，質問票からなる．

対語記銘力検査（三宅式記銘力検査） [p.345]
言語性記憶を評価する検査．互いに関係のある10対の単語と，関係の薄い10対の単語を記銘・再生させる．

ベントン視覚記銘検査 [p.345]
視覚認知，視覚記銘，視覚構成能力を評価する検査．図版を提示して記銘・再生する方式，模写する方式がある．

WAB失語症検査 [p.345]
失語症の他，失行や半側空間無視，非言語性知能の評価を含む検査．失語指数によって失語症の重症度を定量化する点が特徴である．失語症の病型分類もできる．

記憶の様々な側面を評価
ウエクスラー記憶検査（WMS）

- 記憶[p.51]の様々な側面を総合的に評価する検査である．
- 検査の対象年齢は16〜74歳に設定されている．

指標		概要	検査課題内容	
一般的記憶	言語性記憶	言語情報に対する記憶力	論理的記憶Ⅰ 言語性対連合Ⅰ	：物語を聞いた直後にその内容を話す． ：8対の単語の組み合わせを記憶する．
	視覚性記憶	視覚情報に対する記憶力	図形の記憶 視覚性対連合Ⅰ 視覚性再生Ⅰ	：図形を見て記憶する． ：6対の図形と色の組み合わせを記憶する． ：図形を記憶し描写する．
注意・集中力		情報の入力・処理・出力を集中して行う能力（作動記憶に関連）	精神統制 数唱 視覚性記憶範囲	：（例）20から1までの数字を逆唱する． ：読み上げられた数列を順唱・逆唱する． ：カード上の四角形に触れる順番を記憶し，同順・逆順で触れる．
遅延再生		記憶した内容を一定時間経過後に思い出す能力	論理的記憶Ⅱ，言語性対連合Ⅱ，視覚性対連合Ⅱ，視覚性再生Ⅱ それぞれの課題Ⅰで覚えた内容を約30分後に思い出して回答する．	

- 記憶の種類としては，作動記憶（ワーキングメモリ）[p.46W]やエピソード記憶が中心で，意味記憶や手続き記憶，展望記憶は含まれない．

日常生活を想定した記憶検査
リバーミード行動記憶検査（RBMT）

- 実際の生活場面に近い9つの課題で記憶を評価する検査である．
- 展望記憶[p.46W]を評価できる項目が含まれている．
- また，本検査には，難易度が同等の4種類の並行検査が準備されており，練習効果を排除して経時的な変化を正確に把握しやすい．このため薬物療法やリハビリテーションの効果判定に適している．

項目	課題内容
姓名の記憶	検査者が被検査者に顔写真と姓名を提示し，時間をおいて被検査者に姓名を聞く．
持ち物の記憶*	検査者が被検査者の持ち物を隠し，他の課題が終わったら返却を要求するよう被検査者に指示する．
約束の記憶*	検査者がアラームをセットし，アラームが鳴ったら決められた質問をするよう被検査者に指示する．
絵カードの記憶	検査者が被検査者に絵カードを見せ，時間をおいて被検査者に絵カードの内容を聞く．
物語の記憶	検査者が被検査者に物語を聞かせてから，被検査者に内容を説明させる．
顔写真の記憶	検査者が被検査者に顔写真を見せ，時間をおいて被検査者に再認をさせる．
道順の記憶*	検査者が部屋の中を一定のルートで歩いてみせてから，被検査者に同じルートを歩かせる．
用件の記憶*	道順の記憶の課題の中で，ある用事を行うよう被検査者に指示をしてから歩かせる．
見当識	被検査者に，日付・場所・知事名を想起させる．

*展望記憶[p.46W]を評価する項目

●ウエクスラー記憶検査(WMS)：Wechsler memory scale ●記憶：memory ●リバーミード行動記憶検査(RBMT)：Rivermead behavioural memory test ●リハビリテーション：rehabilitation ●見当識：orientation ●BADS(遂行機能障害症候群の行動評価)：behavioural assessment of the dysexecutive syndrome ●対語記銘力検査：paired-associate word learning test ●ベントン視覚記銘検査：Benton visual retention test

心理検査

監修
酒井 佳永

困りごとの背景因子を探る
心理検査の目的

- 心理検査は、性格、知能、発達といった特性を調べる検査であり、得られる多角的な患者評価は診断や治療選択に役立つ．

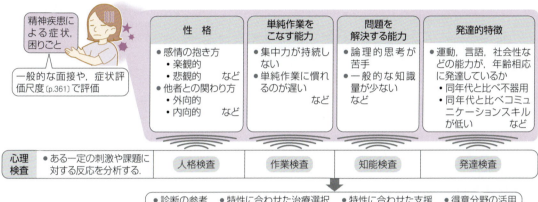

人格・知能・発達・精神作業能力を調べる
代表的な心理検査

- 代表的な心理検査を挙げる．
- 心理検査には面接式と自記式があるが、人格検査においてはさらに投影法と質問紙法に分けられる．

検査の種類		検査名
人格検査（パーソナリティ検査）[p.350]	投影法 [p.350]	● ロールシャッハテスト [p.351] ● 文章完成法テスト（SCT）[p.351] ● 絵画欲求不満テスト（P-Fスタディ）[p.352] ● 絵画統覚検査（TAT）[p.352W] ● 描画テスト 　● バウムテスト [p.353] 　● HTPテスト [p.352W] 　● 風景構成法 [p.352W]
	質問紙法 [p.350]	● ミネソタ多面的人格目録（MMPI）[p.354] ● 矢田部ギルフォード性格検査（YG性格検査）[p.355] ● 東大式エゴグラム（TEG）[p.352W] ● NEO PI-R人格検査 [p.352W] ● NEO FFI人格検査 [p.352W]
作業検査 [p.356]		● 内田クレペリン検査 [p.356] ● ブルドン抹消検査 [p.358W]
知能検査 [p.357]		● 田中ビネー知能検査 [p.358] ● ウェクスラー式知能検査 [p.359] ● K-ABC [p.360W]
発達検査 [p.360]		● 遠城寺式乳幼児分析的発達検査 ● 津守・稲毛式乳幼児精神発達検査 ● 日本版デンバー式発達スクリーニング検査 ● 新版K式発達検査

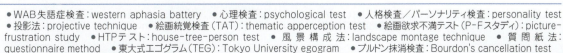

心理的要因を評価
人格検査（パーソナリティ検査）とは

- パーソナリティとは，個人に備わった，物事の受け止め方，考え方，行動の傾向のことで，性格とほぼ同義である〔p.72〕．
- ある刺激に対してどのように反応するかは人それぞれであり，その反応の仕方にはパーソナリティが反映される．人格検査（パーソナリティ検査）は，反応の仕方を調べることでパーソナリティ特性を評価する検査である．
- パーソナリティは，生物・心理・社会モデル（BPSモデル）〔p.11〕における心理的要因の1つであり，精神疾患の発症因子となるストレス反応〔p.15〕に関連するとともに，適切な治療や支援を行ううえで考慮すべき重要な因子である．

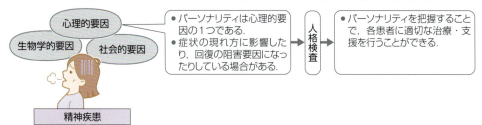

- なお，人格検査の中には医療分野だけではなく，教育や産業など様々な分野で活用されているものがある．

特徴を理解して使い分ける
投影法と質問紙法

- 人格検査は，検査の方法により投影法と質問紙法に大きく分けられる．

	投影法	質問紙法
概　要	・あいまいな刺激を被検査者に提示し，自由に回答してもらう． ・本人が自覚していない側面を含め，パーソナリティを広くとらえられる．	・紙面に記載された質問に対して，選択肢の中から選ぶ形で被検査者自身に回答・記入してもらう． ・パーソナリティのうち，本人が自覚している側面をとらえられる．
メリット	・被検査者が恣意的に回答を歪めにくい（どう答えたらどう解釈されるのかを想像しにくい）． ・質問文を読むことが難しい被検査者にも実施しやすい．	・検査者の熟練度や主観による影響を受けにくい． ・簡便であり，短時間で実施できる． ・回答を数量化してとらえられる．
デメリット	・解釈・評価が難しく，検査者の熟練を要する． ・実施に時間がかかるものが多い．	・被検査者が恣意的に回答を歪めやすい． ・質問文を読むことが難しい患者には実施しにくい．
検査例	・ロールシャッハテスト〔p.351〕　・文章完成法テスト（SCT）〔p.351〕	・ミネソタ多面的人格目録（MMPI）〔p.354〕

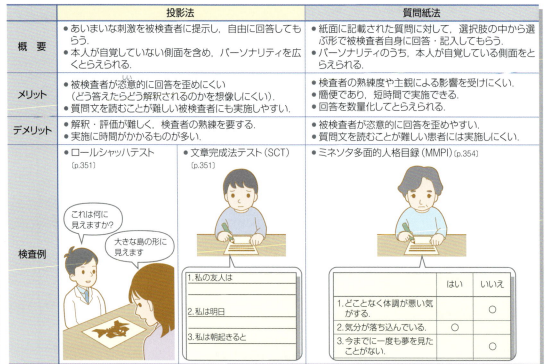

"投影法のSCT"と"質問紙法"は，被検査者が自分で書く点は同じです．違いは，投影法のSCTでは何をどのように書くかという自由度が高いのに対し，質問紙法では回答の自由度が低い質問（選択式）であるという点です．この違いから，投影法では予想していなかった側面も含めて幅広くとらえられるのに対し，質問紙法ではあらかじめ設定した内容についてしかとらえられません．―心理師

- 人格検査／パーソナリティ検査：personality test　・パーソナリティ：personality　・投影法：projective technique　・質問紙法：questionnaire method　・ミネソタ多面的人格目録（MMPI）：Minnesota multiphasic personality inventory

10枚の図版を使って行う投影法人格検査
ロールシャッハテスト

- ロールシャッハテストは，インクのしみでできたほぼ左右対称の図版10枚を用いた投影法人格検査である．
- 検査方法は，10枚の図版を1枚ずつ被検査者に提示し，❶何に見えるか，❷どこからそう見えたのかを口頭で答えさせる二段階式の面接で行われる．
- 解釈のためには検査者の熟練が必要で，1回の検査に1～2時間を要する．

書きかけの文章を完成させる投影法人格検査
文章完成法テスト（SCT）

- 文章完成法テスト（SCT）は，未完成な文章を自身の言葉で完成させる自記式の投影法人格検査である．
- 検査では，文章の書き出し（刺激語）を用紙に提示し，続きの文章を患者に自由に回答してもらう．

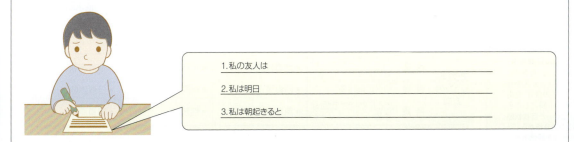

- 年齢によって小学生用，中学生用，高校生・成人用に分かれており，小・中学生用は合計50問で，高校生・成人用は合計60問の文章で構成されている．

形式的側面	内容的側面	
・文章の書き方に注目して分析する． ・文の長さ ・書体の筆圧・筆跡 ・文法の誤り ・誤字・脱字 ・記述量のばらつきなど	・文章の内容をパーソナリティの側面で分類して分析する． ・知的側面　：知能，精神的発達度 ・情意的側面：意志の強さ，気質・性格 ・指向的側面：価値観，目標 ・力動的側面：劣等感，コンプレックス	・そのパーソナリティの決定要因を次の3つの側面から検討する． ・身体要因：容姿，体力，健康 ・家族要因：家族，成育歴，生活水準 ・社会要因：対人関係，社会的な環境

- ロールシャッハテスト：Rorschach test　● 文章完成法テスト（SCT）：sentence completion test

Words & terms

絵画統覚検査（TAT） (p.349)
人物や風景が描かれた絵を見て物語をつくる，投影法の人格検査．状況を解釈するときに自分自身のことを語ると考えられており，自覚していない願望や葛藤，感情を評価できる．主題統覚検査ともよばれる．

HTPテスト (p.349)
描画テストの1つで，家（house），木（tree），人（person）を描く投影法の人格検査．それぞれの絵を1枚ずつ，計3枚描く．家は成長してきた家庭状況，木は基本的な自己像，人は自己像や重要な他者のとらえ方を反映することがある．

風景構成法 (p.349)
描画テストの1つで，指定された10個の要素（川，家，花など）を順番に描く投影法の人格検査．検査者が枠を描きその中に描画するように指定する．サインペンで描く素描段階（構成段階）と，クレヨンなどで色を塗る彩色段階からなる．

東大式エゴグラム（TEG） (p.349)
交流分析理論に基づき，自我状態を評価する質問紙法の人格検査．親の自分（批判的親，養育的親），大人の自分，子どもの自分（自由な子ども，順応した子ども）といった自我状態のバランス分析からパーソナリティを評価する．

NEO PI-R人格検査 (p.349)
ビッグファイブモデル（p.73）に基づいて，神経症傾向，外向性，開放性，調和性，誠実性の5次元を評価する質問紙法の人格検査．240項目の質問からなり，5次元の各項目をさらに6つの下位次元に分けて詳細に分析できる．NEO FFIは短縮版（60項目）で，下位次元はない．

欲求不満への対処からパーソナリティを分析する
絵画欲求不満テスト（P-Fスタディ）

- 絵画欲求不満テスト（P-Fスタディ）は，Rosenzweig S（ローゼンツァイク）が考案した投影法の人格検査で，精神分析論の防衛機制（p.28）を理論的背景としている．
- 欲求不満（フラストレーション）を引き起こしている場面が描かれた絵に，被検査者がセリフを記入し，その内容からパーソナリティを評価する．

検査方法

日常的に経験するような欲求不満を起こす場面が描かれた絵／24場面／片方の人物の吹き出しにはフラストレーションを生じさせる内容が書かれている．／なんだこの報告書の書き方は／被検査者は，右の人物がどう答えるかを想像して，最初に思いついたことを書く（反応語）．

結果と分析

- 被検査者が記入した反応語から，フラストレーションへの対処の仕方（アグレッション）を分析する．
- アグレッションを3つの方向（フラストレーションの原因がどこにあるとみるか）と3つの型（どのように反応するか）からなる9種類の因子にスコアリングして，どのような割合になるか，個人内の特徴を分析する．

			アグレッションの型		
			障害優位	自我防衛	欲求固執
			欲求不満にとらわれて障害の存在を指摘することにとどまる．	欲求不満を解決するために直接働きかけようとする．	欲求不満の軽減や解消をしようとする．
アグレッションの方向	他責	他人や環境など自分の外部に向ける．	・他責逡巡	・他罰	・他責固執
	自責	自分に向ける．	・自責逡巡	・自罰	・自責固執
	無責	どこにも向けず回避する．	・無責逡巡	・無罰	・無責固執

- いくつかの場面に関しては，フラストレーションに対して一般的，常識的な反応との一致率（％）である集団順応度（GCR）も評価する．

P-FスタディのPはPicture，FはFrustrationです．RosenzweigはP-Fスタディを作成しました．テストではなくスタディとよばれるのは，P-Fスタディがもともと検査としてではなく，心理実験的な研究の手段としてつくられたという著者の意図を表しています．

- 絵画欲求不満テスト（P-Fスタディ）：picture-frustration study ● 欲求不満／フラストレーション：frustration ● アグレッション：aggression ● 集団順応度（GCR）：group comformity rating ● 絵画統覚検査（TAT）：thematic apperception test ● HTPテスト：house-tree-person test ● 風景構成法：landscape montage technique ● 東大式エゴグラム（TEG）：Tokyo University egogram ● NEO PI-R人格検査：revised NEO personality inventory

木を描くバウムテストが代表的
描画テスト

- 描画テストは，被検査者が描いた絵を分析することでパーソナリティを評価する投影法の人格検査である．
- 描画には被検査者が言葉では表現できないパーソナリティの一側面が表現されることがある．
- 最も個性が出やすいのは自由画であるが，心理検査としては課題（何を描くか）を設定して行う．
- 日常生活場面での行動パターンやその基盤となるパーソナリティ特性をとらえやすいとされる．
- 抵抗が生じにくく，言語に頼らないため，子どもなどの言語的表現が難しい場合にも実施しやすい．また，容易に実施でき，反復実施をしやすい．
- 一方，描画能力や実施状況，検査者との関係性に影響されることに注意が必要である．また，"○○が描かれていれば△△" といった一対一対応の解釈は避けるべきである．

バウムテスト

- 最も用いられる描画テストは，樹木（ドイツ語でバウム）を描くバウムテストである．

結果の分析・解釈

- 描画プロセスに加えて，できあがった絵について木の大きさや枝ぶり，葉や実の付き方，全体のバランス，筆圧などを観察し，マニュアルに従って分析・解釈を行う．

空間象徴	・用紙上の木の位置 ・全体の大きさ・豊かさ
象　徴	・葉や実の付き方 ・根の形
形　態	・木の構造（バランスや勢い） ・幹や枝葉の伸びる方向
描　線	・線の濃さ，安定度

描画法は，経時的な変化をみることも重要な評価ポイントです．例えば，うつ病や統合失調症の症状の改善とともに，貧困な木が枝葉のついた豊かな木に変わっていく経過が観察されることがあります．

- どのような側面を評価したいかによって，描画テストの課題を選択することもある（例：家族関係のとらえ方の評価→家族画，自己像や対人関係→人物画，など）．

- バウムテスト：tree test　●描画テスト：drawing test　●投影法：projective technique　●描画法：drawing test

■多面的に評価する質問紙法の人格検査
ミネソタ多面的人格目録（MMPI）

- ミネソタ多面的人格目録（MMPI）は，パーソナリティ特性を多面的に把握できる質問紙法の人格検査である．
- 適応年齢は15歳以上で，所要時間1時間程度の検査である．

オリジナルのMMPI

- 身体的・精神的な状態の自覚，対人関係，習慣，職業などの領域についての様々な質問（550問）に答える．
- 回答は「はい」・「いいえ」から選ぶ（どうしても選べない場合は，両方に×を記入する）．
- 質問は評価項目（4個の妥当性尺度と10個の臨床尺度）に対応するよう分類されている．

	はい	いいえ
1. どことなく体調が悪い気がする．	○	
2. 気分が落ち込んでいる．	○	
3. 今までに一度も夢を見たことがない．		○

	尺度名	内容
妥当性尺度 回答への態度を評価する．	疑問尺度：？	無回答・拒否的態度・優柔不断
	虚偽尺度：L	自分をよく見せるために虚偽の回答をする傾向
	頻度尺度：F	心理的混乱，問題点の誇張，適応水準
	修正尺度：K	検査への防衛的態度のために回答を歪める傾向
臨床尺度 臨床尺度名が示す精神疾患は，そのまま疾患を診断できるものではなく，尺度得点間の相互関係からパーソナリティを理解するために用いる．	第1尺度：Hs 心気症	精神面よりも身体的症状を訴える態度
	第2尺度：D 抑うつ	意欲低下，抑うつ傾向，不適応感など
	第3尺度：Hy ヒステリー	自己内省の弱さ，ストレス対処の仕方
	第4尺度：Pd 精神病質的逸脱	社会的ルールや権威に反発する傾向
	第5尺度：Mf* 男子性・女子性	典型的な性役割に対する取得度や価値観 男らしさ・女らしさといった画一的な性役割を取り入れている程度
	第6尺度：Pa パラノイア（妄想症）	対人関係の敏感さ，猜疑心をもつ傾向
	第7尺度：Pt 精神衰弱	不安や緊張，強迫等の神経症的傾向
	第8尺度：Sc 統合失調症	周囲から風変わりにみられる傾向や，疎外感の程度
	第9尺度：Ma 軽躁病	衝動的に行動したり，過活動になったりする程度
	第0尺度：Si 社会的内向性	社会的活動や対人接触を避ける傾向

*性別により解釈基準が異なる．

プロフィール

- 回答から各尺度の合計点をT得点（偏差値）に換算し，指定の用紙にプロットしてプロフィールを作成する．
- 分析法には様々なものがあり，T得点の高い2つの臨床尺度でパターン分けする方法などがある．この分析法では，例えば統合失調症では，PaとScが高いパターンが多いとされる．

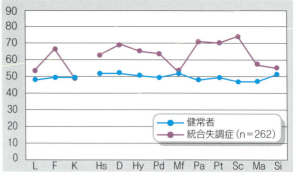

Matsui M, et al.: Psychiatry and Clinical Neurosciences 2002 ; 56 : 443-452

MMPI-3

- 2020年にMMPI-3が発行されている（日本語版は2022年）．MMPI-3では，宗教やジェンダーに関連する項目は全て削除され，質問は550項目から335項目に減少し，男女別の評価基準はなくなった．評価尺度は，妥当性尺度（10尺度），高次尺度（3尺度），再構成臨床尺度（8尺度），特定領域の問題尺度（4カテゴリー，26尺度）に分かれている．

+α もっとわかる

- ミネソタ多面的人格目録（MMPI）：Minnesota multiphasic personality inventory ● 質問紙法：questionnaire method ● 習慣：custom ● 職業：occupation ● 心気症：hypochondriasis ● 抑うつ：depression ● ヒステリー：hysteria ● 精神病質的逸脱：psychopathic deviate ● 男性性：masculinity ● 女性性：femininity ● パラノイア（妄想症）：paranoia ● 精神衰弱：psychasthenia ● 統合失調症：schizophrenia ● 軽躁病：hypomania ● 社会的内向性：social introversion

12個の特性をプロフィール化
矢田部ギルフォード性格検査（YG性格検査）

- 矢田部ギルフォード性格検査（YG性格検査）は，Guilford（ギルフォード）が考案した性格検査を参考にして，日本の文化や環境に合うように新たに作成し，標準化した質問紙法の性格検査である．
- 短時間（約30分）で実施でき，解釈も容易なことが特徴である．
- 大人数に一斉に実施することができ，教育や産業分野で利用されることが多い．

- 質問は120問からなる．
- 回答は「はい」・「いいえ」・「どちらでもない」の3つから選択する．

	はい	どちらでもない	いいえ
1. ちょっとしたことで，くよくよ悩んでしまう．			○
2. 気分屋な方だ．	○		
3. リーダーシップをとるのは得意だ．		○	

- 検査者は質問を一定ペースで読み上げ，被検査者はそのペースに合わせて回答する（強制速度法）．
- 個人検査の場合は，自由速度法でもよい．

プロフィール

- 12個の特性を表す尺度が設定されており，1つの尺度に対して10問の質問が対応する（合計120問）．
- 回答を尺度ごとに集計して1〜5の系統値を出し，プロフィールにプロットする．

	12尺度		1	2	3	4	5	
情緒面	D尺度（抑うつ性）	抑うつ性小						抑うつ性大
	C尺度（気分の変化）	気分の変化小						気分の変化大
	I尺度（劣等感）	劣等感小						劣等感大
	N尺度（神経質）	神経質でない						神経質
	O尺度（客観性）	客観的						主観的
	Co尺度（協調性）	協調的						非協調的
行動面	Ag尺度（攻撃性）	攻撃的でない						攻撃的
	G尺度（一般的活動性）	非活動的						活動的
	R尺度（のんきさ）	のんきでない						のんき
	T尺度（思考的外向/内向）	思考的内向						思考的外向
	A尺度（支配性）	服従的						支配性大
	S尺度（社会的外向/内向）	社会的内向						社会的外向

- MMPIで設定されている妥当性尺度〔p.354〕はないため，虚偽や誇張といった回答への態度は評価できない．

解釈，類型判定

- プロフィールの12尺度の系統値を結ぶ折線の形状から5つの型に分類し，全体の性格傾向をとらえる．

型	A型：中央寄り	B型：右寄り	C型：左寄り	D型：右下がり	E型：左下がり
形状					
概要	●平均的な性格	●情緒面が不安定，活動性が高く外向的	●情緒面が安定，活動性は低く内向的	●情緒面が安定，活動性が高く外向的	●情緒面が不安定，活動性は低く内向的

- さらに詳細に分析し，いくつかの尺度を組み合わせた因子ごとに解釈したり，系統値が特に大きいあるいは小さい尺度に注目して解釈したりする．例えば，G，R，T尺度から，思考・行動の特性を，熟慮型，衝動型，果断型，順応型などに分類するなどの方法が用いられている．

- 矢田部ギルフォード性格検査（YG性格検査）：Yatabe-Guilford personality inventory　●検査者：assessor　●被検査者：assessee

作業結果から課題処理能力やパーソナリティ傾向を評価
作業検査

- 作業検査は，被検査者にある一定の作業を行ってもらうことで，課題処理能力，パーソナリティ傾向，高次脳機能の評価をする検査である．
- 検査によって作業内容や測定する項目は違うため，目的によって使い分ける．

活用場面	主な目的
企業など	・人事採用の参考として ・従業員の性格把握（適性検査）
学校現場	・性格の把握から，生活指導・進路指導 ・作業能力の把握から，学習指導

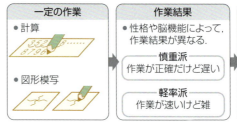

- 代表的な作業検査として，内田クレペリン検査やブルドン抹消検査〔p.358W〕がある．

【内田クレペリン検査】
- 内田クレペリン検査は，計算作業を通して，作業自体の能力と，その能力を発揮するときの性格・行動面の特徴を評価する検査である．
- 面接や質問紙による心理検査と比べて，被検査者の意図が入り込みにくい．ただし，モチベーションや練習効果の影響を受けやすい．
- 大人数に一斉に実施することができ，産業分野での適性試験として実施されることが多い．

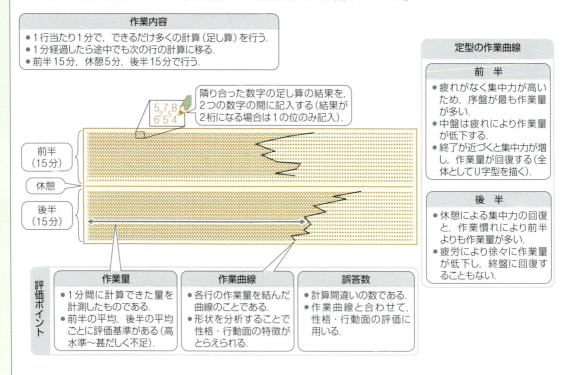

- 作業検査：performance test　● 高次脳機能：higher brain function　● 精神疾患：mental disorder　● 認知症：dementia　● 適性検査：aptitude test　● 内田クレペリン検査：Uchida-Kraepelin test

作業曲線の分析による性格・行動面の評価

- 作業量が時間とともに低下しない，あるいは序盤よりも中盤・終盤に増加するなど，定型ではない作業曲線を示す場合には，何らかの特性があると評価する．
- 作業曲線をさらに細かく分析することで，性格・行動面を発動性，可変性，亢進性の3つの側面から評価する．

特性	解説	結果	長所となる面の例	短所となる面の例
発動性	●物事の開始に関わる特性	高い	●気軽，素直に取り掛かる．	●軽はずみ，先走り．
		低い	●手堅い，芯が強い．	●我が強い，選り好みする．
可変性	●物事の進行中の気持ちや行動の変化に関する特性	高い	●柔軟，機転が効く．	●動揺しがち，むらがある．
		低い	●地道，粘り強い．	●融通が利かない．
亢進性	●物事を進めていくうえでの力の入れ方に関する特性	高い	●強気，頑張りが効く．	●強引，無理をしすぎる．
		低い	●温和，控えめ．	●受動的，妥協しやすい．

ある特性が高い，または低いことが，良い・悪いといえるものではありません．それぞれの特性が長所として現れる場合もあれば，短所として現れる場合もあります．自分あるいは対象者の特性を知ることで，長所を活かせるようにしていくための検査です．

 心理師

知能のとらえ方により様々な種類がある
知能検査

- 知能とは様々な状況や環境に合理的に対処していくための土台となる能力であり，単に教育で得られた知識や学力ではない．
- 複雑な概念である知能をどうとらえるかには様々な考え方があり，知能の定義は統一されていない．
- 知能検査には様々な種類があり，それぞれ知能のとらえ方が異なるため，得られる結果の示す意味も異なる．
- ここでは代表的な知能検査である田中ビネー知能検査とウェクスラー式知能検査を解説する．

検査	田中ビネー知能検査 [p.358]	ウェクスラー式知能検査 [p.359]
知能のとらえ方	●知能を1つの総合体としてとらえる． ●年齢による知能の発達に着目する． 知能	●知能をいくつかの構成に分け，独立した能力の和ととらえる． 知能 能力A 能力B 能力C 能力D
得られる結果	●2〜13歳　：精神年齢，知能指数（IQ） ●14歳〜　：偏差知能指数（DIQ）	●4つの能力領域の指標得点 ●全体の偏差知能指数（FSIQ）
用途	●13歳までは年齢に応じて分けられた問題構成（年齢級）となっているため，発達診断や年齢に応じた適切な支援の参考になる．	●各指標得点のディスクレパンシー（差異）から個人内の得意不得意や偏りを把握し，支援に役立てる． ●FSIQから同年齢集団内の相対的な立ち位置を知る．

- この他，子どもを対象とした知能検査にK-ABC [p.360W] がある．

検査　心理検査

● 知能検査：intelligence test　● 田中ビネー知能検査：Tanaka-Binet intelligence scale　● ウェクスラー式知能検査：Wechsler intelligence scale　● K-ABC：Kaufman assessment battery for children

Words & terms

ブルドン抹消検査 [p.356]
集中力や作業能率を評価する作業検査．1行に40個並んだ数種類の記号の中から指定されたものを消す作業を行う．所要時間や抹消漏れの数，誤りの数を計測する．

結晶性知能 [p.359]
経験や学習から獲得される知能．言語能力，理解力，社会適応力，コミュニケーション能力などが含まれる．年齢とともに発達していき，60～70歳頃まではほとんど衰退しないとされる．

流動性知能 [p.359]
新しい情報を獲得し処理，操作していく知能．直感力，処理のスピードなどが含まれる．生得的要因で決まる能力とされ，20歳前後にピークに達しその後は衰退するとされる．なお，推理力や判断力，発想力，計算能力は流動性知力と結晶性知力の両方が関わるとされる．

精神年齢を算出し知的発達段階を把握
田中ビネー知能検査

- 田中ビネー知能検査はビネー式知能検査の一つで，Binet A と Simon Th が開発した知能検査をモデルとして日本人向けに開発したものである．
- 対象は2歳～成人で，2～13歳では年齢ごとに問題が分かれ，精神年齢（MA）〔その人の知能レベルが何歳の人の平均に相当するか〕と知能指数（IQ）〔その人の精神年齢が，実年齢よりもどれぐらい高いか低いか〕を算出する．
- 実年齢14歳以上は年齢ごとではなく成人級としてまとめられ，偏差知能指数（DIQ）〔同年齢の人の得点分布を想定し，その分布の中でどのあたりにいるかを示す指標〕と4つの領域別のDIQを算出する．
- ここでは生活年齢（実年齢）2～13歳での検査について解説する．

	問題名	結果例
6歳級	絵の不合理	○
	曜日	○
	ひし形模写	○
	理解（問題場面への対応）	○
	数の比較	○
	打数数え	○
7歳級	関係類推	×
	記憶によるひもとおし	○
	共通点	○
	数の比較	○
	頭文字の同じ単語	×
	話の不合理	×
8歳級	短文の復唱	×
	語順の並べ換え	×
	数的思考	○
	短文作り	×
	垂直と平行の推理	×
	共通点	○
9歳級	絵の解釈	×
	数的思考	×
	差異点と共通点	×
	図形の記憶	×
	話の不合理	×
	単語の列挙	×

（全問合格／開始／全問不合格）

問題
- 各年齢の知能に相当する難易度の問題があり，それぞれの問題に対して合格基準がある．

4歳級の問題 ＝ 4歳相当の知能

実施
- 生活年齢（実年齢）に相当する年齢級の問題から開始する．
- 全問合格になる年齢級と，全問不合格になる年齢級を探す．

例：7歳2ヵ月→7歳級の問題から開始

精神年齢（MA）の算出
- 精神年齢 ＝ 基底年齢 ＋（基底年齢級以上の合格問題数 × 加算月数）

全問正解できた年齢級＋1

1～3歳級：1問につき1ヵ月
4～13歳級：1問につき2ヵ月

例：精神年齢＝6＋1＋（5×2ヵ月）＝7歳10ヵ月

知能指数（IQ）の算出
- 知能指数（IQ）＝ 精神年齢 ÷ 生活年齢 × 100

※精神年齢＝生活年齢のときに IQ＝100 となる．

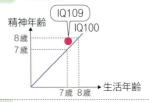

例：知能指数＝7歳10ヵ月÷7歳2ヵ月×100＝109

結果の使い方

集団内の比較
- 支援の必要な人を抽出できる．

支援を必要とする可能性が高い

- MAやIQだけで評価するのではなく，問題への取り組み方を観察したり，合格・不合格になる問題の傾向を分析したりすることで，個別に適した支援を検討することができる．

個人内の比較
- 精神年齢を以前と比較することで，個人の成長を評価できる．

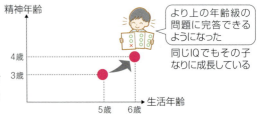
より上の年齢級の問題に完答できるようになった
同じIQでもその子なりに成長している

- 田中ビネー知能検査：Tanaka-Binet intelligence scale ● 生活年齢：chronological age ● 精神年齢（MA）：mental age ● 知能指数（IQ）：intelligence quotient ● 偏差知能指数（DIQ）：deviation intelligence quotient ● ウェクスラー式知能検査：Wechsler intelligence scale ● ウェクスラー式成人知能検査（WAIS）：Wechsler adult intelligence scale ● ウェクスラー式児童用知能検査（WISC）：Wechsler intelligence scale for children

同年齢集団内の立ち位置や個人の得意不得意がわかる
ウェクスラー式知能検査

- ウェクスラー式知能検査はWechsler Dが開発した知能検査のシリーズで，世界的に広く用いられている．
- 年齢に応じたセットがある．

	検査	対象年齢
ウェクスラー式知能検査	WAIS（ウェイス）	成人用（16歳～90歳11ヵ月）
	WISC（ウィスク）	小児用（5歳～16歳11ヵ月）
	WIPPSI（ウィプシ）	幼児用（2歳6ヵ月～7歳3ヵ月）

- ここではWAIS-Ⅳについて解説する．

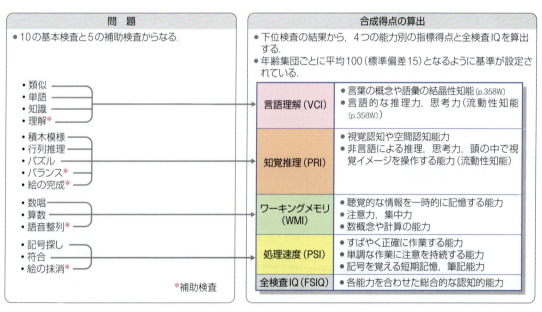

問題	合成得点の算出
●10の基本検査と5の補助検査からなる．	●下位検査の結果から，4つの能力別の指標得点と全検査IQを算出する． ●年齢集団ごとに平均100（標準偏差15）となるように基準が設定されている．

- 類似
- 単語
- 知識
- 理解*

→ 言語理解（VCI）
- 言葉の概念や語彙の結晶性知能（p.358W）
- 言語的な推理力，思考力（流動性知能）（p.358W）

- 積木模様
- 行列推理
- パズル
- バランス*
- 絵の完成*

→ 知覚推理（PRI）
- 視覚認知や空間認知能力
- 非言語による推理，思考力，頭の中で視覚イメージを操作する能力（流動性知能）

- 数唱
- 算数
- 語音整列*

→ ワーキングメモリ（WMI）
- 聴覚的な情報を一時的に記憶する能力
- 注意力，集中力
- 数概念や計算の能力

- 記号探し
- 符合
- 絵の抹消*

→ 処理速度（PSI）
- すばやく正確に作業する能力
- 単調な作業に注意を持続する能力
- 記号を覚える短期記憶，筆記能力

全検査IQ（FSIQ）
- 各能力を合わせた総合的な認知的能力

*補助検査

結果の使い方

集団内の比較
- 同年齢の他の人と比較し，立ち位置を知る．

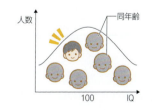

個人内の比較
- 得意不得意を知り，支援に役立てる．

- 軽度認知障害〔病⑦p.428〕の認知機能低下の検出，軽度Alzheimer型認知症の評価に有用であることを示唆する研究結果がある（ただし本検査は検査時間が1時間を超え，高齢者にとって負担が大きいため実施の必要性を慎重に検討する）．

自閉スペクトラム症やADHDなどの神経発達症（発達障害）では，得意分野と不得意分野があることも多く，全体としてのIQは平均レベルであっても，不得意分野のために生きづらさを感じている場合もあります．ウェクスラー式知能検査で不得意分野を明らかにして必要な支援を行ったり，得意分野がわかればそれを活かすアドバイスを行ったりすることもできます．

- WPPSI: Wechsler preschool and primary scale of intelligence ● 言語理解（VCI）: verbal comprehension index ● 知覚推理（PRI）: perceptual reasoning index ● ワーキングメモリ（WMI）: working memory index ● 処理速度（PSI）: processing speed index ● 全検査IQ（FSIQ）: full scale intelligence quotient ● 自閉スペクトラム症（ASD）: autism spectrum disorder ● 注意欠如多動症（ADHD）: attention-deficit／hyperactivity disorder

Words & terms

K-ABC [p.357]
子どもを対象とした知能検査。現在利用されている第2版(KABC-Ⅱ)の適用年齢は2歳6ヵ月から18歳11ヵ月までである。基礎的な認知処理能力と、それを基盤に習得された知識や能力を区別して測定し、両者の差異などから適切な支援を検討する。

運動, 社会性, 言語などの発達を調べる
発達検査

- 発達検査とは、運動、社会性、言語などの能力が、年齢相応に発達しているかを調べる検査である。主に乳幼児に対して用いられる。
- スクリーニング検査として、乳幼児健診などの場で用いられることが多い。

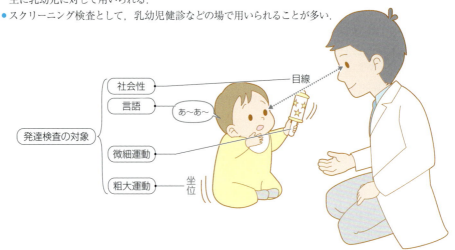

養育者が回答するものも多い
代表的な発達検査

- 代表的な発達検査の概要を示す。詳細は『病気がみえる vol.15 小児科』を参照のこと。

	簡易な検査			精密検査
検査名	遠城寺式	津守・稲毛式	日本版デンバー式	新版K式
対象年齢	0～4歳8ヵ月	0～7歳	生後16日～6歳	生後100日～成人
形式	養育者が家庭などでの本人の様子を想起して回答		検査者が本人の様子を直接観察	
検査にかかる時間	約15分	約20分	約20分	約30分
発達指数(DQ)の算出	できる	できない	できない	できる

発達指数(DQ)

- いくつかの発達検査では、検査結果に相応の発達年齢(DA)が設定されている。
- DAを生活年齢(実際の年齢)で割り、100をかけたものを発達指数(DQ)という。DQを用いて、発達の度合いを個人間や個人内で比較できる。

$$発達指数(DQ) = \frac{発達年齢(DA)}{生活年齢} \times 100$$

- 運動:exercise ● 社会性:sociality ● 言語:language ● 発達検査:development test ● スクリーニング検査:screening test ● 乳幼児健診:infant health examination ● K-ABC:Kaufman assessment battery for children ● 日本版デンバー式発達スクリーニング検査:revised Japanese version of Denver developmental screening test ● 新版K式発達検査:Kyoto scale of psychological development ● 発達年齢(DA):development age ● 発達指数(DQ):developmental quotient

症状評価尺度

監修
酒井 佳永

客観的に,定量的に評価する
症状評価尺度の意義

- 精神疾患の診断は,面接などを通じて症状を評価し,各種診断基準(DSMやICDのものなど)に基づいて行われる.その際,基本的には症状の有無が重視され,それだけでは,患者間(特に別の医師が面接・診断した患者間)で症状の重さを比較することは難しい.
- 症状評価尺度は,同じ尺度で症状の重症度を数値化し,客観的に評価,比較できるようにするものである.

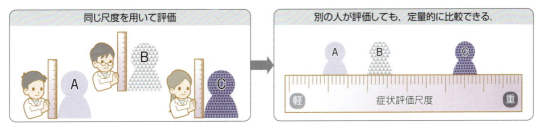

- 症状評価尺度の方法による分類としては,大きく面接式と自記式(質問紙法)に分けられる〔p.363〕.

全般的なものと疾患別のもの
症状評価尺度の種類

- 症状評価尺度には,特定の精神疾患に限らず全般的に使用するものと,疾患別のものがある.
- 特定の精神疾患に限らずに使用するものには,❶全般的な精神症状に対応しており診断やスクリーニングを目的としたものと,❷社会生活機能の評価を目的としたものがある.
- ❸疾患別に使用するものは,各疾患に特徴的な症状に特化しており,診断後の重症度判定やスクリーニングに有用である.

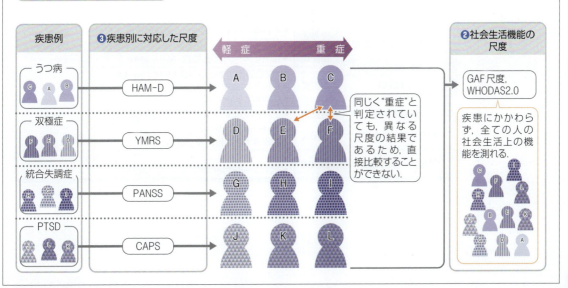

- 症状評価尺度:symptom rating scale　　●ハミルトンうつ病評価尺度(HAM-D):Hamilton rating scale for depression　　●ヤング躁病評価尺度(YMRS):Young mania rating scale　　●陽性・陰性症状評価尺度(PANSS):positive and negative syndrome scale　　●PTSD臨床診断面接尺度(CAPS):clinician-administered PTSD scale　　●機能の全体的評定(GAF)尺度:global assessment of function scale　　●世界保健機関障害評価尺度第2版(WHODAS2.0):WHO psychiatric disability assessment schedule 2.0

代表的な症状評価尺度

面接式と自記式がある

- 代表的な症状評価尺度を挙げる．

対象となる精神疾患・症状		形式	評価尺度（質問紙法）
精神疾患全般	全般的な症状に対応した尺度	自記式	・精神健康調査票（GHQ）[p.362W] ・K6／K10
	社会生活機能の尺度	面接式	・機能の全体的評定（GAF）尺度 [p.364]
		両方	・WHODAS2.0 [p.365]
統合失調症		面接式	・簡易精神症状評価尺度（BPRS）[p.366] ・陽性・陰性症状評価尺度（PANSS）[p.100W] ・陽性症状評価尺度（SAPS） ・陰性症状評価尺度（SANS） ・薬原性錐体外路症状評価尺度（DIEPSS）[p.100W]
抑うつ状態		面接式	・ハミルトンうつ病評価尺度（HAM-D）[p.367] ・MADRS
		自記式	・ベック抑うつ質問票（BDI）[p.368] ・うつ性自己評価尺度（SDS）[p.368W] ・うつ病自己評価尺度（CES-D）[p.368W] ・簡易抑うつ症状尺度（QIDS） ・こころとからだの質問票（PHQ-9） ・エジンバラ産後うつ病自己質問票（EPDS）[p.110W] ・老年期うつ病評価尺度（GDS）
躁状態		面接式	・ヤング躁病評価尺度（YMRS）[p.110W]
		自記式	・ASRM [p.362W]
不安症		面接式	・ハミルトン不安評価尺度（HAM-A）
		自記式	・状態-特性不安検査（STAI）[p.369] ・パニック障害重症度尺度（PDSS） ・リーボヴィッツ社交不安尺度（LSAS）[p.368W] ・顕在性不安尺度（MAS）[p.368W] ・GAD-7 [p.368W]
		両方	・パニック発作・広場恐怖評価尺度（PAS）
強迫症		自記式	・エール-ブラウン強迫観念・強迫行為評価尺度（Y-BOCS） ・レイトン強迫性検査（LOI）
心的外傷		面接式	・PTSD臨床診断面接尺度（CAPS）[p.362W]
		自記式	・子ども用トラウマ症状チェックリスト（TSCC）[p.366W] ・出来事インパクト尺度（IES）[p.362W]
解離症		自記式	・解離体験尺度（DES）
神経発達症	自閉スペクトラム症	面接式	・親面接式自閉スペクトラム症評価尺度（PARS-TR）[p.366W] ・ADOS [p.366W]
		自記式	・自閉症スペクトラム指数（AQ）[p.366W]
	ADHD	自記式	・ADHD評価スケール（ADHD-RS）[p.208W] ・CAARS [p.208W] ・Conners [p.366W]
	限局性学習症	自記式	・LD判断のための調査票（LDI）[p.220W]
食行動症・摂食症		自記式	・摂食態度調査票（EAT） ・神経性大食症質問表（BITE）
アルコール使用症		自記式	・アルコール依存症スクリーニングテスト（CAGE） ・アルコール使用障害同定テスト（AUDIT）

Words & terms

構造化面接
質問項目があらかじめ決められている面接法を構造化面接という．質問テーマが大まかに決められているものは半構造化面接という．

精神健康調査票（GHQ） [p.362]
不安，不眠，抑うつ症状などの精神症状から，身体的症状までを含む自記式の評価尺度．12項目版，28項目版，30項目版，60項目版の4種類がある．人種，宗教，文化による差異が少なく，国際比較もしやすいとされる．

ASRM [p.362]
躁症状を評価する自記式の評価尺度．5つの質問で簡便に行え，過去1週間の躁症状の重症度を評価する．

PTSD臨床診断面接尺度（CAPS） [p.362]
PTSDの診断および重症度評価のための面接式の評価尺度．実施する者（検査者）は指定の講習を受ける必要がある．

出来事インパクト尺度（IES） [p.362]
PTSDの症状を評価する自記式の評価尺度．災害から個別被害まで幅広く対応しており，スクリーニング，症状経過観察などに使用される．

+α もっとわかる

- 精神健康調査票（GHQ）: general health questionnaire　● モンゴメリー・アスペルグうつ病評価尺度（MADRS）: Montgomery Asberg depression rating scale　● 簡易抑うつ症状尺度（QIDS）: quick inventory of depressive symptomatology　● こころとからだの質問票（PHQ-9）: patient health questionnaire-9　● エジンバラ産後うつ病自己質問票（EPDS）: Edinburgh postnatal depression scale　● ASRM: Altman self-rating mania scale

目的によって使い分ける，組み合わせる
面接式と自記式

- 症状評価尺度には，面接式と自記式があり，目的や患者の状態・置かれた環境に合わせて使い分けたり，組み合わせたりする必要がある．

	面接式	自記式（質問紙法）
概要	・検査者が被検査者に質問したり，様子を観察したりして評価・判定を行う． ・客観的に被検査者を評価できるため，病識のない被検査者の症状を評価したいときなどにも実施できる．	・被検査者自身に質問票の記入・回答をしてもらい，検査者が判定を行う． ・被検査者の主観的体験を評価したいときに用いられることが多い．
メリット	・被検査者のバイアスが入りにくい． ・自力で回答することが難しい被検査者に対しても実施できる． 　・質問文が読めない被検査者 　・病識のない被検査者	・判定の際に，検査者のバイアスが入りにくい． ・時間や人的な効率がよく，低いコストで実施できる（スクリーニング検査としても実施しやすい）．
デメリット	・検査者のバイアスが入りやすい． 　・自身の仮説に沿うよう面接を進める． ・検査者に，検査を実施するのに十分な技量が必要である． ・面接実施時の状況や，検査者−被検査者間の関係性が回答に影響する． ・被検査者1人当たりに費やされる時間が長く，検査者側の人的負担が多い．	・被検査者のバイアスが入りやすい． 　・質問内容を正しく理解せずに回答する． 　・実際の病状とは異なる歪んだ回答をする（自分をよく見せようとしたり，症状を悪く見せようとしたりするなど）． 　・回答した行動と実際にとる行動が異なる．
例	**ハミルトンうつ病評価尺度（HAM-D）** 検査者：「この1週間のご気分はいかがでしたか？」 被検査者：「というと…」 検査者：「気持ちが沈み込んだり，憂うつになったりすることはありましたか？」 被検査者：「そういうときもありました」 検査者（心中）：「抑うつ気分は軽度にみえる」 1．抑うつ気分（悲しみ，絶望感，無力感，無価値感） 　0点：全くなし 　1点：悲哀感その他が認められる 　2点：ときどき泣く 　3点：しばしば泣く 　4点：極度の抑うつ症状 2．罪業感 　　　　　⋮	**ベック抑うつ質問票（BDI）** 検査者：「この2, 3日のあなたの気分に最もよく当てはまる答えの番号に丸をつけてください．」 被検査者（心中）：「いいときも悪いときもあったな」 第1問　悲しい感じ 　0点：憂うつではない 　1点：憂うつである 　2点：いつも憂うつから逃れることができない 　3点：耐えがたいほど，憂うつで不幸である 第2問　将来への悲観的な考え 　　　　　⋮

- パニック発作・広場恐怖評価尺度（PAS）：panic and agoraphobia scale　● エール−ブラウン強迫観念・強迫行為評価尺度（Y-BOCS）：Yale-Brown obsessive-compulsive scale　● GAD-7：generalized anxiety disorder-7　● PTSD臨床診断面接尺度（CAPS）：clinician-administered PTSD scale　● 出来事インパクト尺度（IES）：impact of event scale　● 摂食態度調査票（EAT）：eating attitude test　● 神経性大食症質問表（BITE）：bulimic investigatory test, Edinburgh

機能全般を評価 GAF尺度

- GAF尺度は機能の全体的評定ともいわれ，患者の心理的，社会的，職業的な機能全般（身体的な障害や環境の問題は含めない）を反映する指標として用いられる面接式の検査である．
- GAF尺度は主に治療計画，治療効果判定や転帰予測に役立つとされ，簡便に評価できるため，精神疾患の一種の機能診断ということもできる．

対象となる疾患と使用目的
- 全ての精神疾患
  - 入院時の重症度判定
  - 入院前後の比較
  - 治療効果判定
  - 機能水準を経時的に評価

評価項目
- 評価は100点満点で，点数が高いほど精神面での健康状態が良い．

評価項目の構成要素		精神症状の重症度	機能レベル
評価点数の目安	60点台	軽い症状	いくらかの困難がある
	40点台	中等度の症状	中等度の困難がある
	10点台	自他ともに傷つける危険がかなりある症状	最低限の身辺の清潔維持ができない

GAF尺度（機能の全体的評定）

凡例：精神症状の重症度／機能レベル

点数	内容
100-91	広範囲の行動にわたって最高に機能しており，生活上の問題で手に負えないものは何もなく，その人の多数の長所があるために他の人々から求められている．症状は何もない．
90-81	症状が全くないか，ほんの少しだけ（例：試験前の軽い不安），全ての面でよい機能で，広範囲の活動に興味をもち参加し，社交的にはそつがなく，生活に大変満足し，日々のありふれた問題や心配以上のものはない（例：たまに，家族と口論する）．
80-71	症状があったとしても，心理的社会的ストレスに対する一過性で予期される反応である（例：家族と口論した後の集中困難），社会的，職業的，または学校の機能にごくわずかな障害以上のものはない（例：一時的に学業で遅れをとる）．
70-61	いくつかの軽い症状がある（例：抑うつ気分と軽い不眠），または，社会的，職業的または学校の機能に，いくらかの困難はある（例：ときにずる休みをしたり，家の金を盗んだりする）が，全般的には，機能はかなり良好であって，有意義な対人関係もかなりある．
60-51	中等度の症状（例：感情が平板で，会話がまわりくどい，ときにパニック発作がある），または，社会的，職業的，または学校の機能における中等度の困難（例：友達が少ししかいない，仲間や仕事の同僚との葛藤）．
50-41	重大な症状（例：自殺念慮，強迫的儀式が重度，しょっちゅう万引きする），または，社会的，職業的，または学校の機能における何らかの深刻な障害（例：友達がいない，仕事が続かない）．
40-31	現実検討かコミュニケーションにいくらかの欠陥（例：会話はときどき非論理的，あいまい，または関係性がなくなる），または，仕事や学校，家族関係，判断，思考または気分，など多くの面での重大な欠陥（例：抑うつ的な男が友人を避け家族を無視し，仕事ができない．子どもがしばしば年下の子どもを殴り，家で反抗的であり，学校では勉強ができない）．
30-21	行動は妄想や幻覚に相当影響されている，またはコミュニケーションか判断に重大な欠陥がある（例：ときどき，滅裂，ひどく不適切にふるまう，自殺の考えにとらわれている），または，ほとんど全ての面で機能することができない（例：一日中床についている，仕事も家庭も友達もない）．
20-11	自己または他者を傷つける危険がかなりあるか（例：死をはっきり予期することなしに自殺企図，しばしば暴力的，躁病性興奮），または，ときには最低限の身辺の清潔維持ができない（例：大便を塗りたくる），または，コミュニケーションに重大な欠陥（例：大部分滅裂か無言症）．
10-1	自己または他者をひどく傷つける危険が続いている（例：暴力の繰り返し），または，最低限の身辺の清潔維持が持続的に不可能，または，はっきりと死の可能性を意識した重大な自殺行為．
0	情報不十分

評価方法

① 過去1週間のうち，最も精神状態が悪かったエピソードについて，100-91から順に比較して評価する．

② 精神症状の重症度と機能レベルが異なる水準になる場合は，より低い水準を選択する．

③ 1の位の点数は，5の中間点を基準にどの程度機能しているか面接者の判断で評価をする．

- 日本では，精神科訪問看護時において月の初めの訪問日にGAF尺度の評価・記載が必須となっている．
- GAF尺度は論理性（重症度，障害の内容や自殺行為など様々な要素が混ざっていること）や定量性（1の位の点数は面接者の判断に準ずること）に問題があることから，DSM-5からは，社会生活機能の評価尺度としてWHODAS2.0を用いることとなった．

+α もっとわかる

- 機能の全体的評定（GAF）尺度：global assessment of function scale ● 重症度：severity ● 治療効果：curative effect ● 訪問看護：home-visit nursing

■DSM-5で採用されている社会生活機能の評価尺度
世界保健機関能力低下評価尺度第2版（WHODAS2.0）

- WHODAS2.0は，疾患を限定せずに生活機能を評価する尺度で，自記式，面接式の2形式がある．
- 認知機能，対人関係，職業的・社会的機能障害などの多くのパラメーターに沿って測定する．
- WHODAS2.0は，7つの領域（計36項目）について5段階評価を行い，その総得点で機能水準を評価する．

対象となる疾患と使用目的

- 全ての精神疾患（18歳以上）
  - 現在の機能水準評価
  - 治療効果判定
  - 機能水準を経時的に評価
- ※精神疾患に限らずあらゆる医学的状態をもつ人に用いることができる．

WHODAS2.0の7領域

- 7つの領域には，❶理解とコミュニケーション，❷行動，❸セルフケア，❹対人関係，❺日常生活−家族，❻日常生活−学校／職場，❼社会参加があり，各領域4～8項目の質問から構成される．

- 各領域の質問において，病気または病状，その他の短期的／長期的な健康上の問題，怪我，精神的または情緒的問題，およびアルコールや薬物に関する問題など身体的／精神的健康状態に起因する機能障害について知ることができる．

WHODAS2.0*

●ここ30日間，あなたは下記のことをするのがどのくらい難しいと感じましたか？		1	2	3	4	5	医師使用欄		
							項目得点	領域得点	平均点
理解とコミュニケーション									
1.1	何かに10分間集中すること．	なし	軽度	中程度	重度	極度または不能			
1.2	重要なことを忘れずにすること．	なし	軽度	中程度	重度	極度または不能			
1.3	日常生活の問題を分析し，解決策を導くこと．	なし	軽度	中程度	重度	極度または不能			
1.4	新しい技術を身につけること．例えば，知らない場所に行くこと．	なし	軽度	中程度	重度	極度または不能			
1.5	一般的に人の言うことが理解できること．	なし	軽度	中程度	重度	極度または不能			
1.6	会話を始め，会話を続けることができること．	なし	軽度	中程度	重度	極度または不能			
行動									
2.1	30分間のように長い間立っていること．	なし	軽度	中程度	重度	極度または不能			
2.2	座った状態から立ち上がること．	なし	軽度	中程度	重度	極度または不能			
2.3	家の中で動き回ること．	なし	軽度	中程度	重度	極度または不能			

- 採点法には，各項目の素点を合計する単純法と，項目ごとの重みづけを考慮して総得点を計算する複雑法がある．

*ここでは自記式例を示しているが，面接式のものもある．

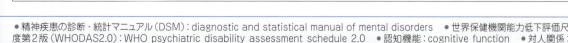

- 精神疾患の診断・統計マニュアル（DSM）：diagnostic and statistical manual of mental disorders
- 世界保健機関能力低下評価尺度第2版（WHODAS2.0）：WHO psychiatric disability assessment schedule 2.0
- 認知機能：cognitive function
- 対人関係：human relations
- 機能障害：dysfunction
- 日常生活：daily life
- 社会参加：social involvement

Words & terms

子ども用トラウマ症状チェックリスト（TSCC） [p.362]
虐待などの心的外傷的出来事[p.174]の子どもへの影響を評価するための評価尺度．子ども自身が記入する．子どもたちが傷ついている可能性をスクリーニングし，早期対応することを目的に使用される．

PARS-TR [p.362]
自閉スペクトラム症の症状を親や主養育者への面接により評価する評価尺度．対象児に自閉スペクトラム症の特性が存在する可能性を把握できる．

ADOS [p.362]
検査者が被検査者の行動を直接観察することで自閉スペクトラム症の可能性を評価する評価尺度．年齢と言語能力に応じた5種類がある．検査用具や質問事項は，対人コミュニケーション行動を観察しやすくするように設定されている．

自閉症スペクトラム指数（AQ） [p.362]
自閉スペクトラム症の傾向を測定する尺度．児童用は親などの養育者が回答，成人用は自分で記入する質問紙法の検査である．社会的スキル，注意の切り換え，細部への関心，コミュニケーション，想像力の下位尺度が設定されている．

Conners [p.362]
ADHDに関連する症状を評価する質問紙法の評価尺度．本人用，保護者用，教師用のものがある．不注意，多動性・衝動性といった中核症状の他，併存する可能性の高い問題や障害を評価する項目が含まれる．本検査の対象年齢は6～18歳で，成人にはCAARS[p.208]を用いる．

主な適応は統合失調症
簡易精神症状評価尺度（BPRS）

- BPRSは，様々な精神症状を包括的に評価することが可能である．主に統合失調症の重症度評価に用いられる．
- 評価項目は18項目から構成され，検査者が1回20分程度の問診により，患者の行動や回答から無症状（1点）～最重度（7点）の7段階で評価する．

対象となる疾患	評価項目
● 全てのの精神疾患* ・主に統合失調症で用いられる． ・幻覚や妄想などの精神症状があれば，薬物依存や器質性精神疾患などでも使われる．	❶心気症　　　　❿敵意 ❷不安　　　　　⓫猜疑心（被害妄想） ❸感情的引きこもり　⓬幻覚 ❹概念の統合障害　　⓭運動減退 ❺罪責感　　　　⓮非協調性 ❻緊張　　　　　⓯思考内容の異常 ❼衒奇的な行動や姿勢　⓰情動鈍麻 ❽誇大性　　　　⓱興奮 ❾抑うつ気分　　⓲見当識障害

*対象は全ての精神疾患となっているが，症状に幻覚・妄想，自閉，思考障害や認知機能低下など統合失調症が鑑別に挙がるような状態がみられなければ，BPRSを行う意義は少ないとされている．

簡易精神症状評価尺度（BPRS）

		なし	ごく軽度	軽度	中等度	やや高度	高度	非常に高度
1. 心気症	現在の身体的健康状態についての関心の程度．身体的健康訴えに相当する所見の有無にかかわらず患者によって苦痛と感じられる程度を評価せよ．	①	2	3	4	5	6	7
2. 不安	現在および未来に対する心配，おそれないし杞憂(きゆう)(の類)．患者自身の主観的体験の言語的訴えのみに基づいて評価せよ．身体徴候や神経症的防衛機制から不安を推論してはならない．	1	2	③	4	5	6	7
3. 感情的引きこもり	面接者や面接状況に対する関与の欠如．面接状況において患者が他者との感情的接触に障害ありとの印象を与える程度だけを評価せよ．	1	2	3	4	⑤	6	7
4. 概念の統合障害（思考解体）	思考経路の混乱，弛緩および解体の程度．患者の言語表出の統合性に基づいてのみ評価せよ．思考機能に対する患者自身の主観的見解によって評価してはならない．	1	2	3	④	5	6	7

判　定

- 各項目1～7点で点数をつける（高いほど重症）．
- 18項目全ての合計点を算出するが，どの項目の重症度が高いかを評価することが重要である．

- 簡易精神症状評価尺度（BPRS）: brief psychiatric rating scale　● 統合失調症: schizophrenia　● 幻覚: hallucination　● 妄想: delusion　● 心気症: hypochondriasis　● 不安: anxiety　● 感情的引きこもり: emotional withdrawal　● 緊張: tension　● 誇大性: grandiosity　● 抑うつ気分: depressive mood　● 敵意: hostility　● 猜疑心: suspicion　● 運動減退: motor retardation　● 非協調性: uncooperativeness　● 情動鈍麻: blunted affect　● 興奮: agitation　● 見当識障害: disorientation

面接式のうつ病評価尺度

ハミルトンうつ病評価尺度（HAM-D）

- HAM-Dは，うつ病の症状の程度や治療効果を判定するための評価尺度である．検査者が面接によって評価する．
- 症状の重症度を表す主要17項目版と，それにうつ病の特徴を表す4項目を加えた21項目版が広く用いられている．
- 各項目は3または5段階で評価され，通常17項目の合計点が14～18点で中等度のうつ病と判断される．

対象となる疾患

- うつ病
  - 症状の程度
  - 治療効果判定（投薬開始後は定期的に行い，予後の評価に用いる）

評価項目

- 各項目3または5段階
  - 0～2点
  - 0～4点　で，その合計点数を評価する．

うつ病の重症度（17項目）

❶抑うつ気分　❷罪業感　❸自殺　❹入眠障害　❺熟眠障害　❻早朝覚醒　❼仕事と興味　❽精神運動抑制　❾激越*　❿精神的不安　⓫身体についての不安　⓬消化器系の身体症状　⓭一般的な身体症状　⓮性欲減退　⓯心気症　⓰体重減少　⓱病識

うつ病の特徴（4項目）

⓲日内変動　⓳離人症　⓴妄想症状　㉑強迫症状

*非常に強い不安や焦燥感のため，そわそわ落ち着きがない様子になること．

HAM-D

1	抑うつ気分	憂うつ，厭世感，悲哀感を示す，泣く傾向 全くなし ……………………… (0) 悲哀感その他が認められる …… (1) ときどき泣く ………………… (2) しばしば泣く ………………… (3) 極度の抑うつ症状 …………… (4)	0 1 2 3 4
2	罪業感	全くなし ……………………… (0) 自責感………………………… (1) 罪業念慮 ……………………… (2) この病気は何かの罪である …… (3) 罪業妄想 ……………………… (4) （幻覚の有無にかかわらず）	0 1 2 3 4
3	自殺	全くなし ……………………… (0) 生きるだけの価値がないと思う (1) 死んだ方がましだ …………… (2) 希死念慮 ……………………… (3) 自殺企図……………………… (4)	0 1 2 3 4
4	入眠障害	入眠困難	0 1 2 3 4
		⋮	
20	妄想症状	全くなし ……………………… (0) 懐疑的 ………………………… (1) 関係念慮 ……………………… (2) 関係妄想，被害妄想 ………… (3) 被害的な幻覚………………… (4) （これらの症状はうつ病的性格をもたないもの）	0 1 2 3 4
21	強迫症状	強迫症状	0 1 2 3 4

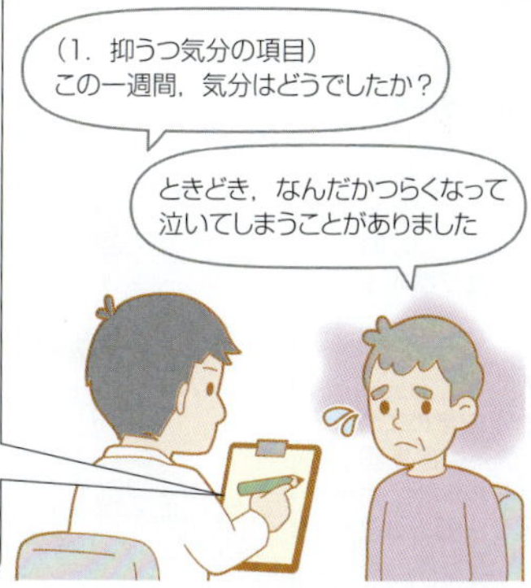
（1．抑うつ気分の項目）
この一週間，気分はどうでしたか？
ときどき，なんだかつらくなって
泣いてしまうことがありました

判　定

- 17項目の合計点数をもとに評価する．
  - 0～7点　：正常
  - 8～13点　：軽症
  - 14～18点：中等度
  - 19～22点：重症
  - 23点以上：最重症

- HAM-Dの項目は睡眠障害に関する項目が複数あるため，睡眠の評価に重点が置かれている点に注意する．例えば，自殺に関する項目の点数が上がっていても，睡眠に関する項目が改善すれば，重症度も軽くなり改善傾向にみえてしまう．

●ハミルトンうつ病評価尺度（HAM-D）：Hamilton rating scale for depression　●うつ病：depression／major depressive disorder　●予後：prognosis　●自殺：suicide　●体重減少：weight loss　●病識：insight into disease　●日内変動：diurnal variation　●離人症：depersonalization　●強迫症状：compulsive symptom

+α もっとわかる

Words & terms

うつ性自己評価尺度 (SDS) [p.362]
米国のZung（ツァン）が作成した抑うつ症状を自己評価するための評価尺度．質問数は20項目で，簡便に実施できることが抑うつ状態にある患者にも適しているとされる．

うつ病自己評価尺度 (CES-D) [p.362]
BDIやSDS，MMPI [p.354] などの既存の尺度から，項目を選抜して作成された抑うつ症状の評価尺度．質問数は20項目で簡便に実施できる．自己式のものであるが，状況に応じて面接式で使用してもよい．

リーボヴィッツ社交不安尺度 (LSAS) [p.362]
社交不安症を対象とした，診断の参考，重症度評価のための自己式の評価尺度．恐怖感・不安感，回避の程度を，行為状況と社交状況からなる24の状況について回答する．米国国立精神保健研究所（NIMH）が開発した．

顕在性不安尺度 (MAS) [p.362]
不安により精神的，身体的に現れる徴候を評価する自己式の評価尺度．質問項目はMMPI [p.354] から抽出された50問と，15問の妥当性尺度で構成されている．

GAD-7 [p.362]
全般性不安症のスクリーニング，重症度評価に用いられる自己式の評価尺度．最近2週間における恐怖感，不安感に関する7つの質問と，それによる社会的困難の程度に関する質問からなる．

自記式のうつ病評価尺度
ベック抑うつ質問票（BDI）

- BDIは，自記式の抑うつ症状評価尺度であり，うつ病のスクリーニング検査としても利用できる．
- 質問票は21項目から構成されており，被検査者は4段階で自己評価をつけ，検査者はその合計点数から抑うつ症状の程度を判定する．

対象となる疾患
- 抑うつ状態がみられる13～80歳
- 自己評価からうつ病の診断へとつなげる診断補助目的（スクリーニング）

- 評価項目は，抑うつ気分，興味の喪失，睡眠，食欲減退や自殺念慮などについて21項目から構成され，各項目4つの選択肢から選択する4段階評価となっている．
- BDIは気分，認知などの自覚症状に重きが置かれており，身体症状に関する項目は少ない．

ベック抑うつ質問票（BDI）

各項目をよく読んで，最近2，3日のあなたの気分に一番近い答えのものを選んでください．

1	□憂うつではない	0点
	□憂うつである	1点
	□いつも憂うつから逃れることができない	2点
	□耐えがたいほど，憂うつで不幸である	3点
2	□将来について悲観してはいない	0点
	□将来について悲観している	1点
	□将来に希望がない	2点
	□将来に何の希望もなく，良くなる可能性もない	3点
3	□それほど失敗するようには感じない	0点
	□普通より，よく失敗するように思う	1点
	□過去のことをふりかえれば，失敗のことばかり思い出す	2点
	□人間として全く失敗だと思う	3点
4	□以前と同じように満足している	0点
	□以前のように物事が楽しめなくなった	1点
	□もう本当の意味で満足することなどできない	2点
	□何もかもうんざりする	3点
5	□罪の意識など感じない	0点
	□ときどき罪の意識を感じる	1点
	□ほとんどいつも罪の意識を感じる	2点
	□いつも罪の意識を感じる	3点
6	□罰を受けるとは思わない	0点
	□罰を受けるかもしれない	1点
	□罰を受けると思う	2点
	□今，罰を受けていると思う	3点
：		

判定
- 21項目の合計点数をもとに評価する．
  - 14～19点：軽症
  - 20～28点：中等度
  - 29点以上：重症

●うつ病：depression／major depressive disorder　●ベック抑うつ質問票（BDI）：Beck depression inventory　●スクリーニング検査：screening test　●興味：interest　●食欲減退：anorexia　●自殺念慮：suicidal ideation　●気分：mood　●認知：cognition　●自覚症状：subjective symptom　●身体症状：somatic symptom　●うつ性自己評価尺度（SDS）：self-rating depression scale　●うつ病自己評価尺度（CES-D）：Center for Epidemiologic studies depression scale

不安の程度をみる自記式の検査
状態−特性不安検査（STAI）

- 状態−特性不安検査（STAI）は，不安症状の評価のために用いられる自記式の検査で，不安症のスクリーニング検査としても利用できる．
- STAIは，状態不安（特定の場面で感じられる一時的な不安）と特性不安（個人の比較的安定した反応傾向・性格傾向）に関する各20項目（計40項目）の質問に対し，4段階で自己評価する．

対象となる疾患
- 不安症状を訴える中学生以上
- 不安症の患者
  - 不安症状の状態把握

評価項目
- それぞれ20項目ずつ
- 4段階（1～4点）で評価する．

状態不安
- 特定の場面・出来事で感じられる一時的な不安反応．
- "たった今どう感じているか"について，全くちがう，いくらか，まあそうだ，その通りだ，の4つからあてはまるものを選択．

質問項目
1. 気が落ち着いている
2. 安心している
3. 緊張している
4. くよくよしている
5. 気楽だ
6. 気が転倒している
7. 何か悪いことが起こりはしないかと心配だ
8. 心が休まっている
9. 何か気がかりだ
10. 気持ちがよい
11. 自信がある
12. 神経質になっている
13. 気が落ちつかず，じっとしていられない
14. 気がピンと張りつめている
15. くつろいだ気持ちだ
16. 満ち足りた気分だ
17. 心配がある
18. 非常に興奮して，体が震えるような感じがする
19. 何かうれしい気分だ
20. 気分がよい

特性不安
- 不安になりやすい傾向のことで，個人の性格に由来する．
- "普段一般にどう感じているか"について，ほとんどない，ときたま，しばしば，しょっちゅう，の4つからあてはまるものを選択．

質問項目
21. 気分がよい
22. 疲れやすい
23. 泣きたい気持ちになる
24. 他の人のように幸せだったらと思う
25. すぐに心が決まらずチャンスを失いやすい
26. 心が休まっている
27. 落ちついて，冷静で，あわてない
28. 問題が後から後から出てきて，どうしようもないと感じる
29. つまらないことを心配しすぎる
30. 幸せな気持ちになる
31. 物事を難しく考えてしまう
32. 自信がないと感ずる
33. 安心している
34. 危険や困難を避けて通ろうとする
35. 憂うつになる
36. 満ち足りた気分になる
37. つまらないことで頭が一杯になり，悩まされる
38. 何かで失敗するとひどくがっかりして，そのことが頭を離れない
39. あせらず，物事を着実に運ぶ
40. そのとき気になっていることを考え出すと，緊張したり，動揺したりする

状態−特性不安検査（STAI）

		全くちがう	いくらか	まあそうだ	その通りだ
1	気が落ち着いている				
2	安心している				
3	緊張している				
4	くよくよしている				
5	気楽だ				

判定
- 各項目1～4の点数をつける．
- 40項目の合計点数をもとに評価する．
- 不安が強いほど点数が高い．

検査　症状評価尺度

- リーボヴィッツ社交不安尺度（LSAS）：Liebowitz social anxiety scale
- 顕在性不安尺度（MAS）：manifest anxiety scale
- GAD-7：generalized anxiety disorder-7
- 米国立精神保健研究所（NIMH）：national institute of mental health
- 状態−特性不安検査（STAI）：state-trait anxiety inventory
- 不安症：anxiety disorder
- 状態不安：state anxiety
- 特性不安：trait anxiety

治療

治療総論

治療の種類と目標

監修　中川 敦夫　　監修　満田 大

生物学的治療と心理社会的治療
精神科医療で用いる治療法

- 精神疾患の治療法は，生物学的治療と心理社会的治療に大別される．
- 精神疾患は，生物学的要因，心理的要因，環境的（社会的）要因が関連し合って発症する（BPSモデル〔p.11〕）．
- このため，精神疾患の治療では，生物学的要因に対する薬物療法や身体療法だけでなく，心理的要因・環境的（社会的）要因に対して精神療法や環境調整・リハビリテーションを組み合わせて行う．

分類	生物学的治療（広義の身体療法）		心理社会的治療	
	薬物療法〔p.378〕	身体療法（狭義）〔p.398〕	精神療法（心理療法）〔p.402〕	環境調整・リハビリテーション〔p.418〕
例	・抗精神病薬 ・抗うつ薬 ・気分安定薬 ・抗不安薬	・ニューロモデュレーション療法 　・電気けいれん療法（ECT） 　・反復経頭蓋磁気刺激（rTMS） ・高照度光療法	・支持的精神療法 ・心理教育 ・認知行動療法（CBT） ・対人関係療法（IPT）など	・休息 ・生活指導（生活リズム調整） ・作業療法（OT）〔p.419〕 ・社会生活技能訓練（SST）〔p.420〕
概要	・脳の機能を薬理学的（化学的）に変化させる．	・脳に物理的な刺激を加えて機能を変化させる．	・主に言葉でのやりとりを通じて，考えや感情，行動を変化させる．	・全身に働きかけ，心身の状態を整えたり，生活機能を改善したりする．

精神疾患の要因と各治療法の位置づけ

- 脳の機能を回復する．　　→　生物学的要因（B）：脳機能の障害 など
- ストレス対処方法の習得や，症状の安定化を図る．　　→　心理的要因（P）：ネガティブな認知傾向 など
- 生きやすい生活環境にする，社会生活機能を改善する．　　→　環境的（社会的）要因（S）：不適切な職場環境，家庭環境／経済的な問題 など

BPSモデル
- 疾患や患者ごとに様々な要因が関連し，症状や機能障害，社会的不利が生じる．
- 各患者でB，P，Sのどの要因が問題になっているのか，課題を抱えているのかを同定し，それに見合った治療の導入〔p.42〕，治療の組み合わせや力点を置く治療の決定を行う．

+α もっとわかる

- 生物学的治療：biological therapy　● 心理社会的治療：psychosocial therapy　● 生物・心理・社会モデル（BPSモデル）：bio-psycho-social model　● リハビリテーション：rehabilitation　● 薬物療法：pharmacotherapy　● 電気けいれん療法（ECT）：electroconvulsive therapy　● 反復経頭蓋磁気刺激（rTMS）：repetitive transcranial magnetic stimulation　● 精神療法／心理療法：psychotherapy　● 支持的精神療法：supportive psychotherapy

それぞれの目標を目指すプロセス
リカバリー

- 精神疾患の治療効果は，客観的に評価しやすい症状や障害の回復に注目することが多いが，最終的には患者それぞれが自分の人生に充実感を得られているかが重要である．
- そこで，リカバリーという概念が重視されている．ここではリカバリーを3つに分けて解説するが，単にリカバリーといった場合には，パーソナルリカバリーを意味していることが多い．

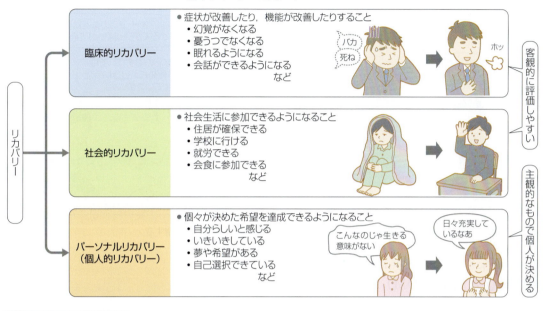

3つのリカバリーの関係

- 3つのリカバリーの関係については，様々な視点で解釈され，また，人それぞれでとらえ方が異なってもよいものである．
- ここでは1例として，臨床的・社会的リカバリーと，パーソナルリカバリーを2つの軸でとらえた解説をする．

- 臨床的・社会的リカバリーを医学的な健康度（横軸），パーソナルリカバリーをウェルビーイング（主観的な充実度）〔縦軸〕に対応したものと考える．
- 多くの場合，症状が強い急性期には臨床的リカバリーを優先した治療を行い，ある程度達成されたところで社会的リカバリーを目指していくこととなる．
- しかし，精神疾患では症状をとりきることや治癒が難しい慢性の経過をたどるものがあり，医学的な健康度を高めることだけを目的とした医療には限界があり，不十分である．
- そこで，医学的な健康度にかかわらず，主観的な充実度を高めていくパーソナルリカバリーを支援し，疾患や障害を抱えながらも充実した生活を送れるようにしていくことが重要になる．

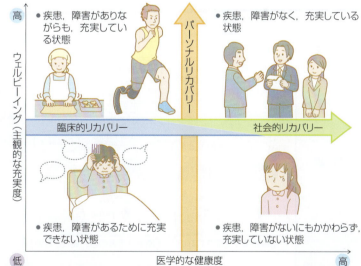

例えば，事故や病気で脚を切断せざるをえなかった場合，医学的な健康度を100％改善することはできませんが，それでもパラリンピックを目指すなど，本人なりに充実した日々を過ごしている方もいるでしょう．同じように，精神疾患の症状や障害があっても，個人個人が主観的に充実した生活を送ることはできると考えるのがパーソナルリカバリーの重要な概念です．

- 心理教育：psychoeducation ● 認知行動療法（CBT）：cognitive behavioral therapy ● 対人関係療法（IPT）：interpersonal psychotherapy ● 作業療法（OT）：occupational therapy ● 社会生活技能訓練（SST）：social skills training ● 臨床的リカバリー：clinical recovery ● 社会的リカバリー：social recovery ● 個人的リカバリー：personal recovery ● ウェルビーイング：well-being

■ 医療者−患者関係の重要性
治療関係

- 医療者と患者の間で，信頼関係が築けているかどうかは，治療効果に大きく影響する．
- 患者が本当の気持ち・考えを伝えられるような信頼関係があることが，治療成功の前提条件である．

信頼関係が不十分	十分な信頼関係
薬はちゃんと飲めていますか？／薬を飲んでいればそろそろ改善されるはずなのにな ／ ときどき忘れることはあります… ／ 実は副作用が不安で飲みたくないんだよな ／ 本当の気持ちが話されないと，適した対応ができない．	実は，ネットでこの薬を飲むと太るって書いてる人がいっぱいいて心配なんです ／ 体重のことが気になるのですね．では，体重を増やさないために，どういった工夫ができるか考えていきましょう ／ より良い治療法に向け相談ができる．

- 特に患者と言葉を交わしながら進める精神療法[p.402]では，信頼関係が効果に直結する．

■ 方針決定に患者と医療者がともに参加する
共同意思決定（SDM）

- 医療（治療法など）には，通常いくつかの選択肢があり，その中から選んで実施していくことになる．
- 医療者と患者の間には，医療に関して有する情報，情報を入手する能力・機会に大きな差がある（情報の非対称性）．
- 方針決定の形態は，かつてはパターナリズムが主流で，その後はインフォームド・チョイスが広がり，現在では共同意思決定（SDM）が重要視されている．

	パターナリズム	インフォームド・チョイス	共同意思決定（SDM）
情報提供方向	医療者 → 患者	医療者 → 患者	医療者 ⇔ 患者
決定者	医療者	患者	医療者と患者
解説	医療者が最良の治療法を選択して提示する／患者は医療者の決定に従う（この治療をします／はい，お願いします）／患者の希望が反映されない	医療者は治療法の情報，選択肢を提示する／患者が治療法を選ぶ（3つのうちどれにしますか？／Bにします）／結果は患者の自己責任となる	情報，選択肢を提示し，患者の希望を聞きながら医療者の意見も述べる／治療法の情報を得たうえで，患者の希望・価値観を提示し，相談したうえで決定する（それなら，こうするのはどうでしょう？／こうしたいのですが／その場合，あれはできますか？）／患者の希望を反映した合意に医療者も責任をもつ
治療遂行に関する概念	コンプライアンス		アドヒアランス

- インフォームド・チョイスは，インフォームド・アプローチともよばれる．その過程で得る患者の同意がインフォームド・コンセント[p.38W]である．

- 治療関係：therapeutic relationship　● 精神療法／心理療法：psychotherapy　● 共同意思決定（SDM）：shared decision making
- パターナリズム：paternalism　● インフォームド・チョイス：informed choice　● コンプライアンス：compliance　● アドヒアランス：adherence　● インフォームド・コンセント（IC）：informed consent

積極的に治療に参加
アドヒアランス

- 治療効果は，その治療が確実に遂行されたときに最大限発揮される（例えば，効果の高い薬物を処方しても，用法・用量通りに使用しなければ効果が得られない）．
- 治療の遂行度を表す概念として，コンプライアンスがある．現在では，患者が積極的に治療に参加できているかという視点を加味して，アドヒアランスが重視されている．

コンプライアンス		アドヒアランス
受動的・消極的		能動的・積極的

 一方的な指導 　　 相互理解

患者が自主的に治療を受けることが望ましい．

- 患者が医療者からの指示通りに治療を受ける（特に服薬する）こと．
- 治療方針に患者の意志は関わらない．

- 患者が医療者からの説明を理解したうえで，積極的に治療方針の決定に参加し，その決定に従って治療を受けること．
- アドヒアランス良好な状態を維持することで，安全かつ有効な治療を行うことができる．

精神科におけるアドヒアランスが低下する要因と対策

要因

説明，理解の不足	病識(p.74)の欠如	副作用
「この薬は抑うつ気分を改善します」「えーっと…」	「私は病気じゃないんだから，薬なんて飲む必要ない…」	「この薬，ぼーっとするから嫌なんだよなぁ…」
・説明不足，あるいは一方的な説明により患者の理解が不足している．	・病気であることを受容できていない，治療の必要性を認識できていない．	・薬剤の副作用や，依存性を心配し，服薬が不規則になる．

対策

わかりやすい説明	治療の必要性を説明 (p.407)	薬剤や服薬方法の変更
・専門用語を多用しない． ・一度に多く説明せず，患者がどこまで理解しているかを確認する． ・パンフレットなどを使用して理解を促す．	・治療の必要性や，治療は患者にとって利益があることを説明する． ・家族の理解や協力を得て，服薬管理を手伝ってもらう（例：患者が服薬を忘れていたら声をかけるなど）．	・副作用や依存性について説明する． ・副作用の少ないものに変更する． ・副作用の影響が少ない時間帯に服薬時間を変更する（例：半減期の長い薬剤は夜間に服薬するなど）．

Supplement

ピアサポート

- ピアは，英語（peer）で"仲間"という意味である．ピアサポートは，病気，障害，被災，犯罪被害など，同じ経験をもつ者同士で支え合うことをいう．自助グループ，経験者会，当事者家族会といった活動がピアサポートの実践例である．
- 患者・当事者同士が，自身の経験を活かして対等な立場で支援し合うことで，通常の医療の場での支援する・される関係のみでは得られない効果がピアサポートにはある．

- 苦悩をわかってもらえず孤独で，先ゆきがみえない．

- 同じ経験をもつ者同士で交流し，支え合う．

不安や孤独感の軽減	・"仲間がいる"ことを知ることで精神的安定が得られる． ・苦しみ・生きづらさを共感しやすい経験者に気持ちを打ち明けられる．
情報共有	・当事者・経験者との交流で有用な情報が得られる． ・各自の実体験に基づくアドバイスが得られる．
ロールモデルの提示	・同じ苦しみを抱えていた人の現在の様子が，生き方の手本となる． ・仲間の姿から希望や目標をもてる．
実際の活動例	・話し合い　・勉強会　・作業（草むしり，清掃など）　・カラオケ会 ・バーベキュー　・旅行　・料理会　・講演聴講

- 病識：insight into disease　●副作用：side effect　●依存性：dependency　●服薬管理：medication management　●半減期：disappearing half value period　●ピアサポート：peer support

コンサルテーション・リエゾン精神医学

監修 安田 和幸

身体疾患治療中の精神症状に対応する
コンサルテーション・リエゾン精神医学とは

- コンサルテーション・リエゾン精神医学とは，総合病院などで，身体疾患を治療中の患者に生じる精神医学的な問題に対して，各診療科と協力して対応する精神科の活動をいう．
- "相談"を意味するコンサルテーションは，各診療科から依頼を受けて対応することを指す．"連携"を意味するリエゾンは，より積極的に予防的な介入も行うことを指す．両者を特に区別せずに合わせてコンサルテーション・リエゾン精神医学，あるいは単にリエゾン精神医学とよぶこともある．

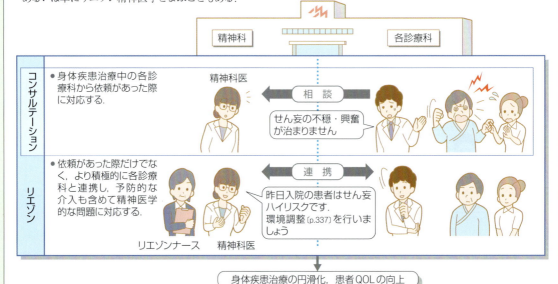

- コンサルテーション・リエゾン精神医学は，医師間の協力のみではなく，看護師，薬剤師，心理師，作業療法士，ソーシャルワーカーなどを含めたチーム医療である．

他科入院中のせん妄，適応反応症，うつ病が多い
対象となる精神医学的問題

- 各診療科で生じる全ての精神医学的問題が対象であるが，扱うことが多いものを挙げる．

身体疾患治療中に生じる精神医学的問題

せん妄 [p.334]	高齢化に伴い，せん妄への対応が求められる機会が増えている．
適応反応症 [p.187], うつ病 [p.114]	重篤な身体疾患に罹患すること，苦痛を伴う治療がストレスとなることから，予防・早期対応が重要である．
外因性精神疾患 [p.324]	身体疾患による精神症状や，治療薬（医薬品）による精神症状への対応が求められる．

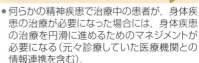

精神疾患をもつ患者の身体疾患治療中のマネジメント

- 何らかの精神疾患で治療中の患者が，身体疾患の治療が必要になった場合には，身体疾患の治療を円滑に進めるためのマネジメントが必要になる（元々診療していた医療機関との情報連携を含む）．
- 臓器障害による薬物動態変化へ対応した処方変更，周術期の処方変更，活発な精神症状がある場合にはその鎮静化などが重要である．

- この他，自殺念慮・自殺企図 [p.448] への対応，事故・災害後のPTSD防止，緩和ケア，周産期メンタルヘルス（産後うつ病 [p.126] への対応）への参画も，コンサルテーション・リエゾン精神医学の重要な対象である．

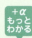

- コンサルテーション：consultation　●リエゾン：liaison　●生活の質（QOL）：quality of life　●せん妄：delirium　●適応反応症／適応障害：adjustment disorder　●うつ病：depression／major depressive disorder　●外因性精神疾患：exogenous psychosis　●自殺念慮：suicidal ideation　●自殺企図：suicide attempt　●心的外傷後ストレス症（PTSD）：posttraumatic stress disorder　●緩和ケア：palliative care　●サイコオンコロジー：psycho-oncology

Supplement

緩和ケアと精神医学

- コンサルテーション・リエゾン精神医学の重要な対象として緩和ケアの領域がある．
- 緩和ケアは，多くの疾患に適応されるものであるが，がん患者を対象としたものが最も一般的である．
- がん患者には，疼痛といった身体的苦痛だけでなく，様々な領域に苦痛が生じる．
- これらに適切にアプローチするために精神医学が果たす役割は大きい．
- なお，保険診療上の緩和ケア加算を算定するためには，精神症状の緩和を担当する専任の常勤医師が参加する緩和ケアチームの設置が要件となっている．

サイコオンコロジー（精神腫瘍学）

- がんとこころの相互作用を研究する学問である．
- がんに罹患することは患者の心理的負担となり様々な精神的変化をもたらす．また，心理学的・行動学的なアプローチががん患者の生存期間や再発率に影響を与えることが明らかになっている．

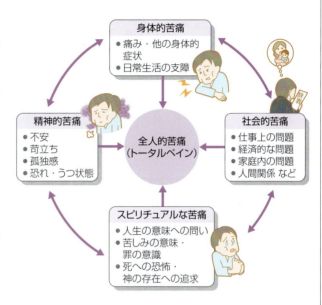

WHOによる緩和ケアの定義（2002年）
緩和ケアとは，生命を脅かす疾患に伴う問題に直面している患者と家族に対して，痛み，その他の身体的，心理・社会的，スピリチュアルな問題を早期から正確にアセスメントして解決することにより，苦痛の予防と軽減を図り，QOL（生活の質）を向上させるためのアプローチである．

がん患者の精神的反応

- がんの診断や再発の告知は患者にとって非常に大きなストレスとなる．
- 反応は患者によって様々であるが，一般的な経過を示す．

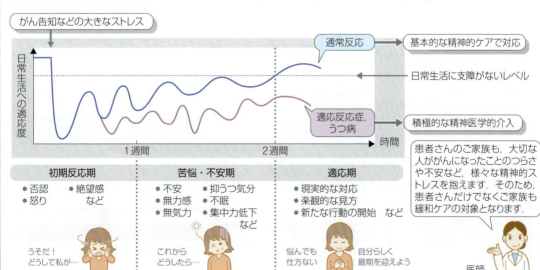

- 人が死を受容する際にたどる心理段階としては，Kübler-Ross Eの5段階モデルが有名である（否認→怒り→取り引き→抑うつ→受容）．

- 世界保健機関（WHO）：World Health Organization ● 全人的苦痛：total pain ● 身体的苦痛：physical pain ● 社会的苦痛：social pain ● スピリチュアルな苦痛：spiritual pain ● 精神的苦痛：psychological pain ● 否認：denial ● 怒り：anger ● 取り引き：bargaining ● 抑うつ：depression ● 受容：acceptance

精神科救急

監修 安田 和幸

精神科救急の対象と特徴
自他への不利益が差し迫っている状況

- 精神科救急の対象は，精神疾患によって自他への不利益が差し迫っている危機の状況（日本精神科救急学会が"精神科救急事態"と定義するもの）が中心となる．
- また，一般的な身体疾患に対する救急医療とは異なる特徴がある．

対象	
精神疾患によって自他への不利益が差し迫っている危機の状況	
頻度が高い状態像	**主な救急要請理由**
・幻覚・妄想状態 ・抑うつ状態 ・精神運動興奮状態 ・不安・焦燥 ・躁状態	・興奮・攻撃性 ・自殺未遂 ・自傷行為 ・身体衰弱 ・その他の異常行動

一般救急とは異なる特徴
- 疾患としての重症度だけでなく，"自傷他害のおそれ"を評価する必要がある．
- 病識がない患者も対象となり，非自発的入院を考慮しなければならない（一般救急において"意識"がなく受診の意思を示せない状況とは異なる）．
- 隔離・身体拘束を考慮しなければならない状況がある．

- 非自発的入院[p.462]や，隔離・身体拘束などの行動制限[p.461]は，精神保健福祉法に則った運用はもちろん，必要性を十分に検討したうえで実施する．
- 本章では，特に精神科対応ニーズが高い，興奮・攻撃性への対応と，自殺未遂，自傷行為への対応を取り上げる．

興奮，攻撃性への対応
強制的な介入は最後の手段と考える

- 興奮，攻撃性は，行動や感情表出が亢進した状態であり，精神科救急対応の重要性が高い．
- 興奮状態が長引くと，自他への傷害のリスクや，医療者側の人的コストの消費が問題となることから，早急な解決が求められる．
- ただし，安易な非経口的薬物投与による鎮静や隔離・身体拘束といった強制的な介入は極力避け，心理的介入（ディエスカレーションなど）や内服投与を優先する．

興奮・攻撃性
- **状態像として多いもの**
  - 統合失調症の幻覚・妄想状態，カタトニア性の行動（興奮）
  - 双極症の躁状態

環境調整
- 応援を召集し，1対1では対応しない．
- 不要な人は移動・退去させる．
- 武器になりうるものは取り除く．
- 距離をとり，真正面に立つことを避ける．
- 出入り口を確保する．

ディエスカレーション
- 言語的，非言語的なコミュニケーション技法により怒りや衝動性，攻撃性をやわらげることである．
- 威圧的，脅迫的な姿勢・態度を避け，穏やかに対応する．
- ゆっくりと移動し，急な動作を行わない．
- 訴えを否定せず，相手の感情を尊重する．

薬物療法

協力が得られる程度に静穏化されている．	非協力的で興奮が続いている．	興奮が著しく，深い鎮静（眠らせること）が必要である．
内服	**筋注**	**静注**
・非定型抗精神病薬 　・リスペリドン　・オランザピン ・ベンゾジアゼピン系薬 　・ロラゼパム	・定型抗精神病薬 　・ハロペリドール ・非定型抗精神病薬 　・オランザピン ・ベンゾジアゼピン系薬 　・ジアゼパム　・ミダゾラム	・定型抗精神病薬 　・ハロペリドール ・ベンゾジアゼピン系薬 　・ジアゼパム 　・フルニトラゼパム 　・ミダゾラム

- 精神科救急：psychiatric emergency service　●幻覚：hallucination　●妄想：delusion　●抑うつ状態：depressive state　●不安：anxiety　●焦燥：irritation　●躁状態：manic state　●興奮：agitation　●攻撃性：aggression　●自殺未遂：aborted suicide attempt　●自傷（自傷行為）：self-injury　●身体衰弱：somasthenia　●隔離：seclusion　●身体拘束：body restraint　●ディエスカレーション：de-escalation　●薬物療法：pharmacotherapy　●非定型抗精神病薬：atypical antipsychotics

自殺未遂者への対応
精神科対応の重要性が高い

- 自殺未遂とは，自殺企図〔p.121〕，あるいは自殺という考えはなくとも致死的とわかっている行為を行ったうえで死に至らず生存した状態である．
- 自殺未遂者の大半は精神疾患に罹患しており，生活上の問題〔p.449〕が動機になっていることが多い．
- 自殺行為によって生じた身体的障害に対する治療とともに，自殺行為の再発を防止することが重要で，精神科対応の重要性が高い．

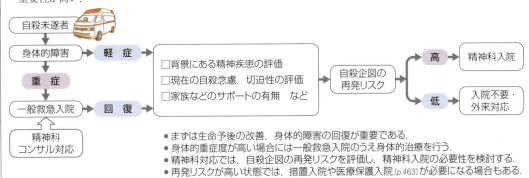

- まずは生命予後の改善，身体的障害の回復が重要である．
- 身体的重症度が高い場合には一般救急入院のうえ身体治療を行う．
- 精神科対応では，自殺企図の再発リスクを評価し，精神科入院の必要性を検討する．
- 再発リスクが高い状態では，措置入院や医療保護入院〔p.463〕が必要になる場合もある．

- 自殺の動機となる生活上の問題についても評価し，利用可能な社会的支援の提案やソーシャルワーカーとの連携を図る．

TALKの原則

- 自殺未遂者は，すでに自殺という行為に至るところまで追い詰められており，絶望感や無力感，孤立感にとらわれている．そのような患者への精神科対応時には，傾聴・受容・共感を基本とし，ねぎらいと支援の表明が重要である．
- また，自殺という問題が存在しないかのように振る舞うのは不誠実であり，自殺について向き合い話し合うことが重要である．
- 自殺未遂者への基礎的な対応法としてTALKの原則が提唱されている．

「自殺はいけないことだ」「死ぬ気があれば乗り越えられる」などと，医療者自身の価値観や常識論で一方的に説得することは厳禁です．

Tell	誠実な態度で話しかける	私はあなたを助けたいと思っています
Ask	自殺についてはっきりと尋ねる	自殺行為に至ったときの気持ちを教えてください
Listen	相手の訴えを傾聴する	それほどつらかったのですね
Keep safe	安全を確保する	今は入院が必要でしょう

よく話してくれましたね

自傷行為

- 自傷行為は，自殺の意図がなく非致死的とわかっていて，自身の身体に損傷を加える行為である．
- 自殺企図とは背景にある意図や精神状態が異なる．
- ただし，自傷行為は自殺を予測する重要な危険因子であり，過小評価することなく適切な精神科対応が必要である．

自傷行為とその心理的背景

- リストカット（自傷行為）
- 皮膚を突き刺す
- やけどをする
- 硬いものに身体の一部を打ちつける　など

- 怒り，疎外感，恥辱感，不安・緊張などの不快感情を緩和する意図がある．
- 他人の気を引くため（操作的，演技的）の自傷行為はそれほど多くない．
- "こころの痛み"を抑えるために"身体の痛み"を用いた対処行動ととらえられる．

自傷行為への対応

- 自傷行為を告白できたことや，援助，傷の手当を求められたことを賞賛，支持する．
- 自傷行為そのものが一番の問題ではなく，つらい状況や精神状態こそが解決すべき問題ととらえる（自傷行為を頭ごなしに禁止しない）．
- 共感を示したうえで，自傷行為の否定的側面を伝える（身体への悪影響，その場しのぎであってエスカレートしうることなど）．

- ベンゾジアゼピン（BZ）系薬：benzodiazepine
- 定型抗精神病薬：typical antipsychotics
- 自殺企図：suicide attempt
- 傾聴：listening

治療

薬物療法

監修
坪井 貴嗣

総論

脳の機能を薬理学的に変化させる
薬物療法とは

- 薬物療法は，身体（精神疾患の治療においては主に脳）の機能を薬理学的に変化させることで，その機能を回復させる治療法である．

精神疾患における薬物療法の目的

- 精神疾患に対する薬物療法は，症状の軽減や再発予防を目的に行われる．
- 精神疾患の治療においては薬物療法のみを行うことはほぼなく，精神療法や環境調整・リハビリテーションを組み合わせて治療していく〔p.370〕．

精神症状の軽減	再発予防

● 精神療法に比べて薬物療法の方が効果の出現が早い（必要十分量が投与されている場合）． ● また，精神疾患の急性期や重症例では精神療法を効果的に実施することが難しい． ● このため，薬物療法で精神症状を軽減させ，精神療法を導入しやすくする．	● 薬物によっては単なる対症療法ではなく病態を改善する効果をもつものもあり，服薬を継続することで再発を防止できる． ● 精神疾患では，服薬継続が難しい場合が多い点に注意が必要である〔p.96, 373〕．

疾患や症状により使い分ける
主な精神疾患治療薬

- 精神疾患に対する薬物療法として，次のような治療薬が使用される．

	主な分類名／薬物名		主な適応疾患	主な標的症状・状態
抗精神病薬〔p.380〕	定型抗精神病薬	● フェノチアジン系抗精神病薬 ● ブチロフェノン系抗精神病薬	● 統合失調症 ● 双極症	● 幻覚 ● 妄想 ● 興奮
	非定型抗精神病薬	● セロトニン・ドパミン拮抗薬（SDA） ● 多元受容体作用抗精神病薬（MARTA） ● ドパミン受容体部分作動薬（DPA） ● セロトニン・ドパミンアクティビティモジュレーター（SDAM）		
抗うつ薬〔p.386〕	従来型の抗うつ薬	● 三環系抗うつ薬 ● 四環系抗うつ薬	● うつ病 ● 不安症	● 抑うつ気分 ● 意欲低下 ● 不安，焦燥
	新規抗うつ薬	● 選択的セロトニン再取り込み阻害薬（SSRI） ● セロトニン・ノルアドレナリン再取り込み阻害薬（SNRI） ● ノルアドレナリン作動性・特異的セロトニン作動性抗うつ薬（NaSSA） ● セロトニン再取り込み阻害・セロトニン受容体調節薬（S-RIM）		
気分安定薬〔p.390〕		● 炭酸リチウム ● 抗てんかん薬の一部	● 双極症	● 躁状態／抑うつ状態
抗不安薬〔p.393〕		● ベンゾジアゼピン受容体作動薬〔p.392〕	● 不安症	● 不安，焦燥
睡眠薬〔p.393〕		● オレキシン受容体拮抗薬〔p.277〕 ● メラトニン受容体作動薬〔p.278〕	● 不眠症	● 不眠

Words & terms

向精神薬
中枢神経に作用し精神機能を変化させる薬物の総称で，精神疾患治療薬や神経疾患治療薬，鎮痛薬，依存性薬物などの多くの薬物を含む．『麻薬及び向精神薬取締法』〔p.320〕では，精神・神経疾患治療薬（精神疾患治療薬，鎮痛薬，抗てんかん薬など）をはじめとした，中枢神経に作用する薬物の一部が，向精神薬として指定されている．

薬原性錐体外路症状評価尺度（DIEPSS）
抗精神病薬を服用中の患者に生じた錐体外路症状の重症度を評価する尺度．歩行，動作緩慢，流涎，筋強剛，振戦，アカシジア，ジストニア，ジスキネジア，概括重症度の9項目について0～4点（0点＝正常，4点＝重度）の点数をつけて評価する．

忍容性
薬には多かれ少なかれ何らかの副作用があるものであるが，その副作用が患者にとってどれだけ耐えられるものか，許容できるものかを示したもの．耐え難い副作用が少ない薬ほど忍容性が高い薬となる．

● 薬物療法：pharmacotherapy ● 向精神薬：psychotropic drug／psychotropic agent ● 薬原性錐体外路症状評価尺度（DIEPSS）：drug-induced extrapyramidal symptoms scale ● セロトニン・ドパミン拮抗薬（SDA）：serotonin-dopamine antagonist ● 多元受容体作用抗精神病薬（MARTA）：multi-acting receptor-targeted antipsychotic ● ドパミン受容体部分作動薬（DPA）：dopamine receptor partial agonist ● セロトニン・ドパミンアクティビティモジュレーター（SDAM）：serotonin-dopamine activity modulator

少量から単剤で始める
薬物療法で心がけること

● 薬物療法においては，次のようなことを心がける．

原則，単剤の使用とする

- 多剤併用の場合，どの薬物が効果があったのか・なかったのか，あるいは副作用の原因となったのかが，判断しにくくなる．
- また，相互作用による効果の減弱や副作用の発現などの原因ともなる．
- このため，原則は単剤使用が望ましく，効果がない場合は併用ではなく他薬へ切り換える．

少量から開始する
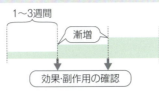
- 少量投与から開始し，効果や副作用を確かめながら，患者の状態に合わせて投与量を調節していく．
- 精神疾患治療薬は投与初期では効果よりも副作用が目立つものが多く，副作用が許容範囲であれば投与を続ける（重篤な副作用は見逃さない）．

必要最小量で治療する

- 精神疾患治療薬の効果を得るには，一定の用量を投与する必要がある．しかし，投与量が増えるほど，副作用も出現しやすくなる．
- 服薬継続のためにも，副作用の出現により心身に影響をきたしたり，日常生活や社会復帰を妨げたりすることがないよう，投与量を調節する．

経口や注射など
投与方法や剤形の選択

● 薬剤には様々な投与経路，剤形がある．患者の状態や好み（飲みやすさ），ライフスタイルなどに合わせてより適切な投与方法，剤形を選択することで，アドヒアランス[p.373]が向上し，その結果治療効果も高まる．
● 主な投与経路と剤形には次のようなものがある．薬剤によってはない剤形もある．詳細は添付文書を参照のこと．

投与経路	剤形	特徴
経口	錠剤，カプセル	● 飲みやすく，持ち運びやすい． ● 錠剤は半分に割ることで，用量の調節が可能（徐放剤を除く）． ● 形状から，被毒妄想を惹起する場合がある．
	細粒，散剤，顆粒	● 病状や効果により，用量の微調整が可能． ● 錠剤と比べて飲みにくい人や，味を好まない人がいる．
	口腔内崩壊錠（OD錠など）	● 水なしで飲めるため，周囲の人に気づかれずに服用しやすい． ● 吐き出しにくいため，興奮時など患者が服薬を拒否している場合でも飲ませやすい． ● 口の中に味が残ることが苦手な人もいる．
	内用液	● 効果発現が比較的早い． ● 興奮時など患者が服薬を拒否している場合でも飲ませやすい．
注射	注射剤（静注）	● 興奮時など患者が服薬を拒否している場合や，何らかの理由で経口投与ができない場合でも使用できる．
	注射剤（筋注）※持効性除く	● 強制的な使用は患者-医師の信頼関係に悪影響を及ぼす可能性があり，できる限り患者の同意を得て投与することが望ましい．
	持効性注射剤（筋注）[p.97]	● 統合失調症などの維持療法に使用され，1回の注射で2，4，または12週間効果が持続するため，アドヒアランスが低い患者でも治療効果が得やすい．また，頻回の服薬が不要となる[p.97]． ● 血中濃度の変動が少ないため，副作用が生じにくい薬剤がある． ● 日が経つと効果が弱まる場合がある． ● 注射に対する恐怖心や疼痛から好まない人がいる．
その他	舌下錠	● 効果発現が比較的早い． ● 嚥下機能が低下していても服薬しやすい． ● 経口投与する錠剤と形状が同じであるため，飲み込まないよう指導が重要．
	貼付剤	● 通常1日1回の貼付でよいが，貼りすぎや汗ではがれることに注意が必要． ● 服薬を拒否している場合や経口投与ができない場合でも使用できる． ● 血中濃度の変動が少ないため，薬物自体の副作用は生じにくい反面，貼付部位のかぶれなどの副作用が生じやすい．

● 選択的セロトニン再取り込み阻害薬（SSRI）：selective serotonin reuptake inhibitors ● セロトニン・ノルアドレナリン再取り込み阻害薬（SNRI）：serotonin noradrenaline reuptake inhibitor ● ノルアドレナリン作動性・特異的セロトニン作動性抗うつ薬（NaSSA）：noradrenergic and specific serotonergic antidepressant ● セロトニン再取り込み阻害・セロトニン受容体調節薬（S-RIM）：serotonin reuptake inhibitor and serotonin modulator ● 副作用：side effect ● 口腔内崩壊錠（OD錠）：orally dissolving tablet

抗精神病薬

幻覚や妄想などの症状を抑制する
抗精神病薬とは

- 抗精神病薬とは，主にドパミンD_2受容体遮断作用により，幻覚や妄想などの精神症状を抑える作用をもつ薬物の総称である．
- 統合失調症を中心に，様々な精神疾患の治療に用いられている〔次項〕．

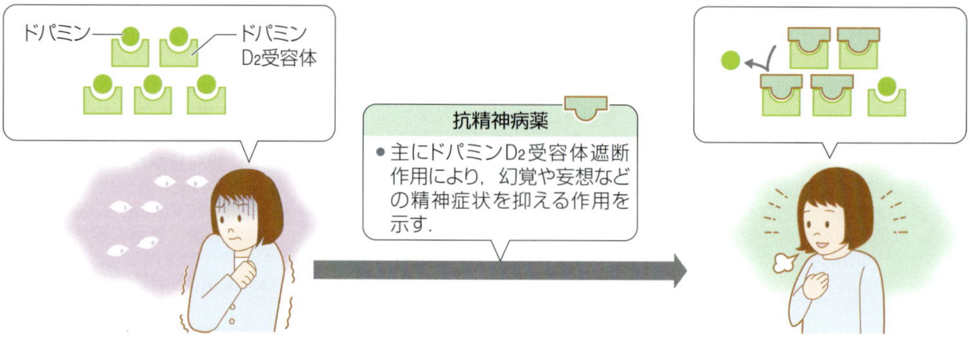

統合失調症をはじめ様々な疾患に使用される
抗精神病薬が用いられる疾患

- 抗精神病薬は統合失調症をはじめ，次のような精神疾患に対して使用される．
- 薬剤により適応は異なるため，実際の使用においては添付文書を参照のこと．

疾　患	各疾患での位置づけ
統合失調症	●陽性症状だけでなく，陰性症状や認知機能障害にも効果をもつ非定型抗精神病薬が第一選択薬として使用される〔p.95〕． ●定型抗精神病薬は，非定型が無効の場合や，元々定型を使用しており少量の使用で副作用もなく症状が安定している場合に使用される．
双極症	●躁状態，抑うつ状態，維持期に対して非定型抗精神病薬が使用される（薬物によって効果のある時期が異なる〔p.146〕）．
うつ病	●難治性のうつ病に対して，抗うつ効果を高める補助薬（抗うつ薬と併用）として非定型抗精神病薬が使用される（抗うつ効果増強療法）〔p.131〕． ●精神症症状に対して，抗うつ薬に追加して使用される．
認知症	●中等度～重度の行動・心理症状（幻覚や妄想，興奮，焦燥，攻撃性など）に対して非定型抗精神病薬が使用される（死亡リスクを上昇させる可能性があり，投与時には必要性を慎重に判断する）． ※ただし，Lewy（レビー）小体型認知症では抗精神病薬に対する過敏性が指摘されており，少量の使用でもパーキンソニズムの発現・悪化，意識障害などが起こりうるため，注意が必要である〔病⑦p.440〕．
自閉スペクトラム症	●小児期の自閉スペクトラム症による易刺激性に対して，リスペリドンやアリピプラゾールが使用される．
せん妄	●不穏や興奮に対して，リスペリドンやクエチアピン，ハロペリドールが一時的に使用される．
不眠症	●難治性の不眠症や，不安や焦燥が強い不眠症に対してクエチアピンやレボメプロマジンが使用される．

- 上記の他，物質誘発性精神疾患〔p.293〕やパーソナリティ症〔p.244〕など，様々な精神疾患による興奮や不穏，衝動性に対して用いられる場合がある．

抗精神病薬の歴史は，1952年にクロルプロマジンを統合失調症の患者に使用したことから始まります．クロルプロマジンは鎮静作用をもち，統合失調症に著効したことから，それまでの非人道的な治療（隔離や拘束，水責め，回転椅子など）やリスクの大きい治療（インスリンショック療法）に取って代わり，薬物療法が用いられるようになりました．その後，ハロペリドールなど他の抗精神病薬の開発が進む中で，その主な作用がドパミン受容体遮断であることが判明し，抗精神病薬の開発はドパミン受容体遮断作用を中心に進められてきました．1990年代から，これまでの抗精神病薬（定型抗精神病薬）では避けられないと考えられてきた副作用である錐体外路症状〔p.384〕の軽減と，効果が乏しかった陰性症状〔p.89〕に対しても効果をもつ非定型抗精神病薬の開発が進められ，これが現在の第一選択薬となっています．

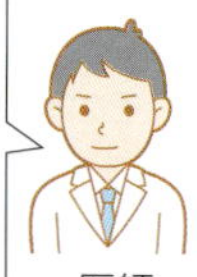
医師

+α もっとわかる

●抗精神病薬：antipsychotics　●幻覚：hallucination　●妄想：delusion　●ドパミン受容体：dopamine receptor　●統合失調症：schizophrenia　●双極症／双極性障害：bipolar disorder　●うつ病：depression／major depressive disorder　●認知症：dementia　●自閉スペクトラム症（ASD）：autism spectrum disorder　●せん妄：delirium　●不眠〔症〕：insomnia　●錐体外路症状：extrapyramidal symptom　●陰性症状：negative symptom　●フェノチアジン：phenothiazine　●ブチロフェノン：butyrophenone

■非定型が現在の第一選択
主な抗精神病薬

● 主な抗精神病薬を次に示す．定型と非定型に分類され，統合失調症に対する現在の第一選択は非定型となっている[p.95]．

分類		主な薬剤名	主な商品名	特徴
定型（第一世代）抗精神病薬	フェノチアジン系	クロルプロマジン	・ウインタミン ・コントミン	● 鎮静作用が強く，クロルプロマジンやレボメプロマジンは様々な精神疾患の不安，緊張に対しても適応がある． ● アセチルコリンM受容体遮断作用やアドレナリンα_1受容体遮断作用が強いため，抗コリン作用や抗アドレナリン作用による副作用を認めやすい[p.385]． ● また，ブチロフェノン系に比べると抗コリン作用が強いため，錐体外路症状は出現しにくい[p.384]．
		レボメプロマジン	・ヒルナミン ・レボトミン	
		ペルフェナジン	・ピーゼットシー ・トリラホン	
		フルフェナジン	・フルメジン ・フルデカシン	
		プロクロルペラジン	・ノバミン	
		プロペリシアジン	・ニューレプチル	
	ブチロフェノン系	ハロペリドール	・セレネース	● ドパミンD_2受容体遮断作用が強く，陽性症状に対する効果が強い分，錐体外路症状や高プロラクチン血症といった副作用が生じやすい[p.384]． ● 抗コリン作用や抗アドレナリン作用による副作用はフェノチアジン系に比べて少ない．
		ブロムペリドール	・ブロムペリドール	
		ピパンペロン	・プロピタン	
		スピペロン	・スピロピタン	
		チミペロン	・トロペロン	
	ベンズアミド系*	スルピリド	・ドグマチール	● スルピリド：抗うつ作用（中等量）， 　　　　　　　抗精神病作用（高用量）がある他， 　　　　　　　抗潰瘍作用（低用量）もある． 　また，眠気や過鎮静の副作用が少ない反面，脳内移行性が悪く，高プロラクチン血症が生じやすい．
		スルトプリド	・バルネチール	
		チアプリド	・グラマリール	
		ネモナプリド	・エミレース	
非定型（第二世代）抗精神病薬	セロトニン・ドパミン拮抗薬（SDA**）	リスペリドン	・リスパダール	● 陰性症状や認知機能障害にも有効である． ● 定型抗精神病薬に比べて錐体外路症状は少ない（リスペリドンは高用量で生じうる）．
		パリペリドン	・インヴェガ	
		ペロスピロン	・ルーラン	
		ルラシドン	・ラツーダ	
	ドパミン・セロトニン拮抗薬（DSA**）	ブロナンセリン	・ロナセン	● D_2受容体への親和性が強く陽性症状への効果は高いが，鎮静作用は弱い．
	多元受容体作用抗精神病薬（MARTA）	オランザピン	・ジプレキサ	● 陰性症状や認知機能障害にも有効である他，様々な受容体遮断作用をもち，気分安定効果，抗うつ作用などももつ[薬①p.246]． ● 錐体外路症状は生じにくいが，鎮静効果が強い点[p.385]や，体重増加や高血糖を生じやすい点[p.385]に注意が必要である． ● クロザピン：無顆粒球症や高血糖を生じやすく，ときに致死的となるため，CPMS[p.97]の登録医療機関・薬局で，登録患者がCPMSの基準を全て満たす場合にのみ使用できる．
		クエチアピン	・セロクエル ・ビプレッソ	
		アセナピン	・シクレスト	
	治療抵抗性統合失調症治療薬	クロザピン	・クロザリル	
	ドパミン受容体部分作動薬（DPA）	アリピプラゾール	・エビリファイ	● 陰性症状や認知機能障害にも有効である． ● 錐体外路症状や高プロラクチン血症，過鎮静，体重増加や高血糖は比較的生じにくい． ● アリピプラゾール：抗うつ薬の作用を増強する効果ももつ．投与初期のアカシジア[p.384]に注意が必要．
	セロトニン・ドパミンアクティビティモジュレーター（SDAM）	ブレクスピプラゾール	・レキサルティ	

*薬剤により，作用や副作用の強さなどの臨床的特徴が大きく異なる．
**セロトニン・ドパミン拮抗薬（SDA）はD_2受容体遮断作用＜$5-HT_{2A}$受容体遮断作用であり，陰性症状への効果が強い．
　また，ドパミン・セロトニン拮抗薬（DSA）はD_2受容体遮断作用＞$5-HT_{2A}$受容体遮断作用であり，陽性症状への効果が強い．

● ベンズアミド：benzamide　● セロトニン・ドパミン拮抗薬（SDA）：serotonin-dopamine antagonist　● 多元受容体作用抗精神病薬（MARTA）：multi-acting receptor-targeted antipsychotic　● ドパミン受容体部分作動薬（DPA）：dopamine receptor partial agonist　● セロトニン・ドパミンアクティビティモジュレーター（SDAM）：serotonin-dopamine activity modulator　● 鎮静：sedation
● 無顆粒球症：agranulocytosis　● クロザリル患者モニタリングサービス（CPMS）：clozaril patient monitoring service

■ 効果や副作用が異なる
定型抗精神病薬と非定型抗精神病薬

- 抗精神病薬は，定型抗精神病薬と非定型抗精神病薬に分類される〔p.381〕．
- 定型抗精神病薬は陰性症状や認知機能障害に対する効果が乏しく，錐体外路症状などの副作用が生じやすい．
- これに対し，非定型抗精神病薬は陰性症状や認知機能に対する効果があり，副作用が生じにくいという利点がある．
- これは，ドパミン経路〔p.82〕への影響の差によるものである．

ドパミン経路に関係する主な薬理作用〔p.82〕		定型抗精神病薬	非定型抗精神病薬	
			SDA／DSA, MARTA	DPA, SDAM
ドパミン ドパミンD₂受容体		●ドパミンD₂受容体遮断作用	●ドパミンD₂受容体遮断作用	●ドパミンD₂受容体部分作動作用
			●セロトニン5-HT₂A受容体遮断作用	
ドパミン経路への影響	統合失調症の症状に関係	中脳辺縁系 ●機能過剰で陽性症状〔p.79〕出現	中脳辺縁系を抑制し，陽性症状を抑える（抗精神病薬の主作用）．	
		中脳皮質系 ●機能低下で陰性症状〔p.89〕，認知機能障害〔p.90〕出現	中脳皮質系を抑制するため，陰性症状や認知機能障害が悪化する場合がある．	中脳皮質系の機能低下を是正するため，陰性症状や認知機能障害にも効果を示す〔次項，p.383〕．
	抗精神病薬の副作用に関係	黒質線条体系 ●D₂受容体遮断により錐体外路症状〔p.384〕出現	黒質線条体系や漏斗下垂体系のD₂受容体を遮断するため，錐体外路症状や高プロラクチン血症といった副作用が出現する．	5-HT₂A受容体遮断作用により黒質線条体系のドパミン放出は増加するため，副作用が比較的出現しにくい〔次項〕．
		漏斗下垂体系 ●D₂受容体遮断により高プロラクチン血症〔p.384〕出現		●黒質線条体系と漏斗下垂体系のD₂受容体を過剰に遮断しないため，副作用が比較的出現しにくい〔p.383〕．

■ 陰性症状に対する効果，錐体外路症状の低減に関わる
非定型抗精神病薬のセロトニン5-HT₂A受容体遮断作用

- 非定型抗精神病薬には，5-HT₂A受容体遮断作用がある．この作用により，非定型抗精神病薬は陰性症状にも有効であり，錐体外路症状などの副作用が少ないと考えられている（セロトニン・ドパミン仮説）．

> セロトニン・ドパミン仮説
- 黒質線条体系，中脳皮質系はセロトニン神経により抑制を受けている一方，中脳辺縁系は抑制を受けにくい．

中脳辺縁系
- 非定型抗精神病薬が中脳辺縁系のドパミンD₂受容体を遮断することにより，陽性症状の改善がみられる．
- 中脳辺縁系は中脳皮質系や黒質線条体系と比べるとセロトニン神経による抑制を受けにくいため，陽性症状に対する効果は弱まらないと考えられている．

黒質線条体系，中脳皮質系
- 一方，黒質線条体系，中脳皮質系ドパミン神経は，セロトニン神経により抑制を受けている．非定型抗精神病薬は強い5-HT₂A受容体遮断作用をもち，黒質線条体系への抑制を解除することでドパミン放出を増加させ，錐体外路症状の出現を防止する．
- 同様に，中脳皮質系の抑制解除により，陰性症状や認知機能障害の改善効果を示す．

- また，一部の非定型抗精神病薬（クロザピン，クエチアピン，ペロスピロン）は，D₂受容体を占拠した後，速やかに解離する性質をもつ．これにより，定型抗精神病薬などの持続的にD₂受容体を遮断する薬物に比べて，錐体外路症状や高プロラクチン血症が少なくなると考えられている（急速解離仮説〔薬①p.244〕）．

Advanced Study
DPAとSDAMの作用機序

- ドパミン受容体部分作動薬（DPA）とセロトニン・ドパミンアクティビティモジュレーター（SDAM）は，ともにドパミンD_2受容体を部分的に刺激する作用をもつ（D_2受容体部分作動作用）．

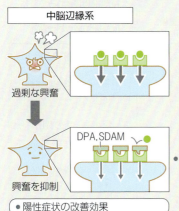

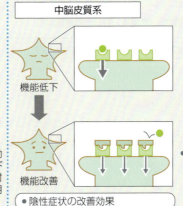

- 副作用に関わる黒質線条体系や漏斗下垂体系のドパミンD_2受容体を過剰に遮断しないため，DPAやSDAMは錐体外路症状や高プロラクチン血症を生じにくい．
- DPAとSDAMは，D_2受容体部分作動作用の他に5-HT_{2A}受容体遮断作用[p.382]や5-HT_{1A}受容体部分作動作用をもつ．D_2受容体部分作動作用はDPA＞SDAM，5-HT_{2A}受容体遮断作用および5-HT_{1A}受容体部分作動作用はDPA＜SDAMという違いがある．

受容体の遮断作用により生じる副作用の全体像

- 抗精神病薬はドパミンD_2受容体遮断作用の他にも様々な受容体遮断作用や刺激作用をもち，これらの作用によって副作用を生じる．
- 特に注意すべき副作用を次に示す．いずれも定型・非定型抗精神病薬でみられる副作用ではあるが，より出現しやすい方に分類している．

	副作用	原因	主な対応
定型抗精神病薬	錐体外路症状 [p.384]	●ドパミンD_2受容体遮断（黒質線条体系）	●DIEPSS（薬原性錐体外路症状評価尺度）により評価 ●非定型抗精神病薬に変更
	高プロラクチン血症 [p.384]	●ドパミンD_2受容体遮断（漏斗下垂体系）	●非定型抗精神病薬に変更 ●ブロモクリプチン投与
	悪性症候群 [p.333]	●ドパミンD_2受容体遮断	●原因薬剤の中止 ●輸液 ●ダントロレン投与
	過鎮静，眠気 [p.385]	●ヒスタミンH_1受容体遮断 ●アドレナリン$α_1$受容体遮断	●原因薬剤の減量，他薬に変更 ●就寝前に服薬
	起立性低血圧，めまい [p.385]	●アドレナリン$α_1$受容体遮断	●原因薬剤の減量，他薬に変更
	抗コリン作用 [p.385]	●アセチルコリンM受容体遮断	●原因薬剤の減量，他薬に変更
非定型抗精神病薬	体重増加，高血糖 [p.385]	●ヒスタミンH_1受容体遮断 ●セロトニン5-HT_{2C}受容体遮断	●食事療法，運動療法 ●他薬に変更
DPA	不眠，不安，アカシジア，悪心などのドパミン受容体刺激症状（投与初期）	●ドパミン受容体刺激	●不安や不眠，アカシジア [p.384] に対してはBZ受容体作動薬を一時的に投与 ●悪心に対してはドンペリドンを投与

- 上記の他，キニジン様作用によりQT延長が生じ，torsade de pointes（TdP）を引き起こして突然死をきたす場合がある．また，アセチルコリンM受容体遮断作用により，認知機能障害を生じる場合がある．

- セロトニン・ドパミンアクティビティモジュレーター（SDAM）: serotonin-dopamine activity modulator　● 錐体外路症状: extrapyramidal symptom　● 高プロラクチン血症: hyperprolactinemia　● ブロモクリプチン: bromocriptine　● 悪性症候群: neuroleptic malignant syndrome　● ダントロレン: dantrolene　● 起立性低血圧: orthostatic hypotension　● めまい: vertigo　● 体重増加: weight gain　● 高血糖: hyperglycemia　● トルサードドポアント（TdP）: torsade de pointes

錐体外路症状
ドパミン D₂ 受容体の遮断により生じる

- 錐体外路症状は，抗精神病薬が黒質線条体系のドパミン D₂ 受容体を遮断することで生じる，抗精神病薬の代表的な副作用である．
- 錐体外路症状には，治療開始後早期からみられるものと，長期投与により生じるものがある．

発症時期	治療開始早期からみられる			長期投与によりみられる
	投与開始・増量後，数日～数週間以内	投与開始・増量後，数時間～数日以内		投与開始数ヵ月～数年
	パーキンソニズム	アカシジア	急性ジストニア	遅発性ジスキネジア
症状	・無動，振戦，筋強剛，姿勢反射障害，構音障害，嚥下障害（流涎や誤嚥性肺炎）などがみられる． ・中年以降に発症しやすい．	・体（主に下肢）がむずむずしてじっとしていることができず，足を動かしたり，歩き回ったりする． ・不安や焦燥を伴う．	・筋収縮により斜頸，眼球上転，舌の突出，体幹の捻転などが生じる． ・間欠性または持続性で，痛みを伴う． ・若年男性に生じやすい．	・咀嚼用運動，舌の突出など，口周囲のゆっくりとした不随意運動が生じる． ・四肢の不規則な動きが生じる場合もある． ・女性に多い．
対応	・可逆性の症状であり，原因薬剤の減量で改善することが多い． ・重篤な場合は投薬中止，あるいは非定型抗精神病薬に変更する．			・不可逆性であることが多く，悪化を防ぐために減薬，あるいは投薬中止とMARTAへの変更を行う．
	・抗コリン薬*の投与を考慮する．	・β受容体遮断薬，BZ受容体作動薬の投与を考慮する．	・抗コリン薬*，抗ヒスタミン薬の投与を考慮する．	

*黒質線条体系は通常，ドパミン作動性ニューロンの抑制作用と，コリン作動性ニューロンの興奮作用により均衡が保たれている．抗精神病薬によりドパミン受容体が遮断されることでコリン作動性ニューロンが相対的に強くなり，錐体外路症状が生じると考えられている．このため，対症療法として抗コリン薬の投与が考慮されるが，投与により抗コリン性副作用が出現・悪化する可能性があり〔p.385〕，使用は最低限にとどめる．

- D₂受容体遮断作用が強い（高力価）薬物で生じやすく，非定型抗精神病薬よりも定型抗精神病薬（特にブチロフェノン系）で起こりやすい．ただし，非定型でもリスペリドンは高用量で生じやすくなるため注意が必要である．また，アリピプラゾールはパーキンソニズムを生じにくいが，アカシジアは生じやすい．
- 錐体外路症状の有無の把握や重症度評価には，薬原性錐体外路症状評価尺度（DIEPSS）〔p.378W〕を用いる．

高プロラクチン血症
定型抗精神病薬で生じやすい

- 漏斗下垂体系のドパミン神経抑制により下垂体のプロラクチン分泌抑制が弱まり，高プロラクチン血症をきたす．高プロラクチン血症は性機能障害の主原因となる〔病③p.216〕．
- いずれの抗精神病薬でも出現しうるが，特に定型抗精神病薬で生じやすい．

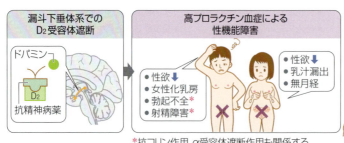

*抗コリン作用，α受容体遮断作用も関係する．

薬剤師：性機能障害はQOLを低下させる重要な問題ですが，患者さんにとっては医師に言いにくく，解決しなければアドヒアランスの低下につながるおそれがあります．

- 錐体外路症状：extrapyramidal symptom　●パーキンソニズム：parkinsonism　●アカシジア：akathisia　●ジストニア：dystonia
- 遅発性ジスキネジア：tardive dyskinesia　●ブチロフェノン：butyrophenone　●リスペリドン：risperidone　●アリピプラゾール：aripiprazole　●薬原性錐体外路症状評価尺度（DIEPSS）：drug-induced extrapyramidal symptoms scale　●高プロラクチン血症：hyperprolactinemia　●ブロモクリプチン：bromocriptine

H₁, α₁受容体遮断作用による
過鎮静・眠気

- 抗精神病薬のヒスタミンH₁受容体遮断作用，アドレナリンα₁受容体遮断作用により鎮静効果が得られ，これは，急性期で興奮状態の患者や不眠の強い患者では治療的効果となりうる．
- その反面，必要以上の精神機能抑制による眠気や過鎮静は社会生活の支障となり，QOLを低下させる．
- フェノチアジン系抗精神病薬〔p.381〕やMARTA〔p.381〕では特にこの作用が強い．

治療的効果となる場合
- 精神運動興奮
- 不眠
→ 鎮静・不眠の改善

副作用
- 眠気
- 過鎮静
（眠い…／頭が働かない…）

出現時の対応
- 原因薬剤の減量，他薬への変更，投与時間の工夫（眠前投与のみとする）を考慮する．
- 耐性が形成されるため，眠気はしばらくすると改善することもある．

抗アドレナリン作用と抗コリン作用
自律神経症状

- 抗精神病薬が自律神経系の受容体であるアドレナリンα₁受容体やアセチルコリンM受容体を遮断すると，自律神経症状（抗アドレナリン作用，抗コリン作用）が生じる．
- 特にフェノチアジン系抗精神病薬，MARTAで生じやすい．

抗アドレナリン作用
- α₁受容体遮断による血管拡張作用により，起立性低血圧や低血圧をきたす．転倒に注意が必要である．

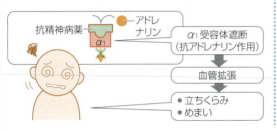

抗コリン作用
- M受容体遮断により，次のような様々な症状が生じる．
- 口渇により多飲が生じ，水中毒に至る場合もある．

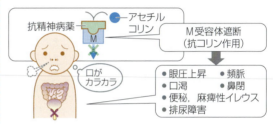

定期的なモニタリングが必要
体重増加，高血糖

- ヒスタミンH₁受容体遮断作用およびセロトニン5-HT₂c受容体遮断作用により食欲亢進が生じ，体重増加や高血糖が引き起こされる．
- 定型抗精神病薬よりも非定型抗精神病薬（特にMARTA）で生じやすい副作用である．

高血糖の出現

- 食欲亢進による体重増加に伴い，インスリン抵抗性が亢進し，その結果，高血糖が生じる．*

高血糖による問題点

慢性合併症
- 高血糖が続くことで，脳血管障害や虚血性心疾患，神経障害，網膜症，腎症などが生じる〔病③p.76〕．

急性合併症
- 清涼飲料水の多飲などにより，糖尿病ケトアシドーシスが生じる〔病③p.70〕．

*高血糖だけでなく，脂質異常症も生じる場合がある．また，摂取カロリー以上に体重の増加がみられる場合があり，抗精神病薬が直接的に糖代謝や脂質代謝に影響を及ぼしているとも考えられている．

体重増加に対する予防・対応
- 体重の定期的な測定を行う．
- 食事療法や運動療法など，生活習慣への介入を行う．
- 原因薬剤の減量は体重減少にはつながらないため行わないことが望ましく，体重増加が生じにくい薬剤（DPAやSDA，定型抗精神病薬）への変更を考慮する．
- ※体重増加が怠薬の原因となり，精神症状の悪化につながる場合があるため，適切に対応する必要がある．

高血糖に対する予防・対応
- 血糖値の定期的な測定を行い，血糖値の上昇がみられた場合はSDAや定型抗精神病薬への変更を考慮する．
- 患者や家族に対し，高血糖の危険性や症状（口渇，多飲・多尿，頻尿など）の出現時にはすぐに受診する必要があることを説明する．
- 糖尿病ケトアシドーシスや著明な高血糖では，速やかに薬剤の中止，インスリン投与などを行う．

- MARTAのうち，オランザピン，クエチアピンは糖尿病に対して投与禁忌である．

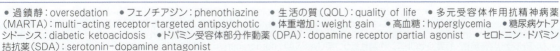

● 過鎮静：oversedation　● フェノチアジン：phenothiazine　● 生活の質（QOL）：quality of life　● 多元受容体作用抗精神病薬（MARTA）：multi-acting receptor-targeted antipsychotic　● 体重増加：weight gain　● 高血糖：hyperglycemia　● 糖尿病ケトアシドーシス：diabetic ketoacidosis　● ドパミン受容体部分作動薬（DPA）：dopamine receptor partial agonist　● セロトニン・ドパミン拮抗薬（SDA）：serotonin-dopamine antagonist

抗うつ薬

抗うつ薬とは
抑うつ気分や意欲低下などの改善に使用

- 抗うつ薬は，抑うつ気分の改善作用，意欲亢進作用，不安・焦燥の改善作用などをもつ薬物の総称である．
- うつ病や抑うつ状態を中心に，様々な精神疾患の治療に用いられている〔次項〕．

抗うつ薬
- 神経伝達物質の濃度を上昇させることなどにより，抑うつ気分の改善，意欲亢進，不安・焦燥の改善などの作用を示す．

抗うつ薬は飲み始めてから効果が発現するまでに時間がかかります（2〜4週間ほど）．これに対して，副作用(p.388)は服用早期から現れます．このため，薬物治療開始後に「効果がない」「副作用がつらい」と患者が自己判断で投薬を中止してしまわないよう，効果発現までに時間がかかることなどをあらかじめ伝えておきましょう．
また，不安や焦燥が強い場合は，抗うつ薬の効果が出るまでの間，BZ系抗不安薬を併用するのも一つの手です(p.131)．

医師

主な抗うつ薬
新規抗うつ薬が現在の第一選択

- 主な抗うつ薬には，次のようなものがある．

分類		主な薬剤名	主な商品名	用いられる主な疾患・状態
従来型の抗うつ薬	三環系抗うつ薬	クロミプラミン	●アナフラニール	●重度のうつ病，抑うつ状態（抗うつ作用が強力だが，副作用も強い(p.388)） ●クロミプラミン，アミトリプチリン，イミプラミン：夜尿症（抗コリン作用がある） ●クロミプラミン：ナルコレプシーに伴う情動脱力発作（レム睡眠抑制作用がある）
		アミトリプチリン	●トリプタノール	
		イミプラミン	●トフラニール	
		トリミプラミン	●スルモンチール	
		ロフェプラミン	●アンプリット	
		ドスレピン	●プロチアデン	
	四環系抗うつ薬	ミアンセリン	●テトラミド	●うつ病，抑うつ状態 ●ミアンセリン：せん妄，不眠症（鎮静作用が強い）
		マプロチリン	●ルジオミール	
		セチプチリン	●テシプール	
新規抗うつ薬	選択的セロトニン再取り込み阻害薬(SSRI)	エスシタロプラム	●レクサプロ	●うつ病，抑うつ状態 ●パニック症，社交不安症などの不安症 ●強迫症 ●PTSD　（抗不安作用がある）
		セルトラリン	●ジェイゾロフト	
		パロキセチン	●パキシル	
		フルボキサミン	●デプロメール ●ルボックス	
	セロトニン・ノルアドレナリン再取り込み阻害薬(SNRI)	デュロキセチン	●サインバルタ	●うつ病，抑うつ状態 ●デュロキセチン：慢性腰痛症や線維筋痛症などによる疼痛（疼痛抑制作用がある）
		ベンラファキシン	●イフェクサーSR	
		ミルナシプラン	●トレドミン	
	ノルアドレナリン作動性・特異的セロトニン作動性抗うつ薬(NaSSA)	ミルタザピン	●リフレックス ●レメロン	●うつ病，抑うつ状態 ●不眠症（鎮静作用が強い）
	セロトニン再取り込み阻害・セロトニン受容体調節薬(S-RIM)	ボルチオキセチン	●トリンテリックス	●うつ病，抑うつ状態

- うつ病の治療においては，忍容性や安全性の高さから，現在は新規抗うつ薬が第一選択薬として用いられている．
- この他，セロトニン拮抗・再取り込み阻害薬(SARI)のトラゾドンなどがある．

抗うつ薬の効果と神経伝達物質の関係性が判明していなかった（つまり作用がわかっていなかった）時代につくられた三環系や四環系抗うつ薬は，その構造式から名前がつけられています．これに対し，SSRIなどの比較的新しい薬物は，その作用機序から名前がつけられています．

- 抗うつ薬：antidepressant　● ベンゾジアゼピン(BZ)：benzodiazepine　● 三環系抗うつ薬：tricyclic antidepressant　● 夜尿症：nocturnal enuresis　● 四環系抗うつ薬：tetracyclic antidepressant　● 選択的セロトニン再取り込み阻害薬(SSRI)：selective serotonin reuptake inhibitors　● セロトニン・ノルアドレナリン再取り込み阻害薬(SNRI)：serotonin noradrenaline reuptake inhibitor　● ノルアドレナリン作動性・特異的セロトニン作動性抗うつ薬(NaSSA)：noradrenergic and specific serotonergic antidepressant

情報の伝達に関わる
モノアミンの放出と除去

- うつ病は，シナプス間隙のモノアミン（セロトニンやノルアドレナリンなど）の欠乏が原因と考えられている〔p.117〕．
- モノアミンのシナプス間隙への放出と放出抑制，ならびに除去は，次のような仕組みにより生じると考えられている．

モノアミンの放出	モノアミンの放出抑制	モノアミンの除去
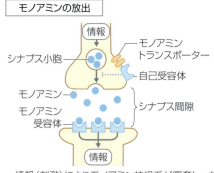	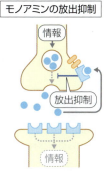	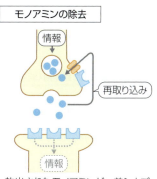
● 情報（刺激）によりモノアミン神経系が興奮し，神経終末まで活動電位が到達すると，神経伝達物質であるモノアミンがシナプス小胞からシナプス間隙に放出される． ● 後シナプスのモノアミン受容体にモノアミンが結合することで，情報が伝達される．	● 放出されたモノアミンが，前シナプスの神経終末にある自己受容体に結合すると，モノアミンの放出が抑制される．	● 放出されたモノアミンが，前シナプスのモノアミントランスポーターにより取り込まれ（再取り込み），シナプス間隙から除去される． ※取り込まれたモノアミンは，再利用または分解酵素によって分解される．

再取り込み阻害，自己受容体遮断，自己受容体作動
作用機序

- いずれの抗うつ薬も，シナプス間隙のモノアミン濃度を上昇させる作用をもつ．

	作用機序 投与前	作用機序 投与後	関与するモノアミンと抗うつ薬の種類
再取り込み阻害	（図）	（図）再取り込み阻害 ● モノアミントランスポーターに結合し，モノアミンの再取り込みを阻害することで，シナプス間隙のモノアミンの再取り込みを抑制する．	● セロトニンとノルアドレナリンの再取り込み阻害： 三環系抗うつ薬，SNRI ● ノルアドレナリンの再取り込み阻害： マプロチリン（四環系抗うつ薬） ● セロトニンの再取り込み阻害： SSRI，S-RIM
自己受容体遮断	（図）放出抑制	（図）放出抑制の解除／受容体遮断 ● 自己受容体を遮断することで，放出の抑制を解除し，シナプス間隙のモノアミン放出を促進する．	● α₂自己受容体の遮断によるノルアドレナリンの遊離促進： ミアンセリン，セチプチリン（四環系抗うつ薬） ● α₂自己受容体の遮断によるノルアドレナリン，セロトニンの遊離促進： NaSSA ● セロトニン受容体調節作用（遮断および作動）によるセロトニンやノルアドレナリンなどの放出促進： S-RIM
自己受容体作動		（図）投与直後：受容体持続刺激／放出抑制 → 脱感作後：反応性低下（脱感作）／放出抑制の減弱 ● 自己受容体を持続的に刺激することで自己受容体の反応性を低下させ（脱感作），シナプス間隙のモノアミン放出を促進する．	セロトニンは不安や緊張，衝動性に関与し，ノルアドレナリンは意欲や慢性疼痛に関与するといわれています．これは，どの抗うつ薬を投与するか判断する際の簡易的な指標になります（例：意欲低下が強い症例に対してはSNRIを投与する）．

- ただし，シナプス間隙のモノアミン濃度は服用後数時間で上昇するのに対し，抗うつ薬効果の出現には2～4週間かかる．

副作用により使い分けられる
副作用の全体像

- 抗うつ薬には様々な種類があるが，臨床上は効果の差が明らかではなく，主に副作用の違いによって使用が選択される．
- 三環系抗うつ薬や四環系抗うつ薬は，抗うつ作用に関わる作用部位〔p.387〕以外にも様々な受容体に対して親和性をもつ．これが副作用の多さや重大さにつながっている．
- 三環系・四環系抗うつ薬でみられる副作用の軽減を図るため，作用部位への選択性が高いSSRIなどが開発され，現在の第一選択薬となっている〔p.129〕．

各抗うつ薬の主な副作用（開発順に記載）

三環系・四環系抗うつ薬*〔次項〕	SSRI，SNRI〔p.389〕	NaSSA	S-RIM
●抗コリン作用：口渇，便秘，悪心・嘔吐，排尿障害（尿閉），頻脈，意識障害，認知機能障害，かすみ目，眼圧上昇など ●抗α₁作用：起立性低血圧，過鎮静 ●抗ヒスタミン作用：眠気，倦怠感，体重増加	●セロトニン5-HT₃受容体刺激作用：悪心・嘔吐，下痢 ●セロトニン5-HT₂A受容体刺激作用：性機能障害 ●（SNRIのみ）ノルアドレナリン受容体刺激作用：尿閉，頭痛，頻脈，血圧上昇	●抗ヒスタミン作用：眠気，体重増加	●セロトニン5-HT₃受容体刺激作用：悪心・嘔吐

- 抗コリン作用などによる副作用を軽減 → SSRI，SNRI
- 消化器症状や性機能障害を軽減 → NaSSA
- 眠気や体重増加を軽減 → S-RIM

*四環系抗うつ薬は，三環系抗うつ薬に比べて抗コリン作用や抗α₁作用は少ない．

副作用の少なさから第一選択薬となっている．

- この他，問題となる副作用として賦活症候群〔p.130〕，セロトニン症候群〔p.389〕，離脱症候群〔p.130〕があり，これらは全ての抗うつ薬で起こりうる（比較的SSRIで生じやすい）．

抗コリン作用などにより長期服薬が難しい
三環系抗うつ薬の副作用とその対応

- 三環系抗うつ薬には抗コリン作用や抗α₁作用，抗ヒスタミン作用がある．これらの作用により生じる副作用にはQOLに影響を与えるものも多く，三環系抗うつ薬は長期投与が難しいことがある．

抗コリン作用 （アセチルコリンM受容体遮断作用）	抗α₁作用 （アドレナリンα₁受容体遮断作用）	抗ヒスタミン作用 （H₁受容体遮断作用）
●口渇 ●便秘，悪心・嘔吐 ●頻脈 ●排尿障害（尿閉）* ●意識障害，認知機能障害 ●かすみ目，眼圧上昇*	●起立性低血圧 ●過鎮静	●眠気，倦怠感 ●体重増加

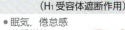

*前立腺肥大症などによる尿閉，緑内障には投与禁忌．

- 副作用が生じた際は，減薬，あるいはSSRIなど他の抗うつ薬へ切り換えを検討する他，次の副作用に対しては個別の対策を行う．
  - 口渇：うがい
  - 便秘：運動や水分摂取，緩下剤の投与
  - 尿閉：コリン作動薬の投与
  - 起立性低血圧：ミドドリンの投与

- なお，三環系抗うつ薬は過量服薬により不整脈（QT延長など）や低血圧，昏睡，けいれんなどを生じる．特に不整脈や低血圧といった循環器系の副作用は致死性が高く，注意が必要である．
- 三環系抗うつ薬は抗うつ効果が高いため，SSRIなどの第一選択薬が無効な場合や，入院を要する重度のうつ病などに用いられる．

- 選択的セロトニン再取り込み阻害薬（SSRI）：selective serotonin reuptake inhibitors ●セロトニン・ノルアドレナリン再取り込み阻害薬（SNRI）：serotonin noradrenaline reuptake inhibitor ●ノルアドレナリン作動性・特異的セロトニン作動性抗うつ薬（NaSSA）：noradrenergic and specific serotonergic antidepressant ●セロトニン再取り込み阻害・セロトニン受容体調節薬（S-RIM）：serotonin reuptake inhibitor and serotonin modulator ●賦活症候群：activation syndrome ●セロトニン症候群：serotonin syndrome

消化器症状や性機能障害が多い
SSRI，SNRIの副作用とその対応

- SSRIやSNRIはセロトニン系に選択的に作用するため，三環系抗うつ薬のように他の受容体を介した副作用は少ない．
- セロトニン受容体刺激作用による消化器症状や性機能障害が問題となることが多い．

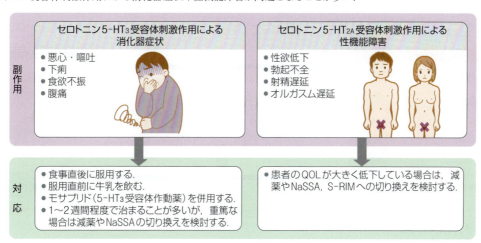

セロトニン受容体の過剰な刺激により生じる
セロトニン症候群

- セロトニン症候群とは，脳内セロトニン伝達（5-HT$_1$受容体刺激）の過剰により，精神・神経症状が急激に出現する症候群である．
- 抗うつ薬（特にSSRI）の常用量投与でも起こりうるが，増量時や抗うつ薬の併用により出現しやすくなる．

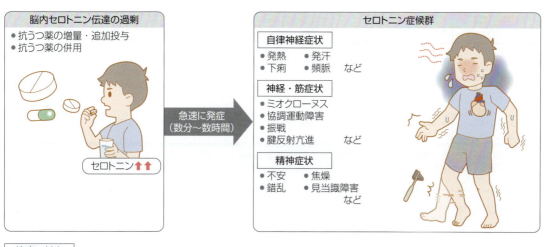

治療・対応
- 原因薬剤の中止と，補液などの全身管理を行う．通常は予後良好である．
- 重症の場合はシプロヘプタジン（セロトニン拮抗作用をもつ抗ヒスタミン薬）やプロプラノロール（β受容体遮断薬）の投与を行う．

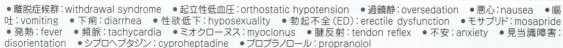

気分安定薬

双極症に用いられる
気分安定薬とは

- 双極症〔p.140〕の治療効果と再発予防効果をもつ薬物を気分安定薬という．

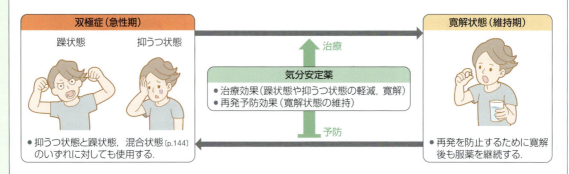

炭酸リチウムなどがある
主な気分安定薬

- 主な気分安定薬には次のようなものがある．

薬剤名	主な商品名	主な適応疾患・状態	主な副作用
炭酸リチウム	・リーマス	・双極症* ・うつ病の難治例（適応外使用）**	・リチウム中毒〔p.391〕 ・催奇形性 ・腎障害 ・甲状腺機能低下
抗てんかん薬 バルプロ酸〔薬①p.160〕	・デパケン ・デパケンR ・セレニカR	・てんかん ・片頭痛発作の予防	・肝障害 ・多嚢胞性卵巣症候群 ・催奇形性 ・高アンモニア血症
抗てんかん薬 カルバマゼピン〔薬①p.155〕	・テグレトール	・てんかん ・三叉神経痛	・重症薬疹（Stevens-Johnson症候群〔SJS〕，中毒性表皮壊死症〔TEN〕，薬剤性過敏症症候群〔DIHS〕など）〔病⑥p.55〕 ・顆粒球減少 ・胃腸障害
抗てんかん薬 ラモトリギン〔薬①p.157〕	・ラミクタール	・てんかん	・重症薬疹（SJS，TEN，DIHSなど）

＊躁状態，抑うつ状態，維持期に対する効果が薬物により異なる〔p.146〕．
＊＊抗うつ薬の増強作用をもつ．

- 炭酸リチウムの薬理作用は不明な点が多いが，ホスファチジルイノシトール（PI）代謝回転の抑制による細胞内イノシトールの減少などが関与すると考えられている．

なぜ抗てんかん薬が気分安定薬として用いられているかというと，躁状態はてんかんと同様に神経の過剰興奮が生じた状態だと考えられたからです．神経の興奮を抑制する作用をもつ抗てんかん薬が躁状態に対して試用されるようになり，その後の研究から，抗てんかん薬には気分安定効果があることが判明しました．ただし，抗てんかん薬としての薬理作用と，気分安定効果の関連性は不明な点が多いです．
医師

- なお，双極症には上記に挙げた気分安定薬の他，治療薬として一部の非定型抗精神病薬を使用する〔p.146〕．このため，この非定型抗精神病薬を含めて気分安定薬（広義）とよぶ場合がある．

- 気分安定薬：mood stabilizer ・双極症／双極性障害：bipolar disorder ・炭酸リチウム：lithium carbonate ・抗てんかん薬：antiepileptic drug ・バルプロ酸：valproic acid ・カルバマゼピン：carbamazepine ・ラモトリギン：lamotrigine ・うつ病：depression／major depressive disorder ・てんかん：epilepsy ・片頭痛：migraine ・統合失調症：schizophrenia ・リチウム中毒：lithium intoxication／lithium toxicity ・催奇形性：teratogenicity

TDMを行い中毒を予防する
炭酸リチウムの副作用

- リチウム（Li^+）は，Na^+，K^+，Ca^{2+}などの細胞膜を介した移動に干渉する．このため，副作用はこれらのイオンの細胞内外の動きが機能的に重要な臓器（神経，心臓，腎）において生じやすい．
- 服薬に伴う有害事象には，血中濃度が治療域でも生じる副作用と，血中濃度が中毒域に達したときに生じるリチウム中毒がある．

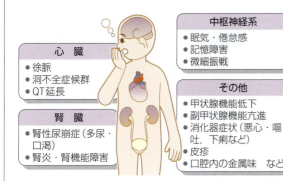

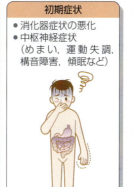

- 炭酸リチウムの投与時は，腎機能や甲状腺機能，カルシウム（副甲状腺機能）と心電図の測定を定期的に行う必要がある．

リチウムの血中濃度（トラフ値）

- Li^+の血中濃度の治療域と中毒域は近接している．このため，中毒を防止することを目的に，投与中は定期的な血中濃度の測定（TDM）〔p.341〕を行う．

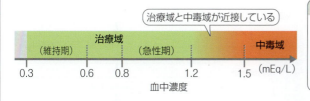

- 血中濃度が中毒域に達している場合は，必要に応じて減薬・休薬をする．中毒の症状が出ている場合は減薬・休薬に加えて，全身管理や輸液，血液浄化療法などを検討する．
- リチウム中毒を生じやすい状況として，過量服薬（誤用や自殺目的），腎機能に影響を与える薬剤（アンジオテンシン変換酵素〔ACE〕阻害薬やNSAIDsなど）との併用，脱水や腎機能の低下時などがある．

- 中毒性表皮壊死症（TEN）：toxic epidermal necrolysis ● 薬剤性過敏症症候群（DIHS）：drug-induced hypersensitivity syndrome ● 顆粒球減少：granulocytopenia ● ホスファチジルイノシトール（PI）：phosphatidylinositol ● 治療薬物〔血中濃度〕モニタリング（TDM）：therapeutic drug monitoring ● アンジオテンシン変換酵素（ACE）阻害薬：angiotensin converting enzyme inhibitor ● 非ステロイド系抗炎症薬（NSAIDs）：nonsteroidal antiinflammatory drugs

ベンゾジアゼピン（BZ）受容体作動薬

抗不安薬，睡眠薬として使用
ベンゾジアゼピン（BZ）受容体作動薬とは

- ベンゾジアゼピン（BZ）受容体作動薬とは，GABA_A受容体のBZ結合部位に結合することで様々な作用（抗不安作用，催眠作用など）を示す薬物である〔次項〕．
- 精神科においては，抗不安薬，睡眠薬として用いられる．
- この他，カタトニア（緊張病症候群）〔p.69〕やアルコール離脱の予防・治療〔p.301〕にも用いられる．

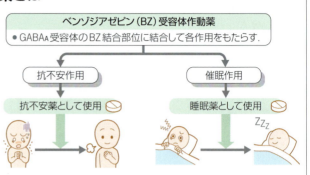

過剰な神経活動を抑える
BZ受容体作動薬の作用機序

- BZ受容体作動薬は，GABA_A受容体に結合し〔薬①p.13〕，抑制シグナルを増強する．
- 抑制シグナルの増強は様々な神経活動を抑制し，次のような薬理作用が現れる．

GABAの作用
- γ-アミノ酪酸（GABA）は，中枢における最も豊富な抑制性神経伝達物質であり，神経細胞を過分極させる〔p.25〕．

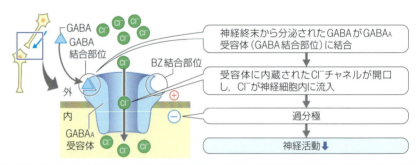

BZ受容体作動薬の作用
- BZ受容体作動薬には抗不安作用，催眠作用の他に，抗けいれん作用や鎮静作用，筋弛緩作用などもある．
- 各薬物によってそれぞれの作用の強さが異なり，催眠作用が強いものが睡眠薬として〔p.393〕，抗不安作用の強いものが抗不安薬として〔p.393〕用いられる．

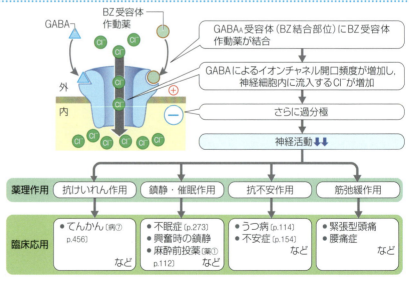

- ベンゾジアゼピン（BZ）受容体作動薬：benzodiazepine receptor agonist ● 抗不安薬：anxiolytics／antianxiety drugs ● 睡眠薬：hypnotics ● 緊張病症候群：catatonic syndrome ● アルコール離脱：alcohol withdrawal ● γ-アミノ酪酸（GABA）：γ-aminobutyric acid ● てんかん：epilepsy ● 不眠(症)：insomnia ● うつ病：depression／major depressive disorder ● 不安症：anxiety disorder ● 緊張型頭痛：tension-type headache ● 腰痛症：low back pain／lumbago

■作用時間による分類
抗不安薬として使用される主なBZ受容体作動薬

- 抗不安薬とは，不安や緊張を軽減する（抗不安作用をもつ）薬物の総称である．
- 抗不安薬として使用される主なBZ受容体作動薬（BZ系抗不安薬）には，次のようなものがある．BZ系抗不安薬は，作用時間（消失半減期の長さ）により短時間，中間時間，長時間，超長時間作用型の4つに分類される．

作用時間	薬剤名	主な商品名
短時間作用型（6時間以内）	フルタゾラム	●コレミナール
	クロチアゼパム	●リーゼ
	エチゾラム	●デパス
中間時間作用型（12～24時間）	ロラゼパム	●ワイパックス
	アルプラゾラム	●コンスタン　●ソラナックス
	ブロマゼパム	●レキソタン
長時間作用型（24時間以上）	メキサゾラム	●メレックス
	ジアゼパム	●セルシン　●ホリゾン
	クロルジアゼポキシド	●コントール　●バランス
	クロキサゾラム	●セパゾン
	クロラゼプ酸二カリウム	●メンドン
	オキサゾラム	●セレナール
	メダゼパム	●レスミット
超長時間作用型（90時間以上）	ロフラゼプ酸エチル	●メイラックス

BZ系以外の抗不安薬として，セロトニン5-HT1A受容体部分作動薬〔p.394W〕があります．
また，SSRI，SNRIなどの抗うつ薬は抗不安作用をもち，不安症や強迫症，PTSDなどの治療に用いられます〔p.159, 397〕．

医師

- BZ系抗不安薬は，消失半減期によって大まかに次のように使い分けられる．

消失半減期が短い	消失半減期が長い
●発作性の不安（パニック発作など）が生じた場合（頓服）． ●緊張が予想される場面での症状の予防（頓服）．	●不安症状が終日続く場合． ●夜間や早朝，あるいはいつ生じるかわからない症状の予防．

■作用時間による分類
睡眠薬として使用される主なBZ受容体作動薬

- 睡眠薬とは，不眠症の治療に用いられる，催眠作用のある薬物の総称である．
- 睡眠薬として使用される主なBZ受容体作動薬には，次のようなものがある．BZ系睡眠薬と非BZ系睡眠薬に分類され〔p.397〕，また，作用時間（消失半減期の長さ）により超短時間，短時間，中間時間，長時間作用型の4つに分類される．

分類	作用時間	薬剤名	主な商品名
BZ系睡眠薬	超短時間作用型（2～4時間）	トリアゾラム	●ハルシオン
	短時間作用型（6～10時間）	エチゾラム	●デパス
		ブロチゾラム	●レンドルミン
		ロルメタゼパム	●ロラメット　●エバミール
		リルマザホン	●リスミー
	中間時間作用型（20～30時間）	フルニトラゼパム	●サイレース
		エスタゾラム	●ユーロジン
		ニトラゼパム	●ベンザリン　●ネルボン
	長時間作用型（30～100時間）	フルラゼパム	●ダルメート
		クアゼパム	●ドラール
		ハロキサゾラム	●ソメリン
非BZ系睡眠薬	超短時間作用型	ゾルピデム	●マイスリー
		ゾピクロン	●アモバン
		エスゾピクロン	●ルネスタ

以前は作用時間によって使い分けがされていました（例：超短時間作用型は入眠困難を訴える患者に使用する）．しかし，依存などの副作用の観点から，現在はBZ受容体作動薬を使い分けるのではなく，BZ受容体作動薬に代わりオレキシン受容体拮抗薬〔p.277〕やメラトニン受容体作動薬〔p.278〕が用いられるようになってきています．

治療　薬物療法

- 選択的セロトニン再取り込み阻害薬（SSRI）：selective serotonin reuptake inhibitors　● セロトニン・ノルアドレナリン再取り込み阻害薬（SNRI）：serotonin noradrenaline reuptake inhibitor　● 強迫症（OCD）：obsessive-compulsive disorder　● 心的外傷後ストレス症（PTSD）：posttraumatic stress disorder　● オレキシン受容体拮抗薬：orexin receptor antagonist　● メラトニン受容体作動薬：melatonin receptor agonist

Words & terms

セロトニン5-HT₁A受容体部分作動薬 (p.393)

大脳辺縁系のセロトニン5-HT₁A受容体を刺激することで、セロトニンの分泌を増加させ、抗不安作用を示す薬物である。タンドスピロン（商品名：セディール）がある。BZ受容体作動薬と比べて筋弛緩作用や依存性、健忘が少なく、長期の投与や高齢者への投与がしやすい。また、アルコールとの相互作用が少ない。一方で、効果発現までに2週間程度かかること、抗不安作用が弱いことが欠点として挙げられる。SSRIやSNRIとの併用でセロトニン症候群 (p.389) に注意が必要となる。

奇異反応 (p.394)
BZ受容体作動薬を使用した際に、目的としていた作用とは反対の作用（不安感や焦燥感の上昇による興奮、攻撃的行動）が生じること。

フルマゼニル (p.394)
BZ受容体作動薬の拮抗薬であり、BZ受容体作動薬の効果を打ち消す作用をもつ〔薬① p.279〕。BZ受容体作動薬の過量服薬による呼吸抑制が生じた場合などに使用される。作用時間が短いため、いったん呼吸抑制の改善がみられても、時間の経過とともに再び呼吸抑制が生じることがあり、注意が必要である。

効果発現は早いが依存が形成されやすい
BZ受容体作動薬の注意点

● BZ受容体作動薬は効果発現が早いため使いやすい反面、次の点において使用上注意が必要になる．

対症療法として使用される	依存や耐性形成の危険性がある	相互作用がある
● BZ受容体作動薬は不安や緊張という症状を抑える薬であり、疾患に対する根治療法ではなく、対症療法として使用される．	● 漫然とした使用は依存や耐性につながる (p.395)． ● 特に作用時間が短いものや、長期連用の際に生じやすい．	● 加齢や肝障害、アルコールとの併用などによって、BZ受容体作動薬の代謝が阻害され、作用・副作用が強まる．

- これらの欠点をカバーする、同じ作用をもつ薬物がある場合はそれらを優先して使用する．
- 例　社交不安症に対しては、依存や耐性が生じず、不安という症状自体が出現しにくくなるSSRI（抗うつ薬）を使用する．

● 依存以外にも様々な副作用があり、この点においても使用上注意が必要である〔次項〕．

各作用などにより生じる
BZ受容体作動薬の副作用の全体像

● BZ受容体作動薬の副作用には次のようなものがある．

鎮静・催眠作用による副作用	筋弛緩作用による副作用	その他の副作用
● 眠気、倦怠感 ● 持ち越し効果 (p.277)	● ふらつき・転倒 (p.277) ● 呼吸抑制* (p.395)	● 依存、耐性、離脱 (p.395) ● 前向健忘 (p.277) ● 奇異反応 (p.394W)

*筋弛緩作用による上気道の狭小化や呼吸筋の弛緩の他に、脳幹の呼吸中枢の抑制も原因となる．

● 前向健忘はアルコールと併用することで生じやすくなる．このため、服薬時は飲酒を控える．

● この他、医療目的の静注や自殺企図による過量服薬（OD）により、急性中毒が起こりうる (p.315)．重症例では全身管理（呼吸管理や循環輸液など）を行い、意識障害や呼吸抑制に対しては、必要に応じてBZ受容体拮抗薬のフルマゼニル〔p.394W〕を投与する．

● ベンゾジアゼピン（BZ）受容体作動薬：benzodiazepine receptor agonist　● 対症療法：symptomatic treatment　● 依存：dependence　● 耐性：tolerance　● 相互作用：interaction　● 催眠：hypnosis　● 転倒：fall　● 呼吸抑制：respiratory suppression　● 離脱：withdrawal　● 前向健忘：anterograde amnesia　● 奇異反応：paradoxical reaction　● フルマゼニル：flumazenil

筋弛緩作用と呼吸中枢抑制による
呼吸抑制

- BZ受容体作動薬は，筋弛緩作用や呼吸中枢抑制により呼吸抑制をきたすことがある．興奮時の鎮静目的（静注）で使用する場合に，特に注意が必要になる．
- 睡眠時無呼吸症候群〔p.284〕や慢性閉塞性肺疾患〔病④p.208〕の患者では，BZ受容体作動薬の不適切な使用により呼吸抑制を生じる危険性がある．
- このため，これらの疾患の患者が不眠を訴える場合は，まずは睡眠衛生指導〔p.275〕や不眠に対する認知行動療法（CBT）〔p.278〕を行う．
- CBTの効果がない，あるいはCBTが実施できない場合には，筋弛緩作用のないメラトニン受容体作動薬〔p.278〕やオレキシン受容体拮抗薬〔p.277〕を用いるか，持続陽圧呼吸療法（CPAP）〔p.285〕で十分な呼吸を確保したうえでBZ系睡眠薬を使用する．

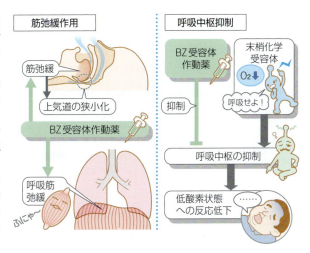

常用量でも長期の投与により生じる
常用量依存と離脱

- BZ受容体作動薬は乱用により依存が生じるが〔p.315〕，常用量であっても長期連用（最短4週間）することで依存を形成する場合がある（常用量依存）．
- 依存が形成されている場合，投与を急激に中止すると離脱が生じる．この離脱の症状が不快なため投与を中止できず，漫然とした長期連用を続けている場合がある．

依存のリスクを高める要因

薬物の特性	使用方法
●作用時間が短い ●最高血中濃度到達時間が短い	●長期連用 ●頻回の使用 ●同効薬の併用（特に作用時間が短い薬物同士） ●高用量の投与

- 依存を形成しないためには，少量・単剤・短期間の投与に努め，作用時間が短いものを使用している場合は，可能であれば作用時間が長いものや抗うつ薬などに置き換えていく．
- BZ受容体作動薬は長期連用していると，同量では効果が得られなくなり，同等の効果を得るためには増量が必要になる（耐性〔p.292〕の形成）．効果がない場合に安易に増量することでさらなる耐性を形成し，高用量や頻回の投与から依存にもつながりやすくなる点に注意が必要である．

Advanced Study
BZ受容体作動薬による依存の形成

- 依存は，中脳辺縁系のドパミン神経から長期間・過剰なドパミン分泌が起こることにより引き起こされると考えられている〔p.318〕．
- 抑制性GABA介在神経はドパミン神経を抑制する作用をもつため，BZ受容体作動薬により抑制性GABA介在神経の抑制が生じると〔p.392〕，ドパミン神経からドパミンが分泌され，依存が生じる．

投与前 ● 抑制性GABA介在ニューロンは，ドパミン神経を抑制することでドパミンの分泌量を制御している．

投与後
- BZ受容体作動薬は，抑制性GABA介在ニューロンの活動を抑えるため，結果としてドパミン神経が活性化し，ドパミンの放出量が増加する．
- これにより，依存が形成される．

時間をかけて徐々に減らしていく
BZ受容体作動薬の減量・中止方法

- BZ受容体作動薬を減薬，あるいは中止する場合は，急激な投与中止により離脱を生じさせないよう，緩やかにBZ受容体作動薬の投与量を減らしていく必要がある．
- 減薬したことで不安症状や睡眠状態が悪化していないか，都度確認しながら進めていく．

> 実際に減薬していくのは大変で，なかなか思う通りに進みません．動機づけや認知行動療法などを組み合わせながら減薬する必要があります．
> 医師

用量を減らしていく方法
- 1回に服薬する用量を徐々に減らしていく方法．作用時間の短い薬物を減らしていくときに用いる．
- 用いていた量の1/4ずつを2〜4週間ごとに減らしていく．

2錠 →(2〜4週間)→ 1.5錠 → 1錠 → 0.5錠

- 用量を減らせたら，投与回数を減らしていく方法で中止まで導く．
- 用量を減らした際に離脱の症状が出た場合は，減量率を小さくするか，減量する期間を伸ばして対応する．

投与回数を減らしていく方法
- 服用していた回数を徐々に減らしていく（投与間隔をあけていく）方法．作用時間が長い薬物を減らしていくときや，用量を減らした後に用いる．

睡眠薬の場合 ● 投与回数を減らせたら，眠れない日が続いた場合のみ服薬するようにして，中止まで導く．

- 週に何回か投薬しない日を設ける．
- 1日おきの投与にする．
- 週に2〜3回の投与にする．

- 抗不安薬では徐々に投与回数を減らした後，症状が出たときのみ頓服するという形に切り換えて中止する．
- この他，作用時間の短いBZ受容体作動薬を別の薬物（作用時間の長いBZ受容体作動薬やBZ受容体作動薬以外で同じ効果をもつ薬物）に置き換えていく方法がある．多剤服用している場合などに用いられ，1種類ずつ減薬しながら別の薬物に置換し，中止へとつなげていく．

- ベンゾジアゼピン（BZ）受容体作動薬：benzodiazepine receptor agonist ● 依存：dependence ● γ-アミノ酪酸（GABA）：γ-aminobutyric acid

Supplement

■ BZ系睡眠薬と非BZ系睡眠薬の違い

- BZ受容体作動薬にはBZ骨格をもつBZ系と，BZ骨格をもたない非BZ系がある．いずれも作用機序は同じであり，GABA_A受容体のBZ結合部位に結合して睡眠作用を引き起こす〔p.392〕．
- GABA_A受容体にはω_1受容体とω_2受容体のサブタイプがあり，ω_1受容体は催眠・鎮静作用に関わり，ω_2受容体は抗不安作用や筋弛緩作用に関わる．
- BZ系睡眠薬はω_1受容体とω_2受容体の両者に作用するものが多く，非BZ系睡眠薬はω_1受容体に選択的に作用するため，副作用などの注意点が異なる．

	BZ系睡眠薬	非BZ系睡眠薬
骨格	トリアゾラム ベンゼン環とジアゼピン環からなる骨格をBZ骨格という．	ゾルピデム BZ骨格をもたない．
作用する受容体サブタイプ	ω_2受容体	ω_1受容体
作用	抗不安作用，筋弛緩作用	催眠・鎮静作用
副作用などの注意点	筋弛緩作用による転倒に，より注意が必要となる．	抗不安作用が弱いため，不安の強い患者に対してはBZ系の方が有効な場合がある．

Supplement

■ SSRIの抗不安作用

- セロトニン神経は扁桃体などの大脳辺縁系において，不安を抑制する方向に作用している．このため，セロトニンの放出が低下すると不安を感じる．
- SSRIは長期間投与により，セロトニン5-HT_1A自己受容体の感受性を低下させるため，神経伝達が亢進する（GABA神経が興奮する）．これにより，抗不安作用を示すと考えられている．

BZ受容体作動薬は不安という症状に対する対症療法となるのに対し〔p.394〕，SSRIは不安そのものが出ないようにする効果があります．

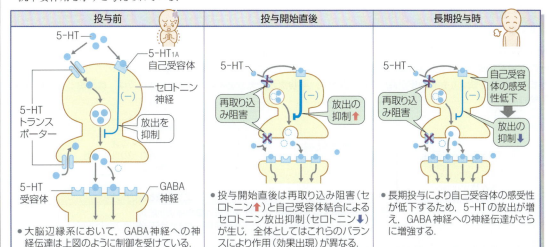

- SSRIはパニック症〔p.156〕，強迫症〔p.167〕，PTSD〔p.174〕などの薬物療法において第一選択薬となる．ただし，長期投与により効果が発現するため，投与開始時は効果発現が早いBZ受容体作動薬を併用する場合がある．

- ベンゾジアゼピン（BZ）系睡眠薬：benzodiazepine ● 非ベンゾジアゼピン（BZ）系睡眠薬：non-benzodiazepine medication
- GABA受容体：γ-aminobutyric acid receptor ● 催眠：hypnosis ● 鎮静：sedation ● トリアゾラム：triazolam ● ゾルピデム：zolpidem ● 選択的セロトニン再取り込み阻害薬（SSRI）：selective serotonin reuptake inhibitors ● セロトニン5-HT_1A自己受容体：serotonin self receptor ● 心的外傷後ストレス症（PTSD）：posttraumatic stress disorder

治療

ニューロモデュレーション療法

監修 安田 和幸

電気けいれん療法（ECT）

けいれん発作を人工的に起こす
ECTの概要

- 電気けいれん療法（ECT）は、頭部への電気刺激により脳全体の過剰興奮（発作）を引き起こして、精神疾患の症状を改善する治療法である。
- 脳の過剰興奮はてんかん発作〔病⑦ p.456〕の病態と同様であり、身体的なけいれんを伴うことからこの名称となっている。
- ただし、治療効果には身体的なけいれんは不要でむしろ外傷の原因となりうることから、通常は全身麻酔下で筋弛緩薬を投与し、身体的けいれんを抑制した状態で行う。

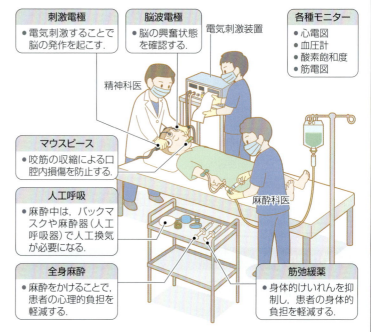

- 身体的けいれんを伴う古典的なECTに対して、全身麻酔・筋弛緩薬を用いたECTを修正型ECT（mECT）とよんだが、現在ではこれが主流であるため、単にECTと記載したものも通常は全身麻酔・筋弛緩薬を用いるものを指す。

疾患と状況から判断
適応

- ECTの適応は、疾患だけではなく、その患者がどのような状況にあるかによって判断される。
- ECTは薬物療法よりも効果発現が早いという点から、緊急性が高い状況ではECTが一次治療となりうる。
- また、薬物療法よりも有効率が高いという点から、薬物療法が無効あるいは行えない状況では二次治療としてECTを検討する。

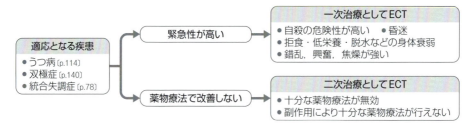

- この他、悪性症候群〔p.333〕やカタトニア（緊張病症候群）〔p.69〕などでもECTが行われる。
- また、過去の治療歴から、薬物療法に抵抗性でECTが有効であったことがわかっている患者に対しては、緊急性にかかわらずECTが一次治療となりうる。

- 電気けいれん療法（ECT）：electroconvulsive therapy ● けいれん〔発作〕：convulsion ● 電気刺激：electric stimulation ● 全身麻酔：general anesthesia ● 筋弛緩薬：muscle relaxant ● 刺激電極：stimulus electrode ● 脳波電極：EEG electrode ● 心電図：electrocardiogram ● 血圧計：blood pressure manometer ● 酸素飽和度：oxygen saturation ● 筋電図：electromyogram ● 悪性症候群：neuroleptic malignant syndrome ● 緊張病症候群：catatonic syndrome

脳の全般性発作が起きる
発作誘発

- ECTでは，頭部への電気刺激を加えることで発作を誘発する．
- 有効な発作を起こすために必要な刺激の大きさ（刺激用量，電気量）は患者によって異なる．ECTが効果を示すためには，有効な発作が起こる必要があり，脳波や筋収縮（目視，筋電図）で確認する．
- また，発作に関連して自律神経系が反応し，心血管系にも影響が出る．

> **有効な発作**
> ❶律動的で対称性の高振幅棘徐波
> ❷良好な発作後抑制（脳波平坦化）
> ❸一定以上の発作時間（運動発作20秒，脳波上25秒以上，65歳以上ではそれぞれ15秒，20秒）
> ❹参考事項：交感神経系の興奮を示す心拍，血圧の急上昇

時期	電気刺激	発作	発作終了
模式図	・数秒間（6〜8秒程度）の電気刺激を行う．	・全般性の発作が誘発される．	・発作終了に，脳波平坦化がみられる．
脳波		高振幅棘徐波	脳波平坦化
自律神経系の状態	交感神経／副交感神経		
心血管系への影響	・徐脈（ときに心停止や収縮不全）	・頻脈　・血圧上昇　・心負荷増大	・徐脈　・不整脈

- 発作が遷延（120〜180秒以上）する場合には，薬理学的に発作を止める（ベンゾジアゼピン系薬など）．

ECTのスケジュール
- 1週間に2〜3回の頻度で施行する．1週間に2回の方が3回に比べて副作用の認知機能障害が少ないとされる．
- 総施行回数は治療効果をみながら患者ごとに判断する．1クール6〜12回程度施行することが多い．

実施時の薬物調整
- 次の薬物は減量・中止が望ましい．

> **ECT実施時に減量・中止する薬物**
> ・ベンゾジアゼピン系薬，抗てんかん薬
> 　：発作閾値を上昇させ，有効な発作が得られにくくなる．
> ・炭酸リチウム
> 　：ECTによりリチウムの脳細胞内濃度が上昇するおそれがある．

刺激用量の決定法
- 刺激用量を決定する主な方法には，年齢半分法（ハーフエイジ法）と滴定法の2つがある．
- 年齢半分法では年齢の半分の出力率で初回刺激を行う（60歳の患者なら最大刺激量30％の出力）．
- 滴定法では，初回セッションで5％から始め，10％，20％と刺激強度を上げながら脳波を確認し，一定の発作が生じた強度を発作閾値とする．
- なお，発作閾値とは，その患者にけいれん発作を生じさせる最小の電気刺激量のことである．発作閾値はECTの刺激回数が増えるごとに自然に上昇していく．治療効果を得るためには，発作閾値をある程度超える刺激用量が必要である（刺激法により異なる〔p.400〕）．
- 2024年，従来の最大刺激量を上回る電気量を出力するモデル（高出力機器）が承認・発売された．

- 全般性発作：generalized seizure ● 脳波：electroencephalogram ● 筋収縮：muscle contraction ● 棘徐波：spike-and-slow wave complex ● 年齢半分法：half-age method ● 滴定法：titration method ● 発作閾値：seizure threshold

発現時期で整理
副作用

- ECTの主な副作用を挙げる．
- 死亡や重度の障害が起こる頻度は5万回に1例程度とされている．

発現時期		副作用
施行中～直後	脳の発作性放電によるもの	●眼圧上昇　●遷延性けいれん
	副交感神経刺激によるもの	●血圧低下　●心停止　●徐脈
	交感神経刺激によるもの	●高血圧　●頻脈　●不整脈
	筋収縮によるもの	●口唇・口腔内（歯や舌）の損傷
覚醒後		●頭痛　●筋肉痛　●悪心　●見当識障害　●せん妄
反復施行後		●認知機能障害（前向健忘，逆行健忘）　●躁転

- 認知機能障害は，ほとんどの患者で6ヵ月以内に回復する一過性であるが，一部では持続的となる．認知機能への影響は，右片側性（RUL）刺激の方が少ないとされている．

ECTの実施に注意が必要な状態

- ECTに医学的な絶対禁忌はないとされるが，次のような患者では高度の危険を伴うため，他の治療法を検討する．

ECTの危険性が高い主な併存症

- 心負荷が問題となる　：最近起きた心筋梗塞，不安定狭心症，コントロール不良の心不全，重度の弁膜症
- 血圧上昇が問題となる　：動脈瘤，血管奇形
- 頭蓋内圧上昇が問題となる　：脳腫瘍などの脳内占拠性病変
- 全身麻酔管理が問題となる　：重度のCOPD，喘息，肺炎

Advanced Study
右片側性（RUL）刺激

- ECTの刺激電極は従来から両側性（BL）に配置する方法が主流であった．近年では，認知機能障害を減少させる観点から右片側性（RUL）に配置する方法が広まってきている．
- 効果や副作用，適応についての議論は進行中であり，現時点で明確でない部分もあるが，BLとRULの特徴を比較して示す．

	両側性（BL）刺激	右片側性（RUL）刺激
刺激電極配置	左右の外眼角と外耳孔を結ぶ中点から2～3cm上方に配置	右側頭部（BLと同じ）と，鼻根と外後頭隆起を結ぶ中点の右側に配置
有効性	高い	両側性に比べ低い
効果発現	迅速な改善が期待できる	症状改善に時間がかかることがある
認知機能障害	起こりやすい	起こりにくい
主な適応	●重篤な精神疾患 ・重症うつ病　・カタトニア（緊張病症候群） ・躁状態の双極症　・統合失調症	●認知機能障害，記憶障害が生じやすい患者 ・高齢者のうつ病
刺激用量の決定	●年齢半分法（ハーフエイジ法）で行われることが多い． ●発作閾値の1.5～2.5倍の刺激用量で治療する． ●発作が生じていれば十分に有効であることが多い（刺激用量の決定がしやすい）．	●滴定法で行われることが多い． ●発作閾値の4～6倍の刺激用量で治療する． ●十分な発作が生じていても有効な治療にならない可能性がある（刺激用量の決定が難しい）．

- 副作用：side effect　● 電気けいれん療法（ECT）：electroconvulsive therapy　● 慢性閉塞性肺疾患（COPD）：chronic obstructive pulmonary disease　● 右片側性（RUL）：right unilateral　● 両側性（BL）：bilateral　● うつ病：depression／major depressive disorder　● カタトニア：catatonia　● 緊張病症候群：catatonic syndrome　● 躁エピソード：manic episode　● 統合失調症：schizophrenia

反復経頭蓋磁気刺激 (rTMS) 療法

rTMSとは
磁気を用いて間接的に脳を刺激

- 反復経頭蓋磁気刺激 (rTMS) 療法は、外部から磁気刺激を脳に与えることで脳内に電流を発生させ、ニューロン (神経細胞) を刺激し、精神症状を改善する治療法である．

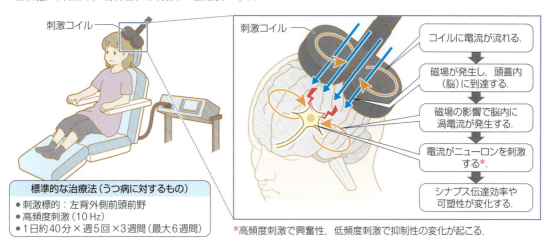

標準的な治療法 (うつ病に対するもの)
- 刺激標的：左背外側前頭前野
- 高頻度刺激 (10 Hz)
- 1日約40分×週5回×3週間 (最大6週間)

*高頻度刺激で興奮性，低頻度刺激で抑制性の変化が起こる．

適応と禁忌，副作用
中等症以上のうつ病の第二選択肢

- rTMSが適応となる疾患は，現時点ではうつ病のみである．
- うつ病の中でも，薬物療法が適応となる中等症以上の例で，十分な薬物療法が無効な場合 (抵抗性) や，副作用により十分な薬物療法が行えない場合 (忍容性 [p.378W] の問題) にrTMSが検討される (第二選択肢の治療)．
- また，効果発現には数週間を要することから，緊急性が高い重症例では適応とならない．

		rTMS
適応	疾患	・うつ病 [p.114]
	状況	・十分な薬物療法が無効． ・副作用により十分な薬物療法が行えない．
適応とならない状況		・精神症症状を伴う重症例 ・切迫した自殺念慮 ・カタトニア (緊張病症候群) 　⟩ 効果発現が早いECTを選択すべき状況
禁忌		・刺激部位に近接する金属 (人工内耳，磁性体クリップなど) ・心臓ペースメーカー
副作用		・刺激部の頭皮痛　・顔面不快感　・頸部痛・肩こり ・頭痛　・けいれん (重篤だがまれ)

ECTとrTMSの比較
特徴を考慮して選択

- ECTはrTMSに比べて効果発現が早く反応率が高い．一方で，rTMSの方が低侵襲である．
- それぞれの治療を行える医療機関は限られている．

	ECT [p.398]	rTMS
適応疾患	・うつ病　・双極症　・統合失調症	・うつ病
効果発現	早い (初回から効果がみられる例もある)	遅い (早くて1～2週間)
治療反応率	高い	ECTよりも低い
全身麻酔・筋弛緩	要	不要
けいれん誘発	あり	まれな副作用
認知機能への影響	悪影響	なし (むしろ改善する可能性)

- 反復経頭蓋磁気刺激 (rTMS)：repetitive transcranial magnetic stimulation　●ニューロン／神経細胞：neuron　●シナプス：synapse　●自殺念慮：suicidal ideation　●人工内耳：cochlear implant　●心臓ペースメーカー：cardiac pacemaker　●低侵襲：minimally invasive

治療　ニューロモデュレーション療法

治療

精神療法（心理療法）

監修
中川 敦夫
満田 大

総論

Words & terms

カタルシス（浄化） [p.414]
精神疾患の背景にある，うっ積していた感情が発散して，心的緊張が解かれること．精神療法の重要な要素の1つで，抑圧された過去の出来事を想起させることなどで起こる．

心理的要因に働きかける
精神療法とは

- 精神療法は，主に言語的なやりとりを通じて，心理的要因 [p.11] に働きかける治療法である．心理学領域では心理療法とよばれる．

精神療法
- 主に言語的なやりとりを通じて，考えや感情，行動の変化を目指す．

心理的要因
- 偏った考え方
- 不適切な行動による悪循環
- ストレス耐性が低い
など
→
- 精神疾患の発症
- 症状による苦痛
- 再発しやすい心理状態

心理的要因の改善
- バランスのとれた考え方
- 適応的な行動
- ストレス対処能力向上
など
- 症状の軽快
- 苦痛の軽減
- 再発しにくい心理状態

精神療法の適応

- 患者ごとに抱えている心理的要因，課題・困難を評価することで精神療法の適応を検討する．
- 程度の差はあるがほとんどの精神疾患の患者には何らかの心理的要因が関与しているため，多くの患者で心理的要因に働きかける治療法が重要である．
- 一方で，精神療法を効果的に実施できない状態もあり，そのような場合には薬物療法などの他の治療を優先し，精神療法を導入できる状態にしていく．

> ある精神療法がある精神疾患に対して有効であるというエビデンスがあっても，その精神療法がその疾患の全ての患者に対して同等に有効というわけではありません．個々の患者をしっかり評価し，その"見立て"に応じてどのようにアプローチするかを検討していくことが重要です． —医師

うまく実施しなければ有害な可能性も
精神療法の注意点

- 精神療法の効果を発揮するためには，まずは良好な治療関係（信頼関係）が重要である [p.372]．
- また，精神療法は薬物療法などの生物学的治療とは異なり，適切に実施することができれば有害反応は回避できる．ただし，治療者側の習熟度が不十分であると，有害ともなりうる．
- 実施にあたって考慮することは多くあるが，注意点を例示する．

治療関係が大事

気持ちを打ち明けられる
- 治療者-患者間の十分な信頼関係を築くことで精神療法が効果を示す．

治療過程での一時的悪化

- 患者が自身の課題や内面に直面化することで，症状が悪化する場合がある．

治療者への過度な依存に注意

また先生に助けてもらおう / このままでいいや / 良くならない
- 治療者への依存は，信頼関係という良い側面もあるが，問題の遷延化・悪循環につながるという悪い側面もある．

治療者はこれらを認識・予期したうえで，個々の患者の状態を把握しながら精神療法を進めていく必要がある（信頼関係が不十分ならそこをまず改善する，症状悪化が著しい場合は少し後戻りする，過度な依存状態を察知したら対応をとる，など）．

- 精神療法／心理療法：psychotherapy ● 心理的要因：psychological factor ● ストレス耐性：stress tolerance ● 治療関係：therapeutic relationship ● 有害反応：adverse reaction ● 一時的悪化：temporary worsening ● 依存：dependence ● カタルシス：catharsis

多種多様な方法がある
主な精神療法

- 精神療法として様々なアプローチ法,手法が考案,実施されており,分類法についても様々な意見がある.
- 本書では次に挙げる精神療法を中心に解説する.

> **主な精神療法**
> - 支持的精神療法〔次項〕
> - 認知行動療法(CBT)〔p.404〕
> - 対人関係療法(IPT)〔p.413〕
> - リラクセーション法〔p.414〕
> - 精神分析的精神療法〔p.415〕
> - 森田療法〔p.416〕

- 対象者や実施形態の観点からは,個人療法,夫婦療法,家族療法,集団療法に分類される.

支持的精神療法

心理的に寄り添う
支持的精神療法とは

- 支持的精神療法は,対話を通じて患者の心理に寄り添うものである.
- 治療関係の構築が最大の目的で,そのうえで,患者が自主的な問題解決に向かうよう支えていく.

治療の土台
位置づけ

- 支持的精神療法は,治療法の選択肢の1つではなく,全ての患者に対して共通して行うべきものである.
- これは,精神療法はもちろん,薬物療法を含めた全ての治療の効果に,医療者-患者間の治療関係が影響するからである.

- 疾患や患者に応じて治療法を選択する.
- 信頼関係は全ての治療法において必要である(共通因子,非特異的因子).
- 疾患や患者によっては,支持的精神療法のみでも快方へ向かう.

- 支持的精神療法:supportive psychotherapy ● 認知行動療法(CBT):cognitive behavioral therapy ● 対人関係療法(IPT):interpersonal psychotherapy ● 精神分析的精神療法:psychoanalytic psychotherapy ● 森田療法:Morita therapy ● リラクセーション法:relaxation method ● 受容:acceptance ● 傾聴:listening ● 共感:empathy ● 説明:explanation ● 保証:reassurance ● 助言:advice ● 薬物療法:pharmacotherapy

認知行動療法（CBT）

理論的背景
気分や行動は，考え方で変わる

- 認知行動療法（CBT）は，認知の幅を広げたり，行動を変化させたりすることで，精神症状やそれに伴う苦痛を改善するものである．
- 背景には，気分や行動は出来事に反応して直接的に引き起こされるものではなく，考え方や受け止め方である認知を介して引き起こされるという理論がある．

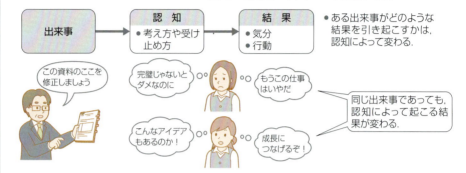

- ある出来事がどのような結果を引き起こすかは，認知によって変わる．
- 同じ出来事であっても，認知によって起こる結果が変わる．

- 認知と気分・行動の関係は一方通行ではなく，気分・行動が認知に影響を与えている場合もある．

認知行動療法は"認知を修正する"と説明されることもあります．しかし，この"修正する"という表現を"間違った考え方を正す"という意味にとらえて治療に臨んでもうまくいきません．情報を集めて認知の幅を広げていき，バランスのとれた考え方に変われるようにしていく，適応的な行動を一緒に検討していくことが大切です．　医師

代表的な治療技法
患者ごとに適したものを選ぶ

- 認知行動療法には様々な治療技法がある．
- 患者が抱える課題・問題点を評価（心理アセスメント〔p.340〕，ケース・フォーミュレーション〔p.405〕）したうえで，適した技法を採用，組み合わせて行う．
- うつ病に対するCBT，統合失調症に対するCBTpやCBT-R〔p.99〕，PTSDに対するCPT〔p.178〕，摂食症に対するCBT-E〔p.239〕など，各疾患に最適化されたプログラム，マニュアルがつくられているものもある．

主な治療技法	概要
認知再構成法〔p.406〕	自動思考〔p.406〕を明らかにし，認知の偏りやスキーマを修正していく．
行動活性化療法〔p.408〕	喜びや達成感が得られる活動を増やし，悪影響な活動は減らすようにしていく．
問題解決技法〔p.409〕	現実に生じている問題に対してどう行動すればよいかを検討し実行できるようにする．
アサーション〔p.410〕	自分も相手も尊重しながら自分の考えを伝える自己表現法を身につける．問題解決技法の中に取り入れられることが多い．
曝露療法（エクスポージャー法）〔p.411〕	不安や不快な感情，身体反応を引き起こす状況に安全な場で曝露することで，認知の修正へとつなげる．段階的曝露療法，持続エクスポージャー療法，曝露反応妨害法など，疾患に応じて最適化された技法がある．
系統的脱感作法〔p.404W〕	リラクセーション法〔p.414〕を身につけたうえで不安場面を想像し，不適応な不安を克服していく．

- この他，マインドフルネス〔p.412〕といった，新たな視点を取り入れた認知行動療法も登場している．
- なお，行動面を中心に扱うものを行動療法，認知面を中心に扱うものを認知療法，統合的に扱うものを認知行動療法と分類することもあるが，本書では区別せず認知行動療法と表記する．

Words & terms

系統的脱感作法〔p.404〕
リラクセーション法〔p.414〕を習得したうえで，不安や恐怖を引き起こす場面を体験していく．曝露療法〔p.411〕と同様に不安階層表を作成し，不安強度の低いものから順にリラックスした状態を保てるかを確認していき，不安場面を克服していく．

- 認知行動療法（CBT）：cognitive behavioral therapy　● 認知：cognition　● 行動：behavior　● 気分：mood　● 心理アセスメント：psychological assessment　● ケース・フォーミュレーション：case formulation　● 統合失調症：schizophrenia　● CBTp：cognitive behavior therapy for psychosis　● CBT-R：recovery oriented cognitive behavioral therapy　● 心的外傷後ストレス症（PTSD）：posttraumatic stress disorder　● 認知処理療法（CPT）：cognitive processing therapy

問題の成り立ちに着目する
認知行動モデル

- 認知と行動，気分は相互に影響しており，精神疾患ではその中で悪循環が生じている．
- 患者の抱える問題点を把握し，そこに焦点を当ててアプローチすることで悪循環からの脱却を目指す．

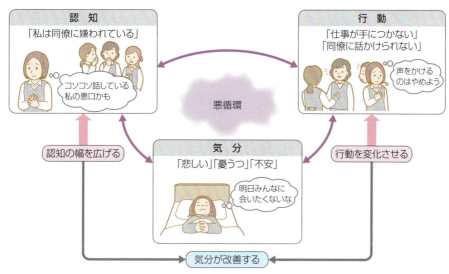

症例定式化（ケース・フォーミュレーション）

- 症例定式化は，患者の情報を収集して問題点の成り立ちを検討し仮説を立てることであり，ケース・フォーミュレーションあるいは事例定式化ともよばれる．
- 治療計画立案，治療効果の評価・見直しに必要なプロセスである．
- 患者と医療者が協働して行うこと，診断分類（疾患）だけでなく個別性をとらえること，治療過程で見直し修正していくことが基本的な特徴である．

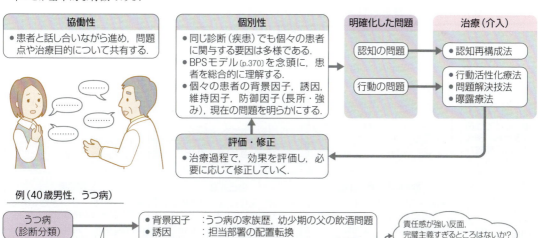

- 診断的評価〔p.340〕を補完するために，心理社会的要因を含めて患者を評価して適切な治療選択に役立てるという意味で，ケース・フォーミュレーションは心理アセスメント〔p.340〕と重なり合う概念である．

- 摂食障害に対する強化された認知行動療法（CBT-E）：enhanced cognitive behavioral therapy ● 認知再構成法：cognitive restructuring ● 行動活性化療法：behavioral activation ● 問題解決技法：problem solving technique ● アサーション：assertion ● 曝露療法／エクスポージャー法：exposure therapy ● 系統的脱感作法：systematic desensitization ● リラクセーション法：relaxation method ● マインドフルネス：mindfulness ● アプローチ：approach

■情報を集めることで認知が変わる
認知再構成法

- 気分や行動に悪影響を及ぼすような考え方を見直していく技法である．
- 出来事（様々な状況）に対して，その時々に自然に沸き起こる考えを自動思考という．情報を増やし，その背景にある認知の偏りやスキーマを明らかにしていく．
- うつ病に対する認知行動療法で取り入れられることが多い．

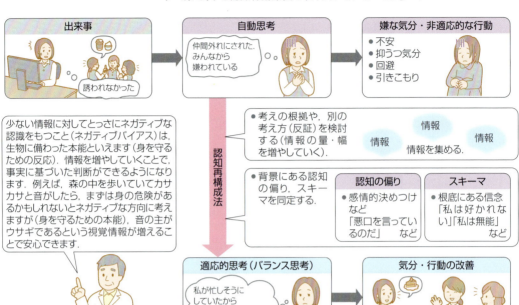

認知の偏り

- 認知は人それぞれで，何らかの偏り，考え方の"くせ"は誰にでもあるものである．
- ここでは，気分や行動に悪影響を及ぼしやすい認知の偏りの例を示す．

●コラム法：column technique ●認知再構成法：cognitive restructuring ●自動思考：automatic thought ●スキーマ：schema ●非適応的な行動：maladjusted behavior ●不安：anxiety ●抑うつ気分：depressive mood ●適応的思考／バランス思考：balanced thinking ●感情的決めつけ：emotional reasoning ●選択的注目：selective attention ●過度の一般化：over generalization ●過大解釈：overestimate ●過小評価：underestimate ●自己非難：self-blame ●白黒思考：all-or-nothing thinking

コラム法

- 実際の治療ではある状況（出来事）に注目して，そこで生じる自動思考，認知の偏り，スキーマの同定，適応的思考の習得を，段階的に行っていく．その際，7つのコラムとよばれる表を用いて考えを整理していく．

項　目		回答例	
状　況	いつ，どこで，誰と，何をしていましたか？（できるだけ具体的に）	先週金曜日の夜8時頃，私が残業しているとき，同僚たちが私に声をかけずに飲み会に行ってしまった．	初期段階では，状況（出来事），気分，自動思考を3つのコラムで整理することを目指す．
気　分	どんな気分でしたか？（強さを0〜100%で表す）	悲しみ（80%），不安（60%）	
自動思考	そのときに頭に浮かんでいたことはなんですか？（疑問形ではなく言い切りの形で表現）	同僚に嫌われている．私は誘う価値のない人間と思われている．	
根　拠	そう考える理由，根拠はなんですか？	同僚たちが私の方を向いて話をしてから飲みに行った．	治療の進行に合わせて，根拠や反証を検討し，適応的思考の習得を目指す．
反　証	自動思考と矛盾する事実を書いてください．	昨日は同僚と楽しく話ができた．	
適応的思考	根拠と反証を"しかし"でつないでみましょう．他の人が同じ立場であればどうアドバイスしますか？以前の経験から学んだことで役に立ちそうなことは？見逃していることはないでしょうか？自動思考と矛盾する出来事はないでしょうか？	今日は誘われなかった，しかし昨日は同僚と楽しく話ができた．私が残業で忙しそうにしていたから誘わなかったのかもしれない．悪口を言っていたのではなく，相談していただけの可能性もある．仲良くなったばかりだから誘うのを遠慮したのではないか．そうであれば，私は嫌われているわけでも，価値がないわけでもない．	
感情変化	治療を受けてみて変化はどのくらいですか？	悲しみ（30%），不安（10%）	

Supplement

心理教育（疾患教育）

- 心理教育とは，患者やその家族に対して疾患に関する知識や情報を，心理面に配慮したうえで正しく伝達することである．
- 疾患の受容を促し，正しい対処法を身につけてもらうことで積極的に治療に取り組むことができるようになり，再発予防にもつながる．
- 心理教育自体が治療効果をもつ治療の1つであるとともに，他のあらゆる治療を活かすために必要な要素でもある．

- 診断に至った理由や，治療法，日常生活についてなど様々な情報を伝える．
- "教育"とあるが，一方的に教える，座学的に教わるのではなく，患者の心理面へ十分配慮しながら行われる双方向性の対話である．

- 正しい情報提供をすることで，疾患についての理解が深まり治療を続けることができる．
- 問題対処のスキルを身につけ，必要な社会資源を利用することで疾患の再発予防につながる．

- 心理教育：psychoeducation

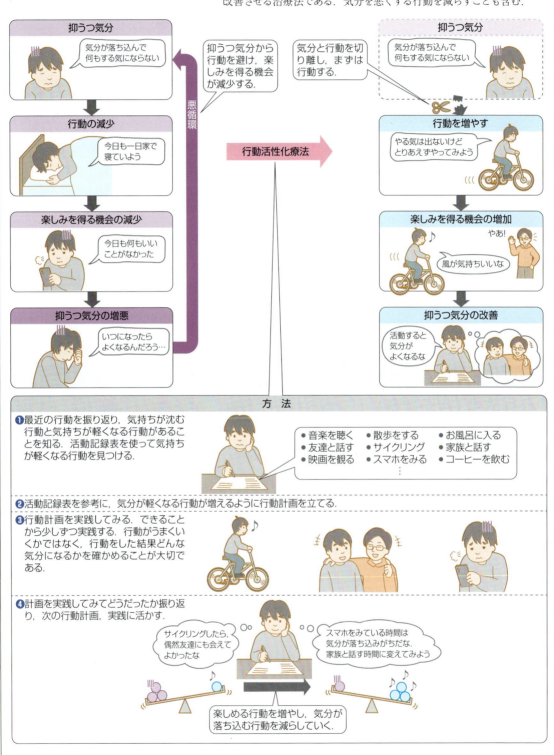

具体的な解決法を検討する
問題解決技法

- 問題解決技法は，現実に生じている問題への解決策を検討し行動を変化させる技法である．
- 対処すべき問題を明確化・具体化し，解決策を考え，実行・評価していく．
- 対処できるようになる（適した行動になる）と，その結果，気分の改善など，精神状態の安定化につながる．

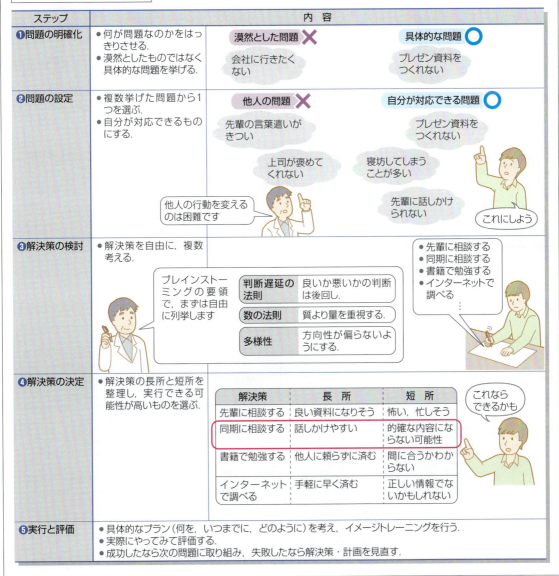

- 問題解決技法：problem solving technique

Supplement

アサーション

- アサーションとは，自分も相手も尊重しながら自分の主張を行う自己表現を指し，相手と対等なコミュニケーションを図ることである．
- 問題解決技法〔p.409〕の中で，対人コミュニケーションを問題にする場合に取り入れられることが多いスキルの1つである．
- アサーションができている状態をアサーティブといい，アサーションの理論では，自己表現のタイプは攻撃的（アグレッシブ），非主張的（ノンアサーティブ），自分も相手も尊重する（アサーティブ）の3つに分類される．

- アサーションを習得しても，揉めごと自体をなくすことはできないが，揉めごとを気持ちよく解決することはできる．

アサーション・トレーニング（自己主張訓練）

- アサーション・トレーニング（自己主張訓練）は，アサーティブな対応を目標にロールプレイなどを用いて自身の自己表現方法を改善・訓練することである．アサーティブな対応を習得することで対人関係での緊張や不安に対処できるようになる．
- トレーニングの具体的な手法の1つとして，"ミカンていいな"法を紹介する．

アサーション・トレーニングのポイント
- 自分の気持ちや意見をはっきりさせること
- 具体的に表現するスキルを身につけること
- 相手の思いを理解すること

ミカンていいな法

	内容
ミ ：見	みえる事実，客観的な状況を伝える．
カン：感	感じていること，自分の意見を伝える．
てい：提	提案，相手に求めることを伝える．
いな：否	否定された場合には代替案を示す．

例：忙しいときに急ぎの仕事を頼まれた場合

見　今は他の仕事で手一杯の状況です．
感　引き受けたい気持ちはあるのですが，今日取り掛かるのは難しそうです．
提　明日対応するというのはいかがでしょうか？
否　明日でよければ，明日優先的に対応します．どうしても今日中にということであれば，他に手が空いている人がいないか探します．

Assertiveとは，直訳すると"断言的な，自己主張の強い"の意味になりますが，ここで使われているアサーティブは相手を尊重しながら適切な方法で自己表現するという意味が含まれています．

- アサーション：assertion　● 問題解決技法：problem solving technique　● アサーティブ：assertive　● アグレッシブ：aggressive
- ノンアサーティブ：non-assertive

不安は下がるものであることを体験する
曝露療法（エクスポージャー法）

- 曝露療法は，不安などの不快な感情を引き起こす行動を実際にやってみることで，不安をコントロールできるようにしていく技法である．
- 不安症（パニック症や広場恐怖症など）や強迫症の患者への認知行動療法として取り入れられることが多い．
- 段階的曝露療法，持続エクスポージャー療法〔p.178〕，曝露反応妨害法〔p.171〕といった実施法があり，疾患や患者に応じて使い分ける．
- ここでは段階的曝露療法を例に解説する．

段階的曝露療法（広場恐怖症〔p.161〕の患者での例）

原理の説明（心理教育）

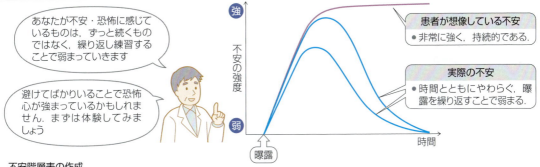

不安階層表の作成

- 不安・恐怖に感じる場面，回避したい場面をリストアップし，点数をつける（不安の強度が強いほど高い点数）．

実際に体験する（不安場面に曝露する）

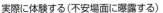

原理で示したことをしっかりと説明（心理教育）したうえで実施します．それが不十分だと，ただただ苦痛になってしまいます．一方で，いくら原理を説明しても，体験（行動）しなければ実感することができません．この2つがそろってこそ曝露療法が効果を発揮します．つまり，行動することで認知の幅を広げていく治療といえます．

心理師

- 曝露療法（エクスポージャー法）：exposure therapy ● 不安：anxiety ● 不安症：anxiety disorder ● パニック症（PD）：panic disorder ● 広場恐怖症（AG）：agoraphobia ● 強迫症（OCD）：obsessive-compulsive disorder ● 認知行動療法（CBT）：cognitive behavioral therapy ● 段階的曝露療法：gradual exposure therapy ● 持続エクスポージャー療法（PE療法）：prolonged exposure therapy ● 曝露反応妨害法（ERP）：exposure and response prevention ● 心理教育：psychoeducation

治療　精神療法（心理療法）

An Illustrated Reference Guide

■ "今，ここ"に注意を向け，受け入れる
マインドフルネス認知療法

マインドフルネスは，仏教の禅の思想に由来し，元来は"気づいていること"という意味です．

- マインドフルネスとは，"今，ここ"の体験に注意を向け受け入れる態度やその方法のことをいう．
- マインドフルネスを習得するためのトレーニングと，認知行動療法の要素を取り入れ，主にうつ病の再発予防を目的に開発されたプログラムがマインドフルネス認知療法である．
- 後悔，不安，恐怖などで支配されたとしても，その状態を客観視して受け入れられるようになることで，より適した考えや行動をとれるようにしていく．

うつ病の再発時にみられる思考・行動

否定的な思考が繰り返される（反芻_{はんすう}）
- 不安，恐怖，心配，後悔など，否定的な思考で頭がいっぱいになる．

することモード（Doing mode）
- 論理的に考え問題を解決するなど，普段の生活場面の多くで使われる情報処理モードである．
- ストレスがかかっている状態では，冷静，合理的な判断が難しくなり，このモードではうまくいかない．

マインドフルネス

思考を冷静に観察できる（脱中心化）
- 反芻が始まったことに気づき，それと距離をとってありのままに観察できる．

あることモード（Being mode）
- 今起きていることに注意を向け，良い・悪いの判断をせずに認識する情報処理モードである．
- まずはありのままの現実を認識することで，冷静さ，合理性を取り戻しやすくなる．

→ マインドフルネス認知療法

- 瞑想や呼吸法，ヨガなどのトレーニングを通じて，マインドフルネスを習得していく．
- グループで行われることが多く，参加者同士での体験の共有が含まれる．

マインドフルネストレーニング（瞑想の一例）

❶ 背筋を伸ばし，椅子に浅く腰掛ける．肩の力を抜き，両手は太ももの上に乗せ，目は軽く閉じるか，半眼で1m先の床を見る．

❷ 意識を呼吸に向け，お腹がふくらんだり縮むのを感じる．その際，呼吸はコントロールせず，自然な呼吸を続ける．

❸ 雑念（感情や思考）が浮かんできたら，雑念に気づき，振り払うことで意識を呼吸へと戻し，とらわれのない状態をつくる．

- マインドフルネスの認知行動療法への応用は，慢性疼痛に対するマインドフルネスストレス低減療法が始まりであった．
- この他，弁証法的行動療法（DBT）〔p.251〕やアクセプタンス＆コミットメント・セラピーにもマインドフルネスの概念が取り入れられている．

> 認知再構成法や問題解決技法は，"今ある問題"に焦点を当てて分析・情報収集していきます．一方，マインドフルネスは過去や将来への否定的感情から脱し，"今"を問題視せずありのままにとらえることを目指す点が，両者の違いです．

- マインドフルネス認知療法：mindfulness based cognitive therapy ● マインドフルネス：mindfulness ● うつ病：depression／major depressive disorder ● 反芻：rumination ● 脱中心化：decentration ● 瞑想：meditation ● 慢性疼痛：chronic pain ● マインドフルネスストレス低減療法：mindfulness based stress reduction ● 弁証法的行動療法（DBT）：dialectical behavior therapy ● アクセプタンス＆コミットメント・セラピー：acceptance & commitment therapy

対人関係療法（IPT）

理論的背景
対人関係と感情は相互作用する

- 対人関係療法は，対人関係上の障害が精神疾患発症のきっかけになるとともに，精神疾患が対人関係上の障害を生むという理論に基づいている．

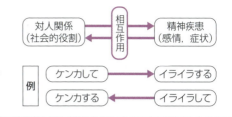

治療戦略
誰とのどの問題を取り扱うかを決める

- 対人関係問題と症状の関連を理解し，対処できるようになることで，症状の改善が得られるとされ，うつ病での有効性が示されている．
- 治療戦略の要点は，役割という概念に注目し，医学モデルを適用すること，4つの問題領域のいずれかを扱うことである．

役割の概念

- 人間関係では様々な役割がある．

- 人は誰しも社会的役割がある（妻として，友人として，会社員として，など）．
- 本人が他者へ期待する役割，他者から期待されている役割があり，その期待と現実のずれは対人関係上の問題につながる．
- 重要な他者であるほど，対人関係が心理面に与える影響が大きいとされる．

医学モデルの適用

- 対人関係という社会的な課題を扱うが，あくまでも疾患という医学的に定義された状態を前提にする．
- これにより，問題への対応法を検討する際に，患者に"病者の役割"を与えることができる．

医学モデル
- 患者は疾患に罹患しており，感情の変化はその症状であり，治療可能である．
- 患者には"病者の役割"があり，通常の社会的役割が一部免除される代わりに，治療者に協力して治療を受ける義務がある．

対人関係と4つの問題領域

- 患者にとって重要な他者を決め，次の4つの問題領域から1つ（多くても2つ）を選んで治療を進めていく．
- 実際に対象になることが多いのは，役割をめぐる不和と役割の変化である．

患者は，疾患による思考力低下や罪責感といった症状によって，問題に対処する選択肢に気づかなくなっていることが多いです．治療者の役割は，現実的な対処法を提案することで患者を援助することです．

問題領域	悲哀	役割をめぐる不和	役割の変化	対人関係の欠如
解説	・重要な他者との死別	・対人関係上の役割期待にずれがあって，解決していない状態	・進学，昇進，結婚，離婚，出産などの役割変化にうまく対応できない状態	・満足できる対人関係がない，維持できない状態

役割をめぐる不和への対応
- 再交渉により役割期待のずれを修正する．
- 修正が難しい場合は離別という選択肢を検討する．

今は治療に時間をかける必要があることを説明したうえで，家族に協力を求めるのはどうでしょうか

役割の変化への対応
- 失った役割への感情を表出し（向き合う），新しい役割の肯定的な側面を確認する．

仕事をするのが楽しかったのですね．育児に専念している今はどういうことに困って，どういう喜びを感じますか？

- 対人関係療法（IPT）：interpersonal psychotherapy　　・対人関係：human relations　　・医学モデル：medical model

リラクセーション法

リラクセーション法とは
身体的緊張と精神的緊張の悪循環を断つ

- ストレスが関連する疾患では，身体的な緊張の持続と，心理的な緊張の悪循環により，症状が持続・増悪している場合がある．
- リラクセーション法は，身体的にリラックスする方法を習得することで，症状を改善するものである．
- 不安症(p.154)や強迫症(p.167)，身体症状症(p.195)などが良い適応の例であるが，ストレスによる不安・緊張の関与がある場合に広く用いられる．

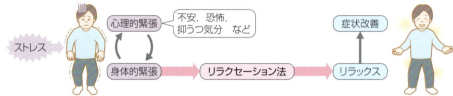

- リラクセーション法として，漸進的筋弛緩法，自律訓練法，バイオフィードバック法(p.414W)などがある．

漸進的筋弛緩法
筋肉の緊張と弛緩を繰り返す

- 漸進的筋弛緩法は，筋肉の緊張と弛緩を繰り返し，緊張と弛緩の感覚の違いを理解し，全身のリラックス感を得られるようにする方法である．

緊張状態	漸進的筋弛緩法	全身のリラックス
「緊張しているからリラックスしなさい」と言われても，どういう状態かわからないよ	 ・身体の部位ごとに，筋の緊張(力を込める)と弛緩(脱力)を繰り返す．10秒／20秒 ・全身の筋肉で順番に行う．・部位の分け方，繰り返す回数には様々な方法がある．	これがリラックスした状態かぁ．緊張を感じたらこれで落ち着こう

自律訓練法
自己暗示でリラックス

- 自律訓練法は，自己暗示により，一種の催眠状態に誘導することで，心身のリラックス状態を得られるようにする方法である．
- 暗示がかかる(催眠状態になる)と，心理的な変化だけでなく，生理的・身体的な変化が生じる．
- 暗示に用いる言語公式や練習法が確立されている．

暗示のための言語公式
- 背景公式：「気持ちが落ち着いている」
- 第1公式：「両腕・両脚が重たい」
- 第2公式：「両腕・両脚が温かい」
- 第3公式：「心臓が規則正しく打っている」
- 第4公式：「楽に息をしている」
- 第5公式：「お腹が温かい」
- 第6公式：「額が心地よく涼しい」

- 言語公式の内容を暗唱し，身体の部位に意識を向ける．
- 各公式の内容を実際に身体感覚として感じられる(暗示がかかる)まで行う．
- "重い・温かい"と感じるようにさりげなく意識を向ける(受動的注意集中とよばれる)．

生じる変化
心理的な変化
- 不安・緊張，抑うつ気分，怒りの軽減
- 自己受容感，自己効力感の上昇　など

生理的・身体的な変化
- 疲労感の減少
- 筋肉の弛緩，不随意運動の減少
- 皮膚血流量増加
- 血圧低下，心拍数減少
- 呼吸数減少　など

Words & terms

バイオフィードバック法 (p.414)
精神的な緊張は自律神経の活動を変化させ，心拍数や血圧，体温の変化などの生体現象として表れる．バイオフィードバック法はリラクセーション法の1つで，通常は意識できない生体現象の変化を計測機器とモニターなどを用いて患者にリアルタイムで提示する．それをもとに患者が緊張状態とリラックス状態を意識的にコントロールする方法を学び，リラックスする技術を身につける．

芸術療法(表現療法)
様々な芸術活動を通して行う精神療法の総称で，箱庭療法，絵画療法，詩歌療法(俳句療法，連句療法)，音楽療法，心理劇などを含む．気晴らしとしての役割や，患者の内面世界や感情を表現させ，抑圧されていた感情や記憶などを開放し(カタルシス(p.402W))，心身の安定を図る効果などがある．

箱庭療法
砂の入った箱の中に，人・動物・乗り物・建物などのミニチュア玩具を置き，砂自体も使い内的イメージを自由に表現する．言葉では表せないイメージや抑圧された葛藤などを表現しやすく，子どもや言語コミュニケーションが難しい患者でも自己表現ができる．

遊戯療法
遊びを通じて行われる精神療法で主に子どもを対象としている．安全なプレイルームに人形やミニカー，画用紙，クレヨン，ボール，攻撃性を表現できるゴムのナイフや鉄砲などが準備される．子どもと治療者が1対1で自由に遊ぶことで，カタルシス(p.402W)効果や自己理解，治療者との信頼関係の構築などの効果が得られ，子どもの成長や発達を促す．

●リラクセーション法：relaxation method　●不安：anxiety　●緊張：tension　●漸進的筋弛緩療法：progressive muscle therapy　●自律訓練法：autogenic training　●バイオフィードバック法：biofeedback therapy　●芸術療法：arts therapy　●箱庭療法：sand play therapy　●絵画療法：art therapy　●詩歌療法：poetry therapy　●音楽療法：music therapy　●心理劇：psychodrama　●遊戯療法：play therapy

精神分析的精神療法

理論的背景 — 無意識の影響を重視

- 精神分析的精神療法は，Freud S（フロイト）が確立した精神分析をもとにしている．
- 精神分析では，心理状態（気分，感情など）や行動は，本人が自覚していない無意識の領域から大きな影響を受けていると考える．

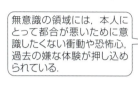
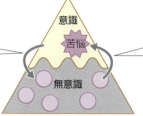

- 意識と無意識の間に，努力や注意を払えば自覚できる前意識がある．
- またFreudは，無意識領域で働くこころの装置として，欲求を満足させようとするエス（id），良心や理想であるスーパーエゴ（超自我），両者を現実的に調節するエゴ（自我）があるとした．

治療プロセスの概要 — 自由連想法で無意識の領域に触れる

- 精神分析的精神療法は，苦悩，症状などの心的現象の無意識的な意味を分析することで，それを軽減する．
- こころの状態を深く理解していくことで症状の改善につなげていくものであり，2～3年以上の期間を要する（短期のもので1年）．
- じっくりと自分のあり方に向き合いたい人，難治化したうつ病（幼少期の問題を抱えている例，背景が複雑な例など）が良い適応の例である．
- 自由連想法の中で，治療者が適宜介入を行いながら患者の自己表現を促すことを繰り返し，無意識の中に抑え込まれた欲動を明らかにしていく．

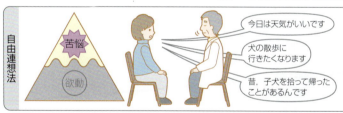

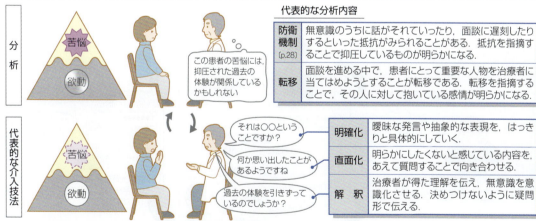

- なお，国際精神分析協会では，精神分析とは寝椅子（カウチ）を用いて週4回のセッションを行うものと定義している．実際にはより柔軟に，通常の椅子を用いたり，回数を減らしたりして実施することも多く，精神分析的精神療法とよんで区別している．

森田療法

森田療法とは
不安を受け入れ，あるがままに生きる

森田療法は，日本の精神科医，森田正馬によって自らの神経症体験をもとに生み出された独自の精神療法です。

- 森田療法とは，不安などの不快なストレス状態は自然な感情であるとし，"あるがまま"の自分を受け入れながら，本来やるべき行動が取れるよう導いていく精神療法である．
- 神経症（不安症や強迫症など）〔p.152〕や慢性的なうつ病，身体症状症が適応となる他，不登校・引きこもり例にも利用される．

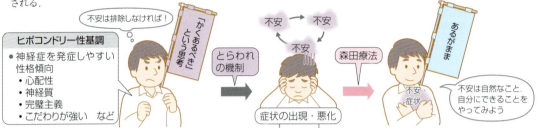

- ヒポコンドリー性基調を有する人が，"かくあるべき"という思考にとらわれ，不安や不快な感情・感覚をあってはならないものとして排除しようとする．これにより，さらに不安に注意が向く悪循環に陥り，症状が出現，悪化する．
- 不安を"あるがまま"に受け入れ，とらわれから脱却して"生の欲望"（より良く生きようとする欲望）を見出すことで，自分らしい生き方を実現する．

とらわれの機制
不安を消そうとすればするほど強まる

- とらわれの機制は，"かくあるべき"というとらわれから思想の矛盾を引き起こし，不安から抜け出せないことにますます不安が強まるという心理的メカニズムのことである．

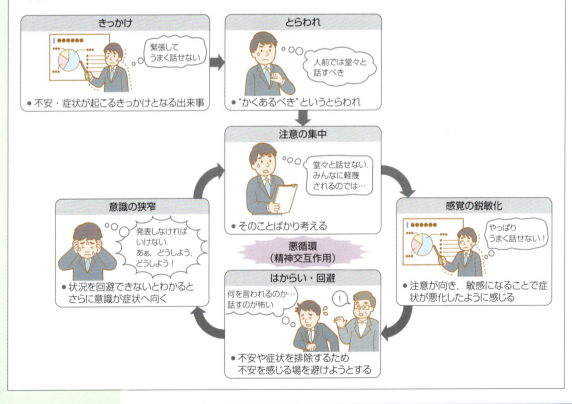

- 森田療法：Morita therapy ● 不安：anxiety ● 悪循環：vicious circle

治療技法の基本的な要素
悪循環を自覚することから始まる

- 森田療法を構成する基本となる要素を示す．
- 治療過程で重要なことは，悪循環に対する介入として感覚の自覚と受容を促し，生の欲望を発見させ行動を活性化することである．

❶悪循環の自覚
- "とらわれの機制"による悪循環について自覚し，より良く生きる行動を最優先にできるよう脱却を目指す．

❷"かくあるべき"から"あるがまま"へ
- "かくあるべき"というとらわれから抜け出し，今の自分の状態を"あるがまま"に受け入れる．

❸気分本位から目的本位へ
- 評価基準を「不安だ」「回避したい」などの気分本位ではなく，「やることはやった」という目的本位で考える．

❹生の欲望を発見する
- 死の恐怖（＝不安，恐れ）は，より良く生きようとする生の欲望と表裏一体であり，どちらも誰もが抱く自然な感情であり，排除する必要のないことだと受け入れる．

❺行動の習慣化
- 行動に伴う結果や達成感から，行動することが大切だと実感し，行動が習慣化していくことで自らのとらわれやこだわりに縛られなくなる．

- 治療の最終目標は，とらわれの機制からの脱却と行動することの習慣化が，やがて自分らしく，より良い人生を生きることにつながることである．

森田療法の流れ
現在は外来で行うことが多い

- 森田療法の原法は，入院・入所により外界と隔絶した環境で，2～3ヵ月かけて行うもので，次の4つの段階から構成されている．
- 現在では，普段の生活を続けながら，外来で実施されることが多い．

原法（入院治療）の流れ

臥褥期（がじょくき）
- 7日間程度，布団に臥床して過ごす．テレビや読書などの気分転換もしない．体を休め，自分の不安と向き合ううちに退屈だと感じるようになり，生への欲望を取り戻し始める．

軽作業期
- 5日間程度，個人作業を行う．主治医との面接や日記を通して"とらわれ"を理解し，悪循環からの脱却を目指していく．

作業期
- 他の患者とともに生活に必要な作業や屋外での作業を行う．目の前の必要な行動に関わることで目的本位の行動を理解する．

社会復帰期
- 今後の生活設計を行い，外出や外泊，病院から職場へ出勤するなど，退院，社会復帰に向けて準備をする．

- 外来治療では，日記や面接を通じて"とらわれ"を明確にしつつ，治ったらどうなりたいかについて話し合うことで生の欲望を確認していく．

- 入院治療：hospital treatment　● 臥褥期：absolute bed rest phase　● 軽作業期：light work phase　● 作業期：heavy work phase　● 社会復帰期：social reintegration phase

治療

精神科リハビリテーション

監修
中川 敦夫
満田 大

個人の生活技能向上と,環境側の支援の両方を重視
精神科におけるリハビリテーションの概念と意義

- リハビリテーションとは,障害がある人を,身体的,心理的,社会・職業的に可能な限りのレベルまで到達させる訓練をいう.
- 精神科においては,個人の技能向上のみではなく,環境側の支援(社会福祉サービス)も重要である.
- 患者本人が能力を最大限に発揮し,社会参加を可能にすることが目標となるが,到達目標は個々に設定されるものであり,自身が選択する環境において満足できる生活を送れるようにすること(リカバリー〔p.371〕)が重視される.

	社会参加の妨げとなる要因例		リハビリテーションの役割	
身体的	・基礎体力の低下 ・生活管理ができない ・職業スキルがない		・基礎体力の回復,栄養管理 ・生活スキルの回復 ・職業スキルの獲得	
心理的	・自己肯定感の低下 ・意欲低下 ・孤立感		・自信の回復 ・達成感 ・楽しみの体験	
社会的・職業的	・コミュニケーションスキルの低下 ・交流の場がない ・雇用機会がない		・コミュニケーションスキルの向上 ・仲間づくり ・社会福祉サービス利用の援助	

- 精神疾患患者の退院(地域社会での生活)を促すことは精神科医療の重要課題であり,退院したうえでリハビリテーションなどの治療を継続するための仕組みの1つにデイケアがある.

> 身体疾患のリハビリテーションでは,理学療法などのように,"リハビリ"としてイメージしやすいものがあります.一方で,精神科におけるリハビリテーションはかなり広い概念です.広義には精神療法もリハビリの一環ともいえます.このため,本書でリハビリとして扱ったSSTなどは精神療法として扱う文献もあります. 医師

地域移行で重要な役割を果たす
精神科デイケア

- デイケアは,通常の外来診療よりも長い一定時間(6時間が標準)を治療施設で過ごすシステムである.
- 入院に頼らず,生活の拠点を地域社会に置いた状態で,入院に匹敵する十分なリハビリテーションプログラムを実施することができる.

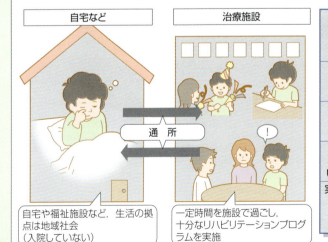

実施施設	・精神科病院 ・総合病院精神科 ・精神科診療所(クリニック) ・精神保健福祉センター〔p.470〕
目的	・リハビリテーション ・再発・再入院防止 ・居場所の提供 ・就労・復職支援
プログラム例	・作業療法(OT) ・社会生活技能訓練(SST) ・各種の精神療法プログラム
対象疾患 (実績として多いものを列挙)	・統合失調症 ・うつ病 ・アルコール使用症 ・双極症 ・不安症 ・神経発達症
実施時間による分類	・日中6時間:デイケア ・日中3時間:ショートケア ・16時以降4時間:ナイトケア ・昼夜10時間:デイ・ナイトケア

+α もっとわかる

- 個人:person ● 環境:environment ● 精神科/精神医学:psychiatry ● リハビリテーション:rehabilitation ● 障害:disability ● 身体的:physical ● 心理的:psychological ● 社会・職業的:social and occupational ● 社会福祉サービス:social welfare service ● 社会参加:social involvement ● デイケア:day care ● 社会生活技能訓練(SST):social skills training ● ショートケア:short-term daycare ● ナイトケア:night care ● デイ・ナイトケア:day and night care

> 活動することで機能を改善する
作業療法(OT)

- 作業療法は，作業や活動を通して個人や集団で行うリハビリテーションである．主に❶社会生活機能の回復，❷対人関係の再構築，❸精神症状の安定を目的として，自分らしい生活を送れるように支援する．
- 入院中から，あるいは退院後も精神科デイケアや通所施設で行われる．

- 様々な活動・作業を，安全な場，治療者の指導下で行う．

作業療法の効果	
❶社会生活機能の回復	・生活リズムを調節し安定させる． ・自己管理能力を改善する． ・社会生活の準備をする．
❷対人関係の再構築	・集団の一員として活動することで，自己を認知し，孤立した生活から脱する．
❸精神症状の安定	・作業中は現実に目が向くこと，達成感や満足感が得られることなどから，症状自体の改善効果もある．

【方法】

- 様々なプログラムがあるが，代表的なものを挙げる．集団で行うことが多いが，個人個人の状態，希望に合わせて目標を設定する．

	内容
生活訓練	・日常生活上の作業を行い，生活していくうえで必要な技能を身につける． 　・調理　・買い物 　・清掃　・金銭管理　など
園芸	・体を動かすとともに，自然に触れることでストレス軽減効果がある．
レクリエーション・スポーツ	・コミュニケーション能力や余暇の過ごし方を身につける． 　・音楽 　・カラオケ 　・各種ゲーム　など ・スポーツは体力づくりとなる他，コミュニケーションの訓練にもなる．
創作活動	・手を動かすとともに認知にも働きかける． ・自己表現の機会となる． 　・手芸　・陶芸 　・絵画　・革細工　など
職業訓練（職業リハビリテーション）	・就労に向けたトレーニングを行う． 　・各種の実作業 　・パソコン 　・面接の練習　など

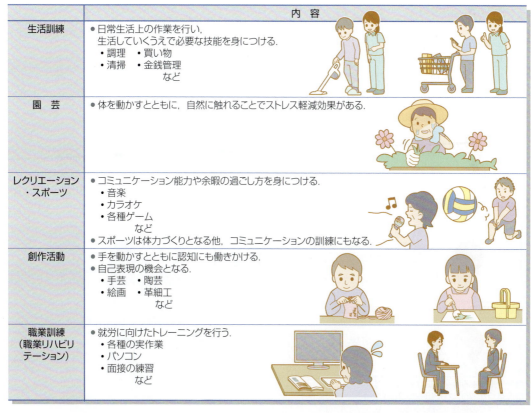

日本では精神科病院に長期入院している患者を地域での生活に移行するための施策が掲げられてはいますが，病状の経過，家族などの受け皿，医療者側の要因などで，依然として多くの長期入院患者が存在します [p.94]．この現状を打開するためには，さらなる個別的支援や，多職種チームによる退院支援，住居確保，生活支援が求められます．

作業療法士

- 作業療法(OT)：occupational therapy　● 社会生活機能：social functioning　● 対人関係：human relations　● 精神症状：mental symptom　● 通所施設：outpatient facility　● 生活訓練：daily living skills training　● レクリエーション：recreation　● 職業リハビリテーション：vocational rehabilitation

| 社会生活で必要な技能をロールプレイで習得する
社会生活技能訓練（SST）

- 食事や買い物，仕事，余暇活動といった日常生活の多くの場面で，人と適切に会話する必要がある．
- 精神疾患により，自分の気持ちや考えを伝えることや，共感を表すことが困難になる．
- 社会生活技能訓練（SST）は，ロールプレイなどを通じてコミュニケーションスキルや生活技能を習得し，地域生活への適応度を高めるものである．
- 急性期症状が改善して，一定時間，落ち着いて参加できるようになれば適応となりうる．本人に技能獲得への意欲・動機があることが望ましいが，SSTを導入すること自体が動機づけになることもある．

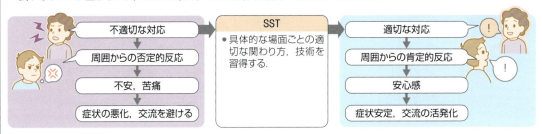

| 取り扱うテーマ |

- 実際の日常生活で対応が必要になる場面を，参加者の希望に沿ってそのつど設定することが多い．

テーマの例
- 初対面の人との挨拶：適切な挨拶，自己紹介，会話の始め方
- ディスカッション：自分の意見を述べる，他人の意見を理解し提案する方法
- サポートを求める場面：困ったときに助けを依頼する，あるいは，要求を断る方法
- 面接を受ける場面：学校・職場など新しい環境に入る際に必要となる面接の方法

| 方　法 |

- 通常4～8人の小集団で行う．各自，数回のロールプレイを繰り返し，お互いに肯定的なフィードバックを行う．
- 進行役となるリーダーは，心理師や精神保健福祉士，作業療法士，看護師などの医療職の他，患者が担うこともある．

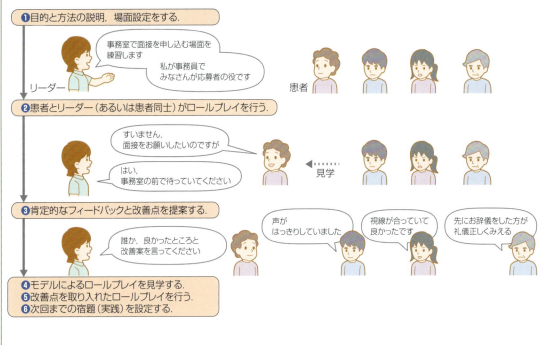

- 社会生活技能訓練（SST）：social skills training　● ロールプレイ：role-play　● コミュニケーション：communications　● 心理師／心理士：psychologist　● 作業療法士：occupational therapist　● 看護師：nurse

地域での生活を可能にする
包括型地域生活支援プログラム（ACT）

- ACTとは，比較的重い精神障害がありながらも住み慣れた地域で暮らせるように，様々な職種の専門家が日常生活の行動への同行，受療継続のための支援，家族への支援などを提供するプログラムのことである．

ACTの重要な理念	
❶リカバリー [p.371]	障害を抱えながらも希望や自尊心を保ち，可能な限り自立し，充実した生活を送ること，また社会に貢献することを学ぶ過程をサポートする．
❷ストレングス（強み，長所）	疾患，障害，問題ではなく，本人や環境の強みを大事にする．
❸入院から地域へ	入院は急性期の治療の場とし，基本的には地域での生活を中心とする．

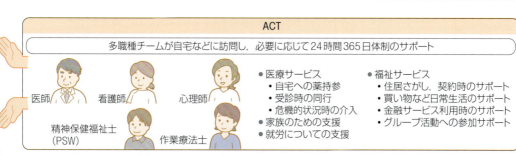

訪問診療，訪問看護との違いとして，ACTは医療機関受診への同行や買い物の補助など，患者が日常生活を送るうえで必要なサポートを中心に行うという点があります．入院ではなく地域で生活を送るために必要なことを包括的に支援するという意味で，"包括型"地域生活支援プログラムと名づけられています．

- 包括型地域生活支援プログラム（ACT）：assertive community treatment　● リカバリー：recovery　● ストレングス：strength　● 入院：admission　● 精神保健福祉士（PSW）：psychiatric social worker　● 訪問診療：home-visit medical care　● 訪問看護：home-visit nursing

精神科医療と社会

精神保健

監修
水野 雅文

精神保健とは
精神的な健康の維持・増進に関わる活動

- 精神保健は，あらゆる人のこころの健康の維持や増進に関わる様々な課題を取り扱い，保健活動を行う分野である．

> **精神保健活動の例**
> - 啓発活動（メンタルヘルスリテラシー教育 [p.6] など）
> - 精神科医療やサービスの改善
> - 社会復帰や自立への支援 [p.465]
> - こころの健康に関わる課題への支援・対応 [次項]
> - 精神保健に関する疫学研究

精神保健は，古くは精神衛生とよばれ，精神疾患を発症した人に対して適切な医療と人道的な処遇を提供する仕組みや活動を指していました．このため，狭義の精神保健は"精神疾患の予防と治療"という意味をもちます．広義の精神保健は加えて"一般の人の精神的健康の維持・増進"という意味も含みます．　医師

- 精神保健・福祉に関わる法律はp.458を，犯罪などに関わる司法精神医学はp.472を参照のこと．

生活の場による分類
家庭，学校，職場におけるこころの健康に関わる課題

- 精神保健の課題はライフサイクル[p.8]や生活の場によって分類される．本書では，生活の場により分けて説明する．
- これらの課題は個人の力だけで適切に対応することが難しいときもあり，組織や社会全体で解決したり支援したりする必要がある．

●精神保健：mental health　●司法精神医学：forensic psychiatry　●家庭内暴力／ドメスティック・バイオレンス（DV）：domestic violence　●いじめ：bullying　●虐待：abuse　●ハラスメント：harassment　●不登校：non-attendance at school／school refusal　●非行：delinquency　●引きこもり：social withdrawal　●自殺：suicide　●セルフケア：self-care

精神科医療と社会

家庭の精神保健

監修 水野 雅文

個人の精神的健康に大きく影響する
家庭での精神保健の役割と課題

- 家族の機能には，衣食住の場，子どもをつくり（生殖）育てること（保護，愛情，教育），高齢者などのケア（介護）など様々なものがある．
- また，基本となる家族内の人間関係には，夫婦関係と親子関係がある．
- 家族の機能や家庭内の人間関係は，個人の精神的健康に大きく影響する．

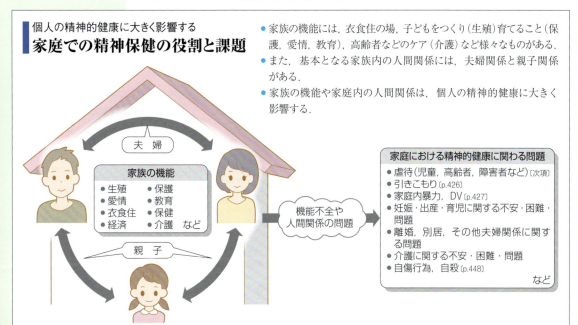

家庭における精神的健康に関わる問題
- 虐待（児童，高齢者，障害者など）〔次項〕
- 引きこもり〔p.426〕
- 家庭内暴力，DV〔p.427〕
- 妊娠・出産・育児に関する不安・困難・問題
- 離婚，別居，その他夫婦関係に関する問題
- 介護に関する不安・困難・問題
- 自傷行為，自殺〔p.448〕
など

4つに分類される
児童虐待

- 児童虐待とは，保護者などが18歳未満の児のこころや体を傷つけ，成長や人格形成などに重大な影響を与える行為のことである．児童虐待は小児期逆境体験〔p.426〕となる．
- 虐待には様々なものがあり，『児童虐待防止法』〔p.426W〕においては児童虐待を身体的虐待，ネグレクト（養育の怠慢・拒否，放置），心理的虐待，性的虐待の4つに分類している．

児童虐待の分類

身体的虐待	ネグレクト	心理的虐待	性的虐待
・殴る，蹴る，投げ落とす ・熱湯をかける，たばこの火を押し付ける ・冬に戸外へ締め出す ・しつけと称して体罰を行う など	・適切な衣食住の世話をしない ・病気でも病院に連れて行かない ・車内や家に放置する ・子どもからの情緒的要求に応えない ・他者から虐待を受けていることを放置する など	・著しい暴言や脅迫 ・無視，拒絶 ・兄弟姉妹との差別的な扱い ・目の前で他の家族へ暴力を振るう（面前DV） ・子どもの自尊心を傷つける言動 など	・子どもへの性的暴行 ・性器を触る，または触らせる ・性的行為や性器を見せる ・児童ポルノの被写体にする など

ここでは児童に対する虐待を取り上げましたが，高齢者や障害者も虐待の対象となります．高齢者や障害者への虐待にはこれら4つの他，経済的虐待（本人の同意なしに財産や預貯金を処分・運用する，日常生活に必要な金銭を渡さないなど）もあります．

- 小児期逆境体験（ACEs）: adverse childhood experiences
- 身体的虐待: physical abuse
- ネグレクト: neglect
- 性的虐待: sexual abuse
- 心理的虐待: psychological abuse

Words & terms

不適切な養育（マルトリートメント） [p.424]

虐待だけでなく，大人から子どもに対する不適切な関わり全てをマルトリートメント（不適切な養育）という．「女の子は大学に行かなくてよい」といった性別による役割の決めつけや，子どもに長時間スマートフォンやタブレットを使用させる，子どもに一人で留守番させる，といったことが挙げられる．

虐待の世代間連鎖

被虐待経験のある子どもが親になったとき，約30％が自分の子どもを虐待すると報告されている（一般の6倍）．特に被虐待経験に対して適切なサポートを受けられなかった親は虐待に対する認知が低い傾向にあり，世代間連鎖を防止するためにも，被虐待児に対するサポートは重要になる．

心身ともに影響を受ける
虐待の影響

- 虐待や不適切な養育（マルトリートメント）[p.424W]は，児の心身における成長や発達に影響を与える．
- 特に精神的な影響は，成長後も長期にわたり続くことがある．

身体的な影響
- 体重増加不良
- 低身長
- う歯の増加
- 身体的な障害

など

精神的な影響

- 安定した愛着関係が形成されない [p.26]
- 虐待自体が心的外傷

発達の遅れ	自己否定的な考えや自虐的な言動，自己評価の低下

問題行動や対人関係の障害	・過食，異食　・便・尿失禁　・自傷行為，自殺企図 ・緘黙（かんもく）　・多動　・暴力などの攻撃的言動 ・無関心　・いじめ，不登校，非行　など
精神症状	・不安　・解離　・抑うつ気分　・易刺激性　など
精神疾患	・PTSD [p.174]，複雑性PTSD [p.179]　・うつ病 ・反応性アタッチメント症，脱抑制型対人交流症 [p.190] ・解離症　・物質関連症　など

長期にわたり影響

- これらの影響は虐待を疑うサイン [p.425] にもなる．
- 発生を予防するのはもちろんのこと，虐待を受けた児に対しては，これらの影響が長期にわたることを念頭に入れて，児が自立するまで切れ目のない支援を行う必要がある．

発生予防を考えるうえで重要
虐待の危険因子

- 児童虐待の危険因子は，発生予防を考えるうえで重要である．
- ただし，これらの因子をもつことが必ずしも虐待につながるわけではなく，虐待を防ぐ因子とのバランスも虐待発生の重要な要素となる．

保護者側の危険因子	子ども側の危険因子	養育環境の危険因子
・妊娠を受容することが困難（望まぬ妊娠，10代の妊娠など） ・子どもへの愛着形成が不十分（出産後の長期入院など） ・マタニティブルーズや産後うつ病などの精神的に不安定な状況 [p.126] ・精神疾患，知的発達症，慢性疾患 ・攻撃的・衝動的な性格，未熟な性格 ・育児に対する不安やストレス（子育てに関する知識の不足）[p.430]　など	・乳児期の子ども ・未熟児 ・慢性疾患や障害，発育の遅れをもつ ・何らかの育てにくさをもつ　など	・未婚を含む単身家庭 ・内縁者や同居人がいる ・子連れでの再婚 ・夫婦間あるいはその他の人間関係に問題を抱えている ・転居を繰り返す ・地域社会や親族からの孤立 ・経済不安（失業や繰り返しの転職など） ・夫婦不和，配偶者からの暴力 ・妊婦健診や乳幼児健診を受診していない　など

- 最近の傾向として少子化や核家族化が進んでいる，経済状況が悪化しているといった背景から，虐待は特別な家庭の問題ではなく，どの家庭にも起こりうるものととらえられるようになっている．

●虐待：abuse　●マルトリートメント：maltreatment　●低身長：short stature　●むちゃ食い／過食：binge-eating　●異食症：pica　●失禁：incontinence　●暴力：violence　●無関心：indifference　●いじめ：bullying　●不登校：non-attendance at school／school refusal　●非行：delinquency　●抑うつ気分：depressive mood　●易刺激性／易怒性：irritability　●心的外傷後ストレス症（PTSD）：posttraumatic stress disorder　●うつ病：depression／major depressive disorder　●解離症：dissociative disorder

虐待を疑う所見
早期発見に重要

- 虐待は発生から時間が経過するほど深刻化していくため，早期発見と迅速な対応が重要である．
- 早期発見のために，日常診療でも常に虐待の可能性を考慮して，次のような所見や保護者の様子，子どもの反応などを確認しながら診察を行う必要がある．

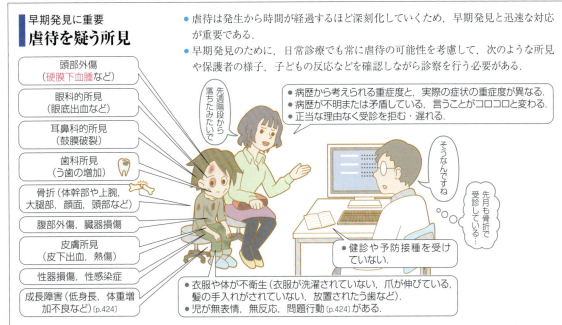

所見一覧：
- 頭部外傷（硬膜下血腫など）
- 眼科的所見（眼底出血など）
- 耳鼻科的所見（鼓膜破裂）
- 歯科所見（う歯の増加）
- 骨折（体幹部や上腕，大腿部，顔面，頭部など）
- 腹部外傷，臓器損傷
- 皮膚所見（皮下出血，熱傷）
- 性器損傷，性感染症
- 成長障害（低身長，体重増加不良など）〔p.424〕

吹き出し：
- 先週階段から落ちたみたいで
- 病歴から考えられる重症度と，実際の症状の重症度が異なる．
- 病歴が不明または矛盾している，言うことがコロコロと変わる．
- 正当な理由なく受診を拒む・遅れる．
- そうなんですね
- 先月も骨折で受診している…
- 健診や予防接種を受けていない．
- 衣服や体が不衛生（衣服が洗濯されていない，爪が伸びている，髪の手入れがされていない，放置されたう歯など）．
- 児が無表情，無反応，問題行動〔p.424〕がある．

- これらの所見が複数ヵ所ある場合や，繰り返し生じる（新旧混在している）場合，事故では起こりづらい場所（体幹に近い部位など）に生じている場合は特に注意が必要である．
- また，熱傷では上記のような特徴の他，たばこやアイロンなど加害物が容易に推定できる場合や，健常部位との境界が明瞭（児が逃げられないため）な場合に，注意が必要である．
- 外傷は衣服や髪の毛に隠れて見えない部位に多いため，診察時は衣服を脱がせて全身を確認し，写真などで記録する．

虐待を疑った際の対応
疑ったら通告する

- 虐待を受けている・受けていると疑われる児童を発見した場合，虐待の早期発見と児の保護，援助が必要な家庭（児や保護者）に適切な支援を行うために，全ての国民は児童相談所などへ通告する義務がある（児童福祉法〔p.469W〕）．
- また，医療機関においては児の治療や保護を目的として，入院を検討する必要がある．

通告
- 児童相談所〔p.471〕または福祉事務所〔p.471〕への通告を行う．
- 虐待の通告は，守秘義務違反には当たらない．
- 保護者に対して通告の同意を得たり，通告することを報告したりする必要はない．
- ただし，トラブルを避けるためや，治療関係構築のためなど，通告について保護者に説明する方がよい場合もある．

吹き出し：通告の義務があるため通告しますが，通告は通報ではありません．通告の目的は保護者を責めたり罰したりすることではなく，保護者の支援と子どもの安全を守ることです．

主治医以外の医師など

入院
- 次のような場合は入院を検討する．
  - 頭部外傷，臓器損傷，広範囲熱傷，重度の脱水や低栄養など，入院での治療が必要な状態
  - 性的虐待
  - 心中の可能性，保護者が「殺してしまいそう」と述べている
  - 長期間の教育ネグレクト，自宅監禁
  - その他，児に生命の危機がある状態
- 児童相談所の判断によっては，入院ではなく児童相談所での一時保護や，長期的分離（児童養護施設への入所や里親への委託）によって児を保護することもある．

吹き出し：身体的な検査や治療が必要なので，入院しましょう．
主治医

対応の目的
- 援助が必要な家庭への支援
- 虐待の早期発見
- 児の保護
- 児の治療

- 外傷が軽度の場合など，入院せず治療のみで帰宅させる場合は，必ず次回予約を入れてフォローアップを行う．
- 重篤な外傷や意識不明の状態，死亡例，保護者の医療者に対する暴力，薬物依存が関係している場合は，警察との連携も必要になる．

- 硬膜下血腫：subdural hematoma
- 眼底出血：hemorrhage in ocular fundus
- 骨折：fracture
- 皮下出血：bruise
- 熱傷：burn
- 腹部外傷：abdominal trauma
- 臓器損傷：visceral injury
- 性感染症：sexually transmitted diseases
- 脱水：dehydration

精神科医療と社会 / 家庭の精神保健

Words & terms

児童虐待防止法 [p.423]

児童虐待の禁止，予防と早期発見に関する国や地方公共団体の責務，虐待を受けた児の保護と自立支援などを定めることで，児童虐待の防止と児童の権利，利益の擁護を目的とした法律．児童虐待に関わる通告や，通告を受けた場合の措置，児童虐待を行った保護者に対する指導などに関しても定めている．

高齢者虐待防止法

高齢者虐待防止に関する国の責務，高齢者保護のための措置，養護者への支援（短期入所[p.466]の利用など）を定めることで，高齢者虐待を防止することを目的とした法律．高齢者虐待を，養護者（家族や親族）による虐待と，要介護施設従事者（老人ホーム等の施設，事業に従事する人）による虐待に分けて定義している．虐待を受けている，あるいは受けていると疑われる高齢者を発見した場合は，発見者は速やかに市町村に通報しなければならない．

DV防止法

正式名称は『配偶者からの暴力の防止及び被害者の保護等に関する法律』．配偶者からの暴力に関わる通報，相談，保護，自立支援などの体制を整えることで，配偶者からの暴力の防止と被害者の保護を図るための法律である．なお，この法律の配偶者には，事実婚の関係にあるパートナーや，同居している交際相手，元配偶者なども含まれる．DVの通報先は，配偶者暴力相談支援センターや警察である（通報は国民の努力義務）．

Advanced Study
小児期逆境体験（ACEs）

- 小児期逆境体験（ACEs）とは，18歳までの小児期における被虐待経験や家族の機能不全といった体験の総称である．
- ACEsは，体験時だけでなく生涯にわたり被体験者の精神的・身体的健康に影響を及ぼすことがわかっている．

小児期逆境体験（ACEs）

被虐待経験 [p.423]	家族の機能不全
● ネグレクト ● 心理的虐待（面前DVを含む） ● 身体的虐待 ● 性的虐待	● 親の不在（離婚，育児放棄，死亡などによる） ● 家族がうつ病など精神疾患，自殺未遂者 ● 家族が物質使用症（処方薬含む） ● 家族が収監された，実刑判決を受けた

精神発達への影響（社会的・情緒的・認知的障害など）
- 安定した愛着の形成ができないため，基本的信頼 [p.29] や共感性の発達が困難になる．
- 他者との適切な接し方を学ぶことができない（特に子育てをされる，見る，体験することの不足）．
- つらい状況を変えることができない環境にいることで，思考停止やその場に応じた短絡的な行動をとるようになる．
- 常に恐怖や不安を感じることでストレス感受性が亢進する．

精神的な影響	身体的な影響
● 精神疾患の発症（うつ病，物質使用症，PTSD，複雑性PTSD [p.179] など） ● 自殺企図，自傷行為 ● 学業不振 ● DVなどの被害に遭うリスクの増大 ● 次世代への虐待 [p.424W]	● 虚血性心疾患　● 脳卒中 ● 慢性気管支炎，肺気腫　● 糖尿病 ● 運動不足や高度肥満，喫煙　● 寿命の短縮

- ACEsを経験した本人だけでなく，本人の子どもにも影響が及ぶことがわかってきている．

社会的参加が長期間できない状態
引きこもり

- 引きこもりとは，様々な要因によって社会的参加（就学，就労，家庭外での交友など）を回避し，原則的には6ヵ月以上にわたっておおむね家庭にとどまり続けている状態と定義されている．
- 単一の原因により生じるのではなく，様々な要因が絡み合って生じるものである．

引きこもりの要因・背景

心理社会的要因など
- 不登校 [p.434]，いじめ [p.433]，その他生徒間・教師間での問題
- 学業不振，進路の悩み，受験や就職活動での問題
- 虐待，介護，家族の機能不全，その他家庭内での問題
- 退職，過重労働，パワハラ，その他職場での問題
- 就労や就学以外の選択を認めない社会環境　など

精神疾患や身体疾患
- 統合失調症　● うつ病　● 不安症　● PTSD
- 強迫症　● 神経発達症　● 睡眠・覚醒障害
- パーソナリティ症　● 起立性調節障害　　など

これらが複雑に絡み合って生じる．

引きこもり
- 社会的な参加が行えず，長期間自宅にとどまっている状態．
- 他者と交流をしない形での外出はある（例：コンビニに買い物に行く）．
- 引きこもることによりストレスを避けられるため，初期は仮の安定感が得られるが，徐々に孤立感や焦燥感，不安感などが出現し，精神疾患の発症や家庭内暴力 [p.427]，自傷行為などが生じることがある．
- また，長期化するほど心理的にも社会的にも社会復帰がしづらくなり，悪循環に陥る．

現在，引きこもりの長期化による高齢化が問題となっています．介護が必要な高齢の親が，引きこもりにより自立できない子どもとともに，二世代で社会的に孤立している場合もあります．

医師

- 引きこもりへの対応として，まずは原因となった，あるいは引きこもりの結果生じた精神疾患，身体疾患や，暴力，自傷行為などがあれば，これらの対応を行う．
- 最初は当事者が治療や支援を拒むことが多い．そのため，まずは家族が当事者の状態を理解できるようサポートすることから開始し（家族支援），家族と当事者の関係修復を図ることで，当事者を医療機関につなげるようにする．

+α もっとわかる

● 小児期逆境体験（ACEs）：adverse childhood experiences　● うつ病：depression／major depressive disorder　● 物質使用症：substance use disorder　● 心的外傷後ストレス症（PTSD）：posttraumatic stress disorder　● 家庭内暴力／ドメスティック・バイオレンス（DV）：domestic violence　● 虚血性心疾患：ischemic heart disease　● 脳卒中：stroke　● 慢性気管支炎：chronic bronchitis　● 肺気腫：pulmonary emphysema　● 糖尿病（DM）：diabetes mellitus　● 肥満：obesity　● 喫煙：smoking　● 引きこもり：social withdrawal

家庭内で起こる暴力全般
DVと家庭内暴力

- DV（ドメスティック・バイオレンス）とは本来，家庭内での暴力全般を表す用語である．
- しかし，日本においては，子どもから家族（特に母親）に向けての暴力を家庭内暴力とよんでいたこともあり，DVは主に配偶者間やパートナー間での暴力を指す用語となっている．

DV（ドメスティック・バイオレンス）
- 配偶者間やパートナー間での身体的・精神的・性的・経済的暴力．
- 被害者は女性であることが多い．また，面前DVやその他の虐待により被害者の子どもも被害を受けていることが多い（p.423）．
- 被害者は様々な身体的・精神的影響を受ける．

身体的影響
- 外傷（創傷，骨折，皮下出血など）
- 頭痛，めまい，食欲不振，体重減少，下痢などの不定愁訴
- 望まぬ妊娠，反復中絶
- 早産，胎児仮死，児の出産時低体重（妊婦へのDV）など

精神的影響
- 物質関連症（特にアルコール関連症）
- うつ病
- PTSD
- 不安症
- 身体症状症
- 睡眠・覚醒障害 など

家庭内暴力
- 子どもから親，祖父母，きょうだいなど家族への暴力（主に身体的暴力）．
- 不登校（p.434）や引きこもり（p.426），食行動症および摂食症（p.234）などに伴い生じる場合が多い．

- まずは被害者と子どもの心身の安全を確保する（安全な居場所の確保）．
- 被害者と子どものケアや，必要に応じて治療を行う．

- 家庭内暴力の原因となった状態，精神疾患などへの対応や，家族療法を行う．

DVの対応における注意点
- DVの被害者は，次のような理由から助けを求めることができない，あるいは逃れられないことがある．

DVの被害者が助けを求められない，逃れられない理由
- 経済的な不安（収入がない，逃げるために仕事を辞めなければならない）
- 子どもの将来への不安（学校を変えなければならない，父親を奪っていいのか）
- 恐怖感，加害者からの脅し（どこまでも追いかけてやる，逃げたら殺す，子どもは渡さない）
- 繰り返される暴力による無力感や誤った認知（逃れられない，助けてくれる人はいない，自分が悪いから殴られる，これは暴力ではない，加害者には自分が必要だ）
- 加害者がいつか変わってくれるかもしれないという期待感
- 周囲の無理解（夫婦間の問題，殴られる方にも原因がある）

望ましい対応
- 診察時には被害者を一人にして話を聞く（加害者がいないところで本心を話せるようにする）．
- 被害者の意志を尊重し，秘密を守ることを約束する．
- 暴力を決して容認せず，被害者に「あなたは悪くない」と伝える．
- 生命の危機が迫っている場合や，被害者の同意がある場合は，配偶者暴力相談支援センターまたは警察に通報する．

DVの相談窓口

配偶者暴力相談支援センター	#8008
警察	#9110

加害者は暴力を振るった後，一時的に優しくなることが多く，このため被害者は逃げることを思いとどまり助けを求めるタイミングを逃してしまいます．被害者が相談したい，逃れたいと思ったときにすぐ相談できるよう，相談窓口の案内をしておくことはとても重要です．

- 番号をスマートフォンなどに登録する際は，加害者に知られないよう登録名を変えるなどの工夫をするとよい．

- 統合失調症：schizophrenia ● 不安症：anxiety disorder ● 強迫症（OCD）：obsessive-compulsive disorder ● 神経発達症：neurodevelopmental disorder ● 睡眠・覚醒障害：sleep-wake disorders ● パーソナリティ症（PD）：personality disorder ● 不登校：non-attendance at school／school refusal ● いじめ：bullying ● 頭痛：headache ● めまい：vertigo ● 食欲減退／食欲不振／無食欲：anorexia ● 体重減少：weight loss ● 下痢：diarrhea ● 早産：premature delivery

精神科医療と社会

児童虐待への対応

監修 水野 雅文

これってしつけ？虐待？

しつけのために叩いたり強くしかったりしています．これは虐待になるのでしょうか？

しつけとは，子どもの良いところを伸ばし，社会で自律した生活を送れるようになることを目的として行うものです．
体罰や必要以上の叱責により子どもの行動が変わったとしても，それは恐怖心などによって行動したもので，子どもの成長の助けにはなりません．

- 子どもをサポートし，社会性を育む行為．

- 自分で考えて行動する．

- 子どものこころや身体を傷つける行為 [p.423]．

- 恐怖心などから行動する（自分で考えてはいない）．

親がしつけだと思っていても，子どもの心身に苦痛を与えているのであれば，虐待に該当します．

しつけの第一歩として，親の意見を一方的に押しつけるのではなく，まずは子どもの気持ちや考えに耳を傾けてみましょう．

○ 子どもの気持ちや考えに耳を傾ける

- ☑ 親と子どもの気持ちや考えが異なることはあります．異なっていたとしても，まずは子どもの気持ちを受け止めましょう．
- ☑ そのうえで親の考えや気持ちを伝えると，子どもも耳を傾けやすくなる可能性があります．
- ☑ 子どもの気持ちを聞いたら，解決策を提案したり，どうしたらいいか一緒に考えたりしましょう．

× 痛みや罰によって理解させる

- 何度注意しても言うことを聞かないため，頬を叩いた．
- 大声で叱ったり，長時間説教をしたりすることで言うことを聞かせた．
- 片づけができないため，食事を食べさせなかった．

○ "言うことを聞かない" 理由を考える

- ☑ "言うことを聞かない"にも，様々な理由が考えられます．
- ☑ 子どもなりの考えがある，親の気を引きたい，言われたことを理解できていない，体調が悪いなどの気持ちを"いやだ"と表現していることがあります．
- ☑ その理由に応じて，親の対応も変えてみましょう．

まだ遊びたい？	→	ごはん食べたら遊ぼう！
理解できてない？	→	おもちゃはこの箱に入れてね
体調が悪い？	→	具合が悪いのかな？

大人に対する叩く，殴る，暴言を吐くなどの行為が人権侵害として許されないのと同じように，子どもに対する暴力行為なども人権侵害であり，決して許されるものではありません．

イライラして当たってしまう

イライラしてつい子どもに当たってしまいます…

子育てにおいて，子どもに腹が立ったり，イライラしたりすることは多くの親が経験することです．イライラした気持ちから子どもに手を上げる，強い言葉をかけてしまうなど，虐待につながる場合があります．虐待の原因はイライラする気持ちを抑えきれないだけではありませんが，ここではイライラしたときの対処法について解説していきます．

イライラしてしまったらどうしたらいいですか？

イライラするなど，マイナスの感情が生じたときは，まずはその感情に気づくことがとても大事です．そしてその感情に気づいたら，イライラの本当の原因は何か振り返ってみましょう．原因によって，イライラをどう対処すればいいか大まかな方向性が変わってきます．

イライラの原因

子どもに関すること
- 泣きやまない．
- ごはんを食べこぼす．
- 何度言っても言うことを聞かない．
- すぐに喧嘩をする．
- かんしゃくが強い．
- 育てにくい特性がある．

親自身に関すること
- 疲れている．
- 体調が悪い．
- 仕事や介護など，育児以外のことが忙しい．
- 1人で育児をする孤独感．
- 頼る人がいない．
- 頼り方がわからない．

まずはイライラを逃す方法を試してみる〔次項〕．

子どもへの関わり方を工夫してみる (p.430)
- 子どもの発達段階・状況を理解し，状況に応じた対応をする．
- 子どもに望んでいることを親自身が行動でみせる．
- 肯定文で1つずつ具体的に伝える． など

親自身への対応を工夫してみる (p.431)
- 親が休んだり，ストレスを解消したりする時間をつくる．
- 1人で抱え込まずに相談する，支援を受ける．
- 子育て以外の悩みを解消する． など

まずは深呼吸

イライラした気持ちが溜まってきているな，と思ったときにすぐできる，イライラの解消法には深呼吸があります．

✕ イライラした気持ちのまま過ごす
- イライラを自覚したまま子どもの世話をする．
- イライラを子どもにぶつける．

「着替えくらい自分でしなさいよ」

◯ 深呼吸する
- ☑ マイナスな気持ちが溜まってきていることに気がついたら，深呼吸をしてみましょう．
- ☑ 自分の気持ちを落ち着かせるための言葉を決めておき，イライラしたらこころの中で唱えてみましょう．
- ☑ 他にも，ゆっくり5秒数える，窓を開けて外の空気に触れる，自分の手をぎゅっと握った後に力を抜く，など，自分に合った対処法を見つけてみましょう．

 スー ハー 大丈夫，大丈夫…

✕ 子どもにつきっきりになる
- イライラしていても子どもを放置するわけにはいかないので，そのまま対応を続ける．

◯ 少し距離を置く
- ☑ イライラしているときは親も子どもも気持ちの切り換えが必要です．
- ☑ 子どもの安全を確保したうえで，少しの間子どもから離れましょう．
- ☑ その間に，好きな食べ物を口にしたり，好きな匂いをかいだりするのもよいでしょう．

+α もっとわかる

発達について知る

子どもの行動にイライラしてしまいます．

まずは子どもの発達段階や，その子自身の発達状況を理解しましょう．

困りごと 子どもの行動にイライラする

- 泣きやまない，ごはんを食べない，片づけをしない，友達と仲良く遊べない，言うことを聞かないなど，子どもが親の望む行動をしてくれず，イライラする．

対応例 発達について知る

- ☑ 子どもの年齢や発達状況によって，できることや理解可能なことは異なります．
- ☑ また，年齢や発達段階による特徴から，親が困る行動をしていることがあります（例：1歳後半〜3歳頃にある"イヤイヤ期"）．
- ☑ まずは一般的な子どもの発達段階について知り，そのうえでその子の発達状況をふまえた声かけや環境づくりをしましょう．

困りごと 育てにくい

- 同じくらいの年齢の子や，兄姉が同年齢だったときと比べて聞き分けが悪い，かんしゃくが強い，落ち着きがないなど，育てにくさがある．

対応例 必要に応じて相談を

- ☑ 発達には個人差がつきものです．
- ☑ ただし，そのばらつきによって子どもが困っている場合や，声かけなどを工夫（次項）しても親として気になる場合は，乳幼児健診やかかりつけの小児科，地域の子育て相談窓口などで相談してみましょう．

子どもとの関わり方がわからない

言うことを聞いてくれないときに，どうやって子どもに声をかければいいのかわかりません．

声かけの仕方を工夫すると，話を聞いてくれる可能性があります．

困りごと 声かけの仕方がわからない

- 何度言っても言うことを聞かず，どう声をかけたらいいのかわからない．

対応例 肯定文で手短に

- ☑ まずは子どもの注意を引いてから声をかけましょう．
- ☑ 否定文ではなく，肯定文を用いましょう．
- ☑ 一度に全てを伝えるのではなく，伝えたいポイントを絞り，できたら次にして欲しいことを伝えるようにしましょう．
- ☑ 子どもは大人の様子を見て学びます．言葉だけではなく，一緒に行動することでやり方を教えることも大事です．

困りごと 注意ばかりしてしまう

- できていないことが気になって，ついつい叱ってばかりになる．
- カッとなってひどいことを言ってしまった．

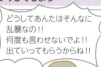

対応例 子どもの良いところに目を向ける

- ☑ 親（自分）が困る面に目が向きがちですが，子どもが良い行動をしたときや，今できていることを褒めるようにしましょう．子どもの自己肯定感を育み，良い行動が増えることにもつながります．
- ☑ 子どもに対して悪いことを言ってしまったと思ったときは，素直に謝ることもその後の親子関係のためには大事です．

困りごと すぐに行動してくれない

- 今すぐ片づけて欲しいのに，なかなか行動しない．

対応例 子どもが動くのを待ってみる

- ☑ 子どもは気持ちをすぐに切り換えることが難しいです．時間に余裕があれば，子どもが自分から行動するまで少し待ってみましょう．

余裕がない

1人で育児をしなければならず，体調不良でも休めません．余裕をもって育児ができないです．

育児は1人でできるものではありません．抱え込まず，周りを頼りましょう．

困りごと：ワンオペで余裕がない

- パートナーが多忙なため，家事や育児を全て任されている．
- 専業主婦・主夫は家事や育児を全て担うのが当たり前だと考えている．
- 単親家庭や，親戚が遠方に住んでいるため頼れる人がいない．

対応例：がんばりすぎず，周囲に頼る

- ☑ パートナーに具体的な状況を説明し，助けを求めましょう．
- ☑ 可能であれば，祖父母など親戚にも助けを求めましょう．
- ☑ 家族や親戚に頼ることが難しい場合は，一時保育やファミリー・サポート・センター，家事代行サービスなども活用しましょう．

困りごと：自分の体調不良で余裕がない

- 親の体調不良で家事も育児もままならないが，子どもは関係なく甘えてくる．
- 親の疾患のため子どもの世話が思うようにできず，子どもの成長に悪影響が出ないか心配．

対応例：心身の回復を最優先に

- ☑ 体調が悪いときに無理をするとなかなか復調せず，悪循環に陥ることがあります．まずは自分の心身の回復を一番に考えましょう．
- ☑ 家族や親戚を頼る，一時保育を活用するなど，休んだり，医療機関を受診したりするための時間をつくりましょう．

困りごと：悩みを相談できない

- 周囲に育児について話したり，悩みを相談したりできる人がいない．
- 相談や支援をお願いしたいけど，どこに行けばいいのかわからない．
- 育児以外の悩み（仕事や経済問題，介護など）で余裕がない．

対応例：地域の子育て相談窓口や保健センターへ

- ☑ 相談する気力や余裕があるときに，居住地域の役所や保健所などのホームページで相談先を確認のうえ，各種相談窓口へ相談してみましょう．事情に応じた解決方法を一緒に考えたり，使用できる子育て支援サービスを案内したりしてもらえます．
- ☑ 地域子育て支援拠点（p.431W）などの子どもを連れて出かけられる場所に行き，他の親や職員（保育士など）と話すことも息抜きになります．
- ☑ また，育児以外の悩みによって余裕がなくなっている場合は，その悩みを解決していくのも大事です．各種相談窓口などを活用しましょう．

地域子育て支援拠点〔p.431〕
子育て中の親が児童館や公共施設などの身近な場所に気軽に集まり，交流したり不安や悩みを相談したりする場．一時保育を行っている場合もある．児童福祉法に基づき市区町村などが実施している事業であり，地域によって子育てひろばや子育て支援センターなどとよばれている．

精神科医療と社会

学校精神保健

監修
水野 雅文

複数の課題が複雑に関与する
学校精神保健の役割と課題

- 精神疾患（認知症を除く）に罹患した成人のうち，約半数は10代半ばまでに発症するといわれている．子どもが日中のほとんどの時間を過ごす学校での精神保健活動は，精神疾患の発症予防や早期発見，発症時の対応において重要な役割をもつ．
- 学校精神保健においては精神疾患だけでなく，次のような様々な問題も課題となる．
- これらの課題は複雑に絡んでいることが多い（例：神経発達症の児童がいじめを受け，不登校となる）．

教育現場における精神的健康に関わる問題
- いじめ[p.433]，暴力行為
- 不登校[p.434]，引きこもり[p.426]
- 非行[p.435]
- 性的逸脱行為，性被害
- 学級崩壊
- 自傷行為，自殺[p.448]
- その他，人間関係の問題
- 家庭環境（虐待[p.423]，DV[p.427]，保護者の精神疾患など）
など

精神疾患発症のきっかけとなる

学校精神保健の役割
- メンタルヘルスリテラシー教育[p.6]などを通した精神疾患の予防と早期発見
- 精神疾患が生じたときの回復への援助や治療といった対応

精神疾患の結果として生じる

小児期に発症しやすい精神疾患
- 神経発達症（発達障害）[p.198]
- 統合失調症[p.78]
- 気分症[p.110]
- 食行動症および摂食症[p.234]
- 素行症，反抗挑発症[p.257]
- 強迫症[p.167]
- てんかん[病⑦p.456]
- 身体疾患による精神症状[p.325]
など

生徒・保護者，学校，地域や学校外の機関
学校精神保健に関わる組織・職種

- 教育現場における精神的健康に関わる問題は様々かつ複雑であり〔前項〕，保護者と担任のみで解決することは困難である．生徒や家族，学校，そして地域や学校外の機関と連携・協力し，生徒のこころの健康を守り，育てる必要がある．

学校精神保健に関わる主な組織・職種

- 担任
- 校長・教頭
- 養護教諭
- スクールカウンセラー
- 学校医
など

- 教育センター[p.435W]
- 児童相談所[p.471]
- 精神保健福祉センター[p.470]
- 発達障害者支援センター[p.200W]
- 保健所[p.470]
- 民生委員・児童委員[p.435W]
- 特別支援学校[p.435]
- 病院などの医療機関
- 警察
など

	養護教諭	スクールカウンセラー（心理師など）	学校医
メンタルヘルスに関わる主な業務内容	・学校に常勤し，生徒の心身の問題への対応（相談，支援，個別または集団に対する指導など）を行う． ・校内関係者や医療機関との連絡調整（生徒の健康問題への対応の中心的役割）．	・生徒，保護者，教職員からの相談に乗り，必要に応じて助言や医療機関への連携などを行う． ・教職員への研修． ・緊急時（事件や事故など）における生徒のこころのケア．	・健康診断などを通して生徒の心身の問題を把握し，必要に応じて医療機関へつなげる．

- いじめ：bullying ● 不登校：non-attendance at school／school refusal ● 引きこもり：social withdrawal ● 非行：delinquency ● 自殺：suicide ● 虐待：abuse ● 家庭内暴力／ドメスティック・バイオレンス(DV)：domestic violence ● 神経発達症：neurodevelopmental disorder ● 統合失調症：schizophrenia ● 気分症／気分障害：mood disorder ● 食行動症および摂食症：feeding and eating disorder ● 素行症(CD)：conduct disorder ● 反抗挑発症(ODD)：oppositional defiant disorder

被害者・加害者だけでなく，観衆，傍観者も存在する
いじめ

- いじめは，『児童等に対して，当該児童等が在籍する学校に在籍している等当該児童等と一定の人的関係にある他の児童等が行う心理的又は物理的な影響を与える行為（インターネットを通じて行われるものを含む.）であって，当該行為の対象となった児童等が心身の苦痛を感じているもの』である（いじめ防止対策推進法による定義）.
- 学校で生じるような集団におけるいじめには，被害者・加害者だけでなく，観衆，傍観者が存在する．観衆や傍観者の存在は，加害行為を助長させる原因ともなる．

いじめ

- 心理的な影響を与える行為
  - 悪口，暴言，誹謗中傷，デマの流布
  - 無視，仲間はずれ
  - 冷やかし，からかい など

- 物理的な影響を与える行為
  - 暴力，水をかける，衣服を脱がせる
  - 金品を奪う
  - 物を破損する，隠す，捨てる など

医師：これらの行為がいじめに当たるか否かの判断は，被害者がすることです．加害者が遊びや悪ふざけのつもりで行ったことも，被害者が苦痛と感じればいじめに当たります．

加害を助長

被害者

- いじめられている人.

加害者

- 被害者を直接いじめている人.

観衆

- 加害行為をはやし立てたり，応援したりする人.

傍観者

- 加害行為を見て見ぬふりをする人，あるいは加害行為がいじめと気づかない人.

- いじめは児童生徒間だけでなく，児童生徒と教師間，職場における上司・部下・同僚間など，様々な関係やコミュニティ内で起こりうる．

否定的な思考パターンを修正する
いじめへの治療的介入

- いじめへの対応は，大人が見て見ぬふりをせず，保護者，学校，医療機関，児童相談所，警察，弁護士などが連携し，いじめの早期発見〔p.437〕と被害者の保護，必要な治療的介入，新たないじめの予防と再発防止を行う必要がある．
- ここでは被害者の心理状態や出現しうる精神症状，およびこれらに対する治療的介入に関して解説する．

いじめ被害者の心理状態

- 自己の存在を否定され続けることで，否定的な思考のパターンや自己認知に陥る．

- 自己評価の低下：自分はダメな存在なんだ…
- 自責感：自分が悪いからいじめられるんだ…
- 対人不信：何度も助けを求めたのに助けてくれなかった．誰も理解してくれないし，助けを求めても無駄なんだ…
- 無力感：嫌だって言うこともできないなんて…
- 恥：自分は弱い人間なんだ…いじめられるなんて恥ずかしい…
- 自殺念慮・自殺企図：自分がいない方がみんな喜ぶのかも…

心理教育

- 否定的な思考のパターンや自己認知に陥っていることに気づいてもらい，修正を図るための心理教育を行う．
  - まずは被害者に寄り添い，話をよく聞く．
  - いじめの構造や，いじめによって生じる被害者の心理状態について説明し，その心理状態から抜け出すためのサポートをする．

話してくれてありがとう．つらかったら少し学校を休んでみようか

いじめにより生じうる精神症状

- 不安や抑うつ気分，不眠などが生じうる．
- いじめが心的外傷的出来事となりPTSD〔p.174〕の症状が生じることや，頭痛や腹痛などの身体症状が生じることもある．
- なお，幼児期や思春期にいじめられた体験は，いじめを受けている期間や受けた直後だけでなく，中年期以降の精神の不調（うつ病やパニック症の発症，自殺企図など）にも影響することがわかっている．

症状への対応策を指導

- これらの症状はいじめというストレスによるストレス反応であり，いじめられたら誰にでも起こりうる症状であることや，その症状を緩和する方法〔p.17〕を教える．
- 精神症状が重篤な場合や精神疾患を発症した場合は，必要に応じて精神療法や薬物療法を行う．

- いじめにおいては何よりも被害者への対応（ケア）が重要になるが，新たないじめの予防や再発防止においては加害者や観衆，傍観者への対応（ケア）も重要になる．加害者側の背景として，精神疾患（素行症，反抗挑発症〔p.257〕や神経発達症〔p.198〕など）や家庭環境の問題（虐待など），いじめられた経験などが存在する場合がある．

- 強迫症（OCD）：obsessive-compulsive disorder
- てんかん：epilepsy
- 心理教育：psychoeducation
- 心的外傷後ストレス症（PTSD）：posttraumatic stress disorder

年間30日以上欠席する状況
不登校

- 不登校とは，明確な病気や経済的な理由以外で年間30日以上登校しない，またはしたくてもできない状況をいう．
- 不登校は様々な要因や背景が相互に影響して生じる．

不登校の要因や背景*
- 学校生活における問題（教師や児童からのいじめ[p.433]，対人関係の問題，学業不振，集団生活への不適応など）
- 家庭における問題（虐待，家族の不和，家庭環境の急激な変化など）
- 精神疾患（神経発達症，統合失調症，不安症，適応反応症，睡眠・覚醒障害など）
- 身体疾患（貧血，起立性調節障害，甲状腺疾患など）

*個人の問題よりも，時代や社会環境の問題であるという認識が強くなってきており，不登校は誰にでも起こりうると考えられている．

不登校

- 年間30日以上学校を休む．

不登校になる前に，児童の変化（表情が暗い，急激な学力低下）に家族や教師が気づくことが予防として重要です．特に，月2〜3日の欠席が続くような場合，それが1年続けば年間30日に達します．このような児童に対しては適切な声かけなどを行うことで深刻化を防ぐ可能性があります．

そういえばこの子，先月も3日休んでる…

身体症状から始まることが多い
不登校の一般的な経過と対応

- 小学校高学年〜中学における不登校の一般的な経過と，その対応を記す．

何らかのきっかけ → **身体症状の出現** → **乱暴，引きこもり**

- 登校時間に悪心，腹痛，下痢，めまい，頭痛，倦怠感などの身体症状を訴え，登校をしぶることから始まる．
- 昼頃になると症状が消失し，夜には翌日の登校準備をすることもあるが，翌朝になると症状が出現して欠席を繰り返す．

- 登校に対する不安と登校しないことに対する罪悪感や自己否定感情の間で葛藤し，不安が増大する．
- このため登校を促されると，反抗的な態度や，乱暴な行動をすることがある（家庭内暴力[p.427]）．
- 徐々に昼夜逆転し，自室などに引きこもるようになる[p.426]．

学校外で過ごせる場や学ぶ手段には，フリースクール[p.439]，適応指導教室[p.435W]，学習塾，ICT[p.435W]を活用した学習支援など，様々なものがあります．

対応（小児科を受診することが多い）
- 医学的疾患の検索．
- 児童の訴えをよく聞き，不登校の要因や背景に応じて対応を行う（例：学校の環境調整，両親へのカウンセリング，疾患に対する治療）．
- 必要に応じて専門施設へ紹介する．

対応（児童精神科を受診することが多い）
- まずは生活リズムの改善や外出を目標にする．
- 学校外で子どもが過ごしたり，学べたりする場や手段を案内する．
- 児童の登校意欲に応じて部分的な登校や保健室（別室）登校，時間をずらした登校などを提案していく．

- 児童が受診を拒むことも多いが，親だけでも受診して対応を話し合う．
- 学校に登校することだけを目標にするのではなく，社会的に自立することなどを目指し，家庭，学校などの教育機関，医療機関，福祉機関などが連携して対応していく必要がある．

- 不登校：non-attendance at school／school refusal ● 神経発達症：neurodevelopmental disorder ● 統合失調症：schizophrenia ● 不安症：anxiety disorder ● 適応反応症／適応障害：adjustment disorder ● 睡眠・覚醒障害：sleep-wake disorders ● 貧血：anemia ● 悪心：nausea ● 腹痛：abdominal pain ● 下痢：diarrhea ● めまい：vertigo ● 頭痛：headache ● 倦怠感：fatigue／lassitude ● フリースクール：free school ● 情報通信技術（ICT）：information and communication technology

非行 — 少年による犯罪行為など

- 非行とは、少年（20歳未満の者*）が行った犯罪行為（窃盗や恐喝、強姦、強盗など）や、将来犯罪につながる可能性のある行為（家出、浮浪など）のことである。
- 非行の要因や背景として、次のようなことが相互に関係していると考えられている。

個人の要因	家庭の要因	社会の要因
・精神的な未熟さ（ストレス耐性や衝動制御力の低さ、対人スキルの未熟性など） ・自己評価の低さ、大きな挫折の体験 ・素行症　・反抗挑発症 ・神経発達症（ADHD、知的発達症など） ・物質関連症　・統合失調症 ・気分症など	・実父母の一方または両方がいない ・親の失業や貧困 ・親子間のコミュニケーション不足 ・過保護 ・親から子への不適切な期待 ・虐待 ・親の反社会的傾向や精神疾患	・経済状況の大きな変化 ・学力偏重主義 ・インターネットの普及 ・学校や地域サポートの少なさ ・犯罪者や犯罪組織との交流のしやすさ

- 精神疾患が関係する場合、教育的処遇**に加えて精神科的な治療も必要になる。

* 2022年4月1日から民法の一部が改正され、成人年齢が20歳から18歳に引き下げられた。これに伴い少年法の一部も改正され、18、19歳の者は特定少年として17歳以下の者とは異なる扱いをされるようになった（場合によっては20歳以上の者と同様に扱われる）。

** 非行に対する処遇は年齢や行為の軽重によって異なるが、基本的には成人に対するような刑罰的処遇ではなく、再非行防止を目指した教育的処遇が行われる。

- なお、精神疾患が関係していなくても、患者の背景をふまえて再非行防止のために認知行動療法を中心とした精神療法が行われる。

Supplement: 特別支援教育

- 特別支援教育とは、障害のある幼児・児童・生徒一人一人の教育的ニーズを把握し、個人がもつ力を高めて、学習や生活上の困難を改善・克服するために、適切な教育を通じて必要な支援を行うものである。
- 特別支援教育の場には次のようなものがある。

（一般の小学校や中学校、高等学校などで行われる → 特別支援学級、通級による指導）

	特別支援学校*	特別支援学級	通級による指導
説明	・障害のある幼児・児童・生徒に対して、幼稚園、小学校、中学校または高等学校に準ずる教育を行う学校。 ・障害による学習上または生活上の困難を克服し、自立を図るために必要な知識や技能の指導も行う。	・障害のある児童・生徒に対して、障害による学習上または生活上の困難を克服するために指導を行う学級。	・一部特別な指導を必要とする児童・生徒に対して、障害に応じて行う指導。 ・児童・生徒は、ふだんは一般の学級で学習に参加し、週1〜2日、自校または他校の通級指導教室に通う。
対象	・視覚障害者 ・聴覚障害者 ・肢体不自由者または病弱者（身体虚弱を含む） ・知的障害者	・弱視者　・難聴者 ・肢体不自由者 ・病弱者および身体虚弱者 ・言語障害者 ・知的障害者　・自閉症者 ・情緒障害者（場面緘黙など）	・弱視者　・難聴者 ・肢体不自由者 ・病弱者および身体虚弱者 ・言語障害者　・自閉症者 ・情緒障害者　・学習障害者 ・注意欠陥多動性障害者

- 上記の他、一般の学級でも障害のある子どもへの学習支援は行われる（習熟度別指導や少人数指導など）。
- 障害のある児の就学先については、障害の状態や教育上必要な支援の内容、地域の教育体制の状況、本人・保護者・専門家の意見を元に、教育委員会が決定する。

* 平成19年4月に施行された『学校教育法』の一部改正により、これまで障害種別ごとに分かれていた盲学校（視覚障害者が対象）、聾学校（聴覚障害者が対象）、養護学校（肢体不自由者や知的障害者などが対象）が、複数の障害種別を対象とすることができる特別支援学校に、制度や名称が変更された。

Words & terms

教育センター [p.432]
教育委員会が所管する機関の1つ。学校から依頼を受けて、教育上の問題（友人関係、障害、学習や進路、不登校、いじめなど）を抱える子どもとその保護者の教育相談などを行う。

民生委員・児童委員 [p.432]
民生委員は厚生労働大臣から委嘱されたボランティアであり、児童委員を兼任している。民生委員・児童委員は担当する地域の住民の様々な相談に応じ、適切な行政支援やサービスにつなげたり、高齢者・障害者世帯の見守りや安否確認をしたりする。子どもに関することとしては、虐待防止・早期発見と在宅援助、通学中の児童の見守り、親に対して子育ての不安や妊娠中の心配ごとなどの相談・支援などを行う。

適応指導教室（教育支援センター） [p.434]
不登校の生徒の在籍校復帰や、自宅以外の居場所づくりを支援するための学校外の機関。区市町村の教育委員会が設置する。在籍校と連携した学習指導や、集団生活に適応するための相談・指導が行われる。適応指導教室への出席は、在籍校に出席したことと認められる。通所だけでなく、訪問による支援も行われる。

ICT教育 [p.434]
パソコンやタブレットなどのIT機器を利用して行う教育。

- 非行：delinquency　● 素行症（CD）：conduct disorder　● 反抗挑発症（ODD）：oppositional defiant disorder　● 注意欠如多動症（ADHD）：attention-deficit／hyperactivity disorder　● 知的発達症：intellectual developmental disorder　● 物質関連症：substance-related disorders　● 気分症／気分障害：mood disorder　● 認知行動療法（CBT）：cognitive behavioral therapy

An Illustrated Reference Guide 　435

精神科医療と社会

いじめや不登校への対応

監修 水野 雅文

子どもに対する基本姿勢

子どもがいじめられていたり，いじめをしていたり，不登校になったりしたとき，どのように接したらよいのでしょうか．

まずは本人の話をよく聞きましょう．

話したがらない子に対しては無理に聞き出すことはせず，親の焦りや不安な気持ちはぐっとこらえて，子どもから話してくれるまで待ってみましょう．

✕ 一方的に話す

- 感情に任せて叱ってしまう．
- よかれと思ってアドバイスや説教をしてしまう．
- 詳細が知りたくて問い詰める．

○ まずは話を聞く

- ☑ いじめを受けていること，あるいはいじめをしていることや，学校・家庭で起こった嫌なことは，子どもにとって話しづらい場合があります〔p.437〕．
- ☑ 話してくれたときには，まずは話をさえぎらずに最後まで聞き，話してくれたことを受け入れましょう．

✕ 学校に行くことを強要する

- 勉強についていけなくなることを心配して，無理やり学校に行かせる．

○ 心身ともに安全な場所をつくる

- ☑ いじめや不登校の初期は，子どもの心身の安全を守るために学校を休ませることが最善の策となる場合があります．
- ☑ 回復に必要なのは，子どもが周囲の人から保護・理解され，安心して相談できる環境をつくることです．
- ☑ 長期にわたり登校できない状態が続くのであれば，学校との関わりを持ちつつ，フリースクール〔p.439〕など学校以外で勉強できる場の利用も考えてみましょう．

✕ 親が勝手に行動する

- 親だけで解決しようと率先して行動する．
- 加害者の家や学校に乗り込む．

○ 本人の気持ちを尊重する

- ☑ まずは本人の気持ちを聞いて，次の対応を考えましょう．
- ☑ 心配なため過保護になりがちですが，本人のできることにまで手を出さないようにしましょう．

いじめに気づくには？

いじめられていることに気づくにはどうしたらよいですか？

最初のうちは次のような理由から，子どもからいじめを受けていることを話してくれないことがあります．

- いじめを受けていることを恥ずかしく思い，親や教師に言いづらい．
- 親に心配をかけたくない．
- 以前助けを求めたときに，周囲の大人は何もしてくれなかった，あるいは加害者から仕返しを受けた．
- 遊びの延長から始まった場合など，いじめを受けている子ども自身がいじめと気づいていない，あるいはいじめられていると認めたくない．

また，子どもはこころに抱えている葛藤が行動となって現れることも多いです．

まずは大人が子どもの普段の様子をみて把握しておくこと，そして，子どもの行動などの変化にいち早く気づき，いじめの早期発見に努めることが大事です．

いじめに気づくためのサイン

できていたことができなくなる
- 成績の低下，勉強についていけなくなった．
- 親と離れられなくなった．
- 親と一緒でないと寝られなくなった．
- 赤ちゃん返りをした．
- 学校や塾，習い事を休みたがるようになった．

身体的な変化
- 睡眠に支障が生じている（眠れない，悪夢を見る）．
- 頭痛や腹痛などの身体症状を訴える．
- 身体的な外傷が増えた．

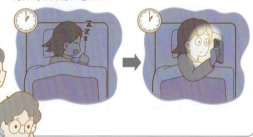

性格や感情の変化
- 笑顔が減った．
- 楽しめていたことが楽しめなくなった．
- イライラしていることが増えた．
- 攻撃的になった（家庭内暴力，弟妹をいじめるなど）．
- 不注意や多動がみられるようになった．

その他
- 自傷行為，自殺念慮，自殺企図．
- ものがなくなる，壊れることが増えた．
- わざと明るくふるまっていることがある．
- 他生徒から孤立している，関わりを避けるようになった．

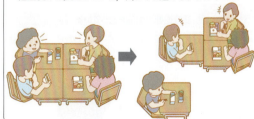

「普段は優しい子が急に乱暴になった」「たくさん食べる子が給食を残すようになった」といったように，いつもと様子が違う，あるいは変化があったときに，「もしかしたら何かあったのかもしれない」と気づき見守ることが大切です．

学校との連携

いじめや不登校は，当事者や家族だけで解決したり，再発を防止したりすることはできません．学校や，場合によっては外部機関と連携していく必要があります．

学校との関わり方で気をつけたいポイントは，冷静に対応する，子どもへの対応に齟齬(そご)がないようにする，ということです．

学校の対応に納得がいかないことがあれば，教育委員会など外部機関に相談してみましょう．

生活リズムを整える

不登校の子どもは，罪悪感から家族や友達が活動している時間帯の活動を避ける，学校がないと時間の自己管理が難しい，心身の疾患（起立性調節障害やうつ病など）などの理由から昼夜逆転の生活になることがあります．

生活リズムが乱れている時期は登校を促さず，まずはその改善を図りましょう．

困りごと　昼夜逆転の生活を送っている
- 昼間は寝ていて，夜間に起きてゲームをしたり，漫画を読んだり，動画を見たりしている．

対応例　生活リズムを整える
- ☑ 逆転した生活を急に戻すことは難しいので，寝る時間を少しずつ早めたり，朝起きる時間を一定にしたりすることで，生活リズムを整えていきましょう．
- ☑ 昼夜逆転を戻すこと自体を目標にせず，日中に活動する目的を見つけるサポートを行いましょう．
- ☑ 朝起きるための用事をつくる（家庭訪問の時間を午前中にするなど），昼間に散歩をして体を動かすなども有効です．

438　An Illustrated Reference Guide

フリースクールってどんなところ？

フリースクールってどんなところですか？

フリースクールは不登校になった生徒の学びの場の1つです．文部科学省は，不登校の生徒たちがフリースクールを活用し，社会的自立をしていくことを推奨しています．

フリースクールは運営団体などによって規模や形態（通所，訪問，宿泊型など），活動内容が様々なので，その子の性格や希望にあったもの，さらには通学のしやすさなどから利用する施設を選ぶといいでしょう．

困りごと：安心できる居場所がない
- 家でも学校でも安心して過ごすことができない．

フリースクールでできること：居場所をつくる
- ☑ 心身の回復を優先し，安心して過ごせる居場所を提供します．
- ☑ 不登校の子は社会から取り残されたような感覚に陥ることがありますが，社会との接触機会を維持することで，精神的な負担を軽減する効果もあります．
- ☑ また，学ぶ意欲や自信を取り戻すために，1日の活動内容を自分たちで決める施設も多いです．

困りごと：勉強についていけるか不安
- 長期間学校を休んだため，復学しても勉強についていけないかもしれない．
- 卒業できるのか，卒業できてもこの先の進路はどうしたらいいのか，悩んでいる．

フリースクールでできること：教育を提供する
- ☑ 勉強の遅れを取り戻すための教育を提供したり，進路相談に乗ったりします．
- ☑ 基本的には時間割がなく，個別〜少人数単位で生徒の希望に沿った学習ができるよう配慮されています．
- ☑ 条件によっては在籍校に出席したと認められます．
- ☑ 最終的な目標である社会的な自立に重きを置いて，必要なスキルを身につけるトレーニングを行う場合もあります．

困りごと：復学後の人間関係が不安
- しばらく家族や特定の人としか話をしていなかったため，学校に戻っても同年代の子と一緒に過ごしたり話したりできるのか心配になる．

フリースクールでできること：生活指導を行う
- ☑ 集団活動に向けた生活指導を行います．
- ☑ 生活習慣を整えるために，規則に従い生活してもらうこともあります．

この時間割に沿って生活してみましょう

一喜一憂しない

不登校だった子どもが久しぶりに学校に行けたときに気をつけたいことは，一喜一憂しないことです．

✗ 登校したことに一喜一憂する
- 明日も登校するはずだと期待したり，期待に反して登校できなかったことに対して落ち込んだりして親が精神的に疲れる．
- 前日行けたのだから今日も行けるはずだと子どもに登校を促してプレッシャーを与える．

昨日は行けたのにどうしてよ…

〇 今日できたことに自信をもってもらう
- ☑ いきなり毎日通えるようになることを求めるのではなく，数日行ったら数日休んでもよい，といったように焦らず見守りましょう．
- ☑ 今日できたことを認めて，自信につなげましょう．

今日はがんばったね

精神科医療と社会

産業精神保健

監修　水野 雅文

Words & terms

心の健康づくり計画
職場（事業場）におけるメンタルヘルスケアに関する現状や問題点を把握し，問題点を解決するための具体的な実施事項などに関する基本的な計画のこと．衛生委員会（p.440W）などが調査審議，策定し，事業者が実施体制を確立する．計画に沿ってメンタルヘルスケアを実施・評価し，必要に応じて改善を行う．

衛生委員会（安全衛生委員会） [p.440W]
労働者の心身の健康の確保に必要なことについて調査と検討（調査審議）を行う，職場内の委員会のことである．労働者が50人以上の職場は設置が義務付けられている．委員会には総括安全衛生管理者，衛生管理者，産業医，労働者の代表が出席する．

職場復帰支援プラン [p.443]
職場復帰支援プログラムは職場全体での復帰支援に関するルールであるのに対し，職場復帰支援プランは休職していた労働者が復職するにあたり作成され，その労働者に対する具体的な支援内容を定めたものである．復職のタイミングや，勤務時間や業務内容といった就業上の配慮について，具体的に検討し，プランを作成し，職場復帰後も適宜評価，見直しを行う．

働く人のこころの健康を保持増進する
産業精神保健の役割と課題

- 仕事や職業生活に関して強いストレスを感じている労働者は多く，職場（事業場）での精神保健活動は，精神疾患の発症予防や早期発見，発症時の対応において重要な役割をもつ．

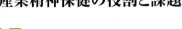

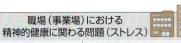

業務そのものに起因するもの	人間関係に起因するもの
・長時間労働 [p.441] ・過重な業務内容や業務量 ・仕事の失敗や過重な責任 ・昇進，降格 ・転勤，配置転換，退職 ・報酬の低さ，雇用の不安定性	・ハラスメント [p.442] ・同僚からのいじめ，トラブル ・職場の雰囲気の悪さ ・その他の対人関係の問題

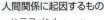

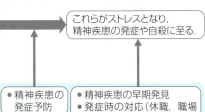

これらがストレスとなり，精神疾患の発症や自殺に至る．

- 精神疾患の発症予防
- 精神疾患の早期発見
- 発症時の対応（休職，職場復帰支援 [p.443]）

産業精神保健の役割

- 近年は業務による心理的負荷（ストレス）を原因として精神疾患を発症，あるいは自殺したとして，労災認定される事案が増加している．このことからも，職場での精神保健活動は注目を集めている．

継続的・計画的に行う
4つのケア

- 職場（事業場）におけるストレスは労働者のみでは解決できないことが多く，労働者の精神的な健康（メンタルヘルス）を保持増進するためには，事業者（会社）もメンタルヘルスケアに取り組む必要がある．
- メンタルヘルスケアを効果的に進めるには，『労働者の心の健康の保持増進のための指針（厚生労働省）』に示された，次の4つのケアを継続的・計画的に行うようにする．

	セルフケア	ラインによるケア	事業場内産業保健スタッフ等によるケア	事業場外資源によるケア
ケアを行う人	・労働者	・管理監督者（上司など労働者を指揮命令する人）	・産業医 ・保健師 ・衛生管理者 ・人事労務担当者 など	・産業保健総合支援センター ・医療機関 など
主なケアの内容	・ストレスやメンタルヘルス不調に対する正しい理解 ・自身のストレスへの気づきと対処	・職場環境の把握と改善 ・労働者からの相談対応 ・職場復帰の支援	・労働者，管理監督者の支援 ・メンタルヘルスケアの実施に関する企画立案 ・事業場外資源とのネットワーク形成と窓口の役割 ・職場復帰の支援	・相談内容を職場に知られたくない労働者のケア ・専門的知識・情報の提供 ・職場復帰の支援

  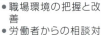  

連携

- 4つのケアを具体的に進めていくために，事業者（会社）は次のような支援を行う．

教育研修・情報提供	職場環境の把握と改善	メンタルヘルス不調への気づきと対応	職場復帰における支援
・対象者に応じた，ストレスやメンタルヘルスケアに関する研修実施や情報提供 ・職場内外の相談先の情報提供 など	・労働者や管理監督者からの聴取やストレスチェック [p.441] の結果などから問題点を把握・評価 ・勤務形態や職場組織の見直し など	・労働者などからの相談に適切に対応できるよう体制を整備 ・産業医や職場外の医療機関につなぐためのネットワークの整備 など	・復職支援プログラムの策定 [p.440W] ・復職支援プログラムの実施に関する体制や規定の整備 など

+α もっとわかる

- 産業精神保健：occupational mental health ・ストレス：stress ・ハラスメント：harassment ・自殺：suicide ・セルフケア：self-care ・産業医：industrial doctor ・保健師：public health nurse

Advanced Study
ストレスチェック制度

- ストレスチェックとは，労働者の心理的な負担の程度を医師や保健師などが把握するための検査である．ストレスチェックやその結果に基づく面接指導の実施など，職場における一連の取り組み全体をストレスチェック制度という．
- ストレスチェック制度の目的は，労働者自身へストレスへの気づきを促すとともに，職場環境の改善につなげることで，労働者のメンタルヘルス不調を未然に防ぐことである．

ストレスチェック制度の概要

ストレスチェックの実施
- 医師や保健師などが実施者となる．
- 質問票または電子媒体で回答．

質問票
電子媒体

労働者
- 個人結果を確認し，自分のストレスを把握する．
- 高ストレスの場合，労働者本人の申し出により医師の面接指導を受ける．*

事業者
- 実施者より提供された集団分析結果から職場のストレス因を把握する．**
- 面接指導後に医師から就業上の意見を聴取する．

ストレス対処に活用
- ストレスチェックの結果や面接指導などをもとに，ストレスを減らすように努める．

職場環境の改善に活用
- 集団分析結果や医師の意見をもとに，職場環境の改善や就業上の措置の実施を行う．

メンタルヘルス不調を未然に防ぐ
- ストレス因を改善することで，メンタルヘルス不調を未然に防ぐ．

*医師は労働者のストレスチェックの結果および勤務や心理的な負担の状況などを確認し，セルフケア(p.455)などの保健指導や，必要に応じて専門医療機関への受診勧奨と紹介を行う．
**事業者は受検者の同意がなければストレスチェックの個人結果を知ることはできない．

- 労働安全衛生法により，労働者が50人以上の職場では，年に一度全ての労働者に対してストレスチェックを行うことが事業者の義務となっている(50人未満の職場では努力義務)．

> ストレスチェックの結果自体や，面接指導の申し出などが，査定へ影響するのではないかと心配する人もいますが，人事権のある人はストレスチェックの実施事務に従事できないことになっているため，基本的にはストレスチェックの結果を人事査定に流用できない仕組みになっています．ですが，受検することに不安がある場合は，担当者から説明を受け，適切な運用となっているか確認したうえで受検するとよいでしょう．
> ——産業医

睡眠不足などから精神的な不調を引き起こす
長時間労働がもたらす精神的な不調

- 長時間労働は睡眠不足などにより精神疾患を引き起こす場合がある．

長時間労働 → **睡眠不足やストレスを解消する時間の不足による，心身の疲労蓄積**（睡眠不足／ストレス増加） → **精神的な不調**
- うつ病，適応反応症などの様々な精神疾患の発症に至る場合がある．
- また，他の要因（家庭内や身体健康の問題など）と相まって，自殺に至ることがある．

- 長時間労働以外でも，業務による強い心理的負荷（仕事の失敗や過重な責任，仕事内容・量の大きな変化，ハラスメント，対人関係の問題など）により精神疾患が生じる場合がある．
- なお，長時間労働などの業務による過重負荷は，脳血管疾患（脳梗塞など）や心疾患（心筋梗塞など）の発症と関連性が強いことも知られている．

- うつ病：depression／major depressive disorder
- 適応反応症／適応障害：adjustment disorder

心身の状態を把握し，改善するために行われる
医師による長時間労働者への面接指導

- 長時間労働などの過重負荷による心身の健康障害を防ぐために，事業者は『過重労働による健康障害防止のための総合対策（厚生労働省）』に示されている防止策を講じなければならない〔公衆衛生がみえる 2024-2025 p.368〕．
- この総合対策の一つとして，長時間の時間外労働を行った労働者に対する医師の面接指導があり，労働安全衛生法により次のように定められている．

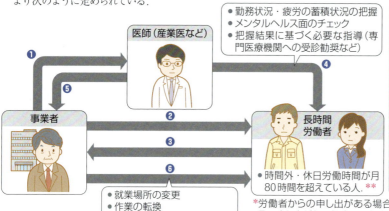

- 勤務状況・疲労の蓄積状況の把握
- メンタルヘルス面のチェック
- 把握結果に基づく必要な指導（専門医療機関への受診勧奨など）

❶ 事業者は労働者の労働時間を把握し，面接指導の対象となる労働者の労働時間などの情報を医師に提供する．
❷ 事業者は労働者に労働時間を通知し，面接指導を受けるよう指示する．
❸ 労働者は事業者に面接指導の受診を申し出る．＊
❹ 医師が労働者に面接指導を実施する．
❺ 医師は面接の結果をもとに，事業者に対して事後措置に関して意見する．
❻ 事業者は事後措置を行う．

- 就業場所の変更
- 作業の転換
- 労働時間の短縮
- 深夜業務の回数の減少
- 衛生委員会への報告 など

- 時間外・休日労働時間が月80時間を超えている人．＊＊

＊労働者からの申し出がある場合は，面接指導は事業者の義務となる．申し出がない場合は，努力義務となる．
＊＊時間外・休日労働時間が月45時間を超えており，かつ健康への配慮が必要と認められた労働者に対しても，面接指導を行うことが推奨される．

個人にも企業にも大きな影響を与える
ハラスメントとその影響

- ハラスメントとは，相手を不快にさせたり，不利益を与えたり，職場環境を悪化させたりするような"嫌がらせ"のことをいう．
- 職場でよく問題となるハラスメントとして，パワーハラスメント，セクシュアルハラスメント，マタニティハラスメントの3つが挙げられる．

職場でよく問題となるハラスメントとその影響

	パワーハラスメント（パワハラ）	セクシュアルハラスメント（セクハラ）	マタニティハラスメント（マタハラ）
説明	以下の3つを満たす言動． ・優位性を背景にして行われる． ・業務の適正な範囲を超えて行われる． ・身体的あるいは精神的に苦痛を与える，もしくは就業環境を害する．	・被害者が不快に思う性的な言動によって，被害者が労働条件について不利益を受けたり，職場環境が害されたりすること． ・性的な言動を拒否したことにより不利益を被ること．	・同じ職場で働く人からの妊娠・出産や産休，育休などの制度利用に関する言動により，被害者が労働条件について不利益を受けたり，職場環境が害されたりすること．
		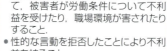	
具体例	・叩く，蹴るなどの身体的な攻撃． ・人前で叱る，必要以上に叱るなどの精神的な攻撃． ・職場内で孤立させる． ・過大あるいは過小な要求をする． ・プライベートについて執拗に聞く．	・身体的特徴を話題にする． ・しつこくデートに誘う． ・恋愛経験の少なさをからかう． ・職場に性的なポスターを貼る． ・宴席で服を脱ぐことを強要する． ・誘いを拒否したことで降格させる．	・妊婦健診を会社の休みの日に行うよう強制する． ・産休・育休制度の利用を申し出た労働者に退職を促す． ・つわりで休む人に対して「忙しいのに迷惑だ」と繰り返し言う．

被害者への影響
- 個人の尊厳を不当に侵害される．
- 職場での能力の発揮が妨げられる．
- 精神疾患や身体疾患の発症．
- 休職や退職．

職場への影響
- 職場全体の意欲や生産性，風紀の低下．
- 人材の流出．
- 訴訟による金銭的負担．
- 企業イメージの低下．

加害者への影響
- 職場からの信用の喪失．
- 懲戒処分や配置転換，退職．
- 民事・刑事責任を負う．

- ハラスメントを受けた労働者が精神疾患を発症した場合，労災と認定される可能性がある．

- 産業医：industrial doctor
- ハラスメント：harassment

職場にとっての大きな課題
職場復帰支援

- うつ病や適応反応症などのメンタルヘルス不調で休職した労働者が円滑に職場復帰するには、職場復帰支援プログラム〔p.440W〕の策定などにより、休業から復職までのながれを明確に示しておく必要がある。
- 各職場は、『心の健康問題により休業した労働者の職場復帰支援の手引き（厚生労働省）』に示されている職場復帰支援のながれを参考にして、事業場の実態に適した職場復帰支援プログラムを策定し、取り組むことが望ましい。

『心の健康問題により休業した労働者の職場復帰支援の手引き（厚生労働省）』による職場復帰支援のながれ

段階	項目	説明
第1ステップ	病気休業開始と休業中のケア	・労働者が主治医による病気休業診断書を事業者（会社）に提出し、休業が始まる。 ・管理監督者や事業場内産業保健スタッフは、労働者が安心して療養に専念できるよう、情報を提供する〔p.446〕。
第2ステップ	主治医による職場復帰可能の判断	・労働者の病状が回復し、復帰の意思をもち始めたら、主治医が復帰できるか判断する。 ・主治医が復帰可能と判断した場合、労働者は事業者に対して職場復帰の申請を行い、主治医による職場復帰可能の意見書（診断書）を提出する。
第3ステップ	職場復帰の可否の判断と職場復帰支援プランの作成	・事業者は復帰に必要な情報の収集と評価を行い、その情報や評価をもとに、事業場内産業保健スタッフなどが中心となり復帰できるか判断する。 ・復帰が可能と判断した場合は、職場復帰支援プラン〔p.440W〕を作成する。
第4ステップ	最終的な職場復帰の決定	・第3ステップをふまえて、事業者が最終的な職場復帰の決定を行い、労働者に通知する。

職場復帰

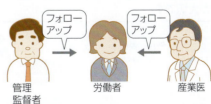

| 第5ステップ | 職場復帰後のフォローアップ | ・管理監督者による勤務状況などの観察と支援を行う。
・事業場内産業保健スタッフなどと定期的に面談し、疾患の再燃や再発がないか、新たな問題が生じていないかなどを確認する。
・必要に応じて職場復帰支援プランの見直しを行う。 |

精神科医療と社会

職場でのメンタルヘルス不調への対応

監修　水野 雅文

部下の様子がおかしい

最近，部下の様子がおかしいです．どう接したらよいでしょうか．

もしかしたら心身の不調の合図かもしれません．まずは本人の話を聞きましょう．

困りごと：ミスや遅刻が増えた

- 最近，部下のミスが増え，遅刻もするようになった．

対応例：心配していることを伝えて話を聞く

- ☑ 調子が悪そうといった主観的な情報だけではなく，遅刻や欠勤日数などの客観的なデータを確認したうえで，面談をしましょう．
- ☑ 面談の際には心配していることを伝え，改善策を考えましょう．

困りごと：受診を勧めてよいかわからない

- 様子がおかしいので病院を受診して欲しいが，勧めてよいかわからない．

対応例：受診を提案する

- ☑ 明らかに様子がおかしい場合は話を聞いたうえで受診を提案してみましょう．
- ☑ ただし，精神科への受診に抵抗感をもつ人も多いです．心療内科などで身体上の心配事を相談するよう勧めてみるのもよいでしょう．
- ☑ また，産業医に相談できることも伝えましょう．
- ☑ いずれの場合も，受診するかどうかは本人に任せましょう．

気をつけたいサイン

心身の不調のサインとしては，次のようなものがあります．
普段の様子と違うという点に気づくことが重要なので，社員の普段の様子を知っておくことが大切です．

外見・表情
- 元気がない，笑顔が少ない
- 表情が暗い，かたい
- 顔色が悪い
- みだしなみが悪い
- 酒臭がする

言動
- 会話や口数が減った
- 1人でいることが多い
- 落ち着きがない，そわそわしている
- 離席の回数が増える
- 突然泣いたり怒ったりする

業務
- 遅刻・早退・欠勤が増える
- 残業や休日出勤が増える
- ミスやトラブルが増える
- 作業効率が悪い
- 思考や判断に時間がかかる

体調不良の訴え
- 不眠などの睡眠障害
- 食欲低下
- 頭痛
- めまい
- 悪心

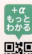

休まれると困る

部下から休職の診断書が提出されましたが，今休まれると困ります．

本人のためにも，会社のためにも，休職が必要な人には休んでもらいましょう．

困りごと：休んで欲しくない
- 人手不足のため，休職されると困る．

対応例：休職してもらう
- ☑ 休職が必要な状態のまま勤務を継続することで，本人の病状が悪化することがあります．
- ☑ また，病状により適切な業務が遂行できず（次項），周囲の負担が増加したり，トラブルに発展したりする可能性もあります．
- ☑ 休職が必要な人が仕事を休めるようにしましょう．

困りごと：いつまで休むのかわからない
- 休職の期間がわからず，人手を増やせない．

対応例：期間を確認する
- ☑ 休職期間の見通しを本人から主治医に聞いてもらい，同意を得たうえで関係者に伝えましょう．期間がわかることで，休職者も関係者も対応しやすくなります．
- ☑ 休職が長期になる場合は，共倒れを防ぐために人手を増やす，納期を伸ばすなどの対応を行いましょう．

休職者が出てから対応するのではなく，あらかじめ会社として休職・復職のシステム（p.443）を整備しておくことで，実際に社員が心身の不調をきたしたり，休職を申し出たりした際に，スムーズな対応ができます．また，社員に対してこれらの情報を提供することで，社員も安心して休職・復職することができます．

プレゼンティーイズム，アブセンティーイズムって何？

プレゼンティーイズムやアブセンティーイズムという言葉を聞きました．どういう意味でしょうか．

プレゼンティーイズムとアブセンティーイズムは，心身の健康問題による労働生産性の損失を表す指標です．

プレゼンティーイズム
- 心身の健康問題を抱えながら働き，業務遂行能力や労働生産性が低下している状態．
例：不眠により，日中の仕事に集中できず，業務量がこなせていない．

アブセンティーイズム
- 心身の健康問題により仕事を休業・欠勤し，業務自体が行えない状態．
例：うつ病を発症し，休職している．

何が会社の損失になっているかを試算した調査において，実は，アブセンティーイズムや医療費などをあわせた損失よりも，プレゼンティーイズムによる損失の方が大きいという結果が出ています．

資料：経済産業省商務情報政策局ヘルスケア産業課：企業の「健康経営」ガイドブック～連携・協働による健康づくりのススメ～．改訂第1版，2016

健康関連総コストの内訳（3組織3,429件）
- 医療費 15.7%
- 傷病手当金 1.0%
- 労災給付金 0.9%
- アブセンティーイズムによる損失 4.4%
- プレゼンティーイズムによる損失 77.9%

会社は医療費などの目に見えやすい部分だけでなく，プレゼンティーイズムも含めた全体的な健康関連コストの問題を考える必要があるんです．

休んでくれなくて困る

 部下が医師から休職を勧められましたが，今は休みたくないと話しています．

医師から休職の診断書が出ている場合は，まとまった期間休む必要があることがほとんどです．
休職に関する不安を取り除いて，休めるようにしましょう．

困りごと：休職したがらない

- 仕事を残して休めないと話している．
- 経済面の心配があり，休めないと話している．

対応例：休職の不安を取り除く

- ☑ 仕事の心配はしなくてよいよう伝え，休職してもらいましょう．
- ☑ 取引先などから連絡がいかないよう引き継ぎをすることで，本人も安心して休むことができます．

- ☑ 休暇制度といった会社の制度や，傷病手当金といった公的な制度について説明し，治療に専念できるようにする．

休職中は窓口や頻度を決めて連絡を

 療養のために休職している部下に連絡するときの注意点はありますか？

あらかじめ，連絡に関する窓口や頻度を決めておくとよいでしょう．

✗ 連絡を取らない

- そっとしておいて欲しいだろうと考え，連絡は一切しないでおく．
- 他の人が連絡するだろうと考え，自分からは連絡しないでおく．

〇 連絡の窓口を決める

- ☑ 休職中に職場から連絡が全くないと，不安に思う人もいます．
- ☑ 多数の人から連絡があると混乱が生じるため，連絡窓口をあらかじめ決めておきましょう．
- ☑ 窓口は上司がなる場合が多いですが，上司との関係が悪い場合は他の人（人事労務担当など）を窓口にしましょう．

✗ 頻繁に連絡を取る

- 社用パソコンや携帯電話を持ち帰らせて，仕事についての連絡を取る．
- いつ復帰できるか何度も聞く．

〇 頻度を決めて連絡する

- ☑ 特に休業初期は，仕事道具が手元にあることや頻繁に連絡を取ることで，仕事のことが気になり治療に専念できなくなります．
- ☑ 休業中は仕事の道具は持ち帰らせないことが望ましいです．
- ☑ 月に一度や診断書の切れる頃など，あらかじめ連絡のタイミングを決めて体調の報告をしてもらいましょう．

周囲への伝え方

休職している人の情報は周囲の人に伝えてよいでしょうか？

直属の上司や仕事のフォローを行う同僚には，配慮して欲しいことについて伝えましょう．

困りごと 周囲にどこまで伝えてよいかわからない

- 休職した，あるいは休職から復帰する際に，周囲にどの程度の情報まで伝えてよいかわからない．

対応例 必要最低限の周知にとどめる

- ☑ 病名は個人情報にあたります．このため，本人の同意を得ず周囲に伝えてはいけません．
- ☑ 復職の際に必要な配慮事項については，本人と相談のうえ，直属の上司や仕事のフォローをする同僚など，必要最低限の範囲に伝えましょう．

復職した人への対応

復職した人への接し方を教えてください．

自然に，温かく迎え入れましょう．

 心配しすぎる

- 体調がまた悪化しないか心配なため，必要以上の配慮をしたり，体調について聞いたりしてしまう．

 自然な態度で接する

- ☑ 特別視せず，自然な態度で接しましょう．

 そっとしておく

- どう接したらよいかわからず，声かけを躊躇する．

 話しやすい雰囲気をつくる

- ☑ 自然な声かけを行うなど，話しやすい雰囲気をつくりましょう．

 アドバイスする

- 相談を受けたときに励ましやアドバイスをする．

 傾聴する

- ☑ 相談などを受けた際は，まずは話をよく聞きましょう．
- ☑ 発言を否定せずに受け入れて，一緒に解決していく姿勢を示しましょう．

精神科医療と社会

自殺とその予防

監修 水野 雅文

Words & terms

自殺対策基本法 〔p.448〕
誰も自殺に追い込まれることのない社会の実現を目指し，自殺の防止と自死遺族への支援を図ることを目的とした法律．自殺を個人の問題ではなく社会全体の問題ととらえ，国や都道府県，市町村，事業主，国民のそれぞれの責務を明確にして自殺対策に取り組むことを掲げている．政府が推進すべき自殺対策の指針として，自殺総合対策大綱〔p.448W〕が定められている．

自殺総合対策大綱 〔p.448〕
自殺対策基本法に基づき，政府が推進すべき自殺対策の指針として定めたもの．社会における"生きることの阻害要因（自殺の危険因子）"を減らし，"生きることの促進要因（自殺の保護因子）"を増やすために，対人支援のレベル，地域連携のレベル，社会制度のレベルの各レベルにおける対策について記されている．

心理学的剖検 〔p.449〕
遺族などの関係者から自殺者の生前の状況を詳しく聞き取り，自殺の原因や動機を明らかにしていくこと．関係者へのケアを前提として行われる．得られた情報から自殺者の生前の言動の傾向を分析することで，自殺リスクの高い人を把握・支援するための自殺予防につなげる．

若年者の自殺が大きな課題
疫学

- 日本における自殺者数は，1998年以降3万人を超える状態が続いていたが，2012年に3万人を下回り，2019年には20,169人となったものの，近年はまた増加しつつある．
- 欧米諸国と比べると日本における自殺率は高く〔公衆衛生がみえる 2024-2025 p.61〕，2006年には自殺対策基本法〔p.448W〕が施行されるなど，国として自殺対策が進められている．

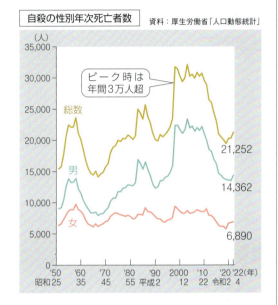

自殺の性別年次死亡者数　資料：厚生労働省「人口動態統計」

ピーク時は年間3万人超

年齢階級別にみた死因順位（2022年）

- 若年者で自殺の割合が高く，非常に大きな課題となっている．

資料：厚生労働省「人口動態統計」

	第1位	第2位	第3位
0歳	先天奇形，変形及び染色体異常 35.6%	周産期に特異的な呼吸障害等 14.9%	不慮の事故 4.4%
1〜4歳	先天奇形，変形及び染色体異常 23.0%	不慮の事故 11.9%	悪性新生物 9.3%
5〜9歳	悪性新生物 28.6%	先天奇形，変形及び染色体異常 9.3%	不慮の事故 9.0%
10〜14歳	自殺 28.2%	悪性新生物 19.9%	不慮の事故 8.1%
15〜19歳	自殺 52.4%	不慮の事故 15.5%	悪性新生物 9.8%
20〜24歳	自殺 57.9%	不慮の事故 12.2%	悪性新生物 6.7%
25〜29歳	自殺 51.1%	悪性新生物 10.9%	不慮の事故 9.3%
30〜34歳	自殺 39.6%	悪性新生物 17.1%	心疾患 7.5%
35〜39歳	自殺 30.6%	悪性新生物 22.1%	心疾患 8.7%
40〜44歳	悪性新生物 26.9%	自殺 21.8%	心疾患 10.3%
45〜49歳	悪性新生物 31.6%	自殺 14.4%	心疾患 12.1%
50〜54歳	悪性新生物 35.0%	心疾患 13.0%	自殺 9.9%
55〜59歳	悪性新生物 39.1%	心疾患 13.2%	脳血管疾患 7.2%
60〜64歳	悪性新生物 42.4%	心疾患 13.1%	脳血管疾患 6.8%
65〜69歳	悪性新生物 43.9%	心疾患 12.3%	脳血管疾患 6.3%
70〜74歳	悪性新生物 41.7%	心疾患 12.5%	脳血管疾患 6.5%

- 自殺：suicide
- うつ病：depression／major depressive disorder
- 危険因子：risk factor
- 保護因子：protective factor
- 物質関連症：substance-related disorders
- 統合失調症：schizophrenia
- パーソナリティ症（PD）：personality disorder

自殺の予防につながる
危険因子と保護因子

- 自殺につながる要因（危険因子）と，自殺を防ぐために有効なもの（保護因子）には次のようなものがある．
- 危険因子を減らし，保護因子を増やすことが，自殺の予防につながる．

*心理学的剖検(p.448W)などによって自殺企図者の精神疾患について調べた研究から，自殺者の9割程度は何らかの精神疾患に罹患していると考えられている．特に多いのはうつ病であるが，他に物質関連症，統合失調症，パーソナリティ症なども自殺に注意が必要な疾患である．

	危険因子	保護因子
個人的因子	・自殺未遂（最も重要な危険因子），自傷行為 ・精神疾患（うつ病，物質関連症など）* ・自殺につながりやすい心理状態，性格（不安，焦燥，絶望感，孤立感，攻撃性，衝動性，悲嘆，無力感） ・苦痛な体験（虐待，いじめ，家庭内での暴力） ・慢性あるいは進行性の身体疾患，慢性疼痛	・適切な対処行動をするスキル
環境・状況的因子	・家族の自殺 ・喪失体験（家族との死別，人間関係の断絶，失業） ・借金，経済問題，不況 ・その他，ストレスの大きいライフイベント ・支援者や社会制度の不足・欠如 ・支援に対するスティグマ ・自殺手段への容易なアクセス ・有名人の自殺やその報道	・支援者や支援組織との密接なつながり ・自殺手段のアクセスの制限 ・精神疾患や身体疾患に対する適切な治療や支援を求めること，またはアクセスしやすいこと

自殺の予防 ← 危険因子を減らす　保護因子を増やす

自殺の危険性を確認し対応する
自殺予防の概要

- 自殺念慮をもつ患者や自殺未遂者など，自殺の危険性がある患者に対してはその危険性を確認し，治療の場を決める．
- 対応にあたっては，患者に対して批判や叱責，説諭はせず，患者の話を傾聴し，支援したいことを表明する．

治療の場の選択

自殺の危険性の確認
- 次のようなことを確認し，現在の自殺の危険性がどの程度であるか総合的な評価を行う．
  - 自殺念慮の有無*・強度・出現時期・持続性など
  - 自殺の具体的計画（手段や時期など）の有無
  - 自殺の危険因子〔前項〕
  - 未遂者に対しては身体的状況や手段，遺書の有無など今回の自殺未遂の状況

自殺の危険性が高い
- 自殺念慮が明確に存在
- 具体的計画あり
- 危険因子が複数　など
→ 入院治療

自殺の危険性が低い
→ 通院治療

*患者が自殺念慮を否定していても，自殺念慮を隠している場合や，訴えることができない場合，あるいは患者本人にも自殺念慮を評価できていない場合がある．このため，自殺念慮については多面的に，かつ治療が始まってからも繰り返し確認する必要がある．

以前は患者に自殺念慮を問うと，患者が自殺したいという気持ちを強めてしまうと考えられていました．しかし現在では，医療者が患者や患者家族に真摯に向き合い自殺念慮について問うことが，自殺予防の第一歩であると考えられています．ただし，いきなり聞くのではなく，患者の話を聞いていく中で，「いなくなってしまいたいと思うことはありますか」「死にたいと思うことはありますか」「死んでしまいたいほどつらいことはありますか」と尋ねるのがよいでしょう．

医師

自殺念慮をもつ患者に対する治療

- 患者の状態に合わせて必要な治療を提供する．

精神疾患に対する治療	自殺念慮に対する精神療法	環境調整
・精神疾患が背景にある場合，各精神疾患に対する精神療法や薬物療法を行う．	・自殺以外の適応力の高い解決方法を実行できるよう，対処スキルの向上を目指した認知療法を行う． ※自殺の危険性が高い間は支持的精神療法(p.403)を行う．	・保護因子〔前項〕の確認・強化． ・危険因子となっている問題への対応（患者や家族に必要な支援の導入，福祉や相談窓口につなぐなど）．

- 現在は自殺念慮がない場合や，治療により自殺念慮がなくなった場合は，今後の病状によっては自殺念慮が出てくる可能性を伝え，出現した際は必ず医療者や家族など，周囲の人に打ち明けることを約束させる．
- 自殺未遂者の救急対応については，精神科救急の章〔p.377〕を参照のこと．

- 自殺念慮：suicidal ideation
- 自殺未遂：aborted suicide attempt

精神科医療と社会

自殺への対応

監修
水野 雅文

自殺のサインを見落とさない

自殺を防ぐためには，自殺直前のサインを見落とさないことが重要です．

危険因子〔p.449〕が多い人の普段の様子との違いに注意して，次のような変化を見逃さないようにしましょう．

抑うつ症状などの精神症状に変化がある
- 感情が不安定になる（突然涙ぐむ，怒りを爆発させるなど）．
- 絶望感や孤独感，自責感，無価値感が強まる．
- 集中力の低下（事故を起こしやすくなるなど）．
- 関心があったことへの興味の喪失．
- 抑うつ症状が強かった人が，急に明るくなる．
- 周囲からの支援を拒否する．

危険な行動に及ぶ
- 多量の飲酒や薬物の乱用．
- 道路に飛び出す，飛び降りるなど，怪我につながる行動を繰り返す，あるいは怪我をする．
- 投げやりな態度になる（必要な治療を拒否するなど）．
- 家出や放浪をする．
- 自傷行為や自殺未遂をする．

自殺を示唆する言動がみられる
- 死にたい，いなくなりたい，二度と目が覚めなければいいなど，自殺についてほのめかしたり言及したりする．
- 身辺整理をする．
- 親しい人に別れを告げる．
- 遺書を用意する．
- 自殺の計画を立てる，手段を用意する．

TALKの原則

自殺の危険が迫っている人への対応の原則に"TALKの原則"というものがあります．

Tell
- 心配していることをはっきりと言葉に出して伝える．

「眠れてないみたいだけど大丈夫？心配しているよ」

Ask
- 「死にたい」という気持ちについて率直に尋ねる．

「死にたいとか，いなくなりたいとか思うことはある？」

Listen
- 絶望的な気持ちを受け止めて傾聴する．

「死にたいほどつらいんだね」

Keep safe
- 安全を確保する．必要な専門機関などにつなげる．

「どこに相談したらいいか，一緒に考えよう」

普段と様子が違うな，と思う人がいたら，この"TALKの原則"に沿って対応しましょう〔p.451〕．

声をかけて話を聞く

自殺のサインに気づいたら，積極的に声をかけて話を聞きましょう．
話を聞くときは，批判や否定，安易な励ましをしたりはせず，本人の気持ちを受け止めて傾聴しましょう．

✗ 見て見ぬふりをする

- 悩んでいる人がいても見て見ぬふりをする．
- 声をかけてよいか躊躇する．

○ 声をかけてみる

- ☑ 変化に気づいて声をかけることは，ゲートキーパー[p.451W]の大切な役割の1つです．
- ☑ 自殺について話し合っても，自殺の危険性を高めることはありません[p.449]．悩んでいる人がいたら，誠実な態度で話しかけてみましょう．

✗ 一方的に話す

- 無理に聞き出したり追求したりする．
- 沈黙が怖くてむやみに喋る．

○ 本人のペースに合わせる

- ☑ 死にたいという気持ちやつらい気持ちを他人に打ち明けるのは，本人にとって勇気がいることです．
- ☑ まずは相談してくれたことをねぎらい，本人のペースに合わせて話を聞きましょう．

✗ 自分の気持ちを押しつける

- 死にたい気持ちを否定したり，諭したりする．
- 安易に励ましたり，過小評価したりする．
- 話をはぐらかす．

○ 気持ちを受け止めて傾聴する

- ☑ 本人の考えが受け入れられなくても，否定したり諭したりせず，まずは肯定しましょう．
- ☑ 話を聞くことで，死にたいという気持ちがやわらぐこともあります．また，その後の支援にもつなげやすくなります．

✗ 被相談者1人で抱え込む

- 「誰にも言わないで」と言われたので，被相談者1人で解決しようとする．

○ 適切な機関や支援者に共有する

- ☑ 自殺という問題は決して1人で解決できるものではありません．被相談者の負担が限界を越えてしまうこともあります．
- ☑ 他の人に知られたくないという本人の気持ちを尊重しつつ，適切な相談機関[p.469]や医療機関，他の支援者に状況を共有し，多方面から本人をサポートしましょう．

ゲートキーパー[p.451]
自殺対策において，悩んでいる人の変化に気づいて声をかけて，話を聴き，適切な支援先につなげて温かく見守る人のことを指す．

プリベンション
自殺の原因を取り除いたり，自殺に関する教育をしたりすることによって，自殺を防ぐこと．

自殺の危険が迫っているときは

自殺の危険が迫っていると感じたときは，まずは安全確保を最優先しましょう．

困りごと 自殺の危険が迫っている

- 今すぐに死にたいと言っている，自殺を具体的に計画している，自傷の頻度が上がっている，自殺しないことを約束してくれないなど，自殺の危険が迫っている．

対応例 目を離さず，応援を呼ぶ

- ☑ 1人にするなど目を離すことはせず，付き添ったまま他の人（家族や友人など）に連絡して来てもらいましょう．
- ☑ 安全確保のために，自殺手段を取り除きましょう．
- ☑ さらに切迫している場合は，警察に連絡し，保護を求めましょう．

安全が確保できたら，その後，適切な医療機関や相談機関へとつないでいきましょう．

また，実際に自殺を企図してしまった，あるいは自傷行為により重症を負った場合は，すぐに救急車を呼びましょう．

家族の葛藤にも寄り添う

自殺未遂者や自傷行為を繰り返す人の家族には，様々な葛藤を抱えている人もいます．

✕ 家族を非難する

- 自殺企図や自傷行為について，家族を責める．
- 家族だけで対処するよう，責任を押しつける．

〇 傾聴する

- ☑ 家族の中には，相談したら非難されるかもしれないという不安や，行為を止められなかった・苦しみに気づけなかったという自責感，死んだらどうしようという不安，繰り返される行為への絶望感など，様々な葛藤を抱えている人もいます．
- ☑ また，家族も含めて様々な問題（家族の精神疾患や経済問題，家族の不仲など）を抱えていることも少なくありません．
- ☑ 非難することはせず，家族の話を傾聴しましょう．

周囲の人，特に家族からの支援は自殺の保護因子〔p.449〕となるので，家族をサポートすることは，自殺の予防において重要です．

遺された人を支えるために

大切な人を自死により亡くした家族・親族，恋人，友人，職場の同僚などは，精神面，身体面，生活面に大きな影響を受けます．さらに，遺族は法的な問題や様々な手続きに対応しなければなりません．

このような中での自殺に関する周囲からの偏見や誤解，不適切な対応は，遺された人をさらに苦しめることになります．遺された人を支えるにあたっては，自殺に関して正しく理解し，その人が必要とする支援を行うようにしましょう．

✗ 自分の意見を押しつける

- 早く立ち直れるように，安易な励ましや慰め，アドバイスをする．
- 原因の追求や非難をしたり，無理に詳細を聞き出そうとしたりする．
- 腫れ物を扱うように接する．

○ 孤立させないよう寄り添う

- ☑ 大切な人が亡くなったときに生じる悲嘆反応〔p.133〕は，誰にでも起こる変化です．無理に立ち直らせようとはせず，本人の気持ちに寄り添う姿勢が大切です．
- ☑ 話を聞くときは，時間をかけてさえぎらずに，気持ちを受け止めましょう．
- ☑ 自死遺族同士が集まり語り合える"分かち合いの場"への参加を勧めてみるのもよいでしょう．

✗ こころのケアだけに目を向ける

- グリーフケア〔p.133〕や精神科受診を無理に勧める．

○ ニーズにあった支援をする

- ☑ 遺族のこころのケアが注目されがちですが，特に自殺直後においては，各種手続きや日常生活を立て直すための支援の優先度が高いことが多いです．
- ☑ また，グリーフケアなどを望まない遺族もいます．
- ☑ まずは問題を整理し，今必要な支援を明確にして，遺族のニーズに合った支援を行いましょう．

✗ 抑うつ状態を見逃す

- 長い間落ち込んでいるが，大切な人が亡くなったのだから落ち込むのは当たり前だと思い，そっとしておく．

○ 医療機関の受診などを検討する

- ☑ 悲嘆反応は誰にでも生じますが，一方で，遺された人がうつ病などの精神疾患を発症することも少なくありません．
- ☑ 心身の不調が長期にわたり続いている場合は，医療機関の受診や保健所への相談が必要な場合があります．

Words & terms

記念日反応
　命日反応ともいう．故人の命日や誕生日，結婚記念日といった，故人とのつながりが深い日が近づくと心身の不調が現れること．大切な人を亡くした人には自然に起こりうる反応．

ポストベンション
　自殺が生じてしまった場合に，遺された人たちへの心理的な影響をできる限り少なくするための対策を行うこと．

精神科医療と社会

こころの健康づくり

監修
水野 雅文

> まずはストレスに気づくことが大事
こころの健康づくり

- こころの健康の保持増進や，精神疾患の発症を予防するには，ストレス〔p.14〕と上手に付き合っていくことが重要である．
- ストレスと上手に付き合うには，❶ストレスや，ストレスのサインを知り，❷自分のストレスのサインに気づき，❸気づいたらセルフケアなどを行うことが必要である．

❶ストレスや，ストレスのサインを知る
- ストレスの種類〔p.14〕や，ストレスにより生じる反応（ストレスのサイン）〔次項〕について学ぶ．
- 自分がストレスを感じたとき，どのようなサインが出るのかを知る．

❷ストレスのサインに気づく
- ストレスのサインが出ていないか，普段から自分の状況をよく観察し，サインが出ていればそれに気づく．

❸セルフケアをする
- ストレスのサインに気づいたら，セルフケアなどによりストレスを溜めない工夫をする〔p.455〕．

- ストレスの原因や強さによってはセルフケアのみでは対処できないこともある．自分でコントロールできる部分とできない部分に区別をつけ，できない部分に関しては周囲の人や専門家にサポートを依頼することも必要である〔p.455〕．

> いつもと違うことに気づく
ストレスのサイン

- ストレスのサインには次のようなものがある．サインは人によって異なり，自分のサインを知ることが大事である．
- これらのサインに気づかないままストレスを受け続けると，さらなる精神の不調をきたしたり，精神疾患を発症したりする場合がある．

精神面のサイン
- 理由もなく不安な気持ちになる
- 気分が沈む，憂うつになる
- イライラする，怒りっぽくなる
- 気持ちが落ち着かない
- 集中力が下がった

行動面のサイン
- 何をするにもやる気が出ない
- 食欲が落ちた，あるいは増した
- お酒やたばこの量が増えた
- ミスが増えた

身体面のサイン
- なかなか寝つけない，熟睡できない
- 疲れやすい，いつも疲れている
- お腹が痛い，下痢や便秘になる
- 頭痛やめまいが起こる

- また，上記の症状が強く持続的に生じている場合は，なるべく早く専門の医療機関に行くことを検討する．

+α もっとわかる

- ストレス：stress
- セルフケア：self-care

自分で自分のケアをする
セルフケア

- セルフケアとは，自分に対するケアを自分のできる範囲で自ら行うことである．こころを健康に保つためのセルフケアには次のようなものがある．

生活習慣を改善する	考え方や行動を工夫する	話を聞いてもらう
● こころの健康の基礎となる，良質な睡眠，バランスのとれた食事，適度な運動の習慣を心がけ，規則正しい生活を保つ． ● ゆっくり腹式呼吸をする，軽いストレッチをする，ゆっくりと風呂に入る，好きな音楽を聴くなど，リラックスできる時間をもつ．	● うまくいかないことなど良くないことだけに注目するのではなく，できていることなど良い点に注意を向ける． ● 「必ず○○でなければならない」という考え方をやめる． ● ストレスの原因を整理し，解決する優先順位をつけて，優先順位の高い原因から実行しやすい解決策を試してみる．	● 周囲の人（家族や友人，職場の上司・同僚，地域や趣味の仲間など）に話を聞いてもらったり，悩みを相談したりする． ● 話を聞いてもらうだけで気持ちが落ち着いたり，自分の中で解決策が見つかったりすることがある． ● 普段から気軽に話せる人を増やしておく．

- 趣味もストレスの解消には効果的であるが，睡眠不足になるなど翌日の生活に影響を与える場合は逆効果になる可能性もあるため，注意が必要である．
- たばこやコーヒー，お酒などの嗜好品は，依存性があるものや，精神症状を悪化させるもの，睡眠に支障をきたすものがあることから，ストレス解消法としては推奨されない．

セルフケアでは問題解決ができない場合

- セルフケアをしても問題が解決できない場合などは，早めに専門機関等に相談・受診することも精神疾患を予防・早期発見・対応するうえでは大切である．

- ストレスを自分1人ではどうにもできない．
- セルフケアをしても症状（ストレスのサイン）が続く．
- セルフケアをする気が起きない．

→ **早めに専門機関に相談・受診する**
- 医療機関（医師，心理師など）
- 学校や職場の専門家（スクールカウンセラー，養護教諭，産業医，保健師など）
- 相談窓口（保健所などの地域の相談窓口 (p.456)，電話やSNSでの相談 (p.456)）

- 精神症状：mental symptom ● ソーシャル・ネットワーキング・サービス（SNS）：social networking service

対面，電話，SNS・チャットなどで相談できる
こころの健康に関する相談先

- こころの健康については，地域の相談窓口や電話，SNSで相談できる．医療機関を受診すべきかわからないときや，悩みや不安を抱えているときは，使用しやすい方法を用いて相談するとよい．

地域の相談窓口（来所または電話）

- 保健所 [p.470]
- 精神保健福祉センター [p.470]

※居住地域の役所のホームページなどで窓口を確認する．

電話

#いのちSOS	24h	0120-061-338
よりそいホットライン	24h	0120-279-338／岩手県・宮城県・福島県からは 0120-279-226
いのちの電話		0120-783-556
こころの健康相談統一ダイヤル [p.470]		0570-064-556
チャイルドライン		0120-99-7777
子供（こども）のSOSの相談窓口	24h	0120-0-78310
子どもの人権110番		0120-007-110

SNS・チャットなど

※根拠のない回答などには注意する必要がある．

生きづらびっと	LINE／web
こころのほっとチャット	LINE／Facebook／チャット
あなたのいばしょ 24h	チャット
10代20代の女の子専用LINE	LINE
チャイルドラインチャット	チャット

18歳以下の子ども専用

厚生労働省が運営する『まもろうよ こころ』では，こころの健康に関する相談窓口や関連サイトが掲載されています．また，どこに相談したらいいのかわからない…というときに，悩みの種類などから相談窓口を検索できる『支援情報検索サイト』もあります．1人で悩みを抱えず，気軽に相談してみてくださいね．

まもろうよこころ　支援情報検索サイト

医師

Advanced Study
予防精神保健

- 精神保健における予防は，universal，selective，indicated prevention の3つに分けて考えることができる．

	universal prevention（全般的予防介入）	selective prevention（選択的予防介入）	indicated prevention（指標的予防介入）
対象者	一般人口（全ての人）	疾患に罹患するリスクが高い集団	微弱な症状が出現している人
概要	個人の疾患の発症リスクには関係なく，全ての人に対して予防介入を行うことで，発症を防止する．	リスクが高い集団に対して予防介入を行うことで，発症を防止する．	何らかの症状や徴候が出現している人に対して早期介入することで，発症を防止する．
具体例	学校や職場などにおけるメンタルヘルスリテラシー教育により[p.6]，精神の不調に早めに気づけるようにする．	被災者に対する支援（心理的応急処置［PFA］[p.179]など）により，急性ストレス症やPTSDの発症を防止する．	発症危険精神状態（ARMS）[p.92]への早期介入により，統合失調症などの発症を防止する．

- 精神疾患の多くは思春期～青年期に発症することや，若年者の自殺が多いことを背景に，メンタルヘルスリテラシー教育などのuniversal preventionの重要性が指摘された．また，高等学校の学習指導要領の改訂（平成30年）の際に『精神疾患の予防と回復』の単元が盛り込まれた（授業は令和4年度から開始された）．
- 身体医学における予防医学と同じように，精神疾患の予防対策を一次，二次，三次予防に分けて考える方法もある〔公衆衛生がみえる 2024-2025 p.4〕．

+α もっとわかる

- ソーシャル・ネットワーキング・サービス（SNS）：social networking service ● 心理的応急処置（PFA）：psychological first aid ● 心的外傷後ストレス症（PTSD）：posttraumatic stress disorder ● 発症危険精神状態（ARMS）：at-risk mental state

Supplement

身近な人が気づく大切さ

- ストレスのサインや精神的な不調は，本人が気づけない，あるいは気づいても対応を先送りにすることがある．
- サインなどを見逃したまま悪化（精神疾患の発症や重症化）させないためには，家族や職場の人，友人などの身近な人が異変に気づき，対応することが重要である．

本人が気づいていない
- 精神的な不調に本人が気づいていない．
- 気づいてはいるが，まだ大丈夫だと考えてしまう．

身近な人が気づかない
- 身近な人が本人の異変に気づかない．
- 気づいてはいるが，様子をみることにする．

精神疾患の発症
- 本人も身近な人も気づかない，あるいは対応をしないことで，精神疾患の発症や重症化につながることがある．
- また，悪化後の対応では病識の欠如（p.74）から受診までに時間がかかったり，治療を開始してからも回復に時間がかかったりする．

身近な人が気づき対応する
- 身近な人が本人の異変に気づき，早めに対応する．
- 心配していることを本人に伝える．

精神疾患の発症防止
- 身近な人が受診を促すなどの対応をすることで，精神疾患の発症や重症化を防止することができる．
- このためには，不調に気づいた時点で早めに対応することが重要である．

メンタルヘルス・ファーストエイド（MHFA）

- メンタルヘルス・ファーストエイド（MHFA）とは，こころの健康（メンタルヘルス）に関する問題をもつ人（心理的危機に陥った人）に対して，専門家の支援が提供される前にどんな支援を行うことが望ましいかを示したものである．
- 次の5つの基本ステップから構成されており，それぞれの頭文字をとって"りはあさる"とよばれている．

ステップ	説 明
り リスク評価	・自傷他害の危険性を確認する（p.450）．
は 判断，批評をせずに話を聞く	・決めつけやアドバイスはせず，じっくりと話を聞く．
あ 安心と情報を与える	・医療が必要な状態であり，適切な治療でよくなる可能性があることを伝える．
さ サポートを得るように勧める	・適切な専門家に相談するよう伝える．
る セルフヘルプ（セルフケア）	・自分でできる対処法を提案する．

- ストレス：stress ・セルフケア：self-care ・メンタルヘルス・ファーストエイド（MHFA）：mental health first aid

精神科医療と社会

精神科医療に関わる法律

監修 古川 奨

総論

主な法律の概要
精神科医療に関わる法律

- 精神疾患をもつ人の生活を守り支えるために，様々な法律が存在する．
- ここでは，障害者福祉施策や権利擁護に関わる法律を紹介する．
- 司法精神医学については，p.472を参照のこと．

障害者福祉施策や権利擁護に関わる法律

- 障害者福祉施策や権利擁護は，障害者の"完全参加と平等"を基本理念とした『障害者基本法』を基盤として行われている．
- 障害者福祉施策のうち，障害種別に関わる事項は『身体障害者福祉法』，『知的障害者福祉法』，『精神保健福祉法』，『発達障害者支援法』，『児童福祉法』でそれぞれ規定されている．
- 障害種別に関わらない共通の給付（金品やサービスの支給）に関する事項に関しては，『障害者総合支援法』で規定されている．

Words & terms

障害者差別解消法 (p.458)
障害を理由とする差別の解消を推進することを目的とした法律．不当な差別的取り扱いをしないことや，過度の負担がない範囲で合理的配慮の提供をすることを，国などの役所や，会社や店舗の事業者に対して義務づけている．

障害者雇用促進法 (p.458)
障害者の雇用促進，職業生活において自立するための措置を講じ，障害者の職業の安定を図ることを目的とした法律．本法に基づき，障害者の就労に関する相談支援や関係機関との連絡調整を行う，障害者就業・生活支援センター(p.469)等が設置されている．また，民間企業に対して，労働者のうち2.5%は障害者を雇用することを義務づける障害者雇用率制度や，この基準を満たさない企業から納付金を徴収して，障害者を多く雇用している企業に調整金を支給したり，障害者の雇用のために必要な施設設備費を助成したりする障害者雇用納付金制度を実施し，障害者の雇用を促進している．

インクルーシブ教育システム (p.459)
障害者が精神的および身体的な能力を可能な限り発達させ，自由な社会に効果的に参加することを目的として行う，障害者と障害のない者が同じ場所でともに学ぶ仕組み．必要な合理的配慮の提供などが必要とされている．

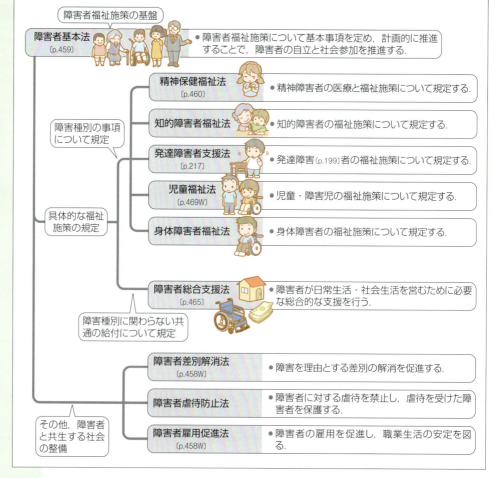

- 精神疾患：mental disorder
- 司法精神医学：forensic psychiatry

障害者基本法

あらゆる障害者福祉施策の基盤となる法律
障害者基本法

- 障害者基本法は，障害の有無に関わらず，全ての国民が相互に人格と個性を尊重し合い，共生する社会を実現するための法律である．
- このような社会の実現のために必要なあらゆる障害者福祉施策（精神保健福祉法など）の基盤となることを目的としている．

障害者基本法における社会的障壁，障害者の定義

社会的障壁
- 障害がある者にとって日常生活または社会生活を営むうえで障壁となるような事物，制度，慣行，観念など

障害者
- 障害および社会的障壁により継続的に日常生活または社会生活に相当な制限を受ける状態にある者

障害者基本法における"障害"とは，身体障害，知的障害，精神障害（発達障害を含む），その他の心身の機能の障害を指します．

障害者基本法の基本理念

- ❶地域社会における共生，❷障害を理由とした差別の禁止，❸国際的協調を基本理念に掲げている．

❶地域社会における共生
- 障害者が，障害者でない人と等しく尊厳が重んじられ，生活を保障される．
  - あらゆる活動に参加する機会の確保
  - 住む場所や一緒に住む相手を選択する機会の確保
  - 意思疎通の手段や情報取得・利用の手段を選択する機会の拡大　など

❷差別の禁止
- 障害者に対する差別を禁止する．
  - 障害を理由として不当な扱いや権利・利益を侵害することの禁止
  - 負担が過重でなく，かつ必要としている人がいる限りにおいて合理的配慮を義務化　など

❸国際的協調
- 国際的に連携して障害者の権利保護や福祉の向上に取り組む．
  - 外国政府や国際的に活動する支援団体などとの情報交換　など

Advanced Study
障害者基本計画

- 障害者基本法に基づく障害者施策の最も基本的な計画を障害者基本計画という．5年ごとに政府が策定する．
- 第5次障害者基本計画（2023〜2027年度）の掲げる，11の分野における目標を示す．

資料：内閣府：第5次障害者基本計画

各分野における目標

❶差別の解消，権利擁護の推進および虐待の防止	❷安全，安心な生活環境の整備	❸情報アクセシビリティの向上および意思疎通支援の充実	❹防災，防犯等の推進	❺行政における配慮の充実
・社会のあらゆる場面における障害者差別の解消	・移動しやすい環境の整備 ・障害者に配慮したまちづくりの総合的な推進	・障害者に配慮した情報通信・放送・出版の普及 ・意思疎通支援の人材育成やサービスの利用促進	・災害発生時における障害特性に配慮した支援	・司法手続や選挙における合理的配慮の提供等

❻保健・医療の推進	❼自立した生活の支援・意思決定支援の推進	❽教育の振興	❾雇用・就業，経済的自立の支援	❿文化芸術活動・スポーツ等の振興	⓫国際社会での協力・連携の推進
・精神障害者の早期退院と地域移行 ・社会的入院の解消	・意思決定支援の推進 ・相談支援体制の構築 ・地域移行支援・在宅支援サービス等の充実	・インクルーシブ教育システム(p.458W)の推進 ・教育環境の整備と合理的配慮提供	・雇用前から後まで一貫した総合的な就労支援	・障害者の芸術文化活動への参加 ・スポーツに親しめる環境の整備	・文化芸術・スポーツを含む障害者の国際交流の推進

- 障害：disability
- 障害者：person with disabilities／disabled person
- 差別：discrimination

精神保健福祉法

Words & terms

精神医療審査会 [p.460]
精神科入院患者の人権が守られ，適切な医療が提供されているかをチェックするための機関．『精神保健福祉法』に基づき，都道府県ごとに設置されており，精神保健指定医，法律家，有識者（精神保健福祉士など）から構成される．病院管理者からの届け出や定期病状報告をもとに，医療保護入院や措置入院の必要性の審査を行う．また，入院患者や家族からの退院請求や処遇改善請求 [p.460W] があったときに，入院の必要性や処遇の妥当性について審査を行い，必要に応じて病院に対して指導を行う．

精神障害者社会復帰促進センター [p.460]
精神障害者の社会復帰を促進するための訓練や指導に関する研究開発，啓発・広報活動を行う一般社団法人または一般財団法人．厚生労働大臣は，法人からの申請を受けて全国に1つ指定することができる．

退院請求・処遇改善請求 [p.460W]
入院患者や家族などが入院中の治療や処遇について納得できないときや，退院を求めたにもかかわらず十分な説明もなく入院が継続されているときには，精神保健福祉センター等を窓口として，都道府県知事に処遇改善や退院を請求する権利がある．これを退院請求・処遇改善請求といい，精神医療審査会 [p.460W] によって検討される．なお，請求は弁護士などの代理人を通して行うこともできる．

障害者手帳 [p.464]
障害があることを証明し，どのような障害かを説明するための手帳．身体障害者手帳，精神障害者保健福祉手帳 [p.464]，療育手帳 [p.469W] の3種類がある．

+α もっとわかる

精神科医療に関する法律の代表格
精神保健福祉法

- 精神保健福祉法（正式名称は『精神保健及び精神障害者福祉に関する法律』）は，精神障害者の福祉の増進と，国民全体の精神保健の向上を図ることを目的とした法律である．
- この目的を達成するために，❶精神障害者の医療と保護を行うこと，❷精神障害者の社会復帰の促進や，自立・社会経済活動への参加の促進のために必要な援助をすること，❸精神疾患の発生の予防や，国民の精神的健康の保持・増進に努めることを定めている．
- 具体的な条文は，主に精神障害者の医療・保護および保健・福祉と，それを実現するための職務や施設についての記述で構成されている．主な内容を示す．

医療・保護
- 入院形態（第20～34条）[p.462]
- 入院中の行動制限と権利（精神科病院における処遇等：第36～40条）[p.461]

保健・福祉
- 精神障害者保健福祉手帳（第45条）[p.464]
- 相談指導（第46～49条）

精神保健指定医（第18条）〔次項〕

精神医療審査会（第12条）[p.460W]

精神保健福祉センター（第6～8条）[p.470]
精神障害者社会復帰促進センター（第51条）[p.460W]

↓

目　標
精神障害者*の福祉の増進・国民の精神保健の向上

*統合失調症，精神作用物質による急性中毒（依存症を含む），知的障害，その他の精神疾患を有する者（第5条）

医療保護入院などの判定を行う
精神保健指定医

- 任意入院以外の非自発的な入院や，病棟内での行動制限などは，医学的な必要性と患者の人権保障の両方を考慮し，慎重に要否を判定しなくてはならない．
- このような判定に十分な知識・技能をもつと厚生労働大臣により認められた医師を，精神保健指定医という．

精神保健指定医の主な職務

非自発的な入院	入院者の行動制限	措置入院をした患者の仮退院
・医療保護入院 ・措置入院* ・応急入院 ・緊急措置入院*	・身体拘束 ・12時間以上の隔離	など

*都道府県知事等から委嘱を受け，公務員として行う．

↑　慎重に判定　↑

医学的な必要性　患者の人権保障
精神保健指定医

精神保健指定医の要件
❶5年以上の臨床歴
❷3年以上の精神科診療経験
❸所定の研修課程の修了　など

- 要件を満たした者から厚生労働大臣が指定する．
- 5年ごとに研修履修の義務がある．

- 任意入院以外の入院形態をとる精神科病院は，常勤の精神保健指定医を置くよう定められている．

- 任意入院：voluntary hospitalization　● 身体拘束：body restraint　● 隔離：seclusion　● 医療保護入院：hospitalization for medical care and protection　● 措置入院：involuntary hospitalization　● 緊急措置入院：urgent involuntary hospitalization

460　An Illustrated Reference Guide

入院中の行動制限
いかなる場合にも制限されない行動がある

- 入院中の患者の行動は，精神科病院の管理者または精神保健指定医により必要と判断された場合に限り，一部制限される可能性がある．
- いずれの場合にも，医師は必ず意義について患者に十分説明したうえで書面でも伝え，診療録にも記載しなければならないならない．

行動制限の例

医師が必要と判断した場合に限る	・一般的な外出の制限 ・一般的な面会の制限 ・一般的な電話の制限 ・12時間未満の隔離
精神保健指定医が必要と判断した場合に限る	・12時間以上の隔離 ・身体拘束

いかなる場合にも制限されない患者の行動

- ❶信書の発受，❷人権擁護に関する行政機関の職員または患者の代理人である弁護士との電話や面会は，いかなる場合にも制限されない．

いかなる場合にも制限されない

❶信書（手紙）の発受

- 患者が手紙を出したり，受け取ったりすることは制限されない．
- 病院の職員は手紙を勝手に開封したり，捨てたりしてはならない．
- ただし，明らかに異物が入っている場合は，患者に開封してもらい，取り除くことができる．

❷人権擁護に関する行政機関の職員または患者の代理人である弁護士との電話や面会

- 都道府県・地方法務局などの人権擁護に関する行政機関の職員や，患者の代理人である弁護士に電話したり面会したりすることは，制限されない．

Supplement

精神科医療に関する法律の歴史

- 精神保健福祉法は，精神衛生法，精神保健法を前身として成立した．
- 障害者基本法〔p.459〕で精神障害者が障害者として位置づけられ，福祉政策の対象となったことで，本法でも従来の法令に比べ，精神障害者が地域でのケアを受けながら自立した生活を送り，社会参加することを重要視している．
- 精神保健福祉法と障害者総合支援法〔p.465〕は，相互に補完する関係にある．

制定	1950（昭和25）年	1987（昭和62）年	1993（平成5）年	1995（平成7）年	2006（平成18）年

精神科医療に関する法令

- **精神衛生法**：都道府県への精神科病院の設置を義務づけ，私宅監置の廃止などが規定され，医療機関で治療が受けられるようになった．
- **精神保健法**：精神障害者の人権擁護と社会復帰施設，5年ごとの制度の見直しなどについて規定された．
- **精神保健福祉法**：目的の中に精神障害者の社会参加が明示され，通院医療や退院後のケアの充実が図られた．

地域保健福祉に関する法令

- **障害者基本法**：精神障害者を身体障害者・知的障害者と同様に障害者として位置づけ，福祉政策の対象とした．
- **障害者総合支援法**：精神障害者に対する福祉サービスは，身体・知的障害者に対する福祉サービスと一元化された．

（これからは病院で治療を受けられるぞ／人権にも配慮されるようになってきた／地域の中で暮らしながら療養できるよ／影響／福祉サービスの一元化／相互に補完して，精神障害者の生活を支える）

患者自身や他者の身に危険がある場合
入院が必要となる状態

● 精神科において入院が考慮される状態には，次のようなものがある．

自傷他害の可能性
● 自殺の可能性，あるいは他者へ危害を及ぼす危険性が高い場合．

※患者本人の入院の同意が得られない場合は，措置入院，緊急措置入院の対象となる．

症状が重篤
● 精神症状が強く，外来では治療困難な場合．

身体的な治療が必要
● 中毒による意識障害や神経性やせ症による著しい低栄養など，身体的な治療が必要な場合．

治療環境の変更が必要
● 自宅では精神的に休めない場合や，生活リズムを整える必要がある場合，環境を変えることで治療効果がありそうな場合．

精神科においては様々な形態がある
入院形態

● 基本的に，入院には患者の同意が必要である．しかし，精神疾患をもつ患者の場合，症状によっては患者の同意が得られないことや，患者の意志に反して入院が必要になることがある．
● このため，精神保健福祉法では次の5つの入院形態を定め，一定の条件を満たせば患者の同意がなくても入院させることができる制度が設けられている．

名称	自傷他害のおそれ	本人の同意	家族等の同意	判定者	説明	入院先	権限	知事への届け出
任意入院（第20条）	問わない	あり	不要	医師	●患者本人の同意を得て行われる入院．●書面による意思確認が必要となる．●指定医の判断で72時間まで（特定医師は12時間まで）退院させないことが可能である．	精神科病院	精神科病院の管理者（通常は病院長）	●不要
医療保護入院（第33条）	なし（他の理由（前項）で入院が必要）	なし	あり	指定医1人	●本人の同意はないが，家族等（配偶者，親権者，扶養義務者，後見人または保佐人[p.473]）の同意を得て行われる入院．●連絡のとれる家族等がいない場合や，意思表示をできる家族等がいない場合は，市町村長に同意を得る．●6ヵ月位内の入院が可能．*	精神科病院		●入院，入院期間の更新，退院させたときは，10日以内に届出
応急入院（第33条の6）		なし	なし	指定医1人	●急速に入院が必要な状態であるが，本人および家族等の同意が得られないときに，72時間を限度として行われる入院．	精神科病院（知事指定）		●入院後，直ちに届出
措置入院（第29条）	あり		不要	指定医2人以上	●自傷他害のおそれがある患者に対し行われる入院．	国立・都道府県立の精神科病院または指定病院	都道府県知事	●措置症状の消失後，直ちに症状消退届を提出
緊急措置入院（第29条の2）				指定医1人	●自傷他害のおそれがあり急速に入院が必要だが，指定医2人を確保できないなど所定の手続きをとる時間的余裕がない場合に72時間を限度として行われる入院．			

● 措置入院・緊急措置入院は，公費医療の対象となる．

*指定医の診察により入院の継続が必要と判断され，かつ医療保護入院者退院支援委員会で地域における生活への移行を促進するための審議を行い，家族等の同意を得た場合に入院期間が更新される．

● 自殺：suicide ● 任意入院：voluntary hospitalization ● 医療保護入院：hospitalization for medical care and protection ● 応急入院：emergency hospitalization ● 措置入院：involuntary hospitalization ● 緊急措置入院：urgent involuntary hospitalization

■ 精神科以外の入院形態と同じ
任意入院

- 様々な理由（p.462）により医師（精神保健指定医でなくてもよい）が入院が必要と判断し，かつ患者自身が入院に同意した場合，任意入院が行われる．

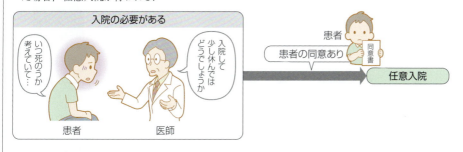

■ 入院の必要があるが患者本人の同意が得られない場合
医療保護入院，応急入院

- 自傷他害のおそれ以外の理由により入院が必要と判断されたが，患者の同意が得られない場合，患者の治療・保護を目的とした医療保護入院，または応急入院が行われる．

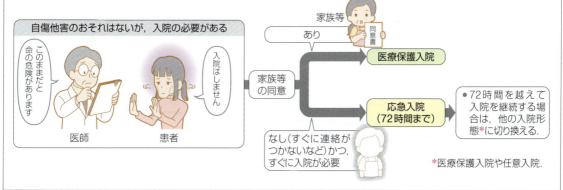

■ 自傷他害のおそれがあるため入院が必要な場合
措置入院，緊急措置入院

- 自傷他害のおそれがあるため入院が必要と判断された場合，措置入院，あるいは緊急措置入院が行われる．
- ここでいう自傷他害とは，患者自身の生命や身体を害する行為（自傷），あるいは刑罰法令に触れるような他人を害する行為（他害）である．

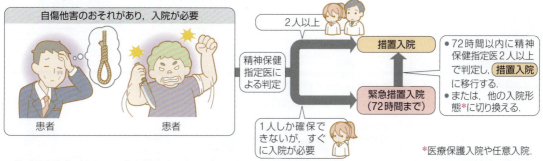

- 自傷他害のおそれがないと精神保健指定医の診察で判断された場合，都道府県知事は直ちに患者を退院させなければならない．

自立・社会参加を促すためのサービスを受けられる
精神障害者保健福祉手帳

- 精神障害者保健福祉手帳は，精神疾患をもつ人のための障害者手帳〔p.460W〕である．
- 本人または代理人が，居住する市町村の窓口を経由して都道府県知事または指定都市市長に申請することで交付される．
- 交付を受けると，自立や社会参加を促すための様々なサービスを受けられる．

精神障害者保健福祉手帳交付のながれ

診断書をもらう
- 患者が，精神科で手帳の対象となる精神疾患についての診断書をもらう．

市町村の窓口を経由し申請する
- 患者または代理人が，市町村役場の担当窓口で診断書と申請書を提出して手帳の交付を申請する．

都道府県知事などが交付を決定する
- 都道府県知事や指定都市の市長が，手帳の交付を決定する．

手帳が交付される
- 手帳が交付される．
- 2年ごとに更新の必要がある．

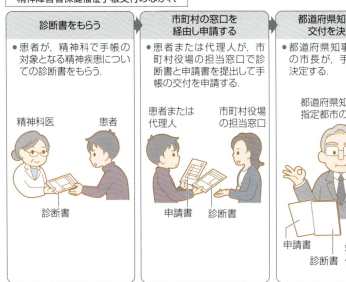

受けられるサービス例
1. 自立支援医療（精神通院医療）の手続きの簡素化
2. 税制上の優遇措置
3. 生活保護の障害者加算
4. 生活福祉資金の貸付
5. 公共交通機関運賃・各種施設の利用料割引

など

精神障害者保健福祉手帳の等級

- 精神疾患の状態と，それによる生活能力障害（活動制限）の両方を考慮して，手帳の等級が決まる．

等級	1級	2級	3級
障害の程度	常時援助が必要．他人の援助がなければ日常生活は不可．	ときに助言や援助が必要．独力での日常生活は困難．	日常生活や社会生活を営むことは可能だが，十分ではない．
具体例　外出	付き添いが必要	習慣化された外出は可能	1人で外出できる
具体例　家事, 身辺の清潔保持	常時援助が必要	ときに助言や援助が必要	自発的にできるが，助言や援助が必要
具体例　デイケア〔p.418〕などへの参加	なし	あり	あり（配慮のある事業所なら一般就労も可）
具体例　自発性・対人交流	乏しい	乏しい	乏しくない
具体例　引きこもり	顕著	顕著ではない	ない

- 手帳の等級によって，税の控除額が変わったり，後期高齢者医療制度への加入可能年齢が早まったり，医療費助成を受けられたりと，サービスの程度が変わる（詳細は自治体により異なる）．

精神障害者保健福祉手帳を取得することで受けられるようになるサービスは多いですが，自立支援医療（精神通院医療）〔p.468〕は，精神障害者保健福祉手帳を取得しなくても受けることができます．

精神障害者保健福祉手帳　自立支援医療受給者証

精神障害者保健福祉手帳の有無に関わらず受けられる

精神保健福祉士

+α もっとわかる

- 精神疾患：mental disorder

障害者総合支援法

障害者総合支援法
全ての国民が尊重しあい，共生する社会のために

- 障害者総合支援法（正式名称は『障害者の日常生活及び社会生活を総合的に支援するための法律』）は，障害者・障害児が基本的人権をもつ個人としての尊厳にふさわしい日常生活や社会生活を営むために必要な総合的な支援（給付など）を行うことを目的とした法律である．本法でいう"障害者・障害児"とは，身体障害者・児，知的障害者・児，精神障害者・児（発達障害者・児も含む），難病患者・児と幅広い範囲をいう．
- 障害の有無や種別にかかわらず，全ての国民が個人として尊重しあい，共生する社会を実現することを基本理念としている．
- 本法に基づいて提供されるサービスには，利用者に対して個別に支給決定が行われる自立支援給付と，地域の特性や利用者の状況などに応じ市町村・都道府県により実施される地域生活支援事業[p.468]がある．

資料：厚生労働省

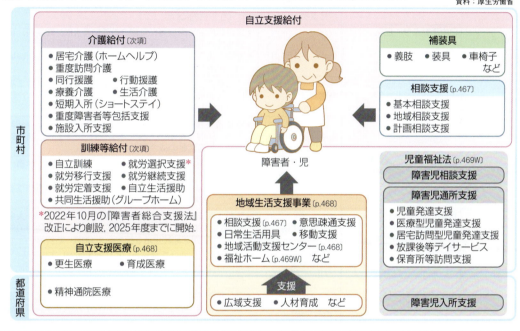

障害福祉サービス
介護給付と訓練等給付

- 介護給付と訓練等給付を合わせて障害福祉サービスという[p.466].
- 障害福祉サービスは，個々の障害の特性や心身の状態，生活状況をふまえて給付される．

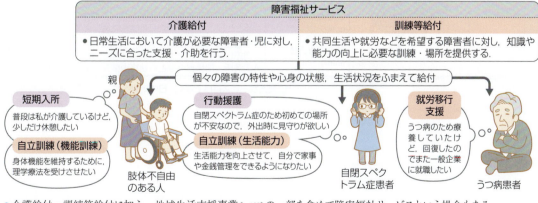

- 介護給付・訓練等給付に加え，地域生活支援事業[p.468]の一部を含めて障害福祉サービスという場合もある．

- 自閉スペクトラム症（ASD）：autism spectrum disorder
- うつ病：depression／major depressive disorder

多岐にわたる
障害福祉サービスの内容

● 障害福祉サービスの内容を次に挙げる．

障害福祉サービス	介護給付	訪問系サービス	居宅介護（ホームヘルプ）	●介護を必要とする人の自宅に訪問し，家事援助や入浴・排泄・食事・通院等の介助を行う．
			重度訪問介護	●重度の障害のため常に介護を必要とする人に，自宅での入浴，排泄，食事の介護，家事，外出時における移動支援などを総合的に行う．
			同行援護	●視覚障害により，移動に著しい困難を有する人に，移動に必要な情報の提供や移動の援護等の外出支援を行う．
			行動援護	●知的障害者や精神障害者が行動する際に起こるかもしれない危険を回避するために必要な支援，介護を行う．
			重度障害者等包括支援*	●介護の必要性がとても高い人に，居宅介護等複数のサービスを包括的に行う．
		日中活動系サービス	短期入所（ショートステイ）	●普段は自宅で家族等に介護されている人に，短期間，夜間も含め施設で，入浴・排泄・食事の介護等を行う． ●普段介護をしている家族が病気の場合や，休息したい場合に利用する．
			療養介護	●医療機関での医療と常時介護を必要とする人に，主に昼間，医療機関で機能訓練，療養上の管理，看護，介護，日常生活の世話を行う．
			生活介護	●障害者支援施設等で常に介護を必要とする人に，昼間，入浴，排泄，食事の介護や家事を行うとともに，創作的活動・生産活動の機会を提供する．
		施設系サービス	施設入所支援	●施設に入所する人に，夜間や休日，入浴，排泄，食事の介護等を行う． ●生活介護などの日中活動系サービスとあわせて提供することで，日常生活全般をサポートする．
	訓練等給付	居住支援系サービス	自立生活援助	●施設入所支援や共同生活援助を利用していた人が一人暮らしを始めた際に，自宅へ定期的な巡回訪問や随時の対応をし，円滑な地域生活を行えるよう相談・助言等を行う．
			共同生活援助（グループホーム）	●一人暮らしに向けた練習として共同生活をしている人に，主に夜間や休日の介護や相談など，日常生活上の援助を行う．
		日中活動系サービス	自立訓練（機能訓練）	●身体機能に障害がある人に，一定期間，日常生活に必要な身体機能の向上のための訓練（理学療法や作業療法など）を行う．
			自立訓練（生活訓練）	●生活能力に障害がある人に，一定期間，日常生活に必要な生活能力の向上のための家事や入浴・排泄等の訓練を行う．
			就労移行支援 [p.467]	●一般企業等への就労を希望する人に，一定期間，就労に必要な知識・能力の向上のために必要な訓練を行う．
			就労継続支援 [p.467]	●一般企業等での就労が困難な人に，就労の機会を提供するとともに，知識・能力の向上のために必要な訓練を行う．
			就労定着支援 [p.467]	●一般企業等に就労した人に，就労に伴う生活面の課題に対応し長く働くことができるよう相談・助言を行う． ●事業所・関係機関等との連絡調整等の支援を行う．

*訪問系サービスだけでなく，日中活動系サービス等も組み合わせる．

● 理学療法（PT）：physical therapy／physiotherapy　　● 作業療法（OT）：occupational therapy

就労に関する支援

就労前の訓練から就労後の相談までを手広くサポート

- 障害福祉サービスのうち，就労に関する支援について説明する．
- 就労に関する支援には，就労移行支援，就労継続支援，就労定着支援がある．

	就労移行支援	就労継続支援A型	就労継続支援B型	就労定着支援
対象者	●一般企業や公的機関など，通常の事業所への就労（一般就労*）が可能と見込まれる者	●通常の事業所での就労が困難だが，雇用契約に基づく継続的な就労が可能な者	●通常の事業所やA型事業所での就労（雇用契約に基づく就労）が困難な者	●就労移行支援や就労継続支援などの利用を経て一般就労へ移行してから6ヵ月経過した者
支援の内容	●就労に必要な知識や能力を向上させるための訓練の提供 ●求職活動の支援 ●適性に応じた職場探し ●（就労後）職場定着のための相談	●雇用契約に基づく就労の機会の提供 ●生産活動の機会の提供 ●就労に必要な知識や能力を向上させるための訓練の提供	●就労の機会の提供（雇用契約なし） ●生産活動の機会の提供 ●就労に必要な知識や能力を向上させるための訓練の提供	●就労した事業所・障害福祉サービスの事業者，医療機関などの間での連絡調整 ●就労に伴う環境変化によって生じた日常生活・社会生活上の問題に関する相談や支援

*障害者雇用促進法〔p.458W〕による特別な雇用枠を利用する就労も含む．
**賃金は雇用契約に基づく生産活動に対して支払われ，工賃は雇用契約に基づかない生産活動に対して支払われる．賃金には最低賃金の設定があるため，通常は工賃よりも金額が大きい．

相談支援

基本相談支援，地域相談支援，計画相談支援

- 相談支援とは，自立支援給付〔p.465〕や地域生活支援事業〔p.468〕の一環として，障害者・児が抱える問題や悩みの相談に応じ，必要な情報の提供，支援・援助等を行うことをいう．
- 相談支援には，基本相談支援，地域相談支援，計画相談支援の3つがあり，基本相談支援と地域相談支援を行う事業所を一般相談支援事業所，基本相談支援と計画相談支援を行う事業所を特定相談支援事業所という．

	種類		支援内容
一般相談支援事業所が行う	地域相談支援 →退院・退所後の地域生活への移行に関する支援	地域移行支援	●精神科病院や障害者支援施設などに入院・入所している障害者に対して，地域生活に移行するために必要な住居や日中活動の確保，手続きなどに関する相談・援助を行う．
		地域定着支援	●居宅において単身生活をしている，あるいは同居している家族も障害をもつ障害者に対して，24時間連絡体制を確保し，緊急時には現地での支援を行う．
特定相談支援事業所が行う	基本相談支援 →様々な相談に対応		●障害者・児あるいはその家族が抱える福祉に関する問題や悩みについて相談に応じ，必要な情報の提供や助言を行う． ●相談者と市町村，障害福祉サービス事業者，医療機関などとの連絡調整（計画相談支援に関するものは除く）も行う．
	計画相談支援 →福祉サービスの利用に関する支援	サービス利用支援	●障害福祉サービスの利用に必要なサービス等利用計画案の作成と，障害福祉サービス事業者，障害者支援施設，一般相談支援事業者などとの連絡調整などを行う．
		継続サービス利用支援	●市町村から支給が決定したあとに，障害者・児が障害福祉サービスや地域相談支援を適切に利用できるよう，一定期間ごとに利用計画や利用状況について検証，見直しをし，必要に応じて変更などを行う．

医療費の自己負担額を抑える
自立支援医療

- 自立支援医療とは，障害者総合支援法に基づく自立支援給付〔p.465〕の1つで，障害を治療したり軽減したりするのにかかる医療費の自己負担額を軽減する制度である．
- 自立支援医療には精神障害者を対象とする精神通院医療と，身体障害者を対象とする更生医療（18歳以上が対象），育成医療（18歳未満が対象）がある〔公衆衛生がみえる 2024-2025 p.260〕．ここでは精神通院医療について説明する．

精神通院医療

- 精神疾患の治療のために継続的な通院を要するとき，医療費の自己負担額を軽減する制度である．
- 公的医療保険（国民健康保険など）を利用した場合，医療費の自己負担額は原則3割であるが，精神通院医療を利用すると原則1割負担となる．さらに世帯所得や必要とする治療に応じた負担額の上限も定められているため，所得と医療費に応じて自己負担額が軽減される．

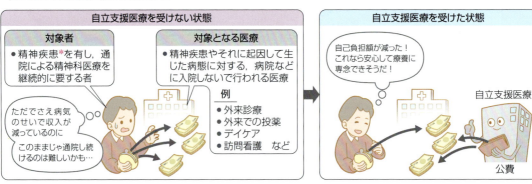

*統合失調症，気分障害，薬物などの精神作用物質による急性中毒または依存症，ストレス関連障害，不安障害，知的障害，心理的発達の障害，認知症，てんかんなど

地域の実情などに合わせて柔軟な形態で実施
地域生活支援事業

- 地域生活支援事業とは，全国一律のサービスが給付される自立支援給付〔p.465〕に対し，地域（市町村や都道府県）ごとの実情や利用者の状況に応じて柔軟な形態で実施することができる事業をいう．
- 市町村あるいは都道府県が行う事業に分けられ，さらにそれぞれ必須事業と任意事業がある．
- ここでは，市町村地域生活支援事業の必須事業のうち，地域活動支援センター機能強化事業について説明する．

地域活動支援センター

- 地域活動支援センターとは，障害者などが通い，創作的活動や生産活動の機会，社会との交流の促進などを提供する施設のことである．
- 地域活動支援センターの活動内容は，基礎的事業と機能強化事業に分かれている．

基礎的事業	機能強化事業（地域生活支援事業の一つ）		
●全ての事業所が行う活動． ●創作的活動や生産活動の機会，社会との交流の促進などを提供する． 	●基礎的事業に加えて，センターの機能を強化するために行う活動（事業所により活動内容が異なる）． ●活動内容はⅠ～Ⅲ型に分かれる（自治体によっては分類が異なる）．		
	Ⅰ型 ●地域社会との連携強化のための調整や，ボランティアの育成，障害への理解促進のための啓発活動などを行う． ●また，相談支援事業をあわせて実施しているため，精神保健福祉士などの専門職員の配置が義務づけられている．	**Ⅱ型** ●就労が難しい在宅障害者の自立に向けて，通所により機能訓練〔p.466〕や社会適応訓練（対人能力や集中力などの訓練），入浴などのサービスを行う．	**Ⅲ型** ●旧小規模作業所などが移行することを念頭に設置された型． ●通所による障害者への援護事業の実績が5年以上あることが条件． ●活動内容は事業所により異なる．

退院後，社会復帰に向けて活動したいけれど，すぐに就労することは難しい…という場合に利用できるのが，この地域活動支援センターです．
医師

- 精神疾患：mental disorder

相談窓口

どこに相談すればよいか
相談窓口の種類

● 精神疾患の治療や社会復帰の過程では，精神科医療や精神保健だけでなく，教育，福祉，就労など複数の問題に対処する必要がある．解決策を見つけるためには，まず専門家に相談することが重要である．

相談窓口の例

● どこに相談すれば専門家につながりやすいかを示すために，地域の様々な相談窓口となっている施設を紹介する．

相談窓口	施設名	精神障害に関する活動の例	主な設置主体	根拠法
精神科医療・精神保健に関する相談窓口	保健所 (p.470)	● 精神保健福祉相談 (p.470) に応じる． ● 精神保健に関する教育や広報活動を行う．	都道府県	地域保健法
	精神保健福祉センター (p.470)	● 精神保健福祉相談（複雑または困難なもの）に応じる． ● 精神保健に関する調査研究を行う．		精神保健福祉法 (p.460)
小児の教育や神経発達症に関する相談窓口	児童相談所 (p.471)	● 小児の虐待防止のための活動や保護を行う． ● 保護者への相談業務を行う． ● 療育手帳の判定を行う．		児童福祉法 (p.469W)
	発達障害者支援センター (p.200W)	● 発達障害者に対する，就労支援や発達支援，相談支援を行う． ● 成人の患者も対象となる．		発達障害者支援法 (p.217)
福祉に関する相談窓口	基幹相談支援センター (p.471)	● 障害福祉サービスについての情報提供や総合的な相談業務，成年後見制度利用支援事業を行う．	市町村	障害者総合支援法 (p.465)
	福祉事務所 (p.471)	● 生活保護の申請受付や，受給のサポートを行う． ● 身体障害者手帳や療育手帳の申請受付を行う．	都道府県	社会福祉法
就労に関する相談窓口	障害者就業・生活支援センター	● 就業面と生活面に関する相談業務を行う．		障害者雇用促進法 (p.458W)
経済的支援や生活全般に関する相談窓口	市町村の相談窓口	● 家計など生活全般に関する相談業務を行う．	市町村	生活困窮者自立支援法

Words & terms

療育手帳 (p.460W)
知的障害 (p.218) がある人を対象に交付される障害者手帳．交付申請をするには，18歳未満では児童相談所，18歳以上では知的障害者更生相談所で判定を受ける必要がある．『療育手帳制度について』に基づき，各都道府県知事等がそれぞれの判断により実施要綱を定めている．このため，自治体により判定の基準は多少異なることがあり，名称も"愛の手帳（東京都）"，"みどりの手帳（埼玉県）"など独自の呼び方のことがある．

福祉ホーム (p.465)
地域生活支援事業の一環として，住居を求めている障害者に対し，低額で居室や設備等を提供する施設．

精神障害にも対応した地域包括ケアシステム
精神障害の有無や程度にかかわらず誰もが地域で安心して自分らしく生活していけるよう，各機関が重層的に連携してつくる支援体制．日常生活圏域（中学校区）でのサービス提供を基本とし，基本圏域（市町村）がその基盤となり，障害保健福祉圏域（複数の市町村）や都道府県がバックアップする，重層的な支援体制を目指している．

児童福祉法 (p.458)
全ての児童の健全な育成と生活の保障を目的とした法律である．児童家庭支援センターや乳児院，母子生活支援施設などの児童福祉施設や児童相談所 (p.471) の設置の根拠となっている．

精神科医療と社会

精神科医療に関わる法律

精神保健福祉相談
主に保健所と精神保健福祉センターが対応

- 精神疾患やこころの健康全般に関する相談を，精神保健福祉相談という．
- 地域住民の精神保健福祉相談は，主に保健所と精神保健福祉センターが対応する．必要に応じて発達障害者支援センター〔p.200W〕などの関連する他の機関へ紹介することもある．

精神保健福祉相談の相談内容

精神疾患に関する相談	依存に関する相談	こころの健康に関する相談
統合失調症，うつ病，神経発達症などあらゆる精神疾患に関する相談（症状について，受診すべきか，各種制度など）に応じる．	アルコール・麻薬・処方薬・ギャンブルなどへの依存に関する相談に応じる．	次のような様々なこころの健康に関する相談に応じる． ・認知機能障害などの精神症状をもつ高齢者の相談 ・介護者の相談 ・思春期や青年期の問題行動や悩みに関する相談

例：うつ病と診断されました．自立支援医療〔p.468〕を受けるためには何をすればよいか教えてください（患者）

例：夫が肝硬変にまでなったのに飲酒をやめず，注意すると暴れるので困っています（夫／妻）

例：近所で一人暮らしをしているおばあさんの様子がおかしく，認知症ではないかと心配です（近所の人）／例：息子が引きこもりがちで，たまに暴力を振るいます．どうすればよいでしょうか（親）

保健所・精神保健福祉センターともに，主な設置主体は都道府県

〇〇県　精神保健福祉相談

令和4年度に全国の精神保健福祉センターで精神保健福祉相談をした延人数と主な相談内容

資料：厚生労働省：令和4年度衛生行政報告例の概況

総数 100,774人（100.0%）
- てんかん 91人（0.1%）
- 摂食障害 360人（0.4%）
- 老人精神保健 362人（0.4%）
- ゲーム 829人（0.8%）
- うつ・うつ状態 3,355人（3.3%）
- アルコール 4,176人（4.1%）
- 薬物 4,680人（4.6%）
- ギャンブル 7,036人（7.0%）
- 思春期 8,257人（8.2%）
- 心の健康づくり 12,673人（12.6%）
- 社会復帰 36,843人（36.6%）
- その他 22,112人（21.9%）

こころの健康相談統一ダイヤル

- 厚生労働省は，各都道府県・指定都市の実施している精神保健福祉に関する電話相談事業に，"こころの健康相談統一ダイヤル"として全国共通の電話番号を設定している．
- この電話番号に電話をかけると，電話をかけた地域の精神保健福祉センターなどの相談窓口に接続される．

こころの健康相談統一ダイヤル　0570-064-556

直通の電話番号 → A県立精神保健福祉センター（A県）／B県立精神保健福祉センター（B県）

精神保健福祉センターと保健所
地域住民の精神保健福祉相談に応じる

- 精神保健福祉センターは，精神保健福祉相談〔前項〕の他，保健所や市町村に対する技術指導・援助，調査研究など，より専門的な業務を行う．また，精神医療審査会〔p.460W〕に関する事務なども担当する．
- 保健所は，地域における精神保健福祉活動の第一線機関で，精神保健福祉相談をはじめ幅広く地域住民の健康増進に関する業務を行う．

技術指導，技術援助

	精神保健福祉センター	保健所
設置主体	都道府県，指定都市	都道府県，指定都市，中核市，特別区
根拠法	精神保健福祉法〔p.460〕	地域保健法
主な業務内容	・企画立案 ・保健所と精神保健関係諸機関に対する技術指導と技術援助 ・精神保健関係諸機関の職員に対する教育研修 ・精神保健に関する普及啓発 ・調査研究 ・精神保健福祉相談（複雑または困難なもの） ・協力組織の育成 ・精神医療審査会〔p.460W〕に関する事務 ・自立支援医療〔p.468〕・精神障害者保健福祉手帳〔p.464〕の判定	・保健所管内の精神保健に関する実態把握（入退院の届出，相談，通報，申請など） ・精神保健福祉相談（面接相談や関係機関の紹介，医学的指導，ケースワークなど） ・訪問指導（退院患者，通院患者，相談者） ・患者家族会などの活動に対する援助と指導 ・精神保健に関する教育・広報活動，協力組織の育成 ・関係諸機関との連携活動（福祉事務所・警察など） ・医療と保護に関する事務（入退院の届出，公費医療）
配置職員	・精神科医　・精神保健福祉士 ・臨床心理技術者　・保健師 ・看護師　・作業療法士　など	・精神科嘱託医を含む医師 ・精神保健福祉士（精神保健相談員） ・保健師　・看護師　・作業療法士　など

+α もっとわかる

- 統合失調症：schizophrenia　● うつ病：depression／major depressive disorder　● 神経発達症：neurodevelopmental disorder
- 依存：dependence　認知機能障害：cognitive dysfunction

児童に関する相談に応じる
児童相談所

- 児童相談所は、『児童福祉法』(p.469W)に基づき都道府県や指定都市に設置されている．中核市や特別区も設置することができる．
- 18歳以下の児童とその家庭や保護者に対する相談，児童の一時保護，措置，市町村援助などを行っている．

児童相談所が扱う相談の例

養護相談	保健相談	障害相談	非行相談	育成相談
・虐待，棄児，育児困難，保護者の失踪，養子縁組などの相談に応じ，必要であれば一時保護をする．	・虚弱児，内部機能障害，小児喘息などの相談に応じる．	・肢体不自由，視聴覚障害，知的障害，自閉症などの相談に応じる．	・非行(p.435)の相談に応じる．	・不登校，しつけなどの相談に応じる．

例：小児科を受診した子が虐待を受けている疑いがあります（小児科医）
例：息子が喘息ではないかと思います．病院を紹介して欲しいです（親）
例：担当するクラスに，ADHDの子がいます．具体的なアドバイスをください（教師）
例：娘が万引きや外泊を繰り返していて，心配です（親）
例：息子が登校を嫌がるため，フリースクールなどについて調べたいです（親）

都道府県や指定都市に設置されている → ○○県　児童相談所

障害者の福祉に関する相談に応じる
基幹相談支援センター

- 基幹相談支援センターは，相談支援(p.467)の中核機関として障害者・児やその家族に対する総合的な相談支援や，関連する施設や病院との連絡調整，地域の相談支援事業所への指導や助言を行っている．

基幹相談支援センターが扱う相談の例

総合的な相談	地域移行・地域定着に関する相談	権利擁護・虐待防止に関する相談
・障害者の福祉に関するあらゆる相談に応じ，適切な機関につなぐ．	・地域移行支援や地域定着支援(p.467)に関する相談に応じる．	・家庭内や施設での虐待に関する相談に応じる． ・成年後見制度(p.473)の利用に関する相談に応じる．

例：障害福祉サービスを受けたいのですが，まずどこに相談すればよいかわかりません（障害者）
例：精神科病院に長期間入院していたのですが，退院に向けて地域移行について計画を立てて欲しいです（入院患者）
例：知的発達症のある息子が，親亡き後，ちゃんと金銭を管理できるか心配です（親・子）

市町村に設置されている（努力義務）→ ○○市　相談支援

生活上の様々な困難についての相談に応じる
福祉事務所

- 福祉事務所は，生活に困窮している者，児童，高齢者，障害者など，生活上の様々な困難を抱えている者の総合的窓口である．『社会福祉法』に基づき，都道府県・市・特別区に設置されている．

福祉事務所が扱う相談の例

生活保護に関する相談	児童福祉に関する相談	障害者福祉に関する相談
・生活保護の受給に関する相談に応じ，申請受付や審査を行う．	・児童虐待の報告を受ける． ・保育所や母子生活支援施設への入所，児童手当の受給などに関する相談に応じる．	・身体障害者手帳・療育手帳の取得に関する相談に応じ，申請受付を行う．

例：うつ病で働くことができず，家計が苦しいので，生活保護を受けたいです（患者）
例：近所の子が虐待されているのではないかと疑っています．確証はないのですが，心配です（近所の人）
例：息子が知的発達症と診断されたため，療育手帳を取りたいです（子・親）

都道府県，市，特別区に設置されている．※町村については任意 → ○○県（または○○市）　福祉事務所

- 虐待：abuse ・注意欠如多動症(ADHD)：attention-deficit／hyperactivity disorder ・非行：delinquency ・不登校：non-attendance at school／school refusal ・しつけ：discipline

精神科医療と社会／精神科医療に関わる法律

+α もっとわかる

An Illustrated Reference Guide　471

精神科医療と社会

司法精神医学

監修 古茶 大樹

精神鑑定が関わる 司法精神医学とは

- 司法精神医学では，精神障害と法律が関わる分野を扱う．司法精神医学の対象となる領域は，精神保健・福祉に関わるもの〔p.458〕から刑法・民法に関わるものまで幅広い．
- ここでは，精神科医が関与することが多い精神鑑定について解説する．

Words & terms

任意後見制度 〔p.473〕
精神の障害によって対象者の判断能力が将来的に低下することに備えて，対象者自身が任意後見人と任意後見人の権限の範囲を定め，対象者の判断能力が低下して保護が必要となったときに発動される後見制度．

同意権・取消権 〔p.473〕
対象者が法律行為を行うときは，代理人の同意が必要になる（同意権）．また，対象者が代理人の同意なく法律行為を行った場合は，その法律行為を対象者や代理人が取り消すことができる（取消権）．

代理権 〔p.473〕
対象者にかわって法律行為を行う権利．

精神鑑定

- 精神鑑定とは，精神科医が裁判官や検察官などの要請に応じて，被鑑定人の精神状態について精神医学的立場から調査・報告することをいう．通常，報告は書面にて行われる．
- 精神鑑定には刑事責任能力鑑定，医療観察法鑑定，成年後見鑑定などがある．

精神科医　裁判官などが依頼　精神の障害がある人
鑑定
正常な人と同等の法的な責任を負うことができる精神状態だろうか…

	刑事責任能力鑑定	医療観察法鑑定	成年後見鑑定
精神科医の主な報告内容	犯罪行為をした人の刑事責任能力〔次項〕を判定するために，犯行当時の精神状態について報告する．	医療観察法〔p.473〕による医療の必要性について報告する．	成年後見制度〔p.473〕を利用するために，判断能力の程度について報告する．

- 司法精神医学は，犯罪精神医学や矯正施設精神医学などとも相互に関連する．

精神障害者と刑法 刑事責任能力

- ある人が行った行為を犯罪として処罰するためには，以下の3つが全て認められなければならない．

"責任なければ刑罰なし"とされている
❶構成要件　行為が法律で規定された犯罪行為の型に該当するか
❷違法性　行為が社会的に許されないものか
❸責任　行為者が責任を負える状態であったか
→全て認められれば犯罪として処罰される

- ある人（特に精神疾患をもつ者）が❶構成要件に該当する❷違法な行為を行った際，❸責任について検討する必要がある．
- 行為者が責任を負える状態であったかは，行為者の刑事責任能力から判定され，この判定に従って刑罰が決まる．
- 刑事責任能力について最終的な判定を行うのは裁判官や裁判員であるが，精神科医は刑事責任能力鑑定を行い，判定するための基礎を与える．

悪いこと　No! やらない！

刑事責任能力（責任能力）
- 行為の善悪を認識・判断し，その認識や判断に従って行為を制御する能力．

　　　　なし　　　　　　部分的にあり　　　　　　あり

責任無能力*	限定責任能力	完全責任能力
心神喪失の状態：精神の障害**の影響で善悪の判断をする能力や，その判断によって行為を制御する能力がない．	心神耗弱の状態：精神の障害**の影響で善悪の判断をする能力や，またはその判断によって行為を制御する能力が著しく減退している．	精神の障害がない．あったとしても，精神の障害は行為に影響していない．
無罪	減刑	有罪

*14歳未満の者（刑事未成年者）も精神発達が未熟なことから責任無能力とされ，刑罰の対象とならない．
**精神の障害とは，統合失調症や意識障害，重度の知的発達症，認知症など，重篤な判断能力の障害がある精神障害をいう．

+α もっとわかる

- 司法精神医学：forensic psychiatry　● 精神鑑定：psychiatric evidence　● 犯罪精神医学：criminal psychiatry　● 無罪：innocence　● 減刑：commutation　● 有罪：guilt

472　An Illustrated Reference Guide

対象者の社会復帰を目的とした法律
医療観察法

- 医療観察法（正式名称は『心神喪失等の状態で重大な他害行為を行った者の医療及び観察等に関する法律』）は，重大な他害行為を行ったが心神喪失または心神耗弱の状態〔p.472〕と判定された者に対して適切な医療を提供することで，対象者の社会復帰を促進することを目的とした制度である．

対象者
- 殺人，放火，強姦，強盗，傷害などの重大な他害行為を行った者のうち，以下のいずれかを満たす．
  - 検察官より不起訴処分を受けた．
  - 裁判所で心神喪失の状態と判定され，無罪となった．
  - 裁判所で心神耗弱の状態と判定され，執行猶予つき懲役刑の判決を受けた．

地方裁判所による対象者の処遇決定
- 検察官による申し立てにより鑑定入院が行われ，精神科治療と医療観察法鑑定〔p.472〕が行われる．
- 精神鑑定の内容などをもとに，地方裁判所が対象者の処遇を決定する．

医療観察法による治療の必要性

あり → 指定入院医療機関で入院治療（強制入院） / 指定通院医療機関で通院治療（強制通院）
なし → 不処遇（一般の精神保健福祉を利用）

- 治療を通して対象者の症状の改善と他害行為の再発防止を図り，最終的には社会復帰を促進する．

- 指定通院医療機関で通院治療を行う人（指定入院医療機関から退院して指定機関での通院治療を開始した人も含む）は，保護観察所による精神保健観察がつく．

精神障害者と民法
成年後見制度

- 成年後見制度とは，精神の障害の影響で判断能力が低下した成人の保護・支援のための法制度である．
- 法定後見制度と任意後見制度〔p.472W〕に大別され，法定後見制度はさらに後見，保佐，補助の3つに分かれる．
- ここでは法定後見制度について解説する．

法定後見制度の概要と種類

対象者（成年被後見人，被保佐人，被補助人）

- 精神の障害の影響で判断能力が低下した人．
- ここでいう精神の障害とは，認知症，知的発達症，統合失調症，長期間に及ぶ意識障害など，重篤な判断能力の低下を伴う精神障害全般をいう．

同意権・取消権〔p.472W〕，代理権〔p.472W〕 代理人へ付与

代理人（成年後見人，保佐人，補助人）

- 家庭裁判所が選定した代理人に権利を付与し，対象者の財産管理や契約締結などの法律行為を行う．
- 権利の範囲は対象者の判断能力の程度により異なる．

	後見	保佐	補助
対象者の判断能力の程度	判断能力が常態的に欠如	判断能力が著しく不十分	判断能力が不十分
同意権・取消権の範囲	全ての法律行為（日常生活に関わるものを除く）	民法で規定される一定の重要な法律行為（借金や不動産売買など）	申し立ての範囲内の特定の法律行為（対象者の同意が必要）
代理権の範囲	財産に関わる全ての法律行為	申し立ての範囲内の特定の法律行為（対象者の同意が必要）	

- 後見，保佐の制度を利用するには家庭裁判所の依頼による成年後見鑑定〔p.472〕が必要になる．補助や任意後見は精神鑑定が不要である（家庭裁判所への医師の診断書の提出は必要）．

- 殺人：murder
- 放火：arson
- 強姦：rape
- 強盗：robbery
- 傷害：injury

和 文 索 引

あ

愛	29, 32
アイゼンクの3特性	72
愛着（アタッチメント）	25, **26**, 164, 190
愛着行動	26
愛着理論	26
アイ・メッセージ	311
アウティング	**262**, 265
アカシジア	381, 383, 384
アカンプロサート	25, 303
悪性腫瘍	123
悪性症候群	**333**, 383, 398
アクセプタンス&コミットメント・セラピー	412
アクチグラフィ	272
アクチベーション・シンドローム（賦活症候群）	130
悪夢	175, 179, 181
悪夢障害	271, **286**
アグレッシブ	410
アグレッション	352
亜昏迷	68
アサーション	404, **410**
アサーティブ	410
アストロサイト（星状膠細胞）	22
アスペルガー症候群	204
アセチルコリン	25
アセチルコリンM受容体	383, 385, 388
アセトアルデヒド	303
アセナピン	144, 146, 381
アタッチメント（愛着）	25, **26**, 164, 190
アデノシン	269
アデノシン三リン酸（ATP）	239
アデノシン受容体	316
後追い行動	202
アドヒアランス	96, 130, **373**, 379
アトピー性皮膚炎	197
アトモキセチン	212
アドレナリン	16
アドレナリンα1受容体	383, 385, 388
あなたのいばしょ	456
アナフラニール	386
アニミズム	27
アパシー（無気力症）	66
アブセンティーイズム	445
アヘン	320
あへん法	320
アミトリプチリン	386

アミロイドイメージング	343
アメリカ精神医学会（APA）	35
アメンチア	**47**, 56
アモバン	393
アラノン	**298**, 303
アリピプラゾール	131, 144, 146, 206, 380, 381, 384
あるがまま	416
アルコール	158, 290, 292, 293, 296, 314, 321, 455
アルコール依存〔症〕	297, **298**, 299, 301, 307
アルコール依存症スクリーニングテスト（CAGE）	**298**, 362
アルコール関連症	236, **297**, 427
アルコール使用症（使用障害）	25, 66, 67, 123, 158, 174, 180, 297, **298**, 301
アルコール使用障害同定テスト（AUDIT）	**298**, 301, 362
アルコール中毒	297, **304**, 315
アルコール誘発性精神疾患群	297
アルコール誘発性精神症	50, 297, **306**
アルコール誘発性せん妄	297
アルコール誘発性認知症	306
アルコール離脱	297, **300**, 315, 392
アルコール離脱せん妄	300, **339**
あることモード	412
アルコホーリクス・アノニマス（AA）	295, **298**, 303
アルツハイマー型認知症	48, 52, 54, **326**
アルプラゾラム	393
アレキシサイミア	236
安全衛生委員会（衛生委員会）	440
安全基地	26
アンチスティグマ活動	7
アンドロゲン製剤	261
アンビバレンス（両価性）	60, **64**, 90
アンフェタミン	**316**, 320, 342
アンプリット	386
アンヘドニア（快楽消失）	60, **62**

い

医学モデル	413
生きづらさ	19, 291
生きづらびっと	456
生き残ったことへの負い目（サバイバーズ・ギルト）	180

育成医療	465, 468
意志	29, **30**, 44, **64**
意識	44, **46**, **415**
意識狭窄	46, **47**, 48
意識混濁	**46**, 334, 335
意識障害	10, 43, 45, **46**, 48, 67, 305, 306, 334, 388, 391
意識の異常	46
意識変容	46, **47**
意識野	46
易刺激性	45, 60, **62**, 315, 317, 424
意思疎通支援	465
意志の異常	64
いじめ	184, 422, 424, 426, 432, **433**, 434, 436, 438, 449
異常な精神運動行動	101
異常酩酊	305
異食	64, **66**
異食症	234
異性装症	266, **267**
イソニアジド	333
依存	276, 277, 278, **291**, 293, 295, 296, 394, 396, 402
依存性パーソナリティ症	246
依存性物質	318
依存性薬物	**313**, 314, 316
位置覚	49
一次運動野	21
一次感情	178
一次体性感覚野	21
一時的欲求	64
一時保育	431
一次妄想（真性妄想）	**57**, 85
一次予防	456
遺伝因子	81, 116
遺伝環境相互作用	116
遺伝率	**13**, 81, 113, 116
移動支援	465
易怒性	62, 140, **142**, 248, 328, 331
イネイブリング	**302**, 309
イノシトール仮説	146
いのちSOS	456
いのちの電話	456
いびき	284
易疲労性	114, **120**
イフェクサーSR	386
違法性	472
イマジナリーコンパニオン（イマジナリーフレンド／想像上の友達）	71
意味記憶	51

イミプラミン	386
イヤイヤ期	430
意欲低下	79, **89**, 327, 328
医療型児童発達支援	465
医療観察法	472, **473**
医療観察法鑑定	472, 473
医療保護入院	238, 377, 460, 462, **463**
医療を避ける型［病気不安症］	196
医療を求める型［病気不安症］	196
インヴェガ	381
インクルーシブ教育システム	458
陰性気分	181
陰性症状	77, 78, 79, 82, 83, **89**, 95, 101, 380, 381, 382
陰性の感情	176
インターネットゲーム	290, 293
インターネットゲーム行動症	36, **323**
インターフェロン	332, 333
インドールアミン	25
インフォームド・アセント	38
インフォームド・アプローチ	372
インフォームド・コンセント（説明と同意）	**38**, 43, 372
インフォームド・チョイス	372

う

ウィスコンシンカードソーティングテスト（WCST）	345, **347**
ウインタミン	381
ウェクスラー D	359
ウエクスラー記憶検査（WMS）	345, **348**
ウェクスラー式児童用知能検査（WISC）	205, 210, **359**
ウェクスラー式成人知能検査（WAIS）	205, 210, **359**
ウェクスラー式知能検査	357, **359**
ウェルニッケ・コルサコフ症候群	300, 301, **306**, 339
ウェルニッケ失語	21, 75, 345
ウェルニッケ脳症	306
ウェルニッケ野	21
迂遠	54, 55, **56**
う歯	237, 242
内田クレペリン検査	356
美しき無関心	**194**, 196
うつ性自己評価尺度（SDS）	368

An Illustrated Reference Guide

うつ病 9, 10, 13, 25, 45, 59, 61, 63, 67, 68, **114**, 134, 167, 180, 187, 189, 298, 325, 344, 367, 368, 375, 380, 386, 390, 392, 398, 401, 441, 449	エンケファリン 25	介護給付 **465**, 466	覚醒 158, 269
うつ病自己評価尺度（CES-D）368	縁上回 21	外在化障害 213	覚醒剤 292, 313, **316**, 319
うつ病性昏迷 68, **120**	遠城寺式 360	概日リズム 23, **270**, 333	覚醒剤精神症 50, **319**
うつ病と適応反応症（適応障害） 139	延髄 20	概日リズム睡眠・覚醒障害 271, 272, **282**	覚醒剤取締法 320
運動失調 305, 306, 391	延滞模倣 27	解釈 415	覚醒シグナル 269, 270
運動心迫 **65**, 69	鉛様麻痺 125	解釈モデル 39	覚醒症状 181
運動チック 214, **215**, 216		外傷後ストレス障害 173	覚醒中枢 269, 270, 276, 281
運動プログラミング 346	**お**	快情動 22	覚醒度（清明度） 46
		解体型［統合失調症］ 100	覚醒度と反応性の著しい変化 174, 175, **176**, 177, 179
え	応急入院 460, 462, **463**	改訂長谷川式簡易知能評価スケール （HDS-R） 345	隔離 98, 376
	黄体形成ホルモン（LH） 237	ガイデッドセルフヘルプ 241, 242, **243**	家事代行サービス 431
衛生委員会（安全衛生委員会）440	嘔吐 315, 317, 388, 389, 391	概念化 346	過小評価 406
衛生管理者 440	横紋筋融解〔症〕 239, 333	海馬 **20**, 21, 51, 117	過食 125, **234**, 236, 237, 241, 242, 243
英知 29, **33**	置き換え 28	海馬傍回 21	臥褥期 417
栄養指導 238	オキサゾラム 393	回避 154, 161, 163	仮性記憶 51, **53**
栄養療法 236, **238**	オキシコドン 342	回避行動 156, **158**	仮性認知症［うつ病］ 121, **122**
エール-ブラウン強迫観念・強迫行為評価尺度（Y-BOCS） 362	オキシトシン 25	回避症状 179, 181	仮性認知症（偽認知症） 54
エクスタシー［MDMA］ 317	汚言症（コプロラリア） 214, **216**	回避・制限性食物摂取症 （ARFID） 234, 235, **236**	仮説演繹的思考 27
エクスタシー（恍惚） 60, **64**	悪心 315, 317, 388, 389, 391	回避性パーソナリティ症 244, 246, **252**	家族会 312
エクスポージャー法 （曝露療法） **160**, 161, 162, 165, 195, 404, 405, **411**	オセルタミビル 332	潰瘍性大腸炎 197	家族教育 165
	汚染-洗浄［強迫症状］ 168	快楽消失（アンヘドニア） 60, **62**	家族焦点化療法 146
エゴ（自我） 415	頤筋筋電図 272	解離 424	家族歴 38, **41**
エジンバラ産後うつ病自己質問票 （EPDS） **110**, 126, 362	大人の神経発達症（発達障害）201	解離症 14, 36, 48, 67, 68, 74, 153, **191**, 424	過大解釈 406
	オピオイド 292, 293, 313, **314**, 320, 320	解離症状 181	過体重 234
エス（id） 415	オピオイド受容体 303, 314	解離性運動障害 195	カタトニア（緊張病症候群） 45, 64, 65, 66, 68, **69**, 78, 88, 100, 120, 324, 325, 392, 398
エスシタロプラム 386	オランザピン 98, 131, 144, 145, 146, 376, 381, 385	解離性感覚脱失 195	カタトニア性の行動 77, 376
エスゾピクロン 276, 393		解離性けいれん 195	カタトニアを伴う 124
エスタゾラム 393	オリゴデンドログリア（オリゴデンドロサイト／乏突起膠細胞） 22	解離性健忘 53, 70, 191, **192**, 193	カタルシス 402
エストロゲン製剤 261		解離性昏迷 68	カタレプシー（強硬症） 45, **69**, 88
エチゾラム 393	オリゴフレニー 45	解離性障害 153	価値意識 41
エップワース眠気尺度（ESS） 272	オレキシン 25, 269, 276, 277, 279, 280, 281	解離性神経学的症状症 195	価値基準 12
エディプス期 28	オレキシン受容体 276	解離性同一症 70, 70, 71, **191**, 192	カチノン 319
エディプス・コンプレックス 28	オレキシン受容体拮抗薬 25, 276, **277**, 378, 393, 395	解離性同一性障害 191	過鎮静 383, 385, 388
エナメル質の酸蝕 **237**, 242	オレキシン神経 269	解離性トランス 191	学校医 432
エバミール 393	音声チック 214, **215**, 216	解離性遁走 191, 192, **193**	学校精神保健 422, **432**
エピソード記憶 **51**, 348	温痛覚 49	解離性無感覚 195	活動 5
エピソード性 **110**, 250		解離性もうろう状態 48	活動期［統合失調症］ 79
エビリファイ 206, 381	**か**	解離体験尺度（DES） 362	活動制限 5
エミレース 381		会話の統合不全 101	渇望 292, 296
エリック エリクソン（エリクソン E） 26, 29, 31	外因性精神疾患 10, 43, 76, 115	加害者 433	家庭内暴力 422, 423, 426, **427**, 434, 437, 449
	外界意識の離人症 70	過覚醒 46, 176	家庭における精神保健 422
エレクトラ・コンプレックス 28	外界精神の離人症 70	化学的ストレス 14	家庭の精神保健 423
遠隔記憶 51	絵画統覚検査（TAT） 352	過活動型せん妄 334	カテコール-O-メチルトランスフェラーゼ （COMT） 81
演技性パーソナリティ症 246	絵画欲求不満テスト （P-Fスタディ） 352	過換気症候群 158, 197	カテコールアミン 25, 316
	絵画療法 414	かくあるべき 416	カテゴリー診断 38
	快感系 82	角回 21	
	快感喪失 89		

寡動 328
過度の一般化 406
金縛り 280
過敏性腸症候群 197
カフェイン 293, 313, **316**
カフェイン使用症 36, **316**
過分極 24
可変性 357
カミングアウト **262**, 265
過眠〔症〕 125, 143, 272, **279**
仮面うつ病 122
身体の性 **258**, 263
空の巣症候群 33
カリウム（K） 239
過量服薬（OD） 255, 394
カルシウム（Ca）仮説 146
カルバマゼピン 144, 146, 341, 390
ガレノスの分類 72
カレン W 152
眼圧上昇 400
簡易精神症状評価尺度（BPRS） 95, 100, **366**
簡易抑うつ症状尺度（QIDS） 362
寛解 113
感覚 49
感覚運動期 27
感覚過敏 203
感覚的感情 60
感覚鈍感 203
眼窩前頭皮質 212
がん患者の精神的反応 375
眼球運動障害 306
眼球運動による脱感作・再処理法（EDMR） 177
環境因子 116
環境調整 17, 136, 211, 334, **370**, 376, 449
環境的要因 370
関係妄想 85
緩下剤 236, 237, **242**
間欠爆発症 256
ガンサー症候群 28, **54**
観衆 433
感情 44, **60**
感情移入（共感） 11, 12, **62**, 403
感情コントロールの障害 248
干渉刺激 346
感情失禁（情動失禁） 60, **63**, 327
感情的決めつけ 406
感情倒錯（気分倒錯） 60, **62**

感情鈍麻（情動鈍麻） 60, **62**, 65, 79, **89**, 326
感情の異常 60
感情の平板化 62, 79, **89**
感情表出（EE） **84**, 106
感情不安定 330
完全寛解 113
完全責任能力 472
眼底出血 425
眼電図 272
繊動 165
カンナビス 314
観念運動失行 75, 345
観念失行 75, 345
観念奔逸 45, 54, 55, **56**, 140, **142**
間脳 20, **23**
緘黙（無言） 45, 68, **69**, 424
管理監督者 440, 443
緩和ケア 375

き

奇異反応 394
既往歴 38, **41**
記憶 20, 23, 44, **51**
記憶減退 51, **52**, 53
記憶錯誤（追想錯誤） 53
記憶障害 75, 315, 327, 328, 345, 391
記憶増進 51, **52**, 292
記憶の異常 51
記憶の島 53
記憶力 54
基幹相談支援センター 469, **471**
期間有病率 18
偽記憶（追想幻覚） 53
奇矯（ひねくれ） 69
奇形腫 329
危険ドラッグ 313, **319**
危険な使用 294
既視感（デジャブ／既視体験） 51, **53**
気質 72, 244
器質性精神疾患 10, 45, 47, 50, 324
器質性もうろう状態 48
希死念慮 67, **121**
キシレン 314
季節性うつ病 126
季節性のパターンを伴う 124, **126**
基礎律動の徐波化 342
吃音 199, **217**

偽認知症（仮性認知症） 54
記念日反応 453
機能訓練 466, 468
機能・形態障害 4
機能障害 5
機能性神経学的症状症（変換症） 158, 194, **196**
機能性ディスペプシア 197
機能的MRI（fMRI） 343
機能の全体的評定（GAF）尺度 100, **364**
気晴らし 135
気分 **60**, 405
気分安定神経仮説 146
気分安定薬 95, 131, 140, 145, 370, 378, **390**
気分安定薬の効果 146
気分エピソード 77, **110**, 112, 145
気分エピソードの重症度基準 113
気分循環症 112, **140**, 141
気分症（気分障害）8, 9, 14, 45, **110**, 172, 187, 236, 241, 257, 432, 435
気分症症状 78
気分倒錯（感情倒錯） 60, **62**
気分の反応性 125
気分変調症 112, **114**
気分本位 417
希望 29
基本相談支援 465, **467**
基本的活力 29
基本的信頼 **29**, 31, 426
記銘 51
記銘障害 45, 51, **52**, 306
逆説睡眠 268
虐待 184, 195, 197, 422, **423**, 424, 426, 428, 432, 433, 435, 449, 469, 471
逆耐性現象（増感現象） 292, 319
虐待の世代間連鎖 424
客観症状 **40**, 44
客観的表出 40
逆向健忘 53
キャッテルの16特性 72
ギャンブラーズ・アノニマス（GA） **290**, 295, 322
ギャンブル 290, 292, 293
ギャンブル依存 322
ギャンブル行動症 67, 318, **322**, 322
求愛行動 267
求愛障害 266, **267**
嗅覚 49

急性ジストニア 384
急性腎不全 391
急性ストレス症（ASD） 14, 62, 70, 173, 174, 180, **181**, 182, 187, 192
急性ストレス障害 173
急性ストレス反応 173, 181
急性中毒 291
休息 370
急速解離仮説 382
急速眼球運動 268
急速交代型 144
吸入剤 293, 313, **314**, 316
吸入薬 319
旧皮質 20
キューブラー ロス 375
橋 20
教育委員会 435
教育支援センター（適応指導教室） 434, **435**
教育センター 432, **435**
教育的処遇 435
教育ネグレクト 425
共依存 302
境界性の意識 70
境界性パーソナリティ障害 247
境界知能 218
共感（感情移入） 11, 12, **62**, 403
共感性 245
強硬症（カタレプシー） 45, **69**, 88
恐慌性障害 154
協調運動障害 315, 389
共同意思決定（SDM） 42, **372**
協働性 405
共同生活援助（グループホーム） 94, 465, 466
強迫観念 54, **59**, **167**, 168, 169, 324, 325, 327
強迫行為 **167**, 168, 169, 324, 325, 327
強迫症（OCD） 8, 13, 25, 59, 74, 76, 123, 166, **167**, 172, 236, 325, 386, 397, 414, 426, 432
強迫症および関連症 36, 153, **166**, 172
強迫症状 167, **168**, 169
強迫症ループ仮説 170
強迫神経症 152, 153, 166
強迫性緩慢 **167**, 169
強迫性障害 153, 166
強迫性パーソナリティ症 244, 246, **252**

恐怖　54, 59, 60, **63**, 154, 161, 162
恐怖記憶　177
恐怖症　152
恐怖症性不安障害　153
興味・喜びの喪失　114, **119**, 122
虚偽性障害　195
拒食　50, 66, 234
拒絶症　45, 66, **69**, 88
居宅介護（ホームヘルプ）　465, 466
居宅訪問型児童発達支援　465
虚無妄想（否定妄想）　58
起立性調節障害　438
起立性低血圧　383, 388
気力減退　114, **120**
ギルフォード　355
疑惑　29, **30**
禁煙補助薬　316
緊急措置入院　460, 462, **463**
筋強剛　328, 333
筋弛緩作用　277, 278
筋弛緩法　278, **414**
筋弛緩薬　398
近時記憶　51
近赤外線スペクトロスコピー（NIRS）　131, 343, **344**
緊張型［統合失調症］　100
緊張型頭痛　197, 392
緊張病症候群（カタトニア）　45, 64, 65, 66, 68, **69**, 78, 88, 100, 120, 324, 325, 392, 398
緊張病性興奮　64, 65
緊張病性昏迷　68
緊張病性の行動　88
勤勉性　29, **31**

く

クアゼパム　393
グアンファシン　212
食いしばり（クレンチング）　288
空虚感　133
クエスチョニング　259
クエチアピン　146, 337, 338, 380, 381, 382, 385
具体的操作期　27
苦痛性愛障害　266
クッシング症候群　331
くも膜下出血　327
クライネ・レヴィン症候群　279
グラインディング（歯ぎしり）　288
グラスゴー昏睡尺度（GCS）　46

グラマリール　381
グリーフ（悲嘆）　133
グリーフケア　133, 453
繰り返す自傷行為　247
久里浜式アルコール症スクリーニングテスト（KAST）　298
グループホーム（共同生活援助）　94, 465, 466
グルココルチコイド（副腎皮質ステロイド）　274, 331, 332, 333
グルタミン　84
グルタミン酸　25, 83, 299, 318
グルタミン酸受容体　299
グレイの2特性　72
呉秀三　37
クレッチマーの分類　72, **73**
クレペリン E　37, **76**
クレンチング（食いしばり）　288
クロキサゾラム　393
クロザピン　95, **97**, 341, 381, 382
クロザリル　**97**, 381
クロザリル患者モニタリングサービス（CPMS）　97, 381
クロチアゼパム　393
クロナゼパム　288
クロニンジャーの7特性　72
クロミプラミン　281, 386
クロラゼプ酸二カリウム　393
クロルジアゼポキシド　393
クロルプロマジン　380, 381
クロルプロマジン換算（CP換算）　80
訓練等給付　**465**, 466

け

ケアホーム　94
ゲイ　259
計画相談支援　465, **467**
経験者会　373
警告反応期　15
経済的虐待　423
軽作業期　417
計算力　54
形式的操作期　27
刑事責任能力（責任能力）　472
刑事責任能力鑑定　472
芸術療法　414
軽躁エピソード　110, **140**, 143
継続サービス利用支援　467
傾聴　403

系統的健忘　192
系統的脱感作法　404
刑罰的処遇　435
経皮的動脈血酸素飽和度（SpO2）　272
傾眠　**46**, 277, 284, 391
けいれん　237
けいれん発作　300
ケース・フォーミュレーション　239, 405
ゲートウェイドラッグ　313
ゲートキーパー　451
ゲーム行動症　293
外科的療法　261
ケシ　320
ケシガラ　320
ケタミン　293, 314, 316, 320
血圧低下　315
血液検査　341
結果を顧みない行動　140, **142**
欠陥状態　79
血管性認知症　54, 63
月経不順　241
月経前症候群　197
結晶性知能　358
結節乳頭核（TMN）　269
決断困難　114, **121**
血統妄想　58, 85
解毒　301
下痢　242, 389, 391
幻覚　45, 49, **50**, 76, 78, 87, 108, 280, 292, 300, 306, 314, 317, 318, 319, 324, 325, 329, 331, 332, 334, 380
幻覚妄想状態　45
幻覚薬　293, 313, 314, **316**, 319, 320
衒奇症（わざとらしさ）　**66**, 69, 88
幻嗅（幻臭）　50
限局された反復的な行動　202, **203**, 207
限局性学習症（SLD）　199, **220**, 222, 231
限局性恐怖症（SP）　59, 154, 158, **162**
限局性健忘　192
健康　**3**, 12
言語公式　414
言語症　199, **200**
言語障害　305
言語新作　87
言語性記憶障害　90
言語性幻聴（幻声）　50

言語理解（VCI）　359
検査　38, 42, **340**
顕在性不安尺度（MAS）　368
幻視　50, 300, 319
現実エクスポージャー　178
現実感消失　157, 175, 193
現実神経症　152
減弱精神症症候群　36
減酒　295, 301, 303
幻臭（幻嗅）　50
幻触　319
幻声（言語性幻聴）　50
倦怠感　388, 391, 394
幻聴　50, 58, 66, 78, **87**, 297, 306, 318, 319
限定責任能力　472
見当識　44, **48**, 54
見当識障害　48, 300, 305, 306, 328, 334, 335, 389, 400
腱反射亢進　389
現病歴　38
健忘　51, 52, **53**, 192, 193, 277
幻味　50
減量・中止方法［ベンゾジアゼピン（BZ）受容体作動薬］　396

こ

抗NMDA受容体抗体　341
抗NMDA受容体抗体脳炎　329
抗アドレナリン作用　385
抗アンドロゲン薬　261, 266
行為心迫　65
抗インフルエンザ薬　332
抗うつ効果増強療法　380
抗うつ薬　25, 66, 95, 127, 129, 137, 281, 370, 378, **386**, 387
抗うつ薬の使用法　130
構音障害　391
口渇　385, 388, 391
高感情表出（HEE）　84, 92
交感神経節　16
後期症候群　300
攻撃 - 確認［強迫症状］　168
高血糖　95, 97, 381, 383, 385
後見　473
恍惚（エクスタシー）　60, **64**
抗コリン作用　383, 385, 388
抗コリン薬　95, 384
高次脳機能　345
高次脳機能障害　75

甲状腺機能亢進症 330
甲状腺機能低下症 123, **330**
甲状腺ホルモン 237, 330
甲状腺ホルモン薬 131
高照度光療法 **126**, 127, 283, 370
口唇期 28
亢進性 357
高振幅棘徐波 399
更生医療 465, 468
合成カチノン 293
合成カンナビノイド（合成大麻） 293, **314**, 319, 320
構成障害 345
抗精神病薬 25, 66, 82, 93, 206, 306, 318, 333, 334, 370, 378, **380**
向精神薬 320, 378
合成大麻（合成カンナビノイド） 293, **314**, 319, 320
構成要件 472
構造化 206
考想化声 **87**, 90
構造化面接 362
考想察知（思考察知） 59
構造障害 5
考想吹入（思考吹入）54, **59**, 70, 86
考想奪取（思考奪取） 54, 55, **59**, 70, **86**, 90
考想伝播（思考伝播） 54, **59**, 70, 79, **86**, 90
交代勤務型 271, **282**
交代人格 191
好中球減少症 97
抗てんかん薬 378, 390
後天性免疫不全症候群（AIDS） 321
行動 44, **64**, 405
行動援護 465, 466
行動活性化療法 404, 405, **408**
高等感情の鈍麻 60, **62**
行動コントロールの障害 248
行動制限 43, 460, **461**
行動の反応 15
行動の異常 64
行動の統合不全 77, 78, **88**
行動誘発性睡眠不足症候群 271, **279**
後頭葉 20, **21**
行動抑制 155
行動療法 160
更年期障害 197
荒廃状態 79

広汎性発達障害（PDD） 204
抗ヒスタミン作用 388
抗不安薬 25, 191, 293, 313, 314, 370, 378, 392, **393**
高プロラクチン血症 95, 381, 382, 383, 82, **384**
興奮 43, 45, 88, 98, 108, 325, 329, 334, 335, 338
興奮，攻撃性への対応 376
合法ドラッグ 319
硬膜下血腫 425
肛門期 28
高揚気分（爽快気分） 45, 60, **61**, 111, 140, **142**, 317, 324, 325, 328, 330, 331
合理化 28
合理的配慮 220
高齢者虐待 423, 426
高齢者虐待防止法 426
コーヒー 455
コーピング（対処） 16, **17**
コカ 314
コカイン **314**, 316, 320, 342
誤記憶（追想錯覚） 51, 53
呼吸関連低換気障害 284
呼吸不全 239
呼吸抑制 315, 394, 395
国際疾病分類（ICD） 19, 34, **35**, 36
国際障害分類（ICIDH） 4
国際生活機能分類（ICF） 4, 5
黒質 22
黒質線条体系 82, 332, 382, 383, 384
こころとからだの質問票（PHQ-9） 362
こころの健康（メンタルヘルス） **3**, 440, 457
こころの健康相談統一ダイヤル **456**, 470
こころの健康づくり 422, **454**
心の健康づくり計画 440
こころの性別 **258**, 263
こころのほっとチャット 456
こころの理論障害仮説 202
固縮 328, 333
個人精神療法 302
個人的リカバリー 371
子育て支援センター 431
子育てひろば 431
コタール症候群 58
誇大妄想 57, 58, 85, **142**

骨折 425
骨粗鬆症 237
コデイン **314**, 320
孤独 29, **32**
言葉のサラダ 55, 56, **87**
子供（こども）のSOSの相談窓口 456
子どもの人権110番 456
子ども用トラウマ症状チェックリスト（TSCC） 366
コプロラリア（汚言症） 214, **216**
個別性 405
鼓膜破裂 425
コラム法 407
コルサコフ症候群 6, **30**, 48, 52
コルチゾール 16, 117, 237, 331, 333
コレステロール 237
コレミナール 393
混合型せん妄 334
混合状態 144
混合性の特徴を伴う 124, 144
今後の研究のための病態 35, **36**, 173, 293, 316, 323
コンサルテーション 374
コンサルテーション・リエゾン〔精神医学〕 13, **334**
昏睡 46, 304
コンスタン 393
コントール 393
コントミン 381
コントロール障害（制御障害） 294
コンピュータ断層撮影〔法〕（CT） 343
コンプライアンス 373
昏迷 45, 64, 66, **68**, 69, 88, 120, 325
昏蒙 46

さ

サーカディアンリズム 270
サービス利用支援 467
罪悪感 29, **30**
再栄養（refeeding）症候群 238, **239**, 339
災害派遣精神医療チーム（DPAT） 180
催奇形性 390
猜疑性パーソナリティ症 246
サイケデリック体験 314
罪業妄想 58, 66, 120, **124**
サイコオンコロジー 375

再使用（スリップ）295, 296, 301, 318
再生（追想／想起） 51, 53
再生障害 51
罪責感 114, **120**
再体験 186
再燃 114
再発 105, **114**, 150, 296
細胞体 24
催眠状態 414
サイレース 393
サイロシビン 314
サインバルタ 386
サヴァン症候群 52
作業期 417
作業曲線 356
作業検査 349, **356**
作業せん妄（職業せん妄）300, **339**
作業療法（OT） 99, 370, 418, **419**
作為思考（させられ思考）54, **59**, 71
作為症 194, **197**
作為体験（させられ体験） 50, 70, **71**, 79, **86**, 90
作為妄想 86
錯視 49
錯聴 49
錯乱 389
作話 306
させられ思考（作為思考）54, **59**, 71
させられ体験（作為体験）50, 70, **71**, 79, **86**, 90
錯覚 **49**, 300, 315, 334, 335
サディズム症 266
作動記憶（ワーキングメモリ）46, 51, 82, 348
里親 425
サバイバーズ・ギルト（生き残ったことへの負い目） 180
詐病 197
残遺期 79
参加 5
参加制約 5
三環系抗うつ薬 129, 342, 378, **386**, 388
産業医 440, 442, 455
産業精神保健 422, **440**
産業保健総合支援センター 440
産後うつ病 **126**, 424
三叉神経痛 390
惨事ストレス 180, **186**
三次予防 456
算数障害 220, **221**

酸素化ヘモグロビン　344
暫定的チック症　215
散瞳　317

し

ジアゼパム　98, 301, 304, 320, 339, 376, 393
ジアゼピン環　397
シアナミド　303
詩歌療法　414
ジェイゾロフト　386
シェマ（枠組み）　27
シェルドンの分類　72
支援者ストレス　180, **186**
支援情報検索サイト　456
ジェンダー　258
ジェンダー・アイデンティティ（性同一性）　31
自我（エゴ）　415
自我意識　44, **70**
自我意識の異常　70
視覚　49
自覚症状　38, **40**, 44
視覚性失認　75, 345
視覚野　21
自我障害　59, **70**, 86
自我同一性　29, **32**
自我防衛　352
しかめ面　88
磁気共鳴画像〔法〕（MRI）　343
自記式　363
児戯性爽快　61
事業者（会社）　440, 442
事業場外資源によるケア　440
事業場内産業保健スタッフ　443
事業場内産業保健スタッフ等によるケア　440
軸索　24
ジクムント フロイト（フロイト S）　26, 28, 37, 152, 415
シクレスト　381
刺激制御法　278
刺激用量　399
自己愛神経症　152
自己愛性パーソナリティ症　244, 246, **252**
自己暗示　414
自己意識の離人症　70
思考　44, **54**
思考（発話）の統合不全　77, 78, **87**

思考・会話の貧困化　79
思考過程の異常　55, 87
思考干渉　59, 86
視交叉上核（SCN）　**270**, 278
思考察知（考想察知）　59
思考散乱　56
思考吹入（考想吹入）　54, **59**, 70, **86**
思考制止（思考抑制）　45, 54, **55**, 56
持効性注射剤（LAI）　**97**, 109, 151, 379
思考体験の異常　54, 59
思考奪取（考想奪取）　54, 55, **59**, 70, **86**, 90
思考伝播（考想伝播）　54, **59**, 70, 79, **86**, 90
思考途絶　54, **55**, 59
思考内容の異常　54
思考の異常　54
思考の貧困　89
思考減裂（減裂思考／支離減裂）　54, 55, **56**, 79, **87**
思考抑制（思考制止）　45, 54, **55**, 56
思考力・集中力の減退　114, **121**
自己機能　245
自己志向性　245
自己臭関係付け症　166
自己主張訓練　410
自己精神の離人症　70
自己組織化の障害（DSO）　179
自己中心性　27
自己同一性の障害　248
自己非難　406
自己誘発性嘔吐　234, 236, **237**, 242
時差型　271, **282**
自殺　**67**, 174, 176, 178, 236, 241, 262, 298, 317, 422, 423, 432, 441, **448**, 449, 450
自殺既遂　121
自殺企図　67, 114, **121**, 240, 247, 424, 426, 433, 437, 452
自殺手段　449
自殺総合対策大綱　448
自殺対策基本法　448
自殺念慮　67, 114, **121**, 128, 247, 261, 331, 433, 437, 449
自殺未遂　**121**, 377, 449, 450
自殺未遂者　452
自殺予防　449
支持的精神療法　99, 128, 192, 195, 370, **403**, 449
視床　**23**, 170

視床下核　22
視床下部　16, 22, **23**
視床下部-下垂体-副腎皮質系（HPA系）　16, 117
視床下部-交感神経-副腎髄質系（SAM系）　16
自傷〔行為〕　**67**, 240, 247, 248, 255, **377**, 423, 424, 426, 432, 437, 450, 452
視床上部　23
自傷他害　462, 463
視床フィルタ機能障害　84
自助グループ　**295**, 296, 298, 301, **303**, 312, 322, 373
ジスキネジア　329
シスジェンダー　259
ジストニア　196, 329
ジスルフィラム　303
自生思考　59
姿勢保持　88
姿勢保持障害　328
自責　352
肢節運動失行　75
施設入所支援　465, 466
自然災害　174, 179, 180, 187
シゾイドパーソナリティ症　246
持続エクスポージャー療法（PE療法）　174, 177, **178**, 411
持続性運動チック症　215
持続性音声チック症　215
持続性複雑死別障害　173
持続性抑うつ症　112, **114**
持続的回避　174, **175**, 176, 177, 179
持続陽圧呼吸療法（CPAP）　284, **285**
自尊心の肥大　140, **142**
失外套症候群　46
疾患教育（心理教育）　99, 129, 147, 156, 160, 162, 165, 170, 177, 181, 238, 302, 370, **407**
失感情症　236
しつけ　30, **428**, 471
失語　**75**, 327
失行　**75**, 327
実行機能障害仮説　202
失神　237
失読失書　345
嫉妬妄想　58, 306
失認　**75**, 327
疾病意識（病感）　74
疾病妄想（心気妄想）　58, 122, **124**

疾病利得　**194**, 196
質問紙法　349, **350**
指定薬物制度　319
時点有病率（有病率）　18
児童委員　432, **435**
児童虐待　**423**, 424, 426, 428
児童虐待防止法　426
自動思考　132, **406**
児童精神科　13
児童相談所　195, 197, 425, 432, 469, **471**
児童発達支援　465
児童発達支援センター　**200**, 469
児童福祉法　425, 458, 465, **469**, 471
児童養護施設　425
シナプス　24
シナプス間隙　24, 387
支配観念（優格観念）　54, **59**
自発性　29, **30**, 31
自発性低下　**89**, 326
指標的予防（indicated prevention）　456
ジプレキサ　381
シプロヘプタジン　389
自閉　62, **90**
自閉症（自閉性障害）　204
自閉症スペクトラム指数（AQ）　366
自閉スペクトラム症（ASD）　8, 9, 13, 45, 69, 198, **202**, 205, 210, 222, 224, 234, 251, 325, 359, 380
嗜癖　293
嗜癖症（嗜癖行動症）　36, **290**, 293
死別反応（悲嘆反応）　**133**, 190, 453
司法精神医学　422, 458, **472**
嗜眠　46
下田光造　72
シモン Th　358
社会恐怖症　155
社会生活技能訓練（SST）　99, 202, 206, 208, 211, 370, 418, **420**
社会生活機能の尺度　361
社会的苦痛　375
社会的健康　3
社会的行動障害　**75**, 345
社会的コミュニケーション症　199, **200**, 204
社会的コミュニケーションの障害　202, **203**, 207
社会的再適応評価尺度　14
社会の支援　**173**, 176, 179

社会的障壁 217, 459	出生前のアルコール曝露に関連する神経行動症 36	情動失禁（感情失禁）60, **63**, 327	自律神経の嵐 315
社会的ネグレクト 190	シュナイダー 90	常同症 45, **69**, 88	自律性 29, **30**, 31
社会的不利 4	シュナイダーの一級症状 90	情動焦点型コーピング 17	自立生活援助 465, 466
社会的要因 11, 340, 370	シュプランガーの分類 72	衝動性 208, **209**, 210, 247, **248**	支離滅裂 87
社会の欲求 64	受容 403	情動脱力発作 279, **280**, 386	支離滅裂（思考滅裂／滅裂思考）54, 55, **56**, 79, **87**
社会のリカバリー 371	受療率 17	情動鈍麻（感情鈍麻）60, **62**, 65, 79, **89**, 326	白黒思考 406
社会福祉法 469, 471	馴化 **173**, 178	情動反応 22	思路障害 54, **55**, 87
社会復帰期 417	循環気質 73	情動不安定 248	心因性 76, 115
社会復帰施設 94	準備因子 336	小動物幻視 339	心因性精神疾患 **10**, 43
社交状況 163	昇華 28	情動麻痺 60, **62**	心因性非てんかん性発作（PNES）196
社交性低下 79, 89	浄化 402	小児期逆境体験（ACEs）423, **426**	人格 244
社交不安症（SAD）8, 59, 123, 155, 158, **163**, 165, 172, 386	障害 4	小児期発症流暢症 199, **217**	人格検査（パーソナリティ検査）349, **350**
射精遅延 389	障害児相談支援 465	小児期崩壊性障害 204	人格変化（パーソナリティ変化／性格変化）**72**, 324
ジャメビュ（未視感／未視体験）51, **53**	障害児通所支援 465	小児性愛症 266, **267**	新規抗うつ薬 114, 129, 378, 386
ジャン ピアジェ（ピアジェ J）26, 27	障害児入所支援 465	小脳 20, 21, 51	心気症 195
習慣反転法 216	障害者 459	使用の有害なパターン **290**, 291, 293	心気障害 195
周期性一側性てんかん型放電 342	障害者基本計画 459	傷病手当金 446	心気神経症 152
周期性過眠症 271, **279**	障害者基本法 458, **459**, 461	常用量依存 395	心気妄想（疾病妄想）58, 122, **124**
周期性四肢運動障害 271, 272, **289**	障害者虐待 423	ジョージ エンゲル 11	心筋炎 95, 97
周期性同期性放電 342	障害者虐待防止法 458	ショートケア 418	心筋梗塞 123
宗教妄想 58, 85	障害者権利条約／障害者の権利に関する条約（CRPD）2	ショートステイ（短期入所）465, 466	心筋症 97
自由継続型 271, **282**	障害者雇用促進法 **458**, 469	処遇改善請求 460	神経科 13
周産期発症 124, **126**	障害者差別解消法 458	職業訓練（職業リハビリテーション）99, **419**	神経核 22
修正型ECT（mECT）398	障害者就業・生活支援センター 469	食行動症（食行動障害）8, 9, 36, 67, 74, **234**, 427, 432	神経経路 **22**, 25
重大な決断 136	障害者総合支援法 458, 461, **465**, 468, 469	職場（事業場）440	神経細胞（ニューロン）20, 23, 24
集団精神療法 302	障害者手帳 **460**, 464, 469	職場復帰支援 443	神経終末 24
執着気質 115	障害福祉サービス **465**, 466	職場復帰支援プラン **440**, 443	神経症 76, **152**, 416
執着性格 72	障害優位 352	職場復帰支援プログラム 443	神経症性うつ病 115
集中困難 176	生涯有病率 18	植物状態 46	神経症性障害 45, 153
集中力低下 237, 284, 331	消化性潰瘍 197	触法行為 257	神経症性掻破 166
重度障害者等包括支援 465, 466	松果体 270, 278	食欲減退（無食欲）64, **66**, 114, 119	神経新生 117
重度ストレス反応および適応障害 153	小膠細胞（ミクログリア）22	食欲亢進 45, 64, **66**, 143	神経心理学的検査 340, **345**
重度訪問介護 465, 466	症状限定性発作 157	食欲・体重の変化 119	神経衰弱 45, 152
柔軟性 346	症状性精神疾患 **10**, 45, 324	食欲低下 45, 327	神経性過食症 9, 66, 234, 235, 236, 239, **241**, 242
自由連想法 415	症状評価尺度 340, **361**	食欲不振 389	神経性過食症に対する認知行動療法（CBT-BN）239
就労移行支援 465, 466, **467**	情性欠如 60, **62**	書字障害 220, **221**	神経精神ループス（NPSLE）331
就労継続支援 465, 466, **467**	焦燥 300, 330, 331, 389	触覚 49	神経性大食症質問表（BITE）362
就労選択支援 465	状態−特性不安検査（STAI）156, **369**	触覚性失認 75	神経性やせ症 9, 66, 234, 235, **236**, 237, 238, 239, 240, 241
就労定着支援 465, 466, **467**	状態像 38, 40, **45**	徐脈 237, 315, 391	神経伝達物質 23, 24, **25**, 318, 332
主観の体験 40	状態不安 369	処理速度（PSI）359	神経特異エノラーゼ（NSE）341
縮瞳 315	上腸間膜動脈症候群 237	ジョン ボウルヴィ（ボウルヴィ J）26	神経内科 13
熟眠困難 119, 273	情緒的健康 3	自立訓練 465, 466	神経認知障害 9, 36, 297, 300
手指振戦 300	情動 20, 22, 23, **60**	自律訓練法 17, 160, 195, **414**	
樹状突起 24	常同運動 203	自立支援医療 464, 465, **468**	
受診理由 38, 39	常同運動症 214	自立支援給付 465, 467, **468**	
主訴 38, 39	衝動行為 64, **67**	自律神経失調症 197	
	常同行動 317, 326	自律神経症状 315, 385, 389	

神経発達症（発達障害）
9, 36, 74, **198**, 222, 251,
278, 426, 432, 433, 435
神経発達障害仮説 83
進行麻痺 10
心情の感情 60
人事労務 440
心身機能 5
心神耗弱 **472**, 473
心身症 197
心神喪失 472, 473
新生児マススクリーニング 219
腎性尿崩症 391
真性妄想（一次妄想） **57**, 85
振戦 196, 315, 333, 389
振戦せん妄 50, 300, **339**
身体医学 11
身体意識の離人症 70
身体依存 **292**, 298, **299**, 314
身体化障害 195
身体構造 5
身体拘束 98, 376
身体疾患 42, 43
身体疾患による双極症 141
身体疾患による抑うつ症 118, 123
身体失認 75
身体醜形症（BDD） 166, **172**
身体醜形障害 166
身体障害者手帳 460
身体障害者福祉法 458
身体症状症 194, **195**, 414, 427
身体症状症および関連症
36, 153, **194**
身体診察 38, 42
身体精神の離人症 70
身体の虐待 174, 290, **423**, 426
身体的苦痛 375
身体的苦痛症 153, 195
身体的ストレス 14
身体的体験症 153
身体の反応 15
身体的被影響体験 90
身体的欲動 64
身体表現性障害 153
身体表現性自律神経機能不全 195
身体部位失認 345
身体療法 236, **238**, 240, 261, **370**
診断 34, 38, 43
診断一致率 13
診断基準 12, **34**

心的外傷およびストレス因関連症
9, 36, 153, **173**, 182
心的外傷後ストレス症（PTSD）
9, 10, 14, 62, 70, 123, 133, 173,
174, 179, 180, 181, 182, 187,
192, 386, 397, 424, 426, 433
心的外傷的出来事
173, **174**, 175, 176, 177,
178, 181, 191, 192, 433
振動覚 49
シンナー 314
侵入症状 174, **175**, 177, 179, 181
侵入的想起 175, 179
新版K式 360
新皮質 20
心不全 239
深部体温 269, 270
親密さ 245
親密性 29, **32**
信頼関係（ラポール） 39
心理アセスメント **340**, 404
心理学的剖検 **448**, 449
心理教育（疾患教育）
99, 129, 147, 156, 160, 162, 165,
170, 177, 181, 238, 302, 370, **407**
心理検査 340, **349**
心理師 455
心理社会的ストレス 14
心理社会的治療 370
心理社会的要因 8, 14, 19
心理的応急処置（PFA） **179**, 456
心理の虐待 290, **423**, 426
心理的反応 15
心理的要因 11, 340, 370, 402
診療 38
心療内科 13
心理療法（精神療法）
11, 132, 178, 236, 238, 240,
242, 298, 301, 302, 370, **402**

す

髄液検査 341
推計外来患者数 17
推計入院患者数 17
遂行機能 347
遂行機能障害
75, 79, 90, 327, 328, 345
遂行機能障害症候群の行動評価
（BADS） 345, **348**

錐体外路症状 95, 97, 333, 380,
381, 382, 383, **384**
睡眠 44, **268**, 269
睡眠維持困難 271, **273**, 280, 284
睡眠衛生指導
131, 273, **275**, 289, 395
睡眠・覚醒障害 36, 180, **271**, 272
睡眠慣性 279
睡眠関連歯ぎしり 271, **288**
睡眠経過図 272
睡眠恒常性維持機構 **269**, 270
睡眠困難 273
睡眠時間制御法 278
睡眠時驚愕症 271, **287**
睡眠時無呼吸症候群（SAS）
271, 272, 274, 279, **284**, 395
睡眠時遊行症 271, **286**
睡眠障害 45, 114, 119, 176,
181, **271**, 314, 316,
330, 331, 426, 427
睡眠相後退型 271, **282**, 283
睡眠相前進型 271, **282**, 283
睡眠段階1（N_1） 268
睡眠段階2（N_2） 268
睡眠段階3（N_3） 268
睡眠中枢 269, 270, 276, 281
睡眠日誌 272
睡眠物質 **269**, 270
睡眠発作 279, **280**, 281
睡眠ポリグラフ検査（PSG）
272, 280, 281, 284, 285, 288
睡眠麻痺 280
睡眠薬 25, **276**, 293, 313,
314, 378, 392, **393**
睡眠欲求の減少 140, **142**
スーパーエゴ（超自我） 415
スキーマ 406
スクールカウンセラー **432**, 455
スクリーニング 340
スタックポイント 178
スチューデント・アパシー 66
スティグマ 6, **7**, 449
ストレス 14, 16, 81, 115, 116, 196,
197, 440, 454, 455, 457
ストレス因 **173**, 176, 187, 188, 189
ストレス関連症 153
ストレス脆弱性 117
ストレスチェック制度 441
ストレス反応
14, **15**, 187, 189, 433, 454
ストレッサー 14

ストレングス 421
スピペロン 381
スピリチュアルな苦痛 375
スピロピタン 381
スプリッティング 250
スプリット思考 250
スボレキサント 276, 277
スリップ（再使用） 295, 296, 301, 318
することモード 412
スルトプリド 381
スルピリド 381
スルモンチール 386

せ

斉一性 32
性格 244
性格変化（人格変化／
パーソナリティ変化） **72**, 324
生活介護 465, 466
生活機能 5
生活訓練 466
生活困窮者自立支援法 469
生活指導 283, 370
生活リズム 438
生活リズム調整 370
生活歴 38, **41**
性感染症 425
性器損傷 425
性機能障害 384
性機能不全 314, 316, 36
制御障害（コントロール障害） 294
制止 68
性嗜好 266
静止時振戦 328
性自認 **258**, 259, 265
脆弱性 81
脆弱性・ストレスモデル **81**, 84
正常圧水頭症 54
星状膠細胞（アストロサイト） 22
生殖性 29, **33**
精神医学 **8**, 11, 37
精神依存 **292**, 298, 314, 316
精神医療審査会 **460**, 470
精神運動興奮 45, 62, 64, **65**, 69,
140, **142**, 300, 305
精神運動焦燥 114, **120**
精神運動性 64
精神運動制止
45, 64, 65, **68**, 114, **120**
精神衛生 422

An Illustrated Reference Guide

精神衛生法	37, **461**	精神保健指定医	**460**, 461, 462, 463	セクシュアリティ	258	セロトニン症候群	389
精神科	13	精神保健福祉センター		セクシュアルハラスメント（セクハラ）		セロトニン・ドパミンアクティビティ
精神科救急	**376**, 449		307, 432, 456, 469, **470**		442	モジュレーター（SDAM）
精神科救急事態	376	精神保健福祉相談	469, **470**	世代間連鎖	290, 424	95, 378, 381, **383**
精神科クリニック	**13**, 19	精神保健福祉法		世代継承性	29, **33**	セロトニン・ドパミン仮説	382
精神科診療所	13		458, **460**, 461, 462, 469, 470	セチプチリン	386	セロトニン・ドパミン拮抗薬（SDA）
精神科デイケア	418	精神保健法	461	積極性	29, **30**	95, 378, 381
精神科病院	**13**, 18	精神力動的精神療法	193	セックス	258	セロトニン・ノルアドレナリン再取り込
精神科リハビリテーション	418	精神療法（心理療法）		窃視症	266, **267**	み阻害薬（SNRI）
精神鑑定	472		11, 132, 178, 236, 238, 240,	絶食	234, **242**	114, 129, 378, **386**, 389, 393
成人期のADHD	213		242, 298, 301, 302, 370, **402**	摂食行動	23	世話	29, **33**
精神機能	8, 12	性腺刺激ホルモン	237	窃触症	266, **267**	線維筋痛症	197, 386
成人期の自閉スペクトラム症	207	成長ホルモン（GH）	237	摂食症（摂食障害）	8, 9, 36, 67, 74,	前意識	415
成人形成期	29	性的エネルギー（リビドー）	28		234, 235, 427, 432	遷延性けいれん	400
精神健康調査票（GHQ）	362	性的虐待	174, **423**, 425, 426	摂食障害に対する強化された		遷延性悲嘆症	133, **173**, 180, 190
精神交互作用	416	性的興奮	266, 267	認知行動療法（CBT-E）		前駆期	79
精神作用物質	**290**, 291	性的指向	**258**, 259, 265, 266		238, **239**, 241, 242, 404	前駆衝動	215
精神刺激薬	292, 293, 313, 314, **316**	性的マイノリティ	259	接触性（疎通性／疎通性）	54, **74**	全検査IQ（FSIQ）	359
精神疾患	**8**, 11, 12, 14, 19, 43	性的マジョリティ	259	摂食制限型	235, **236**	宣言的記憶（陳述記憶）	51
精神疾患の診断・統計マニュアル		性同一性（ジェンダー・アイデンティ		摂食態度調査票（EAT）	362	全健忘	305
（DSM）	19, 34, **35**, 36	ティ）	31	窃盗症	67, **256**	前向健忘	53, 277, 278, 315, 394
精神腫瘍学	375	性同一性障害（GID）	259	絶望	29, **33**	線条体	22, 170
精神症	9, **76**, 314, 316	成年後見鑑定	472, 473	説明	12	全身性エリテマトーデス（SLE）
精神障害者社会復帰促進センター		成年後見制度	471, 472, **473**	セディール	394		123, **331**
	460	生の欲望	417	セネストパチー（体感幻覚）		漸進的筋弛緩法	414
精神障害者保健福祉手帳		青斑核（LC）	269		50, 58, **87**	全人的苦痛	375
	201, 460, **464**	性表現	**258**, 259, 265	セパゾン	393	全身麻酔	398
精神障害にも対応した地域包括		生物学的性	258	セルシン	393	全生活史健忘	192, 193
ケアシステム	469	生物学的精神医学	**11**, 37	セルトラリン	386	前操作期	27
精神症状	11, **44**	生物学的治療	370	セルフケア	422, **440**, 454, **455**, 457	選択性緘黙	155
精神症症状の重症度次元	101	生物学的要因	8, 11, 83, 370	セルフヘルプ	457	選択の健忘	192
精神症性の特徴を伴う	124	生物・心理・社会モデル		セルフモニタリング	239	選択的セロトニン再取り込み阻害薬
精神神経科	13	（BPSモデル）	**11**, 350, 370	セレナール	393	（SSRI）
精神神経症	152	生物的ストレス	14	セレニカR	390	114, 129, 156, 159, 161, 162, 164,
精神通院医療	464, 465, **468**	性分化疾患（DSDs）	258	セレネース	381	167, 170, 174, 177, 187, 191, 241,
精神的感情	60	性別違和（性別不合）		セロクエル	381	242, 266, 378, **386**, 389, 393
精神的苦痛	375		36, **259**, 260, 261, 263	セロトニン	25, 83, **117**, 129, 159, 170,	選択的注目	406
精神的健康	3	性別適合手術	261		235, 316, 318, 332, 387	選択的ノルアドレナリン再取り込み
精神的欲動	64	生命感情（身体的感情）	60	セロトニン5-HT_{1A}受容体	383	阻害薬	212
精神年齢（MA）	358	清明度（覚醒度）	46	セロトニン5-HT_{1A}受容体部分		選択的予防介入
精神発達	8, 26, 41	性欲亢進	64, **66**	作動薬	393, **394**	（selective prevention）	456
精神病	76	性欲低下	64, **66**, 389	セロトニン5-HT_{2A}受容体	382, 389	選択的α_{2A}アドレナリン受容体作動薬
精神病院法	**36**, 37	生来性精神疾患	**10**, 43	セロトニン5-HT_{2C}受容体	383, 385		212
精神病者監護法	36, 37	生理的欲求	64	セロトニン5-HT_3受容体	389	前頭前野	212
精神病床	18	世界保健機関能力低下評価尺度		セロトニン拮抗・再取り込み阻害薬		前頭側頭型認知症	54
精神病未治療期間（DUP）	92	第2版（WHODAS2.0）	365	（SARI）	386	前頭側頭葉変性症（FTLD）	326
精神病理学	**11**, 37	セカンドオピニオン	38	セロトニン再取り込み阻害・セロトニン		前頭葉	20, **21**, 168, 170
精神分析	37, **415**	脊髄	20	受容体調節薬（S-RIM）		前頭葉-線条体-視床-前頭葉
精神分析的精神療法	415	責任	472		114, 129, 378, **386**	（CSTC）回路	170
精神分析療法	152	責任能力（刑事責任能力）	472	セロトニン再取り込み阻害薬		前頭葉機能検査（FAB）	345, **346**
精神保健	422	責任無能力	472	（SSRI）	397	前頭葉症候群	74

前頭連合野	21
全般性3Hz棘徐波複合	342
全般性棘徐波複合	342
全般性健忘	192, 193
全般性多棘徐波複合	342
全般性不安障害	155
全般的予防介入	
（universal prevention）	456
全般不安症（GAD）	
	63, 123, 155, **164**
潜伏期［リビドー発達論］	28
前部帯状回	212
せん妄 8, 45, 47, 48, 50, 305, 314,
316, 324, 325, **334**, 380, 386, 400
せん妄の対応	336
せん妄の発症因子	336

そ

躁うつ病	113
躁エピソード 77, 103, 110, **140**, 143
爽快気分（高揚気分）	
45, 60, **61**, 111, 140, **142**,
317, 324, 325, 328, 330, 331
増感現象（逆耐性現象） **292**, 319
想起（追想／再生）	51, 53
早期症候群	300
臓器損傷	425
早期デブリーフィング	177
双極症（双極性障害）	
9, 10, 13, 25, 45, 61, 63, 69, 73,
112, 113, 118, **140**, 148, 158, 180,
257, 298, 314, 316, 325, 344, 376,
378, 380, 390, 398
双極症I型	112, **141**
双極症II型	112, **141**
双極症および関連症	36
双極性うつ病	125, **143**, 144
操作的診断［基準］	**34**, 152
喪失感	133
喪失体験	449
躁症状	140, **142**
躁状態 45, 56, 58, 65, 66, 78, 101,
111, **140**, 148, 376, 390
躁性興奮	64, 65
双生児研究	13
想像エクスポージャー	178
想像上の友達（イマジナリーコンパ
ニオン／イマジナリーフレンド） 71
相談支援	465, **467**, 471
早朝覚醒	119, 271, **273**

躁転	400
早発痴呆	76
ソーシャル・リズム・メトリック（SRM）
	147
側坐核	318
即時記憶	51
側頭葉	20, **21**
側頭葉症候群	74
側頭葉てんかん	53
側頭連合野	21
側脳室	21
素行症 213, 256, **257**, 432, 433, 435
ソジ（SOGI）	**259**, 265
ソジエスク（SOGIESC）	259, 265
粗大運動	198
措置入院 377, 460, 462, **463**
疎通性（疏通性／接触性） 54, **74**
疎通性障害	**78**, 79
ゾピクロン	393
ソメリン	393
ソラナックス	393
ゾルピデム	393, 397

た

第一次性器期	28
第一次性徴	260
第一世代抗精神病薬	95, 381
退院請求	460
大うつ病性障害	113
体液説	37
体格指数（BMI）	236, 241
体感幻覚（セネストパチー）	
	50, 58, **87**
退行	28
代謝性アシドーシス	304
体重減少	114, 119
体重増加 95, 143, 383, 385, 388
体重増加不良	424, 425
対処（コーピング）	16, **17**
帯状回	**20**, 21
代償行動	
234, 236, 237, 241, **242**, 243
対象の永続性	27
対人関係機能	245
対人関係・社会リズム療法	147
対人関係の欠如	413
対人関係療法（IPT）	
17, 132, 242, 370, **413**
対人的コミュニケーション能力 198

耐性 277, 278, 291, **292**, 294,
298, 316, 394, 395
体性感覚	49
体性感覚連合野	21
滞続言語	326
代替DSM-5モデル［パーソナリティ
症］ 35, **244**, 246, 252
体内時計	269, **270**, 282
体内時計機構	269, **270**
第二次性器期	28
第二次性徴	260
第二世代抗精神病薬	95, 381
大脳	20, 24
大脳基底核	21, **22**
大脳半球	20
大脳皮質	51
大脳辺縁系	**21**, 329
ダイノルフィン	25
体罰	428
大麻 158, 293, 313, **314**,
316, 318, 319, 342
大麻精神症	318
大麻草	320
大麻取締法	320
代理Münchhausen症候群
（他者に負わせる作為症） 197
代理権	**472**, 473
大量飲酒	339
対話性幻声	**87**, 90
唾液腺肥大	**237**, 242
他覚所見	38, **40**
多元受容体作用抗精神病薬
（MARTA）25, 95, 378, 381, 385
多元的診断	100
多幸感	315, 317
多幸症	60, **61**
多軸診断	36
他者に負わせる作為症
（代理Münchhausen症候群）
	197
多重人格	191
多重人格障害	191
多職種チーム	421
他責	352
多相性睡眠	268
立ちくらみ	385
脱感作	387
脱水	237, 242
脱中心化	**27**, 412
脱分極	24
脱法ハーブ	319

脱抑制	**66**, 326, 328
脱抑制愛着障害	173
脱抑制型対人交流症
26, 173, **190**, 424
脱抑制型反応性愛着障害	173
多動	45, 61, 330, 424
多動性	208, **209**, 210
田中ビネー知能検査	357, **358**
多尿	391
他の医学的状態に影響を及ぼす
心理的要因 14, 194, **197**
タバコ 290, 293, 313, **316**, 455
多弁 45, 61, 140, **142**, 330
ためこみ症（HD）	166, **172**
ダルク（DARC）	**290**, 295
ダルメート	393
単一光子放射コンピュータ断層撮影
（SPECT）	343
単一性の意識	70
段階的曝露療法	160, 411
短期間の軽躁を伴う抑うつエピソード
	36
短期記憶	**51**, 52
短期精神症	77, **103**
短期入所（ショートステイ） 465, 466
男根期	28
炭酸リチウム
25, 131, 146, 341, 378, **390**, 391
断酒 295, 301, 302, 303
断酒会	**298**, 303
単純運動チック	215
単純音声チック	215
単純酩酊	305
炭水化物飢餓	125
淡蒼球	21, 22
単相性睡眠	268
タンドスピロン	394
ダントロレン	333, 383
談話心迫	56, 140, **142**

ち

チアプリド	381
地域移行支援	467
地域活動支援センター	465, **468**
地域子育て支援拠点	431
地域生活支援事業
465, 467, **468**, 469
地域相談支援	465, **467**
地域定着支援	467
地域保健法	469, 470

遅延報酬	212	中脳腹側被蓋野	318	抵抗	415	電気けいれん療法（ECT） 93, 97,
知覚	44, **49**	中脳辺縁系 82, 318, 332, 382, 396		抵抗期	15	120, 124, 127, 333, 370, **398**, 400
知覚過敏	**50**, 315, 317	聴覚	49	低呼吸	285	転倒 277, 394
知覚推理（PRI）	359	聴覚性失認	75, 345	低身長	424, 425	展望記憶 **46**, 51, 348
知覚鈍麻	50	聴覚野	21	停滞	29, **33**	
知覚の異常	49	長期記憶	20, **51**, 52	低体温	237, 304	
知覚変容	49, **50**	超自我（スーパーエゴ）	415	低体重	234, 235, **236**	**と**
チック	197, **214**	長時間労働 522, 440, **441**, 442		デイ・ナイトケア	418	
チック症	8, 167, 199, **214**	調節	27	低ナトリウム（Na）血症 237, 300		同意権 **472**, 473
チックに対する包括的な行動療法		直接因子	336	低マグネシウム（Mg）血症 239, 300		同一化（取り入れ） 28
（CBIT）	216	直面化	415	ディメンション診断	100	同一性 245
秩序破壊的・衝動制御・素行症群		治療	38, 42	デイリーハッスルズ	14	同一性拡散 29, **31**
	36, **256**	治療域	391	低リン（P）血症	239	同一性の意識 70
窒息性愛	266	治療関係	**372**, 402	デエビゴ	277	動因喪失症候群（無動機症候群）
知的機能	218	治療抵抗性統合失調症治療薬 381		テオフィリン	333	313, **316**, 318
知的健康	3	治療薬物モニタリング（TDM）		敵意	248	投影（投射） 28, 250
知的障害	469		**341**, 391	適応機能	218	投影性同一視 250
知的障害者更生相談所	469	治療臨界期	80	適応指導教室（教育支援センター）		投影法 349, **350**
知的障害者福祉法	458	陳述記憶（宣言的記憶）	51		434, **435**	同化 27
知的発達症		鎮静	376, 392	適応障害（適応反応症）		盗害妄想（物盗られ妄想）
54, 65, 66, 199, **218**, 424, 435		鎮静薬	293, 313, 314	9, 10, 14, 61, 115, 133, 139,		58, 122, 326
知能	44, **54**, **357**			173, **187**, 188, 190, 375, 441		冬期うつ病 126
知能検査	349, **357**	**つ**		適応的思考	406	統合 29, **33**
知能指数（IQ）	218, 357, **358**			適応反応症（適応障害）		同行援護 465, 466
知能の異常	54	対語記銘力検査		9, 10, 14, 61, 115, 133, 139,		統合失調型パーソナリティ症
遅発性ジスキネジア	384	（三宅式記銘力検査）	348	173, **187**, 188, 190, 375, 441		77, 91, **102**, 244, 246
チミペロン	381	追跡妄想	58, **85**, 319	出来事インパクト尺度（IES）	362	統合失調感情症 47, 77, **103**
チャイルドライン	456	追想（再生／想起）	51, 53	滴定法	**399**, 400	統合失調気質（分裂気質）
チャイルドラインチャット	456	追想幻覚（偽記憶）	53	手首自傷症候群	**66**, 67	73, 91, 102
着衣失行	75, 345	追想錯誤（記憶錯誤）	53	テグレトール	390	統合失調質 91, 102
注意機能	347	追想障害	51	テシプール	386	統合失調症 8, 9, 10, 13, 25, 45, 50,
注意欠如多動症（ADHD）		通過症候群	46	デジャブ（既視感／既視体験）		55, 56, 57, 58, 59, 62, 64, 65,
8, 9, 10, 13, 25, 199, **208**,		通級による指導	435		51, **53**	66, 68, 69, 70, 71, 73, 74, 77,
222, 228, 251, 257, 359, 435		憑きもの体験（憑依体験）	71	手続き記憶	51	**78**, 80, 104, 318, 325, 329,
注意散漫	142	憑きもの妄想（憑依妄想）	58	テトラヒドロカンナビノール（THC）		344, 366, 376, 380, **398**, 426
注意障害 75, 90, 315, 334, 335, 345		つぶれ	317		314, 320	統合失調スペクトラム症 **77**, 78
注意転導性	140, **142**	津守・稲毛式	360	テトラミド	386	統合失調スペクトラム症および他の
中間施設	94			デパケン	390	精神症 36
注察妄想	58, **85**, 319	**て**		デパス	393	統合失調様症 77, **103**
注釈幻声	**87**, 90			デブリーフィング	177	同時健忘 53
中枢神経刺激薬	281	低アルブミン血症	237	デプロメール	386	当事者家族会 373
中枢神経ループス	331	低栄養状態	237	デュロキセチン	386	糖質コルチコイド（グルココルチコイド）
中枢性睡眠時無呼吸症候群	284	ディエスカレーション	145, 376	テレンバッハ H	72	117, 274
忠誠心	29, **31**	低活動型せん妄	334	転移	415	投射（投影） 28, 250
中途覚醒	119, 271, **273**, 280, 284	低カリウム（K）血症 237, 239, 300		転移焦点化精神療法（TFP）	249	陶酔感 315
中毒	63, 70, 193, 291,	低感情表出（LEE）	92	電解質異常 237, 239, 242, 300		東大式エゴグラム（TEG） 352
	293, **294**, 314	デイケア	94, **418**	てんかん 45, 47, 52, 56, 65, 70,		頭頂葉 20, **21**
中毒域	391	定型抗精神病薬		73, 342, 390, 392, 432		糖尿病 123, 385
中毒性精神疾患	**10**, 324	95, 376, 378, 381, **382**, 384		転換性障害	153	糖尿病ケトアシドーシス 385
中脳	20	低血圧	237, 304	てんかん発作後もうろう状態	48	糖尿病性昏睡 97
中脳皮質系	82, 382	低血糖	237, 304			洞不全症候群 391
						トゥレット症 215, **216**

484 *An Illustrated Reference Guide*

トータルペイン	375	トロペロン	381
独語	87	ドンペリドン	383
読字障害	220, **221**		

な

内因性	76, 115
内因性うつ病	122
内因性オピオイド	25
内因性精神疾患	**10**, 43
内在化障害	213
内臓感覚	49
内側視索前野（MnPN）	269
ナイトケア	94, **418**
ナルコティックス・アノニマス（NA）	
	290, 295
ナルコレプシー	
	25, 271, 277, 279, **280**, 281, 386
ナルコレプシータイプ 1	280
ナルコレプシータイプ 2	280
ナルメフェン	303

に

ニコチン	316
ニコチンガム	316
ニコチン置換療法	316
ニコチンパッチ	316
二次感情	178
二次受傷	186
二次障害	201, 207, 210, **213**
二次性徴抑制療法	261
二次的欲求	64
二次被害	176, **183**, 185
二次妄想（妄想様観念）	57
二重自我	**70**, 86
二重人格	191
二次予防	456
日内変動［うつ病］	122
日内変動［せん妄］	333, 335
ニトラゼパム	276, 320, 393
日本式昏睡尺度（JCS）	46
日本版デンバー式	360
入院	43
入院形態	460, **462**
乳頭体	21
乳房切除術	261
入眠困難	119, 271, **273**
入眠時レム睡眠期（SOREMP）	
	280, 281
ニューレプチル	381

特性側面	246
特性不安	369
特性論	72
特定の恐怖症	154
特定不能の広汎性発達障害	204
特定用語	124
特発性過眠症	271, **279**
毒物及び劇薬取締法	320
特別支援学級	435
特別支援学校	432, **435**
特別支援教育	435
ドグマチール	381
ドスレピン	386
途絶	64, **68**
ドパミン	25, 84, 117, 304,
	316, 318, 332, 396
ドパミン D_2 受容体	382, 383, 384
ドパミン過感受性精神病	80, 98
ドパミン仮説	82
ドパミン経路	82, 318
ドパミン受容体	82
ドパミン受容体作動薬	289, 332, 333
ドパミン受容体刺激症状	383
ドパミン受容体占拠率	98
ドパミン受容体部分作動薬（DPA）	
	95, 378, 381, **383**
ドパミン神経系	277, 289
ドパミン・セロトニン拮抗薬（DSA）	
	381
ドパミントランスポーターシンチグラフィ	
	343
トフラニール	386
ドメスティック・バイオレンス（DV）	
	422, 423, 426, **427**, 432
ドラール	393
トラウマティックな出来事	14
トラゾドン	386
とらわれの機制	416
トランスジェンダー	**258**, 259
トリアゾラム	276, 393, 397
取り入れ（同一化）	28
取消権	**472**, 473
トリプタノール	386
トリミプラミン	386
トリラホン	381
トリンテリックス	386
トルエン	314, 320
トレドミン	386

ニューロモデュレーション療法	
	370, **398**
ニューロン（神経細胞）	20, 23, 24
尿ケトン体	237
尿検査	342
尿蛋白	237
尿中薬物スクリーニング	342
尿閉	388
任意後見制度	**472**, 473
任意入院	462, **463**
人間的健康	3
認知	405
認知機能	54, 345
認知機能改善療法（CRT）	99
認知機能障害	10, **78**, 79, 82, 90,
	101, 327, 328, 330,
	381, 382, 388, 400
認知行動療法（CBT）	
	99, 127, 132, 156, 160, 163, 164,
	165, 170, 174, 177, 178, 181, 193,
	195, 251, 256, 257, 266, 275, 295,
	302, 322, 370, 395, **404**
認知再構成法	17, 132, 167, 170,
	171, 404, 405, **406**
認知症	8, 9, 10, 47, 52, 56, 61, 62,
	66, 192, 314, **326**, 345, 380
認知症の行動・精神症状群	
	（BPSD）	326
認知処理療法（CPT）177, **178**, 404
認知的評価	16
認知と気分の陰性の変化	
	174, 175, **176**, 179
認知の偏り	132, **406**
認知発達論	27
認知療法	160, 164, 178, 187, 189
忍容性	95, **378**

ね

ネグレクト	174, 290, **423**, 426
熱傷	425
眠気	383, 385, 388, 391, 394
ネモナプリド	381
ネルボン	393
粘着	56
粘着気質	73
年齢半分法（ハーフエイジ法）	
	399, 400

の

脳	20
脳幹	20
脳器質性精神疾患	10
脳弓	21
脳血管障害	123, **327**
脳梗塞	63, **327**
能動性の意識	70
脳内出血	327
脳内報酬系	22, 313, **318**, 322
脳波	272
脳波検査	342
脳波平坦化	399
脳由来神経栄養因子（BDNF）117
能力障害	4
ノーマライジング	99
ノーマライゼーション	4
望まぬ妊娠	424, 427
ノバミン	381
ノルアドレナリン16, 25, **117**, 129, 269,
	304, 318, 332, 387
ノルアドレナリン作動性・特異的セロ
	トニン作動性抗うつ薬（NaSSA）
	114, 129, 378, **386**
ノルアドレナリン神経系	277
ノンアサーティブ	410
ノンレム（non-REM）睡眠	
	268, 286, 287

は

パーキンソニズム	82, 384
パーキンソン病	82, 123, **328**
パーキンソン病治療薬	
	95, 274, 328, **332**
パーソナリティ	
	10, 44, **72**, 191, 244, 250
パーソナリティ機能	244, **245**
パーソナリティ検査（人格検査）	
	349, **350**
パーソナリティ症（PD）	
	9, 36, 61, 67, 72, 123, 167, 187,
	244, 247, 250, 322, 380, 426
パーソナリティ特性	246
パーソナリティの異常	72
パーソナリティ変化	
	（人格変化／性格変化）**72**, 324
パーソナルリカバリー	99, **371**

索引

An Illustrated Reference Guide **485**

ハーフエイジ法（年齢半分法） **399, 400**	発動性 357	反精神医学 12
ハームリダクション 321	発熱 389	半側空間無視 345
バーンアウト 66	発明妄想 58	半側身体失認 345
バイオフィードバック法 195, **414**	抜毛症（TTM） 67, 166, **172**	判断力 54
配偶者からの暴力の防止及び被害者の保護等に関する法律 426	抜毛癖 166	反跳現象 395
	パニック症（PD） 9, 63, 74, 123, 154, **156**, 161, 325, 386, 397, 433	反跳性不安 395
配偶者暴力相談支援センター 426, **427**	パニック障害 154	反跳性不眠 **273**, 277, 278, 395
バイセクシュアル 259	パニック障害重症度尺度（PDSS） 156	汎適応症候群 15
排泄症 36	パニック発作 70, 156, **157**, 158, 160, 161, 162, 169, 317, 324, 325	反動形成 28
排尿障害 385, 388		反応性愛着障害 173
バウムテスト 353	パニック発作・広場恐怖評価尺度（PAS） 156, 362	反応性アタッチメント症 26, 173, **190**, 424
破瓜型［統合失調症］ 100	ハビットリバーサル 216	反応性うつ病 115
歯ぎしり（グラインディング） 288	パフォーマンス限局型社交不安症 163	反応妨害法 171
パキシル 386	ハミルトンうつ病評価尺度（HAM-D） 110, 363, **367**	反復経頭蓋磁気刺激（rTMS） 127, 370, 401
吐きだこ **237**, 242		反復睡眠潜時検査（MSLT） 272, **280**, 281
迫害妄想 58	場面緘黙 155, **165**	反復中絶 427
曝露反応妨害法（ERP） 167, 170, **171**, 216, 411	ハラスメント 422, 440, **442**	
曝露法 171	パラフィリア 266	**ひ**
曝露療法（エクスポージャー法） 160, 161, 162, 165, 195, 404, 405, **411**	パラフィリア症 36, 64, 66, **266**	
	バランス 393	非24時間睡眠・覚醒型 271, **282**
	バランス思考 406	非BZ（ベンゾジアゼピン）系睡眠薬 393, **397**
励まし 135	バリアフリー 4	悲哀 413
箱庭療法 414	パリペリドン 146, 381	被愛妄想（恋愛妄想） 58
恥 29, **30**	ハルシオン 393	ピアサポート 373
ハシッシュ 314	バルネチール 381	ピアジェ J 26, 27
橋本病 330	バルビツール酸 342	被暗示性 **66**, 69
長谷川式簡易知能評価スケール（HDS） 345	バルビツール酸系薬 314	ピーゼットシー 381
	バルプロ酸 144, 146, 341, 390	被害関係妄想 57, 58, 319
バセドウ病 330	パレイドリア（変像症） 49	被害者 433
パターナリズム 372	バレニクリン 316	被害者支援ネットワーク 185
発汗 389	ハロキサゾラム 393	被害妄想 50, **85**, 326
発症危険精神状態（ARMS） **92**, 456	パロキセチン 386	被殻 21, 22
	ハロペリドール 98, 145, 338, 339, 341, 376, 380, 381	皮下出血 425
発生率 18		引きこもり 91, 188, 261, 422, 423, **426**, 427, 432, 434
発達 430	パワーハラスメント（パワハラ） 442	
発達課題 29	反響言語 69, 88, 203, 326	非行 257, 422, 424, 432, **435**, 471
発達検査 349, **360**	反響現象（反響症状） 45, **69**	微細運動 198
発達指数（DQ） 360	反響動作 69, 88	微細振戦 391
発達障害（神経発達症） 9, 36, 74, **198**, 222, 251, 278, 426, 432, 433, 435	反抗挑発症 213, 256, **257**, 432, 433, 435	非自殺性自傷症 36
	犯罪行為 257, 266, 267	皮質性運動性失語 75
発達障害者支援センター **200**, 432, 469	反社会性パーソナリティ症（ASPD） 213, 244, 246, **252**, 256, 257	皮質性感覚性失語 75
発達障害者支援法 199, **217**, 458, 469		非自発的入院 145, 376
	反社会的行動 326	尾状核 21, 22
発達性協調運動症（DCD） 199, **207**	ハンス セリエ 14	微小妄想 124
	反芻 234	皮疹 391
発達年齢（DA） 360	反芻症（反芻性障害） 234	ヒスタミン 25, 269
		ヒスタミン H1受容体 383, 385, 388
		ヒスタミン神経系 277
		ヒステリー 152
		ヒステリー球 **194**, 196
		非宣言的記憶（非陳述記憶） 51
		ビタミンB1 339
		ビタミンB1欠乏症 239
		悲嘆（グリーフ） 133
		悲嘆反応（死別反応） **133**, 190, 453
		非陳述記憶（非宣言的記憶） 51
		ビッグファイブモデル 72, **73**, 246
		ピッツバーグ睡眠質問票（PSQI） 272
		非定型うつ病 125
		非定型抗精神病薬 25, 78, 95, 131, 145, 146, 256, 257, 376, 378, 381, **382**, 384, 385, 390
		非定型の特徴を伴う 124
		否定妄想（虚無妄想） 58
		被毒妄想 50, 58, 66, **85**
		人見知り 202
		ヒト免疫不全ウイルス（HIV） 321
		ヒドロキシジン 304
		ビネー A 358
		ビネー式知能検査 358
		ひねくれ（奇矯） 69
		疲憊期 15
		批判性幻声 87
		ピパンペロン 381
		非物質関連症 293, **322**
		皮膚むしり症（ED） 166, **172**
		ビプレッソ 381
		飛蚊症 50
		鼻閉 385
		非ベンゾジアゼピン（BZ）系睡眠薬 393, **397**
		ヒポコンドリー性基調 416
		肥満恐怖 234, **236**, 238, 241
		肥満症 123
		被養育体験 116
		憑依体験（憑きもの体験） 70, 71, 86, 191
		憑依妄想（憑きもの妄想） 58
		病院数 18
		描画テスト 353
		病感（疾病意識） 74
		病気不安症 **194**, 196
		表現療法 414
		病識 39, 43, **74**, 76, 143, 167, 373, 457
		病者の役割 132, **413**
		標準型失語症検査（SLTA） 345

標準高次動作性検査（SPTA）345
病床数 18
病床利用率 18
病前性格 **72**,73,91,102,115
病態失認 345
病的多飲水 78
病的賭博 322
病的パーソナリティ特性
　244,**246**,252
病的不安 60,**63**
病的酩酊 305
ヒルナミン 381
疲労感 331
広場恐怖症（AG）
　9,59,154,156,158,**161**,162,411
貧困妄想 57,58,66,**124**
頻脈 300,317,385,388,389

ふ

ファミリー・サポート・センター 431
不安 60,**63**,154,161,162,187,
　188,191,237,300,315,317,
　324,325,328,331,389,424
不安階層表 160,171,178,411
不安症 9,10,25,36,63,67,
　76,123,153,**154**,164,
　180,261,298,314,316,
　325,369,386,392,414
不安神経症 152
不安性の苦痛を伴う 123,124
不安定な自己像 248
不安または恐怖関連症 153
風景構成法 352
フェティシズム症 266,**267**
フェノチアジン系抗精神病薬
　25,95,378,381,385
フェノバルビタール 314
フェンシクリジン（PCP）
　293,**314**,316,320,342
不穏 62,98,334,335,338
不快情動 22
賦活症候群（アクチベーション・
　シンドローム） 130
不規則睡眠・覚醒型 271,**282**
複雑運動チック 215
複雑音声チック 215
複雑性PTSD（CPTSD）
　173,**179**,424,426
複雑酩酊 305
副作用 42,373

福祉事務所 425,469,**471**
福祉ホーム 94,465,**469**
復職支援プログラム 440
副腎髄質 16
副腎皮質 16
副腎皮質ステロイド
　（グルココルチコイド）
　274,331,332,333
腹側外側視索前野（VLPO）269
腹側線条体 212
腹痛 389
腹部外傷 425
服薬指導 130
不死妄想 58
浮腫 237
不信 29
不整脈 237,239,242,304,391
不注意 208,**209**,210
不調のサイン 134
ブチロフェノン系抗精神病薬
　95,378,381
物質依存 293,294
物質・医薬品誘発性精神疾患
　293,314
物質・医薬品誘発性双極症 141
物質・医薬品誘発性抑うつ症 118
物質関連症 10,45,58,67,192,
　236,241,**290**,293,
　424,427,435,449
物質関連症および嗜癖症 36,**290**
物質使用症 25,61,67,174,257,
　293,**294**,295,322,426
物質使用症または嗜癖行動症 290
物質探索行動 292,318
物質中毒 293
物質誘発症 293
物質誘発性精神疾患 291,380
物質誘発性精神または行動の疾患
　293
物質誘発性せん妄 293
物質乱用 294
物質離脱 293
物質離脱せん妄 297
物体失認 75
物理的ストレス 14
物理的被害妄想 58
不適切な養育（マルトリートメント）
　424
不登校 187,188,422,424,
　426,427,432,**434**,
　436,438,471

部分寛解 113
不眠 114,237,274,289,
　300,315,317,333
不眠症 271,272,**273**,275,276,
　378,380,386,392
不眠障害 273
不眠症の認知行動療法（CBT-I）
　273,**278**
フラストレーション 352
ふらつき 277,394
フラッシュバック
　52,175,179,181,314
フラッシュバック現象 292,319
フラッシング反応 303
プラミペキソール 289
フリースクール 434,436,**439**,471
プリベンション 451
フルタゾラム 393
フルデカシン 381
ブルドン抹消検査 358
フルニトラゼパム 376,393
フルフェナジン 381
フルボキサミン 386
フルマゼニル 314,**394**
フルメジン 381
フルラゼパム 276,393
ブレクスピプラゾール 381
プレコックス感 78
プレゼンティーズム 445
フロイトS（ジクムント フロイト）
　26,28,37,152,415
ブロイラー **78**,90
ブローカ失語 21,345
ブローカ野 21
プロクロルペラジン 381
プロゲスチン 261
プロスタグランジンD_2（PGD_2）269
プロチアデン 386
ブロチゾラム 276,393
ブロナンセリン 381
プロピタン 381
プロプラノロール 389
プロペリシアジン 381
プロポキシフェン 342
ブロマゼパム 393
ブロムペリドール 381,381
ブロモクリプチン 333,383
文章完成法テスト（SCT）351
分離不安 26
分離不安症 63,155,**164**,165
分離不安障害 155

分裂気質（統合失調気質）
　73,91,102

へ

ベアード GM 152
ペアレント・トレーニング 206,**211**
平均基準 12
平均在院日数 18
平均睡眠潜時 281
平衡感覚 49
並行検査 348
閉塞性睡眠時無呼吸症候群
　（OSAS） 284
ベック抑うつ質問票（BDI）
　110,363,**368**
ヘテロセクシュアル 259
ペラグラ 339
ベルソムラ 277
ペルフェナジン 381
ヘロイン **314**,316,320,321
ペロスピロン 381,382
変換症（機能性神経学的症状症）
　158,194,**196**
偏差知能指数（DIQ）357,**358**
ベンザリン 393
弁証法的行動療法（DBT）
　249,**251**,412
ベンズアミド系抗精神病薬 381
片頭痛 197,390
ベンゼン〔環〕 314,397
変像症（パレイドリア）49
片側前側頭部の棘波 342
ベンゾジアゼピン（BZ）系抗不安薬
　162,163,164
ベンゾジアゼピン（BZ）系睡眠薬
　337,393,**397**
ベンゾジアゼピン（BZ）系薬
　95,98,131,156,
　159,339,342,376
ベンゾジアゼピン（BZ）受容体作動薬
　53,276,281,286,288,301,
　314,378,**392**,394,396
ペンタゾシン **314**,320,320
扁桃体 20,21,**22**,159
ベントン視覚記銘検査 348
便秘 237,315,385,388
ベンラファキシン 386

ほ

保育所等訪問支援	465
防衛機制	**28**, 250, 415
放課後等デイサービス	465
放火症	67, **256**
包括型地域生活支援プログラム（ACT）	421
傍観者	433
報酬系	82, 212
報酬効果	291, 292
紡錘波	268
法定後見制度	473
法テラス	183, 185
乏突起膠細胞（オリゴデンドログリア／オリゴデンドロサイト）	22
方法論	11
暴力	43
ボウルヴィ J（ジョン ボウルヴィ）	26
ボーダーラインパーソナリティ症（BPD）	9, 64, 244, **247**, 253
ホームヘルプ（居宅介護）	465, 466
保健師	440, 455
保健所	307, 432, 455, 456, 469, **470**
保佐	473
保持	51
ポジトロン断層撮影法（PET）	343
補助	473
ポストトラウマティック・プレイ	184
ポストベンション	453
ホスファチジルイノシトール（PI）	390
保続	54, 55, **56**
勃起不全	389
ボディイメージの障害	**236**, 241
ホリゾン	393
ボルチオキセチン	386
ホルモン療法	261

ま

マイスリー	393
マインドフルネス	251, 404, **412**
マインドフルネスストレス低減療法	412
マインドフルネス認知療法	412
巻き込み症状	**169**, 171
マグネシウム（Mg）	239
マジックマッシュルーム	314
マゾヒズム症	266
マタニティハラスメント（マタハラ）	442
マタニティブルーズ	**126**, 424
麻痺性イレウス	385
マプロチリン	386
まもろうよ こころ	456
麻薬	316, **320**
麻薬及び向精神薬取締法	319, **320**
麻薬中毒者	320
マリファナ	314
マルトリートメント（不適切な養育）	424
慢性アルコール中毒	297
慢性甲状腺炎	330
慢性硬膜下血腫	54
慢性的な空虚感	247, **248**
慢性疼痛を伴う身体疾患	123
慢性閉塞性肺疾患	395
慢性腰痛症	386

み

ミアンセリン	386
ミオクローヌス	196, 329, 389
味覚	49
味覚障害	237
ミカンていいな法	410
右片側（RUL）［ECT］	400
ミクログリア（小膠細胞）	22
未視感（ジャメビュ／未視体験）	51, **53**
自らに負わせる作為症（Münchhausen 症候群）	197
水中毒	385
見捨てられ不安	247, **248**
ミダゾラム	98, 145, 338, 376
ミドドリン	388
ミネソタ多面的人格目録（MMPI）	354
三宅式記銘力検査（対語記銘力検査）	348
ミュンヒハウゼン症候群	197
ミルタザピン	386
ミルナシプラン	386
民生委員	432, **435**

む

無為	64, **65**
無意識	415
無価値感	114, **120**
無顆粒球症	95, 97, 381
無関心	326
無気力	327, 328
無気力症（アパシー）	66
無月経	237, 241
夢幻状態	47
無呼吸	285
無呼吸低呼吸指数（AHI）	285
無言（緘黙）	45, 68, **69**
無言症	88
無食欲（食欲減退）	64, **66**, 114, 119
むずむず脚症候群（レストレスレッグス症候群）	271, **289**, 328
無責	352
むちゃ食い	**234**, 236, 237, 241, 242, 243
むちゃ食い症	234, 235, **241**
むちゃ食い・排出型	235, **236**, 237
無動	68, 328
無動機症候群（動因喪失症候群）	313, **316**, 318
無動性無言	46
無反応	425
無表情	425
無謀な行動	248
夢遊病	286

め

明確化	415
明識困難状態	46
瞑想	412
酩酊	297, 299, **305**
酩酊状態	56
メイラックス	393
メキサゾラム	393
メサドン	321
メサドン漸減置換法	**316**, 321
メスカリン	314
メダゼパム	393
メタンフェタミン	**316**, 320, 342
メチルフェニデート	25, **212**, 281, 316, 320, 332
滅裂思考（思考滅裂／支離滅裂）	54, 55, **56**, 79, **87**
めまい	383, 385, 391
メラトニン	23, 269, **270**, 276, 278
メラトニン受容体	276, 278
メラトニン受容体作動薬	206, 276, **278**, 283, 378, 393, 395
メラトベル	206, 278
メランコリア型うつ病	122, **125**
メランコリアの特徴を伴う	124, **125**
メランコリー親和型	**72**, 115
メレックス	393
面接	38, **39**
面接式	363
面前 DV	423, 426, 427
メンタライゼーション療法（MBT）	249
メンタルクリニック	13
メンタルヘルス（こころの健康）	3, 440, 457
メンタルヘルスケア	440
メンタルヘルス・ファーストエイド（MHFA）	457
メンタルヘルスリテラシー	6
メンタルヘルスリテラシー教育	**6**, 422, 432, 456
メンドン	393

も

妄覚	305
妄想	45, 54, **57**, 76, 78, 85, 108, 292, 300, 306, 318, 319, 324, 325, 329, 332, 380
妄想型［統合失調症］	100
妄想気分	**57**, 85
妄想症	77, **102**
妄想性うつ病	124
妄想知覚	**57**, 90
妄想着想	57
妄想様観念（二次妄想）	57
もうろう状態	45, 47, **48**, 64, 305
モーズレイ神経性やせ症治療（MANTRA）	**236**, 238
目的意識	29, **30**
目的本位	417
目標指向性活動の増加	140, **142**
モサプリド	389
モダフィニル	281
持ち越し効果	277, 394
モノアミン	**117**, 129, 387
モノアミン仮説	117
モノアミン枯渇薬	332
モノアミン受容体	117
モノアミン受容体仮説	117
物盗られ妄想（盗害妄想）	58, 122, 326
もの忘れ	192
モラトリアム	31
森田療法	416
モルヒネ	**314**, 320, 342
問題解決技法	404, 405, **409**

問題行動	425		
問題焦点型コーピング	17		

や

- 夜驚症　287
- 薬原性錐体外路症状評価尺度（DIEPSS）　95, **378**, 383
- 薬物　64, 290, 296
- 薬物療法　11, 241, 242, 273, 275, 276, 280, 283, 286, 289, 298, 301, 303, 370, **378**
- 薬理学的特徴　294
- 役割　413
- 役割混乱　29, **31**
- 役割の変化　413
- 役割をめぐる不和　413
- ヤスパース K　12, 46, 70
- 矢田部ギルフォード性格検査（YG性格検査）　355
- 夜尿症　197, 386
- ヤング躁病評価尺度（YMRS）　110

ゆ

- 優格観念（支配観念）　54, **59**
- 有機溶剤　313
- 遊戯療法　414
- 有能感　29, **31**
- 誘発因子　336
- 有病率（時点有病率）　18
- ユーロジン　393
- ユニバーサルデザイン　4
- ユングの分類　72

よ

- 要求固執　352
- 養護教諭　**432**, 455
- 養子研究　13
- 陽性・陰性症状評価尺度（PANSS）　95, **100**
- 陽性症状　**79**, 82, 83, 95, 382
- 陽性の感情　176, 181
- 要素性幻聴　50
- 腰痛症　197, 392
- 予期されないパニック発作　157
- 予期不安　156, **157**, 158
- 予期憂慮　164
- 抑圧　28

- 抑うつエピソード　77, 103, 110, **118**, 133, 141
- 抑うつ気分　45, 60, **61**, 111, 114, **119**, 122, 191, 315, 317, 324, 325, 326, 327, 328, 330, 331, 408, 424
- 抑うつ症　36, 112, 257, 314, 316
- 抑うつ症状　**118**, 187, 188, 332, 450
- 抑うつ状態　45, 55, 57, 58, 65, 66, 67, 70, 78, 101, 111, **118**, 148, 386, 390
- 抑制型反応性愛着障害　173
- 抑制コントロール　346
- 抑制性GABA介在神経　396
- 欲動　44, **64**
- 欲動減退　65
- 欲動亢進　61, **65**
- 欲動の異常　64
- 欲望　64
- 予防精神保健　**422**, 456
- 予防的介入［せん妄］　337
- よりそいホットライン　456
- 弱い中枢性統合仮説　202
- 四環系抗うつ薬　25, 129, 378, **386**, 388

ら

- ライフイベント　8, 14, 115
- ライフサイクル　**8**, 422
- ライフサイクル論　29
- ラインによるケア　440
- ラツーダ　381
- ラピッドサイクラー　144
- ラポール（信頼関係）　39
- ラミクタール　390
- ラメルテオン　276, 283, 337
- ラモトリギン　146, 390
- 卵胞刺激ホルモン（FSH）　237
- 乱用　291

り

- リーゼ　393
- リーボヴィッツ社交不安尺度（LSAS）　368
- リーマス　390
- リエゾン　374
- 理解　11
- リカバリー　**371**, 421
- 離人感　157, 175, 193

- 離人感・現実感消失症　50, 70, 191, **193**
- 離人・現実感喪失症候群　191
- 離人症（離人体験）　**70**, 86
- 離人症性障害　191
- リスデキサンフェタミン　212
- リストカット　377
- リスパダール　206, 381
- リスペリドン　146, 206, 334, 337, 338, 339, 376, 380, 381, 384
- リスミー　393
- 理想化とこき下ろし　247, **248**, 250
- 離脱　63, 70, 158, 193, 291, 292, 293, 294, **295**, 298, 299, 301, 314, 394, 395
- 離脱症候群　130
- 離脱症状　292
- リチウム（Li）　391
- リチウム中毒　390, **391**
- リッカム・プログラム　216, 217
- 律動性咀嚼筋活動（RMMA）　288
- 利尿薬　236, 237, **242**
- りはあさる　457
- リバーミード行動記憶検査（RBMT）　345, **348**
- リハビリテーション　99, 370, **418**
- リビドー（性的エネルギー）　28
- リビドー発達理論　28
- リフレックス　386
- リボの逆行律　52
- 流動性知能　358
- 療育　200
- 療育手帳　201, 460, **469**
- 了解　11, **12**, 76
- 了解不能　57
- 両価性（アンビバレンス）　60, **64**, 90
- 梁下野　21
- 両側性（BL）［ECT］　400
- 療養介護　465, 466
- リラクセーション法　216, **414**
- リルマザホン　393
- リン（P）　239
- リン酸化タウ蛋白　341
- 臨床的リカバリー　371

る

- 類型論　72
- るいそう　237
- ルーラン　381
- ルジオミール　386

- ルネスタ　393
- ルボックス　386
- ルラシドン　146, 381

れ

- レイトン強迫性検査（LOI）　362
- レキサルティ　381
- レキソタン　393
- レクサプロ　386
- レストレスレッグス症候群（むずむず脚症候群）　271, **289**, 328
- レズビアン　259
- レスミット　393
- レセルピン　332
- 劣等感　29, **31**
- レット症候群　204
- レビー小体型認知症（DLB）　50, 54, **326**, 380
- レボチロキシン　131
- レボドパ　332, 333
- レボトミン　381
- レボメプロマジン　380, 381
- レム（REM）睡眠　**268**, 288
- レム睡眠関連症状　280
- レム睡眠行動障害　271, 272, **288**, 326, 328
- レム睡眠潜時　281
- レメロン　386
- 恋愛妄想（被愛妄想）　58
- 連合弛緩　55, 56, 79, **87**, 90
- 練習効果　348, 356
- レンズ核　22
- 連続性　32
- レンドルミン　393
- レンボレキサント　276, 277

ろ

- 蝋屈症　**69**, 88
- 労働者　440, 442, 443
- 漏斗下垂体系　82, 382, 383
- 老年期うつ病評価尺度（GDS）　362
- 老年的超越性　33
- ローゼンツアイク S　352
- ローランド鋭波　342
- ロールシャッハテスト　351
- ロールプレイ　420
- 露出症　266, **267**
- ロチゴチン　289
- ロナセン　381

ロフェプラミン	386
ロフラゼプ酸エチル	393
ロラゼパム	339, 376, 393
ロラメット	393
ロルメタゼパム	393

ワーキングメモリ（WMI）［知能検査］	359
ワーキングメモリ（作動記憶）	**46**, 51, 82, 348
ワイパックス	393
分かち合いの場	453
枠組み（シェマ）	27
わざとらしさ（衒奇症）	**66**, 69, 88
割り当てられた性	**258**, 260, 263

数字・欧文索引

記号・数字

#いのちSOS	456
10代20代の女の子専用LINE	456
3つのコラム	407
4大疾病	8
4つのA	90
4つのケア	440
5大疾病	8
7つのコラム	407

ギリシャ文字

α_2受容体刺激薬	333
α波	268
β-エンドルフィン	25, 318
β受容体遮断薬	95, 163, 164, 332, 333
β波	268
γ-アミノ酪酸（GABA）	25, 269, 299, 318
δ波	268
θ波	268
ω_1受容体	397
ω_2受容体	397

A

AA（アルコホーリクス・アノニマス）	295, **298**, 303
ACEs（小児期逆境体験）	423, **426**
ACT（包括型地域生活支援プログラム）	421
ADHD（注意欠如多動症）	8, 9, 10, 13, 25, 199, **208**, 222, 228, 251, 257, 359, 435
ADHD治療薬	332
ADHD適正流通管理システム	212
ADHD評価スケール（ADHD-RS）	**208**, 210, 362
ADOS	366
AG（広場恐怖症）	9, 59, 154, 156, 158, **161**, 162, 411
AHI（無呼吸低呼吸指数）	285
AIDS（後天性免疫不全症候群）	321
Alzheimer型認知症	48, 52, 54, **326**
APA（アメリカ精神医学会）	35
AQ（自閉症スペクトラム指数）	366

B

ARFID（回避・制限性食物摂取症）	234, 235, **236**
ARMS（発症危険精神状態）	**92**, 456
ASD（急性ストレス症）	14, 62, 70, 173, 174, 180, **181**, 182, 187, 192
ASD（自閉スペクトラム症）	8, 9, 13, 45, 69, 198, **202**, 205, 210, 222, 224, 234, 251, 325, 359, 380
ASPD（反社会性パーソナリティ症）	213, 244, 246, **252**, 256, 257
Asperger症候群	204
ASRM	362
ATP（アデノシン三リン酸）	239
AUDIT（アルコール使用障害同定テスト）	**298**, 301, 362

BADS（遂行機能障害症候群の行動評価）	345, **348**
Basedow病	330
BDD（身体醜形症）	166, **172**
BDI（ベック抑うつ質問票）	110, 363, **368**
BDNF（脳由来神経栄養因子）	117
Beard GM	152
Being mode	412
Binet A	358
BITE（神経性大食症質問票）	362
BL（両側性）〔ECT〕	400
Bleuler	**78**, 90
BMI（体格指数）	236, 241
Bowlby J（John Bowlby）	26
BPD（ボーダーラインパーソナリティ症）	9, 64, 244, **247**, 253
BPRS（簡易精神症状評価尺度）	95, 100, **366**
BPSD（認知症の行動・精神症状群）	326
BPSモデル（生物・心理・社会モデル）	**11**, 350, 370
Broca失語	21, 75, 345
Broca野	21
BZ（ベンゾジアゼピン）系抗不安薬	162, 163, 164
BZ（ベンゾジアゼピン）系睡眠薬	53, 337, 393, **397**

C

BZ（ベンゾジアゼピン）系薬	95, 98, 131, 156, 159, 339, 342, 376
BZ（ベンゾジアゼピン）受容体作動薬	276, 281, 286, 288, 301, 314, 378, **392**, 394, 396
Ca（カルシウム）仮説	146
CAARS	**208**, 362
CAGE（アルコール依存症スクリーニングテスト）	**298**, 362
CAPS（PTSD臨床診断面接尺度）	362
Cattellの16特性	72
CBIT（チックに対する包括的な行動療法）	216
CBT-BN（神経性過食症に対する認知行動療法）	239
CBT-E（摂食障害に対する強化された認知行動療法）	238, **239**, 241, 242, 404
CBT-I（不眠症の認知行動療法）	273, **278**
CBT-R	99, 404
CBT（認知行動療法）	99, 127, 132, 156, 160, 163, 164, 165, 170, 174, 177, 178, 181, 193, 195, 251, 256, 257, 266, 275, 295, 302, 322, 370, 395, **404**
CBTp	99, 404
CES-D（うつ病自己評価尺度）	368
CFI	84
Cloningerの7特性	72
COMT（カテコール-O-メチルトランスフェラーゼ）	81
COMT阻害薬	332
Conners	366
Cotard症候群	58
CPAP（持続陽圧呼吸療法）	284, **285**
CPMS（クロザリル患者モニタリングサービス）	97, 381
CPT（認知処理療法）	177, **178**, 404
CPTSD（複雑性PTSD）	173, **179**, 424, 426
CP換算（クロルプロマジン換算）	80
CRPD（障害者権利条約／障害者の権利に関する条約）	2
CRT（認知機能改善療法）	99

D

CSTC（前頭葉-線条体-視床-前頭葉）回路	170
CT（コンピュータ断層撮影〔法〕）	343
Cullen W	152
Cushing症候群	331
DA（発達年齢）	360
DAAO	81
DARC（ダルク）	**290**, 295
DBT（弁証法的行動療法）	249, **251**, 412
DCD（発達性協調運動症）	199, **207**
DES（解離体験尺度）	362
DIEPSS（薬原性錐体外路症状評価尺度）	95, 378, 383
DIQ（偏差知能指数）	357, **358**
DLB（Lewy小体型認知症）	50, 54, **326**, 380
Doing mode	412
DPA（ドパミン受容体部分作動薬）	95, 378, 381, **383**
DPAT（災害派遣精神医療チーム）	180
DQ（発達指数）	360
DSA（ドパミン・セロトニン拮抗薬）	381
DSDs（性分化疾患）	258
DSM（精神疾患の診断・統計マニュアル）	19, 34, **35**, 36
DSO（自己組織化の障害）	179
DTNBP1	81
DUP（精神病未治療期間）	92
DV（ドメスティック・バイオレンス）	422, 423, 426, **427**, 432
DV防止法	426

E

EAT（摂食態度調査票）	362
ECT（電気けいれん療法）	93, 97, 120, 124, 127, 333, 370, **398**, 400
ED（皮膚むしり症）	166, **172**
EDMR（眼球運動による脱感作・再処理法）	177
EE（感情表出）	**84**, 106

An Illustrated Reference Guide **491**

EPDS（エジンバラ産後うつ病自己
　　質問票）　　　　　　**110**, 126, 362
Erik Erikson（Erikson E）
　　　　　　　　　　　　26, 29, 31
ERP（曝露反応妨害法）
　　　　　　167, 170, **171**, 216, 411
ESS（エップワース眠気尺度）　272
Eysenckの3特性　　　　　　　72

F

FAB（前頭葉機能検査）　345, **346**
fMRI（機能的MRI）　　　　　343
FMSS　　　　　　　　　　　　84
Freud S（Sigmund Freud）
　　　　　　26, 28, 37, 152, 415
FSH（卵胞刺激ホルモン）　　237
FSIQ（全検査IQ）　　　　　　359
FTLD（前頭側頭葉変性症）　326

G

G72　　　　　　　　　　　　81
GA（ギャンブラーズ・アノニマス）
　　　　　　　　290, 295, 322
GABA（γ-アミノ酪酸）
　　　　　　25, 269, 299, 318
GABAA受容体
　　　276, 277, 314, 392, 397
GABA受容体　　　　　299, 339
GAD-7　　　　　　　　　　368
GAD（全般不安症）
　　　　　　63, 123, 155, **164**
GAF（機能の全体的評定）尺度
　　　　　　　　　　　100, **364**
Galenusの分類　　　　　　　72
Ganser症候群　　　　　　28, **54**
GCS（グラスゴー昏睡尺度）　46
GDS（老年期うつ病評価尺度）362
George Engel　　　　　　　11
GH（成長ホルモン）　　　　237
GHQ（精神健康調査票）　　362
GID（性同一性障害）　　　259
GnRHアナログ　　　　　　261
Grayの2特性　　　　　　　72
Guilford　　　　　　　　355

H

H2受容体拮抗薬　　　　　332
HALT　　　　　　　　　296

HAM-D（ハミルトンうつ病評価尺度）
　　　　　　110, 363, **367**
Hans Selye　　　　　　　14
HD（ためこみ症）　　166, **172**
HDS-R（改訂長谷川式簡易知能
　　評価スケール）　　　　345
HEE（高感情表出／high EE）
　　　　　　　　　　　84, 92
HIV（ヒト免疫不全ウイルス）321
HPA系（視床下部-下垂体-副腎
　　系）　　　　　　　16, 117
HTPテスト　　　　　　　352
hypsarrythmia　　　　　342

I

ICD（国際疾病分類）19, 34, **35**, 36
ICF（国際生活機能分類）　4, 5
ICIDH（国際障害分類）　　4
ICT教育　　　　　　　435
ICUせん妄　　　　　　338
id（エス）　　　　　　415
IES（出来事インパクト尺度）362
IgG index　　　　　　341
indicated prevention
　（指標的予防）　　　　　456
IPT（対人関係療法）
　　　　17, 132, 242, 370, **413**
IQ（知能指数）　　218, 357, **358**

J

Jaspers K　　　　　12, 46, 70
JCS（日本式昏睡尺度）　　46
Jean Piaget（Piaget J）　26, 27
John Bowlby（Bowlby J）　26
Jungの分類　　　　　　72

K

K-ABC　　205, 210, 357, **360**
K（カリウム）　　　　　239
KAST（久里浜式アルコール症
　　スクリーニングテスト）298
Kleine-Levin症候群　　279
Korsakoff症候群　6, **30**, 48, 52
Kraepelin E　　　　　37, **76**
Kretschmerの分類　　72, **73**
Kübler-Ross　　　　　375
K複合　　　　　　　268

L

LAI（持効性注射剤）
　　　97, 109, 151, 379
LC（青斑核）　　　　269
LD判断のための調査票（LDI）
　　　　　　220, 362
LEE（低感情表出／low EE）　92
Lewy小体型認知症（DLB）
　　　50, 54, **326**, 380
LGBTQ+　　　　　259
LH（黄体形成ホルモン）237
Li（リチウム）　　　391
LOI（レイトン強迫性検査）362
LSAS（リーボヴィッツ社交不安尺度）
　　　　　　　　　368
LSD　　313, **314**, 316, 320

M

MA（精神年齢）　　　358
MANTRA（モーズレイ神経性やせ
　　症治療）　　　**236**, 238
MAO-B阻害薬　　　332
MARTA（多元受容体作用抗精神
　　病薬）25, 95, 378, 381, 385
MAS（顕在性不安尺度）368
MBT（メンタライゼーション療法）249
MDMA　293, 313, **316**, 320
mECT（修正型ECT）398
Mg（マグネシウム）　239
MHFA（メンタルヘルス・ファースト
　　エイド）　　　　457
MMPI（ミネソタ多面的人格目録）
　　　　　　　　　354
MMSE（精神状態短時間検査）
　　　　　　　　　345
MnPN（内側視索前野）269
MRI（磁気共鳴画像〔法〕）343
MSLT（反復睡眠潜時検査）
　　　　272, **280**, 281
Münchhausen症候群
　　（自らに負わせる作為症）197

N

N-メチル-D-アスパラギン酸
　　（NMDA）　　　83
N1（睡眠段階1）　　268
N2（睡眠段階2）　　268

N3（睡眠段階3）　　　268
NA（ナルコティックス・アノニマス）
　　　　　　　290, 295
NaSSA（ノルアドレナリン作動性・
　　特異的セロトニン作動性抗うつ
　　薬）　114, 129, 378, **386**
NEO FFI　　　　　352
NEO PI-R　　　　　352
NIRS（近赤外線スペクトロスコピー）
　　　　131, 343, **344**
NMDA（N-メチル-D-アスパラギン
　　酸）　　　　　83
NMDA受容体　　81, 83
non-REM（ノンレム）睡眠
　　　268, 286, 287
NPSLE（神経精神ループス）331
NRG1　　　　　　81
NSE（神経特異エノラーゼ）341

O

OCD（強迫症）　8, 13, 25, 59, 74,
　　76, 123, 166, **167**, 172, 236,
　　325, 386, 397, 414, 426, 432
OD（過量服薬）　255, 394
OSAS（閉塞性睡眠時無呼吸
　　症候群）　　　284
OT（作業療法）99, 370, 418, **419**

P

P（リン）　　　　239
PANSS（陽性・陰性症状評価尺度）
　　　　　　95, **100**
Parkinson病　82, 123, **328**
Parkinson病治療薬
　　95, 274, 328, **332**
PARS　　　205, 366
PAS（パニック発作・広場恐怖評価
　　尺度）　156, 362
PCP（フェンシクリジン）
　　293, **314**, 316, 320, 342
PD（パーソナリティ症）
　　9, 36, 61, 67, 72, 123, 167, 187,
　　244, 247, 250, 322, 380, 426
PD（パニック症）9, 63, 74, 123, 154,
　　156, 161, 325, 386,
　　397, 433
PDD（広汎性発達障害）204
PDSS（パニック症重症度スケール）
　　　　　　　156

PET（ポジトロン断層撮影法）　343
PE療法（持続エクスポージャー療法）
　　174, 177, **178**, 411
P-Fスタディ（絵画欲求不満テスト）
　　352
PFA（心理的応急処置）　**179**, 456
PGD2（プロスタグランジン D2）　269
Philippe Pinel　37
PHQ-9（こころとからだの質問票）
　　362
PI（ホスファチジルイノシトール）　390
Piaget J（Jean Piaget）　26, 27
PNES（心因性非てんかん性発作
　　196
PRI（知覚推理）　359
PRODH　81
PSG（睡眠ポリグラフ検査）
　　272, 280, 281, 284, 285, 288
PSI（処理速度）　359
PSQI（ピッツバーグ睡眠質問票）
　　272
PTSD（心的外傷後ストレス症）
　　9, 10, 14, 62, 70, 123, 133, 173,
　　174, 179, 180, 181, 182, 187,
　　192, 386, 424, 426, 433
PTSD臨床診断面接尺度
　　（CAPS）　362

Q

QIDS（簡易抑うつ症状尺度）　362
QT延長　383, 388, 391

R

RBMT（リバーミード行動記憶検査）
　　345, **348**
refeeding（再栄養）症候群
　　238, **239**, 339
REM（レム）睡眠　**268**, 288
Rett症候群　204
RGS4　81
Ribotの逆行律　52
RMMA（律動性咀嚼筋活動）　288
Rosenzweig S　352
rTMS（反復経頭蓋磁気刺激）
　　127, 370, 401
RUL（右片側）［ECT］　400

S

S-RIM（セロトニン再取り込み阻害・
　　セロトニン受容体調節薬）
　　114, 129, 378, **386**
SAD（社交不安症）　8, 59, 123,
　　155, 158, **163**, 1
　　65, 172, 386
SAM系（視床下部-交感神経-副
　　腎髄質系）　16
SARI（セロトニン拮抗・再取り込み
　　阻害薬）　386
SAS（睡眠時無呼吸症候群）
　　271, 272, 274, 279, **284**, 395
Savant症候群　52
Schneider　90
Schneiderの一級症状　90
SCN（視交叉上核）　**270**, 278
SCT（文章完成法テスト）　351
SDA（セロトニン・ドパミン拮抗薬）
　　95, 378, 381
SDAM（セロトニン・ドパミンアクティ
　　ビティモジュレーター）
　　95, 378, 381, **383**
SDM（共同意思決定）　42, **372**
SDS（うつ性自己評価尺度）　368
selective prevention
　　（選択的予防介入）　456
Sheldonの分類　72
Sigmund Freud（Freud S）
　　26, 28, 37, 152, 415
Simon Th　358
SLD（限局性学習症）
　　199, **220**, 222, 231
SLE（全身性エリテマトーデス）
　　123, **331**
SLTA（標準型失語症検査）　345
SNRI（セロトニン・ノルアドレナリン
　　再取り込み阻害薬）
　　114, 129, 378, **386**, 389, 393
SOGI（ソジ）　**259**, 265
SOGIESC（ソジエスク）　**259**, 265
SOREMP（入眠時レム睡眠期）
　　280, 281
SP（限局性恐怖症）
　　59, 154, 158, **162**
SPECT（単一光子放射コンピュータ
　　断層撮影）　343
SpO₂（経皮的動脈血酸素飽和度）
　　272

Sprangerの分類　72
SPTA（標準高次動作性検査）345
SRM（ソーシャル・リズム・メトリック）
　　147
SSRI（選択的セロトニン再取り込み
　　阻害薬）　114, 129, 156, 159, 161,
　　162, 164, 167, 170, 174,
　　177, 187, 191, 241, 242,
　　266, 378, **386**, 389, 393,
　　397
SST（社会生活技能訓練）
　　99, 202, 206, 208,
　　211, 370, 418, **420**
STAI（状態-特性不安検査）
　　156, **369**

T

TALKの原則　377, **450**
TAT（絵画統覚検査）　352
TDM（治療薬物モニタリング）
　　341, 391
TEG（東大式エゴグラム）　352
Tellenbach H　72
TFP（転移焦点化精神療法）　249
THC（テトラヒドロカンナビノール）
　　314, 320
TMN（結節乳頭核）　269
Tourette症　215, **216**
TSCC（子ども用トラウマ症状チェック
　　リスト）　366
TTM（抜毛症）　67, 166, **172**

U

universal prevention
　　（全般的予防介入）　456

V

VCI（言語理解）　359
VLPO（腹側外側視索前野）　269

W

WAB失語症検査　345, **348**
WAIS（ウェクスラー式成人知能検
　　査）　205, 210, **359**
WCST（ウィスコンシンカードソーティ
　　ングテスト）　345, **347**
Wechsler D　359

Wernicke-Korsakoff症候群
　　300, 301, **306**, 339
Wernicke失語　21, 75, 345
Wernicke脳症　306
Wernicke野　21
WHODAS2.0（世界保健機関能力
　　低下評価尺度第2版）　365
WHOによる健康の定義　3
WISC（ウェクスラー式児童用知能
　　検査）　205, 210, **359**
WMI（ワーキングメモリ）
　　［知能検査］　359
WMS（ウエクスラー記憶検査）
　　345, **348**
WPPSI　359

Y

Y-BOCS（エール-ブラウン強迫観
　　念・強迫行為評価尺度）　362
YG性格検査（矢田部ギルフォード
　　性格検査）　355
YMRS（ヤング躁病評価尺度）　110

索引

An Illustrated Reference Guide　**493**

チーム医療を担う医療人共通のテキスト
病気がみえる シリーズ

※下記の既刊情報は本書発行時点のものです．また未刊のラインアップは予告なく変更する場合がございます．最新情報は公式サイトでご確認ください．
https://www.byomie.com/

編集：医療情報科学研究所　全巻B5判

№	書名	版	発行・価格
①	消化器	第6版	2020年4月発行　512頁　定価4,070円（本体3,700円＋税10％）
②	循環器	第5版	2021年3月発行　432頁　定価3,960円（本体3,600円＋税10％）
③	糖尿病・代謝・内分泌	第5版	2019年10月発行　352頁　定価3,740円（本体3,400円＋税10％）
④	呼吸器	第3版	2018年12月発行　384頁　定価3,850円（本体3,500円＋税10％）
⑤	血液	第3版	2023年11月発行　352頁　定価4,180円（本体3,800円＋税10％）
⑥	免疫・膠原病・感染症	第2版	2018年9月発行　408頁　定価3,850円（本体3,500円＋税10％）
⑦	脳・神経	第2版	2017年11月発行　624頁　定価4,290円（本体3,900円＋税10％）
⑧	腎・泌尿器	第3版	2019年10月発行　384頁　定価3,740円（本体3,400円＋税10％）
⑨	婦人科・乳腺外科	第4版	2018年10月発行　344頁　定価3,630円（本体3,300円＋税10％）
⑩	産科	第4版	2018年10月発行　472頁　定価3,960円（本体3,600円＋税10％）
⑪	運動器・整形外科	第2版	2024年1月発行　544頁　定価4,950円（本体4,500円＋税10％）
⑫	眼科	第1版	2019年6月発行　328頁　定価3,630円（本体3,300円＋税10％）
⑬	耳鼻咽喉科	第1版	2020年12月発行　408頁　定価3,850円（本体3,500円＋税10％）
⑭	皮膚科	第1版	2020年12月発行　424頁　定価3,850円（本体3,500円＋税10％）
⑮	小児科	第1版	2022年10月発行　736頁　定価4,950円（本体4,500円＋税10％）
⑯	精神科（こころの健康がみえる）	第1版	2024年10月発行　512頁　定価4,950円（本体4,500円＋税10％）

最新情報や無料コンテンツが満載！
病気がみえる 公式サイト

- 新刊・改訂情報
- 『病気がみえる』の特徴
- 正誤表
- ギャラリー（CGや動画など）
- 発行後のフォローアップ（診断基準改訂など）
- ご注文　など

スマホ・タブレットでも『病気がみえる』
mediLink版 病気がみえる

- スピーディーな単語検索
- マーカー抽出やメモ機能
- 自炊データより軽快な動作

くわしくはmediLink公式サイトへ

https://medilink-study.com/

株式会社メディックメディア　〒107-0062　東京都港区南青山3-1-31 KD南青山ビル
営業部 TEL 03-3746-0284　FAX 03-5772-8875
eigyo@medicmedia.com　https://medicmedia.com/

240806ka

「あなたの声」お聞かせください！

読者アンケート

書籍に関するご意見・ご感想を，
はがきまたはQRコード（webフォーム）から
お送りください．

お問い合わせはこちら

https://medicmedia.com/inquiry/

書籍の内容に関するお問い合わせは
上記のURLにアクセス，専用フォームから送信してください．

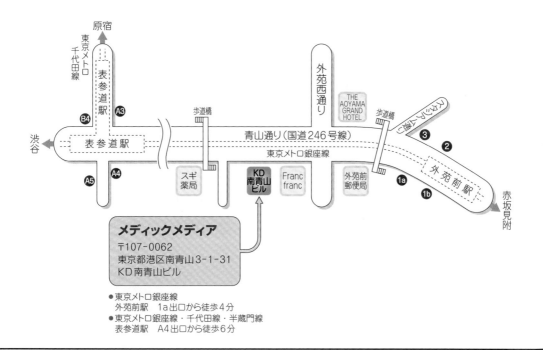

メディックメディア
〒107-0062
東京都港区南青山3-1-31
KD南青山ビル

● 東京メトロ銀座線
　外苑前駅　1a出口から徒歩4分
● 東京メトロ銀座線・千代田線・半蔵門線
　表参道駅　A4出口から徒歩6分

- 落丁・乱丁はお取替えいたしますので，小社営業部までご連絡ください．
  eigyo@medicmedia.com
- 書籍の内容に関するお問い合わせは，「書籍名」「版数」「該当ページ」を明記のうえ，下記からご連絡ください．
  https://medicmedia.com/inquiry/
- 本書および付録の一部あるいは全部を無断で転載，インターネットなどへ掲載することは，著作者および出版社の権利の侵害となります．予め小社に許諾をお求めください．
- 本書を無断で複写・複製する行為（コピー，スキャンなど）は，「私的使用のための複製」など著作権法上の限られた例外を除き，禁じられています．自らが複製を行った場合でも，その複写物やデータを他者へ譲渡・販売することは違法となります．
- 個人が営利目的ではなく「本書を活用した学習法の推奨」を目的として本書の一部を撮影し，動画投稿サイトなどに収録・掲載する場合に限り，事前の申請なく，これを許可いたします．詳細については必ず小社ホームページでご確認ください．
  https://medicmedia.com/guideline/

こころの健康がみえる
第1版

2024年10月25日　第1版第1刷　発行

編　集　　医療情報科学研究所
発行者　　岡庭　豊
発行所　　株式会社 メディックメディア
　　　　　〒107-0062　東京都港区南青山3-1-31
　　　　　　　　　　　KD南青山ビル
　　　　　（営業）　TEL　03-3746-0284
　　　　　　　　　　FAX　03-5772-8875
　　　　　（編集）　TEL　03-3746-0282
　　　　　　　　　　FAX　03-5772-8873
　　　　　　　　　https://medicmedia.com/
印　刷　　大日本印刷株式会社

Printed in Japan　Ⓒ2024 MEDIC MEDIA
ISBN978-4-89632-945-2

『病気がみえる』スタッフ募集中！

- 『病気がみえる』制作チームでは，監修者・編集者だけでなく，数名の医師・医学生がチームの一員として参加し，原案制作などを行っております．あなたも自分のキャリアと才能を活かしてみませんか？

こんな方を募集しています！

▶ メディックメディア本社（東京都港区）に通勤可能な方で…

- 医学生（4年生以上）で，ノート作りやイラストを描くことが好きな方
- 医師国試合格後，研修を遅らせる方
- 卒後臨床研修終了後に，医師の仕事を一定期間休まれる方
- 妊娠・育児などで一時的に医師の仕事を休まれる方

特技を活かしたい！

まだやりたいことがあるんだ…

本業はしばらくお休みするけど…

こんな勤務形態です！

- アルバイト
- 社員（編集・イラストレーター）
- 契約社員

まずはお気軽にご連絡・ご相談ください！

株式会社メディックメディア　『病気がみえる』スタッフ採用係
e-mail : job@medicmedia.com
＊件名を"病気がみえるスタッフ志望"とした上で，本文にご氏名，ご所属，ご希望内容などをお書きください．

くわしくは小社HPをご覧ください　▶　https://medicmedia.com/

精神疾患に使用される主な薬剤（2）

薬剤の種類			一般名	代表的商品名	本書での参照ページ ＊必ずしも適応を示すものではない
抗不安薬	ベンゾジアゼピン系抗不安薬 [p.392]	短時間作用型	フルタゾラム	コレミナール	● 不安症 [p.273] ● うつ病 [p.114]
			クロチアゼパム	リーゼ	
			エチゾラム	デパス	
		中間時間作用型	ロラゼパム	ワイパックス	
			アルプラゾラム	コンスタン，ソラナックス	
			ブロマゼパム	レキソタン，ブロマゼパム	
		長時間作用型	メキサゾラム	メレックス	
			ジアゼパム	セルシン，ホリゾン	
			クロルジアゼポキシド	コントール，バランス	
			クロキサゾラム	セパゾン	
			クロラゼプ酸ニカリウム	メンドン	
			オキサゾラム	セレナール	
			メダゼパム	レスミット	
		超長時間作用型	ロフラゼプ酸エチル	メイラックス	
	セロトニン1A受容体部分作動薬 [p.394W]		タンドスピロン	セディール	
睡眠薬	ベンゾジアゼピン系睡眠薬 [p.392]	超短時間作用型	トリアゾラム	ハルシオン	● 不眠症 [p.273]
		短時間作用型	エチゾラム	デパス	
			ブロチゾラム	レンドルミン	
			ロルメタゼパム	ロラメット，エバミール	
			リルマザホン	リスミー	
		中間時間作用型	フルニトラゼパム	サイレース	
			エスタゾラム	ユーロジン	
			ニトラゼパム	ベンザリン，ネルボン	
		長時間作用型	フルラゼパム	ダルメート	
			クアゼパム	ドラール	
			ハロキサゾラム	ソメリン	
	非ベンゾジアゼピン系睡眠薬 [p.392]	超短時間作用型	ゾルピデム	マイスリー	
			ゾピクロン	アモバン	
			エスゾピクロン	ルネスタ	
	メラトニン受容体作動薬		メラトニン	メラトベル	
			ラメルテオン	ロゼレム	
	オレキシン受容体拮抗薬		レンボレキサント	デエビゴ	
			スボレキサント	ベルソムラ	
過眠症治療薬			メチルフェニデート	リタリン	● ナルコレプシー [p.280] ● 特発性過眠症 [p.279]
			モダフィニル	モディオダール	
			ペモリン	ベタナミン	
			メタンフェタミン	ヒロポン	
ADHD治療薬	中枢神経刺激薬		メチルフェニデート	コンサータ	● ADHD [p.208]
			リスデキサンフェタミン	ビバンセ	
	選択的ノルアドレナリン再取り込み阻害薬		アトモキセチン	ストラテラ	
	選択的α2アドレナリン受容体作動薬		グアンファシン	インチュニブ	
アルコール使用症治療薬			アカンプロサート	レグテクト	● アルコール使用症 [p.298]
			ジスルフィラム	ノックビン	
			シアナミド	シアナマイド	
			ナルメフェン	セリンクロ	
タバコ使用症治療薬（禁煙補助薬）			ニコチン	ニコチネルTTS	● タバコ使用症 [p.316]
			バレニクリン	チャンピックス	

ICD-11 における精神疾患の分類（一部抜粋）

※ DSM-5-TR は巻頭側を参照のこと.

項　目			診断名*	関連頁**
精神, 行動, 神経発達の疾患	神経発達症群		● 知的発達症	p.218
			● 発達性発話または言語症群 　● 発達性語音症 　● 発達性発話流暢症 　● 発達性言語症　　など	p.200, 217
			● 自閉スペクトラム症	p.202
			● 発達性学習症	p.220
			● 発達性協調運動症	p.207
			● 注意欠如多動症	p.208
			● 常同運動症	p.214
	統合失調症または他の一次性精神症群		● 統合失調症	p.78
			● 統合失調感情症	p.103
			● 統合失調型症	p.102
			● 急性一過性精神症	p.103
			● 妄想症	p.102
	カタトニア		● 他の精神の疾患に関連するカタトニア	p.88
			● 物質または医薬品誘発性カタトニア	p.88
	気分症群	双極症または関連症群	● 双極症Ⅰ型〈双極Ⅰ型障害〉	p.140
			● 双極症Ⅱ型〈双極Ⅱ型障害〉	p.140
			● 気分循環症	p.140
		抑うつ症群	● 単一エピソードうつ病	p.114
			● 反復性うつ病	p.114
			● 気分変調症	p.114
			● 混合抑うつ不安症	–
	不安または恐怖関連症群		● 全般不安症	p.164
			● パニック症	p.156
			● 広場恐怖症	p.161
			● 限局性恐怖症	p.162
			● 社交不安症	p.163
			● 分離不安症	p.164
			● 場面緘黙	p.165
	強迫症または関連症群		● 強迫症	p.167
			● 身体醜形症	p.172
			● 自己臭関係付け症〈自己臭症〉	–
			● 心気症	p.195, 196
			● ためこみ症	p.172
			● 向身体性反復症群 　● 抜毛症 　● 皮膚むしり症　　など	p.172
	ストレス関連症群		● 心的外傷後ストレス症	p.174
			● 複雑性心的外傷後ストレス症	p.179
			● 遷延性悲嘆症	p.173
			● 適応反応症	p.187
			● 反応性アタッチメント症	p.190
			● 脱抑制性対人交流症	p.190
	解離症群		● 解離性神経学的症状症	p.196
			● 解離性健忘	p.192
			● トランス症	–
			● 憑依トランス症	–
			● 解離性同一性症	p.191
			● 離人感・現実感喪失症	p.193
	食行動症または摂食症群		● 神経性やせ症	p.236
			● 神経性過食症	p.241
			● むちゃ食い症	p.241
			● 回避・制限性食物摂取症	p.236
			● 異食症	p.234
			● 反芻・吐き戻し症	p.234
	身体的苦痛症または身体的体験症群		● 身体的苦痛症	p.195
			● 身体完全性違和	–
	物質使用症または嗜癖行動症群	物質使用症群	● アルコール使用症	p.297
			● 大麻使用症	p.314
			● 合成カンナビノイド使用症	p.314
			● オピオイド使用症	p.314
			● 鎮静薬, 睡眠薬または抗不安薬使用症	p.314
			● コカイン使用症	p.316
			● 精神刺激薬使用症 　（アンフェタミン類, メタンフェタミン, メトカチノンを含む）	p.316